GENIE, IRRSINN UND RUHM

W. Lange-Eichbaum
W. Kurth

Genie, Irrsinn und Ruhm

KOMET

Genie, Irrsinn und Ruhm
von Wilhelm Lange-Eichbaum und Wolfram Kurth

Reprint der einbändigen Ausgabe von 1967/1979

Lizenzausgabe für KOMET MA-Service und Verlagsgesellschaft mbH, Frechen
Mit freundlicher Genehmigung des Ernst Reinhardt Verlags

Gesamtherstellung: KOMET MA-Service und Verlagsgesellschaft mbH, Frechen

MEINER FRAU GISELA

Inhalt

1986 – 1996 = 11 neue Bände von Wolfgang Ritter

ALLGEMEINER HAUPTTEIL

DIE LEHRE VOM GENIE IN BEZIEHUNG ZU RUHM UND „IRRSINN“

Spezieller Hauptteil
PATHOGRAPHIEN

REGISTER

Aus den Vorworten zur 1. - 3. Auflage

Dieses Werk will das Wertproblem „Genie und Irrsinn“ mit neuen Augen betrachten. Es ist, wie sich zeigen wird, das Problem des Genies überhaupt. Ein Problem, das seit Jahrtausenden in der Menschheit wühlt und immer noch die feinsten Köpfe beunruhigt, voll tiefer Dunkelheiten und sehr harter Fragezeichen. Ein Problem, das die Menschheit als Ganzes angeht, denn es hat Stacheln, die sie brennend verwunden: Werte werden frech durcheinandergewirbelt, Glaubenskriege glühen auf. Dieses Werk hier möchte durchaus keinen Glaubenskrieg, es ist keine Streitschrift. Die Größen der Menschheit will es in keiner Weise herabsetzen, sondern nur lehren, sie ganz anders zu betrachten.

Die allergrößte Schwierigkeit liegt ja nun freilich, wie immer, gerade im Psychiatrischen. Der „Irrsinn“ im Titel will sagen: sogenannter Irrsinn, d. h. alles irgendwie Psychopathologische überhaupt, einschließlich der seelischen Ausnahmezustände. Psychiatrische Erfahrung kann auf keine Weise völlig ersetzt werden; jedoch bloß sprachliche Darstellung vermag lediglich eine „Ahnung“ zu geben.

Eine weitere Schwierigkeit ist die Abbildung von Gefühlswelten, die in diesem Buch eine bedeutende Rolle spielen. Nun wird aber im Grunde alles seelische Leben durch die Sprache und feste Begriffe getötet, besonders durch die Sprache der Wissenschaft. Und doch wollen wir gerade das lebendige Leben zu Worte kommen lassen. Wissenschaft aber spricht gewöhnlich abgezirkelt, abstrakt, viel zu scharf, hart und rational. Wir müssen ihr dann und wann ein wenig vom Blute der Kunst einflößen, damit sie das warme Leben darstellen kann, besonders wo Gefühlswelt zu schildern wäre.

Dem Laien legen wir vor allem erst einmal die psychiatrischen Grundbegriffe ans Herz; man wird sich die Arbeit erheblich erleichtern. Er möge sich nicht abschrecken lassen durch Einzelheiten, die gelegentlich vielleicht dem Sonderfach allzunahe benachbart sind, er möge erst einmal in großem Zuge das Werk durchlaufen — wenn möglich, ohne an den eigenen Gefühlswiderständen zu scheitern, die ja nicht ausbleiben können. Auch diese werden sich zum Schlusse dem willigen Leser, wie wir hoffen, auflösen.

Es treibt den Verfasser, der Kritik von Herzen Dank zu sagen für die ungemein freundliche und verständnisvolle Aufnahme des Buches. Mehrere hundert Besprechungen liegen vor, darunter auch recht viele ausländische (aus Österreich und der Schweiz, aus Italien, Frankreich und Spanien, aus Ungarn und Rußland, aus Nordamerika und England). Mit verschwindend wenigen Ausnahmen ist die Wertung positiv ausgefallen. Dies sei besonders erwähnt, weil das heikle Thema ja sonst gewöhnlich allerhand Mißverständnissen und Anfeindungen begegnet.

Möchte der Leser in diesem Werk nicht „Literatur“, sondern nur die Sache sehen; möchte es ihm ein abgekürztes Symbol der Wirklichkeit bedeuten! Das Problem „Genie und Irrsinn“ ist ja kein Hirngespinst von Theoretikern, keine Erfindung einseitiger Irrenärzte, ist nicht Ausfluß von Haß oder Neid gegen die Erfolgreichen, auch nicht Auffassung oder Weltanschauung, sondern ganz einfach das Abbild der Wirklichkeit selber.

Was dieses Buch eigentlich wollte? Es ging aus von den Lehren der Antike und ihrer Auffrischung im 19. Jahrhundert, vor allem durch Lombrosos Schlagwort „Genie und Irrsinn". Wir wollen untersuchen: Was ist eigentlich daran?

Es galt erst einmal, das ungeheure Material zu sammeln, zu ordnen und aus der Wirklichkeit ohne jede vorgefaßte Meinung den Generalnenner zu finden. Als der Verfasser an die Arbeit ging, hatte er bereits zwei Jahrzehnte hinter sich, das Material kennenzulernen und sich produktiv an Einzelthemen (Hölderlin, Maupassant usw.) in der Spezialforschung zu üben. Beim Versuch der Übung führten naturgemäß mancherlei Umwege in Sackgassen und mußten aufgegeben werden. Unermüdliche Umformungen waren notwendig.

Der geistigen Gesundheit galt es, ihr natürliches Recht zu wahren, aber ohne die tausend psychopathologischen Tatsachen beiseite zu schieben. Die gesunden Quellen hat der Verfasser nie aus dem Auge gelassen; denn er war ja von beruflicher Ausbildung her nicht bloß Psychiater und kannte die produktive Welt hinter den Kulissen.

Das Problem „Genie und Irrsinn" hatte sich seit Jahrtausenden dem Forscherauge verschleiert. Erst jetzt, wo die Sphinx begonnen hat, uns ihre Rätsel zu enthüllen, können wir an die Aufgaben der Zukunft denken, wie sie bereits an verschiedenen Stellen angedeutet sind.

Tübingen 1927
Hamburg-Friedrichsberg 1935
Hamburg-Langenhorn 1942

Wilhelm Lange-Eichbaum († 1949)

Aus dem Vorwort zur 4. und unveränderten 5. Auflage

Mit ehrfürchtigem Staunen stand ich vor langen Jahren vor diesem Riesenwerk Wilhelm Lange-Eichbaums während meines ethnologisch-soziologischen Studiums bei Richard Thurnwald, als dieser uns Studenten im Rahmen der Seminararbeiten dieses Buch als eine erschöpfende Quelle zur Genieproblematik dringend ans Herz legte. Aus diesem Grunde habe ich die jetzige Neubearbeitung dem Andenken meines großen und hochverehrten Lehrers und Doktorvaters als Ausdruck meines steten Dankes gewidmet. Als nun viel später, ein halbes Jahr vor seinem von ihm unerwarteten Ableben, Wilhelm Lange-Eichbaum mich bat, später sein geistiges Erbe anzutreten und die 5. Auflage seines großen Werkes herauszugeben — die 4. Auflage wollte er selbst noch bearbeiten —, ahnte er nicht, daß ein größerer Meister ihm vorher die Feder aus der Hand nehmen würde. Er selbst war hochbetagt und schwer krank, so, wie er es nicht vermutete. Deswegen konnte ich, weil Lange-Eichbaum im Spätsommer des Jahres 1949 plötzlich an einem Anfall akuter Kreislaufschwäche verschied, nur noch hinter seinem Sarge gehen, gerade an dem Tage, an welchem wir geplant hatten, uns über eine spätere 5. Auflage persönlich auszusprechen. Der damals schon greise

Autor wäre zweifelsohne nicht mehr in der Lage gewesen, sein Werk zu überarbeiten, wie ich das aus dem mir überkommenen Nachlaß ersehen konnte. Sein Augenleiden hinderte ihn zudem, so daß er nicht mehr übersehen konnte, welche große Menge neuen Materials aus inzwischen entstandenen Quellen es zu verarbeiten galt.

Sicherlich ist es nicht zuletzt diesem seinem Lebenswerk mit zu verdanken, daß heute die geistige Welt in so großem Ausmaß das immer noch brennende Genieproblem erörtert und dabei des Pathologischen, des Bionegativen, wie Lange-Eichbaum diesen Begriff prägte, nicht mehr entraten kann. Das Werk war die größte Zusammenfassung des gesamten Problems Genie in Beziehung zum Krankhaften und zum Ruhm und fußt auf einer letztlich soziologischen Fragestellung. Das war das Neue, das Lange-Eichbaum fand. Für mich lag die größte Verpflichtung bei der Neubearbeitung darin, das Überkommene, soweit nicht durch Zeit und Entwicklung überholt, zu bewahren und dabei bestrebt zu sein, das viele Neue, soweit mir irgendwie zugänglich, hineinzuarbeiten. Vor allem aber habe ich mich bemüht, das Buch, welches mit seinem umfassenden Literaturverzeichnis seit jeher eine unentbehrliche Hauptquelle darstellte, auf diesem Niveau der Reichhaltigkeit und Gründlichkeit bis in unsere Tage zu halten. Soviel des Persönlichen.

Daß die Zeit der Pathographien nicht überholt ist, beweist am überzeugendsten die Vielzahl der pathographischen Quellen, wie sie allein seit 1940, bis zu welchem Zeitpunkt Lange-Eichbaum selbst gesammelt hatte, erschienen sind.

Auf seine Weise hat Lange-Eichbaum das in Frage stehende Problem gelöst, wenngleich diese Lösung vielleicht nicht jedem zusagen mag. Lange-Eichbaum blickte selbst, wie er sich ausdrückte, einer Sphinx ins unergründliche Auge. Er war ein idealistischer Sucher, ein Feuerkopf, wenn auch später vereinsamt und verbittert, und sein Buch ist zum Teil, wenn auch vielleicht nicht immer bewußt, von ihm als seine persönliche Auseinandersetzung mit Gott gedacht gewesen, obschon er manchem als Atheist aus Weltanschauung galt — er war es nicht. Sein Werk war ein Bekenntnis, er rang um mehr als allein um psychiatrische Erkenntnis. Er lebte mit und in diesem Lebenswerk, und es ist gewiß kein Vorwurf, wenn ein Mensch, der mitunter die Gußform darstellt für ein großes Werk, schließlich selbst zur Schlacke ausbrennt, nachdem das Werk als Phönix aus der Asche aufstieg. Bei diesem Prozeß schlugen die Flammen oder die Wogen oft hoch. Der Impulsivität wegen, mit der das Buch mit warmem Herzblut geschrieben war, wurde dem Autor gelegentlich ein Vorwurf gemacht. Lange-Eichbaum selbst aber wollte keinen Krieg, sein Buch wollte keine Streitschrift sein, sollte keinen neuen Glaubenskrieg entfesseln.

Der Neubearbeitung lag ob, ehe nun die 4. Auflage fertiggestellt wurde, vorher sozusagen unter der Hand die 3. Auflage zu schreiben, d. h. es mußten alle die Nachtragskapitel und Zusätze, wie sie der photomechanisch abgedruckten 1. bzw. 2. Auflage in der 3. als Anhang hinzugefügt waren, erst einmal eingearbeitet werden. Nachdem das geschehen war, konnte erst das neue Quellenmaterial, wie es seit 1940 im wesentlichen vorlag oder gesucht worden war, in die jetzige Neubearbeitung hineingewoben werden.

Das Werk wendet sich nicht allein an den Psychiater, vielmehr an jeden gebildeten Menschen, dem kulturelle Höchstleistung etwas bedeuten kann. Infolgedessen mußte die Neubearbeitung auch wieder bemüht sein, sich allgemeinverständlich auszudrücken, mußte vieles verdeutschen, was für das Verständnis des speziellen Fachmanns nicht notwendig gewesen wäre. Gerade in der Psychopathologie oder Psychiatrie im engeren Sinne ist jedoch eine Absprache der Nomenklatur und der Begriffe immer wieder vonnöten. Lange-Eichbaums Begriff der Psychopathie im Sinne des Bionegativen bedeutet deswegen keine Verwässerung, weil an und für sich die psychiatrische Diagnostik seit jeher etwas Fließendes, sehr wenig Stabiles darstellte, so daß auch heute noch die etwas überspitzte Formulierung gilt: jedem Psychiater seine Diagnosetabelle; außerdem ist gerade der Psychopathiebegriff insbesondere heute noch nicht endgültig umschrieben, sondern steht, wie das später auszuführen sein wird, immer wieder im Mittelpunkt psychiatrischer Diskussion. Und schließlich ist die Neurose-Diagnose im heutigen Sinne noch gar nicht lange anerkanntes Allgemeingut der Psychiatrie. Auch hier ist noch mancher Gegensatz zu beseitigen, besonders zwischen der starren „reinen" Schule und der modernen Psychotherapie. Beide Gebiete haben noch nicht überall zu wirklich echten Entsprechungen und Übereinstimmungen gefunden; vielleicht ist es auch hier so wie in anderen Disziplinen, daß noch einige Generationen Fachleute darüber wegsterben müssen, ehe alles gesichtet und gelichtet ist.

Ganz prinzipiell waren für die Zusammenstellung des Quellenmaterials folgende Gesichtspunkte maßgebend für die Frage, welche Autoren und welche Art von Quellen angeführt werden sollten: Schon Lange-Eichbaum hatte die Autoren nicht nur auf Ärzte beschränkt wissen wollen. Diese Auffassung war auch für die Neubearbeitung maßgeblich, nach welcher es für die Beurteilung der einzelnen Berühmten äußerst wichtig ist, diese nicht nur aus dem vielleicht einseitiger Sicht entstammenden Werk des Psychopathologen oder Psychiaters zu entnehmen. Vielmehr wurden viele Quellen aus der Feder von Literarhistorikern und von Schriftstellern anderer Disziplinen herangezogen, wie überhaupt erst aus der Zusammenarbeit von psychiatrisch-ärztlich geschulten Pathographen und Literarhistorikern ein ersprießliches Werk und eine richtige Erkenntnis gewonnen werden kann. Natürlich sollen, und das liegt in den Grenzen des Werkes und seiner Fragestellung, reine Biographie und romanhaft aufgefaßte Bearbeitungen Berühmter nicht zu Worte kommen, wenn sie nicht auch die aus dem Bionegativen stammenden Wurzeln mit berücksichtigen. Moderne Schau eines bedeutenden Menschen sieht heute darin nicht mehr etwas Herabsetzendes oder gar Verächtlichmachendes. Vielmehr wird gerade durch die Betonung auch aller menschlich-allzumenschlichen Züge, nachdem die bedeutenden als Selbstverständlichkeit vorausgesetzt werden (sonst wäre es ja kein Genialer, den wir beschreiben wollen), die Größe desselben erst recht herausgestellt, wenn der Beschauer zu der Erkenntnis kommt: Hier ist auch einer, der litt und duldete. Wichtig schien für die Neubearbeitung auch hier die größere Verarbeitung sippenkundlicher Erkenntnisse und die Erwähnung erbbiologisch wichtiger Daten der Familie des Berühmten in Deszendenz und Aszendenz, soweit das möglich war. Das Verständnis für den großen

Sohn einer Familie wird dadurch erleichtert. Die sich so ergebenden „Belege" umfassen die Pathographien der einzelnen Berühmten in Stichworten. Sie haben an Umfang erheblich zugenommen. Allein hierfür wurden 1650 Quellen erfaßt.

Auf die Quellen sowohl zu den Berühmten wie auch zu den allgemeinen Hauptteilen wurde schon von Lange-Eichbaum hinsichtlich ihrer Vollständigkeit besonderer Wert gelegt. Auch ich habe mich sehr bemüht, diesem Vorbild nachzueifern. Die Quellen sind für den, der weiter und noch mehr ins einzelne vordringen will, sicherlich ein wichtiger Leitfaden. Sie sind nicht immer den einzelnen Hauptteilen entsprechend und auch in sich verschieden (teils nach Daten, teils nach Autoren) angeordnet. Teilweise überschneiden sich die Quellen auch innerhalb der einzelnen Gruppen, so daß z. B. unter der Quellengruppe I „Vom Genie" mit ihren Untergruppen Einzelquellen stehen, die im Kapitel „Künstlerisches Schaffen und Werk" und auch im Kapitel „Genie und Irrsinn" stehen könnten. Das Quellenkapitel „Künstlerisches Schaffen und Werk" überhaupt umfaßt speziell eine Sammlung für den, der sich mit dem gesunden wie mit dem krankhaften Schaffensprozeß, auch unabhängig vom vorliegenden Werk, beschäftigen will. Hinsichtlich des Quellenmaterials so umfassend wie nur möglich zu sein, bemühte ich mich auch bei dem mich seit jeher besonders fesselnden Spezialgebiet der psychischen Epidemien, welches mit den Quellen aus der Religionspsychologie und -pathologie sowie den Quellen über Revolutionäre (als Initiatoren von Massenbewegungen) vereinigt wurde und deshalb für Spezialinteressenten besonders wertvoll sein dürfte. Die Quellensammlung über „Pathographien allgemein", d. h. über Wesen und Zweck der Pathographie als solche, wurde erheblich vermehrt entsprechend der Bedeutung, die diese Wissenschaft nicht zuletzt durch das Werk Lange-Eichbaums erfuhr. Dem Quellenkapitel II „Lehre von Genie und Irrsinn" wurde ebenfalls ein besonderer Raum zugewiesen.

Wiesbaden 1956 und (unverändert) 1961

Wolfram Kurth

Vorwort zur 6. Auflage

Es war ein faszinierender Titel, den Lange-Eichbaum damals vor mehr als 30 Jahren für sein epochales Buch wählte, die Verbindung zwischen Genie und Irrsinn, einem Worte, das heute besser durch Psychopathie im Sinne von bionegativ (Lange-Eichbaum) ersetzt werden darf. Aber damals bewegte dieses Schlagwort, ursprünglich von Cesare Lombroso geprägt, die gesamte geistige Welt. Lange-Eichbaum erweiterte den Titel seines Lebenswerkes durch den „Ruhm", einen dem Bereich der Soziologie entlehnten Begriff, und brachte damit eine neue, *seine* Konzeption und Grundlage, in dieses Buch. Danach liegt Lange-Eichbaums Hauptverdienst in der soziologischen Wendung des Genie-Problems. Genie ist eine soziologische Relation. Diese Grundkonzeption und noch einige andere, auch heute noch dem Werke verbliebene und bleibende Grundgedanken sind mit diesem klassisch zu nennenden Buche unlösbar verbunden. Allerdings geht es den Klassikern oft so (wie das später im Kapitel »Ruhm« noch belegt wird), daß sie späteren Generationen nicht mehr soviel zu sagen haben oder vielleicht nicht mehr bei dem späteren Empfänger die notwendigen Antennen vorfinden, die sie früher, zu ihrer Zeit, erwarten konnten; wenngleich auch bei ihnen die Grundkonzeption allgemein gültig bestehenbleibt. Lange-Eichbaums Buch damals war ein Bekenntnis, aus innerer Not sozusagen herausgeschrieen, mit glühenden Buchstaben hingemalt, und sein Herzblut hing an diesem Werk, in einem großen Guß, fast dramatisch herausgeschleudert, entsprechend dem künstlerischen Temperament des Autors, der für sein Werk als für seine eigenste Sache fast fanatisch und deshalb vielleicht auch nicht immer ganz objektiv kämpfte.

Die reifende Läuterung, die die Zeit mit sich bringt, ändert hingegen manches. Vor allem sind frühere Affekte verrauscht, im Feuer des Schwungs, des Elans, der Begeisterung dahingeschmolzen oder auch nicht mehr notwendig, erneut entfacht zu werden. Es bleibt ein beständiger Kern, der den eigentlichen Wert eines derartigen Werkes ausmacht und seine weiterhin allgemeingültige Idee.

Diesen Anspruch darf das Werk erheben, und ich habe mich dieser Idee unterworfen. Ich erkenne sie an und werde sie weiterhin vertreten. Sie hat Anspruch auf Allgemeingültigkeit erlangt, und darin liegt die ursprüngliche Bedeutung Lange-Eichbaums, selbst eines Genialen, dessen Bio- bzw. Pathographie noch geschrieben werden dürfte. Ein Schüler Lange-Eichbaums, R. LOEWENBERG[181], hob dessen Bedeutung folgendermaßen hervor: „Seit Beginn des Jahrhunderts kämpften sein umfangreiches Wissen der Geschichte, seine klinische Erfahrung und sein sprühender Stil für die rechtmäßige Rolle der Psychiatrie und Soziologie bei der Mitwirkung zu einem tieferen Verständnis der Geschichte und dem Schaffen einer humaneren Zukunft. Für viele Jahre wird seine Pionierarbeit den Studierenden der auftauchenden neuen Wissenschaft, der Pathographie des Genies, führen und beanspruchen" (S. 928).

Nicht zuletzt trug das vorliegende Lebenswerk Lange-Eichbaums dazu bei, die Wichtigkeit und Bedeutung pathographischer Arbeit hervorzuheben und für ihre Anerkennung in der ganzen Welt zu sorgen, wie auch Lange-Eichbaum selbst bewiesen hat, daß er hervorragend imstande war, pathographisch wertvollste Arbeit zu leisten. Das Werk mußte sich durchsetzen, und das ist ihm gelungen. Die Lehre steht. Das schließt nicht aus, daß andere Leute nicht auch anderer Meinung sein können. Das Riesenthema erlaubt das. Und so kann heutzutage sozusagen mehr episch vorgegangen werden, nachdem die dramatischen Geburtswehen für diese Lehre von damals nunmehr überwunden sind.

Wie lebendig jedoch dieses Werk geblieben ist, geht aus seiner Beachtung hervor. Ohne Übertreibung darf gesagt werden, daß es aus dem Bereich menschlichen Geistes und Denkens nicht mehr weggedacht werden kann. Das Echo in der ganzen Welt, auch auf die letzte Bearbeitung des Werkes, gibt mir die Berechtigung zu dieser Aussage. Unzählige Zitate bei allen führenden Denkern dieser Welt in Buch und Aufsatz bis in die Tagespresse hinein erlauben diese Annahme.

Die Zeit wandelt sich und wir uns mit ihr, wenngleich, wie ausgeführt, eine Grundidee Dauerwert haben kann und in diesem Falle hat. Nicht mehr gilt es jetzt noch, um das Durchsetzen dieser Idee zu kämpfen. Das ist vorbei. Es gilt das Festgestellte, Erschaute und Erlangte zu festigen und zu bestätigen und weiterhin zu belegen; exakt, nüchtern, objektiv und frei von Sentiments bzw. Ressentiments. Zeitgebundene Faktoren, d. h. aus dem momentanen Zeitdenken heraus geborene Schlüsse, konnten entfallen. Das Wesentliche galt es immer wieder herauszustreichen. Das war mein Bemühen in der 1. Bearbeitung, und noch mehr in der zweiten, die mir noch mehr freie Hand gab. Die Tatsache, daß im Laufe eines Jahrzehntes etwa 800 neue Bücher und Arbeiten in der ganzen Welt zu diesem Generalthema des Genies und seiner Darstellung und insbesondere der Berühmten bzw. pathographisch Berühmten geschrieben worden sind, beweist, wie brennend auch heute noch, auch in unseren Tagen, diese Thematik geblieben ist. Sie ermunterte zur neuen Bearbeitung und Umarbeitung.

Nicht zuletzt die Tatsache, daß dieses Werk damals (1956) nach siebenjähriger Umarbeitung und Ergänzung auf zeitgenössische moderne Literatur durch Subskription bereits bei Erscheinen zu zwei Drittel verkauft war, und weiterhin, daß eine Zwischenauflage notwendig wurde, spricht ebenfalls für die Aktualität des Themas. Gleichzeitig ist dieses Werk eine Art Kulturmesser der 1. Hälfte unseres Jahrhunderts.

Die jetzt vorliegende Bearbeitung auf diesem Niveau zu halten war mein Bemühen. Das Echo der Fachleute aus der ganzen Welt in Hunderten von Rezensionen gab mir Bestätigung meiner Auffassung. Ich habe diesen allen zu danken. Sie sagten mir, daß die Konzeption im wesentlichen richtig war. Ich danke aber gleichzeitig den ganz wenigen Stimmen, besonders denen, die in kritischer Weise gleichzeitig auch Vorschläge für Einzelberichtungen machten bzw. die Grundkonzeption kritisch angingen. Das war auch früher anläßlich der 1. Auflage sehr stürmisch. Jetzt, nachdem die Grundidee sich durchgesetzt hat, kann auch ein aus einer anderen Grundauffassung her negativ eingestellter Kritiker ohne weiteres daran nicht mehr vorbei sowie auch nicht an der Fülle des dargebotenen Stoffes. Auch diese Kritiken, entstammend anderer Sicht bzw. auch Weltanschauung, in dieses Buch verarbeitet, machen dadurch seinen Inhalt noch lebendiger, als die Thematik an und für sich schon bietet. Um so reichhaltiger wird die Betrachtung, wie der vorliegende Stoff das auch verdient. Ich danke dafür von Herzen. Selbst stehe ich der Thematik weitgehend referierend gegenüber und damit auch in gewisser Hinsicht distanziert. Diese Betrachtungsweise hilft objektiv zu bleiben, soweit das überhaupt menschenmöglich ist. Das schließt aber weiterhin nicht aus, daß die in diesem Buch vertretene Grundmeinung und -these nicht weiter vertreten werden soll bei — wie gesagt — Berücksichtigung aller anderen Meinungen, die aus anderem Blickfeld, aus anderer Optik herangetragen werden — Facetten nannte das schon Lange-Eichbaum. Es sollte aber alles vermieden werden, daß sich daraus ein grundsätzlicher Gelehrtenstreit entwickelt; wen interessiert das schon, außer vielleicht ein paar ganz spezielle Fachleute — das Buch und sein Thema wendet sich an einen viel größeren Kreis, und dieser weltweiten Sache wäre damit nicht gedient. Dem geneigten Leser sei es schließlich selbst überlassen, sich seine eigene Meinung zu bilden, wie sie seiner persönlichen Struktur und Einstellung entspricht. Gerade in der Sache liegen sicher jedoch manche Möglichkeiten ganz individueller Betrachtungsweise.

Das Buch enthält darüber hinaus referierend und nach bestem Bemühen erschöpfend ein Material über Hunderte von Berühmten für einen weiteren, breitgefaßten Leserkreis (als ihn der der eigentlichen Fachleute darstellt). Diesen Leserkreis interessiert im allgemeinen nicht der Streit um Theorien, sondern die Fakten, wie sie aus den Einzelquellen der Berühmten hervorgehen. Und hierin liegt die weitere große und bedeutsamere Aufgabe dieses Buches, den Streit der Meinungen nicht zu stark zu betonen, und sei er noch so elegant und geschliffen geführt. Ich bemühte mich jedoch, mich im Text mit all den Vorschlägen auseinanderzusetzen, soweit sie akzeptabel sind und der Grundkonzeption des Buches nicht zuwiderlaufen. Ich danke auch für zahllose Mithilfen durch neue Quellen, besonders bei den Pathographien durch Gelehrte und Forscher aus der ganzen Welt; insbesondere den Professoren und Doktoren Panconcelli-Calcia/Hamburg, Dalma/Argentinien, Winterstein (†)/Wien, J. H. Schultz/Berlin (meinem verehrten Lehrer), Noelle/Koblenz, Gerum/Frankfurt am Main und nicht zuletzt ganz besonders einer Schülerin Lange-Eichbaums, Frau Henriette v. Szirmay-Pulszky/Ungarn. Dieser in dem Buch überaus häufig zitierten Autorin, die selbst über das Genieproblem der berühmten Ungarn grundlegend geschrieben hat (s. d.), danke ich außer ihrem großen Interesse an meiner Arbeit auch für sehr viele Unterlagen (s. d.), an die ich sonst nur sehr schwer oder vielleicht überhaupt nicht herangekommen wäre.

Etwas mehr als ein Jahrzehnt seit dem Abschluß der letzten Bearbeitung liegt zurück. Zehn Jahre, 1950 bis 1960, wurden systematisch zu erfassen versucht, nachdem bei der letzten Bearbeitung das Jahr 1950 etwa den systematischen Abschluß der Quellendurchsicht darstellte. Der Akzent des Quellenmaterials hat sich in etwa verschoben. Zum Grundsätzlichen wird nicht allzuviel geäußert im Verhältnis zum pathographischen Belegmaterial. Hier ist eine außerordentliche Fülle in der ganzen Welt geboten, die es zu verarbeiten galt.

Das Buch wird so weiterhin eine zweifellos überaus ergiebige Quelle sein für jeden, der sich mit dem Leben irgendeines Berühmten und damit bedeutenden Geistes seiner Zeit befassen will. Gewiß, die Auswahl der Quellen ist nicht immer leicht. Lange-Eichbaum ging noch — und er fand nichts anderes vor — im wesentlichen von den Arbeiten seines engeren Fachgebietes aus, welches auch das meine ist, der Psychiatrie.

Rein belletristische biographische Literatur muß selbstverständlich auch jetzt wegfallen. Die Auswahl würde uferlos werden und außerdem den gestellten kritischen Rahmen sprengen. Allerdings ist heute durch die zunehmende psychologische Erkenntnis bei vielen Schriftstellern — ich denke an Thomas Mann oder Stefan Zweig als Beispiele nur für viele unzählige andere — eine Ausweitung eingetreten, an der auch dieses Buch nicht ohne weiteres vorbeigehen kann. Der Dichter, auch der Romanschriftsteller, stützt sich heute weitgehend auf exakte historische Quellen bei der Darstellung seiner Romanfiguren, sofern es sich z. B. um historische Romane handelt. Er stützt sich gleichzeitig nicht selten auf modernste psychologische, z. T. auch sogar psychiatrische Erkenntnisse. Wir leben in einer neurotisierten Welt und, so wie uns der Kinsey-Report aufhorchen ließ, stimmt es uns bedenklich, daß uns aus fachlichem Munde die Mitteilung erreicht, wie hoch in der Welt der Prozentsatz der seelischen Erkrankungen ist, der echten psychiatrischen, nicht nur der Neurose, die als Zeitkrankheit unseres Zeitalters bezeichnet werden darf (vgl. BERTALANFFY[723], S. 17 ff.). Und das alles schlägt sich nieder in der Tagespresse, im Roman, in der Biographie.

Eine Zeit, die ihre Morbidität erkennt, beschäftigt sich zwangsläufig mit dem Morbiden der vor ihr lebenden Generationen; deswegen die Zunahme nicht nur aus psychiatrisch berufener Feder, sondern aus ebenso berufener von Psychologen, Literarhistorikern und nicht zuletzt auch Schriftstellern bis zum Romanautor.

Es wurde versucht, bei aller notwendigen Sichtung diesen Gesichtspunkten gerecht zu werden. Fast hundertprozentig dankten es die Rezensionen der letzten Bearbeitung aus dem Jahre 1956. Auch dadurch fühle ich mich bestärkt, dieses Buch noch mehr zu einer ausgiebigen Quelle werden zu lassen für den, der weiterforschen will und der Material braucht zu eigenem produktivem Schaffen. Dennoch ist es nicht immer einfach, aus der Fülle des Gebotenen die wertvollste Quelle von weniger wertvollen zu trennen. Ich habe Unterscheidungen schon anklingen lassen, allerdings ist für einen bestimmten Leser vielleicht eine bestimmte Quelle, die mir möglicherweise nicht allzu wesentlich erschien, doch wesentlich. Deshalb kann man dennoch „die Stimmen wägen, nicht zählen" (Schiller, Demetrius).

Zu den bisher verarbeiteten 2880 Quellen kommen nunmehr fast 800 neue hinzu. Sie ergaben sich aus den bereits früher ermittelten, aber bisher nicht zu beschaffenden sowie aus den systematisch gesuchten wie gelegentlich anfallenden oder von interessierten Lesern mitgeteilten Quellen. Für den allgemeinen Teil wurden somit etwa 1480 Quellen zugrunde gelegt und für die Belege bei den Berühmten fast 2200. Die Liste der Berühmten umfaßt nunmehr 557 Berühmte und ist somit gegenüber der letzten Neubearbeitung um 97 vermehrt. Die doppelt oder mehrfach zitierten Quellen — weil die Einzelquelle zu verschiedenen Fragen des Allgemeinen Teiles bzw. zu mehreren Berühmten Stellung nimmt — werden in der Folge dann mit hochgestellter Nummer der Originalquelle angeführt. Die Quellen, die nun dennoch trotz aller Bemühungen auch jetzt nicht zu erreichen waren, sind jedoch, mit einer 0 versehen, im Quellenverzeichnis aufgeführt.

Auch die Einteilung des gesamten Buches änderte sich grundlegend. Eine weitere Straffung des I. allgemeinen Hauptteiles wurde vorgenommen. In sechs Kapiteln bietet er sich an. Im einzelnen ist das 1. Kapitel dem Genie gewidmet, wie es sich aus Historie, Bios und Werk ergibt. Nichts Krankhaftes klingt hier an. Im 2. Kapitel wird die Problematik des Ruhms erörtert, seine Psychologie und Soziologie, während das 3. Kapitel die vorläufigen Ergebnisse der beiden ersten Kapitel darlegt. Jetzt erst tritt im 4. Kapitel der bionegative Schatten zum leuchtenden Genie, wobei gleichzeitig Wesen und Begriff der Krankheit auch dem laienhaften Leser nahegebracht werden sollen, soweit diese Begriffe zum Verständnis dieses Buches notwendig sind. In einem 5. Kapitel wird die Wirkung des Bionegativen

(„Psychopathie", „Irrsinn") auf das produktive Schaffen sowie auf den Ruhm untersucht. Und somit ergibt das 6. Kapitel eine gruppenmäßige Aufteilung dreier sich überschneidender konzentrischer Kreise. Diese umschließen sowohl den Menschen der sogenannten gesunden Norm wie auch den kranken Menschen. Dabei kommt es zu Überschneidungen von gesund und krank, begabt und unbegabt, wobei dem Ruhm eine konstellatorisch besondere Bedeutung zukommt. Neu ist ein Abschnitt, der sich ausschließlich mit den körperlichen Krankheiten bei den Berühmten befaßt, soweit sich diese von seelischen Leiden trennen lassen. Den pathographischen Belegen des II. Hauptteiles wird ein allgemeines Kapitel über Pathographien vorausgestellt. Die Belege selbst sind in folgender Weise umgearbeitet: Soweit die verschiedenen Autoren in der Diagnose des betreffenden Berühmten übereinstimmen, werden sie zusammengefaßt. Damit vereinfacht sich die Übersicht, ohne daß die Buntheit des Bildes der Gesamtpersönlichkeit eines Berühmten darunter leidet. Das Jesus-Kapitel — ein besonderes Buch im ursprünglichen Buche Lange-Eichbaums und sein ganz persönliches Anliegen — ist weitgehend umgearbeitet: notwendig war das wegen der vielen neuen Quellen, vor allem aber, weil sich das Bild der Jesus-Forschung inzwischen grundlegend gewandelt hat (s. d.). Der historisierende Aspekt hat sich dabei geändert. Die historische Persönlichkeit Jesu wird nicht mehr bezweifelt. Jesus als göttlicher Verkünder der sittlichen Lehre, der kerygmatische Christus des Urchristentums, ist jedoch nicht Gegenstand dieses Buches. Im II. Hauptteil, 2. Teil: „Quellen" ist wieder auf speziell zusammengetragene Sammlungen hinzuweisen, die z. T. über das gegebene Thema hinausgehen; es wurde jedoch versucht, auch hier dem, der sich weiter orientieren will, eine hinreichende Handhabe zu geben.

Abschließend ist hier herzlicher Dank auszusprechen, und zwar vorerst der Hessischen Landesbibliothek unter der Leitung von Herrn Direktor Dr. F. Götting; im einzelnen ist dabei der unermüdlichen, stets bereiten Helferin Frl. R. Rasch zu danken und in diesem Zusammenhang auch Frau R. Weese. Beide haben erfolgreich weit über 1500 Werke in der Zeit ab 1956 aus der ganzen Welt herangeholt. War es doch möglich, u. a. von den 600 früher nicht erfaßbaren Nummern, um die sich Lange-Eichbaum z. T. schon damals vergeblich bemüht hatte, dank eines verbesserten und erweiterten Fernleihsystems heute weitere über 300 der früher nicht auffindbaren Bücher heranzuziehen neben dem, was inzwischen an Neuem hinzukam.

Bei dem Umschreiben des Rohmanuskriptes in die Maschine half auch hier wieder, wie seit Jahren schon, Frau P. Külpp. Ferner ist für intensive Kleinarbeit beim redaktionellen Ausfeilen des Textes und bei der Eingruppierung der Quellen auch jetzt wieder Frau Dr. med. E. Baguette-Peil zu danken. Ein derartiges weitgehend lexikalisches Werk verlangt minuziöse, immer wieder ins einzelne gehende exakte Genauigkeit, wie ich sie in dieser für das Werk unentbehrlichen Hilfe vorfand. Bei Zusammenstellung der Quellensammlung half weiterhin Frau E. Bahr (†), auch ihr gilt mein herzlicher Dank.

Wiesbaden, im Juni 1966

Wolfram Kurth

Dämmerlicht um den Genius

Eine Vorbemerkung von Hermann Schreiber

An der Wende zum dritten Jahrtausend steht die menschliche Intelligenz in einem Wettkampf, den auch die kühnsten Propheten früherer Zeiten nicht vermuten oder gar sich vorstellen konnten – in der Rivalität zwischen der Hochbegabung ausgesuchter lebender Individuen und der maschinellen Leistungsfähigkeit des künstlichen, also toten und zugleich unsterblichen Computergehirns. Dort, wo der Mensch in seiner genialen Ausprägung an seine Grenzen stieß – in der Astrophysik, der Höheren Mathematik, den gigantischen Rechenaufgaben der Raumfahrt – dort ging die vom Menschen geschaffene Denkmaschine ihre eigenen Wege über die bisher gekannten Grenzen hinaus, ohne daß neue Grenzen sichtbar geworden wären.

Dies ist der Augenblick, sich eines Deutschen zu erinnern, der im Grenzgebiet zwischen Philosophie, Medizin und Geistesgeschichte einen ersten Markstein setzte: Wilhelm Lange-Eichbaum mit seinem Buch *Genie, Irrsinn und Ruhm*. Schon 1909 hatte Lange-Eichbaum am Beispiel unseres großen Friedrich Hölderlin die Nachbarschaft von Genie und Irrsinn als keineswegs zufällig vermutet, nicht zuletzt, weil der Tod eines Friedrich Nietzsche in geistiger Umnachtung erst einige Jahre zurücklag und noch in vielen Diskussionen erörtert wurde. Zwischen 1910 und 1927 vertiefte der Psychiater Lange-Eichbaum seine Studien und zog zahlreiche andere Beispiele aus Geschichte und Gegenwart heran, die er mit vor ihm unbekannter Gründlichkeit und dem rücksichtslosen Mut des Arztes auswertete, gruppierte und analysierte. Adolf Hitler saß im Landsberger Gefängnis und schrieb an seinem Buch *Mein Kampf*, Alfred Rosenbergs *Mythos des Zwanzigsten Jahrhunderts* war noch nicht erschienen: Lange-Eichbaum benutzte Begriffe wie „Rasse", „Vererbung", „Mischrasse" usw. mit der damals nicht unüblichen Unbefangenheit (was wir bedenken müssen, wenn wir sein Buch heute lesen).

Auf den naiven Standesdünkel des achtzehnten Jahrhunderts war die grenzenlose Wissenschaftsgläubigkeit des neunzehnten Jahrhunderts gefolgt, in dem Naturwissenschaften und Technik spektakuläre, Weltbild und tägliches Leben verändernde Erfolge erzielt hatten. Um das neue Menschenbild, das hinter diesen unbestreitbaren, greifbaren Hochleistungen sichtbar wurde, bemühten sich Phrenologen, Philosophen, Psychiater, ja Kriminologen, und selbst wenn sie mit mehr Temperament als Überlegung zu Werke gingen, selbst wenn sie die Form der Ohren oder die Stimme oder die Vorfahren für ihre Urteilsbildung heranzogen, so brachten sie doch die große und allgemeine Diskussion in Gang, die Frage nach dem Menschen einer neuen Zeit, dessen Verstand all dem Neuen, all der entfesselten Technik gewachsen sein würde.

Es war nur natürlich, daß die Sonde beim Extrem angesetzt wurde: der Normalfall, der Durchschnittsmensch, erschien zu unauffällig. Die sichtbarste und deutlichste „Entartung" des Menschengeschlechts erblickte der italienische Arzt Cesare Lombroso im Verbrechen und in dem, der es ausführte, nicht selten ein Leben lang. Der Mann aus Verona gilt mit seinen vielen Schriften und polemischen Kämpfen heute als Begründer der Kriminalanthropologie, und schon er veröffentlichte 1864 eine Studie mit dem Titel *Genie e Follia* (Genie und Wahnsinn), die in der deutschen Übersetzung viele Auflagen erlebte.

Das andere Extrem war in beinah gegenteiligen Leistungen des Menschengeistes zu erblicken, in der kreativen, positiven Existenz des Genies. Lange-Eichbaum meinte damit nicht das gefällige, vielseitige Talent, sondern setzte als Kriterium der Genialität die schöpferische Eigenleistung fest. Das war freilich schon vielen Denkern der klassischen Antike aufgefallen, vor allem Aristoteles, der sich keinen wirklich bedeutenden Geist ohne eine Beimischung von Wahnsinn vorstellen konnte. Und der Römer Seneca gebrauchte das schöne Bild, daß der Vernunftapostel vergeblich an die Pforte wahrer Dichtkunst klopfen würde. Wir wissen von den Festen, Bacchanalien, Saturnalien, Symposien, in denen die Kulturträger der Alten Welt, tagsüber Senatoren, Offiziere, Beamte oder Gelehrte, sich in Gesellschaft und mit Hilfe von Rauschmitteln zu der Illusion eigener Genialität hinaufsteigern konnten, und das Bild des vom schöpferischen, ja göttlichen Rausch befallenen Künstlers ist dem Abendland zweifellos teurer als die Vorstellung eines Schreibtisch-Poeten, der seine Feder verzweifelt auf dem Papier zerdrückt, weil ihm nichts einfällt.

Während der Verbrecher allen Grund hat, seine Andersartigkeit geheim zu halten, ist sich der Genius seiner persönlichen Unschuld bewußt, ja er wirkt im täglichen Leben oft naiv, infantil, verspielt oder sogar verrückt in allen Formen zwischen jugendlichem Überschwang und seniler Wortausschweifung. Jedes Jahrhundert kennt Beispiele von Gelehrten, die zeitweise oder dauernd als verrückt galten und dennoch epochemachende Leistungen vollbrachten wie etwa Newton. Der geniale französische Mathematiker Alexander Grothendieck, 1928 in Deutschland geboren, zog sich aus Angst vor dem Wahnsinn von seiner Wissenschaft zurück in die Einsamkeit der Pyrenäen, nachdem er 1966 die seltene Auszeichnung der Medaille Fields erhalten hatte; der Mathematiker John Nash lebte zwanzig Jahre mit einer eindeutig diagnostizierten Schizophrenie, erhielt 1995 aber dann den Nobelpreis – Widersprüche, denen im vorigen Jahrhundert der Franzose J. Moreau de Tours dadurch zu begegnen suchte, daß er in der Genialität eine Art Neurose erblickte, einen nur halb krankhaften Zustand des Gehirns. „Eine geistige Reizbarkeit des Nervensystems ist die gemeinsame Quelle entweder für eine größere geistige Energie (Genie) oder für geistige Krankheit. In der Inspiration berühren sich beide. Ein völlig normaler Zustand des Organismus verträgt sich niemals mit einer höheren Begabung des Geistes; fast alle bedeutenden Menschen waren angeboren nervös. Wegen der nervösen Anlage des Genies liegt auch die Gefahr der Psychose näher." (Lange-Eichbaum)

Diese Grundansätze des vergangenen Jahrhunderts hat Lange-Eichbaum auf eine zum Teil umstrittene, für die Diskussion jedoch äußerst fruchtbare Weise ergänzt und bereichert, vor allem aber aktualisiert und mit so mancher bedenklichen Erscheinung des Zwanzigsten Jahrhunderts in Verbindung gebracht. Zu der Moreau-Nervosität als schicksalhafte Grundanlage des

Genies gesellt er als Arzt sogenannte bio-negative Faktoren, die aus Krankheiten und Lastern stammen, für die der hochorganisierte, geniale Mensch in besonderem Maße anfällig sei. Lange-Eichbaums Beispiele, die man aus heutiger Sicht ergänzen muß, sind etwa die Syphilis mit ihren Spätfolgen (Goya, Nietzsche), die Tuberkulose (Anton Tschechow, Hans Kaltnecker u.v.a.), Zwangsneurosen (Anton Bruckner in seinem Verhältnis zu dem Starkritiker Hanslick), Alkoholismus, für den Lange-Eichbaum Goethe anführt, der uns aber schon bei Catull, bei Li-tai-po und in gewissem Sinn auch bei Gerhart Hauptmann begegnet. Hilfreich bei der Bildung einer Verehrergemeinde seien Zustände, in denen das geniale Ich übersteigert wirkt und ein Charisma aussendet; Wirkungen, die dem bürgerlich eingebundenen Talent nicht zu Gebote stehen.

Gerade dort, wo Lange-Eichbaum bewußt und systematisch ausklammert, wirkt er aus heutiger Sicht und im Hinblick auf die Situation am Ende des Jahrhunderts besonders anregend. Das ordentliche Genie in der Art eines Thomas Mann, der sein Leben überlegt organisierende, seine Gesundheit pflegende Genius eines Ernst Jünger scheint einen neuen Typus des Hochbegabten möglich zu machen und als zukunftweisend einzuführen. Und das bis an die Schwelle unserer Zeit geleugnete weibliche Genie kommt als eine neue Welt zu der uralten Beschränkung auf maskuline Kreation und Potenz hinzu in einer Zeit, in der für die Entfaltung weiblicher Begabungen mehr getan wird als in Jahrtausenden vorher.

Genie, Irrsinn und Ruhm ist ein Dreiklang geblieben, der aufhorchen läßt, und der Ruhm haftet an einem eigenwilligen Denker, den die deutsche Geistesgeschichte unbesorgt neben Friedrich Naumann oder Oswald Spengler stellen kann.

Januar 2000

Anmerkung:

Das Werk *Genie, Irrsinn und Ruhm* erschien erstmals im Jahr 1928. 1956 wurde es von Wolfram Kurth vollständig neu bearbeitet und um über 1.500 neue Quellen vermehrt. Die vorliegende Ausgabe ist ein Reprint der völlig umgearbeiteten, um weitere 800 Quellenhinweise vermehrten 6. Auflage von 1967. Von 1986–1996 erschien eine von Wolfgang Ritter nochmals völlig neubearbeitete Auflage in 11 Bänden.

ALLGEMEINER HAUPTTEIL

DIE LEHRE VOM GENIE IN BEZIEHUNG ZU RUHM UND „IRRSINN"

EINLEITUNG

Seit wohl 10 000 Jahren weiß der Mensch um das „cogito, ergo sum", das heißt, er ist sich seiner Stellung sowohl zur Umwelt bewußt wie zum Gestern und zum Morgen, er hat ein Bewußtsein von sich selbst und wird damit zur Persönlichkeit. Und wenn in einem Exemplar dieser Gattung Mensch höchste Persönlichkeitswerte im Sinne von Ethos und Scientia gekoppelt sind, so spricht die Menschheit seit etwa 2500 Jahren von einem Genie. Das Genie schwebt dem Einzelmenschen als Ideal, als Vorbild zur Nachahmung, als Persönlichkeitsideal vor. Auch großen Menschengruppen, ja ganzen Nationen und Völkern, wird das Genie zum Ideal, zum Banner, zum repräsentativen Symbol ihres eigenen Wesens, ihrer eigenen Größe (Choisy[375]). Weiterhin heißt Genieverehrung für den rational denkenden Kulturmenschen sehr häufig Ersatz für die verlorengegangene Religion, bedeutet eine Art Rechtfertigung des menschlichen Daseins, Zweck und Ziel der fortschreitenden Entwicklung der Menschheit. Philosophie und Wissenschaft haben seit vielen Jahrhunderten versucht, das Genie-Problem zu lösen. Es blieb ein unlösbarer Rest. Dann nahm man das Genie als ein naturwissenschaftliches Objekt. Aber auch auf diese Weise wurde man ihm nicht gerecht. Noch nie war versucht worden, Genie in seiner Entstehung als Funktion zu betrachten, als eine Relation soziologischen Geschehens. Dies soll hier nun zum erstenmal erarbeitet werden. Soziologie ist die verhältnismäßig noch junge Wissenschaft von den Beziehungen der Menschen untereinander: des einzelnen zum Mitmenschen, zu seiner Umgebung, zu bestimmten Gruppen, zur Gesellschaft, zum Staat. Offenbar kommt es gar nicht darauf an, ob ein einzelner oder eine kleine Gruppe einen Mann für ein Genie hält. Sondern nur darauf kommt es an, wie große Gruppen, wie die Menschheit, auch ohne Wort und Begriff „Genie", ihre Heroen erlebt hat im tatsächlichen seelischen Strom der Geschichte. Aus solcher Betrachtungsweise können sich vielleicht ganz neue Gesichtspunkte ergeben und daraus wiederum die Lösung des ungemein verwickelten Problems. Es zeichnet sich nun nämlich von den starken Lichtquellen, die vom Genie ausstrahlen, gleichzeitig ein dunkler Schatten ab, der zwar das Genie um so stärker pointiert, andererseits aber auch jenes strahlende Bild scheinbar zu trüben vermag. Denn solange man von Genie spricht — und darin liegt das Problematische und vielleicht Tragische dieses Begriffs —, wurden Stimmen laut, zuerst aus dem Munde griechischer Denker: kein Genie ohne eine Art Wahnsinn. Und seit etwa hundert Jahren ist das Schlagwort „Genie und Irrsinn" im Geistesleben aller Kulturvölker heimisch geworden. Schon Euripides und Sokrates, schon Demokrit, Platon und Aristoteles nennen hervorragenden Geist und Wahnsinn in einem Atem. „Den Wahnsinn und den großen Geist trennt eine dünne Wand", weiß Shakespeare (auch Dryden kurz nach Shakespeare). Doch erst zweihundert Jahre später wird die Psychiatrie zur Wissenschaft. 1859 erscheint die erste gründliche, wissenschaftliche Bearbeitung des gesamten Problems „Genie und Irrsinn" von dem französischen Irrenarzt Moreau de Tours. Leise und fein ist seine Stimme, vorsichtig seine Hand: Das Genie ist eine Neurose. Einige horchen auf — dann wieder Stille. Aber schon steigt behende ein zweiter auf die Rednertribüne. Er hat lautere Stimme, hat fanatische Leidenschaft und malt in großen Zügen, flüchtig al fresco an die Wand: Das Genie ist eine Unterform des Irrsinns, der Geniale ist immer ein Geisteskranker. Dieser zweite ist der berühmte italienische Psychiater Cesare Lombroso. Der Widersinn seiner These ruft Gegner auf den Plan. Das Genie ist höchste Gesundheit, ist Höherentwicklung, stellen sie ihm entrüstet entgegen. Und seitdem haben Hunderte von Denkern bis auf unsere Tage sich mit dem Problem „Genie und Irrsinn“ beschäftigt, haben sich für oder gegen Lombroso entschieden oder haben in der überwiegenden Mehrzahl sein grelles Rot mit dem idealisierenden Weiß seiner Gegner vermischt, so daß wir, als wir uns der Bearbeitung des Problems[1] zuwandten, ein buntes Bild von außerordentlicher Reichhaltigkeit vorfanden (s. Quellenverzeichnis). Bis in unsere Tage währte ein Kampf um diese Problematik: Kann das Genie krank sein; es ging hier nicht nur um wissenschaftliche Erkenntnis, dann wäre der Streit kühler und sachlicher geblieben; hier wurden Emotionen entfesselt, es ging um „Werte der Menschheit“, die den Menschen Herzenssache, ja heilig sind. Der Streit ist ein Weltanschauungs-, ein Religionskrieg, und solche Kämpfe sind von jeher mit Fanatismus geführt worden (vgl. VIERKANDT[955], S. 103 f.). „De revolutionibus orbium coelestium“ heißt das Hauptwerk des Kopernikus. In einem etwas anderen Sinne schwebt dieses Motto über jedem Religionskrieg, über dem Kreuze Jesu, über dem Scheiterhaufen von Huß und Giordano Bruno, von Savonarola und Jeanne d'Arc. So wurde auch gegen den Psychiater zum Glaubenskrieg aufgerufen, wenn er auf seelische Krankheit bei Genies hinzuweisen wagt. Woran liegt das? Ist seelische Krankheit eine Beleidigung, eine Schande? Versuchen wir, tiefer zu schauen. Die Menschheit besitzt ganz ursprünglich eine Abneigung, einen Kampfinstinkt gegen die Schwachen (VIERKANDT[955], S. 104 f.) Schwerkranke und Krüppel erregen Ekel, Tote wecken Grauen. Und ähnliches Grauen erregen Geisteskranke bei Naiven, namentlich wenn man eine tiefgreifende, ernste Störung vermutet. (Harmlos Gestörte gelten nur als Narren.) Der Begriff der Krankheit ist bei allen Primitiven mystisch, d. h. Krankheit (auch körperliche) wird stets von einer unnahbar und unfaßbar wirkenden Kraft hervorgebracht (LÉVY-BRÜHL[850], S. 232 f.). Krankheit ist ein Fluidum, von dem der Kranke bedrückt oder besessen wird. Dieser Einfluß kann von Göttern oder Dämonen oder von Menschen kommen, nie von natürlichen Ursachen (Kälte, Wärme usw.). Und nicht der Körper erkrankt (bei somatischer Krankheit), sondern die Seele, der Geist des Kranken wird befallen. Diese krankmachende mystische Kraft wird also von den Primitiven als Tätigkeit und Wirken beleidigter oder boshafter Götter oder fremder übelwollender Mächte aufgefaßt. „Die“ Krankheit ist also ein feindlicher Geist. Und gegen solchen Geist richtet sich durch die Jahrtausende bis auf unsere Tage der Kampf, die Flucht, das Grauen. Noch weit mehr schreckt seelische Erkrankung. Aus dem

[1] S. die 1. Auflage dieses Werkes im Jahre 1927 sowie LANGE-EICHBAUM[128] und LANGE-EICHBAUM[129].

Grauen vor Geisteskranken spricht noch heute diese uralte, ganz primitive Dämonenscheu, in diesem Grauen schauert das heimliche Erbe von Jahrtausenden in unserem Blute. Der Psychiater aber ist der Medizinmann, ist der Priester und Schamane dieser Dämonen. So archaisch fühlen auch heute noch die Menschen. Das Rauscherleben der Zauberer und Schamanen aber wird als göttliche Offenbarung, als heilig, schaudernd verehrt. So flößt auch der Psychiater nicht selten ein unwillkürliches, unbewußtes, heimliches Grauen ein, das sich auf seine Wissenschaft überträgt. JASPERS[807] (S. 3 f.) bekennt offen: „Unter intellektuellen Menschen scheint es heute zum guten Ton zu gehören, auf den psychiatrischen Standpunkt mit abweisender Verachtung zu blicken." Wir fassen diese Abweisung der Wissenschaft Psychiatrie teilweise als ein Schutzmittel auf gegen ein unbewußtes leises Grauen, selbst einmal in geistige Umnachtung abzusinken, als unbewußtes Abwehrmittel um so erklärlicher, als ein großer Teil der Intellektuellen aus disharmonischen Psychopathen besteht und ihre Furcht darum manchmal nicht so ganz unbegründet sein dürfte. Dieses Grauen sitzt so tief im Menschen, daß es selbst Mediziner befällt. Die Nicht-Psychiater unter Ärzten schildern öfters ganz von selbst eine gewisse Angst vor dem Psychiater und besonders vor seiner „geschlossenen Abteilung". Sie geben zu, daß eine heimliche Furcht im Unterbewußtsein bestehe, sie könnten in den Bereich des Psychiaters kommen, auch einmal von ihm „gefangen und eingeschlossen" werden. Abneigung und Meidung, so lautete deswegen die stillschweigende Parole, die die Gesellschaft und auch oft die Wissenschaft gegen die Psychiatrie ausgab. „Die Tatsache aber ist unbestreitbar, daß kaum auf irgendeinem Gebiet des öffentlichen Lebens so viel Irrtum herrscht wie auf dem des Irrsinns" (RITTERSHAUS[903], S. VII). Trotzdem besteht der Ausspruch BLEULERS[732], des Altmeisters der Psychiatrie, zu Recht: „Zur Zeit führt einer der wichtigsten, wenn nicht der wichtigste Weg zur Erkenntnis der menschlichen Seele über die Psychopathologie" (S. 167). Und auch PRINZHORN[1407] trifft den Nagel auf den Kopf, wenn er sagt: „Trotz all dieser schwierigen Verwicklungen und trotz aller Empfindlichkeit gegen die Meinung des Psychiaters umkreist der Kulturmensch in Gedanken unermüdlich das Problem, das durch Lombrosos Schlagwort nur verdunkelt wurde" (S. 9).

Daß der Streit um diese Problematik im Laufe der letzten Jahrzehnte erheblicher Schärfe entkleidet wurde, ist nicht zuletzt das Ergebnis dieses Werkes. Die Erkenntnis des Bionegativen (s. sp.) hat zugenommen. Der Begriff der Psychopathie bedeutet heute kein Schimpfwort mehr, und geisteskrank zu sein ist nicht mehr eine Schande. Unsere Zeit hat so viel Kenntnis des Morbiden erhalten, ist so durchtränkt von dessen Mentalität, daß die Angst davor sich mildert, so wie auch dank der modernen Therapie die frühere Irrenanstalt heute zum psychiatrischen Krankenhaus umgestaltet wurde und, des Eindruckes der früheren Schreckenskammer entbehrend, sich nicht mehr wesentlich von jedem anderen Krankenhaus unterscheidet.

Das Thema „Genie und Irrsinn" in Verbindung mit dem Ruhm ist heute noch ebenso lebendig wie eh und je. Die Psychiatrie sowie die Psychopathologie sind dabei in erster Linie dazu berufen, in gemeinsamer Arbeit mit anderen Wissenschaften an der Lösung des Problems weiterzuarbeiten.

1. KAPITEL

DAS GENIE

I. Historischer Überblick

Auch der Geniebegriff ist geworden wie alles auf Erden. Viele Völker und Zeitalter, ja ganze Erdteile kennen den Geniebegriff überhaupt nicht. China, Japan, Indien, ganz Asien, Afrika, Australien und Amerika vor seiner Entdeckung wissen nichts vom Genie. Genie ist ein ausgesprochen europäischer Begriff, was besagt, daß zu seiner Entwicklung eine ganz bestimmte kultur- und geistesgeschichtliche Grundhaltung erforderlich ist.

Die Genie-Vorstellung entstammt deutlich dem mythologischen, religiösen Erleben, und zwar, was das Wort anbetrifft, dem der Antike. Das Wort Genie leiten einige von ingenium (gignere, zeugen) ab, einige von Schutzgeist, genius. Beides widerspricht sich wahrscheinlich nicht. Denn in der altitalischen Religion war Genius die göttliche Personifikation der männlichen Zeugungskraft. Frauen hatten keinen Genius, sondern eine Juno (Cahan[103]; so auch Zilsel[121], S. 89: „Dämon der männlichen Zeugungskraft"). H. Sommer[159] (der in einer Dissertation die Bedeutung des Wortes „génie" in der französischen Sprache chronologisch erläutert) führt aus, daß die Wortbedeutung „génie" nicht grundsätzlich mit dem Geniebegriff identisch sei. Eine solche Gleichsetzung besäße eigentlich nur vom 18. Jahrhundert an Gültigkeit (S. 4). Wir haben noch eine andere Möglichkeit der Ableitung des Wortes gefunden, die weder Cahan, noch H. Wolf, noch auch Zilsel kennen. Sprenger[2816] (I, S. 221, Anm. 3) nämlich macht auf folgendes aufmerksam: „Vielleicht ist auch das lateinische Wort genius von Ginn [arabisch] und nicht, wie man gewöhnlich annimmt, von gignere abgeleitet und mit der Vorstellung von den Semiten nach Italien gewandert." Ginn heißt Schleier, Decke, Hülle, „... bedeutet also Umnebelung, Bedrückung des Geistes", meist einem Wesen außer uns zugeschrieben. Ginn bedeutet dann auch Gespenst, Dämon (vgl. unser „Geist" im Sinne von Gespenst, Geistwesen ohne Körper). Die beste deutsche Übersetzung von Genie wäre wohl, wenn auch unzulänglich: „Geist". Auch Grimm's Deutsches Wörterbuch[73] (S. 2623, bes. 2717 f.) setzt Geist gleich spiritus, anima, mens, genius.

Die verschiedenen Ableitungen des Wortes Genie widersprechen sich nicht: genius bleibt immer ein besonderer Geist im Menschen und somit trennbar von ihm[1]. Nach dem Glauben der späteren Antike erhielt jeder Mensch bei der Geburt einen Genius (Schutzgeist) fürs ganze Leben, der gleichsam sein ideales Ich, sein Schicksal repräsentierte. Auch Nationen, Städte, Legionen hatten ihren Genius.

Allgemein war also Genius ein übersinnliches Wesen, das zwischen der

[1] Damit nicht zu verwechseln ist der militärische Ausdruck „Geniewesen". Er stammt vom spätlateinischen ingenium, die Kriegsmaschine, und bedeutet daher militärisches Ingenieurwesen.

Gottheit und den Menschen stand, das Einfluß auf das Leben des Menschen hatte; eine Art Halbgottheit mit für einen Gott beschränkter, jedoch übermenschlicher Macht. Da es gute und böse Genien gab, hatte jeder Mensch einen schützenden und einen quälenden Genius. In Griechenland hießen diese Genien Dämonen und waren dort ebenfalls Schutz- oder Quälgeister.

Dieser Glaube war natürlich nicht auf die griechisch-römische Antike beschränkt; er findet sich auf der ganzen Erde und in fast allen Religionen (bei Indern, Persern, Chaldäern, Juden usw.). Auch der „Sohn des Menschen" aus dem Buch Daniel, für den Jesus sich hielt, galt übrigens als ein solches Zwischenwesen. Der Begriff Genius als Halbgott hat demnach seine Wurzel im allgemeinen religiösen Bewußtsein der Menschheit. Da in der Antike der Genius jedes Individuums ein Symbol seines ganzen inneren, unbewußten Lebens darstellte, so mußte in einem überlegenen Individuum eine besondere Götterkraft lebendig sein, ein besonderes Daimonion wie bei Sokrates, wenngleich diese Deutung des Daimonions bei Sokrates auch umstritten ist. Für ihn war das Daimonion eine mahnende innere Stimme, am ehesten dem Gewissen vergleichbar.

Die antike Idee von einer Personalgottheit bei solchen bevorzugten Individuen berührt sich mit dem modernen Geniebegriff. Verehrung, Vergötterung von Menschen hat auch sonst die Antike gekannt: Verehrung von Athleten und Ringkämpfern, göttliche Verehrung des Genius von Cäsar, der als dritter Schutzgeist der Stadt Rom verehrt wurde, die Vergötterung von Herrschern, von Weisen, die fast religiöse Verherrlichung des Weisen bei den Zynikern, bei Platon, bei den Stoikern und Epikureern. Auch Sophokles, Lysander, Alexander wurden unmittelbar als Götter erlebt (Spengler[934], I., S. 526); ebenso Platon und Epikur (II., S. 387). Genauso außerhalb von Griechenland und Rom: Konfuzius, Buddha, Al Ghazali, Hoang Ti. Auch diese hatten als Gottheiten ihren eigenen Kult (Spengler[934]). Noch heute werden Menschen als Götter verehrt, so die tro-wo-Gottheiten bei den Ewe (Preuss[894], S. 58), weiter der japanische Kaiser und Ali Khan, das geistliche Oberhaupt einer mohammedanischen Sekte. Als die Götter des Olymps ausstarben, wurden aus den höheren Gottheiten Dämonen, aus den Dämonen wurden kleine Götter oder philosophisch-mystische Begriffssymbole (Platons Ideen).

Zilsel[121] nimmt sechs Wurzeln unseres Geniebegriffs aus der Antike an: 1. die Enthusiasmuslehre Platons (ein Gott redet persönlich durch den Dichter als seinen Diener; der Dichter selbst ist ohne Begabung. Er ist von der Gottheit besessen: „des Gottes voll und von Sinnen"); 2. das Daimonion des Sokrates (ein Genius als Sondermitgift eines ausgezeichneten einzelnen); 3. den Heroenkult; 4. Ciceros Traum des Scipio: Die Trefflichsten finden sich in einem (besonderen) Himmel wieder; 5. die berühmte Schrift des Longinus (3. Jahrh. n. Chr.) περὶ ὕψους. Über das Erhabene (Lobpreisung des Dichters und Rhetors, Betonung der angeborenen Begabung, der großen „Natur", μεγάλη φύσις, die „an die Majestät der Gottheit heranreiche") (vgl. a. Lauterborn[188] [1] und Sacherl[192]); 6. die „viri illustres"

[1] Lauterborn[188] weist darauf hin, daß es sich bei diesem Werk um den sog. Pseudo-Longinus handelt. Er stammt aus der 2. Hälfte des 1. Jh., veranlaßt von einem unbekannten Autor z. Z. Vespasians, während Longinus 213–273 lebte.

der römischen Literatur (Sammelbiographie berühmter Männer, als ob alle Berühmtheiten zusammengehörten, eine Einheit bildeten).

In der Spätantike und im Mittelalter wimmelt es überall von solchen Zwischenwesen: Dämonen, Geister, Gespenster, Engel, Kobolde, Heilige und Hexen tummeln sich bunt durcheinander, als Erben der abgestorbenen antiken Genien. Diese feierten ihre Auferstehung zur Zeit der Renaissance. Kraft der großen Anschaulichkeit des Renaissance-Denkens lebten die antiken Genien wieder auf. Die geistigen Kräfte, Leidenschaften, Tugenden wurden als kleine beflügelte Kinderfiguren dargestellt: so der Genius der Liebe, der des Friedens, der Poesie. Eine religiöse Stimmung baute dem kleinen Genius auch Tempelchen, Säule, Altar. Genius war also eine Personifikation geistiger und ethischer Werte, Kräfte, Eigenschaften, zugleich mit einer Art religiösen Kultes. Dies ist die erste deutlich sichtbare Wurzel unseres heutigen Geniebegriffes: Nicht mehr Genius als Schutzgeist des ganzen Menschen, sondern einzelner seiner Fähigkeiten, insbesondere der geistigen (oft gleich Geist, esprit); später dann eine Personifikation der geistigen Schöpferkraft eines Menschen. „Die Entwicklung des Geniebegriffes beginnt mit der Konzeption des geistigen Eigentums. Im Mittelalter fehlt sowohl diese Vorstellung als auch der Wille zur Originalität" (HAUSER[189]).

Nie verliert auch in der Renaissance der Geniusbegriff den Beigeschmack des Religiösen, des Göttlichen (n. WOLF[118]). Der Dichter schafft wie eine zweite Gottheit, beide sind ποιηταί, lehrt 1561 SCALIGER[3]. Ferner TASSO[6] (1587): „Non merita nome di creatore, se non Iddio ed il poeta" (nach Shelley „Defense of poetry"). Auch PHILIPP SIDNEY[8] (Apologie for Poetrie) vergleicht (1595) den Dichter mit dem Schöpfer, wie VAUQUELIN DE LA FRESNAYE[9] (Art poétique, 1598) mit Gott, dem großen Werkmeister. Ähnlich PUTTENHAM[7] (The Art of English Poesie, 1589): „The poet is a creator like God." Auch der spanische Arzt und Schriftsteller HUARTE[5] (1575) gehört zu den wichtigsten Stammvätern des heutigen Geniebegriffs. Er gab Ratschläge für die Berufswahl, je nach der Begabung, und Anweisungen für die Menschenzucht.

Die Annahme einer göttlichen Schöpferkraft beim Dichter ist nun aber keineswegs gleichbedeutend mit unserer heutigen Forderung nach Originalität. Denn Mittelalter und Frührenaissance kannten noch das Ideal der Nachahmung; auch in ihr konnte sich Schöpferkraft zeigen. Erst ganz allmählich kommt im 16. Jahrhundert das Ideal der Originalität auf (*Leonardo* um 1500, VASARI[2] 1550, SCALIGER[3] 1561, TELESIO[4] 1565). [Wir folgen jetzt ZILSEL[121].]

Zu Ende des 15. Jahrhunderts liegt das Nachahmungsideal der humanistischen Literaten (die Antike) im Kampf mit dem Selbständigkeitsideal der Maler-Ingenieure. Dem Leitbild der Renaissance entsprach mehr der Ruhm des einzelnen und die weltmännische Bildung des Hofmannes als die von der Natur geschenkte Mitgift überragender Begabung (ingenium), wie das auch die Renaissance selbst erkannte (ACCOLTO[16], 1692). Der Ingenium-Begriff entsprach allerdings nicht dem der modernen „Genialität", sondern man schätzte vor allem Intellekt, Gedächtnis — auch Fleiß.

Allmählich treten erst später am Ingeniumbegriff die irrationalen Züge mehr hervor. VASARI[2] spricht (in der Raffaelbiographie) von einer gewissen Wildheit der bildenden Künstler: „... ein gewisses Etwas von Wahnsinn und Wildheit", „zerstreut und phantastisch" (im Gegensatz zu Raffael). *Aretino* betont die Leichtigkeit der Produktion, HOLLANDA[1] (1548) sieht etwas „Wunderliches oder Absonderliches" (abstrahierend von Michelangelo), ein „Monstrum an Vollkommenheit", *Alberti* betont die Wesentlichkeit der Erfindung. Der Enthusiasmusgedanke Platons wird übernommen und hinzugefügt. SCALIGER[3] hebt die „Dunkelheit des genialen Gedankens" hervor; es gehen also irrationale Tendenzen in den Geniebegriff ein. Stets bleibt ein stark metaphysischer Beigeschmack. Bei *Ficinus* (1480) waren die Genien noch astrologische Sterngeister, bei *Erasmus* (1528) hatten sie okkultisch-astrale Bedeutung, bei Scaliger aber geht der Gott, der den überragenden Menschen mit seinen angeborenen, nicht erlernbaren Eigenschaften inspiriert, in den Geniusbegriff über. Der moderne Geniebegriff ist damit aus der Taufe gehoben. Genius wäre also ein inspirierender Dämon der göttlichen Ingenien. So hat unser Geniebegriff zwei Eltern: die Lehre von der Gottbesessenheit (Enthusiasmus)[1] und die von der angeborenen Begabung (ingenium); diesem entsprechen vier Wurzeln: 1. antiker Dämon und Genius, 2. der inspirierende Dämon der Dichter, 3. die angeborene Anlage (ingenium) aller Menschen, 4. die hervorragende, besonders die irrationale Anlage der hervorragenden Menschen. Die Zeitsitte des Antikisierens und der neu aufflammende astrologische und dämonologische Aberglaube machen die Spätrenaissance geneigt, den antiken Genius als Urheber oder halb metaphysische Personifikation der individuellen Eigenart wieder aufzugreifen. Die Schauer des Übersinnlichen machen ihn geeignet, in den Ruhm- und Ingeniumkult der Renaissance einzufließen; denn dieser war schon metaphysisch durchsetzt, und namentlich konnte er mit der Enthusiasmuslehre verschmelzen. Nur ganz langsam geht der Begriff „genius" als Personifikation der individuellen Eigenart um 1550 in den Sprachgebrauch über. Die Italiener hatten dafür das Wort „ingegno", die Franzosen den Ausdruck „esprit". Erst die Barockzeit prägt um 1650 den Begriff und das Wort im heutigen Sinne aus: ein Mensch mit einer unbegreiflichen (mystischen, göttlichen) Schöpferkraft. GRACIAN[10] (Madrid, 1642) kennt genius als Begabung, Geist, Geistesart; er stellt ingenio und genio nebeneinander, anscheinend genio über ingenio, als eigentlich erfinderische, künstlerische, „geniale" Tätigkeit. Gegen 1700 werden dann in Italien auch hervorragende Menschen selber genius, genio genannt. Noch im 17. Jahrhundert hatte in Frankreich das Wort génie viele Bedeutungen: 1. = Dämon, genius; 2. angeborene Begabung; 3. überragendes Talent; 4. der begabte Mensch selbst; 5. die individuelle Eigenart. Erst im 18. Jahrhundert wird génie unserm heutigen Begriffe gleich. In England war „genius" seit etwa 1650 gleich „Begabung"; im 18. Jahrhundert wird auch dort daraus der überragende Mensch. Der Geniebegriff hat somit seine Heimat in Italien, Frankreich, Spanien. Vorher waren Persönlichkeitsideale gewesen: in der Antike der Weise, im Mittelalter der Heilige, in der Renaissance der Hofmann, der Staatsmann, der bel esprit. Nun erst kam „das

---

[1] Zum Wesen des Enthusiasmus vgl. a. FINK[755] (S. 28).

Persönlichkeitsideal literarisch bürgerlicher Schichten" (ZILSEL[121]), das „prononcierte" Genie (SACHERL[192]). Dieser neue Begriff des Genius ist in der Welt der Literaten und bildenden Künstler entstanden; er wurde allein in Kunst und Literatur angewandt und nur in den Kreisen der höheren Gesellschaft. Er war zwar nicht mehr eine unmittelbare religiöse Vorstellung oder ein theologisch-philosophisches Symbol, sondern rückte in die Sphäre des Ästhetischen, wurde ein ästhetischer oder mystischer Wertbegriff.

Den versteckt religiösen Beigeschmack hat er aber bis heute niemals verloren. Auch die ganz rationalistischen Ästhetiker der zweiten Hälfte des 17. Jahrhunderts sprechen von „der Begeisterung, dem geheimnisvollen Einfluß des Himmels" (BOILEAU[12]), „vom heiligen Feuer, mit der Gottheit verwandt" (PERRAULT[14]), oder vom „angeborenen himmlischen Licht" (POPE[17]). Ein Verdienst von Zilsel bleibt es, darauf hingewiesen zu haben, daß jenes halbreligiöse Ideal ergänzt wurde durch das Originalitäts-Ideal. Nicht Personenverehrung, sondern das Streben nach sachlichen Zielen (Erkenntnis, Kunst, Menschheitskultur) war es, was dieses Ideal in sich schloß; es stammte aus den Kreisen der Erfinder und Entdecker, der Organisatoren und Künstler-Ingenieure wie Leonardo, Vasari und Aretino.

Damit haben wir denn endlich das 18. Jahrhundert erreicht und den Mann, der es entscheidend durch seine Theorie beeinflussen sollte, den Engländer SHAFTESBURY[18] (1671–1713, Hauptwerk 1711): Das 18. Jahrhundert — sicherlich eines der merkwürdigsten und wichtigsten Jahrhunderte der neueren Menschheit — wirkte eigentlich erst die Anregungen aus, die der Renaissancegeist der Freiheit in Humanismus, Reformation und erwachender Naturwissenschaft gegeben hatte. Ein Jahrhundert, gleich gesteigert im Gefühlsleben (Sentimentalität, „Sturm und Drang", Goethe) wie auch gesteigert in der Verstandesbetonung (Aufklärer, Rationalismus, Voltaire). Eine Zeit innerer Zerrissenheit also: Man fühlte sich unsicher, der tastende Fuß glaubte den Boden zu verlieren; dazu kam noch der politische Druck von oben. Man hat im Rationalismus seinen Glauben verloren. „Da erstrahlte der Geniebegriff, der antikisierenden Kunst entnommen, in seiner ganzen Herrlichkeit und Erlöserkraft und wird zum tröstenden Leitstern der Zeit" (CAHAN[103]). Zurück zur Natur, lautet die Devise. Seine höchste, man muß sagen religiöse Befreiungsmacht gewinnt der Geniebegriff etwa 1750 bis 1800 in der deutschen Geisteswelt. SHAFTESBURYS[18] Genieauffassung und Prometheus-Symbol wird zum Schlachtgeschrei der Sturm-und-Drang-Periode, zum Symbol des Revolutionärs, der alte Regeln stürzt. Das Genie ist sich selbst Gesetz, war der Grundgedanke, der alle starren, rationalistischen Vorschriften und Fesseln sprengte. Eine „tiefe Ahnung von unbekannten, im geheimen sich regenden Kräften" (CAHAN[103]) geht durch die Gebildeten, eine Erwartung des alleserlösenden Genius, eines künstlerischen Messias. Ihren Höhepunkt erreichte sie in der Feuersbrunst der Sturm-und-Drang-Periode: die Geniebewegung als geistig-sittliche Revolution. Gleichsam eine Religion der befreiten, „freien" Geister.

Das 18. Jahrhundert legt auch zugleich die beiden Schienenstränge fest, auf deren Bahn die zwei Hauptrichtungen der Genietheorien nebeneinander herlaufen oder sich überschneiden sollten. Die eine Richtung besagt: Das

Genie ist ein Mysterium, eine Offenbarung des Metaphysischen, Göttlichen. Dieser Weg führt von der naiven Antike über die Renaissance unmittelbar zu *Shaftesbury*, der das Genie eine Offenbarung des Allgeistes, eine zweite Gottheit nannte. Von ihm aus zweigt ein Schienenstrang nach Frankreich und seinen Denkern ab, der andere führt nach Deutschland (direkt oder über Frankreich). Er läuft weiter über Klassizismus, Romantiker, *Schelling*, *Schopenhauer* zu *Carlyle* und *Emerson*, deren Geniekult als ausgesprochen moderne Religion nicht mehr übertroffen werden konnte; er feiert noch im Übermenschen des späten *Nietzsche* seinen heimlichen Triumph. Die zweite Richtung hält sich zum Teil neben der ersten, zum Teil sucht sie neue Wege: Es ist die Richtung des kritischen Verstandes, der aufkommenden Soziologie, Naturwissenschaft und Medizin — wenn man will, eine Art Atheismus in der Genieauffassung. Das Genie wird seines mystischen Gewandes entkleidet. Man will es „erklären", will es wie ein betrügerisches Medium „entlarven". Dieser Weg kommt her von der französischen materialistischen Schule (Genie ist Fleiß) und von HELVÉTIUS[38] (Genie ist Geduld: „le génie c'est une longue patience"; Genie ist künstlich anzuerziehen). Er geht weiter über *Gottsched*, die Milieu-Theoretiker (Genie ein Produkt der Konstellation), über die medizinisch-psychiatrische Schule der Franzosen und Italiener *(Lélut, Moreau, Lombroso)* ebenfalls zu *Nietzsche*, der Wort und Begriff Genie vollständig verwarf. Sie mündet endlich aus in dem Werk des Philosophen ZILSEL[109] (1918), der gegen die „Geniereligion" eifert und dem das Genie nichts anderes ist als „wie ein Charlatan dem Bauern erscheint". Daß beide Richtungen schon im 18. Jahrhundert aufeinanderprallten, war nicht zu verwundern. Gegen die „Originalgenies" der Sturm- und Drangperiode wandte sich die rationalistische Richtung mit ihrem Spott: *Gottsched, Nicolai*; auch KANT[52] spricht von „Genieaffen" (allerdings etwas unsicher und vermittelnd, innerlich widerspruchsvoll). Aus diesem theoretischen Kampf des 18. Jahrhunderts und seiner Kritik des Geniebegriffs sind später die zahlreichen Theorien vom Wesen des Genies hervorgegangen, deren Literatur heute fast nicht mehr überschaubar ist (siehe Literaturverzeichnis; eine gute moderne Übersicht über die historische Entwicklung des Geniebegriffes auch bei PLAUT[124] und RILEY[84]).

Endlich sind noch ein paar Worte über den Begriff „genial" zu sagen, der heutzutage in allen möglichen Farben zu schillern beginnt. Anfangs bedeutete „genial" einfach das Eigenschaftswort, das zur Genie-Produktivität gehörte. Später wurde der Begriff „die Genialen" gern als eine Art Verlegenheitsausdruck für solche Persönlichkeiten gebraucht, bei denen die Bezeichnung Talent oder Genie strittig war (Hölderlin), oder wo schöpferische Fähigkeiten ohne Zweifel vorlagen, wo aber der Ausdruck „Genie" als zu hoch nicht angebracht erschien (z. B. E. T. A. Hoffmann, Poe), oder wo schließlich den Schöpfungen die menschliche Allgemeingültigkeit fehlte und damit die weitere Anerkennung versagt blieb (Lenz, Jean Paul usw.). Hier besagt der Ausdruck also im Grunde nichts anderes als „Genie in kleinerem Maßstab". Von dieser bis zu dem heutigen vielfachen Gebrauch im alltäglichen Leben ist es nur eine weitere Stufe nach abwärts. „Genial" wird häufig (manchmal mit einem leicht ironischen Beigeschmack) auf Produktionen angewandt, die besonders angenehm und willkommen empfunden werden (z. B. ein „genialer" Schneider oder Koch oder Festarrangeur usw.). Man spricht auch gern von genial, wenn etwas nach zahlreichen Versuchen und Mißerfolgen schließlich ganz plötzlich und überraschend gefunden wird. Auch da, wo nach allen möglichen verwickelten, schwer überschaubaren, wenig befriedigenden Lösungen endlich eine ganz einfache, sofort einleuchtende auftaucht, nennt man sie, offenbar erleichtert, beruhigt, befriedigt, eine „geniale" Lösung. Endlich hat auch heute noch (wie der Geniebegriff überhaupt seit dem 18. Jahrhundert) das Wort „genial" die Nebenbedeutung: aus dem Gewohnten herausfallend, die Tradition verleugnend und überhaupt vom sogenannten Normalen abweichend.

II. Genie-Theorien

„Eine befriedigende Antwort auf die Frage, was das Wesen des Genies ausmacht, ist trotz jahrhundertelanger Versuche nicht gegeben worden und wird niemals gegeben werden können", erklärt resigniert Rahmer[87] (S. 5). Ein Blick auf die Unzahl von Theorien scheint ihm recht zu geben. Wir stellen im folgenden eine Reihe davon zusammen; sie sind alle seit etwa 1700 entstanden, nachdem sich der moderne Geniebegriff endgültig ausgebildet hatte. Wo die Theorien zusammengehören, ergab die Anordnung nach Schulen und gegenseitiger Abhängigkeit eine bessere Übersicht. Sonst ist sie einfach zeitlich geordnet. Der Kürze halber wurde der Telegrammstil gewählt. Einige Vererbungstheoretiker werden an anderer Stelle gebracht. Wenn auch Vollständigkeit zu erreichen der Arbeitskraft eines einzelnen kaum möglich war, war doch das Bemühen groß, keine wesentlichen Quellen zu verfehlen.

1. Die englischen Ästhetiker des 18. Jahrhunderts

Pope[17], 1711: Genie = angeborenes himmlisches Licht.

Shaftesbury[18], 1711: Die schöpferische Persönlichkeit mit Schöpferkraft der Seele steht im Mittelpunkt seiner Weltanschauung. Ein schöpferisches Prinzip gestaltet die Welt als Organismus. Genie eine Offenbarung des Allgeistes. Der Künstler der Gottheit gleich, „eine zweite Gottheit". Dafür das [berühmte] Symbol des Prometheus: „a juste Prometheus under Jove". Genie schöpferisch durchaus original, zum Unterschied vom bloß nachahmenden Künstler. Schaffen durch „Enthusiasmus". Unterscheidung natürlicher und gebildeter Genies (n. Wolf[118]).

Addison[19], 1711/12: Das Natürliche und die Einbildungskraft (Phantasie) am Genie das Wesentliche; muß original sein. Genie hat „something like creation". Zwei Arten Genies; 1. Große Genies. „There appears something noble, wild and extravagant in these great natural Genius's, that is infinitely more beautiful than all the Turn and Polishing of what the French call a »Bel esprit« . . ." (Spectator, 3. September 1711, Nr. 160). So Homer, Altes Testament, Shakespeare. 2. Ebensogroße, aber geordnetere Genies: Platon, Aristoteles, Vergil, Tully, Milton, Bacon (n. Wolf[118]).

Gerard[37], 1758: In England der erste, der Genie wissenschaftlich psychologisch untersucht. Hauptsache: Erfindung, schöpferische Einbildungskraft. (Schon bei Fielding „invention and judgment".) Es gibt Genies in Künsten und Wissenschaften. Phantasie und Urteilskraft. „Enthusiasmus" rein psychologisch erklärbar (nicht mystisch). Besondere Kraft der Assoziation (n. Wolf[118]).

Young[40], 1759: „A Genius differs from a good Understanding, as a Magician from a good Architect." Genie angeboren, etwas Göttliches, von göttlichem Geist erfüllt. Originalität, Verachtung aller Gelehrsamkeit, aller Regeln. „Die Regeln sind die Krücken." Das Genie frei und irrational (Young war tiefreligiöser Theist. Erfolg durch glühende Begeisterung, Stil und Sprache) (n. Wolf[118]).

2. *Die französischen Ästhetiker des 17. und 18. Jahrhunderts*

Fontenelle, Bernhard le Bovier de[11], 1657–1757: Genie = ungestüme Naturkraft.

Boileau[12], 1674: Genie = die Begeisterung, der geheimnisvolle Einfluß des Himmels.

Bouhours[13], 1687: Genie eine interessante Naturerscheinung. Nicht das Klare, Distinkte erregt das Schönheitsgefühl, sondern das „Undeutliche". Schon bei Montesquieu macht das „je ne sais quoi" das Unbegreifliche, den Reiz des Kunstwerks aus (n. Wolf[118]).

Perrault[14], 1688: Genie = heiliges Feuer, mit der Gottheit verwandt.

Dubos[21], 1719: Sensualist, Gegner der Rationalisten, Positivist, Relativist, Historiker. Genie auch ohne Regeln möglich. Angeborene Anlage zu Leistungen, die andere nie erlernen. Begreifliche und erklärbare Naturerscheinung. Inspiration und Enthusiasmus rein naturalistisch und materialistisch zu erklären. Wesentlichstes: die Erfindung. Milieu wichtig (n. Wolf[118]).

Batteux[25], 1746: Genie ahmt schöne Natur nach. Enthusiasmus ohne allen göttlichen Einfluß erklärbar als gesteigerte Phantasie. Betont als erster Genie und Geschmack der Aufnehmenden (n. Wolf[118]).

Vauvenargues[26], 1746: Genie = Vielzahl von Fähigkeiten, u. a. Geist, Phantasie, Tatkraft, Leidenschaften, Gestaltungskraft, Formsinn etc.

La Mettrie[27], 1749: „Génie", „esprit" und „imagination" sind für ihn anonym.

Marmontel[29], 1723–1759: Genie = dichterische Fähigkeiten, die auf dem „esprit", der „imagination" und dem „sentiment" beruhen.

Diderot[32], seit 1751 (Encyclopédie. Artikel: Génie, Enthousiasme, Goût, Art. Génie von Saint Lambert): Gegen Helvétius. Genie ist Umfang des Geistes, Einbildungskraft, Aktivität der Seele, eine ganz besondere Organisation, Instinkt, eine Art Inspiration, eine schöpferische Kraft (wie die des Allmächtigen in der Natur), hat etwas Dämonisches, oft gerade anders als Zeitgeschmack. Kluft zwischen Talent und Genie. Regeln nützen dem Talent, schaden dem Genie (n. Wolf[118]).

Rousseau[33], 1712–1778: Hauptfaktoren des modernen Geniebegriffes: Aktivität, Leidenschaftlichkeit, Sensibilität, Unabhängigkeit von allen Äußerlichkeiten, Ausschaltung der Regeln, Schöpfen aus dem Inneren heraus (Intuition), Anerkennung einer höheren Gewalt, die im Menschen wirkt, Ablehnung der Nachahmung.

Condillac[34], 1714–1780: Genie = große kombinatorische Fähigkeit.

Helvétius[38], 1759: Genie nichts Geheimnisvolles, keine irrationale Größe. Ohne göttlichen Einfluß, kein intuitives Vermögen, sondern eine allgemeinmenschliche Eigenschaft, d. h. kombinierendes Vermögen. Das Wesentliche die Erfindung (invention). Wer Genie hat, hat noch nicht diesen Titel. Titel, wenn Erfindung allgemeine und nützliche Dinge betrifft und wenn Zeitpunkt der Geburt und zufällige Umstände günstig. Viele arbeiten an einer Sache, die Vollender erhalten Namen und Ruhm.

Trublet, Abbé[41], 1762: Genie = Talent. Genie ist etwas Instinktartiges, der Vernunft Widersprechendes und muß, um etwas zu leisten, vom Verstand geleitet werden.

BONNET[43], 1770: Genie = Talent und Kombinationsgabe.
D'HOLBACH[44], 1770: Genie = Kombinationskraft, die Fähigkeit, Zusammenhänge zwischen Ideen und Objekten schnell zu erfassen.
MERCIER[49], 1740–1814: Prometheussymbol (vgl. SHAFTESBURY[18]): Genie muß sich aus den eigenen, ihm angeborenen Kräften zum Flug erheben; es muß aus sich selbst heraus schöpfen und aus der Natur. Regeln können seinen Flug nur hemmen. Das Wilde, Ungestüme, Dynamische sind Haupteigenschaften des Genies.
Demnach: die Engländer: Genie original, irrational, magisch, göttlich; die Franzosen: Genie weitgehend psychologisch und naturalistisch erklärbar. Der Geniebegriff bei Diderot, Rousseau und Mercier stimmt mit der modernen Konzeption überein.

3. Die deutschen Ästhetiker des 18. Jahrhunderts

LEIBNIZ[15], 1646–1716: Seele hat schöpferische Kraft, die Natur nachzuahmen. Jeder besondere (schöpferische) Mensch ein „kleiner Gott" in seiner Sphäre. Betonung des Subjektiven, Individuellen, des Unbewußten. Seele ein aktives Prinzip, immerwährend wirksam, immer denkend: wogender „fundus animi". Großer Einfluß von Leibniz auf die Ästhetiker (n. WOLF[118]).
GOTTSCHED[20], 1717: erster deutscher Versuch, Wesen des Genies zu bestimmen. Ärger über das Wort „Genie". Genie eine Mischung sämtlicher geistiger Fähigkeiten, „gesunde Vernunft" (n. WOLF[118]).
BAUMGARTEN[22], 1735; [23], 1739; [28], 1750: begründet deutsche Ästhetik. „Dichter eine zweite Gottheit". Erste deutsche begriffliche Geniebestimmung: harmonisches Verhältnis der psychischen Kräfte zueinander. Natürliche Anlage: Kopf, Herz, Sinne, starkes Gefühl, Selbsterkenntnis, Gedächtnis. Vor allem Originalität der Erfindung, starke Einbildungskraft, um Neues zu schaffen. Muß „gerührt" sein, um andere zu rühren, sonst bleiben Anlagen „tote Kräfte" (n. WOLF[118]).
BODMER[24], um 1745: sucht Rationalismus zu überwinden. Genie göttlich, sich selbst Regel. Wert der Phantasie, der Begeisterung (n. WOLF[118]).
TRESCHO[35], 1754: Erste deutsche Abhandlung über Genie. Göttlich, eine Gabe Gottes, eine allgemeine Eigenschaft der Menschen. Verschiedenheit durch „Weisheit Gottes". Also Anlage zu etwas (n. WOLF[118]).
SULZER[36], 1757; [45], 1771: Genie und Werke originell wie eine Naturkraft. Regeln nur als „Wegweiser". Fähigkeit gesteigerter Vorstellungskraft, intuitiver Erfindung. Begeisterung psychologisch zu erklären aus dem Unbewußten oder Traum. Durch schöpferische Kraft neue Formen von idealem Gepräge geschaffen (n. WOLF[118]).
RESEWITZ[39], 1759: Genie = „anschauende Erkenntnis" [bedeutende Arbeit; ohne Einfluß, weil in Zeitschriften versteckt] (n. WOLF[118]).
FLÖGEL[42], 1762 (Schüler von Dubos, Helvétius, Baumgarten): Wesentlich: Erfindung und Epochemachen. Bloße Fähigkeiten aus dem Schlummer gerissen, wie Feder zu einer „Fertigkeit" gespannt. Glühende Einbildungskraft. Scheinbare Dummheiten, Leidenschaften, Sittenlosigkeiten des Genies (n. WOLF[118]).
LESSING[46], 1729–1781: Genie = der schaffende Künstler mit subjektivem Vermögen im ästhetischen Gebiet, also ein Schöpfer. Gegensatz zum Schulwissen. Schaffen aus genialem Gefühl, aber mit Zweck und Absicht. Fordert vom Genie die Absicht zu belehren (n. SOMMER, R.[69]).
WIELAND[47], 1733–1813: Genie etwas „Colossalisches", Freiheit der Seele, oft ungelehrig, das Joch zu tragen; überspringt Schranken.
Die Anschauungen von *Herder, Wieland, Goethe* und *Schiller* über das Genie findet man sehr gut zusammengestellt in GRIMM'S DEUTSCHEM WÖRTERBUCH[73]. Alle bringen nichts grundsätzlich Neues.

4. Außerhalb von Schulen

Huarte[5], 1575: betont die angeborene natürliche Begabung, eine Anlage des Gehirns. Vorschriften zur absichtlichen Erzeugung guter Begabungen. [Vie Scholastisches. Sehr ergötzlich!]

Voltaire[30], 1694–1778: an Diderot: „Alle Handlungen des Genies sind die Werke des Instinkts . . . Corneille schrieb die Szenen der Horazier, wie ein Vogel sein Nest baut" (z. n. Hirsch[385], S. 36). Faßte aber sonst Genie als ausdauernde Geduld eines Talentes auf.

Voltaire[31] (Œuvres. Artikel „Génie" im philos. Wörterbuch [Ed. Beuchot] S. 29, 30, 34): Genie = großes künstlerisches Talent. Es schließt den Geschmack und die Phantasie ein und muß vom Verstand geleitet werden (n. Lauterborn[188], S. 172).

Abel[48], 1776: „Alle Würkungen tragen das glänzende Gepräge jener Schnelligkeit, Lebhaftigkeit, Fruchtbarkeit, Mannigfaltigkeit, die wir . . . „als Grundbestimmungen der Geniekraft geschildert".

Zimmermann, J. G.[50], 1786: Genie ist Einbildungskraft und Verstand in höchster Ausbildung (S. 337).

Kant[51], 1790: § 46: „Genie ist die angeborene Gemütslage (ingenium), durch welche die Natur der Kunst die Regel gibt." Kant wendet den Geniebegriff nur auf Künstler an. Weiter: „Genie ist das Talent (Naturgabe), welches der Kunst die Regel gibt." § 49: „Von den Vermögen des Gemüts, welche das Genie ausmachen" — nämlich „Einbildungskraft (als produktives Erkenntnisvermögen)", d. h. schöpferische Phantasie, Hinausgehen über die Natur, Loslösung vom Gesetz der Assoziation bei der Neuschöpfung von Vorstellungen — also Ideen ganz im Sinne der Ästhetiker des 18. Jahrhunderts nach Leibniz. Kant fordert vom Genie Unbewußtheit des Schaffens, Originalität und Mustergültigkeit. Kant ist in der Genielehre nicht originell, in seiner Ästhetik subjektivistisch und dann wieder in radikaler Opposition gegen die subjektivistischen Übertreibungen der Ästhetiker (n. Sommer, R.[69]).

Kant[52], 1798: „Nun heißt das Talent zum Erfinden das Genie", „. . . die musterhafte Originalität seines Talents". Genie ein mystischer Name, weil es sich selbst und anderen nicht begreiflich. Unsichtbarkeit (der Ursache zu einer Wirkung) „ist ein Nebenbegriff vom Geiste (einem genius . . .)", dessen Eingebung er gleichsam nur folgt. Kant erörtert, ob Genies besonders nützlich wären, sie brächten „Unordnung" (s. a. Schlapp[79], z. n. Cysarz[161]).

Schopenhauer[53], 1819; [61], 1851: Genie ist höchster Intellekt mit vollkommener Objektivität, Wahrheitsliebe, Hingabe an die Sache und Fähigkeit zur Kontemplation.

Weise[54], 1821: Genie ist höchster Grad der „Erkenntniskraft", die aus „Aufmerksamkeit, Einbildungskraft, Gedächtnis, Verstand, reflektierender Urteilskraft und Vernunft" zusammengesetzt ist. Das Wesentliche die „Erfindung". Zwischen den verschiedenen Genies kein wesentlicher Unterschied.

Weisse[55], 1830: Genie = Steigerung des Talentes nach „höherer Vermählung des Talentes und des Gemüts".

Hegel[56], 1835: Genie = „produktive Tätigkeit der Phantasie". „Genie ist die allgemeine Fähigkeit zur wahren Produktion des Kunstwerks sowie die Energie der Ausbildung und Betätigung derselben." „Talent ohne Genie kommt nicht weit über die äußere Fähigkeit hinaus."

Carlyle[57], 1841: „Heldenanbetung" ist „überschwengliche Bewunderung eines großen Menschen". Religion auf der Heldenanbetung begründet. Jesus der größte Held. Voltaire der Gott der Franzosen. Heldenverehrung als Religion.

Jean Paul[58], 1841: „Im Genius stehen alle Kräfte auf einmal in Blüte, und die Phantasie ist darin nicht die Blume, sondern die Blumengöttin."

VISCHER[59], 1846: „Das reine und ungeteilte Wirken der Phantasie in einem Individuum ist Genie."

EMERSON[60], 1849: schildert „typische Größen", die „vorbildlich für ganze Klassen von Menschen geworden sind und als deren Vertreter gelten können": Platon, Swedenborg, Montaigne, Shakespeare, Napoleon, Goethe. Aber der Größte, „der Dichterfürst", noch nicht erschienen. „Unsere Frömmigkeit besteht in der Verehrung und Lobpreisung dieser unserer Schutzheiligen." „Unser Gottesglaube ist die Verklärung der menschlichen Seele." [Genie deutlich als höchstes Ideal und Heiliger zugleich.]

SCHELLING[62], 1859: Genius = „das innewohnende Göttliche des Menschen". „Ein Stück aus der Absolutheit Gottes."

FECHNER[63], 1867: „Schöpfung alles Schönen von Grund auf bis zur höchsten Spitze und vertieften Umfassung ist ein Werk der Phantasie" (z. n. KREIBIG[828]).

TÜRCK[64], 1877: „Der Mensch, das geniale Tier." Tier : Mensch = Mensch: Genie. Höher entwickelte Menschstufe. Interesse, Fleiß, Geduld, Sinn für das Wesentliche, schöpferisch; in der Hauptsache: der sittliche Mensch.

MEYER, J. B.[65], 1880: Gott ergreift vielleicht wirklich, wie die Alten meinten, die schöpferischen Geister und führt durch sie die Welt ihren hohen Zielen zu. Genie ist schöpferische Einbildungskraft, gibt Allgemeines, schafft Neues. Auch außerhalb der Kunst gibt es Genies. Genie immer „seinem Temperament nach eine reizbare Natur", hat „die Fehler seiner Tugenden". Genie schafft mehr unbewußt, Talent bewußter.

JOLY[66], 1882: Genie ist „le don de créer" (durch Inspiration). Ergebnis langer Entwicklungsreihe und Vererbung mit Selektion. Je nach Geschmack und Mode der Zeit bald in *der* Richtung große Männer, bald in jener. Wer Zeitgeschmack trifft, *der* großer Mann. Genie der Gipfelpunkt seines Stammes; drückt sein Milieu aus. Gegen *Moreau*: Schwächen der großen Männer sekundär; Kraft ist nicht Schwäche. Viele Kandidaten „au génie" nicht groß genannt, weil es *ihnen* fehlte. Genie etwas Anthropologisches; das Gehirn seiner Epoche, seines Vaterlandes.

SÉAILLES[67], 1883: Genie = geistige Fruchtbarkeit, Gedanken in Bildern oder in Symbolen zum Leben zu erwecken. Schöpferische Phantasie identisch mit Genie. Genie ist Gesundheit des Geistes.

BRENTANO[68], 1892: Künstler-Genie schafft unbewußt, wissenschaftliches Genie bewußt (nur graduell vom Durchschnitt verschieden). Allgemeine psychische Gesetze walten auch beim Genie. Unbewußtes Denken beim Genie gibt es nicht. „ . . . Kein fremdes X hat spukend alles Große in ihren Werken gewirkt." Keine Eingebung eines höheren Geistes.

FALCK[70], 1894: Genie entwickelt sich allmählich im Kampf gegen Autorität, wird frei im Stoff, in der Form, wird sich selbst Autorität. So Beethoven, Shakespeare, Wagner. Aber Mozart bleibt in Schulweisheit stecken.

FALCKENBERG[71], 1896: Dieses Sammelreferat über die Anschauungen von Schelling, Hegel, Weisse, Jean Paul, Vischer, Lotze beweist, daß seit Kant und Schopenhauer wenig Originelles mehr über das Genie im allgemeinen geschrieben worden ist.

JOLY[72], 1896: lehnt *Odin* ab, der 6382 französische „hommes de lettres" von 1300 bis 1850 untersucht hat. Die großen Männer machen die Geschichte.

CHAMBERLAIN[74], 1898: Genie „die Persönlichkeit in ihrer höchsten Potenz" — „das höchste Phänomen der Natur" [schwärmerische Verehrung]. Christus ein Genie. Genie scharf zu unterscheiden von dem „bedeutendsten Talent".

GYSTROW (HELLPACH)[76], 1900: Genie 1. etwas Biologisches, „bestimmte biologische Organisation"; diese nicht beweisbar als erworbenes soziologisches Erbe der Vorfahren. Genie kein zufälliger Konstellationsknotenpunkt in der

Geschichte (Lamprecht). Denn bald neugestaltend am Anfang, bald vollendend am Ende, bald in der Mitte einer Bewegung. Biologisch: das intuitive, ahnende und das explosive, momentane Erfassen einer großen Idee. 2. etwa Soziologisches, durch Vorfahren und Umwelt gestaltet, durch Suggestion auf Mitwelt wirkend. „Auch die Soziologie des Genies, wie seine Biologie, wird zum Range einer Wissenschaft aufsteigen." Geschichte wäre ohne Genies ganz anders.

SAITSCHICK[77], 1900: Genie verdankt seine Entstehung vielleicht nur einem Zufall, einem günstigen Augenblick.

MÖBIUS[78], 1901: Grenze zwischen Talent und Genie nicht möglich.

WEININGER[80], 1903: Genie und Talent scharf zu scheiden. Genie die bei allen Tonarten (Talentanlagen) gleiche neuschöpferische Fähigkeit. Genialität das eigentlich Göttliche im Menschen. Ein irrsinniges Genie kann und will die Verantwortung nicht mehr tragen. Genialität eine Art höherer Männlichkeit. Zugleich ist Universalität Kennzeichen des Genies. Es gibt keine Spezialgenies, keine „mathematischen", „musikalischen", „Schach-Genies" usw., sondern nur Universalgenies. Der geniale Mensch läßt sich definieren als derjenige, der alles weiß, ohne es gelernt zu haben.

DAHLKE[81], 1905: „Genie ist etwas Höchstes." „Genie ist, was auf uns genial wirkt", z. B. Eindruck einer Buddha-Statue, eines Sonnenaufgangs am Fudschijama, Beethovens IX. Symphonie. [Journalistisch-humoristische Einkleidung.]

ISSERLIN[82], 1905: Genie ist Phantasie, Gabe zu originaler Kombination. Gegen Lombroso.

PADOVAN[83], 1905; [98], 1909: Genie kein pathologisches Phänomen.

LEWIS[567], 1906: Genie ist die Fähigkeit zur spontanen Imagination, ist nicht real. Talent ist einfach geschickte Technik, ist wesentlich real.

RAHMER[87], 1906: Genie nichts psychologisch Mystisches, nur ungewöhnliche Energie usw. der Geistesprozesse.

GERHARDT[88], 1907: „Genie ist schöpferischer Geist." Fließende Grenze zwischen Durchschnitt und Genie. Schöpferische Kraft gleich Leidenschaft + Phantasie + Urteilskraft. Aus Unbewußtem. Gegen Lombroso. Genie kann durch Überanstrengung krank werden. Krankhafter labiler Gleichgewichtszustand kann Phantasie befördern. „Gesunde Genies höchsten Ranges" [nennt lauter Psychopathen]. „Genie ist möglich trotz Entartung. Genie mit Entartung ist ein mißlungener Anlauf zum reinen Genie." Das tragische Moment (Bekämpfung, Armut, Elend) wächst mit der Größe.

HANSEMANN[89], 1907: Genie ist Fleiß. Zwei Faktoren machen Genie: Fähigkeit besonderen Kombinierens und Fähigkeit der Neuschöpfung (z. n. PLAUT[124]).

LANGE, KONRAD[90], 1907: Genie = höchste und vollkommene Erscheinungsform allgemeinmenschlicher Begabung.

PAUL, A.[91], 1907: Begriff: geistiges Schaffen von Neuem und Wichtigem. Wesen: Altertum und Mittelalter meinen, eine Gottheit spricht. Moderne scheitern an Worterklärung. Grundbedingungen: Objektivität, Originalität, Wissen, Fleiß, Liebe zur Sache, schöpferische, d. h. aktive, wählende Phantasie und Urteilskraft. „Bewußtlosigkeit" beim Schaffen eine Selbsttäuschung, vielmehr Verschmelzung der Auswahl feinster Kleinigkeiten. Fließende Übergänge zwischen Talent und Genie. Oft Milieu von Not, oft gute Erziehung (Mutter), oft vererbtes Talent. Kampf gegen Beschränktheit das tragische Moment. Nur äußere Ähnlichkeit von Genie und Irrsinn. Genie im Kern gesund.

ERBER[92], 1908: Genie = „höchster Titel, den die Menschheit als Gesamtheit zu vergeben hat". Schafft neue Gedanken, Werke von hervorragendem und bleibendem Einfluß, Fortschritt. Hauptsache: Phantasie, die verschieden von der des Träumenden oder Geisteskranken. Fleiß ein inneres Muß. Gehirnqualität.

FISCHER[93], 1908: Der Großgeist ist der vorurteilsloseste, kritischste, synthetische, klarste, intensivste, extensivste, konzentrischste, rascheste und ständigste, intuitivste, genialste Denker (z. n. PLAUT[124]).

KLEIN[94], 1808: „Talent lernt durch Fleiß, Genie entwickelt sich durch Fleiß, denn es kann im Grunde nichts lernen, was nicht in ihm schlummert."

NAGEL[95], 1908: Genie ist eine „Mutation" der Nervenenergie mit plötzlichen Sprüngen der Natur nach aufwärts, verursacht durch die dem Organismus innewohnende Tendenz, sich in der Richtung des größten Energiekapitals zu entwickeln.

REIBMAYR[96], 1908: Schöpferische Originalität auf irgendeinem Gebiet des Kulturlebens. Talentanlage vererbbar. Nie Vererbung von Genie. „Talentierte Anlage von einer elterlichen Seite und Kreuzung mit etwas in den gezüchteten Charakteren verschiedenem Blute." Oft sehr unruhige, gefährliche Individuen. Größere geistige Beweglichkeit durch stärker fermentierte Wirkung der Keimfeindschaft. Kind seiner Zeit. Oft schlechte Schüler. Wichtig Milieu oder Kontrastmilieu. Oft frühreif. Nutzen für Menschheit. Intuitive Auffassung. Sinn für Wesentliches, Fleiß, Inspiration aus Unbewußtem, Phantasie, universeller als Talent, brennendes Interesse, urwüchsige Wahrhaftigkeit, Kindlichkeit. Am Gehirn nicht erkennbar. „Chamäleon". Überwiegen des Unbewußten; wenn bewußt: Brücke zum Talent. Zum Durchdringen wichtig, wie Ideen dargeboten und ob sofort Nutzen. Wirken auf Menge langsam, durch Zwischenstufen. Genie stört die Kreise der Talente. Unpraktisch, Intelligenz oft zu scharf fürs Leben, Gefühl überwiegt. Ruhm sehr relativ. Ehe: gar nicht oder meist unglücklich; Kinder mißraten. Aussterben der männlichen Linie. In Grenzländern die meisten Genies durch Blutmischung.

HAUSER[97], 1909; [101], 1910; [102], 1910; [104], 1911; [108], 1917 u. 1922: Schöpfertum. Zugleich „psychische Anomalie", mit Absonderlichkeiten. Selten Wahnsinn, öfter Hysterie, gelegentlich Epilepsie. Oft sexuell anomal. Außergewöhnliche Reizsamkeit. „Verfeinerung" . . . nicht „Krankheit". Genie und Wahnsinn hängen nicht ursächlich zusammen. Versuch zu beweisen, daß überall „die genialen Persönlichkeiten zum Hauptteil der lichten Rasse angehören". Auch in Asien hat die germanische Rasse das Genie hervorgebracht. [Katathymie!]

WENDEL[99], 1909: Genial gleich objektiv. Originalität. Echtes Genie international, nicht bedingt durch Zeit und Nation. Immer etwas Geistiges. Intuitives Schauen. Viele Zwischenstufen zwischen Talent und Genie.

E. G. (Hg. Poehlmann)[100], 1910: Neues erfinden durch schöpferische Kraft der Phantasie. Gibt Anleitungen und Übungen zur Entwicklung der Phantasie. Anweisung („Genie im Geschäftsleben"), wie man ein kleines Manufakturwarengeschäft durch Annoncen hochbringt [!].

HORST[105], 1913: Beim Genie das „aktive Psychoplasma", d. h. Gehirnprotoplasma von erhöhter Reizbarkeit; daher Schnelligkeit der Gedanken, Kombinationsvermögen usw. Gibt naturwissenschaftliche Rassenethik zur Produktion von Genies.

BEHN[106], 1914: Dem religiösen Genie eigentümlich 1. der ekstatische Zustand, 2. der „friedvolle" Zustand, 3. die Exaltation.

BRISCHAR[107], 1914: Früher göttliches Wesen angenommen, jetzt Übermensch, Idealmensch. Es bleibt aber Geheimnisvolles. Verschieden vom Talent. Unpraktisch, weltabgewandt, vereinsamt, schließt keine Kompromisse, viel Leid, Tragödie. Ein „genialer" Mensch ohne Werke. Genie und Irrsinn haben „nichts miteinander gemeinsam als das Außergewöhnliche ihrer Erscheinung". Wert kann nie veralten. Ehelosigkeit, ohne Nachkommen, ein Ende. „Ein weibliches Genie ein Unding" (Fehlen von Mut und Unpersönlichkeit). „Eine unüberbrückbare Kluft trennt das Genie von allen übrigen Menschen, und wären es die höchsten der Erde." „. . . etwas Göttlich-Gewaltiges wohnt in ihm", „sein Gehirn das über alle Maßen vollkommen ausgebildete Kunstwerk der Natur", „Träger der göttlichen Kraft", „Vollzieher des göttlichen Willens".

Lucka[110], 1919: „Geniale Schöpfung unterscheidet sich von der Produktion des großen Talentes prinzipiell dadurch, daß in ihr ein neuer und tiefer Wert zutage tritt."

Hock[111], 1920: Genie eine Folge bedingten Reflexes nach Art einer elektrischen Ladung. Voraussetzung ist Fleiß und Umgang mit bedeutenden Menschen sowie weiblicher Einfluß.

Stern, W.[112], 1921: Genie = Bestimmung und Fähigkeit, schöpferisch zu wirken.

Rauschenberger[113, 114], 1922; [115, 116, 117], 1923; [141], 1936: „Genie ist derjenige, dessen Wirken ein Jahrtausend umspannt." Wesensverschieden vom Talent. Revolutionär. Beweglichkeit von Intellekt und Phantasie. Günstige Kreuzung verschiedenen Blutes. Beweglich, ungleichmäßig, übergroße Sensibilität, exzentrisch, Privatleben unklug. Genie beginnt erst nach dem Tode. Bleibt jung. Nicht vererbt als Genie. Nachkommen minderwertig. Meist ledig oder kinderlos. Aussprechende, plastische Kraft. Dämonischer Zwang zum Schaffen. Sensibilität und Irritabilität eines einzelnen und eines Volkes direkt proportional seiner Genialität. Genie unter Herrschern oft verhängnisvoll, Talent segensreicher.

Meumann[120], 1925: Genie = intellektuelle Selbständigkeit und Produktivität, „intensives und ausdauerndes Wollen, intensives und reiches Gefühlsleben".

Plaut[124], 1929: stellt die „Verschwommenheit" des bisherigen Geniebegriffes fest, betont aber dennoch das Vorhandensein irrationaler metaphysischer Elemente bei der Beurteilung „geistiger Prozesse"; „daß ein »Rest« sich gegen unser Denken wendet, der psychologisch nicht erfaßt, sondern als eine dynamische Größe schlicht hingenommen werden muß" (S. 52). Genie „ein System von Strebungen (nicht ein System von Talenten), die den Talenten unbefangen gegenüberstehen". Genie „produktive Persönlichkeit", gekennzeichnet durch „Willen zur Kraft". Lange-Eichbaum[125] (1930) hält in seiner Kritik an Plaut dessen Begriff der „Aktivität" für wissenschaftlich gefährlich, da hier noch ein mystisch-rationalistischer Kern, ein Halbgott geistere, der innerhalb des Menschen aktiv wirke. Plaut unterschätze auch die psychologische Auswirkung des Biologischen, z. B. im Sinne Kretschmers, sowie die soziologische Seite dieses Problems. Vgl. dazu Lange-Eichbaum[126 u. 129], Arbeiten, die sich zunächst nur mit dem Genieproblem befassen. Bemerkenswert und verständnisvoll auch die Besprechungen derselben von Thurnwald[133] und Loewenberg[181].

Second[127], 1930: Genie eine relative Größe.

Kretschmer[128], 1931: Genie ist ein typisches Produkt des modernen Individualismus, es ist eine persönlich geprägte besondere Wertschöpfung. Genie in erster Linie an den persönlichen Qualitäten des Trägers und nicht an der soziologischen Struktur orientiert. Sein Wert „besteht nicht nur in den allerdings unerläßlichen hohen Begabungsqualitäten . . . , vielmehr ebensosehr in der gespannten Dynamik solcher seelischer Elemente, die man in anderem Zusammenhang bald als erhaben, bald als tragisch, häufiger aber auch als sozial negativ, krankhaft, häßlich, ja abscheuenswert zu werten pflegt". „Originale Neuleistung" = „persönlich geprägte besondere Wertschöpfung". Genie = „Zusammentreffen hoher Begabung mit gewisser psychopathologischer Komponente".

Spiller[130], 1931: Größe oder Genie ist ein sozio-historisches Produkt.

Boda, Istvan[132], 1932: Genie ist eine biologische und psychologische Extremvariante.

Max Scheler[134], 1933: Genie = Leidenschaft des Geistes.

PFEIFER[135], 1933[1]: 1. Genie ist eine allseitig überragende Begabung im Gegensatz zum einseitig entwickelten Talent.

RAMÓN Y CAJAL[136], 1933: Wesen der Genialität ist unbeugsamer Wille. ... „wir dürfen sagen, daß die Arbeit die Begabung ersetzt, oder besser gesagt, erschafft ..." (z. n. SOMOGYI[143]).

DE BODA, ST.[139], 1936: Genie ist Streben nach Wesentlichem, nach Tiefe, nach absoluter Wahrheit.

FARIS[140], 1936; [148], 1940: Genie = Resultat von umfassenden unpersönlichen Kräften.

RODS[142], 1936: Genie ist spezifisch beschleunigte Transformation äußerer Reize, die aus der Kollision zwischen der Individualität des Geistes und der sozialen Umgebung hervorgegangen ist (z. n. KOTSOVSKY[194]).

SOMOGYI[143], 1936: Genie = Begabung auf höchster Stufe als angeborene Anlage.

BUTTERSACK[146], 1940: Genie = die Summe vieler Einzelfunktionen, gelenkt vom Blick für das Wesentliche und zusammengehalten von einem alles besiegenden Fleiß.

MEWALD[150], 1940: Genie ein gottbegnadeter Mensch.

KRBEK[155], 1942: Ohne Vorarbeit (Fleiß) und Glück kein Genie.

RAUSCH[156], 1942: Genie ein religiöses und ästhetisches Phänomen zugleich.

BLIVEN[157], 1943: Genie = Produkt rechten Erbgutes und richtiger Umgebung.

ARCAND[158], 1943: Genie = Überlegenheit der Vernunft (S. 53).

CYSARZ[160], 1943: „Genie ist vorab Werkwille und unersättliche Erneuerungskraft."

CYSARZ[162], 1943: „Genie ist Unersättlichkeit und Werkbesessenheit des Schaffensdrangs" (S. 18).

GOLDSCHMIT-JENTNER[166], 1946: „Ob sich der Genius als besonnener Schauender, der jedes Verhältnis seiner Aufgabe im ganzen durchdringt, oder als traumhaft Schauender und Wandelnder, in beiden Fällen also als Genie offenbart, oder ob er sich als besessener Schauender zeigt, der mit Dumpfheit sich die notwendige Übersicht zur Lösung seiner Aufgabe gesichert, also als Dämon der Welt, die er umformt und umgestaltet: immer steht er unter eigenen Gesetzen, nach denen zu leben dem gewöhnlichen Menschen versagt ist, und vereinigt Eigenschaften in einer unüberprüfbaren und unübersehbaren Fülle" (S. 10).

SCHOLZ[168], 1947: Fleiß und natürliche Begabung machen das Genie zum Genie.

SHANNON[169], 1947: häufigste Züge des Genius: Enthusiasmus, Schöpferkraft, Aggressivität; die seltensten: Religiosität, Selbstkontrolle, Gesundheit und Antisoziabilität.

BRAIN[170], 1948: Genius ist Intelligenz, die Fähigkeit des guten Ausdruckes und musikalische Begabung in günstiger Kombination.

GRUHLE[171], 1948: Weder hat das Genie mit dem Wahnsinn irgend etwas zu tun noch umgekehrt. Genie ist kein psychologischer, sondern ein Wertbegriff. Ob irgendeinem Menschen von hervorragender Geistigkeit das Wort Genie zuerkannt gehört, haben die Fachleute oder Kulturhistoriker unter sich auszumachen. Wird dann dem Psychologen ein solches Genie vorgestellt, kann er untersuchen, ob sich bei ihm etwas besonders Bemerkenswertes zeigt.

MEYERSON[172], 1948: Das Genie ist „originale unvergleichliche Person".

SCHEFFEL[173], 1948: Genie = Talent auf der höchsten Stufe.

BAHLE[174], 1949: Der geniale Mensch ist nicht das Werkzeug unbewußter Kräfte, sondern er ist der eigenmächtige Gestalter seiner Werke.

---

[1] In den deutschen bzw. deutschsprachigen Arbeiten aus der Zeit der nazistischen Ära diente diese Thematik gelegentlich dazu, politischen Größen Folie zu sein, z. B. bei W. A. HOFMANN[137, 138], 1935; [163], 1943; HILKENE[144], 1938; HUCH[149], 1940; WETZEL[151], 1940; MATURA[153], 1941.

WÜRZBACH[176], 1949: Genie = oberster Grad des „Günstlings der Natur" (KANT).

NAHM[177], 1949: Das Problem des Genius ist das Problem menschlicher Freiheit.

GUILFORD[178], 1950: Genies sind Menschen, die sich durch schöpferische Produktivität auszeichnen, im Falle von Kindern handelt es sich um solche mit ausnahmsweise hohem I.Q. (Intelligenzquotient).

WELLEK[2117], 1950: „Wenn wir hieraus für den vorläufigen Stand der Diskussion die Summe ziehen, so kommen wir auf alle Fälle zu der grundlegenden Einsicht von der strukturellen Vielgestaltigkeit des Genialen, einer Tatsache, die einer jeden Genietheorie zugrunde gelegt werden muß, und dementsprechend zu der Tatsache des Nichtaufgehens in einem einfachen Typenschema, ja überhaupt in einer simplen »Diagnose« — sei diese nun eben typologisch, charakterologisch oder gar psychopathologisch, also medizinisch, gemeint. Wohl aber ist der Versuch solcher Diagnosen insgesamt und die Grenzen der Durchführbarkeit, auf die man dabei stößt, lehrreich und aufschlußreich ebenso für das Genieproblem im allgemeinen wie auch für das Verständnis der einmaligen Gestalt."

WELLEK[179], 1950: „Geniale Menschen pflegen selten und jedenfalls nur sehr bedingt einen Typus darzustellen. Zum Wesen des Genialen gehört die typologische Synthese."

FECHTER[180], 1950: Genie ist beides, das unveränderte Verhältnis zur Welt, das dadurch bedingte tiefste Erleiden des Lebens und die Gabe, dieses Leiden durch formendes Objektivieren auszugleichen — abzureagieren.

HERMANN HESSE[182], 1950: Genie ist Liebeskraft, ist Sehnsucht nach Hingabe.

BETZENDAHL[183], 1951: „Genie ist nicht nur langer Fleiß, sondern in gewisser Weise auch Unbelehrbarkeit, jedenfalls in seiner höchsten Form stets mit Charakter verbunden."

HEYER[184], 1951: „Alles Geniale ist »dämonisch« und ist als solches dem mysterium numinosum et tremendum nahe."

FECHTER[185], 1951: „Das Geniebild des neunzehnten Jahrhunderts wandelt das des achtzehnten und das der Romantik immer weiter ins Schauspielerische ab: das Dämonische tritt als Kennzeichen in den Vordergrund, ohne in seiner psychischen Realität begriffen zu werden" (S. 130).

RÉVÉSZ[186 u. 187], 1952: „Genie nennen wir den persönlichen Schöpfer solcher Leistungen, die die festzustellenden Merkmale des Genialen aufweisen. Es läßt sich also erst sagen, was das Genie ist, wenn man festgestellt hat, was es schafft."

WELLEK[190], 1955: „Der Grundzug der Genialität ist richtig in der Universalität des Genies erkannt worden. Aus dieser Universalität des Inneren ist die Universalität der Weltgestaltung im Schaffen des genialen Menschen zu verstehen."

JONES[191], 1956: Attribute des Genies: Intuition, Spontaneität, Periodizität (S. 258), Originalität (S. 260).

BOORSTIN[193], 1958: Der Genius der amerikanischen Politik basiert auf echter Demokratie.

KOTSOVSKY[194], 1959: Im Kern der Genialität etwas Irrationales, das nicht durch unsere groben technischen Methoden der Untersuchung festgestellt werden kann.

Diese etwas wirre Fülle von Meinungen über das Genie läßt sich außerordentlich knapp zusammenfassen. Das Genie wird entweder aufgefaßt als göttlich inspiriert, als Mundstück oder Werkzeug der Gottheit, als selber göttlich; das Genie gilt auf der anderen Seite als eine überragende Begabung, als eine biologisch-psychisch höhere Stufe der Menschheit. Jeder Verfasser zeichnet sein Ideal von Persönlichkeit, sein Ideal-Ich, seinen Wunschtraum.

In ganz seltenen Fällen *(Helvétius, Joly, Hellpach)* wird auf die soziologischen Faktoren hingewiesen. *Helvétius* bereitet wohl die späteren Milieu-Theoretiker unter den Historikern vor; ihm ist das Genie lediglich ein soziologisch-konstellatorisch zufälliger Knotenpunkt, an dem sich Erfinder und Massenbedürfnis treffen. Unter den Modernen ist allein *Kretschmer* derjenige, der bei naturgemäßer Kennzeichnung des hohen Wertes der genialen Persönlichkeit auch deren psychopathologische Schattenseiten deutlich herausstellt.

III. Zur Psychologie

Zwei Quellzuflüsse sind es, aus denen die Persönlichkeit ihr Werk schöpft und schafft: der bewußte Verstand, die Ratio, der noetische Oberbau (Lersch) und jene Quellen aus der Tiefe, d. h. dem (kollektiven) Unbewußten, dem endothymen Grund (Lersch).

1. *Quellen zum produktiven Schaffen aus bewußter (noetischer) Sphäre: Gaben und Talente*

a) Zum allgemeinen Begriff des Talentes

Talent setzt bestimmte Anlagen voraus. Unter Anlage ist nach Jaspers[807] „der Sammelbegriff für alle endogenen Bedingungen des seelischen Lebens zu verstehen". Es bleibt dabei zu unterscheiden zwischen angeborener, mit der psychobiologischen Konstitution gegebener Anlage und erworbener Disposition. Begabung nun ist die Anlage, möglicherweise (eventuell, potentiell) bestimmte Aufgaben zu erfüllen (mathematische, musikalische, bildnerische usw.). In diesem Zusammenhang spricht man von Begabung als einem Faktor der Intelligenz. Während nach Stern[112] jener Mensch intelligent ist, der auf den verschiedensten Gebieten unter den verschiedensten Umständen geistig der neuen Lage entsprechen kann, versteht Somogyi[143] darunter, enger gefaßt, eine allgemeine formale Begabung zum abstrakten Denken (vgl. a. Wechsler[958, 959] und Wenzl[964]), d. h. zur Schaffung abstrakter Begriffe, richtiger Schlußfolgerungen und Urteile (s. a. Fischer[756], Spearman[930, 931] sowie Spearman and Wynn[932]). Zur Intelligenz gehören folgende elementare Gebilde: Erinnerungsbilder, Vorstellungsabläufe und Begriffsbildungen. Intelligenz ist ein Leistungsbegriff. In diesem Zusammenhang muß auch Gottschaldt[291] erwähnt werden, der Intelligenz ganz ausgesprochen im Sinne der Leistung für das praktische Leben als eine praktische Intelligenz abgrenzt und untersucht. Die Methoden der praktischen Intelligenz knüpfen im wesentlichen an tierpsychologische Intelligenzformen an, wie sie z. B. Köhler[826, 827] an Anthropoiden gefunden hat.

Daneben unterscheidet man jedoch theoretische Intelligenz, d. h. Begabung. Unter Begabung versteht Wenzl[964] die Fähigkeit zur Erfassung und Herstellung von Bedeutungen, Beziehungen und Sinnzusammenhängen, wobei auch hier die verschiedensten Denkarten und Denkformen unterschieden werden. Begabung geht über die einfache Intelligenz hinaus; es handelt sich bei ihr um eine umfassendere Intelligenz, wobei jede Art von seelischer Neuleistung eingeschlossen ist. Nicht allein Kenntnisse und logische Fähigkeiten werden dabei erwartet, sondern künstlerisches Gefühl und Phantasie des Künstlers (auch des Lebenskünstlers, des Menschen also, der ausreichende praktische Lebensenergie aufbringen kann, um harmonisch in der Welt zu leben). Für die Wirksamkeit der Begabung sind, wie schon bei der gewöhnlichen Intelligenz, Gemüt und Wille von ausschlaggebender Bedeutung (KURTH[840]; vgl. a. KRUEGER[835]). Begabung ist oft nur sektorenhaft, ausschnittweise, für bestimmte geistige Teilgebiete in die allgemeine Intelligenz eines Menschen eingestreut. In diesem Falle spricht man von einem bestimmten Talent (tálanton grch. = Waagschale, Pfund, das Zugewogene). So sagt auch STERN[112], daß Talent Begabung ist, die sich auf inhaltliche Teilgebiete (wie Sprachen, Musik, Mathematik usw.) erstreckt.

Einer der ersten, der versuchte, die Talentanlage zu bestimmen, war GALTON[459]. Sein Anliegen war dabei, die Erblichkeit bzw. Vererbung des Talentes zu erforschen. Er ging von der Voraussetzung aus, Ruf oder Ruhm eines Menschen entsprächen immer seiner angeborenen Begabung, allerdings auch Adel, Besitz, den Umständen, und versuchte, aus diesen Faktoren die Höhe des Talentes zu errechnen. Später (wie auch heute noch) interessierte die Frage der Begabungshöhe vor allem zur Feststellung der Berufseignung. Es wurden Testmethoden ausgearbeitet, und man legte einen Intelligenzquotienten (I.Q.) fest, mit dessen Hilfe man nicht nur die Lebenden, sondern auch Genies der Geschichte posthum maß (s. a. COX[205]; vgl. a. MC CURDY[232]), um diesen I.Q. zum Gradmesser der Genialität zu machen. Es bedarf wohl keiner besonderen Erwähnung, daß solche I.Q.-Messungen, die schon am Lebenden problematisch sein können, an genialen Menschen früherer Epochen als fragwürdig bezeichnet werden müssen (s. a. TERMAN[1354]). Grundsätzlich ist bei einer derartigen Einstufung bedeutender Menschen (oder auch nicht immer bedeutender mit bedeutenden) auf ein merkwürdiges Phänomen hinzuweisen: Der I.Q., wenn er allein als Maßstab für die Einstufung der Genialität gelten soll, ist geeignet, dabei eine recht unterschiedliche Reihenfolge hinsichtlich der Bedeutung der einzelnen gemessenen Individuen aufstellen zu können. So kommt WECHSLER[958] (vgl. a. NISBET[485], 1891) zu recht kritischen Bemerkungen bereits zu Galton als dem Inaugurator dieser Lehre, dann aber auch zu dessen Nachfolgern, wie CATTELL[374], COX[205], THORNDIKE[1479] u. a. In Cattells Liste rangieren so neben dem etwas „mediocren" Napoleon III. Shakespeare, Luther und Platon, und Nero wäre demnach berühmter als Marc Aurel und Swedenborg (S. 132).

In diesem Zusammenhang ergibt sich die Notwendigkeit, den Begriff des Talentes im Hinblick auf seine Beziehung zu dem Begriff des Genies zu beleuchten, so wie er aus den definitorischen Umschreibungen der darüber gesammelten Literatur zu ersehen ist. Die Meinungen gehen hier weitgehend auseinander. So ist für MÖBIUS[78] eine scharfe Grenze zwischen Genie und Talent nicht möglich, und SCHEFFEL[173] sieht im Genie ein Talent auf der höchsten Stufe, wobei er aber hinsichtlich des Geschlechtes einschränkt, das schöpferische Talent sei nur männlichen Geschlechtes. (Zur Frage der weiblichen Genies s. sp.) Auf der anderen Seite stehen Meinungen wie die von LEWIS[567], der Talent und Genie jegliche Beziehung zueinander abspricht

(S. 3). Nach ihm ist Talent „geschickte Technik“ und wesentlich „real“, gegenüber dem Genie, welchem „Fähigkeit zur spontanen Imagination eigen“ und das daher „nicht real“ sei (S. 67). Ähnlicher Auffassung ist auch HENDERSON[790] dreißig Jahre später, der glaubt, daß sich das Talent im Gegensatz zu dieser Auffassung vom Genie nur auf Fleiß und konzentriertem Eifer aufbaue (S. 120).

Hinsichtlich des Fleißes äußerte sich im entgegengesetzten Sinne der alte Fontane in einem Verse, Adolph v. Menzel gewidmet:

> Gaben, wer hätte sie nicht? Talente — ein Spielzeug für Kinder.
> Erst der Ernst macht den Mann, erst der Fleiß das Genie.

(Vgl. a. SCHERING[1338]: „Genie ist Können, das mühsam erworben werden muß“ [S. 185].)

Schließlich sei noch eine Äußerung über das Talent aus weltanschaulich ganz anders gerichtetem Lager angeführt. So ist nach PLECHANOW[890] Talent ein „Resultat gesellschaftlicher Beziehungen“ (S. 36). Talente träten überall und dann immer auf, wo und wann gesellschaftliche Bedingungen bestünden, die für ihre Entwicklung günstig seien.

Zusammenfassend ist also zu sagen, daß, trotz der bereits angedeuteten Auffassung, daß Genie wesentlich als ein Produkt von Umwelt und Zeitgeist aufzufassen ist, für die Entstehung einer schöpferischen Leistung bzw. eines Werkes die Faktoren Intelligenz, Begabung und, in spezieller Form, Talent von größter Bedeutung sind. Dieser speziellen Begabungsform des Talentes wenden sich nun unsere Untersuchungen im folgenden zu.

b) Talente ein Komplex von Gaben

Talent ist nun nichts Einheitliches, vielmehr wird es stets von verschiedenen, mehr oder minder zahlreichen Begabungskomponenten gespeist, die erst in ihrem Zusammenwirken das Talent (z. B. für Musik, Malerei, Schach, Mathematik usw.) ergeben und deren quantitative und qualitative Variationsmöglichkeit in der Zusammensetzung für Höhe, Art und Charakter des Talentes bestimmend wird.

Man hat nicht Talent für „die“ Musik schlechthin, sondern für mehrere oder auch nur eine der von HAECKER U. ZIEHEN[292] nachgewiesenen fünf Teilkomponenten. Diese fünf Teilbegabungen sind im einzelnen: 1. eine sensorielle Komponente (Differenzierung und Unterscheidung von Tönen); 2. eine retentive Komponente (Gedächtnis für Musikalisches); 3. eine synthetische Komponente („Gestaltungswahrnehmung“ von Melodie, Motiv, Thema usw. und rhythmische Gliederung); 4. eine motorische Komponente (Übertragung des Klangbildes auf Stimme oder Instrument); 5. eine ideative Komponente (Verknüpfung von Tongebilde und einer nicht akustischen Idee) (vgl. a. HAECKER U. ZIEHEN[293]). KOCH U. MJÖEN[301, 302] gingen einem ähnlichen unterteilenden Schema in praktischen statistischen Untersuchungen nach und fanden, daß, je komplexer die Form des Musiktalentes war (Spielen nach Gehör und schließlich Komponieren), desto seltener sie bei einem ihrer Probanden anzutreffen war. Deutlicher als bei anderen Talenten ist beim Musiktalent die Unterteilung in die drei Talentarten: Produktion (Komposition), Reproduktion (Wiedergabe von Musik) und Rezeption

(Verstehen von Musik) vorzunehmen. RÉVÉSZ[898] nennt diese letztere Fähigkeit „Musikalität" und findet, daß sie ohne die Fähigkeit zur Produktion in höchster Form vorkommen kann. Sie sei „eine angeborene und fundamentierte Eigenschaft", aber „nicht eine so allgemeine, bei allen Menschen nachweisbare Eigenschaft . . . wie z. B. die Intelligenz oder der Sinn für den Wert der Sittlichkeit". Es ist übrigens nachgewiesen, daß vorhandenes Musiktalent in jeglicher Form ein gewisses Minimum von Allgemeinbegabung voraussetzt, im allgemeinen sogar mit einer guten Allgemeinintelligenz gepaart ist (KOCH u. MJÖEN[303]), wie auch SCHÜSSLER[921] bei seiner Untersuchung der Musikalität zu dem Ergebnis kommt, daß die Arbeitsleistung der Musikalischen im Durchschnitt um 15% und die der Halbmusikalischen um 6,6% derjenigen der Unmusikalischen überlegen ist.

Wie komplex jedes Talent ist, lehrt auch die Mathematik. Sie umfaßt mindestens drei Unterbegabungen: Zahlen- oder Rechentalent, Talent für Arithmetik und Talent für Geometrie. In etwas anderer Sicht finden HAECKER u. ZIEHEN[294] in ihrer Analyse der zeichnerischen und mathematischen Begabung ebenfalls drei „Strukturtypen", die sich aus dem Vorherrschen räumlicher Anschauung, begrifflicher Fixierung oder einer Mischung beider ableiten. Daß das mathematische Talent (abgesehen vielleicht vom reinen Zahlentalent, s. Rechenkünstler) stets mit guter Allgemeinintelligenz gekoppelt ist bzw. diese voraussetzt, erkannte schon MÖBIUS[235], als er feststellte, daß das mathematische Talent allein noch keinen großen Mathematiker mache; sondern dieser brauche auch sonst ausgezeichnete Geistesfähigkeiten, nämlich gutes Gedächtnis, Scharfsinn, Urteilskraft, Kombinationsvermögen, ferner Tatkraft, Fleiß und endlich „Feuer". Auffallend ist das häufige phänomenale Gedächtnis bei Mathematikern. Hohe Allgemeinbegabung, die ihn zu einer sehr komplizierten Psychologie des Rechnens befähigte, und ein glänzendes Gedächtnis (nicht zu vergessen übrigens auch Unermüdbarkeit) lag im Fall des Mathematikers Dr. Rückle vor, den KROH[3149] zu untersuchen Gelegenheit hatte (s. a. WEINBERG[262]). Eine ganz besondere Mischung spezieller mathematischer Begabungsform mit anderen Komponenten erzeugt das Talent für angewandte Mathematik, für Mechanik und Physik (s. a. FEHR[1230]). Watt und Edison sind gute Beispiele dafür.

Die Komplexität eines Talentes wird auch am Schachtalent deutlich. Es finden sich nämlich nachweislich ganz verschiedene Typen von Schachspielern. Der eine gewinnt durch Phantasie, der andere durch logisches Ausrechnen, der dritte durch optisches Gedächtnis usw. Erst eine bestimmte Höhe der Kombination von diesen entsprechenden Eigenschaften ergibt das Schachtalent, wobei diese Eigenschaften sich prozentual ganz verschieden mischen und teilweise gegeneinander ersetzen können.

Auch dem Feldherrn schreibt ZIEHEN[971] zu, daß sein Talent „auf der hervorragenden Entwicklung zahlreicher seelischer Funktionen bzw. Tätigkeiten beruht, daß also das Feldherrntalent ein äußerst zusammengesetztes Gebilde ist" (S. 10). Zu seinen Elementen rechnet Ziehen vor allem optisches Gedächtnis und „produktive Phantasie" oder Kombination und spricht im Anschluß an Wundt von einer „schöpferischen Synthese" (S. 16). Ziehen weist übrigens darauf hin, daß keineswegs immer, wie man vielleicht erwarten möchte, beim Feldherrn eine mathematische Begabung Voraussetzung sein muß. So war Napoleon zwar mathematisch begabt, nicht aber Friedrich der Große (S. 24–25)[1].

Beim Talent für Malerei schließlich wären zu unterscheiden: die Fähigkeit, Linien, Tönungen, Farben und Formen adäquat aufzufassen, zu behalten und motorisch in Darstellung umzusetzen, dann die Fähigkeit zur Komposition (enorm hoch z. B. bei Andrea del Sarto), ferner Phantasie und schließlich eine Art dichterischer oder sonst ideologischer Begabung (z. B. bei Schwind, Böcklin, Klinger).

Nach diesen Beispielen, die die Zusammensetzung eines Talentes aus Teilkomponenten zeigen, ist nun noch ein Blick auf die Doppelbegabung für zwei oder mehrere verschiedene Kunst- oder Wissenschaftsgebiete zu werfen.

So beschäftigt sich PLAUTS[124] umfassende Arbeit mit den Beziehungen einzelner Talente zueinander und mit Doppelbegabungen, wobei er sich im wesentlichen auf GIESE[776] stützt. Dieser stellte fest, daß sich nach genealogischen Untersuchungen, wenngleich ihre Ergebnisse an Künstlern nicht immer eindeutig sind, bei Bildhauern Bindungen an Steinhauerfamilien, aber auch an Minister, Generäle, Musiker und Uhrmacher finden, bei Malern dagegen häufigere Beziehungen zu Schauspielern, Schriftstellern, Radierern, Bildhauern und Komponisten. Was die Korrelation eigentlich künstlerischer Betätigungsgebiete zueinander betrifft, so ordnet sich nach GIESE[776] bei der Bildhauerei als Hauptleistungsgebiet in 24% der Fälle Malerei als Doppelbegabung zu. Die Malerei wiederum hat schwächere Beziehungen zur Architektur und Publizistik. Die Musik ist häufig Doppelgebiet z. B. für die Literatur und die Publizistik. Weitere Einzelheiten finden sich bei GIESE[776] (S. 164–171), der 2640 Modifikationen berechnet hat (S. 164). „Wir schließen daraus, daß der literarische Mensch gern auch musiziert und komponiert ... Die Literatur ihrerseits ist künstlerischen Betätigungsgebieten sehr oft Doppelfeld. Man kann generell sagen, daß der Literat viel weniger zu anderen Kunstgattungen kommt als umgekehrt die anderen Gattungen zu ihm. In 4,4% koppelt sich mit der Literatur das Gebiet der Malerei, in 6,9% die Bildhauerei, in 3,6% die Architektur, in 4,9% die Musik (S. 241–242). Wir haben Beispiele von Künstlern, die direkt zwischen Malerei und Dichtung geschwankt haben (z. B. Goethe, Keller, Scheffel). Andere Künstler wiederum haben ihre Doppelbegabung produktiv verwertet (z. B. Michelangelo, Richard Wagner, Wilhelm Busch)." Auch Leonardo gehörte zu den auf mehreren Gebieten produktiven Künstlern.

Weitere Beispiele von Doppelbegabungen bei bekannten Künstlern finden wir bei TOLZIEN[950]. Nach ihm war Goethe „als längst erwiesener und anerkannter Dichter noch immer mit sich uneins", „ob er nicht in der Malerei

---

[1] Unter der nicht großen Literatur, den Strategen betreffend, sind hier noch zu nennen: SOMOGYI[143], der davon spricht, daß das Feldherrngenie sich sehr früh äußere (Alexander der Große, Hannibal, Pompejus, Napoleon) (S. 260–261), LUFFT[858], der über das Ermüdungsproblem beim Feldherrn spricht (denn Übermüdung genialer Feldherren war oft schon von weltgeschichtlicher Bedeutung), v. COCHENHAUSEN[745], der die Charakterstärke als eine der hervorragendsten Eigenschaften großer Feldherren bezeichnet (S. 10), und KOTHE[304], der annimmt, daß in der preußischen Generalität des Weltkrieges ein außerordentlich stark ausgelesenes Erbgut vorliege.

Größeres und Tieferes für die Nachwelt aussagen könne" (S. 8). E. T. A. Hoffmann schwankte zeitlebens zwischen Malerei und Musik, um schließlich als Dichter unsterblich zu werden (S. 9). Lange, nachdem seine ersten Werke erfolgreich erschienen und seine „Studien" von Joseph von Eichendorff stürmisch gefeiert waren, bat Adalbert Stifter am 29. Okt. 1844 um Aufnahme in den Witwen- und Waisenfonds bildender Künstler in Wien und teilte in dem Gesuch, das er als „Adalbert Stifter, Landschaftsmaler" unterzeichnete, mit, daß er „Bilderverkäufe in der Kunstausstellung" nachweisen könne (S. 9–10). Gottfried Keller scheiterte als unbedeutender Maler, wie auch Gerhart Hauptmann als Bildhauer. Wilhelm Raabe malte zeitlebens gern. Ernst Barlach schuf neben seinen Skulpturen Dramen und Romane, und von Alfred Kubin stammt ein Roman „Die andere Seite" (1908), den er selbst illustrierte (S. 10). H. GÜNTHER[783] nennt in seiner Studie über „Künstlerische Doppelbegabungen" außer Kubin (S. 174) noch Karl Stauffer-Bern unter Anführung seines Gedichtes „Kerkernacht" (S. 30).

Nicht selten finden sich aber auch bei den Ärzten Doppelbegabungen auf den verschiedensten Gebieten. So war Alfred Döblin (1878–1957) ein bedeutender Romanschriftsteller, Hans Carossa (1878–1956) ein Lyriker und Erzähler, Karl Schönherr (1867–1943) ein Dramatiker und Ernst v. Feuchtersleben (1806–1849) ein zu seiner Zeit bekannter Lyriker (Ciba-Symposion, 5, S. 204, 1958). Bei der engen inneren Affinität von Kunst und Medizin dürfte das sympathische Nervensystem nach REUTER[1324] der „Vermittler und Mitspieler" sein (S. 201). JÄGER[1265] (selbst Arzt und Maler) spricht vom „Zwang des Schöpferischen", der dem ärztlichen Beruf eigen ist. „Von Technik und Routine überwuchert, müßte die Medizin vereisen und erstarren, flösse nicht dem Arzt wie durch osmotische Vorgänge aus dem Bereich künstlerischer Produktivität immer neue vitale Wärme und Kraft zu" (S. 5). „Arzt und Kunsttum umschmiegen sich nicht nur, sie greifen auch ineinander" (S. 6). Unter den Beispielen für die künstlerische Doppelbegabung bei Ärzten führt Jäger folgende bekannte Namen an: Heinrich Hoffmann (1809–1894), Anatom und Irrenarzt in Frankfurt/M., den Schöpfer des „Struwwelpeter", Karl Arnold Kortüm (1745–1824), Arzt und Dichter der „Jobsiade", die er auch selbst illustrierte, Karl Ludwig Schleich (1859–1922), der als Arzt und Chirurg Erfinder einer neuartigen (Lokal-) Anästhesie wurde und zugleich für die tägliche chirurgische Praxis eine Seife auf der Grundlage von Marmorstaub zusammenstellte, aber auch als Dichter, Maler und Bildhauer bekannt wurde (S. 7). Auch an Arthur Schnitzler[1], den Arzt und Dichter (WEIGEL[1359], WALLISCH[1357], RATH[1321]), an die Dichterärzte Hans Carossa und Dr. E. Blaich (Pseudonym Dr. Owlglaß) (SCHWARZ[925]), an Justinus Kerner und Carl Gustav Carus von den früheren ist hier zu erinnern, sowie vor allem an Albert Schweitzer, zugleich Arzt, Theologe und der Welt berühmtester Orgel-(Bach-)Spieler (JÄGER[1265], S. 7, s. a. JASMAND[1266], DUHAMEL[751], KNIPPING[1274], KURTH[838], S. 174 ff.). Hinzuweisen ist auch in diesem Zusammenhang auf die bekannten Ärzteorchester in aller Welt, vor allem in Wien und (früher) in Berlin (JÄGER[1265], S. 7), sowie auf Kunstausstellungen, die Bilder und Plastiken von Ärzten (mit-

[1] Schnitzlers Tochter übrigens endete durch Suizid (MANN[865]).

unter auch von Juristen) einer breiteren Öffentlichkeit zur Schau stellten (JASMAND[1266], ROEMER-HOFFMANN[1332], ***[1367], S. 83). In letzterer Quelle findet sich auch die Mitteilung, daß öfters auch Ärztehepaare gemeinsam künstlerisch tätig sind[1] und daß sich unter den malenden Ärzten auffallend viele Linkshänder befinden (S. 89)[2] [3].

Alle paar hundert Jahre nun wird einmal ein Mensch geboren, der auf besonders zahlreichen Gebieten der Kunst und Wissenschaft außerordentlich hoch begabt ist und diese viele Talente umfassende Begabung in hochwertigen Leistungen auf allen diesen Gebieten zum Ausdruck bringt. Ein solcher Mensch wird „Universalgenie" genannt. WELLEK[190], indem er auf WEININGER[80] hinweist, der Universalität als generelles Kennzeichen des Genies ansieht, kommt vom psychologischen Moment der inneren Spannungen her, mit der der Geniale seine Welt umspannt (von außen gesehen als „Überspanntheit"), zu seiner Auffassung vom Genie: „Die ganze Welt mit ihrem Widerspruch in seiner Brust zu tragen: das ist das Wesen, das Schicksal und die Tragik des Genies. Die Welt zu umspannen ist nur möglich durch innere Spannungen. Aus dieser Universalität des Inneren ist die Universalität der Weltgestaltung im Schaffen des genialen Menschen zu verstehen."

HEINZ[210] (S. 45) führt aus dem Altertum Aristoteles an, der das gesamte damalige Wissensgebiet seines Kulturkreises beherrschte. Im Mittelalter war Albert von Bollstädt, welchen seine Zeit Albertus Magnus oder Doctor universalis nannte, ein äußerst vielseitiger Forscher. Ein „enzyklopädischer Mensch" wurde von seinen Zeitgenossen Leon Battista Alberti (1404–1472) genannt, der, Priester und Doktor beider Rechte, als Architekt, Maler, Kunstschriftsteller, Philologe, Mechaniker und Musiker gleich Hervorragendes leistete. Während noch Leonardo da Vinci den Anspruch auf universelle Genialität erheben darf (Maler, Bildhauer, technischer Konstrukteur), werden infolge der zunehmenden Spezialisierung der Wissenschaften in den weiteren Jahrhunderten diejenigen immer seltener, welche auf vielen Gebie-

---

[1] So wie die eheliche Gemeinschaft zu einer engen geistig-beruflichen werden kann (besonders in den freien geistigen Berufen des Arztes und des Anwaltes), läßt sich mitunter auch beobachten, wie Geschwisterpaare sich geistig ergänzen, z. T. in kongenialer Weise; darauf weist FRANK[759] hin, der dabei als Beispiele Blaise und Jacqueline Pascal anführt, weiter Friedrich II. und Wilhelmine von Preußen, Wilhelm und Karoline Herschel, Johann Wolfgang und Cornelia Goethe, René und Lucille Chateaubriand, Clemens und Bettina Brentano, Ernest und Henriette Renan, Gottfried und Regula Keller und schließlich Friedrich und Elisabeth Nietzsche.

[2] Über Linkshänder s. S. 79.

[3] In den verschiedenen Arbeiten wird andererseits darauf hingewiesen, daß Arztkinder oft schlechte Schüler waren. Dafür führt HARLACHER[785] als Erklärung an, daß „kaum ein anderer Beruf so in die Familie und deren Leben hineinragt" (S. 1524) und daß „die Einfühlungsgabe sich überträgt, sich vererbt; damit verbunden aber ein unruhiger, zerrissener Lebensrhythmus". Daraus ergebe sich eine entsprechende Begabungsschichtung (S. 1526). STRATENSCHULTE[940], der den Psychologen Undeutsch (Köln) zitiert, ist der Auffassung, die schlechten Leistungen der Arztkinder in den Schulen seien dadurch zu erklären, daß „unsere Oberschulen zu »Philologenanstalten« wurden"; insofern hatten 72% der Ärzte schlechte Schulnoten, während 46% der Lehrer an Höheren Lehranstalten selbst „gute Schüler und Musterknaben" gewesen waren (S. 504).

ten gleichwertige, bedeutendste Schöpfungen hervorbringen. So war Albrecht von Haller zwar Botaniker, Physiologe, Anatom, Arzt und Dichter zugleich, aber auf anderen Gebieten unproduktiv. Auch Alexander v. Humboldt beherrschte noch viele Wissensgebiete im Sinne des Polyhistors, während Goethe wohl als einem der letzten des vorigen Jahrhunderts noch in etwa der Ruhmestitel eines Universalgenies zukommen dürfte (Dichter, Sprachschöpfer, Naturwissenschaftler, Maler, Organisator als Staatslenker).

Je nach ihrer Qualität lassen sich nun verschiedene Arten des Talentes unterscheiden: Intelligenztalent, Formtalent, Ausdruckstalent, Gestaltungstalent und schließlich schöpferisches Hochtalent. Bei ihrer Nachzeichnung bewegt uns vor allem die Frage, ob bestimmte Talentarten häufiger als andere zur Anerkennung als Genie führen.

c) *Intelligenz-Talent*

Wir erleben Intelligenz ohne irgendein spezielles künstlerisches oder auch sogar wissenschaftliches Talent allein für sich, und zwar bei jenen Menschen, die sich auf vielen Gebieten sofort zurechtfinden, überall Urteilskraft beweisen, besonders auch abstrahieren und begrifflich denken können. KRUEGER u. SPEARMAN[836] haben die „Leistungsfähigkeiten" eines Individuums in zahlreichen Spezialtätigkeiten gemessen und mit großer Gleichmäßigkeit hohe Korrelationen dieser Fähigkeiten zueinander gefunden. Spearman nimmt daher einen „gemeinsamen Zentralfaktor" an, der seine Wirkungen auf sehr verschiedene Inhalte des Seelenlebens erstreckt. Wenn eine solche Allgemein-Intelligenz größere oder große Höhe besitzt, wollen wir sie, da bis jetzt noch kein Ausdruck dafür geprägt worden ist, „Intelligenztalent" nennen. Es ist angeboren wie jedes andere. Großes Intelligenztalent besaßen z. B. Aristoteles, Cäsar, Leibniz, Voltaire, Schopenhauer u. a. Stets finden wir es bei den Philosophen. Intelligenztalent ist ein Komplex von Fähigkeiten genau wie Talent für Malerei, Musik oder Dichtkunst, das die produktive Gestaltungskraft von Malern, Musikern und Dichtern bedingt; es enthält wohl als bedeutendste Teilkomponenten Urteilskraft und Abstraktionsfähigkeit. Es findet sich in unzähligen Abarten und Abstufungen. Da es sich im allgemeinen nicht an das Affektive des Menschen wendet, so ist es in reiner Form keine begünstigende Grundlage der Geniewerdung. Selten wird an einem Genie die Intelligenz als solche gerühmt; die Philosophen werden darum als Genie anerkannt, weil sie in ihrer Beschäftigung mit menschlichen und metaphysischen Fragen einem immanenten menschlichen Verlangen entgegenkommen.

Der Begriff „Intelligenztalent" deckt sich nicht mit dem, was JASPERS[807] (S. 107–110) treffend als „Differenziertheit" des Seelenlebens beschrieben hat und das sich z. B. in der Handschrift[1] als „Formniveau" (KLAGES[818])

[1] AMMANN[712] untersucht die Beziehungen zwischen der Handschrift und dem Werk der Künstler z. B. bei van Gogh, Michelangelo, Gauguin, Beethoven. Andererseits weist AEPPLI[707] (S. 10) darauf hin, daß es falsch sei zu glauben, daß der Mann des großen Werkes immer auch eine bedeutende Handschrift habe; „denn wer sich ganz an sein Werk ausleert, dem bleibt oft nicht mehr viel übrig für das, das sich das Private nennt". Weitere Arbeiten über die Handschrift der Künstler liefern HENZE[792] und WASER[957].

ausdrückt, demnach einfach eine hohe Stufe der entwickelten Gesamtpersönlichkeit bezeichnet. Das, was KRONFELD[833] Disposition zu Erlebnisfülle, zu Differenziertheit der Erlebnisformen, zu schöpferischer Synthese und zu „Problematisationsfähigkeit" genannt hat, schließt ebenfalls mehr ein als nur Intelligenztalent. Dieses stellt lediglich eine Art Instrument dar. Die Differenziertheit umfaßt noch kulturelle Ausbildung, Schulung, Verfeinerung und Modellierung der Seele in ihrem ganzen Registerwerk.

d) Form-Talent

Darunter ist die sensorisch-intellektuell-motorische Fähigkeit zu verstehen, etwas Aufgefaßtes irgendwie nachzubilden, sei es nun die Wiedergabe von Sinneseindrücken (Tönen, Linien, Farben, Formen, Sprachlauten), sei es die Wiedergabe unmittelbar erfaßter fremder Motorik (Mimik, Haltung, Sprechweise), sei es die Wiedergabe von Gedanken oder anderen abstrakten Größen. Es handelt sich beim Formtalent in seiner reinen Form also um Reproduktion. Nun addieren sich zum Formtalent im allgemeinen Komponenten der Allgemeinintelligenz oder auch einer speziellen künstlerischen oder wissenschaftlichen Begabung. Für hinzutretende künstlerische Begabung mag der Virtuose ein Beispiel sein. Er ist sozusagen der „Übersetzer" des Meisters des ursprünglichen Werkes, ohne allerdings nur „Grammophon" zu sein (DAURIAC[1224]). Erst wenn er gleichsam „nachschöpferisch" wird, was allerdings über das reine Formtalent hinausgeht, kann er zur Anerkennung als Genialer gelangen. Formtalente sind auch „Rechenkünstler" und „Sprachenwunder". Bei diesen wie auch sonst beim Formtalent braucht allerdings die Intelligenz nur eine niedrige Stufe zu erreichen.

BERKHAN[720] hat z. B. talentierte Schwachsinnige zusammengestellt, von denen einer ein Kriegsschiff im Modell nacharbeitete und ein Mädchen ausgezeichnet Lieder nachsingen konnte. Berühmt ist der „Katzenraffael" Gottfried Mind (1768–1814), der nichts anderes als Katzen malend nachbilden konnte, im übrigen aber ein Kretin war (GRUHLE[171], S. 331). Auch ein Riesengedächtnis für Zahlen und Wörter, auch eine Art Formtalent, kommt gelegentlich bei Schwachsinnigen vor. Mitunter können wirklich Schwachsinnige gut rechnen, wie die Beobachtung von WITZEL[3156] zeigt. BAUMGARTENS[3292] Intelligenzprüfung eines Schachwunderkindes ergab gleichfalls eine Kluft zwischen Spieltalent und Höhe der Allgemeinintelligenz (vgl. a. BAUMGARTEN[1210]). Nach körperlicher Erkrankung (Typhus) kann die Intelligenz schwer leiden, ein Talent zum Reimen oder Rechnen aber erst zum Vorschein kommen, das allerdings dem reinen Formtalent zuzurechnen ist.

Nun spricht HELLPACH[789] auch von einer Formalbegabung, versteht darunter aber ganz allgemein Scharfsinn, Kombinationsgabe, leichte Lernfähigkeit und stets bereites Gedächtnis, geistige Beweglichkeit, rasche Auffassung, Einfallsreichtum, starke Anschauungskraft, geistigen Spürsinn usw. Hellpachs Definition der Formbegabung fällt also eigentlich unter den Begriff des Intelligenztalentes. Da er aber den Ausdruck „Formal" gewählt hat, soll er gleichsam in Parenthese an dieser Stelle angeführt werden.

In diesem Zusammenhang erwähnt Hellpach auch den „Primus"-Typus der höheren Schule, indem er von diesem, der schon in der Schule in allen

Fächern gleichmäßig gut zu sein pflegt, meint, dieser könne eigentlich jeden Beruf ergreifen und werde „in den meisten auf seine Rechnung kommen" (S. 158). Daß das nicht immer zutrifft, weiß jeder, der einmal eine höhere Schule besucht hat und später feststellen mußte, daß der ehemalige Primus durchaus nicht immer jene Lebensbewährung bewiesen hat, die von ihm an und für sich auf Grund seiner schulischen Leistungen zu erwarten gewesen wäre.

Andererseits weist HOCK[111] darauf hin, wie oft umgekehrt berühmte Männer schlechte Schüler waren (z. B. Bismarck [autobiographisch bestätigt], Michelangelo, Newton, Darwin, Zola, Hugo Wolf, Robert Mayer, Grillparzer, Oscar Wilde) (vgl. a. SMILES[1346]). Auch KOTSOVSKY[194] bringt eine ganze Liste später bedeutender und berühmter Menschen aus allen Berufen und Zeitaltern, die in der Schule teilweise bzw. völlig versagten; er beginnt bei Thomas von Aquin und nennt weiter Albrecht v. Haller, Newton, Rousseau, Swift, Peter Anich (1723–66, Mathematiker und Astronom), Wellington, Wallenstein, Blücher, Napoleon, Bismarck, J. Watt, Stephenson, Edison, Sheridan, Ulysses Grant, W. Schott, Claude Lorrain, Linné, Robert Koch, Balzac, Alexander v. Humboldt, Leo Tolstoi, Robert Mayer, Gottfried Keller, Heinrich Seidel, Schönherr, Paul Heyse, Borsig, Liebig, Einstein, Darwin, Arthur Honegger, Thomas Mann, Max Dauthendey, Otto Julius Bierbaum, Karl May, Billroth. OSTWALD[398] spricht in seiner Biographie großer Naturforscher geradezu aus, man könne von ihnen voraussetzen, daß sie schlechte Schüler gewesen seien, denn ein besonders begabtes Kind lasse sich nicht in die bei uns geübte Art des erzwungenen Unterrichtes hineinpressen. Wir haben demnach Formtalent mit und ohne höhere Intelligenz zu unterscheiden. Formtalent allein ist nichts spezifisch Geniales, wird auch eigentlich nie als solches gewertet, kann aber bei Auflockerung des Persönlichkeitsgefüges durch Emotionalität und Ausdrucksfähigkeit günstige Voraussetzung für Geniebildung sein (s. a. VERNON[953]).

e) Ausdrucks-Talent

Ein Kind kann eventuell technisch virtuos Klavier spielen, es spielt aber „ohne Ausdruck"; es strömt noch kein Gefühl ins Spiel ein. Seelisches so in Physikalisches zu übersetzen, daß es aus diesem verstanden wird und daß es bei den Menschen wieder das gleiche Seelische hervorruft, das heißt Ausdruck. Die einfachste Form wäre, Seelisches durch Mimik oder Körperbewegungen erscheinen zu lassen (Schauspieler). Dabei handelt es sich um eine Art unbewußter, unwillkürlicher Übersetzung (vgl. a. KLAGES[818]). Höhere Formen treten zutage, wenn Psychisches in einer der üblichen Symbolsprachen (Musik, Malerei, Dichtung) wiedergegeben wird. Kunstwerke sind somit Ausdrucksbewegungen, die sich ins Material hinein sozusagen verlängern. Allerdings gibt es für ihre Wiedergabe bei verschiedenen Künstlern sehr unterschiedliche Begabungshöhen, und auch die Mittel wechseln. Michelangelo z. B. wußte sich viel besser in Bewegung und Muskelspiel der Leiber auszudrücken als in der Mimik der Gesichter. Ausdruckstalente sind angeboren wie andere Talente auch. Eine der höchsten Ausdrucksbegabungen besaß Goethe. Sein Ausdruckstalent bekundet sich besonders in seiner Lyrik und im „Werther". Der „Faust" hat zwar in der Kompositionsgestaltung durch ein gewisses Fehlen von Einheit, innerer Geschlossenheit und Ausgeglichenheit „so offenbare Mängel“ (Müller-Freienfels), daß kein ernsthafter Kritiker darüber hinwegsehen kann, doch ist die ihm innewohnende Ausdruckskraft so stark, daß diese Mängel keinerlei Wertminderung bedeuten. Eine starke Ausdruckswirkung geht, wiewohl in anderer Weise, auch von den Bildern van Goghs aus. Seine späteren Landschaften erwecken durch ihre ornamentartigen Formen Assoziationen an züngelnde Flammen, an Feuersbrunst. Dadurch wird im Beschauer unwillkürlich Unruhe hervorgerufen. Die Affektivität des Künstlers geht auf ihn über, wird von ihm zwangsmäßig nachempfunden.

Es gibt aber auch Fälle, wo Ausdruck nicht mehr im Bereich des Nachfühlbaren liegt, wie bei den Werken mancher Geisteskranker (s. sp.), wo der Ausdruck das Werk bis zum Rande füllt, die Form sprengt, aber als unverständlich nicht mehr anspricht.

Im Hinblick auf das Genie scheint festzustehen, daß bei sonst gleicher formaler Begabung der Ausdrucksbegabte den Preis erhält. Am Kunstwerk werten wir unwillkürlich vor allem den Ausdruck, der sich an unsere Affektivität wendet. Wohlgestaltete Formung ohne entsprechenden Ausdruck läßt uns kalt, wie für uns Heutige z. B. die Schule der „Nazarener“ mitunter etwas Schablonenhaft-Langweiliges an sich hat. Wir lieben heute Michelangelo mehr als Raffael, Rembrandt mehr als Rubens, Goethe mehr als Schiller, denn wir schätzen Ausdruck von Gefühlen, die uns innerlich ergreifen, höher als Form.

Neben dem Ausdruckstalent als solchem unterscheiden wir ein gesondertes Talent für das Verstehen von Ausdruck, die sogenannte Einfühlungsgabe. Oft gelingt diese Einfühlung nicht ohne weiteres, z. B. in die Mentalität von Tieren, Primitiven, mancher Geisteskranker. Besser als von Einfühlung würden wir von Nachfühlung sprechen, denn wir fühlen uns im eigentlichen Sinne nicht in den anderen hinein, sondern wir machen umgekehrt den Versuch, den anderen in uns verständlich nachzubilden, ihn nachzufühlen. Frauen haben dazu meist eine höhere Fähigkeit (im Sinne von intuitivem Erfassen) als Männer; sie fühlen den Zustand des anderen gleichsam körperlich-sensitiv. Vor allem aber müssen Künstler, Dichter und Denker die Fähigkeit haben, seelische Zustände unmittelbar und intensiv ablesen und nachfühlen zu können[1], um sie im Werk wiederzugeben. Wo diese Fähigkeit besonders hoch entwickelt ist, finden wir oft auch körperlich feminine Typen. Ratio dagegen schwächt diese Form der Begabung; Starrheit, Vorurteile, doktrinäres Denken machen das unmittelbare Erfassen unmöglich. Diese Form der Begabung, nämlich die Einfühlungsgabe, geht mit derjenigen des Ausdrucks in etwa parallel. Gerade unter denjenigen, die die Fähigkeit zum intuitiven Erfassen des Fühldenkens ihrer Mitmenschen, besonders ihrer geheimen Wünsche und Sehnsüchte haben, finden sich zahlreiche der späteren Genies.

---

[1] Einen sehr guten Überblick über dieses schwierige Problem, auch historisch, vermittelt Binswanger[725] (S. 226–306). Vorzüglich auch Jaspers[807] (S. 163–169). Wichtig ferner und teilweise bedeutend Klages[818] und Scheler[910, 912]. Auch Vierkandt[955] (S. 103) scheint sich dem anzuschließen.

f) Gestaltungs-Talent

Gestalten im strengen Sinne heißt lediglich: Gestalt geben, Form geben. Gestaltungsgabe hängt demnach zunächst eng mit dem Formtalent zusammen. Die Fähigkeit, einen Gegenstand oder Vorgang der Natur oder auch ein lebhaft vorschwebendes Phantasiegebilde (z. B. einen Zentauren oder einen Engel) zu malen oder in Worten zu schildern, wäre Gestaltungsgabe. Nötig dazu ist Nachahmungstalent, entwickelt und geschult in einer bestimmten konventionellen Kunsttechnik, d. h. Formtalent. (Auch der Kretin Mind konnte Katzen malen.) Hinzu kommt im allgemeinen eine Erweiterung durch Faktoren der Intelligenz und Bildung. Außer der Wiedergabe der Form drückt die Kunst aber auch Gedanken und namentlich Gefühle aus. Dieses Geistig-Seelische kann sie natürlich niemals unmittelbar geben, sondern sie setzt es, wie wir beim Ausdruckstalent gesehen haben, in wahrnehmbare Materie um, d. h. in Farben, Worte, Töne, Laute (vgl. a. BAHLE[1200]). Aufgabe der Gestaltung ist es demnach, in derselben physikalischen Symbolsprache zu gleicher Zeit Form zu geben und Seelisches auszudrücken. Dabei gehen Form und Ausdruck eine unlösbare Verbindung ein. Sie mengen sich, wie verschiedenfarbiges Glas in noch flüssigem Zustand, um untrennbar zur endgültigen Gestalt zu erstarren.

Bei großen Dichtern (Goethe, C. F. Meyer) fließen Form und Ausdruck vollkommen ineinander (Ausnahme ist bei Goethe der oben besprochene Faust), dagegen fehlt z. B. in vielen Balladen Fontanes die innerste Einheit von Form- und Ausdrucksvermögen. Im allgemeinen besteht nach GRUHLE[171] beim dichterischen Talent eine große Sprachmotilität, d. h. eine leichte Umsetzung des Gedachten in Sprachformen, doch weist er ausdrücklich darauf hin, daß es auch Dichter gibt, die schwer, ja schwerfällig formulieren und dennoch nach starker Selbsterziehung Vorzügliches leisten.

Damit eine solche Einheit entsteht, muß die Formsprache in einzelnen Elementen abgewandelt werden. Denn die Formelemente sind gewöhnlich so verbraucht, daß man entweder nur noch ganz Bestimmtes dabei fühlen kann (also zu fest geworden für den neuen seelischen Ausdruck) oder daß sie nicht mehr erregen, nicht mehr packen und zum Mitfühlen zwingen (also zu gewohnt geworden). Die Abwandlung darf aber nur verhältnismäßig leicht sein, weil eine völlig neue Formsprache überhaupt nicht verständlich wäre, Fremdsprache bliebe (Expressionismus). Die Abwandlung kann in verschiedenem bestehen: 1. in einer Neuanordnung der Formelemente, 2. in der Verwendung eines Formelementes (Wort) in ungewohntem Sinne, an ungewohntem Platz, 3. in leichter Abwandlung des einzelnen Formelementes (extrem: Wortneubildung), 4. in einer derartigen symbolischen Anordnung, daß assoziativ Seelisches in größerer Breite mitschwingen muß und so das gemeinte Seelische ausgedrückt wird.

Schließlich gehört zur Gestaltung eines Werkes die Fähigkeit, die einzelnen Teile in das richtige Verhältnis zueinander zu bringen, sie zu einem harmonischen Ganzen zusammenzufügen, also die Gabe der Komposition. Verschmilzt die Kraft des Ausdrucks mit hoher Fähigkeit zur Formwiedergabe und zur Komposition, so haben wir das eigentliche Gestaltungstalent, wobei es gilt, durch Seelisches zu ergreifen und gleichzeitig neue, abgewandelte Form in einheitlichem „Wurf" zur Darstellung zu bringen.

g) Schöpferisches Hochtalent

Die angeborene Anlage, in irgendeiner Kulturkonvention einmal schaffend tätig sein zu können, ist, wie wir gesehen haben, etwas außerordentlich Komplexes: Formtalent, Ausdruckskraft, Gestaltungsgabe, zusammen mit Allgemeinintelligenz und vielen anderen Faktoren, müssen sich kombinieren. Dies geschieht in den verschiedensten Quantitäten und Qualitätsmischungen; z. B.: Hohes Formtalent, Schulung, Kunstverstand, auch etwas Intelligenz dazu: der große Porträtmaler oder Landschafter ist fertig. Oder Ausdrucksgabe, Formtalent für Sprachliches, starke Affektivität, große Erlebnisfähigkeit: der Lyriker steht vor uns. Oder außerordentliches Intelligenztalent, maßlose Machtgier, dazu unruhige Zeiten: der „große" Eroberer jagt durch Europa. (In dieser letzteren Zusammenstellung ist die Umwelt, hier die unruhige Zeitumgebung, ein absolut untrennbarer Bestandteil.)

Auf solche Weise lassen sich alle Begabungen der einzelnen „Geniefächer" zusammensetzen. Daraus folgt, daß alle erdenklichen Abarten und Typen von Menschen zum Genie erhoben werden. Wenn schon ein jeder Mensch vom anderen nach den Linien seines Daumenabdruckes unterscheidbar ist, um wieviel mehr wird einer vom anderen unterschieden sein durch die Einzellinien seiner seelischen Anlagen, seiner Begabungsquantitäten und -qualitäten. Da wir es aber beim „Genie" mit sehr unterschiedlichen Menschen zu tun haben, ist es unwahrscheinlich, daß es eine bestimmte Kombination der oben erwähnten Eigenschaften geben sollte, die immer in der gleichen Form als „Genie" aufträte. Allein schon die einzelnen „Geniefächer" stellen ja gänzlich verschiedene Anforderungen an die Begabung. Der akustisch veranlagte Musiker ist z. B. ein völlig anderer Typ als der optisch ausgestattete Maler. So weisen allein schon in ihrem Schaffen die Genies jegliche Spielart individueller und schaffenspsychologischer Möglichkeit auf. Selbst innerhalb des Schaffens treten Wandlungen ein, bedingt durch Erfahrungen und Erlebnisse. Der Goethe des Werther ist ein völlig anderer als der des zweiten Faust, und ohne Friederike von Sesenheim gäbe es keine Gretchengestalt in diesem seinem Lebenswerk.

Nun findet man Menschen, die in ihrem Denken produktiver sind als andere, die auch auf verschiedenen Gebieten, sofern sie deren Material und Technik beherrschen, Neues ausdenken. Solch neuschöpferisches oder produktives Denken ist notwendig vom einfachen Intelligenz-, Form-, Ausdrucks- und Gestaltungstalent abzutrennen. Dabei sei es gestattet, für diese Talentform den Begriff des „schöpferischen Hochtalentes" einzuführen. Wir wollen Personen, deren Intelligenztalent und Differenziertheit sehr hoch waren (Voltaire, Goethe, Nietzsche), oder Personen, deren Begabung in bestimmter Konventionsrichtung sehr hoch gewesen ist (Mozart, Dürer, Raffael, Rubens, Tizian), nicht Genie, sondern Hochtalente nennen.

Das Schöpferische selbst stammt — das möchten wir ausdrücklich hervorheben — aus einer gesunden Sphäre und ist Ausdruck hochwertiger Anlagen und Begabungen. „Neues entsteht, wenn ein schöpferischer Mensch vermag, eine vorgefaßte Aufgabe preiszugeben und durch eine wertvollere zu ersetzen, ohne dabei einen Bruch der Persönlichkeit zu erleiden", sagt BEHN[1212] (S. 2), und HEYDE[1254] versteht unter Schaffen ebenfalls nicht bloße Beschäftigung, sondern „Erwirken von Neuem" (S. 13).

2. *Quellen zum produktiven Schaffen aus unbewußter (endothymer) Sphäre*

Nicht nur der Nous, der Verstand, ist Voraussetzung, daß ein schöpferisches Hochtalent nun auch die seiner geistigen Struktur entsprechenden Werte schafft, sondern von unerläßlicher Bedeutung ist jene Sphäre des endothymen Grundes (Lersch) oder, um in Nietzsches Dichtersprache zu reden, das Dionysische (im Gegensatz zum Apollinischen, dem noetischen Oberbau), das uns auf den Urgrund des Archaischen und in den Bereich des kollektiven Unbewußten führt. Hier auch gewinnt der Traum Bedeutung und vor allem die Phänomene, die wir mit Intuition und Inspiration zu bezeichnen pflegen.

a) Das Archaische

Zeichnen wir zum besseren Verständnis zuerst einmal seinen Gegensatz: das rationale Denken und Erleben. Dieses besagt: Alles Seelische ist klar und hell wie Tageslicht, dabei kräftig, mit Turgor (d. h. innerer Spannung). Das Ich ist aktiver, gespannter, in sich geformter und geballter Mittelpunkt der Psyche. Das Denken läuft unter Leitideen ab, konsequent, zusammenhängend. Die Vorstellungsbilder sind scharf differenziert, nicht allzu zahlreich und dienen gewissermaßen als Stütze und zur Illustration des (sonst unanschaulichen) Denkens. Alle Gesetze der Logik haben Geltung, vor allem das Gesetz der Identität (A = A) und das Gesetz vom Widerspruch (A kann nicht zugleich Nicht-A sein). Die Affektivität (Gefühls- und Willensleben) ist gebändigt, beherrscht, gedämpft, nicht zu heiß, sondern wohltemperiert. Ein bestimmter Vorstellungskomplex schwebt als Dauer-Ich darüber. Das Triebleben ist maßvoll, „an die Kette gelegt", „ethisch". Alles Wollen ist folgerichtig, intellektuell begründet, sinnvoll, geradlinig, von Vernunft und Logik geleitet. Auch alles Motorische läuft streng geordnet ab.

Von allem beinahe das Gegenteil ist die archaische Schaltung[1]. Experimente aus der Tierwelt (s. a. VOLKELT[956]) sollen das Verständnis dafür erleichtern. Die Vorstellungen der Tiere haben wohl relative Klarheit und Deutlichkeit, aber keine absolute Gegliedertheit und Abgegrenztheit, sie haben mit einem Wort noch keine Geformtheit.

Im selbstverständlich bereits „klaren" Bewußtsein des niederen Primitiven (THURNWALD[944]) ist die Wahrnehmung noch wenig gegliedert, wenig differenziert. Das Ich ist noch nicht so scharf abgegrenzt, es besteht noch aus Teilkomponenten. Einzelne Körperteile, Organe, seelische Kräfte können als Selbständigkeiten, gleichsam als besondere Personen, erlebt werden. Ich und Außenwelt trennen sich viel weniger scharf als Gegensätze. Phantasie und Wirklichkeit sind (ähnlich wie beim Tagträumen) keine absoluten Gegensätze. Die Ursachen dafür sind folgende: Es werden zwar aus Sinnesempfindungen Bilder geformt, d. h. gruppenmäßige Zusammenfassungen von Sinneseindrücken mit dem Bewußtsein einer Bedeutung, aber es sind noch keine rechten Gegenstände, nämlich Bilder von scharf umrissener

[1] Unter Schaltung müssen wir die Möglichkeit verstehen, daß in einem gegebenen Augenblick eine Erlebnisform die Oberhand gewinnt. In unseren Ausführungen zu der archaischen Schaltung folgen wir den Autoren PREUSS[894], LÉVY-BRUHL[850], CARUS[1001], FREUD[763], STORCH[939], BYCHOWSKI[742], THURNWALD[944], S. 296, 945—949, VOLKELT[956], KRETSCHMER[830] und nicht zuletzt SCHILDER[616, 913], SPRANGER[935], GRUHLE[171].

Form und räumlich-zeitlicher Einordnung. So verschmelzen die an sich unscharfen Teilkomponenten des Ich mit der Umwelt zu einem Gesamtkomplex. Dadurch kann sich das Ich mit dem Kosmos eins fühlen oder gar gleichsetzen. Will es die Dinge der Welt „begreifen", so tut es dies zum Teil ganz wörtlich in motorischer Weise. Alles Denken besitzt viel mehr Anschaulichkeit. Zuerst wird wohl überhaupt nur in Bildern gedacht; die älteste Schrift war eine Bilderschrift. Die Gesamteindrücke sind auch viel gefühlsartiger, traumähnlicher, komplexer. Die Bilder verschmelzen, agglutinieren viel häufiger. Daher finden wir in der alten und ältesten Kunstübung die vielen Fabelwesen: Menschen mit Flügeln, Pferd und Mensch in eins, wie später noch beim Zentauren, oder Mensch und Fisch verschmolzen zu einer Nixe. Vielfach werden sogar alle Tiere als ein einziges Wesen gefühlt. Der Satz der Identität (A = A) gilt nicht. Ebensowenig der Satz vom Widerspruch (A kann niemals Nicht-A sein). Beim Primitiven kann daher ein Indianer zu gleicher Zeit ein Papagei sein. Strenge Logik herrscht nirgends.

In Symbolen denken zu können ist ein nur spezifisch menschliches Phänomen und zutiefst in der Grundpersönlichkeit des Menschen gelegen. „Das Monopol des Menschen", sagt Bertalanffy[722], „seiner Psychologie und seines Verhaltens, besteht darin, daß der Mensch eine Welt von Symbolen schafft und in einer solchen lebt" (S. 15); und „Erschütterung dieser Symbolwelt bedeutet geistige Bedrohung für den einzelnen und die Fragwürdigkeit des Bestandes für die menschliche Gemeinschaft" (S. 19). Das wird am deutlichsten bei Betrachtung der Farbsymbolik der Primitiven, worauf Straube[941] hinweist: „Die weiße Farbe symbolisiert . . . die Welt des göttlichen Ahnen und das Totenreich, die rote Farbe dagegen das irdische Leben und die diesseitige Welt" (S. 416). Wir können uns kaum vorstellen und hinreichend eindenken in die Konsequenzen, die eine Verletzung derartig bedeutungsvoller Symbolik darstellen kann.

Es ist hier schon jetzt auf einige Gesetze des Traum- und Symboldenkens hinzuweisen, die ohne weiteres in diesem archaisch-komplexen Denken enthalten sind. Erstens die Tatsache der Verdichtung: Zwei oder mehr Bilder können in eins verschmelzen. Oder umgekehrt: Ein Bild kann in eine Mehrheit von Bedeutungen zerfallen. Zweitens die Verschiebung: Eines kann für das andere eintreten, A für B, ein Teil von A für A. Auch die affektive Betonung des A kann sich auf B verschieben, „übertragen". Immer ist dabei A auch B (nicht etwa wie bei unseren Gleichnissen und Symbolen, daß A nur B bedeutet).

Auf dieser Grundlage entsteht nun das magische Denken und Erleben. Es wäre nicht möglich ohne das „Gesetz der Anteilnahme", das aus allem Obigen ohne weiteres folgt. Die Dinge haben teil aneinander, gehen ineinander über, können sich gegenseitig vertreten, der Teil das Ganze, das Ganze den Teil eines zweiten (pars pro toto). Die Objekte, die zugleich sie selbst und etwas anderes sind, entsenden oder empfangen magische Wirkungen, die außerhalb fühlbar werden und doch bleiben, wo sie sind. Das komplexe Denken und daraus abzuleitende Handeln ist zugleich ein motorisches, affektives, katathymes, magisches Denken und Handeln. Wunsch und Wirklichkeit, Traum und Realität, Angst und Außenwelt sind eins (wie im Märchen). Wunschträume erfüllen sich sofort, erwachen zum Leben, dinghaft, personenhaft, sie sind zaubergleich da. Das Wollen kennt nicht die Schranken strenger Gesetze; denn die ganze Natur besteht ja aus personifizierten, menschähnlichen Zauberkräften und Zaubersubstanzen oder Wesen. Alles steht unter dem Einfluß dieser unsichtbaren, geheimnisvollen Kräfte, der Dämonen. Die Partizipation LÉVY-BRÜHLS[850], also ein geheimnisvolles, durch mystische Kräfte bewirktes Teilhaben heterogenster Dinge aneinander, entspricht diesem Denken. Zugrunde liegt dem mystischen oder magischen Charakter dieses Denkens demnach die Tatsache des Bestehens der vielen Lücken in den Erkenntnissen und die Unkenntnis der Zusammenhänge. „Mystisch" hat hier die Bedeutung von Glauben an Kräfte, Einflüsse und Handlungen, die für den Sinn zwar nicht wahrnehmbar, aber dennoch wirklich sind. SPRANGER[935] sieht in dieser Magie als einer „vom Glauben gelenkten Verhaltensweise" ein von der Seele gespeistes Kraftwerk, einen Lebensfaktor, welcher dem modernen Menschen verlorenging. Er erkennt in der Magie eine altertümliche Vorstufe der Technik, mit der der primitive Mensch sich die verborgenen Kräfte, die sein Dasein unheimlich umgeben, gefügig machen kann. Dahinein gehören alle die Restezauber, die Riten, Mythen, magischen Symbolismen, Beschwörungen und Exorzismen. Auch Spranger weist auf ein Hauptprinzip magischen Denkens hin, daß der Teil für das Ganze stehe (pars pro toto). Durchbohre ich das Bild der Ungetreuen, so treffe ich sie damit. Sitze ich vorübergehend auf dem Stuhl des Präsidenten der Akademie der Wissenschaften, wie es einem wahnhaften Patienten gelang, so bin ich mit dem Besitz des Thrones auch Inhaber der geistigen Fähigkeiten dieses Mannes (KURTH[841]). Für den gläubigen Verehrer einer in einer süditalienischen Kirche hinter einer Glaswand stehenden Heiligenstatue wird sogar diese Glaswand magischer, von der für ihn von der Statue ausströmenden Kraft teilhaftig, so daß er, um daran teilzunehmen, nach vollendetem Gebet und dargebrachter Opferung diese Glasscheibe — an Stelle der Statue — ehrerbietig küßt (vgl. a. KEMMERICH[814], I, S. 249). Spranger erkennt aber in der magischen Handlung nicht bloßen Zauber, sondern der eigentliche Wert magischen Wirkens liegt für ihn nicht in der Änderung eines Objektes, im Erfolg des Handelns, sondern in der subjektiven Vorstellung des Individuums, durch sein magisches Tun eine Zunahme an innerer Kraft zu erleben. Die Magie wirkt demnach auf die Seele, nicht auf äußere Dinge.

Nicht immer braucht ein Stück Holz oder ein Stein die Zauberkraft zu verdinglichen. Auch ein bloßes Wort, ein Name kann es tun (als Wort, nicht als Begriff) (PREUSS[894]). Das gleiche sagt auch BYCHOWSKI[742] (S. 103): Das Wort selbst wird „eine selbständig wirkende Substanz, eine Nachbildung eines Objektes, das es bezeichnet" — „Worte als eine zauberische Substanz". Noch deutlicher RUNZE[1145] (S. 157): „Das Wort selbst wird so zum asylum ignorantiae und hilft das Rätsel des Daseins lösen . . . das Wort selbst wird sakrosankt, der Name (nomen et numen, hebr. haschem) wird ein Tabu; aus dem Namen werden durch Volksetymologie religiöse Wahrheiten abstrahiert (Jahwe als „Ich bin, der ich bin"), und der einmal vorhandene substantivische Wortfetisch wird zum Subjekt ungezählter Eigenschaften und Prädikate, wie das chinesische Tao, der Logos des Heraklit und des Philo, die Sophia des apokryphen Salomo, das Nirwana des Buddhisten." Genau solch ein Wortfetisch, hinter dem nirgends eine psychobiologische Realität wissenschaftlich zu fassen ist, ist uns heute der Name, das Wort „Genie".

Der dunkle Drang eines Vergötterungs- und Verehrungstriebes sucht nach einem Objekt: Er formt die Wirklichkeit so lange um, bis ihn das Bild befriedigt, ja manchmal schafft er sich das Wunschobjekt selber. Die früheste primitivste Stufe ist der Fetisch, der Götze. Fetisch heißt nur der selbst vom Priester angefertigte Gott (PREUSS[894], S. 51 f.). Das Wort leitet sich ab vom portugiesischen feitico, Zauber; der Fetisch stellt eine substantiierte, personifizierte Zauberkraft dar, hineinprojiziert in den Holzklotz, also ganz und gar nur aus dem Subjektiven der Anbeter und ihres Priesters stammend. Alle bedeutsameren Zauber werden als Person angeredet, aber sie werden nicht als „Geist" in den Fetisch gedacht, sondern der Fetisch, der Gott ist schlechthin die Zauberkraft selbst. Scheinen übernatürliche Kräfte in einem Menschen zu wirken, so sind sie als mana (d. h. von einem Geistwesen) in ihn hineingebracht. Auch das Genie hat mana, es ist Gott und Zauberer zugleich. Die psychologisch so schwer durchschaubare Tatsache der schöpferischen Produktion wird zu einer Zauberkraft substantiiert, sie wird mana. Und zwar wird für alle Genies das gleiche mana „Genie" (als Schöpferkraft) angenommen. Lessing und Herder sagten „Schöpferkraft", Kant „Naturgabe", Jean Paul und Schelling „Instinkt", Schopenhauer „Intuition", Schiller „Naivität" (CAHAN[103]), spätere Ästhetiker „das Unbewußte". Die Renaissance hatte ja den Anfang gemacht mit „genio und genius".

Es gibt nun natürlich zahlreiche Zwischenstufen zwischen dem archaischen und unserem rationalen wissenschaftlichen Denken. Das ist leicht verständlich, da ja das archaische Denken eine frühe Entwicklungsstufe der menschlichen Seele darstellt. SCHILDER[616] nimmt fortwährende Zwischenstufen an, die er „Sphäre" (S. 208) nennt, und meint, daß unser logisches Denken fortdauernd alle phylogenetischen (stammesgeschichtlichen) Vor- und Zwischenstufen mit unformuliertem Denken wieder durchmachen müsse, bis es beim rationalen Gedankengang anlange. Auch diesem Denken fehlt die volle Richtung auf die Wirklichkeit, mangelt der Tatsachensinn. Solcher Zwischenstufen gibt es viele in der Historie bis in die heutige Kultur hinein. Mittelalterlicher Kabbalismus ist nichts anderes. Der Mensch muß, ob er es schon sachlich vermag oder nicht, das verwirrende Chaos der Welt irgendwie abstrakt ordnen. Kabbalismus versteinert archaisches Denken, Wünschen, Träumen und spielt dann ordnend mit solchen erstarrten Lavabrocken, ist dabei aber noch nicht im Bereich der Magie.

Ebenso sind die Astrologie, alle Arten von Weissagungen, jede Art Kartenlegen und Aberglauben nichts anderes als magisches Denken. Der größte Teil des Okkultismus und der „Parapsychologie" gehört in diese Kategorie, desgleichen ein Teil der Mythenbildung, ein Teil der Kunst (Märchen usw.) (MAEDER[863]), wie auch die archaistische Philosophie, z. B. indische (BYCHOWSKI[742]).

Daß auch in vieles wissenschaftliche Denken ähnliche Dynamik hineinspielt, hat BLEULER[729] überzeugend aufgedeckt. Sein „Autistisches" wäre etwa primitiv-magisch, sein „Undiszipliniertes" etwa Mangel an aufmerksamem, scharfem, realistischem, eben rein rationalem Denken. So wird zuerst das Produkt der äußersten, höchsten geistigen Anspannung, die Ratio, herabsinken. Mit diesem Abbau wird auch das Bewußtsein schwächer. Aber dies bedeutet keine einfache Subtraktion, denn die rationale Schaltung hat außerdem noch die Aufgabe, das Archaische (das „Hypophrene" BERZES[723]) niederzuhalten. Werden also Ich und Ratio schwächer, so federt das Archaische elastisch herauf; dumpfe Triebfedern drücken es aus seiner Unterwelt nach oben. Die Ratio verschwindet allerdings damit nicht gleich völlig, das Archaische ist nicht allein da, sondern das Kräfteverhältnis zwischen Ratio und Archaikum hat sich nur verschoben. Solche Verschiebung tritt ein im Traum, bei Erschöpfung, bei Vergiftungen, Dämmerzuständen, beim Tagträumen und zahlreichen psychopathologischen Zuständen[1].

Auch der heutige rationale Mensch ist nur scheinbar frei von magischen Vorstellungen. Diese begleiten vielmehr auf Schritt und Tritt auch unser modernes Denken. GRUHLE[171] sagte deshalb, daß prälogisches, primitives Denken, wie es Lévy-Bruhl noch als von dem unsrigen völlig abweichend und andersartig annahm, grundsätzlich nicht von dem des Europäers abweiche. An Beispielen belegt Gruhle diese Behauptung, daß scheinbar archaisches Denken nicht „ein spezifisches Denken in der Funktion, sondern in der Füllung" (S. 438) sei. Gerade im Bereich des Denkens ergeben sich Analogien zwischen uns und den Primitiven. Thurnwald führte deswegen obenerwähnte „undisziplinierte" (wie in Kollektivitäten), „ungepflegte" Denkgebiete (außerhalb der eigenen Berufstätigkeit) auch bei uns an. Ferner sei bei Ermüdungs- oder Schwächezuständen, auch bei Neurosen, die Neigung dazu noch stärker. Manche Forscher wollen für das Archaische eine besondere biologische „Schicht" annehmen, etwa ähnlich alten geologischen Schichten, die ebenfalls freigelegt werden können. Tatsächlich sinken Kranke nach manchen Hirnverletzungen auf einen seelischen Zustand zurück, der in vielem eine sehr große Ähnlichkeit hat mit dem archaischen Dauerzustand bei Naturvölkern (ELIASBERG u. FEUCHTWANGER[752]).

GRUHLE[171] (S. 207) lehnt dabei jedoch eine Übereinstimmung mit dem Denken des Gesunden, die Wiederkehr „dieses sogenannten primitiven Denkens beim Geisteskranken, insbesondere beim Schizophrenen als einen völlig abwegigen Gedanken" ab. Das schizophrene Denken sei auch nicht als Modell für das Verständnis des primitiven Denkens zu gebrauchen (WERTHEIMER[965], z. n. GRUHLE[171], S. 439). Gleichzeitig hat Gruhle mit Recht Bedenken bei dem Versuch, „die Primitiven nicht aus ihrem Wesen und ihrer Umwelt zu verstehen, sondern die Seelenregungen zivilisierter auf den primitiven Kulturangehörigen zu übertragen. Schon der Ausdruck »primitiv« ist peinlich" (S. 436). Er führt dafür auch MÜHLMANN[878] in dessen ethnologischer Methodenlehre an, der ebenfalls diese Forderung aufstellt, nachdem sich diese Anschauung allmählich in der Völkerpsychologie durchsetze (S. 436).

Noch gar nicht allgemein anerkannt ist die Wichtigkeit des Archaischen für einen Teil der modernen Charakterkunde. Wie es Zwischenstufen gibt,

---

[1] Vgl. hierzu auch die Arbeit LANGE-EICHBAUMS[845]: Urtümliches Erleben und Denken.

in denen sich archaisches und rationales Erleben gleichsam mischt und vermengt, so finden sich nun auch sehr verschiedene Menschentypen, in denen neben einer archaischen Schaltung zugleich eine rationale vorkommt. (HOLZSCHUHER[800] allerdings baut seine psychologisch-charakterologische Theorie im wesentlichen auf dem Archaischen, der Primitivperson auf.) Rein archaische Schaltung werden wir wohl nur noch bei Naturvölkern finden. Bei Einzelmenschen, gleichviel aus welchem Volke sie stammen, lassen sich oft deutlich zwei verschiedene Schaltungsmöglichkeiten unterscheiden. Bei den berühmten Männern tritt dies vielleicht besonders klar hervor. Manche von ihnen besitzen die archaische und die rationale Schaltung nebeneinander in fast gleicher Stärke. So hatte etwa Bismarck beide Schaltungen in erheblicher Stärke nebeneinander. Das Archaische bestand in dem primitiven ungeheuren Kampftrieb, in seinem Aberglauben (nach seiner religiösen Bekehrung), weiter in seiner leidenschaftlichen Affektivität, in seinem unversöhnlichen Haß, in seiner Zerstörungslust aus Reizbarkeit usw. GROOS[1626] nennt ihn eine „antediluvianische" Natur. Daneben war Bismarck natürlich stark rational, von scharfer Auffassungsgabe, Menschenkenntnis, Skepsis und Weitblick — alles Eigenschaften, die ihn zum Realpolitiker befähigten. Das Archaische hatte er vermutlich aus dem slawischen Blut, das ihm viele Vorfahren vererbten. Ein weiteres gutes Beispiel für eine Parallel-Schaltung von fast gleicher Ausprägung war E. T. A. Hoffmann, Dichter, Musiker, Zeichner und Jurist. Archaisch war die ausschweifende Phantastik, die extreme Leidenschaftlichkeit, eine Anschaulichkeit von besonderer Art (er sah zuweilen sein eigenes Bild vor sich usw.). Daneben aber war er ein ausgesprochen rationaler, scharfsinniger Jurist.

Wir fassen zusammen. Das archaisch-primitive Erleben wird durch folgendes gekennzeichnet:

1. Alles Intellektuelle verläuft viel verschwommener und diffuser. Das Ich entwickelt sich erst ganz allmählich zu einer einheitlichen zentralen Kraft der Seele und besteht anfangs sogar aus vielfachen Teilstücken. Auch die abgegrenzte Dinglichkeit der Umwelt-Objekte tritt erst langsam zutage.

2. Das Denken besitzt viel mehr Anschaulichkeit; Bilder spielen in ihm (wie im Traum) eine sehr viel größere Rolle.

3. Die Affektivität beherrscht sehr deutlich die Gesamtlage, vor allem auch den Intellekt.

4. Verschiebungen und Verdichtungen spielen eine große Rolle. Die Gesetze der Logik haben noch keine entscheidende Kraft.

5. Die Affektivität entwickelt aus den Wunschträumen das magische Erleben. Wunsch wird Ursache und fälscht damit ganz erheblich das Bild der Wirklichkeit.

b) Das (kollektive) Unbewußte

Die Literatur zum Thema der Bewußtseinsvorgänge, noch mehr des Unbewußten, ist heute kaum noch übersehbar, insbesondere durch die Entwicklung, welche die Psychoanalyse in den letzten Jahrzehnten seit Freud genommen hat. Hier soll nur so viel aus der bereits historischen Literatur sowie von modernen Stimmen herangezogen werden, als zum

Verständnis und zur Erklärung in unserem Zusammenhang mit der Geniefrage notwendig ist. Diese Literatur betont die „Unbewußtheit" des Schaffens beim Genie. Wir haben daher auch dieses Problem zu beleuchten.

Bewußtsein ist die räumlich-zeitliche, dabei von Empfindungen und Erinnerungsbildern abhängige Orientierung und die einheitliche Beziehung auf das Ich. Unser Bewußtsein, besonders das der Zeit, schließt das Gedächtnis in sich ein. Jeder Seelenvorgang hinterläßt für kürzere oder längere Zeit eine Spur, die seine Wiederkehr erleichtert; darin liegt die Tatsache des Gedächtnisses, das uns in Form von Erinnerungen mehr oder weniger dauernd zur Verfügung steht und unsere Lebenserfahrung zur Folge hat. Ichbewußtsein oder Selbstbewußtsein (im eigentlichen Sinne, nicht jedoch im Sinne einer Eigenwertschätzung gebraucht) bedeutet den festen Kern des dauernden Bewußtseinsinhaltes und gestaltet uns so zu einer Persönlichkeit, einer Einheit des Bewußtseins, im Gegensatz zum Kleinkind (oder auch zum Tier), welches noch kein Bewußtsein vom eigenen Ich besitzt.

Bewußtsein bedeutet uns also einen Zustand, eine bestimmte Färbung, einen Tonus des Ichs und seiner Inhalte. Es finden sich natürlich alle Grade und Abstufungen von Bewußtheit. Bei Sinneseindrücken liegt diese bald jenseits, bald diesseits der Reizschwelle. Eine deutliche Grenze zwischen bewußt und unbewußt läßt sich nicht erkennen. Manche seelische Brocken und Bruchstücke erscheinen allerdings nur als unbewußt, waren aber „schwach bewußt", oder sind „nicht-mehr-gewußt". Aber es gibt doch viele unbewußte seelische Teilvorgänge. Beim Suchen eines Namens ist dieser noch nicht bewußt, aber er ist doch bereits psychisch wirksam, er bestimmt schon die Richtung des Suchens. Bei Assoziationsexperimenten ist Unbewußtes deutlich wirksam. Jedes psychische Teilstück hat seinen Grad von Bewußtheit oder Unbewußtheit: Der Unterschied liegt in dem Grad der Verknüpftheit mit seinem Ich (vgl. a. SCHULZ[924]). LIPPS[851] (S. 41) betonte streng, es sei ein Fehler, Bewußtsein gleich Psyche zu setzen; dies hieße das Bewußtsein verdinglichen; Bewußtsein sei vielmehr eine Zuständlichkeit des Ich. Diesen Gedanken hebt KRONFELD[832] (S. 160–179) als ein Hauptverdienst von Lipps hervor. Psychisches könne akzidentell entweder bewußt oder unbewußt sein. Nach Herbart war das Bewußtsein eine Funktion der Vorstellungsintensität. Auch Husserl nimmt an, daß nicht jedes psychische Vorkommnis von Bewußtsein begleitet sei (BINSWANGER[725], S. 157, 188). Binswanger selbst steht auf dem gleichen Standpunkt (S. 192; vgl. a. ROFFENSTEIN[904, 905]). Ähnliches wie Lipps haben KRETSCHMER[829] und BUMKE[739, 740] wieder betont. Kretschmer widerlegt sehr gut diesen Begriff des Unbewußten als den einer mystischen Unterwelt (S. 378; vgl. auch BERZE[723], HELLPACH[789], SCHILDER[616]). Das „Doppel-Ich" von DESSOIR[749], das Unterbewußtsein von LOEWENFELD[855] ist, wenn es nicht einfach verändertes Ich bedeutet, ebenfalls solche Verdinglichung (über Bewußtsein und seine verschiedenen Bedeutungen bzw. Ausdeutungen vgl. a. MIKOREY[873] und GRUHLE[171], S. 12 ff.). Bei Gruhle findet sich auch ein Zitat von Carus, der, der Neigung der Romantik entsprechend, sich dem Wesen des Bewußtseins in seinen Übergängen zum Stadium des Unbewußten bzw. Unterbewußten besonders widmet: Das Unbewußte gebe erst den Schlüssel für das bewußte Seelenleben. „In dem unablässig fortkreisenden Strome des Vorstellungslebens bildet das Bewußtsein die einzige kleine beleuchtete Stelle. Alles Seelenleben, die gesamte Welt unseres inneren geistigen Daseins, die wir sehr wohl in unserem Bewußtsein von allem Äußerlichen unterscheiden, sie beruht auf dem Bewußtlosen und bildet sich aus diesem hervor" („Psyche", S. 2). Und ein ähnliches Zitat, auch von romantischem Geist und in der Sprache dieser Zeit aus Carus' Feder (S. 103): „Das relativ Unbewußte trägt schon das Bewußtsein und nimmt Wirkungen des Bewußtseins in sich auf; es ist unbewußt gewordenes Bewußtsein. Dadurch, daß das Bewußte zurücksinkt ins relativ Unbewußte (Antäusbild) und dort gewandelt wird, wandelt es auch das relativ Unbewußte, dieses wiederum das absolut Unbewußte, dadurch aber den Körper". Wie wesentlich der Romantik für das Werk des Künstlers jene unbewußten Mächte waren, besagt der Ausspruch Jean Pauls: „Das Mächtigste im Dichter, welches seinen Werken die gute und böse Seele einbläst, ist gerade das Unbewußte" (z. n. GRUHLE[171]). FRANKL[1233] sagt von ihm: „Der Mensch muß sich ins Unbewußte fallenlassen können. Das Unbewußte ist der Ort, an dem die Gnade darauf lauert, daß der Mensch ihre Beute wird. Das Unbewußte ist der Gnadenort" (S. 294).

Die Lehre vom Unbewußten geht auf Leibniz zurück: Der Grund der Seele ist immer in Bewegung und Wirksamkeit, es gibt darin dunkle Vorstellungen. Auf Leibniz fußt die Ästhetik des 18. Jahrhunderts und ihre Lehre vom unbewußten Schaffen des Künstlers. Beim Fühldenken, bei allem außersprachlichen, symbolischen, intuitiven, vorlogischen Denken überwiegt das Unbewußte; es entspricht der „Sphäre" Schilders. Die Mechanismen solchen Denkens sind auf alle Fälle unbewußt. So etwa das Symboldenken im Traum; dieses ist gewiß kein Ereignis bewußter Tätigkeit, aber ebensowenig „rein somatisch" wie ein Kniesehnenreflex. Ein hübsches Beispiel für unbewußte Symbolbildung bei einem Dichter gibt Mörikes „Erstes Liebeslied eines Mädchens" (MÜLLER-FREIENFELS[1299], S. 186). Bei solcher Symbolbildung muß ein uralter Zwang vorliegen, anders als rational zu denken (JUNG[811], vgl. auch HAEBERLEIN[1035]). In solchem „ursprünglichen Fühldenken", solchen „urtümlichen" Bildern kommt individuelles Erbgut zum Vorschein. Vieles, was vom Ich selbst nicht erlebt wird, kann Fremden, kann Beobachtern darum doch als psychisch vorhanden auffallen: Triebe, Affekte, Motive. Später kann auch das Ich rückblickend sich darüber klar werden; es kommt ihm „zum Bewußtsein", daß es damals aus unbewußtem Neid oder Machttrieb usw. gehandelt hat. Erwachsene können an Kindern viel Unbewußtes und doch Seelisches deutlich erkennen (z. B. versteckte Erotik). Wie dunkel verkleiden sich oft Motive im Traum, in einer Dichtung und sind doch herauszufinden, zu deuten. Bei jedem Menschen wirken all seine Erfahrungen, sein Gedächtnis, zum großen Teil unbewußt, mitbestimmend auf seine Handlungen; in ähnlichem Sinne auch, was man den objektiven Geist einer Gruppe heißt (VIERKANDT[955], S. 346, 433), Stand, Kaste, Zeitgeist. Wie das Ich einen Inhalt an sich heranziehen kann, kann es aber auch abstoßen, abspalten, unwillkürlich verdrängen. Seelisches kann wieder unbewußt werden (FREUD[760]). (Zur Literatur und Kritik des Unbewußten siehe auch BLEULER[728, 730, 732, 733, 734]).

In den Bereich unbewußter Vorgänge gehören speziell zwei Begriffe, denen wir uns kurz zu widmen haben, weil sie für den Schaffensprozeß von maßgeblicher Bedeutung sind: der Traum, noch mehr die Intuition und Inspiration.

c) Der Traum

Wie schon eingangs zu Beginn des Abschnitts „Das Unbewußte" angedeutet wurde, besteht auch über den Traum, seitdem er durch FREUD[764] zu einem unentbehrlichen Instrument psychotherapeutischer Erkenntnis und damit Behandlung wurde, weil er einen Zugang zu den unter- und unbewußten Schichten der Persönlichkeit gestattet, eine nicht mehr überschaubare Literatur, insbesondere in kasuistischer und psychoanalytischer Sicht. Hier finden sich immer wieder verarbeitet und dargestellt die einzelnen Faktoren, welche nach Freud die Traumarbeit leisten, um die Wunscherfüllung als Ziel des Traumes (nach Freuds Meinung) zu gewähren: also die Momente der Verdrängung, Verdichtung, Verschiebung mit Hilfe des Symboldenkens und deren Aufdeckung. Daß die Traumsymbolik seit jeher persönlichkeitseigen gleichbleibend ist und sich nur in äußerlichen Variationen wandelt, geht schon aus der antiken Traumsammlung des Artemidoros aus alexandrinischer Zeit hervor (s. a. KURTH, W.[842]). Jener Schritt in die tiefen Schichten der Persönlichkeit, in ihr Unbewußtes, in ihren endothymen Grund (LERSCH[849]) wird getan. Archaische Untergründe werden aufgehellt, denn gerade im Traumleben spricht die archaische Schaltung ein gewichtiges Wort mit. Das unformulierte, komplexe Denken, vollkommen katathym und in nächster Beziehung zur gesamten Affektivität, ist sein Grundfaktor. Die Affektivität ist der Motor, die stärksten Instinkte sind bestimmend: Machttrieb, Geschlechtstrieb, Goldhunger (imperium, libido, panis — auri sacra fames, wie schon SANTE DE SANCTIS[908] sie nennt). Der Traum ist das Reich des befreiten Individuums, befreit von Sokrates und Apollo, das Reich des wilden Dionysos (SANTE DE SANCTIS[908]). Wenn „Vernunft und Wille" zusammengehören, so auch „Gefühl und Traum" (KLAGES[817]). Das Material des Traumes entstammt aus inneren und äußeren Reizen, hat direkte oder indirekte psychische Herkunft. Den Inhalt entnimmt der Traum den Tagesresten, aber auch uraltem Gedächtnisgut: atavistische, besonders geschlechtliche Triebe erwachen. Das „aktive latente Unbewußte", sehr frühe, verdrängte Erfahrungen befreien sich und können die anderen Komponenten umbilden. Denn die Traumdynamik lagert, darin sehr ähnlich dem Archaischen (s. d.), die Bilder bald nebeneinander in unverbundener Filmkette, bald übereinander, bald verschmilzt sie zwei oder mehr Dinge zu einer „Verdichtung". Aber der Traum zerreißt auch ebenso, was sonst zusammengehört, er dissoziiert Empfindung und Gefühlston, Idee und affektiven Zustand; daher die affektive „Verschiebung", die „Übertragung" auf ganz andere Objekte, genau wie im magischen Denken. Er zerreißt auch höhere Verknüpfungen, Urteil, Willen und Urteilselemente. Eine seiner Haupttätigkeiten aber bleibt, alles nach Möglichkeit ins Optische zu übersetzen, in Gesichtsvorstellungen, in Symbole, in Personifikationen (s. a. PÖTZL[891]).

Traum ist demnach kein sinnloses Chaos, auch nicht bloß Archaisches, sondern „schlierend" durchsetzt mit (abgeschwächt) rationaler Tätigkeit.

Zweifellos hat das Traumleben zum Produktiven, namentlich in manchen Künsten, enge Beziehung. Darauf weist auch GRUHLE[171] im Kapitel „Kunstwissenschaft" seines großen Werkes (S. 155 ff.) hin. Trotzdem dürfen wir aber nicht sagen: Das Genie ist ein wacher Träumer, wie man dies wohl getan hat; sondern man muß sagen: Wer am schönsten zu träumen versteht, wer nicht streng rational schafft, wer traumgleiche Phantasie besitzt, wer Wunschträume, Wachträume zu gestalten vermag, wer über Mechanismen verfügt, die die schönsten Symbolkompositionen schaffen, der wird eher zum Genie bei den Menschen, die es immer nach herrlichen Träumen hungert. Tatsächlich findet man unter den späteren Genies zahlreich Typen, die in irgendeiner Weise, wie wir weiter unten sehen werden, zum Traumleben besonders nahe Beziehungen besitzen. Die modernste und zugleich umfassendste, dabei unter Anführung wichtigster Literatur auch für den Laien verständlich und übersichtlich geschriebene Monographie über den Traum stammt von dem orthodoxen Freudianer (wie er sich selbst bezeichnet) W. KEMPER[815].

d) Intuition und Inspiration

Im Zusammenhang mit dem Schaffensprozeß, besonders dem künstlerischen, wird der Faktor der Intuition mit seiner speziellen Steigerung in vornehmlich religiös gefärbte Vorstellungen als Inspiration unentbehrlich. HOLZSCHUHER[800] definiert in seiner „Praktischen Psychologie" die Intuition als „unmittelbare, weder durch bewußte Erfahrung noch durch Reflexion gewonnene Einsicht" (S. 729), und GRUHLE[171] erweitert mit Recht die Anwendung dieses Begriffes auch auf den Techniker und Wissenschaftler (S. 113) und versteht darunter „die nicht intendierte, unmittelbare Einsicht in Zusammenhänge". Sie äußere sich bald als kritisches Urteil, bald als Voraussage, bald als Einfall, als Erfindung, als Entwurf. Er meinte allerdings, man könne sich hernach über ihr Zustandekommen keine Rechenschaft geben, eben weil sie dem Unbewußten entstamme. Als Leistung der Gestaltwahrnehmung definierte die Intuition der Zoologe K. LORENZ[857] auf dem Kongreß des Gesamt-Verbandes deutscher Nervenärzte 1963. GRUHLE[171] sagt weiter — wie auch WELLEK[190], der die Intuition dem „Fühldenken" oder Instinktdenken zugehörig darstellt und die Divination, Inspiration usw. als besondere Form der Intuition betrachtet (S. 132) —, die Intuition habe zur Einfühlung die lebhaftesten Beziehungen, weil jener wohlorganisierte Aufbau des Unbewußten oft intensivster Einfühlung in eine Materie entstamme. Es empfehle sich nicht, der Intuition etwas besonders Geheimnisvolles zuzubilligen, wie auch (a. a. O., S. 317) das Unbewußte selbst nicht geheimnisvoller sei als das ganze Leben überhaupt. Auch HELLPACH[544] spricht von Intuitivem deshalb, weil es nicht durch logische Schlüsse seine Ergebnisse erhält, sondern oft, ohne die Möglichkeit einer Begründung, sie mehr ahnt (S. 498). Sehr überzeugend und scharfsinnig analysiert KEYSERLING[1271] das Phänomen der Intuition, indem er von einem „Spannungsfeld der Intuition" spricht, in welchem „das sich öffnende Ich" „anders und mehr wird, als es vorher war" (S. 2). Intuition bedeute unmittelbar Perzeption von Ganzheit und operiere nur von innen nach außen zu: „Auch was ein Intuitiver an Außenwelt schaut, fällt ihm in Wahrheit von innen her ein. Das Auge allein steht weit offen und spiegelt, ohne zu zergliedern — und irgendeinmal ist dann eine Gesamtschau als Plan fertig da. Es bleibt nur übrig, dieselbe zu materialisieren" (S. 5).

Bei der Inspiration komme noch, wie GRUHLE[171] (S. 23) ausführt, etwas Besonderes, etwas Unpersönliches, nicht vom Individuum aktiv Steuerbares hinzu, indem die Betroffenen das Erlebnis haben, nicht Schauplatz zu sein, sondern sie müßten allerlei Eingegebenes aussagen, wovon sie gar nichts wissen, was auch nicht in die sonstigen Zusammenhänge ihres Wesens und Lebens hineingehöre. Der Inspirierte trete aus seiner Sphäre heraus, er werde Medium, Mittler, Werkzeug einer überpersönlichen Macht. Insofern sei Besessenheit und Inspiration eins.

Nicht alle der zahlreichen Autoren trennen die Begriffe immer mit solcher Klarheit und Schärfe, wie Gruhle das auch hier bei der Intuition und Inspiration macht, indem sie oft beide Begriffe in gleichsinniger Weise gebrauchen und auf die geniale Persönlichkeit und ihr Schaffen anwenden. Eindeutig unterscheiden schon KREIBIG[828] (1909), HOCK[111] (1920) und später GEBSER[1237] (1944) und ARMSTRONG[1198] (1946) die beiden Begriffe. So sagt KREIBIG[828]: was sich jener geistigen Anschauung, der Intuition, anbiete, könne nicht durch fleißiges Sehen und Prüfen gefunden werden, sondern nur im Wege unmittelbarer Eingebung, der Inspiration, zum geistigen Besitz werden (S. 533–534). Gleichzeitig stellt er sich auf den Standpunkt, daß Inspiration etwas Übersinnliches, von außen Kommendes, letztlich nicht Erklärbares sei. HOCK[111] andererseits erkennt in der Inspiration den psychischen und psychologischen Vorgang, „Bestandteile ganz disparater Gebiete miteinander in Verbindung zu bringen" im Sinne des Pawlowschen bedingten Reflexes (S. 52). In der Absicht, zu unterscheiden, spricht er bei der Intuition hingegen von der „Vereinigung von Elementen zweier verschiedener Assoziationsbüschel", die, sofern sie auch objektiv als wertvoll erkannt wird, als Intuition bezeichnet wird (S. 103). Nach GEBSER[1237] (1944), also einige Jahrzehnte später, handelt es sich bei der Intuition, von der Seele her gesehen, um „einen Ausbruch unbewußter Inhalte in das fühlende Bewußtsein", vom Dichter aus gesehen, um „den ergriffenen Einblick in die seelischen Zusammenhänge", während Gebser das Wesen der Inspiration definiert: „Vom Geistigen her gesehen als einen Einbruch unbewußter Inhalte in das wissende Bewußtsein; vom Dichter aus gesehen als die nüchterne Teilhaftigkeit an den geistigen Zusammenhängen, als eine Art Gnade" (S. 229–230) (s. a. PATRICK[1305] [1935], [1306] [1937] und [1307] S. 129 [1941]). ARMSTRONG[1198] (1946) wiederum spricht von Inspiration dann, wenn eine neue Konzeption erscheint, diese oft durch Intuition gewonnen (S. 173) (vgl. a. LEE[1280], S. 284, FIEDLER[1231], S. 115, CHRISTENSEN[1221] BORN[1216], S. 267, COPLAND[1223], S. 42, MARITAIN[1288], S. 91). Auch die anderen Autoren, wenn sie auch häufig Inspiration mit Intuition im Sprachgebrauch gleichsetzen, sehen zwei Möglichkeiten des Zustandekommens dieses Phänomens: einmal die dem Bewußtsein zugänglichen Voraussetzungen, zum anderen die nicht mit dem Bewußtsein erfaßbaren, den übersinnlichen Bereichen angehörenden Akte. Zu den ersteren rechnen SELZ[1342] (1913), [1343] (1922), [1344] (1933) und sein Schüler BAHLE[174, 1200-1207] (1934–1953). BAHLE[174] (1949) unterscheidet dabei zwei Inspirationsgesetze:

1) das entwicklungspsychologische, welches er folgendermaßen formuliert: „Wertvolle Inspirationen treten nur in Späthpasen der Vorbildgebundenheit und Leitbildbeherrschtheit auf (S. 30–31), während 2) das schaffenspsychologische Inspirationsgesetz sich auf die Werkentstehung bezieht" (S. 30 ff.). In einer späteren Arbeit kommt BAHLE[1207] zu der Feststellung, daß „auch die sogenannten künstlerischen Eingebungen keine passiven Geschenke, sondern die Endresultate langer innerer Vorbereitungen und psychologischer Prozesse" seien. RÉVÉSZ[1326] (1949) führt dazu aus, daß der Einfall erst Ende und Höhepunkt der produktiven Tätigkeit sei (S. 1182), während die metaphysische Theorie besage, daß die Intuition im Bewußtsein entstehe, wie auch GOTTSCHALDT[291] glaubt, daß jegliche wissenschaftliche Erkenntnis, mehr aber noch das tägliche Geistesleben im „intuitiven, bildhaften und sinnhaltigen Denken wurzele" (S. 494), und sogar eine „Erbbestimmtheit der Intutionsfähigkeit" erwägt (S. 495; vgl. a. HOFFMANN[1262], S. 321). STEINITZER[1475] (z. n. MARGIS[1466], S. 149–162) spricht von Intuition dann, wenn ernstliche Studien und Forschungen die Vorarbeit geleistet haben, stellt also die Intuition in den Bereich bewußter Vorgänge, wie auch GRAMMONT[1242], der Intuition als „unablässige Gedankenarbeit" bezeichnet, und auch BODEWIG[668], der im Gegensatz zur Inspiration (= Eingebung) die Intuition für „absichtliches Nachdenken" hält. Demgegenüber äußert BRAIN[170], er halte die Inspiration für eine unbewußte Fähigkeit beim Genie, wie sie beim gewöhnlichen Menschen nicht vorhanden sei, ein besonderes Gedächtnis allerdings dabei vorausgesetzt, „das fähig ist, bedeutende Tatsachen und assoziative Prozesse in außergewöhnlicher Reichhaltigkeit festzuhalten, so daß diese Tatsachen in neue fruchtbare Kombinationen gebracht werden können, was Galton, der ebenfalls den schöpferischen Denkprozeß studiert hat, »das Vorzimmer des Bewußtseins« nennt" (S. 662, Lancet). Von der eigentlichen Inspiration spricht BRAIN[170] als dem „Einhauchen eines Impulses von außen, der in gewisser Weise als getrennt von der bewußten Persönlichkeit empfunden wird und deshalb im primitiven Denken oft personifiziert wird" (S. 14, Eugen. Rev.)[1], während SZONDI[942] sagt, daß die „Inspiration ein Moment der Passivität" sei, „analog dem Schlaf, dem Traum und der Neurose". I. STRAWINSKY[1351] wiederum, selbst Künstler, erblickt in der Inspiration keineswegs eine Voraussetzung für einen schöpferischen Akt, sondern eine Äußerung sekundärer Art (S. 1089). Schöpferische Tätigkeit sei vielmehr stets mit der Gabe der Beoachtung verbunden (S. 1088).

Auf der anderen Seite stehen die Autoren, die der Inspiration metaphysische Folie verleihen. Diese Inspiration bricht über das Individuum herein (NACHMANSOHN[1106], S. 2). Nach SÉAILLES[67] ist die Inspiration zwar noch, „ohne ihren mysteriösen Charakter zu verlieren, der natürliche und normale Zustand des Geistes, die eigentliche Kraft des Denkens" (S. 7), während bereits bei A. MÜLLER[1631] zur Inspiration die bei ihrem Eintreten begleitend sich einstellende mächtige, bis zu Sinnestäuschungen sich stei-

[1] Umgekehrt meint W. A. HOFMANN[163] ,Inspiration lasse sich „gern und bewußt" herbeiführen, wenn es gelinge, „durch starke Atmung einen gewissen rauschartigen Zustand herbeizuzwingen" (S. 103).

gernde Erregung gehört (S. 66). Und BAROLIN[1209] spricht sogar von einem sechsten, dem Inspirationssinn, wobei er als eine Abart der Inspiration Hellsehen und Telepathie ansieht. PFISTER[1310], der schon 1913 die Inspiration als Manifestation eines verdrängten Komplexes in psycho-analytischem Sinne erkennen will, hält sie für eine plötzliche oder allmählich eintretende Eingebung oder Offenbarung (S. 508–509), wie sehr viel später für CATH. GILBERT[1239] die Inspiration göttlichen Ursprungs ist (S. 682), (vgl. a. NAHM [1301], S. 169 und Forster[758], S. 117–118). PLAUT[124], der in seiner umfassenden Arbeit viel Material von HENNIG[1252, 1253] verwertet und auch MAIER[864] („Inspiration ist unbewußtes Emportauchen") zitiert, sieht hier eine Grenze der Erkenntnis vom produktiven Schaffen, an deren Stelle vielmehr ,,etwas nicht genau Fixierbares tritt, das wir bald als »Zufall«, bald als glückhafte »Erleuchtung« (vgl. a. PATRICK[1307], S. 129) oder als »Inspiration« zu bezeichnen pflegen" (S. 151–154). SOMOGYI[143] spricht bei der Inspiration von „einer angeborenen Fähigkeit, einer ererbten Anlage, einer göttlichen Gabe, die unterstützt und gefördert, deren Mangel aber nicht ersetzt werden kann, in höchster Potenz nur bei der Genialität zu beobachten" ist (S. 307–308); und WALDEMAR[1356] nennt Inspiration ein „Faktum der Gnade (vgl. a. METZGER[871], S. 46), Wunder des Einfalls" (S. 347). Die Amerikaner HARDING[1245, 1246] und BERGLER[660], letzterer von der Psychoanalyse herkommend, äußern sich im gleichen Sinne, wenn auch zurückhaltender, indem HARDING[1245] von der Inspiration als von der Idee oder einem Eindruck spricht, der ohne Anstrengung in den Sinn komme (S. 93), während BERGLER[660] der Meinung ist, die Inspiration treibe den Künstler und erscheine unabhängig von jeglichem Willensakt, ohne allerdings auf die Genese der Inspiration näher einzugehen (S. 248).

Mitunter wird Inspiration in etwa in Verbindung gebracht mit Prophetie, d. h. der Gabe, divinatorischer Voraussage, so CHADWICK[743] (S. XI) und ähnlich auch NAHM[1301] (S. 175); dabei klingt auch eine Verwandtschaft mit dem sokratischen Daimonion an, wie auch PIÉRON[1311] (S. 124) zum Ausdruck bringt. Schließlich ist, und damit wird die Inspiration in den Bereich eigentlich psychopathologischer Reihe gesetzt, LÉVY-VALENSY[1283] der Auffassung, daß die (dichterische) Inspiration „denselben Gesetzen gehorche wie gewisse krankhafte Erscheinungen, wie die Manie und die Melancholie sowie auch die Schizophrenie" (S. 41). Ebenfalls in das psychopathologische Grenzgebiet begibt sich HUTCHINSON[1264], wenn er den Satz formuliert, der intuitive Denker befinde sich in einem Zustand problemerzeugter Neurose. Und auch der Ausspruch von LEVEY[1282], dichterische Produktion sei eine nachträgliche Abwehr der Angst, entstammt psychoanalytischer Betrachtungsweise.

Aus dieser Menge und der Divergenz der Meinungen ist zu ersehen, daß Intuition und Inspiration keine festen Begriffe darstellen, die mit den Mitteln psychologischer Wissenschaft restlos zu erfassen sind. Zurück bleibt ein ungelöster Rest, der selbst von einem Teil rein naturwissenschaftlich eingestellter Forscher als metaphysisch empfunden wird. Die zur Einführung ausführlich besprochenen Faktoren des Archaischen und des Unbewußten geben Voraussetzungen und Grundlagen zum Verständnis von Intuition und Inspiration. Bewußtes, Archaisches und Unbewußtes können dabei nebeneinander bestehen, sie können sich überschneiden, verflechten oder mischen, um jenes schöpferische Agens (im Sinne von Intuition und Inspiration) zu erzeugen, das wesentliches und wesenhaftes Kriterium des schöpferischen Hochtalentes darstellt und ohne welches die geniale Persönlichkeit (eben im Sinne dieses schöpferischen Hochtalentes) nicht denkbar ist.

IV. Biologische Daten

Die moderne Psychologie erfaßt das Wesen menschlicher Persönlichkeitsstruktur in der Konzeption der Leib-Seele-Einheit. Auch die Medizin, die die schon in der Antike gelehrte ganzheitliche Betrachtung des Menschen als harmonische Einheit von Körper und Geist bzw. Seele in der Zeit der sich rapide entwickelnden und dominierenden Naturwissenschaften mit ihrer naturalistisch-materialistischen Denkweise zugunsten einer einseitigen Vorrangstellung der Materie Leib aufzugeben bereit war, hat in neuester Zeit das Leib-Seele-Problem an zentrale Stelle gerückt (psychosomatische Medizin).

Haben wir in dem vorhergegangenen Abschnitt „Zur Psychologie“ die rein geistigen Voraussetzungen — die bewußten der Talente und die unbewußten, die dem endothymen Grund entstammen und in Intuition und Inspiration gipfeln — durchleuchtet, so können wir uns ebensowenig den mannigfachen biologisch-körperlichen Problemen, von denen auch das schöpferische Hochtalent in seiner Eigenschaft als biologisch determinierter Mensch in keiner Weise ausgenommen ist, verschließen.

1. *Das Gehirn als anatomisches Substrat geistiger Kapazität*

Wir berühren hier die Frage, ob bei einem Hochtalent bzw. einem Genialen eine entsprechende anatomische Ausbildung des Gehirns zu erwarten ist und auch gefunden wurde. Untersuchungen hierzu finden wir bei Weinberg[262], Hansemann[208, 89], Patzig[654], Retzius[248], Somogyi[256] und in allgemeinerer Weise bei Monakow[239]. Mit Hirnentwicklung und Intelligenzentwicklung beschäftigte sich auch Ribot[328]. Dabei ergibt sich, daß die Gehirngröße als solche nicht entscheidende Voraussetzung für bedeutende geistige Leistung darstellt, trotzdem die Gehirne Cuviers und Turgenjews zu den schwersten aller untersuchten Gehirne gehören (Turgenjew = 2012 g, d. i. rund ein Drittel größer als das durchschnittliche Gewicht des menschlichen Gehirns, z. n. Ossip-Lourié[1963]). Vielmehr scheinen bei besonderer Höhe einer speziellen Begabung wie z.B. Musik oder Mathematik entsprechende Hirngebiete hinsichtlich ihrer Rindenstruktur weniger quantitativ als qualitativ, d. h. in der Reichhaltigkeit der Oberflächengliederung, besonders gut ausgebildet zu sein. Bei der Musik ist es die Schläfen-, bei der Mathematik die Scheitelregion, der Gyrus supramarginalis. Von Möbius[235] wurde ebenfalls das „Organ für mathematisches Talent“ in die 2. und 3. Stirnwindung verlegt (s. a. Möbius[234 u. 237]), doch wurde seine diesbezügliche Arbeit von vornherein von Weygandt[264] und Ahrens[195] abgelehnt. Auch die Assoziations- und Sinnesfelder zeigen bei Hochbegabten eine besonders gute Ausbildung (s. a. Pfeifer[244]). Unterlagen für diese höhere

Differenzierung des Gehirns stellen u. a. die Gehirne von Bach, Beethoven, Leibniz, Kant, Helmholtz, Cuvier, Johannes Müller (n. WEINBERG[262]) sowie die Gehirne des Astrologen Hugo Gylden, der Mathematikerin Sophie Kowalewsky und des Physikers und Pädagogen Per Adam Siljeström (n. RETZIUS[248, 249, 250]) dar.

Allerdings sollte man solche Anlagen für hochdifferenzierte und zum Teil komplizierte Leistungen, die sich selbst wieder aus Teilkomponenten zusammensetzen können, keineswegs im Gehirn eng umschrieben annehmen und sie sich streng lokalisiert vorstellen. Diesen Fehler beging Gall in seiner Phrenologie (MÖBIUS[236]), die „noch einmal zu einer vergeblichen Auferstehung durch Möbius gebracht" wurde, „der das mathematische Organ in einer Vorwölbung der seitlichen Stirn (besonders links) durch empirischen Vergleich erkennen wollte" (JASPERS[807], S. 173).

HANSEMANN[208, 89], stellt auf Grund seiner Untersuchungen die Theorie auf, „daß bei geistig hervorragenden Menschen unverhältnismäßig häufig ein leichter Grad von Hydrocephalus (= Wasserkopf) vorhanden ist", und er erblickt die Ursache darin, „daß diese geringe Form des Hydrocephalus in einer erblich entstandenen, besonders starken Gliederung des Gehirns einen leichten Reizzustand setzt, der die zahlreich vorhandenen Assoziationsbahnen zu besonderer Tätigkeit anregt" (S. 14). Als Beispiele führt er Helmholtz und Menzel an, die wie Napoleon zeitweise unter Anfällen litten, die Hansemann als epileptoid, durch diesen Reizzustand des Gehirns hervorgerufen, deutet. Die oben erwähnte starke Gliederung des Gehirns sieht er nicht als Folge des Hydrocephalus an, „sondern diese beiden Zustände laufen", wie er weiter (S. 14) ausführt, „unabhängig nebeneinander und treten nur funktionell in Beziehung zueinander".

Auch MAGRI[647] gibt eine Übersicht über die widersprechenden Hirngewichtszahlen von Genialen. Mommsen z. B. hatte besonders stark ausgebildete Frontallappen, während Anatole France nur ein Hirngewicht von 1350 g aufwies. Die cytoarchitektonische Betrachtung führt nach Meinung Magris nicht weiter, und er nennt Hindze, der den chemischen Stoffwechsel des Gehirns untersuchte. Magri beschließt seine Arbeit mit einem Verzicht auf positive Rückschlüsse auf Grund anatomisch-physiologischer Untersuchungen, da sie Ursache und Wesen der Genialität nicht erfassen können.

Es bestehen nach diesen Ausführungen also keine spezifischen anatomischen Voraussetzungen für das schöpferische Hochtalent, was Hirngewicht und -bildung anbelangt. Und wenn man darüber hinaus hoffen wollte, aus einer Art Kombination von genetischen und embryonalen Eingriffen den neuen Menschen mit einem Riesengehirn (vgl. Kauffmann in seinem Aufsatz „Menschenmacher" in „Christ und Welt", 1964) neu zu erschaffen, so grenzte eine derartige Kontrolle über die Welt in ihrer rauschhaften Hybris ans Dämonische: Sicut eritis deus, sagte die Schlange des Paradieses.

Dennoch scheint eine besonders gut ausgebildete Anlage einzelner Hirnteile, und möglicherweise auch eine besonders gute Ausbildung von Assoziationsbahnen zu anderen ergänzenden Hirnbezirken, anatomisches und funktionelles Korrelat geistiger Kapazität und spezieller Talentanlagen zu sein.

2. *Entwicklungsstufen, Talent und Lebensalter*

Talent ist eine biopsychische Anlage, bedeutet geistige Potenz, aber noch nicht Leistung. So war Napoleon begabt, möglicherweise die Schlacht bei Jena zu gewinnen, nicht aber war er mit 18 Jahren zu dieser Leistung fähig, weil es ihm an Ausbildung, Erfahrung und Ausreifung der dispositionellen Fähigkeiten mangelte. Ebenso besaß Goethe mit 17 Jahren noch nicht Fähigkeit und Reife zur vollendeten lyrischen Aussage, und auch dem „Werther" mußten zuerst persönliche Erlebnisse (Lotte) vorausgehen.

Talent entwickelt sich also unter den vielerlei beeinflussenden und bildenden Faktoren des Lebens von der potentiellen Anlage zur Leistung, wobei der Zeitpunkt des Auftretens erster Talentleistungen gewissen Gesetzmäßigkeiten unterworfen scheint, die sowohl von der Art des Talentes wie der Artung seines Trägers abhängig sind.

Bei ungewöhnlich früher Äußerung höchsten Talentes sprechen wir von „Wunderkindern" (Quellenverzeichnis Nr. 3636 bis Nr. 3644). Bei diesen unterscheidet WASMUTH[260] zwei Arten oder „Klassen". Die eigentlichen, uns fast monströs anmutenden Wunderkinder besitzen eine anormal früh ausgebildete allgemeine Intelligenz, mit deren Hilfe sie in rezeptiver Weise geistige Leistungen vollbringen können. Sie beschäftigen sich mit allen in ihren Bereich tretenden Dingen, ohne dabei ein bestimmtes Ziel zu verfolgen wie auch ohne eigentlich ausgeprägtes Interesse an nur einem Gebiet. Es sind die bekannten Wunderkinder Heineken, Baratus, Sidis, Witte und in jüngster Zeit Minou Drouet (1947 unehelich geboren, 1954 entdeckt). Wunderkinder dieser Art pflegen im allgemeinen früh zu sterben. Bedeutende produktive Leistungen sind von ihnen nicht bekannt, und auch spätere Genies finden sich unter ihnen nicht. Wasmuth, der sich in seiner Studie besonders mit einer eventuellen „Züchtung von Wunderkindern" befaßt, stellt fest, daß man auf diese Weise niemals zur Züchtung eines Genies gelangen könne [auf anderem Wege übrigens auch nicht, s. sp.].

Zur zweiten Klasse der Wunderkinder zählen nach Wasmuth diejenigen, die schon in früher Jugend auf einem speziellen Begabungsgebiet (meist Musik: Mozart, Beethoven, Mendelssohn; oder Mathematik: Gauß, Abel, Euler) produktive Leistungen zeigen, wenn zunächst auch nur Mittelmäßiges, Schulmäßiges, noch nichts Originäres geschaffen wird (s. a. JOST[213], z. n. KOTSOVSKY[218]). In schneller und stetiger Fortentwicklung entstehen in späteren Jahren wahrhaft genial-schöpferische Werke von persönlichem Stil. Zu dieser zweiten Klasse gehören also die Genies, deren Spezialbegabung sich schon im Jugendalter äußerte, und auch Wasmuth betont, daß das Genie eben nicht allgemein begabt sei, sondern daß seine Fähigkeiten stets spezifisch und auf eine bestimmte Richtung hinzielend seien, während Talent als solches eine allgemeine Begabung darstelle. Innerhalb dieser spezifischen Begabung unterscheide sich das Genie vom Talent „durch die Weite seines Blickes". Außerdem sei es mit höheren assoziativen Fähigkeiten ausgestattet.

Was nun Zeitpunkt und Fähigkeit der produktiven Begabungsäußerung anbelangt, so ist nach RÉVÉSZ[251] nur in der Musik das Kindesalter (bis zum 13. Jahre gerechnet) schon originell, aber auch nur ganz selten. Zuerst tritt allein die technisch-virtuose Begabung auf. Das produktive Schaffen beginnt frühestens im 13. bis 20. Jahre; die volle Entfaltung erfolgt erst mit 20 bis 30 Jahren. Auch nach HELLPACH[789] und HOCK[111] liegen die frühesten eigentlich schöpferischen Leistungen in Höhe der Pubertät.

Im einzelnen gibt RÉVÉSZ[3641] folgende Ausführungen: „Wir wissen von J. S. Bach, der es schon als junger Knabe im Violin- und Orgelspiel zur Meisterschaft gebracht hat, daß seine schöpferische Bildungskraft erst verhältnismäßig spät erwachte. Aus seiner Ohrdruffer Periode (10. bis 14. Jahr) ist keine Komposition mit Sicherheit bekannt, höchstens könnte man die Entstehung der sehr primitiven (ungedruckten) Fuge in e-Moll in diese Zeit verlegen. Erst vom 18jährigen Bach ist eine Reihe von Orgelwerken bekannt geworden. Freilich dürfte die Erfindung des jungen Bach durch das Generalbaßspiel und das freie Präludieren frühzeitig geweckt worden sein; wann sie zuerst Werke von origineller Bedeutung hervorgebracht hat, ist nicht zu entscheiden ... Auch in Händel ist der Tondichter nicht in frühester Jugend, am Anfang seiner musikalischen Entwicklung erwacht, sondern erst nach verhältnismäßig langer Zeit, in der er dauernd Unterricht in der Musik erhielt. Zwar war er schon in seinem achten Lebensjahr als vorzüglicher Orgelspieler bekannt, doch stammen die ersten Werke von Bedeutung erst [!] aus seinem elften Jahre. ... Die ersten Kompositionen von Beethoven stammen aus seinem zwölften und dreizehnten Lebensjahre. So viel wenigstens ist sicher, daß er die Moll-Variationen und die drei Sonaten vom Jahre 1783 (er war 1770 geboren) als seine ersten Werke bezeichnete. Es steht auch fest, daß seine große kompositorische Begabung erst im Jahre 1792, nach der Übersiedlung nach Wien, wirklich zur Entfaltung kam. Die Bonner Lehrjahre ließen seinen Genius noch nicht erkennen. Er galt zu jener Zeit nur als ein hervorragender Improvisator und Generalbaßspieler ... Mendelssohn komponierte zwar schon verhältnismäßig früh, jedoch nicht vor seinem zehnten Lebensjahre. Lampadius, sein trefflicher Biograph, berichtete über eine Fuge, die er in seinem 11. Jahre komponiert hätte. Bei Mendelssohn ist es nicht sowohl ein besonders frühzeitiges Auftreten der schöpferischen Begabung als vielmehr das rasche Tempo ihrer Entwicklung und die enorme Produktivität, was unsere Bewunderung erweckt. Noch nicht 12 Jahre alt, komponierte er seine erste Oper, und in seinem 13. schon eine große Anzahl Tonwerke von mannigfachem Charakter. Auch bei Brahms zeigte sich die instrumental-technische Begabung viel früher als die kompositorische. Immerhin müssen seine ersten Kompositionsversuche schon aus dem 10. bis 11. Jahre stammen, denn sein Klavierlehrer klagt über das maßlose Komponieren des Jungen. Sicher ist, daß er in seinem 13. Lebensjahre ein Lied für einen Männergesangverein komponiert hat und daß er im Jahre 1849 (16 Jahre alt) in seinem zweiten eigenen Konzert eine eigene Phantasie über einen beliebten Walzer vortrug. Früh waren auch Cherubini, Spohr, Löwe, Berlioz, Bruckner, Tschaikowsky kompositorisch tätig, jedoch nicht in der frühesten Jugend. Haydn gehört zu den wenigen großen Musikern, bei denen neben einer ausgezeichneten pianistischen Fähigkeit auch die kompositorische Begabung sich schon früh äußerte; er begann nämlich mit 6 Jahren zu komponieren. Ähnlich gestaltete sich die musikalische Entwicklung bei Mozart, der schon vor seinem sechsten

Lebensjahre Klavierstücke komponiert haben soll. Leider sind diese Stücke unbekannt; sie sind vermutlich niemals in Noten gestochen worden. Aus seinem 6. Jahre kennen wir schon eine Reihe von Menuetten, die durch formale Reinheit, durch Einfachheit und Klarheit der Melodie ausgezeichnet sind und auf eine große schöpferische Begabung hindeuten. Ganz besonders ist ihm das Menuett in F-Dur vom 11. Mai und das auf denselben Baß komponierte Menuett vom 5. Juli 1762 gelungen. Im Jahre 1764, also seinem 8. Lebensjahre, hat er schon 6 Sonaten für Klavier und Violine und 3 Symphonien für kleines Orchester geschrieben. Schubert soll schon vor seinem 10. Jahre eine Reihe von Liedern und Klavierstücken komponiert haben. Jedenfalls ist nachgewiesen, daß Salieri, der einflußreiche Wiener Kapellmeister, schon im Jahre 1811 durch das Lied »Hagars Klage« auf den genialen jungen Schubert aufmerksam wurde (geb. 1797). Seine rasche kompositorische Entwicklung und seine ungeheure Produktivität ist ebenso erstaunlich wie die Mendelssohns. Im Jahre 1815 verfaßte er eine Anzahl Bühnenwerke, Messen, Klaviersonaten, etwa 170 Lieder usw. Früh entwickelte sich das kompositorische Talent auch bei Chopin. Angeblich komponierte er schon im 8. Jahr Klavierstücke. Seine ersten Veröffentlichungen sind aber erst verhältnismäßig spät erfolgt. Sein Opus I, das Rondo in c-Moll, stammt aus dem Jahre 1827, als er 17 Jahre alt war. Zu dieser Zeit hatte er aber schon eine ganze Anzahl fertiger Kompositionen aufgeführt, die erst später im Druck erschienen. In seinem 20. Jahre, während seines Aufenthaltes in Wien und Paris, war Chopin schon ein vollkommen ausgereifter, in seiner Eigenart bestimmter Komponist. Bei Meyerbeer äußerte sich die produktive Seite seines Talentes recht frühzeitig. Noch vor seinem 10. Jahre soll er eine größere Anzahl Klavier- und Gesangstücke komponiert haben. Sein instrumental-technisches Talent zeigte sich viel früher. Auch von Camille Saint-Saëns wird berichtet, daß er in seinem 5., von Richard Strauß, daß er in seinem 6. Jahre kompositorisch tätig gewesen sei; die Kompositionen aus dieser Zeit sind allerdings unbekannt" (S. 10–13).

Die mathematische Begabung erscheint etwas später, entwickelt sich aber viel schneller und ist früher produktiv als jede andere Begabung. Ein originelles Lebenswerk kann schon mit 20 Jahren vollendet sein, weil Erfahrung und Affektives nicht unbedingt nötig sind. Die Geschichte der Menschheit zeigt ebenfalls die Mathematik sehr früh als Wissenschaft. Beispiele früher mathematischer Begabung sind Pascal nach SOMOGYI[143], Gauß, Abel, Euler nach WASMUTH[260].

Das Talent für Bildnerei erscheint später; allerfrühestens mit 13 Jahren (Dürer), und nur van Dyck war mit 19 bis 20 Jahren schon auf seiner Höhe. GRUHLE[171] nennt unter den schon in ihrer Jugend produktiven Bildhauern und Malern noch Holbein d. J., Lukas van Leyden, den Tiroler Koch, Paul Potter, Angelika Kauffmann, den Bildhauer Josef Kopf, Rembrandt, Gainsborough, Feuerbach, Giotto, Mantegna, Luca della Robbia, Fra Bartolomeo, Caravaggio, Cellini, Raffael, Michelangelo, den jüngeren Bernini, Guido Reni, Andrea del Sarto, Tizian, Giorgione (S. 331–332). RIBOT[1327] gibt das Alter erster künstlerischer Äußerungen bei Giotto und van Dyck mit 10, bei Raffael, Guercino und Greuze mit 8, bei Michelangelo mit 13, Albrecht Dürer mit 15 und Bernini mit 12 Jahren an. Rubens und Jordaens seien ebenfalls frühreif gewesen (S. 99). (Vgl. a. GOLDSCHMIT-JENTNER[206].)

Die schöpferische Begabung für Literatur regt sich noch später, da sie die Fähigkeit des Ausdrucks verlangt und im ganzen komplexer gestaltet ist. Der frühe Typus Mozart-Schubert fehlt ganz. Allerfrühestens beginnt die Originalität mit 17 bis 18 Jahren (Rimbaud, Musset, Chatterton). Unter den berühmten Ungarn führt SOMOGYI[143] Petöfi an, der mit 20 Jahren schon als einer der gefeiertsten Dichter Ungarns galt. Er nennt auch Victor Hugo, der mit 15 Jahren bei einem Preisausschreiben für ein Gedicht lobende Anerkennung der Akademie fand (S. 260–261). BUSEMANN[203] untersuchte die Zusammenhänge zwischen Lebensablauf und lyrischer Produktivität bei Goethe, Mörike, Hoffmann v. Fallersleben, Hebel, Uhland, Schiller, Bürger und fand dabei mit Ausnahme von Goethe das Alter von 18 bis 42 Jahren als produktives besonders bevorzugt (S. 185). NELSON[240] hält ganz allgemein die Jahre von 20 bis 40 für die produktivsten des Genies (S. 303).

In den Wissenschaften wird selten etwas Bedeutendes vor dem 27. bis 28. Jahre geleistet, weil hier Studien und Erfahrungen erforderlich sind, die erst im Laufe von Jahren gewonnen werden können. Das gleiche gilt für die Philosophie.

COX[205] und später TERMAN and ODEN[257] untersuchten mit Hilfe historiometrischer und psychometrischer Studien 300 Genies der Weltgeschichte unter dem Wertmaßstab des I. Q. (Intelligenzquotient) und fanden, daß solche Personen, die später Hervorragendes leisten, in ihrer Jugend durch ein Verhalten gekennzeichnet sind, das einem besonders hohen I. Q. entspricht (s. a. MCCURDY[233]). Auch LEHMAN[227] führt in einer vergleichenden Studie aus, daß die bedeutendsten Menschen schon frühzeitig mit wertvollen Leistungen hervortreten und weist an Hand von zahlreichen Arbeiten statistischer Art (LEHMAN[222-226, 228, 229]) nach, daß für Maler, Graphiker und Bildhauer die produktivste Schaffenszeit zwischen 32 und 36 Jahren, für Philosophen zwischen 35 und 39 Jahren liegt. KRETSCHMER[128] bemerkt außerdem, daß es Geniale gibt, die im Anschluß an die Pubertät in wenigen Jahren ihre sämtlichen großen Werke geschaffen haben (Scheffel, Uhland), um dann für immer zu verstummen und in Mittelmäßigkeit ihr übriges Leben zu verbringen. Hier ist an einen Ausspruch BIEDENKAPPS[198] zu erinnern, der sagt: „Frühreif bedeutet auch früh fertig. Solche Individuen hören mit ihrem geistigen Wachstum auf, wenn andere, die später reifen, erst recht zu blühen beginnen" (S. 171). Dieser Ausspruch leitet über zu HELLPACH[789], der als Beispiele sogenannter Spätgenialität z. B. Kant und Fontane anführt. Hier beginnt die Produktion der ersten großen Werke zu einer Zeit, die jenseits der im allgemeinen produktiven liegt.

Hinsichtlich weiterer rein biologischer Fragen wurden Nachforschungen über das Lebensalter der Eltern bei der Geburt von Genialen angestellt sowie die Stellung der Genialen in der Geburtenreihe untersucht. BECKER[197] fand, daß von einer alten Erstgebärenden nur äußerst selten ein Genie abstammt. Die weitaus überwiegende Zahl der Geburten von Genialen fiel in die Hauptgebärzeit des Weibes. Unter den Vätern von Genialen fehlten solche unter 20 Jahren völlig. Fast 50% aller Väter waren zwischen 25 und 36 Jahre alt, 37 bis 40 Jahre alt waren noch 20%. In gleicher Weise äußert sich ROBINOVITCH[254] (S. 235). HEINZ[210] stellte hinsichtlich der Erst-

oder Spätergeburt der Genies fest: Es waren z. B. Friedrich der Große, Kant, Napoleon und Bismarck erst das vierte Kind, der Freiherr vom Stein das fünfte; Blücher hatte noch sechs ältere Geschwister, ebenso Mozart. Der Chemiker Scheele war das siebente unter zehn Kindern. Johann Sebastian Bach war der achte Sprößling seiner Eltern, Richard Wagner der neunte, Händel der zehnte, Siemens der elfte und Robert Boyle, der Begründer der wissenschaftlichen Chemie, war gar das vierzehnte Kind, Franklin das siebzehnte. Andrerseits läßt sich nachweisen, daß sehr oft sogar das erste Kind das Genie wurde. So sind Luther, Kepler, Klopstock, Wieland, Goethe, Rückert, Grillparzer, Jean Paul, Hebbel, Meyerbeer, Leopold Ranke, Fichte, Freiligrath, Fritz Reuter, Gustav Freytag, Herbert Spencer, Johann Strauß d. J., Helmholtz u. a. erstes Kind ihrer Eltern gewesen. Michelangelo, Schiller, der große Carnot, Justus Liebig und viele andere waren zweitgeborene Kinder. Als einzige Kinder wurden ermittelt: Hans Sachs, Herbart, Gauß, Grabbe, Thackeray, Virchow und Ed. von Hartmann (S. 38). Heinz kommt zu dem Schluß, daß es entgegen anderslautenden Behauptungen doch scheine, als wenn das erstgeborene Kind die „größte Anwartschaft auf Genialität" besitze. In diesem Zusammenhang ist auch auf eine Arbeit JUDAS[214] hinzuweisen. Judas Untersuchungen erfassen 294 geniale Persönlichkeiten des deutschen Sprachgebietes aus den letzten beiden Jahrhunderten, wobei sie zu der Feststellung kommt, daß „sowohl Künstler als auch Wissenschaftler im ganzen sehr verschieden großen Geschwisterreihen und jeder beliebigen Geburtennummer entstammen können. Wir finden Geniale ebensowohl am Anfang als auch in der Mitte oder am Ende ihrer z. T. umfangreichen Geschwisterreihen stehend (ohne daß übrigens dabei ein Gradunterschied bezüglich ihrer Bedeutung festzustellen wäre). Auffallend ist vor allem die große Zahl der Erstgeborenen unter den Probanden, die mit 42 unter 113 Künstlern und 64 unter 181 Wissenschaftlern mehr als ein Drittel der Gesamtheit ausmachen" (S. 190). Eine Nachforschung von ROSE A. LAUGHLIN[221] über Frühgeburten unter den Berühmten führte zu den Namen: Newton, Darwin, Cuvier, Napoleon, Voltaire, Rousseau, Victor Hugo, Lamartine, Renan. Auch die Geburtenkonstellation, d. h. das Alter der Eltern bei der Geburt eines Genialen, soweit es sich durch sieben teilen läßt, soll nach SWOBODA[332] von Bedeutung sein. Swoboda versucht nämlich, an einem umfangreichen Material zu beweisen, „welche Bedeutung den sieben Jahren, d.h. den durch sieben teilbaren Lebensjahren der Eltern, zukommt. So stammt Klopstock aus dem 21. Jahre der Mutter, Lessing aus dem 35. des Vaters, Kant aus dem 42. des Vaters und dem 28. der Mutter, Richard Wagner aus dem 42. des Vaters und dem 35. der Mutter. Eine Konstellationsstatistik über 480 schöpferische Persönlichkeiten in einer Kurve dargestellt, hat bei den Siebenjahren so steile Gipfel, daß die Möglichkeit zufälligen Zustandekommens ausgeschlossen ist (vgl. Anzeiger der math.-naturwissenschaftl. Klasse der Österreich. Akademie der Wissensch., Jg. 1951, Nr. 12)" (S. 363).

Schließlich verfolgten THAYER[542] und KOTSOVSKY[218] die Frage des Verhältnisses von Genialität und Lebensdauer. Thayer will die verhältnismäßige Langlebigkeit einer Anzahl von Genies zwischen 1800 und 1900 beweisen und damit ihre körperliche und geistige Gesundheit. Kotsovsky geht die

Frage an 1203 Genialen statistisch an und stellt folgende erreichte Durchschnittsalter fest:

Maler und Bildhauer	59 Jahre
Dichter und Schriftsteller	59 Jahre
Komponisten und Musiker	62 Jahre
Philosophen und Gelehrte	68 Jahre

Zu einer ähnlichen Feststellung gelangt ARMATTOE[196] an einer Anzahl von 12 000 Fällen. Geniale seien nicht kurzlebig, wie das mitunter behauptet werde, sondern Künstler und Wissenschaftler erreichten meist ein Durchschnittsalter von 65 Jahren. Wie auch v. SCHULTE[345] mitteilt, ist erwiesen, daß geistige Arbeit das Leben nicht verkürzt, sondern im Gegenteil bedeutend verlängert.

Auch das eigentliche Alter muß keineswegs einen Abfall der geistigen Produktivität, eine Rückbildung der schöpferischen Kraft oder eine Verminderung der geistigen Elastizität bedeuten. RÉVÉSZ[252 u. 253] führt (S. 385 bis 388) Namen an wie Händel, Rameau, J. S.Bach, Beethoven, Breughel der Ältere, Tintoretto, Michelangelo, Leonardo da Vinci, Tizian, Holbein der Jüngere, Rembrandt, Molière, Racine, Montesquieu, Rousseau, Francis Bacon, Hobbes, Locke, Leibniz, Kant, Schopenhauer, Lotze, Fechner, Spencer und zeigt an der Aufzählung von Spätwerken dieser Berühmten, daß auf allen Gebieten geistiger Tätigkeit hochbegabte Persönlichkeiten mit zunehmendem Alter eine meist qualitative, seltener quantitative Leistungsfähigkeit entfalten können, da sie im Alter „die geistige Intensität in einer inselhaft abgeschlossenen Wirklichkeit" genießen. HERRE[211] nennt außer diesen oben Genannten noch Schütz, Monteverdi, Zingarelli, Haydn, Liszt, Verdi (vgl. a. LINDHEIM[230]). Auch nach KOTSOVSKY[194] waren sehr viele Berühmte im Alter noch aktiv. Kotsovsky führt im einzelnen aus: „Weiter können wir noch den Mathematiker Gauß (78 Jahre), den Chemiker Liebig (70), den Schriftsteller Leo Tolstoj (82), den Kunstmaler Repin (84) u. a. nennen. Epimenides, der Philosoph auf Kreta, hat seine Zeitgenossen durch die Schärfe seines Geistes in Erstaunen versetzt, als er 100 Jahre überschritten hatte. Der andere Philosoph Theophrastus hatte seine Vorlesungen über den Charakter, auch nachdem er 100 Jahre alt geworden war, fortgesetzt. Die Chronisten legen Zeugnis davon ab, daß Solon, Pythagoras und Diogenes mit 90 Jahren ihre Schüler durch den funkelnden Geist in Erstaunen versetzt haben. Demokritos geißelte den menschlichen Wahn — genauso wie in seiner Jugend —, als er bereits ein Greis von 90 war. Plato hat einige seiner Dialoge im Alter von 80 Jahren verfaßt. Künstler wie Tizian, Michelangelo, Corot u. a. haben ihre Meisterwerke im hohen Alter geschaffen. Mit 96 beendete Tizian das Bild »Christus im Dornenkranz«. Der große französische Mathematiker Lagrange gab im Alter von 70 Jahren seiner »analytischen Mechanik« die endgültige Form. Auch der Begründer der Relativitätstheorie, Albert Einstein, arbeitete intensiv bis zu seinem Ende. Der Genius Laplace zeigte mit 79 Jahren keine Spuren des Welkens. Seine letzten Arbeiten stehen den Werken seiner Jugend nicht nach. Goethe war geistig schaffend bis zu seinem letzten Tag und vollendete den »Faust« als Greis. Helmholtz gestaltete die Synthese seiner wissenschaftlichen Anschauungen kurz vor seinem Ende. Marc Seguène, der wahre Vater der französischen Eisenbahnen, bewahrte die Lebhaftigkeit seines Geistes, als er 90 Jahre alt war. Branly arbeitete noch mit 90 Jahren an der Vervollkommnung seiner technischen Erfindungen. Chevreul überraschte als Greis seine Umgebung durch sein hervorragendes Gedächtnis. Im 90. Lebensjahr beschäftigte sich Favre mit dem eingehenden Studium der Ameisen. Haydn, Händel, Meyerbeer, Wagner, Verdi, Carlyle, Lamartine, Hugo, Littré, Renouvier, Ibsen, Roux, Darwin, Wallace, Richet, Schopenhauer, Marinesco, Mitschurin, Zialkowsky, Kablukov, A. Lumière und viele andere arbeiteten bis ins hohe Alter hinein und konnten dann ihr Werk abschließen. Das beweist, daß die physische Hinfälligkeit einiger dieser Großen keineswegs ihre glänzenden geistigen Eigenschaften beeinträchtigte. Der berühmte Chemiker und enzyklopädische Geist Berthelot veröffentliche ein Jahr vor seinem Tode, als er bereits 80 war, die Arbeit über die Reform der Orthographie. Robert Bosch, Philipp Lenard, Simon Flexner, Robert Rössle und andere haben in ihrem achten Jahrzehnt die Arbeiten fortgesetzt, auch Max Dessoir und Max Planck" (S. 101–102). Noch zwei weitere Beispiele von Altersleistungen führt Kotsovsky an: C. G. Jung und Bernard Shaw. Anschließend bringt er eine Zusammenstellung der erreichten Lebensalter und fährt fort: „Von 400 Trägern weltbekannter Namen starben 296 zwischen 70 und 90 Jahren, von denen wieder 47 das 78. und 79. Jahr erreichten. 80 Jahre wurden die Dichter Pindar, Wieland, Tieck, Chateaubriand, die bildenden Künstler Primaticcio, Greuse, Donatello, Klenze und die Gelehrten und Philosophen Eratosthenes, Roger Bacon, Buddha und Kant. Ein Jahr älter wurden die Dichter Calderon und Grillparzer, die Maler Signorelli, Jordaens, Ludwig Richter und Lucas Cranach, die Gelehrten Lullus und Buffon, der Erfinder des Telefons Morse und die Staatsmänner Solon, Kardinal Jimenez und Sully. 82 Jahre erreichten die großen Philosophen Plato, Mengtse, Spencer und Henri Bergson, die Dichter Hans Sachs, Ricarda Huch und Tennyson, die Künstler Della Robbia, Hals, Tintoretto, Lorrain und Goya und der Held des Bauernkrieges, Götz v. Berlichingen. An der Spitze der 83jährigen schreitet Goethe, ihm folgen Victor Hugo, Darwin und die drei Staatsmänner Pombal, Kaunitz und Bismarck, ferner Wellington und die Königin Victoria. Es gibt auch nicht wenige 84jährige: Talleyrand, die Künstler Giovanni da Bologna, Teniers, Peter Cornelius, die Dichter E. Young und Gerhart Hauptmann, außerdem Guericke, Newton u. a." (S. 103). Vom Altersschaffen der Berühmten führt Kotsovsky weitere Beispiele an, wobei er sich auf RÉVÉSZ[253] bezieht: „Georg Philipp Telemann, der von seinem 12. Lebensjahr bis zu seinem Tode eine märchenhafte kompositorische Regsamkeit entfaltete, schuf seine stärksten musikalischen Werke in den letzten Jahren, als er über 80 Jahre alt war, Rameau fing eigentlich erst mit seinem 50. Lebensjahr an, Opern zu schreiben. Seine letzten großen Opern komponierte er in der Zeit von 1757 bis 1760, also zwischen seinem 74. und 77. Lebensjahr. Johann Sebastian Bach hat in der letzten Periode seines Lebens, von seinem 49. Jahr bis zu seinem im 65. Jahre erfolgten Tode, Meisterwerke großen Stils komponiert, die großen Kantaten und die Kunst der Fuge ein Jahr vor seinem Tode. Michelangelo arbeitete an seinen größten Werken bis zu seinem im Jahre 1564 im Alter von

89 Jahren erfolgten Tode. Auch die meisten großen Werke Rembrandts stammen aus der letzten Periode seines Lebens. Dante beendete die »Divina Commedia« in den letzten Jahren seines Lebens. Dostojewsky, der mit 60 Jahren starb, hat seinen ergreifendsten Roman, »Die Brüder Karamasow«, in seinem 58. Jahr geschrieben. Bernhard Shaw veröffentlichte seine »Heilige Johanna« im Alter von 57 Jahren. Besonders deutlich tritt die Steigerung der Qualität der geistigen Arbeit in hohem Alter bei den Philosophen in Erscheinung, bemerkt Révész weiter. Augustinus begann zwar seine schriftstellerische Tätigkeit im 32. Lebensjahr, aber sein Hauptwerk, »De civitate Dei«, verfaßte er zwischen seinem 59. und 72. Lebensjahr. Als Achtzigjähriger verfaßte Hobbes seine große, Aufsehen erregende »Geschichte der revolutionären Jahre 1640–1660.« Obgleich Leibnizs Talent sich außerordentlich frühzeitig entfaltete, erschienen seine großen Werke erst spät: »Nouveaux Essais« in seinem 58., die »Théodicée« in seinem 64. Lebensjahr und die »Principes de la nature de la grace» zwei Jahre vor seinem Tode. Franz Brentanos Schrift über »Aristoteles' Lehre vom Ursprung«, eine scharfsinnige Kritik an Kants Lehre von der Apriorität, ist in seinem 73., die »Kategorienlehre« zwischen dem 73. und 76. Lebensjahre entstanden, und an dem »Versuch über die Erkenntnis« hat er bis zu seinem Tode emsig gearbeitet. Wilhelm Wundt hat mit seiner großen »Völkerpsychologie« begonnen, als er bereits 68 Jahre zählte. Die letzten 6 Bände (V—X) veröffentlichte er zwischen seinem 82. und 88. Lebensjahr. Henri Bergson beendete in seinem 74. Lebensjahr das Werk »Deux sources de la morale et de la religion«. Sigmund Freud verfaßte in seinem 74. Lebensjahr »Das Unbehagen an der Kultur«, in seinem 76. Lebensjahr die neue Folge seiner »Vorlesungen zur Einführung in die Psychoanalyse« und als 82jähriger, also ein Jahr vor seinem im Jahre 1939 erfolgten Tode das interessante und viel umstrittene Buch »Moses, sein Volk und die monotheistische Religion«. Um einige Beispiele auch aus den exakten Wissenschaften zu bringen, wollen wir Galilei erwähnen, der seine »Discorsi es dimonstrazione mathematiche« in seinem 74. Lebensjahr veröffentlichte. Lamarck begann mit 71 Jahren mit der Herausgabe seiner grandiosen »Histoire naturelle des animaux sans vertèbres«, deren letzter (VII.) Band in seinem 78. Lebensjahr erschien. Und Helmholtz veröffentlichte im Alter von 73 Jahren bedeutende Mitteilungen über die Maxwellsche Theorie von der Bewegung des reinen Äthers und dem Prinzip der kleinsten Wirkung in der Elektrodynamik" (S. 108–109).

Zusammenfassend läßt sich sagen, daß die schöpferischen Hochtalente bzw. die späteren Genialen auf dem Gebiet ihrer (stets) Spezialbegabung in manchen Fällen schon in früher Jugend (fast ausschließlich allerdings nur in der Musik und evtl. in der Mathematik) mit auffallend hohen Leistungen hervorgetreten sind. Als erstes zeigt sich die technisch-virtuose Leistung bei einer fast unwahrscheinlich schnellen Auffassung alles dessen, was innerhalb des speziellen Begabungsgebietes liegt und einer vollkommenen Wiedergabe. Dann kommt es zu ersten eigenschöpferischen Werken, wenn sie auch zunächst nur mittelmäßig sowie durch Schulung und Zeitgeschmack bestimmt sind. Auf der Höhe der Pubertät und mehr noch im Anschluß an sie beginnt das eigentliche schöpferisch-geniale Schaffen eigenen Stils, das oft

Neues revolutionär gestaltet. Der Höhepunkt des Schaffens wird im allgemeinen zwischen 20 und 40 Jahren erreicht, wenn es auch keine eigentliche Begrenzung zum Alter hin gibt, wie viele hervorragende Spätwerke schöpferisch Hochtalentierter zeigen.

Von den einzelnen Talentarten (Formtalent, Ausdruckstalent usw.) ganz allgemein äußert sich am frühestens das Formtalent. Je komplexer hingegen das Talent ist, je mehr es der Fähigkeit des Ausdrucks, der Formung durch Lebenserfahrung oder auch wissenschaftlicher Vorarbeiten und Studien zu seiner Entfaltung bedarf, desto später tritt es mit schöpferischen Leistungen hervor. Die Faktoren, die das dem Hochbegabten verliehene Instrument des Talentes zum Erklingen bringen und seinen Tönen Klangfülle und -farbe verleihen, erscheinen als Entwicklung, Erfahrung, Reifung und Schicksal, kurz als die Fülle menschlichen Lebens und Erlebens. Erst wenn das Talent durch diesen Formungs- und Läuterungsprozeß gegangen ist, wird es zu dem Geschenk des Himmels an die Menschheit, das wir beglückt verehren.

3. *Vom Körperbau des schöpferischen Menschen, seinen Antrieben und seinem biologischen Typus*

Rein äußerlich, vom Phänotyp her gesehen, beschäftigt sich der Wissenschaftszweig der Physiognomik, inauguriert von Lavater und Gall, seit 200 Jahren mit der Körperlichkeit des Menschen, vor allem mit Bildung und Ausdruck des menschlichen Antlitzes sowie der Form des Schädels, um aus diesen Faktoren entsprechende geistige und vor allem charakterliche Anlagen abzuleiten. So gesehen, stand Lavater am Beginn der Konstitutionsforschung, die durch Kretschmer so viel später eine umfassende Bedeutung für die Beurteilung gerade der geistig-seelischen Struktur des Menschen erhalten sollte. Allerdings kritisiert THEOPOLD[258] an Lavater mit Recht, daß er den wirklichen Zusammenhang zwischen Körperbau und Charakter nicht erfaßt habe. Er hätte die spätere Lehre schon damals entwickeln können, wenn er sein Thema kritischer behandelt hätte und nicht immer wieder ins Predigen verfallen wäre (S. 633). Die Physiognomik besitzt auch heute noch Bedeutung, wobei u. a. auf BUTTKUS[204] und F. LANGE[219] hinzuweisen ist.

Anschließend an die Lehre von der Physiognomik beschrieben verschiedene Autoren auch Haar- und Augenfarbe, Größe und Statur sowie andere körperliche Merkmale der Genialen bzw. Berühmten. So stellte KASSEL[217] fest, daß die Haare der Genialen „meist dunkel" seien (S. 290). Speziell der Rothaarigkeit ist eine Studie von JANSON[212] gewidmet, in der er die besonderen Eigenschaften und die z. T. fast krankhaft zu nennenden Eigentümlichkeiten der Rothaarigen beleuchtet. Unter den berühmten Rothaarigen nennt er folgende Namen: Sappho, Kleopatra und Salome aus der Antike; in späterer Zeit Elisabeth von England wie auch ihre Gegenspielerin Maria Stuart, Heinrich VIII., Barbarossa, Kolumbus, Shakespeare, Schiller, Garibaldi, Dostojewsky, Byron, van Gogh, Washington und Churchill. Auch weist er darauf hin, daß sich im heutigen Film viele Rothaarige durchgesetzt haben. Zur Augenfarbe der Genies bemerkt KASSEL[216], daß diese meist grau oder blau oder grau-blau sei. Er beschäftigt sich auch mit anderen physiognomischen Merkmalen wie

Prognathie und Nasenform, von der MOJSISOVICS[238] allerdings behauptet, das Kennzeichen des Genies sei die gebogene Nase, die Adlernase. In einer weiteren Arbeit führt KASSEL[215] aus, daß die Statur der Berühmten meist die Durchschnittsgröße überrage, wenn auch Ausnahmen die Regel bestätigten wie bei Quincey, Napoleon, Milton, Robespierre, Savonarola, Michelangelo usw. (S. 581). Demgegenüber vertritt REIBMAYR[246] die Auffassung, daß die Genies von kleiner Statur seien. Wörtlich sagt er anläßlich seiner Untersuchungen der Familien Genialer: „Bei den Genies besteht wohl eine Tendenz zur kleinen Statur im Vergleich zum Durchschnitt der Größe der Nation und der Rasse" (S. 701). POPPER[245] prägt sogar den lapidaren Satz: „Große Genies, kleine Körper", wobei er ausführt, daß bedeutende Künstler (Musiker, Dichter), Philosophen, Staatsmänner und Schachspieler (Anderssen war mittelgroß, Steinitz sehr klein) von Wuchs kleiner waren als der Durchschnitt (vgl. a. BOWERMAN[200]).

Schließlich behandelt v. HAGEN[207] auch die Linkshändigkeit und nennt als berühmte Linkshänder Leonardo, Michelangelo, Menzel, Hans Holbein und Franz v. Lenbach (S. 213). v. Hagen beleuchtet die Problematik der Linkshändigkeit, die dadurch entstanden ist, daß Lombroso in ihr ein Degenerationszeichen erblickte (S. 211) und seine Nachfolger und Anhänger wie z. B. ANTONINI[532] in der Linkshändigkeit — zweifelsohne nicht berechtigt — eine Art Äquivalent der Epilepsie erblickten. Im Schrifttum schwanken die Angaben über das Vorhandensein von Linkshändigkeit zwischen 3% und 40%. Der bedeutendste Linkshänder ist in der europäischen Kulturgeschichte zweifellos Leonardo da Vinci. Sicher gibt es auch mehr Linkshänder, als auf Grund früherer oberflächlicher Untersuchungen angenommen wurde. Bereits Steinzeitfunde sagen aus, daß auf dieser frühmenschlichen Entwicklungsstufe Linkshänder vorhanden waren. Auch sonst weisen schon frühe Menschheitskulturen Inschriften auf, die sowohl rechts- wie linkshändig verfaßt sind (RE.[247]; s. a. SCHLANGE[255], S. 147). Auch BIEDENKAPP[198] beschäftigt sich mit dem Problem der Linkshändigkeit, in seinem Fall auf das Genie bezogen. Im Anschluß an Wilhelm Fließ und das von ihm aufgestellte Gesetz, daß in allen lebenden Wesen sowohl männliche wie weibliche Substanz gemischt sei, führt Biedenkapp aus: „Weibische Männer und männische Frauen sollen, wie die körperliche Untersuchung, oft aber schon der bloße Augenschein lehre, schon in leiblicher Hinsicht von den normalen Menschen abweichen; in irgendeiner Weise sei die linke Körperseite bei solchen männischen Frauen und weibischen Männern stärker »betont«, ausgebildet oder entwickelt als die rechte; besonders seien solche Menschen Linkshänder, und diese Verknüpfung von stärkerer Entwicklung der linken Körperhälfte mit männischem Wesen bei Weibern oder weibischem Wesen bei Männern sei so durchgehend, daß sie auch umgekehrt gelte: linkshändige Männer sind immer mehr weibisch, linkshändige Frauen immer mehr männisch als ihre voll rechtshändigen Geschlechtsgenossen . . . Männische Frauen und weibische Männer finden sich aber nun, sagt nicht mit Unrecht Fließ, zahlreich unter den Künstlern, und unter ihnen gibt es auch viele Linkshänder oder mindestens auf der linken Körperseite stärker entwickelte Menschen" (S. 161). Die Problematik dieser Fragen scheint allerdings noch nicht gelöst und bedürfte weiterer Untersuchungen.

Es wäre ein Irrtum, den schöpferischen Vorgang als den rein geistigen Prozeß erblicken zu wollen, den wir in dem Kapitel „Zur Psychologie" untersucht haben. Talentanlage ist zwar die erste Voraussetzung und der eine Quellstrom geistig-produktiver Leistungen. Verfolgen wir aber den zweiten Quellstrom produktiven Schaffens, die unbewußte Sphäre des endothymen Grundes (LERSCH[849]), so treffen wir noch auf weitere unbewußte Zuflüsse aus den Tiefen der menschlichen Persönlichkeit, diesmal jedoch nicht überindividuell und dem Archetypischen entstammend, sondern biologisch determiniert und ihrem individuellen Träger eigentümlich und charakteristisch. Es handelt sich um jenes Konglomerat von Trieben, Affekten, Willensstrebungen, das die sogenannte Vitalität eines Menschen ausmacht und Konstitution, Temperament sowie dem hormonalen Gefüge entspricht. VENZMER[259] geht sogar soweit, das gesamte Schicksal eines Menschen von seinen hormonalen Steuerungen abzuleiten und belegt diese These an Beispielen auch von Berühmten wie z. B. Napoleon.

Antrieb, vielleicht der wesentlichste Teil der Vitalität, leitet sich von Trieb ab. GRUHLE[171] definiert Tieb als diejenigen Strebungen, die der Mensch mit dem Tier gemeinsam hat und „spricht von den vitalen Trieben". Schon im Spiel der Kinder wie auch der Tiere erleben wir die Äußerung eines Triebes. Wir sehen Neugier, Freude am Experimentieren und Können — manchmal auch am Zerstören — als Ausdruck einer Entladung von treibenden Instinkten (vgl. GROOS[777, 778, 779]). KRETSCHMER[830] erweitert den Begriff des Triebes, indem er auch Strebungen und Haltungen, die nicht vitale Triebe sind, wie Machttrieb, Wandertrieb, Fluchttrieb, Geselligkeitstrieb, Aggressionstrieb, Unterwerfungstrieb u. a. mit Trieb bezeichnet. JASPERS[807] erkannte, daß der Trieb, als rein vitaler aufgefaßt, überhaupt nicht der letzte Grund ist, auf den sich das Wesen des Menschen zurückführen läßt. Mit seiner Schichtentheorie von „somatisch-sinnlichen und vitalen Trieben sowie vitalen Schaffenstrieben" betont er mit Recht, daß beim Menschen das gesamte Triebleben durchdrungen ist von den in der letzten Gruppe genannten „geistigen Trieben". Diese sind es wohl auch, deren Stärke ein Merkmal schöpferischer Leistungskraft bedeutet (s. a. KRONFELD[834], S. 26). Vom Trieb, der „zielgerichtet" ist, unterscheidet sich nach GRUHLE[171] der Drang als „zielleer". Es handele sich dabei um eine „aus der Körpersphäre stammende zielfreie Bewegungs-Tendenz", die ihr Objekt „im Spiel des Zufalls und der Situation" finde. Vom Standpunkt der Tiefenpsychologie ist aber der Drang keineswegs „zielleer". Wenn er auch kein objektives Ziel hat, so hat er doch nach Ergebnissen analytischer Erkenntnisse einen Sinn und damit sozusagen ein subjektives Ziel. In diesem Sinne wird oft von dem Schaffen des Künstlers als einem dranghaften gesprochen.

Schließlich darf auch nicht der Sexualtrieb, einer der stärksten menschlichen Triebe, als Aktivator produktiven Schaffens vergessen werden. Sexualaffekt, Erotik und Liebe bewirken eine „Auflockerung des emotiven Lebens" (Allers) und sind damit ein günstiges Ferment für schöpferische Produktivität. Aber auch der Sexualwiderstand (Bleuler) kann schöpferisch werden. Mit der Bedeutung des Sexualtriebes für Leben und Schaffen, besonders auch der hier im Mittelpunkt stehenden Hochtalente, haben sich vor allem die Psychoanalitiker eingehend beschäftigt, wobei sie die

Konversion oder die Sublimierung im Sinne des Freiwerdens geistiger Potenzen analysierend nachgezeichnet haben.

Talent ist, wie wir wieder hier sehen, eine biopsychische Anlage, eine geistige Potenz, die zu ihrer Realisierung der Aktivierung und Stimulierung biologisch verankerter Kräfte bedarf, die dem Menschen der Norm, und genau so auch dem Hochtalent oder Genialen, in seiner Konstitution, seinem Temperament und seinem hormonalen Gefüge mitgegeben sind, und die ihn als individuelle Persönlichkeit charakterisieren und wesentlich in seinem Handeln bestimmen.

Die Synthese nun zwischen physischer (d. h. Körperbau) und psychischer Konstitution, wie wir sie im vorangehenden gesehen haben, schufen als erste KRETSCHMER[609] und seine Schule, indem sie auf Grund ihrer Forschungen auf dem Gebiet der Konstitution die Lehre von „Körperbau und Charakter" begründeten. Es handelt sich dabei zunächst nicht um die Herausstellung individueller Anlagen, sondern Kretschmers Anliegen besteht darin, über das Individuelle hinausgehend, die an einer Vielzahl von Individuen mit gewisser Gesetzmäßigkeit wiederkehrenden Charakteristika in einer Typenlehre zu ordnen. Es ist Kretschmer gelungen, Häufigkeitsbeziehungen zwischen gewissen Körperbautypen und Typen bestimmter seelischer Struktur nachzuweisen. Nach dem allgemeinen Bau des ganzen Körpers, nach Art des Gesichtes und Schädels, der Körperoberfläche und der Biologie des Sexualtriebes unterscheidet Kretschmer vor allem die drei Haupttypen des Leptosomen, des Athleten, des Pyknikers, wobei der Leptosome und der Pykniker die eigentlichen polaren Typen sind. Dazu kommen noch die verschiedenen dysplastischen Typen: eunuchoider Hochwuchs mit Turmschädel, Maskulinismus bei Frauen, polyglandulärer Fettwuchs und endlich der infantile, hypoplastische Typus. Es besteht nun eine deutliche „biologische Affinität" zwischen dem pyknischen Körperbautypus und dem zykloiden Temperament (s. a. EYRICH[754] u. MAUZ[866]); ebenso besteht eine solche zwischen dem schizoiden Temperament und den Körperbautypen der Leptosomen, der Athletiker und gewisser Dysplastiker. Daraus ergeben sich zwei große Formkreise, der zyklothyme und der schizothyme, die dem Temperament die charakteristische Färbung verleihen. Innerhalb dieser Kreise des zyklothymen und des schizothymen Temperaments hat Kretschmer drei Stufen unterschieden.

I. ZYKLOTHYM

1) zyklothym = Konstitutionstyp im Rahmen der Norm
2) zykloid = Steigerung von zyklothym in krankhaftem Sinne
3) Zyklophrenie = zirkuläre Psychose

II. SCHIZOTHYM

1) schizothym = Konstitutionstyp im Rahmen der Norm
2) schizoid = Steigerung von schizothym in krankhaftem Sinne
3) Schizophrenie = Psychose

Zuerst soll eine Charakterisierung des zyklothymen Temperamentes folgen. Grundmerkmale: umgänglich, freundlich, gutherzig, gesellig, gemütlich. Allgemeine Stimmungsfarbe: entweder heiter, humorvoll, lebhaft, witzig (aber nicht gereizt oder gespannt) oder still, ruhig, schwernehmend, weich, gemütstief, leicht traurig reagierend (aber nicht chronisch traurig). Soziale Einstellung: Mitschwingen mit der Umgebung, realistisches Leben in den Dingen, flüssige praktische Energie, keine starre Konsequenz aus Prinzip. Die psychische Gangart (Kretschmers „Tempo"): beschleunigt (bei Heiterkeit) oder verlangsamt (bei Depression). Die Psychomotilität: dem Reiz angepaßt (beweglich oder behäbig).

Komplizierter erscheint das schizothyme Temperament. Es zeigt folgende Eigenschaften: 1) humorlos, auf sich selbst gestellt (Autismus), d. h. ungesellig, still, zurückhaltend, ernsthaft, Sonderling; 2) einerseits: überempfindlich, d. h. schüchtern, scheu, feinfühlig, empfindlich, nervös, aufgeregt, einsame Freude an Natur und Büchern; andererseits: unempfindlich, d. h. lenksam, gutmütig, brav, gleichmütig, stumpf, dumm. Grundlegend wichtig ist, daß die Schizothymen zugleich reizbar und stumpf, überempfindlich und kühl sind. Das Verhältnis dieser gegensätzlichen Mischung verschiebt sich gewöhnlich im Laufe des Lebens in dem Sinne, daß Reizbarkeit und Überempfindlichkeit abnehmen zugunsten von Gleichgültigkeit und Kühle („psychästhetische Proportion"). Was die soziale Einstellung des Schizothymen anbelangt, so pflegt er sich auf sich und in sich zurückzuziehen. Bei starker Überempfindlichkeit will er vom Milieu geschont sein, bei vorwiegender Kühle zeigt er sich affektiv nicht ansprechbar. Kampf und Lähmung sind meist gleichzeitige Teilkomponenten seiner Affektivität. Des Schizothymen Gutmütigkeit ist Scheu mit Affektstumpfheit, seine Schüchternheit ist Sperrung des Gedankenablaufs mit motorischem Steifwerden. Beim Überempfindlichen stehen sich „Ich" und „Außenwelt" oft schroff gegenüber; daraus resultiert das „Talent zum Tragischen". Die schon pathologische Steigerung der Schizothymen, die Schizoiden, sind hochgradig ausdruckslahm (Kretschmers „Affektlahmheit"). Es fehlt die Unmittelbarkeit zwischen Gemütsreiz und entsprechender Reaktion in Ausdruck und Bewegung. Solche Ausdruckslahmen können aber höchst überempfindlich sein. Die Depression oder Verstimmtheit des Schizoiden ist weniger Traurigkeit als nervös gespannter, reizbarer Mißmut. Der Affektstumpfheit des Schizoiden ist die herzliche Unmittelbarkeit unmöglich; seine Seelenruhe entbehrt der Gemütswärme. Wird seine Affektkälte dominierend, so kann er „über Leichen" gehen. Der Schizoide hat in seinen Ausdrucksbewegungen ebenso wie in der seelischen Verarbeitung der Dinge etwas Steifes, Gedämpftes, Verhaltenes. Ist er aber von Natur aus lebhaft, so zeigt er eine nervöse, sprunghafte Hastigkeit und keine gleichmäßig stetige, sondern eine stoßweise Abreaktion. Die psychische Gangart (Kretschmers „Tempo") des Schizoiden ist grundlegend wichtig für sein Verständnis; sie schwillt nicht allmählich an und ab wie beim Zykloiden, sondern sie ist springend, abrupt, plötzlich, „launenhaft", unberechenbar. Seine Affektivität und sein Denken sind sprunghaft, allerdings nur dann, wenn überhaupt ein Wechsel seines Verhaltens eintritt und er nicht in Affektstumpfheit oder -lähmung verharrt. Ein weiteres Charakteristikum des Schizoiden ist sein ungemein zähes Festhalten des einmal erreichten Punktes oder auch erworbenen Gedankengutes. Er bohrt und schraubt sich gleichsam fest im Gegensatz zum Zykloiden, der nicht diese

Endgültigkeit kennt und immer wieder Schwankungen nach oben oder unten aufweist. Der Schizoide ist ein Mensch des Entweder-Oder: entweder unstet zerrissen oder zäh, pedantisch, konsequent bei der Sache. Daraus resultiert oft das Überspannte und Verkrampfte mit Pathos, elegischer Schwärmerei oder Fanatismus.

Ergänzend könnte man zu den Kretschmerschen Typen vielleicht noch den Epileptoiden hinzugesellen (MINKOWSKA[874]), der im Gegensatz zum Schizoiden und dem Syntonen geistig durch eine mehr oder minder ausgeprägte Unbeweglichkeit charakterisiert ist.

Außer der Kretschmerschen Typologie gibt es verschiedene andere, ebenfalls biologisch orientierte Typeneinteilungen — nach C. G. JUNG[812], E. R. JAENSCH[802], I. B. RIEFFERT[901], G. PFAHLER[888], H. SESEMANN[926] —, die in ihren Ergebnissen hinsichtlich der Zweipoligkeit untereinander teilweise völlig in den charakterisierenden Merkmalen entsprechen und übereinstimmen, wie z. B. der Extravertierte C. G. Jungs dem Integrierten E. R. Jaenschs und dem Zyklothymen Kretschmers entspricht (vgl. KURTH[840]).

Diese biologische Typeneinteilung läßt sich nun auch auf gewisse Denktypen übertragen (KRETSCHMER[830], S. 160). Vorwiegend zyklothym ist der anschaulich-gegenständliche Denktypus, wie wir ihn bei den realistischen Erzählern, den beschreibenden Sammlern und den weltoffenen Praktikern finden. Vorwiegend schizothym sind zwei andere Denkformen: 1) die traumhaft-romantische (mit vielen Bildverdichtungen), wie wir sie bei den phantastischen Dichtern und gewissen symbolisierenden Malern sehen, 2) die abstrakt-systematische, vorwiegend rationale, wie sie bei den Virtuosen der Form unter den Künstlern, bei manchen Dramatikern, vor allem aber in der Logik der Philosophen und in der Dogmatik der Theologen erscheint.

Beim Künstler finden wir entsprechend den biologischen Typen den Typus des Idyllikers oder Romantikers im Gegensatz zu dem des Klassikers. Nach OSTWALD[1302] ist der Typus des Romantikers, gemessen an der „Reaktionsgeschwindigkeit des Geistes", der geschwindere, während der Klassiker der langsamere ist. Die bipolare Typik finden wir ebenfalls bei PANNENBORG[241, 242, 243], der bei Musikern und Malern einen Typ der „Visionären" einem Typ der „Realisten" gegenüberstellt. Auch die Psychoanalyse verschließt den Blick nicht vor der Bipolarität der Typen. Aus psychoanalytischer Sicht teilt METTE[233] die Künstler in zwei Typen, die er in Analogie zu Nietzsche („Die Geburt der Tragödie") dionysisch und apollinisch nennt, wobei er zeigt, daß der erstere Typ in der oralen Phase begründet ist. Wir sehen unschwer Entsprechungen zu den Typen Pannenborgs und letztlich auch zu Kretschmers Konstitutionstypen. Aus der Schule von Kretschmer stammt auch die Arbeit von E. LANGNER[220], die bei den Dichtern die Beobachtung macht, daß die schizothymen in der farbigen Bildkraft der Darstellung den zyklothymen Dichtern bei weitem nachstehen (S. 112). Sechs von acht der untersuchten Dichter erwiesen sich als vorwiegende Farbbeachter, darunter auch Hans Carossa (S. 146). Bei den schizothymen Dichtern überwiegt dagegen das musikalische Element (S. 112).

Hinsichtlich der Kontaktfähigkeit — u. a. auch ein charakteristisches Merkmal zyklothymer oder schizothymer konstitutioneller Zugehörigkeit — findet PANNENBORG[1304] bei den Künstlern — hier in ausschließlicher Zuwendung zu den Dichtern des tragischen Dramas — ebenfalls eine gewisse Polarität. Er stellt die Verschlossenen und Schüchternen, die 12 von den 20 besprochenen Tragikern umfassen und wohl im obigen Sinne als schizothym anzusprechen sind, nämlich Corneille, Grabbe, Hebbel, Grillparzer, Hervieu, Ibsen, Kleist, Otto Ludwig, Maeterlinck, Schiller, Strindberg und Vondel den Offenen und Freimütigen — Zyklothymen nach Kretschmers Einteilung — wie Arouet (Voltaire), Björnsen, Browning, Diderot, Dumaspére, Lessing, Hugo, Peschkow (Gorki) gegenüber.

Betrachtet man nun unter dem Aspekt der biologischen Konstitution eine große Zahl uns bekannter und allgemein anerkannter Genialer, wie sie uns in Biographien und in ihren Werken zugänglich sind, so kann man sich des Eindrucks nicht erwehren, daß die Schizothymen zahlenmäßig über die Zyklothymen überwiegen. Einmal stellen sie ganz allgemein den höheren Prozentsatz innerhalb der Gesamtbevölkerung; zweitens entspricht ihrem Denktypus (s. o.), eher als dem der Zyklothymen, die Fähigkeit, Neues zu finden oder zu schaffen, teils durch die Neigung zu traumhaft-phantastischen Gedankengängen, teils durch die Schärfe ihrer geistigen Abstraktion und zum letzten durch die ihnen von Natur gegebene zielstrebigere Konsequenz, schärfere Logik und zähere Ausdauer. Selbst so hervorragende schöpferische Hochtalente von zyklothymer Konstitution wie Luther und Goethe bedurften der Beimischung eines gewissen Grades von Schizothymie, um ihre größten Leistungen zu vollbringen (vgl. a. MANDOLINI[231]). Auch in der Wirkung, sowohl ihrer Persönlichkeit wie ihres Werkes, sind die schizothymen den zyklothymen Genialen meist überlegen, wirken sie und ihr Werk doch im ganzen problematischer, geheimnisvoller, schwerverständlicher. Das nicht ganz Durchschaubare, das zugleich auch die Phantasie der es Erfahrenden anregt, hat aber zu allen Zeiten Neugier und Interesse erweckt. Gesellt sich zum Interesse noch der affektive Widerhall — meist im positiven Sinne, aber auch der negative ist möglich —, so ist der Schritt nicht mehr groß, als genial, zumindest als besonders und weit über der gewohnten mittleren Norm stehend anerkannt zu werden.

An diesen Erkenntnissen kann man, auch aus biographischer, bzw. historischer Sicht, schwerlich vorübergehen, denn in überraschend deutlicher Weise tritt der biologische Typus sowohl im Lebensablauf wie in Schaffen und Werk zutage, indem er ihm bestimmte Richtung und charakteristische Färbung verleiht. Die Eigenart eines Werkes erwächst somit — und wird nicht „geschaffen" — zu einem großen Teil aus der biologischen Eigenart seines „Schöpfers", aus seiner endokrinen Dynamik.

Anhang: Zur Frage der weiblichen Genialen

Bei einem Vergleich mit dem männlichen Geschlecht und seinen Genialen erhebt sich unbedingt die Frage: Warum gibt es so wenig weibliche Genies?[1] Daß sich Talente bei Frauen sehr zahlreich finden, braucht heute nicht mehr belegt zu werden. Wir sehen allgemeine Intelligenztalente, wissenschaftliche Fachtalente, reproduktive künstlerische Talente oder produktive im Rahmen des rational geprägten Zeitgeschmackes (Roman, Lyrik).

[1] Im Sinne der sogenannten historiometrischen Methode hat CASTLE[373] bei Durchsicht von 6 Konversationslexika die Berühmtheit weiblicher Personen nachzuweisen versucht.

Unter den Künsten ist es vor allem die Musik, die der Frau die größten Möglichkeiten bietet, ihre Gaben und Talente zu gestalten. Dabei muß zwischen produktivem und reproduktivem Schaffen unterschieden werden. Schon Möbius[283] (S. 122) hat eine Liste weiblicher Komponisten zusammengestellt, die allerdings Feis[589] (S. 15, 20) ohne größere Bedeutung erscheinen (vgl. a. Fuchs[3581], S. 55). Auch Brain[170] behauptet in neuerer Zeit, daß unter den wirklich genialen Komponisten keine Frau gewesen sei. Auf die Frage, ob Frauen komponieren, d. h. allgemein anerkannte Werke produzieren können, sind die Antworten je nach Geschlecht (verständlicherweise) verschieden. So urteilte Hildegard Weber[279] anläßlich des III. Internationalen Komponistinnen-Wettbewerbs 1961: „Das, was am Komponieren erlernbar ist, erschließt sich weiblicher musikalischer Intelligenz nicht minder als der männlichen. Ob Frauen freilich das schöpferische Ingenium besitzen, Meisterwerke auf diesem Gebiet zu schaffen, hat sich bisher noch nicht erwiesen; man mag das aus manchen Gründen, vor allem denen der historischen Erfahrung, bezweifeln. Aber wie Verallgemeinerungen meistens falsch sind, so wird vielleicht eines Tages eine Komponistin von Genie es den großen Leistungen weiblicher Forscher wie Marie Curie oder Lise Meitner gleichtun." Komponisten antworteten auf die Frage einer großen Tageszeitung, warum es keine Komponistin gibt, folgendermaßen: Franz Flössner[266]: „Die Frau ist physiologisch und in der Kunst mehr auf das Rezeptive und auf das Interpretieren des Gegebenen eingestellt, während der Mann (mit Ausnahmen) mehr dem Aktiven und Herrschenden unterworfen ist; er will die Töne beherrschen und mit ihnen herrschen, beeindrucken und aussagen, eine Erscheinung, die man den »Feldherrenkomplex« nennen könnte, der bei den wahren Komponisten meist zum Positiven abgewandelt wird, während er manchen Solisten und Dirigenten zur Karikatur herabsinken läßt." Eine weitere Antwort stammt von Walter Gieseking[268], Komponist und noch größerem Interpreten: „Daß es praktisch kaum Komponistinnen gibt (die bedeutendste war wohl die Französin Chaminade, die allerdings — glaube ich — auch nur bessere Unterhaltungsmusik geschrieben hat), kann wohl erklärt werden, indem man annimmt, daß den Frauen das spezifisch Gestalterische, die für die Konzeption einer Komposition nötige geistige Konzentrationskraft, die Fähigkeit, sich dem persönlichen Empfindungsleben selbständig und frei gegenüberzustellen, weniger angeboren oder gegeben ist als den Männern."

Koch und Mjöen[302] stellen ebenfalls fest, daß das weibliche Geschlecht weniger musikalisch ist als das männliche (S. 132–133), wenngleich bei der Musikausübung keine wesentliche Differenz bestehe (S. 133). „Die Frauen haben eine eigene Beziehung zur Musik, die deutlich pathologischen Charakter hat. Von Frauen ausgeübt, klingt sie völlig anders, als wenn Männer musizieren", sagt Sir Thomas Beecham[265] einmal. Er gibt aber den Sängerinnen den Vorzug an Berühmtheit, wenn er ausführt: „Welches sind die großen Sänger des 19. Jahrhunderts? Welcher Namen erinnern wir uns, ohne nachzudenken? Sind es Männer? Kaum. Ohne überlegen zu müssen, denken wir an die Malibran, Jenny Lind, Christine Nilsson, die Patti, Ternina und Sembrich; und in neuerer Zeit an die Bori, Farrar, Jeritza, Rethberg und Flagstad. Gelegentlich leuchten wie einsame Sterne einige

Männer hervor wie Maurel de Retzke und Caruso. Aber stets sind es Frauen, die siegen."

Wenn somit weniger hinsichtlich der produktiven Neuschöpfungen eine Angleichung der Frau an den Mann stattfindet, so bilden, wie das auch RÉVÉSZ[186] zeigt, ganz allgemein „die interpretativen Künste" das Gebiet, „in dem die Frau zweifellos dieselbe Stufe der Vollkommenheit zu erreichen vermag wie ihre männlichen Kollegen". Hierzu gehört die musikalische Darstellungskunst, vor allem das Instrumentenspiel, die Gesangskunst, die Tanzkunst und die Schauspielkunst, von denen die beiden letzteren den Frauen unbeschränkte Möglichkeiten bieten. Unter den musikausübenden Künstlerinnen führt RÉVÉSZ vor allem an: die Pianistinnen Clara Schumann, Therese Carreno, Wanda Landowska; die Sängerinnen Alice Barbi, Maria Malibran, Wilhelmine Schröder-Devrient, Lilly Lehmann, Jenny Lind, Adelina Patti, Pauline Viardot, Yvette Gilbert; die Schauspielerinnen Emma Grammatica, Elisa Rachel, Eleonora Duse, Sarah Bernhard; die Tänzerinnen Fanny Elssler, Annie Marie Camargo, Isadora Duncan, Anna Pawlowa, La Argentina, Marie Wigman, die Schwestern Wiesenthal.

Die meisten Frauen also blieben ausführend oder mitarbeitend. Dies scheint überhaupt ein häufiger, wenn nicht fast allgemeiner Zug weiblichen Schaffens zu sein. Obwohl die Frau (HEYMANS[271], z. n. STERN[112]) im allgemeinen eine größere Emotionalität und eine größere Aktivität besitzt sowie sekundäre Eigenschaften, die mit diesen genannten in enger Korrelation stehen, und obwohl diese beiden Eigenschaften für alles Schöpferische gewiß nur günstig sein könnten, so leistet sie tatsächlich „original-schöpferisch" weniger. Auch GRUHLE[171], der selbst auf historische Quellen (Humboldt und Schleiermacher) zurückgreift, führt die Fähigkeit der Frau zum künstlerischen Nachfühlen in der Schauspielkunst und bei der Ausübung der Musik auf eine ihr eigene gesteigerte Emotionalität zurück (S. 187). Die letzten Jahrzehnte haben zu den früher genannten Künstlerinnen auch sehr begabte Malerinnen (neben der Kauffmann) bekannt gemacht (Bonheur, Käthe Kollwitz u. a.). Ebenfalls in der Mathematik weist MÖBIUS[235] etwa 20 höher begabte Frauen nach, unter ihnen Sonja Kowalewsky, Caroline Herschel und Gaetana Agnesi, wobei für Möbius keine wirklich original und „groß" war. Auch DOVSKI[1443] trägt eine ganze Anzahl Namen zusammen, welche weiblichen Genialen angehören, so, neben Annette von Droste-Hülshoff, Selma Lagerlöf, Ricarda Huch, Else Lasker-Schüler, unter den Malerinnen Madame Vigée-Lebrun, Rosalba Carriera, Angelika Kauffmann, Rosa Bonheur, Luise Breslau, Käthe Kollwitz, in den Wissenschaften Marie Curie, Sonja Kowalewsky, Lise Meitner (S. 341). Weiterhin dürfen in diesem Zusammenhang genannt werden die Malerinnen Paula Modersohn-Becker und Hedwig Weiß, die Pädagoginnen Helene Lange und Karin Michaelis, die Wissenschaftlerinnen Agnes Bluhm und Paula Hertwig und unter den bedeutenden Frauen des Mittelalters vor allem Hildegard von Bingen und Roswitha von Gandersheim. Auf die Bedeutung der japanischen Frau als Dichterin, vor allem im 7. und 8. wie 11. bis 13. Jahrhundert, weist J. KURTH[274] hin, sowie HARTLAUB[270], der die japanische Dichterin in Murasaki (um 1000 n. Chr.) als Verfasserin eines klassischen Romanes anführt. MÜNSTER[276] nennt sogar 40 Ärztinnen, die in den Jahren 1356–1409 in Florenz wirkten (S. 140), und datiert die ersten süditalienischen Ärztinnen in die 2. Hälfte des 11. Jahrhunderts aus der Schule von Salerno (S. 138); den Frauen war also, im Gegensatz zu den deutschsprachigen Ländern, der Besuch der — wenigen — Hochschulen in Italien des Mittelalters nicht verboten (S. 136). Schöpferische Arztfrauen gab es nun auch in unseren Tagen, worauf WILLMS[280] hinweist, indem er Käthe Kollwitz (1867–1944) (vgl. a. VESCOVI[278]), Ricarda Huch (1864–1947), Elisabeth Ney (1833–1907) (lebte mit ihrem Mann als »ihrem besten Freund« als Frl. Ney) hinweist (S. 217–220) und weiterhin auf Synöve Christensen, eine norwegische Schauspielerin, Schriftstellerin und Bürgermeisterin eines Kinderdorfes (S. 242), sowie auf Christine Gerhardi (geb. 1877), eine Wiener Sängerin, und Adelheid Wette (1858–1916), Textdichterin der Humperdinck Oper „Hänsel und Gretel".

Wenn man diese stolze Liste großartiger Leistungen der Frau überblickt, so fällt dabei dennoch auf, daß der ganz große „Wurf" nicht zu finden ist. Im Primat der Männerherrschaft in unserem Kulturbereich — zum mindesten bisher — wurden daher auch immer wieder Stimmen laut, die der Frau die Möglichkeit der Höchstbegabung und damit die Fähigkeit zur Höchstleistung absprechen. Man muß dabei nicht soweit gehen wie SCHOPENHAUER[1 61], der vom „niedrig gewachsenen, schmalschultrigen, kurzbeinigen Geschlecht, das schön nennen konnte nur der vom Geschlechtstrieb umnebelte männliche Instinkt" (Aufl. 1862, 2. Teil. S. 655) spricht oder sich sogar zu der MÖBIUSschen[275] Formulierung versteigen, der um die Jahrhundertwende in einer schon damals sehr umstrittenen Arbeit „Über den physiologischen Schwachsinn des Weibes" der Frau geistige Fähigkeiten weitgehend abqualifizierte. Läßt sich diese Auffassung von der geringeren Begabung der Frau gegenüber der des Mannes beweisen, und woran fehlt es bei der Frau?

Einmal fehlt es ihr an Mut. Frauen lernen gewiß sehr gut, wie jede Hochschule zeigt. Sie sind aber viel mehr Gruppenwesen, viel mehr „soziale Tiere" (ζῶα πολιτικά) als der Mann. Die Selbständigkeit in gefühlsmäßiger Hinsicht fehlt. Sie unterwerfen sich weitgehend der Sitte, der der Mode, Gruppe, dem Ansehen, kurz dem „Herrschenden". Die Frau steht nicht gern allein. Zum andern fehlt aber auch das vertiefte und sachliche Interesse für etwas Objektives; es fehlt die intellektuelle Leidenschaft. Das Hauptinteresse der Mehrzahl der Frauen gilt natürlicherweise nicht Sachen, sondern Personen; einem Mann oder Kindern.

Es fehlt weiter das ganz große Talent zur Konstruktion, zur Synthese. Es besteht z. B. ein auffallender Mangel an Begabung für angewandte Physik und für Technik, obschon auch hier einzelne Frauen anzuführen sind: Marie Trenn, die 1847 den von ihr konstruierten Tachometer zum Patent anmelden konnte, und Melitta Beut, die für den hausfraulichen Bereich den Kaffeefilter kreierte, wie auch die weltbekannte Käthe Kruse mit ihren Puppen und Margarete Steiff mit ihren nicht weniger bekannten Tieren (FROMME-BECHEN[267]). Dagegen ist die mathematische Anlage wie

---

[1] SCHOPENHAUER[53] (Aufl. 1859, 2. Teil, S. 447): „Weiber können Talent haben, aber kein Genie."

auch die für das Schachspiel oft gut, wie gleich mehrere Autoren bezeugen (OSTWALD[1302], S. 52; ARRÉAT[1199], S. 73–74; SCHEFFEL[173], S. 143; MILLER[311], S. 212-214; MOJSISOVICS[238], S. 32).

Im ganzen gesehen bleibt die Frau wie an physischer so auch an psychischer Höhe und Kraft zurück. Ihr Gehirn ist im allgemeinen kleiner und auch einfacher gebaut als das des Mannes (n. MÖBIUS[275], S. 144). Es gibt keine große Philosophin oder Denkerin hohen Stils, keine wirklich hochbedeutende Erfinderin. Die großen Intelligenztalente (vom Typus Leibniz) fehlen gänzlich. Und WEININGER[80] folgert sogar, indem er „Genialität als eine Art höherer Männlichkeit" definiert (S. 142), daß das Weib davon ausgeschlossen sei (S. 143). Manche Forscher behaupten, daß die Frauen, die etwas Bedeutendes leisten, maskulin und halbe Männer seien (vgl. a. die Dichtungen der Droste, z. n. KRETSCHMER[128], S. 129). Auch ALBRECHT[708] hält alle Künstlerinnen für intersexuell (aber auch alle Dichter und Maler). Richtig daran mag sein, daß vielleicht (abgesehen von der morphologischen Hirnanlage) männlich-biologische Faktoren, möglicherweise auf hormonaler Basis, dazu nötig sind, ein Talent zu aktivieren (s. SOMOGYI[143], S. 298 bis 299).

Andererseits darf nicht verkannt werden, worauf HOCK[111] mit Recht hinweist, daß die Frau als weibliches Geschlechtswesen für die geniale Leistung des Mannes sehr bedeutungsvoll ist (Bellini, Goethe, S. 32). Sie ist es, die die schöpferischen Kräfte im Manne freimachen kann und ihn weitgehend anregt und inspiriert. Hören wir dazu auch Mondrian (z. n. GEHLEN[773], S. 122): „Das Feminine und Materielle beherrschen Leben und Gesellschaft und fesseln den spirituellen Ausdruck in den männlichen Funktionen". Die Frauen sind „les vectrices du caractère" (I. C.[272]), wenngleich auch GOETZ[269] feststellt, es sei „auffallend, daß die Mütter unserer Großen meist unbedeutende und blasse Persönlichkeiten waren (Ausnahme Wilhelmine v. Bismarck)". KOTSOVSKY[194] spricht ebenfalls von der „stetigen befruchtenden Wirkung" der Frau auf die Schöpfertätigkeit des Mannes, so daß sie „dadurch Anteil an der gesamten Kulturentwicklung" habe. Es ist das „Ewig-Weibliche" Goethes, der seinen Faust den Weg zu „den Müttern" finden läßt. Letztlich aber wäre das Bild der Frau in ihrer Bedeutung für die gesamte menschliche Kultur nicht vollkommen gezeichnet, wenn eine ganz wesentliche Kontur fehlte: die Frau als latente Bewahrerin von Begabungsgütern, die nach vielen Generationen von neuem wirksam werden können (REIBMAYR[96]).

Zum Abschluß des Kapitels mag am Rande das Wort einer modernen entschiedenen Frau, URSULA RÜTT[277], bei aller Schärfe mit viel Charme vorgetragen, zur gegenwärtigen Situation der Frau wiedergegeben werden: „Sex-Appeal und Verstand, Charme und Intelligenz, Hingabefähigkeit und Mut zeichneten einst die attische Lysistrata aus, als sie, die zornige Frau, ihre Geschlechtsgenossinnen aufrief, dem Kriegs- und Machtrausch ihrer überheblich gewordenen Männer ein Ende zu bereiten. Heute, nach über 2300 Jahren, ist Lysistrata im modernen Gewand wieder unter uns. Der moderne Mann kann sie weder ignorieren noch bekämpfen". Die „zornige" Verfasserin geißelt dabei die heutige tatsächliche, vom Manne diktierte Situation, wenn sie sagt: „Wir feiern die Inflation der »Betthasen«, ein Fest der als Spielzeug getarnten Sklavinnen"[1] (S. 18), und fordert von der modernen Gesellschaft für die Frau die Anerkennung der gleichwertigen Partnerschaft in Liebe und Beruf.

4. *Über die Vererbung von Begabungen*

Die Höhe der Begabung und deren Art sowie die individuelle Dynamik des schöpferischen Menschen sind in gewisser Weise von seinem Erbgut abhängig. Allen Forschern ist die Tatsache aufgefallen, daß Genie (als solches) sich nicht vererbt, daß aber Anlagen und Talente und somit auch die psychischen Gaben des schöpferischen Hochtalentes nachweisbaren, in den voraufgegangenen Generationen erfaßbaren Erbmassen entstammen, die sich ganz oder teilweise wieder weitervererben können. In der Erforschung und dem Nachweis seelischer Eigenschaften waren GALTON[287, 290], CANDOLLE [284] und RIBOT[328] bahnbrechend. In ihrer Nachfolge haben COOK[285], S. 386; H. F. HOFFMANN[296]; GOTTSCHALDT[291]; KLOOS[298, 299, 300]; FISCHER-PLANER[571]; MARTINAK[308]; PETERS[319]; REINÖHL[327]; SAELTZER[330] u. a. weitere Beiträge zu diesem Forschungsgebiet beigetragen. Diese Arbeiten bilden zusammen mit den Arbeiten der Erstgenannten die Grundlage dieses Kapitels.

Unter „Genius" versteht GALTON[290] zunächst keineswegs Genie, sondern jede angeborene höhere geistige Anlage, also unser komplexes Talent, und er beweist, daß solche komplexen Talente geerbt werden oder sich vererben[2]. Daraus folgt der wichtige Satz, daß man einen Menschen nicht zu einem Hochtalent „erziehen" kann. In der Nachfolge Galtons bearbeitete BRAMWELL[281] dessen ursprüngliches Material bzw. die nächsten drei Generationen der von Galton untersuchten Richter. Er fand dabei über Galtons Ergebnisse hinaus eine noch größere Häufung bedeutender Männer in der Verwandtschaft dieses Materials (vgl. a. TERMAN[333]). In USA hat F. A. WOODS[337 u. 337b] die Verwandtschaft von 3500 bekannten Amerikanern verfolgt. Während irgendein amerikanischer Bürger die Wahrscheinlichkeit 1 : 500 hatte, mit einem von diesen näher verwandt zu sein, betrug die Wahrscheinlichkeit für einen dieser bekannten Männer, mit einem anderen verwandt zu sein, 1 : 5, also das Hundertfache. Die 46 hochberühmten Amerikaner, die in der Ruhmeshalle aufgenommen sind, hatten sogar mehr als einen berühmten Verwandten im Durchschnitt. Die Verhältniszahlen bleiben allerdings hinter den aus den Galtonschen Befunden sich ergebenden entschieden zurück. Die Erklärung für diese Verhältnisse sieht Woods darin, daß in dem demokratischen Amerika die Häufung der Begabungen in den Sippen nicht so ausgesprochen eingetreten ist wie in dem mehr ständisch gegliederten England. Noch eine weitere amerikanische Arbeit, die zu ähnlichen Ergebnissen wie vormals Galton kommt, ist in diesem Zusammenhang anzuführen. So

---

[1] Vielleicht liegt der zweitrangigen Stellung der Frau eine aus der christlichen Religion her zu deutende Ursache zugrunde, wenn man einmal die Stellung der Frau in den paulinischen Briefen betrachtet. Darauf weist KÄHLER[273] hin, die sich in ihrer Studie mit der exegetischen Auslegung des griechischen Wortes ὑποτάσσεσθαι = untergeordnet sein, beschäftigt. Gemeint sei: Ordnet euch unter, ihr Frauen, euren Männern wie dem Herrn (ὡς τῷ κυρίῳ) (Eph. 5, 21 ff.).

[2] SCHOPENHAUER[53] schon mutmaßte, daß vom Vater der Wille und von der Mutter der Intellekt als Erbe überkomme.

untersuchte BRIMHALL[283] etwa 1000 amerikanische Naturforscher und ermittelte dabei, daß die hervorragenden Verwandten zum großen Teil ihre Erfolge in derselben Fachgruppe für Naturwissenschaften erzielten.

Auch aus der Historie sind zur Frage der Vererbung von Talenten in Kunst, Literatur und der eigentlichen Geschichte zahlreiche Beispiele bekannt. Sehr hoch mit dem Talent der Vorfahren „belastet" waren Bach und Holbein, recht hoch Mozart, Tizian, Bassano; überhaupt mit Talent belastet waren Raffael, Beethoven, Schubert, R. Wagner, und „zusammengesetzt belastet" waren Goethe und Hölderlin.

Zur Vererbung des strategischen Talentes bzw. soldatischer Charaktereigenschaften und Fähigkeiten bringt KOTHE[304] das Beispiel der preußischen Generalität des 1. Weltkrieges, von der er annimmt und aussagt, daß bei ihr ein außerordentlich stark ausgelesenes Erbgut vorgelegen habe. Hervorragende Männer, wenn auch nicht immer Feldherrntalente, fanden sich auch in den Familien geschichtlich berühmter Heerführer: Pyrrhus (2), Karl d. Gr. (3–4), Karl XII., Gustav Adolf, Hannibal (je 4), Alexander, Cäsar (je 5), Scipio, Turenne, Napoleon (je 7), Napier (mehr als 7). Bei „Literaten" (Romanciers, Historikern, Gelehrten, Philosophen) fand Galton mehr als die Hälfte mit Talent belastet; bei Dichtern dagegen eine geringe Belastung. Ein etwas anderes Bild ergibt sich jedoch durch die Arbeit von RATH[323] über „Regina, die schwäbische Geistesmutter", wobei die gemeinsame Abstammung Hölderlins, Uhlands, Schellings, Mörikes und anderer genialer Schwaben erörtert wird. Mit der gleichen schwäbischen Hauptsippe beschäftigte sich MARTIN R. MÖBIUS[314], der alle jene berühmten Schwaben auf einen gemeinsamen Stammvater, den Arzt Bardili, zurückführt; dieser letztere war mit der Tochter des Philosophieprofessors Burckhardt verheiratet (S. 278). KURELLA[306] fand bei bildenden Künstlern (S. 111) außer der Abstammung von Bauern und Handwerkern (vgl. a. SWOBODA[332], S. 362) auch eine erhebliche Menge, die wieder von Bildnern abstammte. Bei KRETSCHMER[128] findet sich ein besonders großes Material in dieser Hinsicht, und er führt daher aus: „Da sind die Kunsthandwerkerfamilien, die in der Abstammung besonders der großen Musiker eine nachweisbare erhebliche Rolle spielen. Entweder in der Weise, daß der genial Begabte von Kunsthandwerkern oder Kunstbeflissenen derselben Begabungsrichtung bzw. solche in seiner nächsten Blutsverwandtschaft hat; ich nenne von den berühmten Musikern u. a.: D'Albert, Beethoven, Boccherini, Brahms, Bruckner, Cherubini, Hummel, Löwe, Lully, Mozart, Offenbach, Rameau, Reger, Schubert, Stamnitz, Richard Strauß, Vivaldi; von den berühmten Malern: Böcklin, Cranach, Dürer, Holbein, Menzel, Piloty, Raffael, L. Richter, Thoma u. a. Oder es bilden sich im äußersten Falle sogar ganze Familien von berühmten Hochtalentierten, wie etwa die Musikerfamilien Bach, Couperin, Benda, Johann Strauß. Als Träger der musikalischen Vererbung spielen in der Aszendenz der Genialen eine erhebliche Rolle die Kantoren und Dorfschullehrer, dann die einfachen Berufsmusiker (Orchesterspieler, Kapellmeister usw.), ferner auch begabte Dilettanten. In der nächsten Blutsverwandtschaft der großen Maler dagegen finden wir zum Teil unbekanntere Kunstmaler (Böcklin), dann aber auch eigentliche Kunsthandwerker, wie Lithographen (Menzel, Piloty), Kupferstecher

(L. Richter), Goldschmiede (Dürer) oder bei H. Thoma die Schwarzwälder Uhrenmaler (S. 65–66). Über die Malerfamilie Tischbein liegen ähnliche Ergebnisse vor (LINK[3533]). Auch JUDA[297] hat eine auffallend häufige Wiederholung der gleichen oder ähnlicher Berufe in den Familien der von ihr untersuchten Hochbegabten festgestellt. Umfangreiche Literatur und viele Beispiele finden sich auch bei KLOOS[298, 299, 300].

Auch mathematisches Talent wird zuweilen vererbt (MÖBIUS[315]). PETERS[319] ist dabei der Auffassung, daß im Rechnen der Erbeinfluß des Vaters stärker zu sein scheint, während sonst die Mutter die Schulbegabung bzw. -fähigkeiten vererbe. Hatten die Großeltern schlechte Schulleistungen, dann ist auch die Durchschnittsnote der Kinder schlechter; hatten sie bessere Schulleistungen aufzuweisen, dann findet man diese im Durchschnitt auch bei den Kindern, trotzdem die Elternpaare in beiden Fällen gleiche Leistungen boten (S. 379). Die ältere Quelle von MARTINAK[308] sagt nichts Eindeutiges aus.

Musikalisches und bildnerisches Talent sind recht häufig ererbt (BRASCH[282], ERNEST[286], FEIS[589], HAECKER und ZIEHEN[292, 293], HOFFMANN[296], KOCH und MJÖEN[301, 302], KROH[305], LENZ[646], MARTELL[307], MILLER[311], MJÖEN[312, 313], MÖBIUS[315], RAUSCHENBERGER[324], REINÖHL[327], RITTERSHAUS[329], SCHUSTER and ELDERTON[331], WILSER[335], mit vielen Beispielen). Nicht selten besteht eine deutliche Korrelation zwischen Musik- und Mathematikbegabung (MILLER[311], HAECKER und ZIEHEN[294]) sowie zwischen Musik- und Allgemeinbegabung (KOCH und MJÖEN[303]).

Immer wieder fällt bei diesen Untersuchungen auf, daß sich das Talent oft bei nahen Verwandten und sonst kaum in der Familie zeigt; also talentiert wären: Brüder, Vater und Sohn (oder Söhne), Neffe und Onkel, Vater und Tochter, Bruder und Schwester; nur selten größere Gruppen von Verwandten wie bei den Bachs (vgl. a. SAELTZER[330], S. 427).

Hingegen ist I. C.[272] der Auffassung, das Genie sei nicht „transmissible“: „le pauvre Siegfried“ Wagner, sogar doppelt belastet durch den Vater Richard Wagner und die Mutter Cosima (von Liszt her), brachte es nur zum „modeste chef d'orchestre“ (S. 1444). Nach I. C.[272] ist das Genie aber der Ausdruck einer glücklichen Begegnung von Chromosomen, welche latent diffus in mehreren Generationen zusammenkamen, um dann durch Verschmelzung die besondere Konstellation eines schöpferischen Hochtalentes zu verwirklichen (S. 1444). Auch nach SWOBODA[332] läßt sich das Hinauswachsen weit entfernter Nachkommen über ihre Ahnen durch die derzeitig herrschende Vererbungslehre weder grundsätzlich noch ausreichend erklären (S. 360), denn wenn man die Daten weit genug zurückverfolgt, stößt man fast in jedem Fall auf den Bauern- oder Handwerkerstand. Es ist auch sonst bekannt, daß die Väter vieler Großer, zumindest ihrem Herkommen oder ihrer sozialen Stellung nach, oft nicht der späteren geistigen Bedeutung der Söhne entsprachen. So war der Vater Grabbes Zuchthausbeamter, Scharnhorsts Vater war Kleinbauer, Marschall Ney hatte einen Böttcher zum Vater, Andersens Vater war Schuster, die Väter von Stresemann, Briand und Brahms waren Gastwirte, der Vater des letzteren besaß sogar eine etwas anrüchige Kneipe (n. NÖLLE[316], schriftl. Mitteilung). Trotzdem räumt auch SWOBODA[332] ein, daß eine stille Entwicklung durch Jahrhunderte gehen kann, ohne daß nach außen hin oder im Beruf erkennbar

Änderungen zutage treten, bis dann eines Tages ein Sohn von außerordentlicher Begabung und Talent erwächst, der seinen geistigen Neigungen lebt, Bildungsideale erstrebt, einen in der Familie vielleicht noch nie vorgekommenen Beruf ergreift und außerordentliche Leistungen darbietet (S. 362).

Den Beweis, daß höchste Begabung das Ergebnis überpersönlichen geistigen Wachstums ist, also letztlich meist mit kontinuierlicher Entwicklung und erbmäßiger Weitergabe zusammenhängt, liefert nicht nur die Familienforschung, sondern auch die Statistik. Sie hat ergeben, daß über 70% der Höchstbegabten aus der geistigen Mittelschicht hervorgegangen sind und hervorgehen. Der allmähliche geistige Aufstieg ist ein von Bildungsmöglichkeiten letztlich unabhängiger Naturvorgang; es gilt auch hier der alte Satz: natura non facit saltus (S. 363). Auch nach OETER[318] kann die Erbqualität einer Bevölkerung und eines Volkes nur dann auf ihrer ursprünglichen Höhe gehalten werden, wenn eine ausreichende Fortpflanzung der Überdurchschnittlichen garantiert ist (S. 1189). Er beruft sich auf WINTER[336], der feststellt, daß jede blinde Förderung der Volksvermehrung zu einem beschleunigten Untergang des Abendlandes führen kann (S. 30). (Vgl. a. OETER[317]).

Mit einem weiteren erbbiologischen Problem, das auch für die Genialen von Bedeutung ist, beschäftigt sich OETER[318] ebenfalls. Er stellt fest, daß die Erbtüchtigkeit der Ehepaare durchschnittlich um so mehr abnimmt, je größer die Kinderzahl wird (S. 1190). Nun läßt sich allerdings historisch verfolgen, daß viele Geniale überhaupt nicht heirateten, z. B. Solon, Demosthenes, Kant, Nietzsche, Schopenhauer, Raffael, Leonardo, Beethoven, Chopin, Liszt, um nur einige zu nennen. Wenn sie aber heirateten, so wurden Ehe und Familienleben häufig unglücklich wie bei Sokrates, Shakespeare, Milton, Haydn, Bacon, Comte, Madach, Richard Wagner (erste Ehe) u. a. (SOMOGYI[143]; vgl. a. HERZBERG[625]). Die Eheschwierigkeiten der Genialen hatten zur Folge, daß der Kindersegen oft schwach blieb, wobei sich allerdings generell meist eine relative Kinderarmut auch in den nicht unglücklichen Ehen zeigte, wenn auch Ausnahmen die Regel bestätigen, wie z. B. J. S. Bach und Robert Schumann. Bekannt ist auch, daß die Familien Genialer oft schnell aussterben, wobei vielfach gerade die männliche Linie betroffen ist (REIBMAYR[325, 326]; vgl. a. RABE[322], S. 450 f.). Nur zwei Fälle erwähnt REIBMAYR[326] als Ausnahmen. Er ermittelte noch Nachkommen in direkter männlicher Linie bei dem Maler Lucas Cranach und bei dem großen Kurfürsten. Auch nach ELLIS[555] (ref. v. MÉGROZ[310]) sind die Genialen in der Ehe häufiger steril als der Durchschnitt der Bevölkerung. Sind ihre Ehen dagegen fruchtbar, liegt die Fruchtbarkeit sogar gering über dem Durchschnitt, und aus den fruchtbarsten Familien geht nach Ellis der Geniale hervor.

Eine zusammenfassende Betrachtung der erbbiologischen Situation der Talente und Hochtalente gestattet, das folgende Gesetz vom „Knotenpunkt

---

[1] Das Gesetz gilt nicht allein für geistige Talente (Galton), sondern auch für körper liche Sportbegabung wie Rudern, Ringkampf u. a. m. (Galton). Ebenso gilt es auch für Psychosen (Diem, z. n. JASPERS[807], S. 298), besonders für die Schizophrenie (H. HOFFMANN[799]: Das sog. Gesetz der progressiven Entartung) und schließlich auch für Charakteranomalien wie die Psychopathien (Diem).

der Vererbung“ (W. Lange-Eichbaum)[1] zu entwickeln: Je umschriebener die Persönlichkeit eines Probanden geprägt ist, um so intensiver sind die gleichen oder zum mindesten ähnlichen Persönlichkeitsmerkmale bei dem nächsten Verwandtenkreis (Eltern und Geschwister) dieses Probanden zu beobachten. In der direkten Erbfolge muß, wie das HOFFMANN[296] feststellt, von den Voreltern zum Probanden hin eine Kumulation (Häufung) von Erbmassen stattfinden, die zum Aufbau der betreffenden Wesensart erforderlich ist. In der Deszendenz des Probanden zeigt sich dann eine allmähliche Dispersion (Zerstreuung) der Erbmassen (S. 680–681).

Die häufig ermittelte Tatsache, daß bedeutende Männer oft nur unbedeutende Söhne haben, ist zum Teil ebenfalls durch dieses Gesetz vom Knotenpunkt der Vererbung zu erklären, teilweise aber auch, wie später auszuführen sein wird, durch die gehäuften bionegativen Anlagen bei sonst bedeutenden Menschen (vgl. a. POPENOE[320]).

Schließlich muß noch erwähnt werden, daß oft gerade bei den Berühmtesten keine erbbiologische Talentnähe zu entdecken ist, so bei Bacon, Tycho Brahe, Kopernikus, Kepler, Galen, Galvani, Giorgione, Giotto, Andrea del Sarto, Leonardo, Michelangelo. Bei Napoleon und Cromwell läßt sich keine strategische Familienbegabung nachweisen, ebensowenig, was ihre Spezialtalente anlangt, bei Euripides, Sophokles, Dante, Montaigne, Rabelais, Molière, Rousseau, Voltaire, Shakespeare und Schiller. Hinreichende erbbiologische Überlieferung vorausgesetzt, hätten wir in solchen Fällen einen biologischen Glückstreffer anzunehmen. Zahllose einzelne Begabungsfasern, deren jede von irgendeinem Vorfahren stammen kann, treffen zu einem übernormalen Begabungsbündel zusammen und bilden das Hochtalent. Manchmal auch lassen sich solche Talentbündel aus den einzelnen Fasern der Familienbegabung herausanalysieren, wie etwa bei Hölderlin (LANGE-EICHBAUM[586]), teilweise bei Goethe (SOMMER[2109, 2110, 2111]) und anderen Genialen (HOFFMANN[296, 798]).

Anhang: Das evangelische Pfarrhaus

Bei der Erörterung der Vererbung geistiger Leistungen verdient ein Stand besonderer Erwähnung, weil sich in ihm Begabungshäufungen auffällig bemerkbar machen: der evangelische Pfarrer[1]. KROH[305] weist nach, daß im 17. und 18. Jahrhundert das evangelische Pfarrhaus die Geburtsstätte von etwa 150 in der Literaturgeschichte bekannten deutschen Dichtern gewesen sei (vgl. GEMÜND[340], KRETSCHMER[128], CYSARZ[160]). Oft sind auch Beziehungen zu Lehrern oder noch mehr zu Kantoren festzustellen (RAUSCHENBERGER[324], S. 142). Gelegentlich entstammen dem evangelischen Pfarrhaus auch bedeutende Musiker (Schumann) oder Maler (Feuerbach), im wesentlichen aber Dichter und Denker. Am ausführlichsten hinsichtlich seiner Beispiele ist ANGERMANN[338], der u. a. die in gleicher Richtung forschenden HARTNACKE u. WOHLFAHRT[341] zitiert. Eine relativ alte, aber ebenfalls sehr aufschlußreiche Quelle ist die von J. F. v. SCHULTE[345] aus dem Jahre 1909. Schulte fußt bei seiner Untersuchung über „Herkunft und Alter von deutschen

---

[1] Verf., selbst Pfarrerskind, will hiermit in der nun folgenden Laudatio auf das evangelische Pfarrhaus, seinen bescheidenen Dank aussprechen für das kulturelle Erbe aus väterlicher und mütterlicher Familie seit mehr als dreihundert Jahren.

Gelehrten aller Art" auf dem statistischen Material der „Allgemeinen deutschen Biographie", welche die bis zum 31. Dez. 1899 Verstorbenen behandelt. Diese verzeichnet als Söhne evangelischer Theologen 319 Theologen aller Art: Prediger, Professoren der Theologie, Schulmänner, Mitglieder von Konsistorien, davon viele zugleich Philologen, Historiker, Naturforscher, Dichter usw. Ärzte zu Söhnen haben 54 evangelische Geistliche. Zu ihnen zählt auch der hervorragende Chirurg Billroth. 28 Astronomen, Mathematiker und Physiker haben Pfarrer zu Vätern (S. 272). Von Juristen aller Art sind 112 aufgezeichnet, unter ihnen eine große Zahl berühmter Männer. 132 Philologen, Philosophen und Archäologen, zu denen auch Schliemann zählt, stammen ebenfalls aus Pfarrhäusern ab. Von Historikern im engeren Sinne haben 77 Pfarrer zu Vätern, von Dichtern, Schriftstellern, Satirikern und Kritikern 109 (S. 273). Schulte stellt als stolzes Ergebnis fest: „861 durch schriftstellerische Tätigkeit bekannte Söhne evangelischer Theologen, die allen Kategorien der Wissenschaft angehören, unter ihnen in jedem Berufe Männer, die zu den hervorragendsten zählen, einzelne zu den Begründern neuer Richtungen, das ist ein Ruhmesblatt des evangelischen geistlichen Hauses, wie es kein anderer Stand aufweist" (S. 273). Nach weiteren statistischen Untersuchungen — auch die Juristenfamilien erfassend — bestätigt Schulte noch einmal zusammenfassend, „daß aus den Häusern der Theologen und Juristen nicht bloß der verhältnismäßig größere Teil der in Betracht kommenden Männer [d. h. der oben aufgezählten], sondern auch die meisten der hervorragenden stamme" (S. 276). Den Grund hierfür sieht er allerdings in der Tatsache, daß diese beiden Berufe sich am meisten um die geistige Aufzucht und Erziehung ihrer Kinder kümmern (S. 276). Zu ähnlichen Ergebnissen kommt in jüngster Zeit MINDER[344] (1962), der das Bild des deutschen Pfarrhauses in der deutschen Literatur von Jean Paul bis Gottfried Benn in einzelnen Essays schildert. Ausländische Stimmen, das evangelische Pfarrhaus und seine geistige Bedeutung betreffend, kommen nicht immer zu den gleichen Ergebnissen wie die in Deutschland anzutreffenden, wenn auch KASSEL[342] feststellt, daß 16% genialer Menschen des englischen Sprachkreises aus geistlichen Häusern stamme (S. 12), eine Zahl, die wir auch bei MACLEAN[343] finden. GALTON[339] dagegen behauptet, daß die Söhne von Geistlichen im Verhältnis zum Aufwand für ihre Erziehung selten einen führenden Platz in der Wissenschaft einnähmen, mit der Begründung, daß das Studium der Wissenschaften nicht dem priesterlichen Charakter entspreche. SZIRMAY-PULSZKY[346] (nach einer schriftlichen Mitteilung) kommt bei ihrer Analyse der berühmten Ungarn zu dem Schluß, „daß die meisten Hochtalente in Ungarn — 159 der Liste — aus dem mittleren begüterten Adel stammen; manche sind aus der Gesellschaftsklasse der freien adligen Bauern und aus dem Kreise der Handwerker hervorgegangen". Im Gegensatz zu Deutschland stamme in Ungarn kein einziger Dichter oder Schriftsteller ersten Ranges aus einer Pastorenfamilie (mit einziger Ausnahme von Andreas Ady, der mütterlicherseits evangelische Pfarrer unter seine Vorfahren zählt).

Über die soziale Herkunft der späteren Pfarrer gibt auch die Statistik der evangelischen Kirche in Deutschland (EKiD) aus den Jahren 1934 und 1950 einen aufschlußreichen Überblick. Nach ihr haben ⅓ der Pfarrer einen

Vater mit abgeschlossener Hochschulbildung. Jeder 4. Pfarrer, jede 5. Pfarrersfrau ist Pfarrerskind, Zahlen, die seit 1934 allerdings ein wenig zurückgegangen sind. Jeder 7. Pfarrer ist Beamtensohn, jeder 12. stammt von einem Bauernhof, 3,3% der Pfarrer und 2% der Pfarrfrauen sind aus dem Arbeiterstand hervorgegangen, 1% kommt aus dem schon gehobenen Stand der Werkmeister. Die Pfarrer haben nach der letzten Statistik eine Mittelzahl von 3 Kindern, während auf die Gesamtbevölkerung 1,3 Kinder pro Ehe entfallen. 59% aller Pfarrerssöhne und 21% der Pfarrerstöchter werden wieder Akademiker, davon jeder 5. Sohn Pfarrer. Von der Gesamtbevölkerung besuchen nur 4% der Kinder die Universität. Die nicht studierenden Pfarrerskinder streben nach gehobenen Berufen. Früher war das anders, da nur ein Kind von fünfen studierte und die anderen Handwerker wurden. Durch diese Verschiebung zugunsten vorwiegend geistiger Berufe droht heute sogar eine Entfremdung zu den anderen Volksschichten. Die Statistik kommt zu der schlußfolgernden Feststellung, daß dem Pfarrhaus die Blutzufuhr aus diesen anderen Volksschichten notwendig sei, um der Gefahr der Kastenbildung vorzubeugen (***[348]).

Einen gewissen Wermutstropfen in die Laudatio des evangelischen Pfarrhauses schüttet in jüngster Zeit THOMAS[347], selbst Theologe und Arzt, der auf Grund seiner Tätigkeit als Telefonseelsorger intensiven Einblick in die Struktur des modernen evangelischen Pfarrhauses gewann. In 90% der von Thomas besuchten Pfarrhäuser litten Mitglieder der Pfarrersfamilie an ekklesiogenen, d. h. durch kirchliche Einflüsse verursachten Neurosen (SCHAETZING), die im einzelnen sehr anschaulich in Thomas' Buch aufgeschlüsselt werden.

5. *Genialität und Rasse*

Schon lange ist den Rassenforschern bekannt, daß über das Individuum hinaus nun auch bestimmte Anlagen und Begabungen positiver wie natürlich auch negativer Art in bestimmten Volksstämmen oder sogar ganzen Völkern als sogenannte Rasseeigentümlichkeit[1] auftreten. So kennen wir Völker mit gehäuften genialen Anlagen, wie z. B. bei den Griechen der Antike die Jonier, die wohl der hervorragendste und produktivste Stamm der ganzen Geschichte in bezug auf Plastik, Dichtung und Philosophie sind (s. a. KROEBER[359]). RAUSCHENBERGER[363] spricht von den Griechen als dem begabtesten Volk auf allen Gebieten, besonders auch auf dem philosophischen. Auch nach Rauschenberger hätten nicht alle Stämme den gleichen Anteil an dem Entstehen und der Entwicklung der griechischen Kultur. Äolier

[1] Unter Rasse i. e. S. ist nach RECHE[364] „eine Gruppe von Lebewesen zu verstehen, welche in Isolation und durch natürliche Zuchtwahl aus einer gemeinsamen Wurzel und ohne Beimischung fremdstämmiger Elemente entstanden ist und sich daher durch eine größere Anzahl wichtiger körperlicher und geistiger, in ihrer Vereinigung eine »Ganzheit« bildender Erbanlagen und ebenso auch durch ihr Erscheinungsbild wesentlich von anderen derartigen Gruppen unterscheidet und stets nur ihresgleichen zeugt".

Im Zusammenhang mit der Frage nach Erbe und Rasse lassen sich Brücken schlagen zu einem Komplex, den eine vergangene politische Episode bereits so gelöst zu haben glaubte, daß sie daraus für sich die entsprechenden Konsequenzen zog. In Wirklichkeit ist dieses Gebiet teilweise noch lange nicht endgültig wissenschaftlich erforscht und weitgehend problematisch, obschon (s. a. GÜNTHER[354]) häufig in kritikloser Weise diese „Ergebnisse" vorweggenommen wurden.

und Dorer treten hinter den Joniern immer mehr zurück. „Es ist dies eine der merkwürdigsten Tatsachen der ganzen Kulturgeschichte. Nicht das kleine griechische Volk, sondern nur ein Bruchteil, etwa ein starkes Drittel dieses Volkes, hat im wesentlichen die Philosophie begründet", und zwar der jonische: „die ganze, glänzende Reihe der griechischen Weltweisen: Tales, Anaximander, Anaximenes, Heraklit, Xeophanes, Parmenides, Zenon der Eliate, Melissos, Pythagoras, Leukipp, Demokrit, Anaxagoras, Protagoras, Sokrates, Platon, Aristoteles, Epikur waren jonischer Abstammung" (S. 1). Eine gewisse Parallele dazu in der modernen Welt findet sich nach NEARING[361], der feststellte, daß die Intelligenz in Amerika sich auf Neu-England konzentriere, besonders auf die Staaten New York, Pennsylvania und Ohio (S. 199). Im Gegensatz dazu sehen wir ebenfalls Völker, die im allgemeinen ziemlich unproduktiv sind, so z. B. die Westfalen, die Japaner, die südamerikanischen Kolonialvölker.

Der Frage, wie es gerade bei bestimmten Völkern zu Geniehäufungen kommt, sind REIBMAYR[96] und auch später KRETSCHMER[128] nachgegangen. Nach Kretschmers Auffassung sehen wir, wenn begabte Rassen durch Eroberung oder durch Handelseinwanderung in den Hafenstädten einer starken Vermischung mit anderen, ebenfalls begabten Stämmen ausgesetzt sind, nach etlichen Jahrhunderten manchmal explosiv, schlagartig eine Fülle von Genieproduktion entstehen, wie im alten Hellas oder in der florentinischen Renaissance, wobei es immer nach dem gleichen Prinzip geht, daß nach einer Völkerwanderung, verbunden mit Einwanderung fremder kriegerischer Stämme, eine jahrhundertelange, relative geistige Ruhepause eintritt und dann erst eine starke Genieperiode beginnt (S. 71). Schon LOMBROSO[360] hielt die Rassenmischung von größtem Einfluß auf die Entstehung des Genies am Beispiel Siziliens, wo semitische, griechische, normannische, berberische Einflüsse zusammenkamen (S. 544) (s. a. SOMOGYI[143], der überdies die Häufigkeit genialer Begabung im 17. und 18. Jahrhundert darauf zurückführt, daß der Dreißigjährige Krieg dazu geeignet war, jene bereits ausgeführte Mischung im besonderen zu unterstützen). Im gleichen Sinne hat auch REIBMAYRS[96] Hypothese recht, die die italienische Hochrenaissance in folgender Weise zu erklären sucht: Die Mykene-Kultur kam durch Auswanderung 1200 v. Chr. nach Etrurien und mischte sich (als altgriechische, latente, potentielle Hochbegabung) mit germanischem Blut (s. a. WOLTMANN[370]), und so wären Begabungen wie Michelangelo, Leonardo u. a. zu verstehen. Weitere geniale Mischlinge, die zu einer Kreuzung von Rassen, Nationen, Volksstämmen oder Ständen hervorgegangen sind, hat REIBMAYR[96] wie folgt zusammengestellt. Unter einigen Weglassungen und unter Vorbehalt seien die Namen wiedergegeben: Amenhotep IV., Ramses II., Moses, David, Hiram, Kyros, Thales, Pythagoras, Kimon, Themistokles, Perikles, Thukydides, Herodot, Antisthenes, Alexander, Demosthenes, die Gracchen, Cäsar, Augustus, Paulus, Konstantin d. Gr., Mohammed, Gregor d. Gr., Gregor VII., Thomas v. Aquino, Franz von Assisi, Otto d. Gr., Friedrich II. (Hohenst.), Dante, Leonardo, Savonarola, Tasso, Cromwell, Paracelsus, Don Juan d'Austria, Leibniz, Peter d. Gr., Molière, Rousseau, Haydn, Mozart, Beethoven, Herder, Goethe, Byron, Napoleon, Schopenhauer, Hamann, Cavour, Nietzsche, Wagner, Tschaikowsky, Puschkin,

Frau von Staël. KRETSCHMER[128] gebraucht hier den sonst in der Biologie bekannten Vergleich im Sinne von „Luxurieren" der Bastarde (S. 103–104). Er möchte dabei vermeiden, daß die Einbrechenden als „Herrenrasse" und die Ansässigen als „Sklavenrasse" angesehen werden. Der Erfolg eines solchen Eroberungsversuches hänge vielmehr lediglich ab „von der Zeigerstunde, in der gerade das Kulturalter des angegriffenen Volkes stehe" (S. 104–105). Kretschmer weist außerdem darauf hin, daß die meisten Begabungen aus sprachlichen Grenzgebieten stammen, wo Rassenkreuzung zwischen benachbarten Völkern stattfindet (S. 70). Diese Auffassung wird auch in überzeugender Weise von SZIRMAY-PULSZKY[368] bestätigt, welche für die genialen Ungarn nachweisen kann, besonders für die bedeutenden Dichter dieses Volkes, daß sie aus typischen sprachlichen Grenzgebieten hervorgegangen sind.

Auch BIEDENKAPP[198] ist der Auffassung, daß fast überall, wo wir in die Vorfahrenreihe genialer Männer hineinleuchten, uns sehr bald Stammes- und Rassenmischung entgegentritt. Er führt Goethe an, der als Frankfurter thüringische und vielleicht auch nordische Vorfahren hat. Bismarck ist das Ergebnis einer Mischung adligen und bürgerlichen Blutes. Marconi hatte einen Italiener zum Vater und eine Engländerin zur Mutter. Und der damals sehr bekannte Graf Zeppelin hatte Vorfahren in Frankreich, Niedersachsen und Mecklenburg, ist demnach eine Mischung deutschen, französischen und wendischen Blutes. Und Biedenkapp führt in diesem Zusammenhang als Erklärung für das Entstehen eines Genialen aus, daß „nämlich schon bereits Mut und Unternehmungsgeist dazu gehört, sich mit einem Menschen anderen Stammes, anderer Nation oder Rasse zu verbinden, und mithin wäre eben Mut und Unternehmungsgeist das Primäre, das Ausschlaggebende zur Hervorbringung genialer Leistungen" (S. 161) (vgl. a. BIEDENKAPP[350]). Eine gewisse Berechtigung mag auch der Äußerung RAUSCHENBERGERS[363] zugebilligt werden, wenn auch der Ton überheblich erscheint, daß „das einzige metaphysische hochbegabte Volk der modernen Welt die Deutschen" seien (S. 1). Er ist der Auffassung, daß „romanische Völker, groß in Kunst und Poesie, die Philosophie verhältnismäßig wenig gepflegt haben. Von den Slaven ist auf philosophischem Gebiet bisher noch weniger zu sagen als von den Romanen. Die Tatsache, daß Deutschland so viele große Metaphysiker hervorgebracht hat, findet eine Parallele auf dem Gebiet der Tonkunst. Die deutsche Musik unterscheidet sich von der Musik anderer Völker vor allem durch ihre größere Tiefe, ihren größtenteils überweltlichen, metaphysischen Charakter" (S. 1). Aber auch hier ist die Rassenmischung bedeutungsvoll. Rauschenberger weist darauf hin, daß „reicher an Philosophen diejenigen Volksstämme sind, deren Wesen nordisch-germanisch ist, die aber einen Zusatz nicht-nordischer Rassen erfahren haben". Am reichsten ist deshalb der Nordosten Deutschlands an Denkern. Ihm entstammen Meister Ekkehard, Jakob Böhme, Angelus Silesius, Leibniz, Wolff, Kant, Eduard von Hartmann, Eugen Dühring, Friedrich Nietzsche, ferner Hamann, Thomasius, Carus, Weisse, Mach, Ostwald, Windelband, Volkert, Rückert, Trendelenburg u. a., dem Baltikum Nicolai Hartmann, Külpe. Besonders groß ist die Zahl der Metaphysiker. Auch Männer wie Kopernikus, Herder u. a. sind zu nennen, die auf das Denken der Menschen umwälzend eingewirkt haben" (S. 1). Und später (S. 5) führt der gleiche Autor außerdem noch Fichte, Schleiermacher, Lotze, Fechner und Schopenhauer, die östlich der Saale geboren sind, an. Alle diese geistigen Erscheinungen, die ihren Niederschlag in den angeführten bedeutenden Männern fanden, sind Folge einer günstigen Rassenmischung.

Mit Recht hat in diesem Zusammenhang REIBMAYR[96] erkannt, die Kreuzung ingezüchteter, talentierter Stämme könne zur Geniebildung führen, nicht aber die Vermischung wahllos zusammengeströmter, beliebiger Bevölkerungsmassen, wie dies besonders in den Weltstädten zustande kommt („Blutchaos"). „Weltstädte verbrauchen viel Genie, bringen aber unauffällig wenig Geniale selbst hervor, was sich statistisch klar belegen läßt" (KRETSCHMER[128], S. 105–106). Auch die Mischung zwischen farbigem und weißem Blut ist mit Beispielen zu belegen (s. a. SPRINGER[367], der negroiden Einschlag bei Beethoven, Puschkin, Dumas wie auch bei dem berühmten Leibarzt Bismarcks Schweninger anführt). SCHEFFEL[173] erblickt neuerdings in Europa einen Kampfplatz der Rassenmischung und damit eine Selbstauflösung.

Deutschland[1] jedoch hat als Land der Mitte, als Land der Rassenmischung im oben erwähnten Sinne, eine besonders große Anzahl von Genies hervorgebracht. Landschaftlich finden sich speziell drei Gebiete großer Geniedichte[2], nämlich Sachsen (mit Thüringen und Schlesien), Schwaben und die Niederlande. Dabei fällt der jähe Übergang der einzelnen Zonen in kultureller wie biologischer Hinsicht auf (z. B. Sachsen mit seiner Nachbarschaft zum alpinen Böhmen und zu Preußen mit seinem stark nordischen Einschlag, wie das KRETSCHMER[128] hervorhebt, an dessen Ausführungen wir uns auch im weiteren Teil dieses Abschnittes im wesentlichen halten). Nach GÜNTHER[354] besteht ebenfalls ein starkes Gefälle nordischer Rasse in den Niederlanden, und auch in Württemberg stößt der nordische Neckarkeil scharf ins alpine Gebiet vor. Innerhalb dieser nordisch-alpinen Mischzonen finden sich öfters Einzelzonen, in denen Spezialbegabungen heimisch sind. So stellt KRETSCHMER[128] fest, daß die schöpferisch musikalische Begabung in Deutschland zum überwiegenden Teil in einer umschriebenen Stammeszone entstand, „die das alpine Rassezentrum Böhmen halbkreisförmig umgibt und von da gegen die Alpen hinstreift". Infolgedessen stammt die Mehrheit der deutschen Musikgenies aus Sachsen-Thüringen (Bach, Händel, Schumann, Richard Wagner), aus dem Nordosten Bayerns (Gluck, Reger) und aus Österreich (Haydn, Mozart, Schubert, Weber, Liszt, Hugo Wolf), während das ganze übrige Deutschland daneben nur ganz wenige große Namen hervorbringe (Beethoven, Brahms). Der gleichen Meinung ist BRASCH[282] und auch WELLEK[263], der dabei in Süddeutschland von einem überwiegend „polaren" Typ spricht, dagegen in Norddeutschland fast ausschließlich den „linearen" Typ findet, während in Mitteldeutschland beide Typen mit leichtem Übergewicht des linearen vertreten sind. Zur Kenn-

---

[1] Damit sind die Ländergebiete gemeint, die zum Ausgang des Mittelalters bzw. zu Beginn der Neuzeit im kulturellen Bereich der deutschen Sprache in allen ihren Variationen und Dialekten standen, also von den Alpen vom Süden bis zum Westen in den Niederlanden und dem Osten im Baltikum.

[2] Vgl. a. die „Geniographische Karte Deutschlands" von BAUR[349] bereits aus dem Jahre 1867.

zeichnung des linearen Typus gehört absolutes Gehör mit Neigung zu polyphoner Hörweise; dem polaren Typus ist relatives Gehör eigen bei Bevorzugung harmonischer Hörweise. JUDA[357] stellt überdies in ihren Untersuchungen fest, daß außer künstlerischen Begabungen in Thüringen-Sachsen auch die technischen eine Rolle zu spielen scheinen, während sich z. B. im Rheinland vorwiegend naturwissenschaftlich Geniale in gehäuftem Maße finden ließ (S. 327). Ein Vergleich mit anderen Völkern zeigt, daß zweifellos die Italiener und Deutschen für Musik begabter sind als die Engländer usw. (s. a. EICHENAUER[353]).

Zur Beantwortung der Frage, ob und wieweit dichterisch-philosophische Begabung landschaftlich kumuliert zu finden ist, nennt KRETSCHMER[128] für Deutschland „zwei dichte Zentren: Sachsen (mit thüringisch-schlesischen Nachbargebieten) und Württemberg. Der ersteren Zone gehören u. a. an: Luther, Leibniz, Lessing, Eichendorff, Fichte, Schleiermacher, Otto Ludwig und Nietzsche, der letzteren: Wieland, Schiller, Hölderlin, Uhland, Mörike, Hegel und Schelling ... Sachsen ist durch das Zusammentreffen der musikalischen mit dieser dichterisch-philosophischen Züchtungszone das absolut geniereichste Land von Deutschland" (S. 100). Zu den genialen Sachsen gehören außer den oben Genannten — in bunter Folge — auch Bach, Paul Gerhardt, Gellert, Fleming, Händel, Novalis, Robert Schumann und Richard Wagner (vgl. a. RAUSCHENBERGER[363], der die Geniedichte im Zusammenhang mit der Rassenmischung beleuchtet). Je weiter nach Norddeutschland hin, um so dünner und sporadischer über weite Landstriche verteilt findet KRETSCHMER[128] die meisten übrigen Namen aus der Begabungsgruppe der Dichter und Philosophen, z. B. Klopstock, Kant, Herder, Herbart, Schopenhauer, Kleist, Hebbel, Droste-Hülshoff, Storm und Fontane. „Dagegen beteiligen sich schwach bei dieser Gruppe die hypomanischen Stämme der alpineren Zone, nämlich Österreich, Bayern, Main- und Rheinfranken. In diesem großen Gebiet finden wir in der Hauptsache die zwei großen Namen Goethe und Grillparzer, wobei der erstere starke genealogische Beziehungen nach dem thüringischen Sachsen und dem hohenlohischen Württemberg hat. Dafür liegt in Österreich einer der größten Geniebrennpunkte für Musik, in Franken für die bildenden Künste" (S. 100). Die kulturelle und geistige Bedeutung des fränkischen Stammes, besonders auch für die Dichtung, hebt SCHLÜTER-HERMKES[366] hervor und nennt dabei Namen wie Hildegard von Bingen, Rückert, Brentano, Johann Paul Richter und Stefan George (S. 36–37).

Für die bildenden Künste sind im deutschen Sprachgebiet die Niederlande und, wie schon gesagt wurde, Franken mit Namen wie Dürer, Grünewald, Cranach, Peter Fischer, Riemenschneider und Feuerbach bedeutungsvoll. Sodann kommt die bayerisch-österreichische (Leibl, Lenbach, Spitzweg, Schwind) und die schwäbisch-alemannische Zone (berühmte Maler- und Baumeisterschulen vom Mittelalter bis zum Barock, Holbein, Böcklin, Thoma) in Betracht (KRETSCHMER[128], S. 101). Hier muß auch SCHEFFEL[173] genannt werden, der Künstler und berühmte Baumeisterfamilien anführt wie z. B. Ulrich von Ensingen (Ulmer Münster), Peter Parler (Prag), der mit den Ensingen versippt war, Balthasar Neumann u. a. m.

Im Südwesten stehen sich die beiden Stämme der Schwaben (Alemannen) und der Franken schon rein physiognomisch als Gegensätze gegenüber (HELLPACH[355], S. 92). Dieser äußeren Verschiedenheit entspricht nach RAUSCHENBERGER[363] auch eine solche auf geistig-seelischem Gebiet (S. 7). Dem gesamten Südwesten entstammen an großen Denkern, wie RAUSCHENBERGER[363] (S. 1) anführt: Albertus Magnus, Heinrich Suso (Seuse), Johann Tauler, Nikolaus Cusanus, Paracelsus, Hegel, Schelling, Feuerbach, Wundt, Dilthey, ferner D. F. Strauß, Lambert, Stirner, Vaihinger, Th. Fischer, Zeller, Kepler, Robert Mayer, Jakob Burckhardt und schließlich auch Goethe und Schiller. Rauschenberger charakterisiert die unterschiedlichen Eigenschaften der Schwaben und Franken auf geistig-seelischem Gebiet (S. 7) folgendermaßen: „Die Franken haben als gemeinsames Merkmal einen positivistischen Zug, der mit ihrer anschaulichen, empirisch gerichteten realistischen, weniger abstrakten, weltmännischen Art, ihrer lebhaften, natürlichen Art, ihrem fortschrittlichen, dem Neuen zugeneigten Sinn aufs innigste zusammenhängt. Der fränkische Stamm ist der am meisten westeuropäisch geartete unter den deutschen Stämmen. Im Gegensatz dazu sind die Schwaben durch eine gewisse Schwerblütigkeit, durch spröde, sperrige, gegenüber Fremden zugeknöpfte Art, durch seelische Undurchsichtigkeit, langsame Reaktion und Auffassung, aber nachhaltige sehr gründliche Verarbeitung der Eindrücke sowie durch konservative, stark kirchliche Gesinnung gekennzeichnet. Der Schwabe neigt zu philosophischer Spekulation, zu Pietismus und Sektiererei. Während der Franke einen treuen Sinn für die Wirklichkeit hat, der sich gleichsam anschmiegt, neigt der Schwabe dazu, sein Denken in die Welt zu projizieren. Daher der starke dichterische Trieb der Schwaben. Der schwäbische Stamm ist eine äußerst verwickelte Volkspersönlichkeit. »Urwüchsigkeit und Spitzfindigkeit, Lustigkeit, seelische Sperrigkeit, Spießertum, Bärenfleiß und Kunstsinn« sind nach KEITER[358] in ihm gepaart. Er bietet nach diesem »als ein wahrer Mikrokosmos Deutschlands süd- und mittel- und norddeutsche Züge innig vermischt« dar und ist »am ehesten von allen Stämmen Repräsentant des ganzen Deutschlands«. Gelegentlich tritt bei den Schwaben ein hochfliegender, etwas wolkenschieberischer Zug zu Tage (Paracelsus, Schiller, Hegel, Schelling, Hölderlin, die Hohenstaufen). . . . Sehr charakteristisch ist nun, daß sich die Wesensverschiedenheit zwischen Franken und Schwaben in der Philosophie beider Stämme in stärkster Weise ausspricht. Spekulative Denker und Metaphysiker hat Franken wenig hervorgebracht. Der Moselfranke Nikolaus Cusanus steht als vereinzelte, allerdings hochbedeutende Erscheinung da. Die übrigen Denker der Franken sind vorwiegend positivistisch gerichtet, wofür die Rheinfranken Dilthey, Lichtenberg und Müller-Freienfels Beispiele sind. Am bemerkenswertesten aber ist die Tatsache, daß alle bedeutenden materialistischen Philosophen und Schriftsteller Deutschlands aus dem fränkischen Stamm hervorgegangen sind. Voran der Begründer des französischen Materialismus Baron Holbach (Rheinpfälzer), ebenso die Begründer des deutschen Materialismus Ludwig Büchner (Rheinhesse), Karl Vogt (Oberhesse), Jakob Moleschott (Niederfranke), Friedrich Engels (Niederfranke), Ludwig Feuerbach (überwiegend Franke). Diese Tatsache muß noch durch die weitere ergänzt werden, daß die übrigen bedeutenden materialistischen Schriftsteller vorwiegend Franzosen waren und aus dem Norden

Frankreichs hervorgegangen sind, wo der Stamm der Franken ansässig war, der Frankreich seinen Namen gegeben hat: Gassendi, Diderot, d'Alembert, Helvétius, La Mettrie.

Wenn wir nunmehr unsere Blicke auf Schwaben richten, so finden wir in dem benachbarten Stamm das gerade entgegengesetzte Bild. Schon die mittelalterlichen Mystiker waren größtenteils Schwaben (Alemannen): Heinrich Suso (Seuse), Johann Tauler u. a. Lange Zeit wurde auch Meister Eckhardt als Alemanne betrachtet. Alemanne war auch der Begründer des Pietismus, Jakob Spencer. Auch der Lehrer des Thomas von Aquino, Albertus Magnus, war Schwabe. Angesichts dieser Tatsachen dürfen wir uns nicht wundern, daß die Spitzen des deutschen philosophischen Idealismus, in denen diese ganze geistige Bewegung ihren Höhepunkt erreicht, Hegel und Schelling, wieder aus dem schwäbischen Stamm hervorgegangen sind. In Hegels Philosophie ist nicht nur der »Weltgeist«, sondern auch der »schwäbische Geist«, die Idee des Schwabentums, »zu sich selbst gekommen«. Sie war das denkbar größte philosophische Unternehmen, das sich der menschliche Geist jemals gestellt hatte. Dem titanischen Wollen aber folgte, wie bei den Hohenstaufen, der tiefe Sturz. Die Überspannung des philosophischen Gedankens, die Verachtung und das Überfliegen der Erfahrung führte zu einem Zusammenbruch, zur Diskreditierung der Philosophie und zum Heraufkommen des philosophischen Materialismus.

Das gesamte Merkmal fast aller schwäbischen Philosophen, ja ihrer bedeutenden Männer überhaupt, ist eine Neigung zum Theismus und zum Spiritualismus. Dieser Zug liegt tief im Schwaben und verleiht ihm im Kampf ums Dasein erhöhte Kraft. Es ist tief bedeutsam, daß Schwaben keinen großen atheistischen, materialistischen, keinen großen sozialistischen oder nihilistischen Schriftsteller hervorgebracht hat trotz seines sonstigen Reichtums an literarischen Größen. Diese Tatsache ist für Schwaben ebenso charakteristisch wie die andere Tatsache, daß Franken alle materialistischen und sehr viele positivistische deutsche Denker gestellt hat" (RAUSCHENBERGER[363], S. 7).

Schon lange vor Kretschmer hat auch BIEDENKAPP[350] ebenfalls den Versuch gemacht, bei bestimmten deutschen Stämmen spezielle Begabungsrichtungen zu ermitteln. Dabei stellte er fest, daß gerade für naturwissenschaftliche und insbesondere astronomische Berühmtheiten das nördliche und mittlere Deutschland mit Einschluß Dänemarks in Betracht kommt. Er nennt Namen wie Tycho de Brahe und Olaf Römer aus Dänemark, Kopernikus aus Thorn, Hewel aus Danzig, Encke aus Hamburg, Struve aus Altona, Olbers aus Bremen, Bessel aus Minden, Herschel aus Hannover, Argelander aus Memel, Gauss aus Braunschweig, Bunsen und Kirchhoff, die ebenfalls norddeutscher Abstammung sind u. a. m. (S. 857–858), und findet unter den berühmten Hessen, neben den Gebrüdern Grimm aus Hanau, Karl Vogt und Ludwig Büchner, Justus Liebig aus Darmstadt, Friedrich Wöhler aus Eschersheim, August Wilhelm Hoffmann aus Gießen, Philipp Reis, den Erfinder des Fernsprechers, aus Friedrichsdorf und Grimmelshausen aus Gelnhausen (S. 854).

SCHEFFEL[173] stellt fest, daß die Franken und Alemannen an Talenten reicher sind als die Pommern und Mecklenburger, daß das Talent in Österreich leichtblütiger ist als das westfälische und daß das rheinländische Talent gewissermaßen weinseliger ist als das schlesische (S. 211–212).

Schließlich weist OHFF[362] auf eine Statistik der Harvard-Universität hin, nach der Europa insgesamt 4652 Genies hervorgebracht hätte, davon Frankreich 1203, Deutschland 852, das klassische Griechenland inkulsive Byzanz 364, das klassische Rom 145, Italien 566. Die nordischen Völker bleiben bei dieser Statistik allerdings weit zurück: Dänemark brachte es nach dieser Statistik auf 51 Geniale, Schweden hatte 69, Norwegen 24, Island 8, Polen 33, Rußland 87, Ungarn 51, die Balkanvölker 20, England 664, USA 128, iberolateinische Länder 240, davon 44 Portugiesen.

Die Erbbiologie der Hochbegabung beschäftigt sich also mit der Frage nach der Herkunft der Begabung. So überraschend und aufschlußreich viele ihrer Ergebnisse sind, so versagt sie doch oft gerade in vielen allerwichtigsten Fällen und vermag nicht aufzuklären, woher das staunenswerte Wunder stammt. Mindestens ebenso merkwürdig wirkt es, wenn aus einer hochtalentierten Familie eines Tages die Spezialbegabung ganz verschwunden ist. Hier gibt es noch viele Rätsel zu lösen. Die Probleme sind noch weitgehend im Flusse wissenschaftlicher Bearbeitung. Über moderne Forschungsprobleme berichtet KLOOS[298, 299, 300], dessen Grundanschauungen über diese Fragen wir uns anschließen.

Eine wissenschaftlich falsche, von der „Rasse" her gesehene Auffassung vom Begriff des Genies hat die Vorstellung von einer „Geniezüchtung" heraufbeschworen. Hier stoßen wir auf eine kurze Strecke mit dem „rassenhygienischen" Problem zusammen. Die Rassenhygiene ist die Hygiene der erblichen Veranlagung, sie ist mit Eugenik ungefähr gleichbedeutend. Ihr Ziel ist, auf irgendeine Art zu erreichen, daß die Rasse, oder sagen wir lieber, die Menschheit im ganzen gesünder und leistungsfähiger wird. Die Wege dahin zu weisen, ist ihre wissenschaftliche und praktische Aufgabe[1]. Eine planmäßige Rassenhygiene setzt sich unter anderem auch das Ziel, durch

[1] Einer besonderen Auffassung, diktiert und unterstützt von der Politik des Nazismus, aber auch schon früher genährt durch sogenannte „völkische" Tendenzen, die willige Vorboten des Nazismus waren und dessen geistige Situation vorbereiten halfen, huldigten einige Autoren, die zwar ihrer Bedeutung entsprechend nur anmerkungsweise, jedoch zur Abrundung des Gesamtbildes nicht unerwähnt bleiben sollen; es sind dies Arbeiten, die in einseitiger Weise die Bedeutung der sogenannten nordischen Rasse herausstreichen und in ihr die Hauptquelle geistiger schöpferischer Kräfte erblicken. Das geht soweit, daß z. B. WOLTMANN[369, 370, 371] auch in Frankreich und Italien die bedeutende Leistung vom Einfluß germanischer Rassenmerkmale abhängig wissen wollte. Später wurde von den Rassenforschern des Dritten Reiches statt des Begriffes Germanentum der etwas weiter gefaßte „nordisch" gewählt (GÜNTHER[354], RITTERSHAUS[329], RAUSCHENBERGER[114, 115, 141], HOFMANN[356]). Im Hintergrunde dieser Auffassung des Vorherrschens jener nordischen Züge, gekennzeichnet auch durch körperliche Zeichen, wie z. B. Farbe von Haut, Haaren und Augen, stand die politisch herrschende Meinung, daß nur „am deutschen Wesen die Welt genesen" könne. HAUSER[97, 101, 102, 104, 108] ist sogar so naiv, festzustellen, die Genies seien überall (auch in Asien) vom „lichten" Typus, d. h. blond und germanisch. Die Wurzeln für diese Entwicklung lagen aber noch tiefer. Im Zusammenhang mit dem Kolonialismus entwickelte sich mit dem „Denken in Rassen" (SALLER[365], S. 21) schließlich ein Rassenwahn, genährt durch die aufblühende Naturwissenschaft und die wissenschaftlichen Rassentheorien des 19. Jahrhunderts (Darwin, Haeckel, Mendel, Galton). Übertragen auf sozialpolitische Ebene steigerte sich der Rassismus zur Rassendiskriminierung und in seinen extremsten Auswüchsen zum Rassenmord (vgl. a. SALLER[365], S. 32).

Häufung von lauter gesunden Begabungsanlagen eine Rasse hervorzubringen, die den bisherigen Genies an Begabung gewiß nicht nachstehen, an Gesundheit aber unzweifelhaft überlegen sein würde (s. a. LENZ[646] u. KLOOS[822]). Diese Synthese von Begabung und Gesundheit ist das Ziel der Rassenhygiene. Etwas zwiespältig damit wird aber dann an anderer Stelle gesagt: Eine Bevölkerung von lauter Genies wäre freilich schwerlich lebensfähig. Dieser Satz kann nicht stark genug unterstrichen werden. Eine gleichzeitige, ungeheure Häufung von lauter Genies, von lauter Halbgöttern wäre für die menschliche Gesellschaft nicht tragbar. Denn diese Gesellschaft braucht Arbeitsteilung, braucht Übergeordnete und Untergeordnete, braucht nur wenige Produktive, aber eine Unmenge ausführende, weiterbauende Kräfte, alle Arten von Begabung und Begabungsstufen. Welche Schwierigkeiten sich schon allein aus dem Zusammenleben nur zweier in gleicher Richtung schaffender Genialer ergeben würden, lehrt das Beispiel Michelangelo–Leonardo, die in Florenz einer dem andern vorwarfen, er könne nicht zeichnen. Die Männer nämlich, die zum Genie geworden sind, sind so egozentrisch, zu selbstbewußt, weil in ihnen ungewöhnlich viel zuviel Eigengesetzlichkeit und Eigenwilligkeit brodelt. Genies dienen der Rasse, hat man weiterhin gesagt. Das mag oft zutreffen. Aber zunächst dienen sie nur sich selbst. Und ein Rassenhygieniker hat mit Recht „die bange Frage“ gestellt, „ob jene Männer, die als große Geister gefeiert werden, wirklich durch ihre Wirksamkeit dem Leben der Rasse gedient haben, z. B. Goethe?“ Auch schon Kant hat solche Zweifel geäußert und hat erörtert, ob Genies besonders nützlich wären: sie brächten „Unordnung“. Das tun sie in der Tat sehr oft. Und häufig ist das gerade das Gute. Aber Verehrung einer Größe und andererseits Nutzen für die Gesundheit einer Rasse ist nicht ohne weiteres dasselbe. Das will von Fall zu Fall abgewogen sein. Betrachten wir z. B. Napoleon. Hat er der Menschheit genützt? Vielleicht. Aber andererseits wurden seiner Machtgier Millionen blühender Jünglinge geopfert, Millionen von Müttern und Familien tief unglücklich gemacht. Die Geniegläubigen von heute kennen Napoleon ja gar nicht, diesen schwer pathologischen Mann. Ganz Europa atmete auf, als der Tiger im Käfig saß, auf St. Helena. Als er aber tot war, fiel die Menschheit wieder auf die Knie vor ihm. Abgesehen davon, daß eine Züchtung des Genies (im Sinne Nietzsches) widersinnig wäre (BRAUN, O.[351], S. 109), wäre auch eine solche nicht notwendig. Denn Hochbegabte sind immer viel mehr vorhanden, als man ahnt. Nur werden sie eben aus hundert Gründen nicht bekannt, nicht berühmt. Viele gehen ungebildet, unreif zugrunde. Solche schon vorhandenen Talente sollte man fördern. Diese Aufgabe wäre viel dankbarer als das unsichere Experiment der Züchtung für eine ferne Zukunft. Das Ziel, eine gesündere oder begabtere Menschheit im allgemeinen zu züchten, hat Sinn (mit einigen Einschränkungen, GRUHLE[171]), weil zu erwarten ist, daß hochbegabte Eltern auch hochbegabte Kinder erzeugen und gebären und damit die Zahl der Hochtalente vermehren (vgl. a. COOLEY[352]). Damit ließen sich möglicherweise Bagabungen kultivieren. Deswegen meint auch KLOOS[299]: „Die nächstliegende Möglichkeit, bestimmte geistige Fähigkeiten anzureichern und zu steigern, ist die Heirat innerhalb derselben Berufs- und Standeskreise“ (S. 278).

V. Der Schöpfer und sein Werk

1. *Zur Psychologie des produktiven Schaffens*

Die Psychologie des produktiven Denkens und des mit ihm verbundenen Schaffensprozesses[1] ist eingehend untersucht und dem modernen Forscher gut bekannt (Müller-Freienfels[1294-1300], Binet[1214], Delacroix[1225], Kreibig[1275], Meinecke[1290], Duncker[1227], Taine[1353], Hinrichsen[594, 1255-1261], Kankeleit[1268, 1269], Patrick[1305, 1306, 1307], Révész[1326], Selz[1342, 1343, 1344], Whiting[1361], Mentré[1291] und Bahle[174, 1200-1207]; letzterer in verschiedenen Arbeiten speziell zum musikalischen Schaffensprozeß, s. Verzeichnis). Betrachten wir also einmal den dabei vorliegenden psychologischen Vorgang. Jede Aufgabe erstrebt eine Lösung. Dieses Ziel erfordert einen bestimmten Weg; auf diesem bieten sich im allgemeinen verschiedene Hilfsmittel an. Häufig sind die Mittel schon bekannt; dann lösen Technik, Gelerntes und Routine die Aufgabe. Die geistige Hauptleistung liegt in diesem Falle vor der Produktion im Erwerb der Mittel, was nicht selten auf den Schultern von Jahrhunderten ruht. Wenn dagegen das Mittel erst neu gesucht werden muß, beginnt zunächst eine Fülle andrängender Vorstellungen gleichsam zu wogen. Diese steigen allerdings nicht völlig beliebig und „frei" auf (auch Berze[723] lehnt dies ab), sondern sie sind bestimmt durch das Suchen in der Aufgabenrichtung, wobei unbewußte Vorstellungen oft eine Rolle spielen. Die Lösung wird nun gewöhnlich nicht sofort erreicht, sondern es schiebt sich ein Zwischenglied ein. Die Mittel schweben zwar bereits in den allgemeinsten Umrissen dem Suchenden vor, noch abstrakt, dunkel, als eine Art Schema, ohne die Möglichkeit einer begrifflichen Fassung, trotzdem aber schon zielgerichtet, wenn auch eine Abstraktion dieser Mittel nicht sogleich bereitliegt.

Wenn erst einmal die Mittelabstraktion vorschwebt, so wird die endgültige Lösung auf dreierlei Art gefunden. Entweder sie ergibt sich strukturgesetzlich aus der Richtung der Vorahnung von selbst, oder eine Erinnerung schlägt die Brücke und füllt das dunkle Schema aus. Drittens kann eine „zufällige" — d. h. eine streng gesetzmäßige, aber nicht beabsichtigte Konstellation von Materiellem oder Seelischem — Beobachtung denselben Dienst leisten. So erhalten wir für alle technischen oder künstlerisch-phantasievollen Neu-Findungen das Schema (s. Seite 105).

Diese kurz angedeutete Dynamik des produktiven Denkens kann noch nicht identisch sein mit Genie oder genial; denn genau dem grundsätzlich gleichen Kräftespiel begegnen wir beim Alltagsmenschen.

Zum Beispiel ist das Suchen und Vorschweben eines entfallenen Namens gleichbedeutend mit einer Mittelabstraktion. Ganz ähnliche Mechanismen werden psychologisch in Bewegung gesetzt, wenn wir Rätsel raten. Aber auch bei der Lösung kleiner technischer Aufgaben in Haus und Hof handelt es sich unbewußt um eine Art ständiger Mittelsuche und Abstraktion.

---

[1] Zur Psychologie des produktiven Schaffens steht uns heute eine kaum übersehbare Literatur zur Verfügung. Sie ist im Literaturverzeichnis in dem Quellenkapitel V, „Künstlerisches Schaffen und Werk" zusammengefaßt. Hierbei wird der Einfluß normalpsychischer und auch psychopathologischer Faktoren besonders berücksichtigt.

Schwierige Schachpartien zwischen gut geschulten Gegnern sind ein fortgesetztes produktives Denken, das bei jedem einzelnen Zug neu einsetzt.

Warum bei all solchen intellektuellen Vorgängen niemand von „Genie“ spricht, liegt wohl auf der Hand. Abgesehen von Gründen, die in der Begabungsqualität des „Schaffenden“ liegen, entspricht hier das „geschaffene“ Werk nur dem durchschnittlichen Bereich des Alltagslebens, während in Bezug auf die Genialität als „schöpferischer Art“ ROMEIN[1333] davon die Begabtheit im Sinne „erfinderischer Art“ unterschieden wissen will (S. 150).

Setzen wir aber einmal die oben besprochenen Talente als Hochtalent voraus und sprechen dann vom schöpferischen Werk des Künstlers, so erweitert sich der Vorgang des produktiven Denkens wesentlich um die Begriffe der Phantasie, der Intuition und der Inspiration.

Eine der wesentlichsten Voraussetzungen, schöpferisch sein zu können, ist an die Tätigkeit der Phantasie gebunden. Ohne sie ist eine Neuschöpfung überhaupt nicht zu gestalten. Wir denken dabei nicht an einen Phantasiebegriff im metaphysischen Sinne, an eine beseelende Kraft in der organischen Natur, wie viele Denker seit Platon sie auffassen (MEYER[872]), sondern an eine menschliche Eigenschaft wie andere auch. In der Psychologie werden seit jeher neben zuständlichen Erlebnissen, wie Gefühle, Stimmungen und Affekte, und neben sogenannten Aktivitätserlebnissen im Sinne von Drang, Trieb oder ganz allgemein willentlichen Strebungen auch gegenständliche Bewußtseinsinhalte unterschieden. Hierzu gehören die Wahrnehmungen, die Gedanken und schließlich die sogenannten inneren Bilder, nämlich Erinnerungs- und Phantasievorstellungen. Diese drei Qualitäten können miteinander vermischt sein, so daß z. B. Phantasiebilder mit Gefühlen verbunden sein können. Nach DILTHEY[1226] baut die Phantasie ihre Gestaltungen aus der äußeren und aus der inneren Erfahrung auf. Mannigfach verschlingen sich diese beiden Arten von Erfahrungen, und alles, was wir Verstehen nennen, beruht auf dieser Verflechtung (S. 87). Sehr eingehend erörtert PLAUT[124] die Wirkung der Phantasie auf die produktive Persönlichkeit, indem er an RIBOT[1327] anknüpft, der nicht weniger als sieben Phantasiegruppen unterscheidet. Mit Recht weist Plaut jedoch darauf hin, daß, wenn von „schöpferischer Phantasie“ gesprochen und diese Phantasie ohne weiteres mit dem Wesenselement des Produktiven identifiziert werde, dabei die mannigfachen und oft sehr mühseligen Prozesse übersehen würden, die

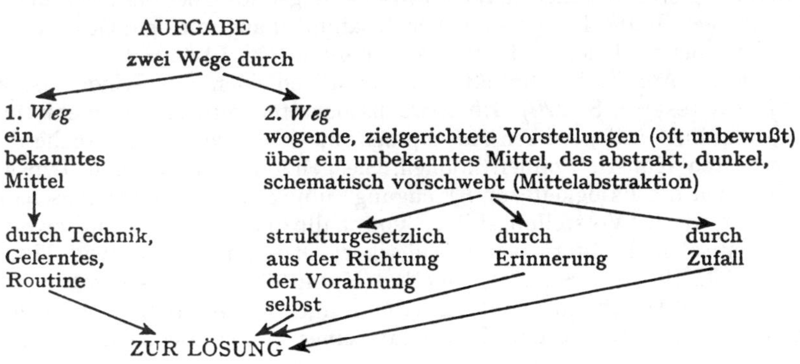

einer „schöpferischen" oder produktiven Leistung zugrunde lägen, sich aber fast nie aus dieser unmittelbar ablesen ließen (S. 143–144). PLAUT[124] stimmt H. MAIER[864] zu, welcher das Emotionale an der Phantasie betont, indem hier tatsächlich das Bestimmende, Richtende liege, und er legt Nachdruck auf die Forderung, daß die Phantasie des wesentlichen emotionalen Momentes der Bewegtheit, Beschwingtheit, Ergriffenheit und nicht zuletzt der Inspiration nicht entbehren könne (S. 151–154).

Der Begriff der Phantasie spielt demnach in der Frage der Produktivität mit Recht eine große Rolle (vgl. a. ARREÁT[1199]). Andererseits darf man allerdings nicht meinen, daß Phantasie allein zur genialen Produktion genüge. Der Phantast hat noch nie große Leistungen geschaffen, deshalb nämlich, weil er in sich nicht geordnet ist, also nicht hinreichend durchdenkt.

Wir möchten zur Erklärung einer Sonderart künstlerischer Anschauungs- und Schaffensform an dieser Stelle die Definition der Phantasie bringen als eine Gabe, sich etwas besonders deutlich, plastisch, „lebhaft" vorstellen zu können (Formen, Tonfolgen, Wortbilder), wobei eine Steigerung (Vergrößerung, Vervielfältigung, Verstärkung einer Vorstellung) als Grunderscheinung der Phantasietätigkeit angesehen wird (BAHOVEC[1208]). Die beschriebene Gabe wird in ausgeprägtester Form bei den sogenannten Eidetikern gefunden.

Im einzelnen ist unter Eidetik nach W. JAENSCH[803] folgendes zu verstehen: Es handelt sich dabei um die exakte, im Experiment nachzuweisende Fähigkeit mancher Kinder, irgendwelche ihnen vorgezeigten Anschauungsbilder subjektiv so zu verarbeiten, daß sie in ihnen ganz lebendig bleiben bis in die kleinsten, unscheinbarsten Einzelheiten hinein. Es stellte sich heraus, daß es zwei verschiedene Formen der eidetischen Veranlagung gibt. Bei dem einen Typ werden die Anschauungsbilder später aus der Phantasie gewollt erzeugt. Entspannt und frisch betrachten Kinder dieses Typs die Bilder mit offenen, zugewandten, glänzenden Augen, sie spielen sozusagen mit den Erscheinungen. Die Bilder entwickeln sich sinnvoll spontan in ihrer Phantasie weiter. Bei dem anderen Typ von Eidetikern treten die Anschauungsbilder immer dann auf, wenn vorher irgendwelche Gegenstände oder Bilder aufmerksam fixiert wurden. Die Bilder drängen sich dann gleichsam auf, sie zwingen den Beschauer immer wieder zu sich, er kann sich ihrer nicht erwehren. Ein eidetisches Kind dieses Typs blickt mit zusammengekniffenen, glanzlosen Augen, engen Lidspalten, strengem, angespanntem Gesicht wie bei Erfüllung ernster Pflicht auf das Anschauungsbild. Über der Stirn bildet sich eine harte Falte. Ein persönlicher Zusammenhang mit dem Geschauten wird nicht mehr gesehen, er ist fremd (s. KURTH[840], S. 91–92).

Eidetische Anlage beschränkt sich im allgemeinen auf Kinder (s. a. GAUPP[770], GIESE[1238], S. 220). Im Erwachsenenalter verblaßt sie mehr und mehr, allerdings mit gewissen Ausnahmen, zu denen wir auch manche der bekanntesten Künstler zählen können. Sie gehören dem ersteren Typ an und besitzen die Fähigkeit zur Erzeugung subjektiver optischer Anschauungsbilder, d. h. Vorstellungsbilder von halluzinatorischer Deutlichkeit. Unter deutschen Dichtern waren Eidetiker: Otto Ludwig, Ludwig Tieck, E. T. A. Hoffmann, Scheffel, Goethe (KROH[1276]). „Dazu kommt", sagt HEISS[786], „daß Goethe in der Beschreibung und Charakteristik der Einzelfarben die ganze Kunst und Intensität seiner großen Beobachtungsgabe zeigt" (S. 386); unter den ungarischen ist Arany zu nennen (MAGYARY-KOSSA[617], S. 150). Solche Eidetik kann dem Werk sehr förderlich sein, ist aber eine Ausnahmeerscheinung und als solche nichts spezifisch Geniales. In diesem Zusammenhang mag es T'HART[1247] gestattet sein, die eidetische Vision des Künstlers im Sinne einer psychologischen „Hermeneutik" zu verstehen.

Dem Phänomen der Eidetik steht, wie WELLEK[962] u. [2117] ausführt, die Synästhesie (das „Doppelempfinden") nahe; darunter ist eine Synthese, ja eine Verschmelzung verschiedener Sinnessphären zu verstehen, z. B. das sogenannte Farbenhören und in gewisser Umkehrung Tönesehen. ANSCHÜTZ[713] versteht unter dem Phänomen der Synästhesie jene Erscheinung, „wenn zwischen Gehörtem und Gesehenem oder Inhalten aus anderen Sinnesgebieten das Verhältnis innerer Abhängigkeit besteht, wenn etwa durch Gehörtes Lichterscheinungen wachgerufen werden, die sich unmittelbar auf den Anlaß beziehen und bei näherer Betrachtung als optische Repräsentation erscheinen" (vgl. a. CLAVIÈRE[744] und MC KELLAR[1289], S. 60 f.). Die verschiedenen Dichter haben dazu häufige Beispiele gebracht. So spricht Thomas Mann (in Tonio Kröger) vom „braunen Klang des Cellos", BERENDES[718] bezeichnet als Schallphotismen, Audition colorée, Farbhören (besser Klangsehen), jenes Phänomen, wenn Farb- und Formvorstellungen durch musikalische Klänge, Geräusche oder durch Sprache geweckt werden (S. 3330). Er führt den Dichter Ernst Orlepp (1800–1864) an, der „vom himmelblauen Klang der Flöte, der hellblonden Klarinette, dem grünen Waldhorn und der blutigroten Trompete" spricht, und Clemens Brentano: „Golden weh'n die Töne nieder". Goethe erlebt Lichtphonismen, d. h. eine musikalische Empfindung bei optischen Wahrnehmungen:

> Die Sonne tönt nach alter Weise
> In Brudersphären Wettgesang
> Und ihre vorgeschriebene Reise
> Vollendet sie mit Donnerklang,

oder im II. Faust, 1. Akt der Astrologe:

> So wie sie wandeln, machen sie Musik
> Aus luft'gen Tönen quillt ein Weiß-nicht-wie.
> Indem sie ziehn, wird alles Melodie.
> Der Säulenschaft, auch die Triglyphe klingt,
> Ich glaube gar, der ganze Tempel singt.

BERENDES[718] kommt dabei zu der Feststellung, daß es keine für alle synästhetisch empfindenden Menschen in gleicher Weise gültige Kausalbeziehungen gibt (S. 3331). Über Synästhesien bei verschiedenen Musikern führen schließlich LEIBBRAND u. WETTLEY[848] folgende Beispiele an: „Wagner bedient sich nun der Nervosität als Vehiculum: mit seinen Synästhesien, die Wort, Ton und Gebärde zugleich erfassen, wollte er eine homoiopathische Kur der Menschheit herbeiführen, er will synästhetischer Synoptiker werden. Er will verwirklichen, was in dämonischer Absicht Jaques Offenbachs Dr. Mirakel an der reizbaren Antonia in »Hoffmanns Erzählungen« durchführt. Nicht zum Tode, zum Leben will dieser Weg führen. Der E-Dur-farbige Kragen des Kapellmeisters Fritz Kreisler, die musikalischen Liköre

Huysmanns fanden ernste Auffassung, wenn etwa Hans von Bülow das Orchester bat, mehr rot oder grün zu spielen" (S. 559). PLESCH[3159] erinnert in diesem Zusamenhang an Beethoven, dem beim Komponieren stets ein Bild vor Augen stand. Bei Schubert erweckte der Ton „F" die Vorstellung von grüner Farbe. Walt Disney setzt in seinem Film „Fantasia" Töne und Melodien in harmonische Bewegung und farbige Bilder um (S. 11). (Vgl. a. SÉGALEN[1341] und KATZ[1270]).

Mit einer besonderen Art der Phantasietätigkeit hängt auch die Fähigkeit zum Tagträumen zusammen, die wir ebenfalls bei manchen Künstlern, besonders Dichtern, finden. Über das Tagträumen hat besonders VARENDONCK[952] gearbeitet (psychoanalytisch „das vorbewußte phantasierende Denken"). Solch vorbewußtes Denken im Tagträumen kann einen guten Mutterboden abgeben zu manchem Künstlerschaffen. Auch SACHS[1336] betont die Bedeutung von Tagträumen und Phantasie bei der dichterischen Schöpfung. Schon lange vor ihm hat FREUD[1234] den Vergleich der dichterischen Phantasie mit der Traumphantasie gefunden (s. a. STEKEL[1349]). Das Tagträumen gehört ganz wesentlich in die Sphäre des Archaikums, doch ist es ein Traumdenken mit mehr Ratio, mit einem etwas stärkeren Ich (denn dieses wacht ja). Es ist unserer Meinung nach die merkwürdige Fähigkeit, Archaikum (oder Traumschicht) und Ratio gleichzeitig oder rasch oszillierend spielen zu lassen. Das unformulierte Denken wird in statu nascendi sogleich von der Ratio durchsiebt, das Brauchbare gepackt und geformt. In der Ratio sind Schulung, Erfahrung, Kritik, Formtalent, Ausdrucksgabe, Gestaltungskraft gleichermaßen am Werk. Die Ähnlichkeit mit gewissen Mechanismen im Traum leuchtet ein. „. . . . Ein großer Dichter, z. B. Shakespeare, ist ein Mensch, der wachend tun kann, was wir alle im Traum" sagt Schopenhauer (Neue Paralip., Reclam, S. 391) und spricht weiter mit Recht von unserem „eigenen poetischen Wirken im Traum". Doch ist auch das Tagträumen kein spezifischer Bestandteil genial-schöpferischer Produktion.

Auf der Suche nach den zentralen innerpsychologischen Vorgängen beim genialen Schaffen treffen wir immer wieder auf die Begriffe Intuition und Inspiration. Intuition besagt das Erfassen von Tatbeständen mittels eines Denkvorganges, der nicht mit ausschließlich scharfer, klarbewußter, rationaler Begriffsbildung erfolgt, sondern „mehr gefühlsmäßig" (wie der Laie sagt), also mit innerer „Anschauung" arbeitet. Intuition wäre kurz das Sammeln von Erfahrungen mit einer Art dunklen Fühldenkens.

In dieser Bedeutung würde Intuition allerdings auch bei unzähligen Individuen vorkommen, die kein Mensch als Genie bezeichnet. So ist z. B. das „intuitive" Erfassen von Persönlichkeiten, Dingen und Situationen überaus häufig bei Frauen, manchmal auch bei Kindern. Solche Art der Intuition trifft häufiger das Richtige als rationale Erkenntnis und Überlegung. Ob sie zur genialen Produktion führt, hängt von der Qualität der intuitiven Erfahrung ab.

Namentlich vermag das intuitive, „unbewußte" Fühldenken all jenes zu leisten, was dem Vorschweben der Mittelabstraktion vorangeht. Es kann identisch sein mit der Fülle der wogenden Vorstellungen, die unbewußt in der Aufgabenrichtung drängen. Sein Wert kann aber noch weiter zurückgreifen, insofern es Sehnsüchte erfaßt, einen Zeitgeist aufsaugt, Menschheitsprobleme wittert, kurz, daß es die eigentliche Aufgabe, das Wesentliche erahnt und dadurch der Lösung unbewußt den Weg bahnt. Der Vorgang einer Lösung durch Intuition aber stellt sich folgendermaßen dar: Hat jemand sich Tage, Wochen, manchmal auch Jahre, mit aller Denkkraft um ein Problem, um eine Gestaltungsform bemüht, haben sich immer wieder Vorurteile, Irrtümer, Irrwege zwischen ihn und die richtige Lösung geschoben, hat er aber doch hundert Vorarbeiten geleistet, teils bewußt, teils mit diesem unbewußten Fühldenken Erfahrungen sammelnd. Zwar scheinen die vorläufig unnützen Bruchstücke wieder halb oder ganz vergessen, aber unentwegt schwebt die Richtung, in der die Lösung liegen müßte, vor und bedingt ein ständiges unbewußtes Weitersuchen. Da räumt plötzlich eine innere Entspannung (oft im Schlaf, im Traum) rationale Hindernisse aus dem Wege, ein zufälliger Sinneseindruck verhilft dem unanschaulichen Denken zu einem Sinnfälligen, Anschaulichen, Optisch-Bewußten. Die vorher scheinbar unnützen Bruchstücke kombinieren sich sinngemäß, und der geformte Gedanke kristallisiert aus. Der Einfall, die Lösung ist da (vgl. a. GRAMMONT[1242] n. CHABANEIX[1220], BORN[1216], LEE[1281]). Dieser Vorgang der Lösung wird begleitet von einem Gefühl der Befreiung, der Erlösung von innerer Spannung, manchmal von einem Affekt rauschartigen Glücks (s. a. BAHLE[174], S. 53, [1201, 1202, 1203]). Richard Wagner schrieb nach Vollendung des Parsifal an Uhlig (2. 7. 1882): „Wenn ich so etwas fertig habe, so ist es mir immer, als hätte ich eine ungeheure Angst aus dem Leibe geschwitzt (n. HENNIG[1252]).

Gleichzeitig aber, dies ist wichtig und kennzeichnend, kann dem Glücksgefühl parallel ein Gefühl der Passivität laufen: als ob ein anderer, als ob ein Geist aus dem Menschen gesprochen hätte (Einhauchen, Be-geisterung). Hier treffen wir auf die eigentliche Inspiration, der, über die Intuition hinaus, der Begriff des von außem Kommenden, des Unerklärlichen, fast Metaphysischen anhaftet. Eine Auffassung PFISTERS[1310], die künstlerische und poetische Inspiration als „Manifestation eines verdrängten Komplexes" anzusehen, scheint jedoch zuviel Negatives in sich zu schließen, um sie anerkennen zu können (S. 508), wie auch METZGERS[871] Meinung, daß das Aufleuchten des Geistesblitzes „immer etwas von Gnade an sich" haben müsse (S. 46), ebenfalls die schöpferische Möglichkeit erheblich beschneidet. WINTER[1363], die Pfisters Auffassung erörtert, räumt dann aber ein, daß Pfister später doch beim Kunstschaffen ein „sinnvolles Ganzes" anerkenne, das sich eben durch seine Geschlossenheit von den unbewußten Projektionen der Träumer, Neurotiker usw. unterscheidet (S. 39). Das durch die Inspiration oder auch Intuition hervorgerufene Glücksgefühl kann sich zum wirklichen Rausch, zur Ekstase steigern (s. a. BÖHMIG[1215], MÜLLER-FREIENFELS[880]). (BEHN[1212] lehnt allerdings die Steigerung der Ekstase als Voraussetzung für produktives Schaffen ab (S. 27)). Dann kann das Weiterschaffen wie in einem Fieber unter dem Gefühl vollkommener Passivität einsetzen. Alles lang Aufgestaute quillt mit einemmal schäumend hervor. Lösung reiht sich an Lösung, als ob sie von einem dem Innern vorschwebenden Blatt nur abgelesen würde, ein Strom des Schöpferischen durchflutet die Seele bis zum Bersten. Dieser Gefühlsrausch bedeutet weitere Entspannung und Herauffederung des phantasie-schöpferischen Archaikums; er erzeugt neue

Einfälle in nicht abreißender Kette. Solche Zustände können an pathologische Zustände, an schwere Krankheitssymptome erinnern (HENNIG[1353]).

Die Ähnlichkeit mit dem Wahnsinn, namentlich für naive, ältere Zeiten, ist augenscheinlich, aber auch der Eindruck der „Gottbesessenheit". HINRICHSEN[594] beschreibt diesen schöpferischen Vorgang bei Grillparzer (S. 47 bis 48) wie folgt: „Dann tritt eines Tages unter Unruheerscheinungen, ja direkter, bis zu einer Art Angst sich steigernder Beklemmung der Drang zur schriftlichen Fixierung auf mit einer gewissen Zwangsmäßigkeit und nicht durchaus lustvoll betont. Es mischt sich in der den Dichter beherrschenden Stimmung Produktionslust mit unter Umständen starken Spannungserscheinungen. Ob nun vorerst, wie im Fall Grillparzer bei der »Ahnfrau«, einige wenige Zeilen fixiert werden oder mehr — das erstere scheint mir häufig der Fall zu sein —, tut wenig zur Sache, die Hauptsache ist: der Anfang ist da. An diesen schließt sich sofort oder noch etwas verzögert die Ausführung, und mit dem Schreiben weichen Unruhe und Beklemmung. Diese erste, gewöhnlich rasche Ausführung ist, wenn die Spannung — die so stark sein kann, daß sie dem Dichter es zuerst unmöglich macht, etwas zu fixieren — sich gelöst hat, dann wieder lustvoll. Der Dichter ist »begeistert«. Der Zustand dichterischer Begeisterung ist ein Traumzustand" (s. a. PELMAN[587]). POINCARÉ[892] gibt eine glänzende Erläuterung der Rolle der Inspiration bei wissenschaftlichen Entdeckungen. Nachdem er beschrieben hat, wie er einige seiner eigenen Entdeckungen machte, sagt er: „Man wird auf einmal erfaßt von dem Erscheinen einer plötzlichen Erleuchtung, dem sichtbaren Zeichen einer langen Folge von vorausgegangener unbewußter Arbeit ... Diese unbewußte Arbeit ... ist nicht möglich oder auf jeden Fall nicht fruchtbringend, wenn nicht eine Periode bewußter Arbeit vorausgeht und folgt. Diese plötzlichen Inspirationen werden niemals hervorgebracht ... außer nach Tragen freiwilliger Anstrengung, die absolut fruchtlos schien und bei der man dachte, daß man nichts erreicht habe, wo es sogar schien, daß man auf dem total falschen Wege sei" (z. n. BRAIN[170], S. 15, Eugen. Rev.). Eine weitere sehr anschauliche Beschreibung des Entstehens von schöpferischen Einfällen, wo auch er einen Unterschied von Intuition und Inspiration andeutet, gibt HELMHOLTZ[1251] (z. n. PLAUT[124]). Er sagt: „Da ich ... ziemlich oft in die unbehagliche Lage komme, auf günstige Einfälle harren zu müssen, habe ich darüber, wann und wie sie kamen, einige Erfahrungen gewonnen, die vielleicht anderen noch nützlich werden können. Sie schleichen oft ganz still in den Gedankenkreis ein, ohne daß man gleich von Anfang an ihre Bedeutung erkennt; dann hilft später zuweilen nur noch ein zufälliger (!) Umstand zu erkennen, wann und unter welchen Umständen sie gekommen sind; sonst sind sie da, ohne daß man weiß, woher. In anderen Fällen aber treten sie plötzlich ein ohne Anstrengung, wie eine Inspiration" (S. 151–154). Auch die Schilderung Kékulés von der Konzeption des Baues des Benzolringes während einer Omnisbusfahrt (KOTSOVSKY[194], S. 336) erscheint nach HAPPICH[1244] charakteristisch für das Wesen intuitiv-schöpferischer Produktion. Beim Nachlassen der Denktätigkeit entsteht ein Zustand, den Happich als „Meditation" bezeichnet, aus welcher heraus, besonders nach vorausgegangenem Schlaf, „gute" Gedanken und Einfälle zuströmen. Weitere ähnliche Beispiele gibt KOT-

SOVSKY[194] mit van t'Hoff, der die stereometrische Formel des Benzols ebenfalls während einer Omnibusfahrt, halb träumend, fand und mit Hans Christian Oerstedt, der die Grundidee des Elektromagnetismus mitten in einer Vorlesung an der Universität Kopenhagen im Winter 1819/20 konzipierte. Auch Helmholtz kam der erste Einfall zur Erfindung des Augenspiegels plötzlich während der Vorbereitung für eine Vorlesung (S. 336). SAITSCHICK[1337] wiederum berichtet, daß Max Liebermann auf eine Frage Virchows, ob er nach einer vorgefaßten Absicht male, antwortete, er setze die Farben intuitiv nebeneinander, wozu Virchow bemerkte, auch in der Wissenschaft, dort, wo sie ihren Namen verdiene, sei jede Entdeckung nur der Intuition zu verdanken (z. n. KANKELEIT[1269], S. 24).

In diesem Zusammenhang sind auch PLATT and BAKER[1313] anzuführen, die in ihrer Arbeit das Phänomen der „Gedankenblitze" ein „hunch" nennen, d. h. „eine vereinheitlichende und klärende Idee, die sprunghaft ins Bewußtsein tritt als Lösung eines Problems, an dem wir nachdrücklich interessiert sind". 232 Chemiker antworteten auf eine diesbezügliche Umfrage in positivem Sinn.

Eine sehr umfangreiche Sammlung von Aussprüchen bedeutender Menschen aus allen Gebieten des Geisteslebens über die Art ihres Schaffens hat KANKELEIT[1269] in seinem Buch unter dem Titel „Das Unbewußte als Keimstätte des Schöpferischen" zusammengetragen. Unter Kankeleits Beispielen sind die folgenden besonders hervorzuheben: Keyserling, Graf Hermann: Ich arbeite beinahe ausschließlich mittels meines Unbewußten (S. 65); C. G. Jung: Ich glaube nicht, daß bei näherer Analyse irgendwelche Ausnahmezustände vom schöpferischen Prozeß abgetrennt werden können (S. 68); Manfred Hausmann: In den Dämmerstunden vor dem Einschlafen und kurz nach dem Aufwachen stellen sich besonders gern produktive Gedanken ein (S. 147). Frank Thiess brauchte bei der Arbeit Zigarettenrauchen; Musik, vor allem symphonische, konnte ihn anregen. Alkohol[1] und Kaffee hingegen zerstörten seine schöpferische Konzentration (S. 156), auch Svend Fleuron schätzte beim Arbeiten „gedämpfte klassische Musik und grobgeschnittenen Tabak aus altmodischer langer Pfeife" (S. 129); entscheidende Teile des Romans „Die Stadt hinter dem Strom" sind, wie Herman Kasack mitteilt, „im vollbesetzten Abteil eines D-Zuges" entstanden und die Parabel vom „Webstuhl" aus Ärger über eine Steuererklärung. Jedoch werden Stimulantien und Drogen abgelehnt (S. 138); Stefan Andres hingegen braucht als anregende Mittel „ein wenig Tee" und Atemübungen (S. 120); bei Wilhelm v. Scholz geht eine depressive Phase jedem neuen schöpferischen Prozeß voran — „gestaute seelische Energie wird frei". „Die morgendliche Frühe ist für mich am fruchtbarsten. Meist schreibe ich am Stehpult oder im Garten am See, anregende Mittel brauche ich nicht" (S. 150). Weitere Beispiele und Beschreibungen der Schaffensweise Genialer bei BEHAGHEL[1211], GRAF[1241], HEID[1249], REES[1322]. Theodor Ziehen (z. n. KOTSOVSKY[194], S. 332), der Psychiater und Philosoph, teilt über seine Arbeitsweise mit: „Wie so manchen anderen, sind auch mir die besten Gedanken auf ein-

[1] Untersuchungen über die Beziehung von schöpferischem Werk und Alkohol finden sich u. a. bei ROE[1331], VON VLEUTEN[1355] und BUNTA[1218].

samen Spaziergängen gekommen, vor allem in den Abendstunden." Nahezu das Gleiche betont auch RITTELMEYER[1328], wenn er sagt, „am besten kann man seinem Genius in den Morgenstunden begegnen, wenn man in der Stille der morgendlichen Meditation empfänglich wird für feinere Wirklichkeiten."

Auch der Zufall kann als Faktor schöpferischen Entstehens eine Rolle spielen, wie auch schon SELZ[1342] andeutet, der überdies auf MACH[862] hinweist, wenngleich WERTHEIMER[966] behauptet, daß beim Zufall „auch schon formale Momente mitspielen, die in bestimmten Gesetzen faßbar sind" (S. 150). Zufall bedeutet in unserem Zusammenhang, daß Werte sich bilden, die zwar angestrebt, aber weder durch konsequente Forschung noch durch eigentliche Inspiration gewonnen werden. Es gibt Beispiele genialer Erfindungen, die zunächst als solche gar nicht beabsichtigt waren, wie z. B. die Erfindung des Schießpulvers, des Porzellans, des galvanischen Stromes, der Photographie, der Röntgenstrahlen, um nur einige zu nennen. Ein typisches Beispiel für die Bedeutung des Zufalls gibt uns auch die Entdeckung Amerikas. Zu den Persönlichkeiten, bei denen der Zufall eine große, manchmal die ausschlaggebende Rolle spielt, gehören demnach vor allem Erfinder und Entdecker. Trotzdem handelt es sich im allgemeinen bei den Erfindungen und Entdeckungen nicht um Einbrüche von gänzlich zufälligen Ereignissen aus der Außenwelt, sondern eher um die Bildung und Reifung günstiger Konstellationen, denen allerdings auch oftmals eine innerseelische Vorbereitung oder Einstellung entgegenkommt. Insofern hängt der Zufall dennoch in etwa mit den früher geschilderten Vorarbeiten, die zu Intuition und Inspiration führen, zusammen. Meist steht hinter dem scheinbaren Zufall außerdem ursächlich eine lange Kette von Erfahrungen, und was die den Zufall erfassende Persönlichkeit anbelangt, eine Fülle von Wissen, Bildung, Schulung und Begabung.

Nicht immer bietet sich dieser Zufall scheinbar mühelos an, oft kostet es auch ein saures Stück Mühe, den günstigen Zufall, d. h. die richtige Kombination herbeizuführen. Beispiele dafür sind das Ausprobieren der Erfinder, zahllose Entwürfe bei Künstlern u. dgl. Man denke nur an Heilmittel wie etwa das Salvarsan, für dessen Erfindung von Ehrlich 600 chemische Verbindungen systematisch durchuntersucht wurden. Edison hat für die Konstruktion der elektrischen Glühbirne 6000 Substanzen durchprobiert, bis er den brauchbaren Kohlefaden fand. Von Edison stammt auch der Ausspruch: „Zu neuen Erfindungen führt nicht Inspiration, sondern — Transpiration." Insofern ist es richtig, daß gerade Erfinder und auch Entdecker hochbedeutsame Schöpfungen ohne eigentliche Inspiration hervorbringen können. Beim Feldherrn, Politiker und Staatsmann übernimmt die Rolle des Zufalls die günstige Konstellation, vorausgesetzt, daß er fähig ist, sie zu erkennen und zu nutzen.

Zum Zufall und zur Konstellation können sich weitere Helfer verschiedener Art gesellen. Erfinder und Entdecker, Feldherrn und Politiker, aber auch Architekten und Brückenbauer besitzen meist Mitarbeiter, die beim Erfolg entscheidend mitgewirkt haben, so daß mitunter nicht mehr klar zu erkennen ist, wessen Werk man nun eigentlich vor sich hat. Beim Feldherrn speziell sind als Helfer zahlreiche Umstände, die weder durch Begabung noch durch Intuition herbeigeführt werden können, von oft entscheidender

Bedeutung. Es sind u. a. das Wetter, etwaige Vorteile des Geländes, die bessere Ausrüstung und Bewaffnung, die körperliche und seelische Kondition der Truppe und schließlich das nicht unmittelbar lenkbare und herbeizwingende Schlachtenglück (vgl. a. SIMONEIT[928], S. 957).

Als letzter Faktor kann auch einmal der Zwang dem produktiven Schaffen förderlich sein, wie wir am Beispiel Michelangelos zeigen können, der von seinem Auftraggeber, dem „eisernen" Papst Julius II., einfach in die Sixtinische Kapelle eingeschlossen wurde, deren wundervolle Gemälde also unter Zwang entstanden sind.

Jedes Werk hat seinen eigenen Stil (s. a. POPP[1317]). Dieser kann gegeben sein: 1. durch den Stil des Gegenstandes, des Stoffes, der Aufgabe (oft verschieden vom Stil des Autors); 2. durch die Darstellung eigener Ideale (aus Kompensation); 3. durch die Darstellung fremder Ideale (aus Selbstsucht); 4. unbewußt geprägt durch die geistige Eigenart des Schaffenden, eben durch seinen persönlichen Stil. „Le style, c'est l'homme" besagt ein Ausspruch von Buffon. Stil ist also bei der Betrachtung des Autors die Projektion seiner Gesamtpersönlichkeit, die sich in Darstellung und Form des Werkes widerspiegelt. Dabei können Einzelkomponenten derart überwiegen, daß sie dem ganzen Stil das Gepräge verleihen (vgl. z. B. die Typen bei MÜLLER-FREIENFELS[881]). Der Stil kann verschiedene Qualitäten aufweisen; er kann plastisch oder verschwommen sein, rational oder mystifizierend, intellektuell oder gefühlsbetont, pathetisch oder trivial; die Eigenart des Gesamtstiles läßt sich kaum präzise beschreiben oder begrifflich klären. Letztlich ist sie irrational — individuell und läßt sich nur aufzeigen und eventuell intuitiv nachempfinden. Nun kann sich der Stil aber auch wandeln (Hölderlin, van Gogh, Josephson, Maupassant, Nietzsche). Ein Stilwandel beweist, daß sich die ganze Persönlichkeit gewandelt hat. Dafür kann es verschiedene Gründe geben. Die Ideale und Zielsetzungen können sich geändert haben, oder die Persönlichkeit als solche hat sich „entwickelt". Vielleicht ist sie weiter ausgereift, vielleicht aber auch kann sie sich von Grund auf biologisch oder pathologisch verändert haben. So kann der schicksalhafte Fluß des Werdens und der Entwicklung eine andere Persönlichkeit und einen neuen und charakteristischen Stil des Werkes entstehen lassen.

Wir haben uns im Vorangehenden um die Beschreibung der psychologischen Vorgänge beim Schaffensprozeß bemüht und möchten zum Schluß die Theorien und Aussprüche verschiedener bekannter Forscher zu dem Problem geistig-schöpferischer Vorgänge in kurzer Zusammenstellung folgen lassen. Zur Analyse dieser Vorgänge fordert FREYER[765], es sollten in psychologischer Beschreibung und Theorie die Prozesse erkundet werden, die im Werk enden, mit dem Ziel, „die schöpferisch-geistigen Vorgänge von innen zu sehen und das natürliche Wachstum der Werkform zu verfolgen" (S. 88 ff.). Das rational erfaßbare Moment schöpferischer Form betonen vor allem SELZ[1342, 1343], DUNCKER[1227], SZÉKELY[1352] und HINRICHSEN[1259, 1260]. DUNCKER[1227] weist besonders auf das Moment einer neuen Kombination bereits gemachter früherer Erfahrungen hin, und SZÉKELY[1352] spricht in diesem Zusammenhang von „Umorganisieren eines Stückes Bekanntheitswissens" (S. 117). SELZ[1342] meint ebenfalls, daß zur Lösung der meisten Aufgaben eine bestimmte Kombination einer ganzen Reihe von Operationen notwendig sei (als erstem Hauptfall der produktiven Tätigkeit) (S. 272–273). Diesen Gedankengängen schließt sich auch PAULHAN[1308] an, wenn er ausführt, daß „jede intellektuelle Schöpfung, sei sie literarisch, künstlerisch, wissenschaftlich oder industriell", in „der Entfaltung einer neuen synthetischen Idee" bestehe, die durch die neue Kombination von mindestens zum Teil im Geiste schon existierender Elemente mit einem neuen Element, der Ursache, zustande komme (S. 227) (über die drei Systeme der symbolischen Funktion vgl. a. KUBIE[1277], S. 23 ff.), wobei SOURIAU[1347] (z. n. RIBOT[1327], S. 6–7), bei der Erfindung feststellt, daß die Ideen, die wir finden, selten die eigentlich gesuchten sind, sondern daß die Gedanken beim Erfinden „Seitensprünge" zu machen pflegen. HINRICHSEN[1260] dagegen betont das Determiniertsein für das produktive Schaffen, was auch BAHLE[1207] in den Mittelpunkt rückt, wenn er sagt, nicht das Unbewußte, sondern das Wertbewußte sei das eigentlich Schöpferische beim Schaffensvorgang (vgl. a. WESTHEIM[1360]). In eine völlig passive, unbewußte Schicht möchte demgegenüber KANKELEIT[1268] (ref. v. Balthasar) den schöpferischen Vorgang verlegt wissen (vgl. a. ALPAGO-NOVELLO[1197]). Dieser Meinung ist auch der Komponist Hans Pfitzner, dessen Persönlichkeit und Schaffen BAHLE[174] eine größere Arbeit widmet. In Zusammenhang mit dem von ihm mehrfach untersuchten musikalischen Kunstschaffen kommt Bahle zu wesentlichen und grundsätzlichen Erkenntnissen. Wir folgen hier seinen Ausführungen in der oben zitierten und in mehreren weiteren Arbeiten zur gleichen Thematik. Den Entwicklungsgang künstlerisch musikalischen Schaffens nachzeichnend, spricht BAHLE[174] bei den Schaffensvoraussetzungen von einem „Vorbild" und einem „Gegenbild", während das „Leitbild" die Synthese beider darstelle. „Im Leitbild hat die schöpferische Persönlichkeit ihren ausgereiften persönlichen Stil bzw. ihre geschlossene Weltanschauung gefunden." „Die drei gesetzmäßig aufeinanderfolgenden Phasen des Vorbildes, Gegenbildes und Leitbildes bestimmen nicht allein die Entwicklung eines schöpferischen Menschen, sondern auch sein Schaffen." Dieses trägt in der Phase des Leitbildes „das Merkmal souveräner Meisterschaft" (S. 26) (vgl. a. BAHLE[1206]). BAHLE[1207] spricht dabei von einer aktiven Katharsis im Kunstschaffen als höchster Form der geistig-seelischen Gesundheit. Nach BAHLE[1204] kommt weiterhin den Willensimpulsen als dynamischen Faktoren eine nicht minder große Bedeutung zu neben den „schöpferischen Gefühlserlebnissen" (produktive Stimmung). Schließlich kommt BAHLE[1205] zu dem Ergebnis, im Schaffen des Komponisten einen „Arbeitstypus" und einen „Inspirationstypus" zu unterscheiden. Beim sogenannten Arbeitstypus wird Inhalt und Form der zu schaffenden Komposition gedanklich vorweggenommen. Beim Inspirationstypus gibt es lediglich emotionale Vorwegnahmen. Hinsichtlich ihrer Lösungsmethoden unterscheiden sich beide Typen dadurch, daß sich beim Inspirationstypus die eigentlich neuschöpferische Tätigkeit außerhalb des konkreten Werteschaffens, beim Arbeitstypus dagegen innerhalb desselben vollzieht und daß beim erstgenannten das Kunstgefühl, beim letzteren der Kunstverstand die auftretenden Einfälle kontrolliert. In ähnlicher Weise unterscheidet RIBOT[1327] einen Schöpfer durch „Kombination" (entspricht Bahles Arbeitstypus) und einen Schöpfer durch „Intuition" (entspricht Bahles Inspirationstypus). Ribot räumt allerdings ein, daß reine

Kombination und reine Intuition Ausnahmen darstellen. In der Regel seien beide Elemente gemischt, wobei aber das eine Element überwiege, welches dann den Namen gebe (S. 111–112). Auch RÉVÉSZ[186] versucht, den schöpferischen Vorgang in seinen Einzelschritten aufzugliedern. Zur eigentlichen schöpferischen Leistung nennt er vier Voraussetzungen und Phasen: 1. Vorbereitung, 2. Inkubation in der Sphäre des Unbewußten, 3. Inspiration, d. h. Lösung des Problems kraft plötzlicher Erhellung, 4. Gestaltung. Diese Aufgliederung entspricht in etwa unserem Schema auf S. 105, welches den Gang der Entwicklung von der Aufgabe bis zu ihrer Lösung aufzeigt. Als Zeichen genialer Kunstwerke ganz allgemein faßt RÉVÉSZ[186] ebenfalls vier charakteristische Merkmale zusammen: „Ein sich wiederholendes Überraschungserlebnis, die Steigerung dieses Erlebnisses bei wiederholter Begegnung infolge der inneren Reichhaltigkeit, die Zeitlosigkeit und das Gefühl der mit Bewunderung verbundenen Ehrfurcht, wozu noch zusätzlich — mit einiger Zurückhaltung — ihre besondere Stellung in der Geschichte hinzugefügt werden kann“ (S. 160).

Zum Abschluß der Betrachtung des genial schöpferischen Schaffensvorganges sei die Gegenüberstellung von RIBOT[1327] (S. 111–112) wiedergegeben.

Intuition	Kombination
Der Schöpfer folgt der ersten Eingebung	Der Schöpfer folgt der Logik
Er leistet Hervorragendes in der Konzeption	Er leistet Hervorragendes in der Entwicklung
Die Arbeit verläuft hauptsächlich unbewußt	Die Arbeit verläuft hauptsächlich bewußt
Die Resultate zeigen sich plötzlich	Die Resultate zeigen sich allmählich

2. *Die Persönlichkeit im Werke*

Die Frage nach dem Prozeß des genial Schöpferischen gipfelt in der Frage nach der schöpferischen Persönlichkeit[1]. Mit JASPERS[807] sehen wir in der Persönlichkeit als solcher „ein Ideal größter Einheit bei größtem Reichtum eines Individuums, dem sich dieser Mensch in Anpassung an die tatsächlichen Lebensumstände nähert. Widerspruchslosigkeit im Denken und Handeln, Konsequenz, Zuverlässigkeit kommt dieser idealen Persönlichkeit zu.“ Wir erkennen in dieser Definition eine Fülle von Qualitäten, die mit emotionalen Fähigkeiten und Charaktereigenschaften enger zusammenhängen als mit dem eigentlichen Intellekt. So findet auch GUILFORD[178], daß Schöpferkraft und schöpferische Produktivität weit über das Gebiet der Intelligenz hinausreicht (S. 445) und daß es von seinen Willens- und Temperamentszügen abhängt, ob das Individuum, das schöpferische Fähigkeiten besitzt, auch Ergebnisse schöpferischer Natur produziert (S. 444), während HELLER [787] vom Genie direkt fordert, daß schöpferischer Genius unmittelbar durch die Kraft seines Charakters, aus seinem Handeln und Meinen, nicht aus seinen Werken allein auf die Umwelt ausstrahle (S. 279–280), und so müsse die schöpferische Persönlichkeit ihre Mitmenschen in Mitschöpfer verwan-

[1] Umfassend ist die Struktur und Entwicklung der Persönlichkeit in dem von H. von Bracken übersetzten ALLPORTschen[710] Werke dargestellt.

deln, indem sie sie nach ihrem eigenen Bilde forme (TOYNBEE[951], S. 226). In seinem Vortrag über die Krankheit Friedrich Nietzsches schließt sich BENDA[2917] der Forderung Nietzsches an den schöpferischen Menschen an, dabei ebenfalls zwei Akzente als wesensbestimmend für diesen setzend: Einmal ist es eine erhöhte Sensibilität und Perzeptionskraft, die aller künstlerischen und denkerischen Produktivität zugrunde liegt; zum anderen kennzeichnet den schöpferischen Menschen eine höhere geistige Disziplin, eine bessere Organisation und der Wille, einen geistigen Einfluß, ja eine geistige Macht über andere auszuüben (S. 1017).

Indem er ganz vom geschaffenen Werk als der für ihn alleinigen objektiven Grundlage ausgeht, charakterisiert RÉVÉSZ[186] die Eigenschaften künstlerischer Persönlichkeiten, bei denen er Befähigte, Begabte und Geniale unterscheidet, wobei er insbesondere die Genialen umreißen will, folgendermaßen: „1. stetig wachsende Unabhängigkeit der schöpferischen Tätigkeit, 2. unerschütterlicher Glaube an die eigene Mission, 3. Schaffen einer geistigen Welt und 4. Streben nach Vollkommenheit" (S. 164). Analog dieser Charakterisierung genialer künstlerischer Persönlichkeiten gibt RÉVÉSZ[186] eine weitere, welche sich auf geniale Wissenschaftler bezieht, wobei ebenfalls die vier folgenden Grundeigenschaften festgestellt werden: „1. weitgehende Unabhängigkeit vom Einfluß der Leistung anderer, 2. Unanfechtbarkeit der methodischen Prinzipien, 3. Schaffung neuer Grundbegriffe, 4. große Tragweite der Forschungsergebnisse" (S. 190; vgl. a. RÉVÉSZ[187], holländisch).

Aus dem Bemühen, für seine Beweisführung objektive, aller Kritik standhaltende Maßstäbe anzulegen, beschränkt sich RÉVÉSZ[186] darauf, „nur aus dem geschaffenen Werk" die Genialität seines Schöpfers „eindeutig erkennen zu können", weil auf diese Weise die Lehre vom Genie „ein festes Fundament" gewänne, „dessen sie bisher völlig entbehrte" (S. 145). Es dürfte unserer Meinung nach jedoch nicht immer möglich sein, aus dem einzelnen Werk sichere Rückschlüsse auf die Persönlichkeit eines sonst unbekannten Urhebers zu ziehen. Eher schon läßt sich aus dem gesamten Lebenswerk die Persönlichkeit seines Schöpfers deuten. Noch besser ist es, wenn seine Biographie bekannt ist. Dann gelingt es leicht, die Züge des Urhebers in der Handschrift seines Werkes wiederzuerkennen. Gefällt aber den Menschen irgendein Werk besonders gut, so begehen sie regelmäßig den Denkfehler, Werk und Persönlichkeit zu identifizieren, d. h. sie übertragen die Qualität und Schönheit des Werkes auf die Persönlichkeit seines Schöpfers, um sie im Sinne eines Ideals zu verklären. Dieses aus dem Werk abstrahierte Bild tritt dann vor den realen historischen Schöpfer und „verdeckt dessen wahres Wesen ganz" (MÜLLER-FREIENFELS[882], S. 30).

Abschließend soll die Plautsche Zusammenfassung zur Frage nach den wesentlichen Eigenschaften der schöpferischen Persönlichkeit angeführt werden. Auch PLAUT[124] betont, daß in jeder produktiven Gestaltung, gleichgültig ob es sich um ein künstlerisches oder wissenschaftliches Werk handelt, die Persönlichkeit mit dem Werk auf das innigste verschmolzen ist (S. 257). Die Eigenschaften, die PLAUT[124] für das Genie (in unserem dargelegten Sinne, für das Hochtalent) als Voraussetzung und Charakteristika erachtet, sind: „intellektuelle Selbständigkeit und Produktivität, intensives und ausdauerndes Wollen, intensives und reiches Gefühlsleben" (S. 60).

2. KAPITEL

DER RUHM

Eine veraltete Anschauungsweise betrachtete das Genie als isoliertes Objekt, als einen naturwissenschaftlichen Gegenstand oder auch nur als einen Begriff, den man allein für sich untersuchen kann. Jedes Wesen, Tier oder Mensch, und somit auch jedes Genie, ist jedoch eingebettet in seine Umwelt. Wieweit ein Widerhall ausschlaggebende Voraussetzung, unentbehrlicher Beitrag und bestimmender Faktor sein wird und muß, um aus dem schöpferischen Hochtalent das Genie werden zu lassen, wird Inhalt dieses nächsten Kapitels sein. Es bringt die Beziehungen des Genieträgers zu seinen Mitmenschen und zur Nachwelt, also die soziologische Seite des Problems zum Ausdruck.

I. Psychologische Voraussetzungen

1. *Das Eindrucksvolle*

Um ein Verhalten als ruhmvoll zu bezeichnen, muß beim Miterlebenden ein entsprechender Eindruck entstehen.

Bei dem Versuch, das, was auf andere Eindruck macht, zu analysieren, läßt sich das Eindrucksvolle auf verschiedene Wurzeln zurückführen. Sie sind jetzt im einzelnen darzustellen.

a) Das Überlegene

Alles Überlegene, alles, was das eigene Ich deutlich an Fähigkeiten und Kraft überragt, alles, was unter Umständen Zwang ausüben könnte, macht Eindruck. Mit anderen Worten: alles Übermächtige, Übergewaltige, an körperlicher Kraft oder geistigen Fähigkeiten oder sonstwie sehr Starke. Maßgebend ist immer nur das Gefühl des abschätzenden Ich, der Eindruck, die Wirkung.

Alles Gigantische in der Natur, Felsblöcke, Berge, Meereswogen, gewaltige Tiere, wecken das Gefühl: das könnte dich erdrücken, dich verschlingen. Vielleicht liegt auch archaisches Erbgut zugrunde, etwa das Gefühl, Beute zu werden. Man fühlt die Überlegenheit der Masse, der Kraft. Ähnlich wirkt körperliche Überlegenheit auf Tiere und Menschen. Die ganze Tierwelt, jeder Urwald, jedes Meer ist milliardenfach voll von solchem Erleben. Jeder Hühnerhof hat seine Rang- und „Hackliste" (vgl. a. ALVERDES[711]). Die Tiere ordnen sich selbst in eine Reihenfolge der Überlegenheit. Die Herde hat ihr Leittier. Auch das Kind fühlt die Überlegenheit des Erwachsenen heraus. Dabei muß keinerlei Zwang vom Überlegenen ausgehen; er wirkt einfach schlechthin durch sein Dasein, er wird anerkannt und geachtet. Die Unterordnung geschieht im Geiste freiwillig, bevor es zu einem Konflikt kommt.

Ist die Überlegenheit sehr groß, so gesellt sich Bewunderung hinzu und das Gefühl, das möchtest du auch können, also der Neid. Neid muß nichts

Feindseliges in sich schließen und kann sogar freudig ausgesprochen werden. Aber das Gefühl des eigenen Nichtkönnens, der eigenen Kleinheit, der eigenen Ohnmacht bleibt bestehen. Eine leise Furcht vor Erdrückung schwingt immer mit. Das Ich „erstirbt" in tiefer Ehrfurcht. Gleichzeitig aber wird das Erlebnis eines Größeren erstrebt und damit auch eine Erhöhung und Vergrößerung des eigenen Ich, wonach es immer Sehnsucht fühlt. So macht das Überlegene in doppelter Hinsicht Eindruck und stellt eine Kategorie der Quantität dar.

b) Das Zwingende

Das Überlegene macht Eindruck schon als ruhende Kraft allein durch die Möglichkeit einer Kraftentfaltung, durch seine potentielle Energie. Gewöhnlich noch stärker wirkt Energie in Bewegung: kinetische Energie. Das Hinreißende, das Mitreißende, das in der kraftvollen Energie liegt, nennen wir das Zwingende.

Tiefe Abgründe, auf hohem Turm zu stehen, erregen bei vielen die Vorstellung des Fallens, und allein schon diese Vorstellung einer starken Bewegung erzeugt dann den Trieb, sie mitzumachen, sich hinunterfallen zu lassen (und sekundär erst die Furcht und den Höhenschwindel). Jeder starke oder zähe menschliche Wille, jeder Affekt von großer Intensität, jede Glut der Leidenschaft hat etwas Zwingendes, das in ihren Bann reißt. Der Ruf zu den Fahnen fürs Vaterland, Treue zu einer Idee, jede Askese, jeder Fanatismus bis zum Tode zwingt und hat noch nie seine Wirkung verfehlt. Man erklärt sich für überwunden, man fügt sich dem Kommandoton, dem Befehlston aller bewegten Energie, vom niedersten „Herein, meine Herrschaften", das aus der Jahrmarktsbude tönt, bis zum stummen Niedersinken vor dem Kreuz des Märtyrers. Das Zwingende ist ein wichtiger Faktor in allem „Suggestiven". Schon in der Tierwelt finden wir es. Man sieht Schlangen, die bei aufgerissenem Rachen ihr Opfer solange anstarren, bis dieses von selbst in den Rachen hineinspringt. Hunde fangen, oft ganz zwecklos, an mitzulaufen, wenn sich etwas rasch an ihnen vorbeibewegt: ein Wagen, ein Radfahrer, ein anderer Hund. Bei bestimmten Tumoren des Großhirns, bei denen dieses seine Vorherrschaft über die „alten" Hirnteile einbüßt, können gewisse urtümlich-archaische Reflexe (z. B. der Saugreflex) wieder ausgelöst werden. An solchen Tumoren Erkrankte neigen dazu, vorgemachte pendelartige Bewegungen, z. B. mehrfaches Heben und Senken des Armes, plötzlich automatisch mitzumachen, ohne daß sie dazu mündlich aufgefordert werden. Die Hauptwirkung liegt im Anstoß.

Das Mitgehen erspart erstens Kraft, spart eigene Energie. Zweitens aber wächst das Ich an Lebendigkeit, an innerer Intensität; es folgt magnetisch dem belebenden Einfluß, denn es möchte immer Energie aufsaugen. Und es wächst dabei selber an Lebendigkeit, Leidenschaft, Lebensintensität; um so mehr natürlich, wenn es zugleich eine Förderung spürt. Aber gemeint ist auch das Folgen gegen jeden Nutzen, selbst gegen jeden Willen des Ich (Zwangsneurose).

Eine gewisse Nähe oder Verwandtschaft des Zwingenden zum Überlegenen ist unverkennbar. Das Zwingende fällt unter die Kategorie der Intensität.

c) Das Lockende

Das Überlegene kann uns gänzlich kalt lassen, ja erdrücken, das Zwingende uns wider Willen antreiben. Ganz anders alles Lockende. Jene hatten auch eine negative Komponente, dieses umschmeichelt uns nur mit stark Positivem. Es könnte auch das Wundervolle heißen, das Fesselnde, Bestrickende, Bezaubernde. In seinem Fluidum strömt etwas Sensorisches, Sinnliches, Kitzelndes; des Lebens Wohl-Lust wird gesteigert, das Gefühl mit einer Dosis Süßigkeit durchsetzt. Alles Lockende ist außerordentlich eindrucksvoll.

In den einfachsten Fällen erscheint es buchstäblich in Form der Lockspeise: Speck den Mäusen, schmackhafte Beute dem Tier oder Jäger, Nektar und Ambrosia den Göttern. Auf der ganzen Erde folgt man dem Locken berauschender Getränke. Alles Wohlige lockt wie Pelze, Seide oder im Winter die Wärme. Jeder einfache Nutzen, jede praktische Erfindung hat, in negativer Form, etwas Lockendes: Ersparnis an Zeit, Mühe, Arbeit und Schmerz. Jeder Nutzen lockt am äußersten Ende mit „süßem" Nichtstun.

In allem Ästhetischen ist eine der Komponenten die Lockung (etwas Sensorisches). Es lockt der Wohllaut der Sprache, der Schmelz der Farben, der Zauber nackter Gestalten, das Schmeichelnde berauschender Klänge. Von allen Künsten wirken die musischen auf die Menschheit am meisten: Tanz, Musik, Schauspiel. Sie wirken viel stärker als die bildenden Künste, denn sie haben mehr Lockendes an sich, stehen der Tier- und Primitivenwelt noch näher, sind sensorischer, archaischer, affektiver.

In der ethischen Welt ist es Zärtlichkeit, Liebe, Sympathie, Mitleid, was lockt, die Wärme von Mensch zu Mensch, das „Bezaubernde" einer Persönlichkeit.

Oft bildet Sexuelles oder erotische Nebenströme, die sublimiert mit einfließen, das Lockende. Die Geliebte lockt durch Schönheit, Sympathie und Sexus zugleich. Im religiösen Erleben lockt es, zur weiblichen Madonna zu beten oder sich als „Braut Christi" zu fühlen. Im Künstlerischen lockt alle Art von Erotik.

Auch Fähigkeiten und Kräfte vermögen zu locken, wie etwa die Zauberkraft des Orenda, des Mana beim Primitiven oder in der mystischen Ekstase die Süßigkeit der Verschmelzung mit dem Höchsten. Überall besteht ein Bestreben, sich mit dem Lockenden irgendwie zu verbinden. Schon sprachlich wird in jeder Bejahung einer Person ein Streben nach Vereinigung ausgedrückt: „geneigt", „hingerissen", „zugeneigt", „verbindlich", „entgegenkommend" (Klages). Eine Schmeichelei „geht ihm ein", sagt man. Das Ich wird durchtränkt damit, mag es sich um süßen Wein oder Mána, um das Blut Christi oder Gott selber handeln. Man verschmilzt mit dem Geliebten genau wie mit dem Helden einer Dichtung. Das Lockende imponiert nicht kalt oder zwingt gebieterisch, sondern es weckt bis in alle Feinheiten eine Art von Begehrlichkeit. Es ist die Kategorie der positiven Gefühlsqualität.

d) Das Herrschende

Das Herrschende könnte ebensogut auch das Sanktionierte, das allgemein Übliche, Gültige, Anerkannte heißen; eine wertende Übermacht (die Vielen) erklärt etwas als unantastbar. Es ist also nicht etwa das Überlegene oder

Zwingende oder beides zugleich. Es ist auch nicht der Herrscher, sondern *das* Herrschende (insofern alle so werten). Es ist das „Man", das unwillkürlich zur Einordnung mahnt, also ein soziologischer Begriff („*man* tut das", „*man* kann sich nicht ausschließen", „das ist die allgemeine Meinung"). Niemand kann sich dem Einfluß des Herrschenden ganz entziehen; gerade der Revolutionär, der dem Herrschenden widerspricht, der sich auflehnt, handelt damit doch ganz unter seinem Einfluß. Es bleibt allerdings immer höchst gefährlich, die Wertungen der Gruppe anzutasten. Beispiele brauchen kaum genannt zu werden. Jede „herrschende" Meinung, jede Tradition, jedes ungeschriebene Recht, jede Sitte und Mode fällt unter den Begriff; weiterhin alle Lehrmeinungen, Kirchen, Religionen, Sittengesetze, politische Parteien, Kunstrichtungen, psychische Epidemien. Als Sprecher oder Vertreter des Herrschenden erscheint manchmal ein einzelner, gleichsam eine Verdichtung, eine Abordnung der Massenwertung: das ist die (allgemein anerkannte) Autorität (Hitler für die Massen des „III. Reiches"). Diese ist, eben als sanktioniertes Mundstück der Allgemeinheit, unantastbar. Die innere Haltung des einzelnen solchem Massenwillen gegenüber ist Achtung, Respekt, bis hinauf zu heiliger Scheu, einer innerliche, unwillkürliche Einfügung, Nachahmung (nicht etwa zunächst Furcht, sondern eher eine Art Ehrfurcht beim Nacherleben geprägter Wertung). Schon die Tierwelt kennt das Herrschende in ausgeprägtem Maße. Wo der Tiger im Urwald erscheint, ist er überall der Herrscher. Dieses Herrschertum ruht auf dem Eindruck und dem Wissen von seiner Überlegenheit. Aber das Herrschende bedeutet, daß „man" vor ihm flieht; denn alles flieht, und es wäre gefährlich, sich gegen seine Herrschaft aufzulehnen und stehenzubleiben. Daß alle fliehen und schreiend warnen, steckt eben an. Ähnliches gilt von jeder Art Herdentrieb. Daß die Gruppe beim Primitiven eine Riesenmacht bedeutet, kann nicht wundernehmen. Auch das Kind ist von Jugend auf in eine Welt des Herrschenden eingehüllt („man" tut das, „man" tut das nicht). Das Herrschende fordert also zur unwillkürlichen inneren Nachahmung, noch mehr zur Unterordnung auf. Es ist die Kategorie der wertenden Überzahl.

e) Das Unheimliche

Tiefsten Eindruck pflegt auf die Menschen das Unheimliche zu machen. Es könnte auch heißen alles Grauen-Erregende; wohlgemerkt, nicht Furcht, sondern Grauen im Sinne von unbestimmter Angst. Furcht erfüllt uns vor einer deutlichen Gefahr, der wir ins Auge sehen. Aber Grauen läßt uns erschauern vor einer unsichtbaren, unbekannten Gefährlichkeit, die vielleicht irgendwo im Hintergrund lauert. Unheimliche Situationen sind mit unberechenbaren Möglichkeiten geladen; aber man ist wehrlos, denn man weiß nicht, woher am Ende ein Giftpfeil geflogen kommt.

Das Grauenerregende hat alle Abstufungen. Völliges Dunkel enthält schon eine Spur von Unheimlichkeit, die Situation ist nicht zu übersehen. Auch im Zwielicht lauern geheimnisvolle Möglichkeiten. Viele erleben auch ein Gewitter, einen Sturm auf See unheimlich; oder kosmische Erscheinungen wie Sonnenfinsternis, Kometen, Marsnähe; oder Tiere, die lautlos, unberechenbar huschen und schleichen: Eulen, Katzen, auch Schlangen.

Einöden, überhaupt alles Weite und Leere, weckt heimliches Grauen. Bei allen großen Seuchenepidemien durchläuft ein Grauen die Menschen — wer kommt nun dran? —. Alles, was an den Ablauf der Zeit gemahnt, an Vergänglichkeit, läßt ein ganz leises Grauen mitschwingen: fallende Herbstblätter, Patina, ergrauendes Haar, Ruinen, jeder Torso, alles Memento mori auf Friedhöfen und Richtstätten. Besonderes Grauen schauert in der Vorstellung grausamer Strafen, von Folter und Rad, von Scheiterhaufen und Kreuz. Wo es wahrscheinlich ist, daß man vielleicht nie des Gefährlichen ansichtig werden könnte, da vertieft sich das Grauen. Das Unsichtbare-Nie-Faßbare muß einer anderen Welt entstammen, der Welt der Geister und Dämonen. Ein mystisches Schauern rinnt über den Rücken. Im Grunde entspringt dieses Setzen einer Geisterwelt dem Bedürfnis nach Schutz; das Unfaßbar-Gefährliche soll in etwas Greifbares, in eine klare, deutliche Gefahr verwandelt werden, der man begegnen, die man bannen kann. Auch GIESE[755] betont, daß die „Furcht (besser Angst) vor dem Unheimlichen", dem Ungewohnten, ursprünglicher sei als die Furcht vor dem schlechtweg Gefährlichen, z. B. dem Feuer. Das Irrationale wird rational gemacht. Das völlig Unfaßbare wäre ganz unerträglich. Dann lieber schon personifizierte böse Mächte, vor denen man sich „nur fürchtet". Nahe der Welt der Dämonen steht die des Zauberers, der immer auch ein böser Zauberer sein könnte.

JUNG[811] (S. 119) erinnert an den ,,Golem" von Meyrink, an die Zauberdominante im „Zarathustra", und im „Faust" ist sie sozusagen der Held selber. Hierher gehört auch die unfaßbar-unheimliche Situation des Gerichts bei Kafka und manche Skizzen von Goya, Kubin und vielen Surrealisten (vgl. a. LEMKE u. RENNERT[1397]). Das Grauen lähmt; der Mensch zuckt höchstens zusammen und rührt sich nicht, vergleichbar dem „Totstellreflex" der Tiere. Er wird starr und stumm, gleicht sich der toten Natur an, um die Gefahr zu mindern. Eine Gänsehaut, ein Frieren läuft über den Rücken, eiskalt geht es durch alle Glieder, ein Erschauern, ein Schaudern, erzeugt von dem Gefühl, Beute zu werden von etwas Unsichtbarem. Ohne Zweifel handelt es sich hierbei um ein primitives Gefühl, welches aus der Tierahnenzeit stammt. Bei höheren Tieren läßt sich deutlich das Grauen beobachten. Schimpansen fühlen Grauen vor großen, unbekannten, seltsamen Tieren oder gar beim Anblick auffallend gestalteter Puppen (vgl. KÖHLER[827]). Auch Hunde kennen das Grauen vor dem Unheimlichen, auch ganz ohne Bedrohung (vgl. a. MÖBIUS[876], S. 31).

Das Unheimliche war etwas Vor-Dämonisches. Aus Grauen vor magischer Vernichtung mußte man sich später, um die Dämonen zu überlisten, bildlich, gleichnishaft, „durch die Blume" ausdrücken; so entstand die Metapher (WERNER[1181]). Von allen seelischen Funktionen bleiben die gefühlsmäßigen verhältnismäßig lange primitiv. Daß beim Grauen die archaische Schaltung anspricht, beweist einwandfrei die richtige Bemerkung von JENTSCH[809], daß im Grauen ein Unsicherheitsgefühl liege, das leichter bei Erschöpfung, Schwächung, Betäubung und Vergiftung, im Halbschlaf und bei Ausfall wichtiger Sinnesfunktionen (z. B. in Dunkelheit), also in Zuständen, in denen nach unerer Auffassung die Ratio herabgesetzt erscheint. Natürlich spricht auch da die archaische Schaltung an, wo die Ratio noch wenig entwickelt ist: bei Kindern, bei Primitiven sowie bei einfach strukturierten abergläubischen Erwachsenen. Und wer hat nicht, im Halbschlaf und bei tiefer Dunkelheit, ein Grauen vor Mördern gefühlt, die er „leibhaft bewußt" in der Nähe wähnte? Solches Gefühl muß ganz nahe verwandt sein dem, wie der primitive Mensch seine Geister, Dämonen und Götter sich nahe fühlt. In der Schizophrenie huscht, bei Schwächung der Ratio und des Ich, das Grauen aus uralter Zeit wieder herauf, in solchen leibhaftigen Bewußtheiten, Sinnestäuschungen und grauengeschwängerter Wahnstimmung. Wenn rasche Anpassung an die Tonwelt unmöglich ist, wenn beim Genuß von Musik plötzlich und sehr stark gewaltige Tonmassen auf uns eindringen, namentlich von Blechinstrumenten, so kann sich bei manchen das Grauen in Gänsehaut, Erschauern, Blaßwerden, krampfigem Atem und Herzklopfen äußern (Müller-Freienfels[1298], Bd. I).

Man kann von einer Anlage zum Grauen sprechen; man findet Menschen, die eher und häufiger etwas Unheimliches fühlen als andere, wie z. B. E. T. A. Hoffmann oder Kierkegaard (Pfeiffer[1404], S. 128 f.), vor allem aber Poe und Kubin. Sehr ausgesprochen ist die Anlage zum Grauen bei Luther; alles Negative wird als Teufel angedeutet. Auch bei andern Schriftstellern läßt sich diese Anlage oft vermuten, wie vielleicht bei Spengler[934]. Schon der Titel „Untergang", oder „. . . das Rätsel der Zeit unheimlich, verlockend, unlösbar" (I, S. 107), oder die Worte über das Urgefühl der Angst (I, S. 108 bis 109), oder (I, S. 89) die über die tiefe, metaphysische Angst vor der Auflösung des Greifbar-Sinnlichen und Gegenwärtigen, vor etwas Unheimlichem hinter den Schutzmauern des Faßbaren deuten dieses Grauen an. Auch Goethe kennt das archaische Grauen vor dem „Dämonischen" (Jaspers[806], S. 168–172). Das „Dämonische" ist bei Goethe alles, was der Ordnung, dem Logos, der Harmonie widerspricht, aber doch ein Teil davon ist. Das Unbegreifliche, als Grauen erlebt und anschaulich in den Manifestationen des Diesseits gesehen, wird aber selten als Dämon personifiziert. So spricht er vom Gemütsausdruck durch dämonische Einflüsse. Wie es eine Anlage, so gibt es auch bei Menschen einen Trieb zum Grauenhaften (Thriller), als ob jene Fähigkeit, durch die Not in Jahrhunderttausenden eingeübt und zur Anlage ausgebildet, nun, obwohl heute viel weniger nötig, triebhaft zur Betätigung drängte.

Fragen wir uns schließlich, unter welche Kategorie das Unheimliche fallen könnte, so geraten wir in Verlegenheit. Ist es etwa die Möglichkeit der Verneinung, ein Gefährliches, das ist und zugleich nicht ist, ein seiendes Nichtsein? Auch hierin drückt sich merkwürdig deutlich das Geisterhafte aus. Über das Unheimliche findet sich auch kaum Literatur, es sei denn im psychologischen Bereich. Die etwas rationalistische kleine Arbeit von Jentsch[809] sagt nicht viel. Besser ist die Studie von Weidel[960], nach welcher das Grauen eines der religiösen Gefühle wäre. „Aus Urvätertagen her grinst es uns an in wahnwitzigen Spukgestalten schrecklicher Dämonen und Götter." Eine der Wurzeln aller Religion ist jedenfalls das Grauen und nicht die Furcht. Auch Freud[762] findet hier Beziehungen zum Archaischen. „Unheimlich ist irgendwie eine Art von heimlich" [d. h. heimisch, vertraut], ehemals heimisch, aber verdrängt [?]. Interessant sind seine sprachlichen Vergleiche. Unheimlich ist im Lateinischen suspectus, im Griechischen ξένος, fremdartig, im Arabischen und Hebräischen bedeuten die Ausdrücke „dämonisch, schaurig". Das griechische „Fremdartig" führt uns zu einem Eindrucksvollen hinüber, das mit dem Unheimlichen eine gemeinsame Wurzel hat, zu dem Besonderen.

f) Das Besondere

Es war ungemein schwierig, einen zusammenfassenden Ausdruck für das zu finden, worauf wir jetzt zielen, nämlich alles, was dem Ich noch nicht angegliedert ist oder von ihm überhaupt nicht assimilliert werden kann, weder vom Intellekt noch von der Affektivität. Alles, was vom Ich gesondert ist oder bleibt, ist das Be-Sondere. Es wäre auch mit dem Ausdruck das „Fremdartige" ziemlich zutreffend bezeichnet. Drei Abarten lassen sich unterscheiden: 1. das Ungewohnte, 2. das Rätselhafte, 3. das Staunenswerte. Das Ungewohnte, Unbekannte, Merkwürdige kenzeichnet den leichtesten Grad; das Rätselhafte, Geheimnisvolle wendet sich vorwiegend an den Intellekt; das Staunenswerte, Aufsehenerregende vornehmlich an die Affektivität. Zum Ungewohnten, Merkwürdigen, Seltsamen gehört erstens einmal alles Seltene: Abnormitäten jeglicher Art, seltene Briefmarken, Tiere, Riesen, Zwerge usw. (zwar selten, aber man kannte schon dergleichen), zweitens alles Ferne: Länder oder Zeiten, weiter alles Neue: von neuentdeckten Ländern, Tieren, Pflanzen bis zu den wissenschaftlichen Entdeckungen oder technischen Erfindungen, und endlich alles Fremde: es kommt neu an, oder kommt selten, oder beides zugleich („Besuch von außerhalb", Völker aus fremden Erdteilen). Nie verfehlt das Fremde seinen Eindruck. G. Ferrero hat in seinem „L'Europa giovana" nachgewiesen, daß die Männer, die in den Staaten Europas den größten Einfluß ausübten, stets fremden Ursprungs gewesen sind (n. LOOSTEN[2460]). Schon Jesus mußte erfahren, daß der Prophet nichts gilt im Vaterlande, denn er konnte in Nazareth und Capernaum keine Wunder wirken, war er dort doch „nur" der bekannte Zimmermannssohn und „nicht weit her".

Die zweite Abart des Besonderen ist das Rätselhafte, für den Verstand Geheimnisvolle und (noch) Fremdartige. In den leichtesten Graden zeigt es sich als das Erklärungsbedürftige, zur Lösung Auffordernde. Jede einfache Rätselaufgabe, aber auch alles Schwererkennbare, Dunkle, Unverständliche, Mehrdeutige und Undurchsichtige erregt den Verstand, die Phantasie, die Instanzen der Wertungen. Kinder ruhen bei einem Spielzeug nicht eher, als bis sie „dahinter" gekommen sind. Affen (KÖHLER[827], S. 35) und Kinder greifen hinter den Spiegel (miroir!). Das Rätselhafte, Verhüllte hat alle Grade: die Maske im Karneval, das Leben auf anderen Planeten, das Geheimnisvolle der unbekannten Zukunft. Auch das noch Unentschiedene hat die Spannung des Rätselhaften: Spiel, Lotterie, Wettkampf, Drama. Hier ist Raten zugleich ein Genuß. Sehr rätselhaft erscheint auch alles Hochverwickelte, das sich nicht mit einem Blick überschauen läßt: technische Apparate oder auch schwieriges Kunstschaffen. Die höchsten Grade erreicht das Besondere in dem, was überhaupt vom Verstand nicht mehr erfaßt und begriffen werden kann: Unendlichkeit von Raum und Zeit, das Unerforschliche in der Natur, die ewigen Welträtsel, das Unbegreifliche, Unfaßbare in der ganzen „Schöpfung".

Das Staunenswerte, Aufsehenerregende wendet sich an den Affekt. Auch jede Reklame sucht dies zu erreichen. Über alle Formen des Sensationellen steigt das Staunenswerte hinauf zum Wunderbaren und Bewunderungswürdigen: Heldentaten, große Kunstwerke. Ein Erlebnis kann derart aufsehenerregend sein, daß es umwirft: „es schmeißt einen einfach um", man ist „platt", d. h. zu Boden geworfen, erdrückt, man ist „starr vor Staunen", man ist „baff".

Der Trieb zum Neuen, zum Staunen, zum Bewundern ist angeboren und drängt geradezu nach Befriedigung. Schon an Tieren kann man die Neugier sehr schön beobachten. GROOS[777] (S. 210 f.) nennt sie spielende Aufmerksamkeit, ein geistiges Experimentieren. Sie ist lebensnotwendig, denn man muß wissen, ob etwas Fremdes ichpositiv oder -negativ zu bewerten ist. Kommt etwas Besonderes auf sie zu, so schauen die Tiere auf oder nähern sich ihm, sie beriechen, belecken es, staunen es an. Das läßt sich sehr ausgesprochen bei Seehunden, auch bei Mäusen, Affen und Hunden, Schafen und Ziegen beobachten, bei sehr vielen Vögeln, sogar (LEHMANN[847], S. 141) bei Ameisen. Eine strittige Frage ist, ob der Primitive das Staunen, das Sich-Wundern wirklich kennt; bei einer „Allmacht der Gedanken" (s. das Archaische) wäre ja alles möglich und nichts ein Wunder. Möglich ist auch, daß vor allem Unfaßbaren das Grauen überwiegt. Aber Neugier wie bei den Tieren kann man jedenfalls beobachten. LÉVY-BRUHL[850] (S. 106) bejaht es auch sonst; alles, was über seinen Horizont geht, ist dem Primitiven Mulunga, das Prinzip in allem Mysteriösen. Das heranwachsende Kind lebt fast von Neugier; ihm ist alles etwas Besonderes; daher das ewige Fragen. Der einfach Strukturierte staunt leichter als der geistig Hochentwickelte. Aber der höchstentwickelte Forscher und Philosoph staunt wieder um so mehr, und er ruht nicht eher, als bis er (in seiner Art) die Rätsel gelöst hat.

Zum Staunen haben die Menschen verschieden starke Anlagen. Das Staunenswerte ist aber auch verschieden je nach Alter, Geschlecht, Bildung, Kultur und Zeitgeist. Auffallende Hinneigung zum Besonderen besaßen z. B. Dürer, E. T. A. Hoffmann und Berlioz sowie — uns zeitlich nahestehend — die Surrealisten sowohl in der Malerei wie in der Skulptur. Als ein Extrem kann man wohl die neu kreierte Pop-art bezeichnen, die als Möglichkeit des Besonderen in der Kunst (mirum) unübertreffbar scheint. Geradezu eine Sucht nach Staunen entwickeln auch die Okkultisten. Um den Eindruck des ganz Besonderen, Außergewöhnlichen zu erleben und zu bestaunen, beschäftigen sie sich ausschließlich mit geheimnisvollen Dingen, um als ein mirum in höchster Potenz sogar Verbindung mit den Geistern Verstorbener angeblich aufzunehmen. Den Gipfel des Wunderbaren aber bildet das „Wunder" schlechthin, wie es sich in den Rätseln der Natur, den „ans Wunderbare" grenzenden Leistungen des menschlichen Geistes, ganz besonders auf dem Gebiet der Technik, und schließlich als von jeher überaus eindrucksvoll in den durch die Bibel überlieferten Wundern Christi darbietet.

Wird die positive Komponente des Besonderen (mirum) ins Negative verkehrt, so wird daraus das Befremdende (z. B. in Äußerungen und Benehmen eines Menschen), das Widerliche und Verächtliche (wie z. B. bei Verbrechern und verkommenen Landstreichern) und schließlich sogar das

Abstoßende und Entsetzen-Erregende (Beispiele sind Folter, bestialische Morde, ekelerregende Krankheiten sowie Kriegsgreuel und -Schrecken). In diesen Fällen nähert sich das mirum des Besonderen aufs stärkste dem tremendum des Furchteinflößenden; teilweise überschneidet es sich, teilweise verbindet es sich auch mit ihm. Daß es auch in dieser Form eindrucksvoll ist und zum Ruhm führen kann, liegt auf der Hand.

2. *Mischungen und Gefühlsakkorde*

Ein und dasselbe Objekt kann sozusagen verschiedene Facetten zur Ansicht bieten. Ein Mensch kann sowohl durch Geist und Wissen überlegen wirken wie durch Beredsamkeit zwingend mitreißen und zugleich durch die Schönheit seiner Erscheinung oder seines Stiles lockend bezaubern; die Kombination all dieser Eigenschaften wird allgemeine Beliebtheit und Anerkennung zur Folge haben. Hier kombinieren sich also die Einzelelemente des Eindrucksvollen in Form einer einfachen Addition bzw. Mischung, die den affektiven Gesamteindruck beträchtlich vergrößert. Namentlich die Mischung von etwas Besonderem, Fremdartigen mit etwas Unheimlichen pflegt außerordentlich eindrucksvoll zu sein, da ja gerade diese beiden Gefühlstöne in ihren höchsten Graden die eigentlich mystischen Faktoren des Eindrucksvollen darstellen. Beide führen am weitesten fort vom Gewohnten und scheinen einen Einblick in „eine andere Welt" zu gewähren. Höchstes Grauen befriedigt zugleich stets auch ein wenig die Neugier, und im höchsten Staunen und Erahnen weht zugleich ein Anhauch des Grauens.

Halten wir also als Ergebnis fest: werden mehrere Eindrucksfacetten des gleichen Objektes kombiniert, so verstärkt sich ihr Eindruck, und zwar um so mehr, je vollständiger es zu einer Vermischung der Eindrucksfacetten kommt. Kompliziert wird dieser Vorgang vielleicht noch dadurch, daß manche Teilfaktoren, d. h. Einzeltöne des Eindrucksvollen, bereits selbst schon an und für sich Klangkombinationen verschiedener Intensität (Mischgefühle) darstellen. So liegt in dem Fühlen und der Anerkennung überlegener Größe Bewunderung, Neid und das Gefühl der eigenen Ohnmacht, gemischt zum Gefühl der Ehrfurcht. Im Zwingenden ist die Lust am Mitgerissensein enthalten und damit ein zweites Gefühl, das sich dem ersten kombiniert. Das Besondere enthält Staunen als Genuß und damit einen positiven Akzent; zugleich gibt aber die Spannung des zu lösenden Rätsels eine gewisse Bedrückung quälender Erwartung und damit einen leichten negativen Unterton. Im Unheimlichen liegt trotz des Grauens ein leises Staunen als Genuß und positive Komponente und darüberhinaus noch ein zweites positives Gefühl in der Feststellung: noch bist du selbst nicht in Gefahr. Das Herrschende ist dem Überlegenen ähnlich; auch hier ist Ehrfurcht und Scheu zu einem essentiellen Mischgefühl vereint. Das Lockende allein ist stark und ungemischt positiv.

Für unser Problem ist nun die Frage wichtig, was geschieht, wenn ganz verschiedenartige Gefühle gleichzeitig vorhanden sind? Gleichzeitig darf hier natürlich nicht streng mathematisch verstanden werden, sondern ist als psychologisches Phänomen gedacht. Wir sahen, daß Teilgefühle zu einem Totalgefühl verschmelzen können. Von großer Bedeutung ist dabei die Festigkeit der Verschmelzung. Beim Mischgefühl ist die Verschmelzung dann am stärksten, wenn sein positiver Anteil durch den negativen sozusagen erst verursacht wird und umgekehrt, oder anders ausgedrückt: eine Eindrucksfacette erhält erst dann den richtigen und starken Glanz, wenn eine andere — sich gleichsam in ihr spiegelnd — ihr besondere Tiefe und Ausdruck verleiht. An den Begriffen von Wehmut, Rührung, Sehnsucht, Ehrfurcht und Erhabenheit sei das beispielhaft erhärtet. Bei der Wehmut läßt gerade die Entbehrung von etwas Lockendem dieses noch lockender oder überhaupt erst lockend erscheinen; zugleich ist die Tatsache des Lockenden auch die Ursache des Entbehrens. Vergangene „goldene" Zeiten, die Ruinen ehemals bedeutender Bauten erwecken Wehmut. Die Rührung ist der Wehmut verwandt. Ähnlich ist es bei der Sehnsucht. Sie enthält die Vorfreude der Vorstellung eines ersehnten Künftigen und strebt die Freude der Verwirklichung an. Auch hier verstärken sich zwei unterschiedliche Gefühle wechselseitig. Bei jedem gefährlichen Sport erwächst die Lust gerade aus der Gefahr. Solche Mischgefühle wecken z. B. Autorennen, Stierkämpfe, die Bezwingung gefährlicher Berggipfel. Sie werden ausgelöst durch Schauergeschichten, Meeresstürme und wilde Bergschluchten wie auch durch prachtvolle Raubtierdressuren oder eine „schaurig-schöne" Feuersbrunst. Überall mischt sich der Eindruck eines Überlegenen, Zwingenden, Lockenden oder Besonderen mit dem Gefühlston des Unheimlichen. Ohne die Unheimlichkeit wären die Objekte nicht so überlegen und lockend; ohne ihre Lockungen wären sie nicht so unheimlich.

Mischgefühle[1] sind insofern etwas Neues, als sie weder ganz Positives noch ganz Negatives darstellen. Das Positive überwiegt jedoch für den Wertenden. Außer der Intensität haben Mischgefühle als Totalgefühle noch eine Kapazität der Masse, die sich aus der Anzahl der Teilgefühle und ihrer Dauerhaftigkeit zusammensetzt. Gefühle von großer Intensität nennen wir Affekte. Dasselbe Objekt kann gleichzeitig mehrere solche Affekte hervorrufen, bei Verschmelzung demnach einen Mischaffekt. Auch dieser ist nichts anderes als ein Mischgefühl, das neben der großen Intensität gewöhnlich auch noch eine große Gefühls-Masse darstellt. Einen solchen Mischaffekt wollen wir einen „Gefühlsakkord" nennen. Einfachstes Beispiel dafür ist Staunen über die Leistung eines Menschen bei gleichzeitigem Gefühl der eigenen Ohnmacht. Beide Gefühle ergeben als intensives und massiges Mischgefühl den Akkord der Bewunderung oder Ehrfurcht.

Vom BLEULERschen[607] Begriff der Ambivalenz (S. 95) bei Schizophrenen ist abzuleiten, auf welchem Boden solche Mischgefühle besonders leicht oder häufig wachsen, d. h. auf dem Boden einer Persönlichkeitsspaltung. Bei den schizophrenen Kranken ist das gleiche Objekt affektiv oft zugleich positiv und negativ betont. Der Schizophrene liebt und haßt dieselbe Person zu gleicher Zeit, und zwar gleich feurig. Er will etwas und will dasselbe auch nicht (Ambitendenz). Er denkt: ich bin wie ihr, und ich bin nicht wie ihr. Auch Gott und Teufel zerfließen zu einem Begriff. (Auch in manchen christ-

---

[1] Über die Psychologie der Mischgefühle siehe bei SIBBERN[927], LEHMANN[847], GEIGER[774], LIPPS[852, 853], STÖRRING[938], aber auch bei den Philosophen und Dichtern wie Schopen hauer, Lessing, Schiller, Moses Mendelssohn.

lichen Flüchen erscheint die Ambivalenz ganz deutlich: Gottverdammt! Sakrament! Heiland!)

Beim Gesunden sehen wir die Ambivalenz in erweitertem Sinne, besser Bipolarität genannt. „Ambivalente Gefühlsbetonungen sind beim Gesunden die Ausnahme" (BLEULER[607]). Aber manchmal kann doch ein Mensch für einen anderen bipolar werden, besonders wenn die Sexualität mitspricht. Es entsteht ein Pendeln und Oszillieren zwischen Wollust und Angst, Liebe und Hemmungen oder ein plötzliches Umschlagen von Liebe in Haß und Hemmungen.

Bipolare Mechanismen setzen leichter und häufiger ein, wenn die Ratio-Schaltung noch unentwickelt oder geschwächt ist: bei Kind und Greis, in Erschöpfung und Rausch, bei Psychopathie und Hysterie, in Hypnose und manischer Psychose. Auch bei sehr starken sexuellen Antrieben kann man von einer Überwältigung und Schwächung der Ratio sprechen.

Bipolare und namentlich echte ambivalente Gefühlsweise nähert sich also stark dem Bereich der archaischen Schaltung. Beweis dafür ist auch „der Gegensinn der Urworte", d. h. das gleiche Wort bedeutet in archaischen Sprachen zugleich sein Gegenteil (FREUD[761]). Die große Masse fühlt bipolar. Als Gilles de Rais hunderte von Kindern seiner Bauern unter teuflischen Martern sadistisch abgewürgt hatte, streckten unter seinem Galgen die Mütter der Kinder ihre Hände nach ihm aus und weinten um seinen Tod (HORSTMANN[801]). Ganz ähnlich benahmen sich die Moskauer nach dem Tode Iwans des Grausamen.

Auch die Physiologie kennt gewisse Parallelen zur Ambivalenz, z. B. das Gefühl des Kitzels. Kitzel ist bipolar oder ambivalent, Lust-Unlust zugleich; er kann rasch und stark aus Lust in Unlust umschlagen oder zur Marter werden. Auch bei der sexuellen Berührung fließt derartige körperlich-seelische Ambivalenz archaisch ineinander. Eine „Gänsehaut" wird im gleichen Maße durch Wonne wie durch Grauen erzeugt; man erschauert vor Grauen oder vor Wonne.

Solch gleichzeitiges ambivalentes Erschauern finden wir vielleicht am ausgesprochensten im archaisch-religiösen Erlebnis, im Tabu. Schon das Wort »Tabu« kann heute noch Erschauern auslösen. Tabu ist das Vor-Heilige. Zweifellos überwiegt dabei noch das Negative, die Scheu, das Grauen. Das Tabu (WUNDT[970], z. n. FREUD[763]) ist älter als alle Götter; es stammt aus den Zeiten vor jeder Religion und bedeutet ursprünglich: „Hüte dich vor dem Zorn der Dämonen". Weiter bedeutet es zugleich „heilig, geweiht" und „unheimlich, gefährlich, verboten, unrein . . . ein Merkmal . . ., das schließlich dem Heiligen wie dem Unreinen für alle Zeiten gemeinsam bleibt: die Scheu vor seiner Berührung" (Freud). Freud übersetzt Tabu mit „heilige Scheu"; dies ist die Gefühlsseite. Die objektive Seite möchten wir benennen: das Unantastbare. Bei vielen Völkern in Amerika, Asien und Afrika finden sich „ambivalente" Bezeichnungen für dieses Unantastbare. Das römische »sacer«, das griechische »ἅγιος«, das hebräische »qadosch« erinnern gleichfalls noch daran. Der Gegensatz von Tabu heißt in Polynesien »noa«, d. h. gewöhnlich, allgemein zugänglich.

Tabu ist somit das Verbot, gewisse Dinge und Personen zu berühren; es bedeutet unantastbar. SPENGLER[934] (I, S. 110) führt dazu aus, daß „das Wort in keine Kultursprache mehr übertragbar" sei. „Ratlose Angst, heilige Scheu, tiefe Verlassenheit, Schwermut, Haß, dunkle Wünsche nach Annäherung, Vereinigung, Entfernung", dies alles verschwebt beim Primitiven zu einer dumpfen Unentschiedenheit. Allem Tabu-Erleben liegt Bipolarität und echte Ambivalenz zugrunde: ein Hinzucken und Zurückzucken vor etwas, das man nicht antasten darf und doch nur einmal berühren möchte, berühren, um seiner Kraft teilhaftig zu werden und — eben weil es verboten ist. Abgeschwächt finden wir es schon bei Kindern: magisch angezogen von dem verbotenen Kuchen, möchten sie ihn „nur einmal" berühren oder den gefährlichen Hund nur einmal streicheln — weil es eben verboten wurde.

Unsere Auffassung des Tabu als eines Mischgefühles bringt uns psychologisch bedeutend weiter als z. B. die Auffassung FREUDS[763] (Abschnitt II, S. 25), der zwei unvereinbare Gefühle annimmt, wovon das eine dem Unbewußten entstammt. Mit dem Tabu-Begriff bewegen wir uns schon weitgehend im Bereich des Numinosen.

3. *Das Numinose (Vorheilige)*

Auf der Suche nach einer Erklärung des „Heiligen" führte RUDOLF OTTO[1120] eine erschöpfend-brauchbare Analyse dieses Begriffes durch. Ihm kommt es in seinem Werk „Das Heilige"[1] (ergänzt durch die Aufsätze[1118, 1119]) bei der Darstellung des Vor-Heiligen darauf an, das Heilige ohne das Sittliche zu erfassen. Das Heilige ist nicht gleich dem Sittlich-Guten, sondern minus demselben. „Heilig ist mehr als gut". OTTO[1120] sucht das Heilige als isolierten Begriff, er sucht „das Heilige minus seines sittlichen Momentes und . . . minus seines rationalen Momentes überhaupt" (S. 6). Das hebräische »qadosch«, das lateinische »sacer« entsprechen in etwa dieser Definition. In den Anfängen der Entwicklung bedeuten alle entsprechenden Ausdrücke der verschiedenen Sprachen fraglos noch etwas ganz anderes als das Sittlich-Gute. Otto versucht nun, einen Namen für diesen von ihm herausgearbeiteten Begriff zu finden, der erstens seine Besonderheit charakterisiert, und der zweitens die Möglichkeit enthält, auch etwaige Unterarten und Entwicklungsstufen zu erfassen und zu bezeichnen. Auf der Suche nach einem solchen Namen prägte er den Begriff des Numinosen mit seiner Abschwächungsform, dem Vor-Numinosen (S. 7).

Um noch einmal zu wiederholen und zusammenzufassen: das Heilige ist demnach das Numinose vermehrt um das Sittlich-Gute. Dem objektiven Begriff des Numinosen entspricht auf der Seite des subjektiven Empfindens das „Kreaturgefühl" oder das numinose Gefühl[2].

---

[1] Nicht immer fanden Ottos Thesen vollen Widerhall. So kritisiert W. BAETKE[979] im Rahmen seiner Studie über „Das Heilige im Germanischen", sich dabei im wesentlichen an FEIGEL[1017] anschließend, das „Schillernde" der Bezeichnung „numinoses Gefühl" und darüber hinaus die Lehre Ottos von der unmittelbaren Objektbezogenheit dieses numinosen Gefühls, indem er meint, daß „mit dem Gefühl allein man keine objektive Realität perzipieren kann. Es ist kein Organ der Objektauffassung, sondern ganz und gar subjektiv" (S. 21). Und Baetke folgert, über Dasein und Wesen des objektiv Heiligen gäben uns die religiösen Gefühle keinen Aufschluß.

[2] Auch RUSKIN[907] hat einmal, in seinem Falle allerdings aus der Sicht des Dichters, das numinose Gefühl sehr anschaulich und treffend beschrieben.

Für das religiöse Erleben ist eine Entwicklungsstufe Voraussetzung, in der ein gewisses Maß von Intelligenz vorhanden ist. Erst dann wird die naive Sicherheit des Nur-Einfach-Daseins erschüttert, dann erst werden Urgefühle wie Staunen und Grauen möglich. Neugier und eine Art Staunen finden wir allerdings auch schon bei Ameisen, aber ein ausgesprochenes Grauen sehen wir erst bei höheren Tieren wie z. B. Hunden und Affen, wo es oftmals beschrieben wurde. Wenn die Schimpansen KÖHLER's[827] (S. 39) vor seltsamen Tieren oder vor Puppen deutlich wahrnehmbares Grauen empfanden, so müssen wir darin Vorläufer mystischen Erlebens erblicken, erste Keime des Gefühles: „nicht von dieser Welt". Die religiösen Urgefühle der ersten Tiermenschen können wir uns kaum dunkel, verschwommen und komplex genug vorstellen. Erst auf bedeutend höheren Stufen erscheinen Anbetung heiliger Tiere, Ahnenkult, Götter- und Heldenverehrung (LÉVY-BRUHL[850], S. 329). Das Grauen vor unsichtbaren, unheimlichen und unheilvollen Gewalten, die das ohnmächtige Ich in vielen Formen, besonders mit Krankheit und Tod bedrohten, ist sicher eine Urzelle religiösen Erlebens. Was erscheint wahrscheinlicher und natürlicher, als daß durch das Erleben der Natur und ihrer Schreckwunder — Blitz und Donner, Sturm und Wasserflut, heller Tag im Wechsel mit dunkler Nacht, belebende und fruchterzeugende Wärme, abgelöst von grimmiger, todbringender Kälte —, denen die Urmenschen schutzlos ausgeliefert waren, von ihnen als überwertige Mächte angesehen und gefürchtet wurden. Beigemischt haben mag sich dem Grauen mit zunehmender Entwicklung der Intelligenz Staunen, ein dumpfes Ahnen bei einem zunächst Noch-Nicht-Begreifen, Scheu und ein unnennbares Erschauern. Zu gleicher Zeit, als der Urmensch begann, vor den unheimlichen Kräften und Mächten Grauen zu empfinden, wurden aber auch in ihm katathym die Mittel geboren, um das ihn bedrohende Unheimliche abzuwehren, Mittel, die den Brückenschlag bilden sollten über die Kluft zwischen dem ohnmächtig ausgelieferten Menschen und den unfaßbar geheimnisvollen Mächten. Damit sind wir bei den Anfängen der Zauberei angelangt.

Religion und Zauberei haben somit teilweise sehr ähnliche affektive Wurzeln. Religion ist aber nicht nur aus Zauberei entstanden, wenn auch viel Magie in die Religion mit eingeströmt ist. Es ist die mystische Wurzel der Religion, die eine andere Welt erschafft; die magische Wurzel stattet diese übermächtige andere Welt mit Zauberkraft aus, die vermag, alle menschlichen Wünsche zu erfüllen, aber auch den Menschen zu verderben.

Die unheimlich wirkenden Kräfte erhielten auch Namen, aber nicht als „Geister" oder „Seelen", sondern einfach als anthropomorph gedachte mystisch-magische Zauberkräfte (erste Form der Bannung). So ist z. B. das »wakan« nordamerikanischer Indianer ein Fluidum, ein mystisches Prinzip, das in allem kultisch Angebeteten wirksam ist (LÉVY-BRUHL[850], S. 108). Durch Namensanrufung konnte man die unheildrohenden Kräfte beschwören, d. h. ungefährlich machen. Überall, im Bösen wie im Guten, wurde schließlich eine überwertige Macht als Ursache angenommen. Diese Kraft konnte Schutz und Hilfe, Rettung und Geborgenheit schenken. In rührender Kindlichkeit suchte man sie durch Anrufung und Opfer günstig zu stimmen.

Nachdem erst einmal die Überkraft gesetzt war, drängte das immanente

Ungenügen des Menschen an seinem unvollkommenen und armseligen Dasein und sein Verlangen nach Erhöhung und Steigerung des eigenen Ich zur Vereinigung mit dem unendlich Überlegenen, um durch diese Vereinigung seiner Kraft teilhaftig zu werden. Die Menschen stammelten Gebete, gaben sich der Versenkung hin und erlebten Ekstase und religiöses Rauschgefühl. Frühere primitive Wunschträume haben hier differenzierteren Ausdruck und Umwandlung in Aktion gefunden.

Noch später endlich wird die Überkraft rationalisiert bzw. personifiziert. Sie wird nach dem Bilde des als ideal empfundenen, des idealisierten Menschen geformt. Auch ihre ethischen Verhaltensweisen und Forderungen sind Ausflüsse menschlicher Ich-Ideale. Zuletzt wird diesem Bild der Stempel der Vater-Imago aufgedrückt: Liebe, Schutz, Geborgenheit, aber auch strafende Gerechtigkeit. Diesen Eigenschaften entsprechen auf Seiten der Menschen Ehrfurcht, Dankbarkeit, Verehrung, aber auch Furcht und Gehorsam. Die personifizierte Kraft wird schließlich als heilig erlebt.

Die letzte Wurzel der Religion ist eine soziologische. Das Gemeinschaftsgefühl der Menschen ruft nach Vereinigung und Sammlung unter einem gemeinsamen Banner. Das beginnt auf der Stufe des Totemtieres und setzt sich fort bis zu den heutigen Religionen.

Zur Einführung in die hier besprochene Problematik des Vorheiligen, bzw. Numinosen und der Entwicklung vom Urgefühl des Grauens über die Entstehung religiösen Erlebens bis zur eigentlichen Religion geben die Arbeiten folgender Autoren guten Überblick: JAMES[1060], RUNZE[1145], MÜLLER-FREIENFELS[1105], OESTERREICH[1110, 1112], FREUD[763], VIERKANDT[1174, 1175], DURKHEIM[1009], PREUSS[894], LÉVY-BRUHL[850], WERNER[1181], BYCHOWSKY[742], REIK[1131, 1132], HAUER[1038], HEILER[1042], OTTO[1118, 1119, 1120].

Das Numinose ist also keineswegs „die Religion" (im Keim), aber es ist insofern ein wichtiges Teilmoment davon, als es der Sphäre des „endothymen Grundes" (Lersch) mit den Wurzeln im Mystischen und Magischen angehört. Das Gefühl des Numinosen stellt gleichsam eine komplizierte chemische Verbindung dar, bestehend aus den sechs Einzelelementen: majestas, energicum, fascinans, sanctum, tremendum, mirum (OTTO[1120]). Diese sechs Elemente ergeben als Gefühlsqualitäten in ihrer Synthese das Mischgefühl oder den Mischaffekt des Numinosen, wobei sich die Einzelelemente mit dem früher beschriebenen Einzeltönen des Eindrucksvollen decken. Mit Überraschung erleben wir in der Sphäre des Heiligen aus theologischer Sicht die Parallele zu den Gefühlsqualitäten des Alltags, die im Eindrucksvollen enthalten sind. Im einzelnen entspricht dem Überlegenen bei Otto die majestas, dem Zwingenden das energicum, dem Lockenden das fascinans, dem Herrschenden das sanctum, dem Unheimlichen das tremendum, dem Besonderen das mirum. Die Elemente schließen sich oft nur zu zweit oder zu dritt, überall mit fließenden Übergängen, Verwandlungen, Amalgamierungen zu Mischaffekten zusammen, wobei man alle nur möglichen Kombinationen beobachten kann[1].

---

[1] Es erscheint beinahe verwunderlich, daß R. Otto als so differenzierter Psychologe dies nicht erkannt hat, obwohl auch er in manchen Zusammenhängen von einer „Kontrast-Harmonie" spricht. Diese ist aber nichts anderes als die Ambivalenz des Tabu, ein Begriff, der Otto offenbar noch nicht geläufig war.

Unterschiedliche Menschen, differente Bildungsstufen, verschiedene Zeitalter haben jeweils ihr spezifisches Numinoses. Im Bereich des Numinosen gibt es nicht nur sehr variable Summationsmöglichkeiten der Einzelelemente, sondern auch sehr unterschiedliche Intensitätsgrade, mit denen diese beteiligt sind. Bei schwacher Ausbildung des Numinosen kann man von vor-numinos sprechen. Die unterschiedliche Intensität des Numinosen zeigt sich z. B. darin, daß das, was dem Primitiven voll-numinos erschien, auf uns höchstens vor-numinos wirkt (Gewitter, Vulkane).

Vor-numinose Eindrücke kann die Natur auch heute noch vermitteln: durch schwere Gewitter, große Wasserflächen bei Sturm, wilden und dunklen Wald, den Sternenhimmel, der keine Grenzen zu kennen scheint, durch ein Gebirgspanorama von besonderer Großartigkeit, durch die Weite und Öde der Wüste, gewaltig herabdonnernde Wasserfälle und lodernde Brände. Bei jedem dieser Gefühle des Vor-Numinosen schwingt unsichtbar und unwägbar ein mirum-tremendum mit. Auch die höheren Tiere haben im gleichen Maße, wie ihnen das Grauen nicht fremd ist, schon eine Art vor-numinoses Gefühl; vor-numinos wirkt z. B. der Herr auf den ihm treuergebenen Hund.

Am Beispiel des Gewitters werden die einzelnen Elemente des Numinosen, bzw. Vor-Numinosen deutlich sichtbar: majestas = die Macht, zu töten; energicum = die Gewalt und Intensität von Blitz und Donner; fascinans = die Schönheit der Lichteffekte, der Kontrast des dunklen Himmels zu der Helligkeit der über ihn zuckenden Blitze; mirum = das ganz Besondere von Schall- und Lichtart, die plötzliche fremdartige Veränderung des Landschaftsbildes, das „Magische" der Beleuchtung, das plötzliche Krachen des Donners; tremendum = die Unberechenbarkeit des Blitzweges, die Ungewißheit, wann und wo sich die geballte elektrische Kraft entladen wird; sanctum = die allgemeine Anerkennung des Gewitters durch die Menschen, in dem sie den Ausbruch gewaltiger und übermenschlicher Naturkräfte sehen. Auch Plätze und Stätten können vor-numinos wirken: ein Hain, eine Quelle, das Grab der Eltern oder auch eines Berühmten, ein gotischer Dom mit seinem durch bunte Fenster fallenden Dämmerlicht und seinem feierlichen Schweigen, das „fromme Schauer" auslösen kann.

Endlich haben auch alle Ideale etwas Vor-Numinoses (tremendum = die Unerreichbarkeit), ebenso die abstrakten Begriffe Liebe, Mutterliebe, Leben, Glück, die komplexen Sammelbegriffe Heimat und Vaterland und schließlich auch „das" Genie.

Von Menschen üben besonders alle Autoritätspersonen und alle hohen Würdenträger auf andere Menschen, denen sie als solche imponieren, den Eindruck eines irgendwie Vor-Numinosen aus. Dazu gehören z. B. Eltern und Lehrer (für das Kind), die Ahnen (vor allem bei den Chinesen). Auch Richter, Ärzte und Priester können als Verkörperer ihres Amtes vornuminos wirken. Könige und Fürsten, der Papst bei seinem prunkvollen Einzug in die erhabene Pracht der Basilica von St. Peter, hoch auf dem Tragthron über der Menge schwebend, sie alle können sicher sein, einen vornuminosen Eindruck zu erwecken. Aber auch der wilde Tanz der Primitiven unter Anführung ihrer Häuptlinge und Schamanen mit ihren grauenerregenden Tanzmasken ruft vor-numinoses Empfinden wach. Die Berühmtheit von tragischen Helden, Propheten, Stierkämpfern und Spitzensportlern, aber auch Demagogen, Scharlatanen und Kurpfuschern beruht ebenfalls auf der Erzeugung, bzw. Auslösung eines vor-numinosen Gefühles.

Trotzdem bleibt die Wirkung immer eine relative, je nachdem auf welches Zeitalter, auf welche Rasse, überhaupt auf welche Menschen sie trifft. Ganz allgemein empfindet ein Mensch die vor-numinose Wirkung um so stärker, je leichter er suggestiblen Einflüssen zugänglich ist. „Napoleon, Jesus, die Jungfrau von Orleans, Maria, aber auch der Kaiser, der Onkel, die Mutter, ein Bruder usw. sind häufige Ersatzideale der aufgepeitschten Gier nach Überlegenheit und stellen gleichfalls richtunggebende, affektauslösende Bereitschaften im Seleenleben des Nervösen dar", meint richtig ADLER[705] (S. 160 [allerdings in Hinblick auf andere Gesichtspunkte und ohne Beziehung zum Numinosen]). Überhaupt beruht jede starke Suggestionswirkung von bestimmter Mischung auf dem vor-numinosen Gefühl.

Auch bei der ärztlichen Hypnose ist ein vor-numinoser Faktor nicht ganz auszuschalten; etwas „schwingt" dabei mit trotz jeder rationalen Erklärung des hypnotischen Vorganges. Die einzelnen Elemente des Vor-Numinosen sind dabei etwa wie folgt zu sehen: majestas = das ärztliche Können; energicum = der autoritative Befehl; fascinans = die Aussicht auf Heilung (auch Einströmen von Sympathie und Libido, „Übertragung"); mirum = das ungewohnte und seltsame „Drum und Dran"; tremendum = das Unheimliche, in fremde Gewalt gegeben zu sein; sanctum = der Ruf des Arztes als Hypnotiseur.

Wenn Menschen auf andere Menschen eine vor-numinose, oder vielleicht sogar numinose Wirkung ausüben, so gewinnen sie bei diesen Menschen und auch bei ihrer sonstigen Umwelt an Prestige und Nimbus. Prestige beinhaltet überlegenes Ansehen, dem ein gebietender Einfluß sicher ist und ganz selbstverständlich von der Umgebung eingeräumt wird. Nimbus hat die Grundbedeutung Blendwerk, Gaukelei, Zauber. In seiner ursprünglichen Sprachbedeutung bezeichnet Nimbus die Regenwolke, die Nebelhülle. Auf eine Person bezogen, ist Nimbus der Glanz (d. h. der Ruhm), der eine Person umgibt, dann aber auch der Heiligenschein, die Aureole.

Nun läßt sich das Vor-Numinose aber auch künstlich erzeugen und gewollt zur Wirkung bringen. Der psychologische Instinkt aller Machthaber hat es von jeher verstanden, und sie haben es für eine ihrer wichtigsten Aufgaben gehalten, durch wohlüberlegte Zur-Schau-Stellung ihrer „erhabenen" Person und durch geschicktes Arrangement den Eindruck des Vor-Numinosen zu verstärken und zu vertiefen, gleichzeitig bemüht, diesen Eindruck durch betonte Würde, Nimbus und Tabu, nicht nur den ihnen besonders wichtigen Personen, sondern auch einer möglichst breiten Masse zu vermitteln. Die majestas wird erzeugt und vergrößert durch räumliche Erhöhung der eigenen Person (Thron, Rednerpult, Winken von der Höhe eines Altanes oder Reiten hoch zu Roß), aber auch durch „Haltung" (durch Hochaufgerichtetsein, um größer zu erscheinen), durch ehrfurchtgebietenden und überlegenen Gesichtsausdruck, Unnahbarkeit und Distanz, gewichtigen Ernst und gemessenen Bewegungen, Wortkargheit, wenn nicht Schweigen als Zeichen von Selbstbeherrschung, tiefen Gedanken, höchster Konzentration und Freisein von menschlichen Leidenschaften und Schwächen — das

Ganze eine menschgewordenen Verkörperung machtvoller Überlegenheit. Das energicum liegt in der Bestimmtheit und Sicherheit des „Auftretens", im Mitreißenden von Reden und den sie begleitenden Gesten, in der zwingenden Gewalt der Befehle. Das mirum wird durch die Pracht oder auch Fremdartigkeit von Kleidung und Umgebung erzeugt, manchmal auch durch ein außergewöhnliches Zeremoniell (vgl. heute noch das englische Krönungszeremoniell) oder durch die Plötzlichkeit und Unerwartetheit des Erscheinens. Dem Herrscher gebührt stets der Vortritt. Das mirum wird gern mit dem tremendum direkt verbunden. Diesem Zweck dient z. B. der „Schreckschmuck" der Primitiven, der das Besondere (mirum) und das unheimlich Abschreckende (tremendum) gemeinsam enthält. Im europäischen Kulturkreis liebten es die Herrscher — besonders in den Zeiten des Mittelalters — die Verbindung von mirum und tremendum herzustellen, indem sie sich mit einem waffenstrotzenden Gefolge umgaben und auch selbst im Schmuck blitzender Waffen oder in kriegerischer Rüstung (später von prunkvoller Uniform abgelöst) auftraten. Als gewollter Gegensatz hierzu sollen als fascinans Leutseligkeit, Liebenswürdigkeit, sowie Gnaden- und Gunstbezeugungen das Gefühl der Untertanen bestechen und sie für den gnädigen Herrscher begeistern. Auch in der rein ästhetischen Wirkung kostbarer, schmückender Gewänder und prunkvoller Schlösser liegt ein fascinans, das nie seinen Eindruck verfehlt. Den „Sockel", der über die übrigen Menschen erhebt und gleichsam ein Attribut des sanctum ist, liefern Herkommen und allgemeines Sich-Beugen (s. a. Hofknicks), eine Anerkennung, die Würde und Stellung des also Geehrten „sanctioniert".

Was wir hier am Beispiel des Herrschers ausgeführt haben, gilt letztlich von jeder Person, die einen vor-numinosen Eindruck bei ihrer Umgebung oder bei irgendwelchen Menschen erzeugen möchte, wenn auch manche Teilelemente nur noch rudimentär angedeutet erscheinen (vgl. Priester und Richter). Im Prinzip sind die psychologische Absicht und das Zeremoniell zu ihrer Verwirklichung die gleichen. Auch die Häuptlinge der Primitiven verstehen sich schon auf die Erzeugung des Numinosen, um ihrer Vormachtstellung sichtbaren Ausdruck zu verleihen. Bei ihnen muß die Herrschermacht unverhüllt durch das Numinose selbst gestützt werden. VIERKANDT[1175] (S. 320) macht auf den Zusammenhang gewisser gesellschaftlicher Absonderungsbestrebungen mit religiösen Veranstaltungen aufmerksam. Geheimnisvolle Feierlichkeiten sollen die Macht zur Geltung bringen (vgl. auch die ehrwürdigen Ritualien der Logen mit ihrer uralten Symbolik). Um die Autorität zu kräftigen, wird beim Primitiven die Mitwirkung der Geisterwelt benutzt und diese durch Schwirrhölzer und Masken dargestellt.

Für unsere späteren Untersuchungen spielt das Numinose eine entscheidende Rolle. Mit der psychologischen Aufgliederung des Eindrucksvollen in seine sechs Einzelelemente, die mit den sechs Einzeltönen des Numinosen übereinstimmen, sowie mit der Resynthese dieser sechs verschiedenartigen Gefühlsqualitäten zu Mischgefühlen und Gefühlsakkorden haben wir uns in dem Begriff des Numinosen eine Grundlage geschaffen für das Verständnis des Ruhmes, dessen Wesen darin besteht, daß eine Gemeinschaft gleichen numinosen Erlebens („Gemeinde") sich verehrend um denjenigen schart, der dieses numinose Erleben in ihr — sei es durch sein Werk im weitesten Sinne, sei es durch die Art seiner Person oder seines Schicksals — erzeugen kann und dabei den numinosen Akkord zu vollstem Klingen zu bringen vermag.

Auf diese Weise ist eine gewisse Definition des Ruhmes gegeben. Auch die Geniewerdung, die ohne Mitwirkung des Ruhmes selbst bei einem Hochtalent nicht möglich ist, beginnt sich abzuzeichnen, denn zwischen Geniebewertung und Berühmtsein bestehen ganz bestimmte Beziehungen, die aber zunächst nicht ohne weiteres auf der Hand liegen. Da der Ruhm sich objektiven Maßstäben entzieht — auch findet sich über den Ruhm als solchen nur eine zahlenmäßig sehr geringe Literatur[1] — wollen wir ihn begrifflich weiter abgrenzen, indem wir zuerst die „Ausschlußdiagnose" stellen, d. h. wir untersuchen, was Ruhm nicht ist.

Vielen Menschen bekannt sein (wie z. B. jeder Papst, die politischen Führer der großen Staaten oder ihre gekrönten Häupter), bedeutet noch lange nicht Ruhm. Ruhm ist auch nicht gleichbedeutend mit historischer Wirkung[2]. Viele Männer und Frauen blieben völlig unbekannt und beeinflußten doch höchst wirksam den Ablauf der Geschichte. Manch „unbekannter Soldat" hat schon ein Gefecht entschieden und damit vielleicht eine Schlacht ausschlaggebend beeinflußt; mancher kann einen wichtigen Boten aufgehalten oder beseitigt haben, ohne überhaupt zu wissen, daß er dadurch einen Hebel der Weltgeschichte herumwarf. Von jeher gab es in der Politik so manche „rechte Hand" auch so manche „zarte Hand", von großer politischer Wirksamkeit, aber ohne Ruhm. Auch zahlreiche Erfinder kleiner, aber wichtiger Dinge, bleiben gerade heute gänzlich unbekannt und unberühmt; die Fabrik, das Werk gibt den Namen. Ebensowenig wie die objektive Bedeutung einer Erfindung ist der äußere Erfolg gleich Ruhm. Es kann ein Mann als Kaufmann, als Unternehmer oder als Industrieller viel Geld, Einfluß, Macht und Ehre in seinem Kreise gewinnen. Trotzdem nimmt die große Menge an ihm selbst, an seiner Person kein Interesse; er und sein Werk lassen ihr Gefühl kalt, und sie findet keinen Grund, ihn zu rühmen. Ist Ruhm etwa gleichbedeutend mit Aufsehenerregen, mit Staunenerwekken, mit „Sensation" bei der Masse? Aufsehen kann eine Vorstufe zum Ruhm darstellen, denn daß die Aufmerksamkeit sehr vieler Menschen erregt wird, ist ein unabdingbarer Bestandteil des Ruhmes (mirum). Aber der Blick muß auch haften bleiben oder sich immer wieder aufs Neue angezogen fühlen, und zugleich muß eine starke Wertung einsetzen, wenn auch nicht unbedingt eine positive. Sensation ist demnach ebenfalls nicht Ruhm. Was die täg-

---

[1] Zur Geschichte des Ruhmes s. STEINKOPF[406], Untersuchungen zur Geschichte des Ruhmes bei den Griechen (S. 1–2); KASSNER[387], Betrachtungen über den Ruhm, die Nachahmung und das Glück (S. 5); ALBERT[372], Die Vergeßlichkeit des Fortschritts. Bemerkungen über den Ruhm (S. 379).

[2] Es gibt sogar eine Wissenschaft, die sogenannte Historiometrie, welche bemüht ist, den Grad historischer Bedeutsamkeit hervorragender Persönlichkeiten statistisch zu erfassen nach der Zahl und dem Umfang der ihnen in Geschichtswerken und Lexika gewidmeten Aufsätze sowie nach der Anzahl der in diesen Würdigungen enthaltenen lobenden (bzw. tadelnden) Adjektiva (WOODS[409] u. [410]). CATTELL[374] versuchte, auf diese historiometrische Weise eine größere Zahl berühmter Männer einzustufen, während CASTLE[373] eine entsprechende Untersuchung an bedeutenden Frauen, deren Namen sie 6 Konversationslexika entnahm, im gleichen Sinne durchführte.

lichen Zeitungen bringen, und seien es auch Sensationen, ist rasch verflogen und vergessen; es greift nicht ans Herz und haftet nicht. „Vergessen oder ausgeschwitzt“, sagt Wilhelm Busch persiflierend aber treffend im Vorwort zu »Balduin Bählamm«. Schließlich darf Ruhm auch nicht mit den Wegen oder Mitteln zum Ruhm verwechselt werden. Ruhm ist nicht identisch mit Reklame, doch kann er durch sie (als ein energicum) gefördert werden, denn Reklame will 1. auffallen, 2. auf das Objekt aufmerksam machen und hinweisen, 3. das Objekt anpreisen, 4. wendet sie sich stets an einen großen Kreis von Menschen. Vom Verbraucher her gesehen ist Reklame zunächst nur eine Information über anscheinend erstrebenswerte, meist affektive Bedürfnisse befriedigende Objekte und Möglichkeiten; der Inaugurator der Reklame gebraucht sie als eine gezielte Nachrichtenvermittlung zu dem Zweck, irgendein Konsumgut (im weitesten Sinne) in großer Menge abzusetzen, „an den Mann zu bringen“. In der Besprechung einer früheren Auflage dieses Buches macht Gottfried Benn in Bezug auf Wirkung und Bedeutung der Reklame allerdings die Einschränkung, daß Reklame in gleicher Weise wie Mode und Konjunktur „nur Ausgangspunkt sein kann, hinzukommen kann“, dabei behauptend:“ ... der eigentliche Prozeß spielt sich in ganz tiefen Regionen ab, liegt mehr beim Religiösen und den archaischen Schaltungen der frühen Schicht“ [eine Deutung, die sich nach den vorausgegangenen Abschnitten mit unseren Darlegungen deckt]. Reklame kann somit ein wirkungsvolles Mittel und ein Weg zum Ruhm sein.

Ruhm selbst aber ist das schon erreichte Ziel, der Zustand, daß zahllose Menschen einen anderen als gefühlsmäßig stark eindrucksvoll (vor-numinos) in sich erleben; dabei kann der affektive Eindruck sowohl positiven („rühmlich“) wie auch negativen („traurig-berühmt“) Charakter haben.

Affektiv stark eindrucksvoll lautet also die erste Bedingung des Ruhmes und seiner Entstehung. Die zweite heißt: für sehr viele. Es muß sich bei dem objektiv stark Eindrucksvollen um einen objektivierten, geprägten Wert handeln, der von Meinung und Gefühl eines beliebigen Einzelnen inzwischen unabhängig geworden ist. Die dritte Bedingung verlangt: der affektive Eindruck muß von einer gewissen Dauer sein; er muß im Gedächtnis vieler haften und muß darin wirklich lebendig bleiben. Der Ruhm von Vergessenem lebt eben nicht, er ist tot oder bestenfalls toter Name in einem toten Buch.

Das affektiv Eindrucksvolle braucht nicht persönlich erlebt zu werden; die Kunde davon genügt. Auch ein Nacherleben oder die Möglichkeit dazu ist nicht notwendig für den Ruhm. Nötig ist nur die Tatsache, daß einmal etwas für viele stark eindrucksvoll, merkwürdig, staunenswert, vielleicht auch imponierend, mitreißend oder gar unheimlich war (vgl. die Einzeltöne des Eindrucksvollen, bzw. des Numinosen, s. d.). Mag es auch inzwischen gewohnt, gleichgültig, überholt, veraltet sein, die noch immer lebendige Überlieferung der Kunde von dem damaligen Eindrucksvollen, die inzwischen als objektivierter, fester innerer Besitz von den ursprünglich Vielen, die es aufnahmen, an immer weitere und zahlreichere „Konsumenten“ weitergegeben wurde, ist sinnfälliger Ausdruck des Ruhmes und zugleich sein Garant. Zwar entwickelt sich fast regelmäßig, der menschlichen Natur entsprechend, eine feindliche Gegenströmung; Neid, Kampftrieb, Groll und

Haß suchen das Eindrucksvolle — meist die Person oder die Leistung des Berühmten — in den Augen der Anerkennenden abzuschwächen oder zu verzerren. Aber dies pflegt nur den Ruhm zu steigern, da die Anhänger jetzt erst recht das Positive betonen und es verteidigen. Und überall, wo sich ein Anlaß, selbst bloß ein Vorwand zum Huldigen findet, stürzt sich bienengleich eine noch größere Menge von Menschen herzu und nicht etwa, um kühl und intellektuell anzuerkennen, sondern um aus tiefstem Gefühl zu verehren. Denn es dürstet die Menschen einfach danach, anzubeten, mit einem Ideal zu verschmelzen, das inneren Halt verleiht und dem eigenen kleinen Ich Erhöhung schenkt, eine tiefere Erfüllung, eine Rechtfertigung und eine innere Sinngebung des Daseins.

Ruhm ist demnach die lebendige Kunde von etwas, das irgendwann einmal ganz besonders eindrucksvoll (d. h. numinos oder wenigstens vornuminos) war und das im Gedächtnis einer großen Zahl von Menschen haftet, weiterlebt und anerkennende Verehrung erzeugt. Ruhm ist die Leuchtspur eindrucksvoller Gedächtnisengramme, die von den Affekten geschrieben wurden; die Leuchtspur des Ruhmes kann lang zurückliegender Vergangenheit entstammen und kann, ungeschwächt in der Leuchtkraft, ihr Licht in unbestimmte Zukunft ausstrahlen.

Wir erkennen somit aber auch: Ruhm als eine sich immer weiter ausbreitende Kunde eines besonders Eindrucksvollen ist wirkliche und wesentliche Grundlage und Vorbedingung der Genie-Wirkung und -Werdung. Nur der Ruhm kann als eine durch Generationen weitergetragene Kunde und Verehrung dem Genie „Unsterblichkeit" geben.

II. Soziologische Voraussetzungen

1. *Die Masse und ihre Führer (Verteiler und Träger des Ruhmes)*

Immer ist Ruhm Ausdruck und Folge einer Echowirkung. Der erste Schritt zum Ruhm ist der, daß ein Mensch auf einen kleineren Kreis oder auf eine einzelne einflußreiche Persönlichkeit durch Eigenschaften oder Leistungen besonderen Eindruck macht. Jesus hat auf die Mehrzahl seiner Zeitgenossen gar nicht numinos gewirkt, sondern erregte höchstens Anstoß; aber die kleine Gruppe der Jünger erlebte ihn numinos, und diese Wirkung nahm dann immer mehr zu (vgl. Otto[1120], S. 176 f.). Ähnlich hatte Mohammed zuerst nur einen ganz kleinen Kreis von Verehrern (seine Frau usw.), denen er numinos erschien. Im Gegensatz dazu hat Goethe jedoch recht bald auf einflußreiche Zeitgenossen eine solche Wirkung ausgeübt. Die ästhetischen Theorien des 18. Jahrhunderts, der ganze Zeitgeist warteten ja auf den Dichter-Prometheus, auf den unbekümmerten, wilden, regellosen Genius, der aus dem Unbewußten schöpfte wie die Natur, wie Shakespeare, der Neu-Entdeckte. Los von der rationalen Regel-Dichtung der Franzosen und des Barock, lautete die Devise. Goethe verkörperte mit dem „Götz" ein Zeitideal, und Ideale sind immer schon halb numinos. Propheten und Dichter rufen leichter diesen besonderen Eindruck hervor, weil ihr Werk bereits an sich eine halbnuminose Note trägt. Etwas Numinoses kann aber auch in der Persönlichkeit eines Menschen von vornherein für manche Betrachter [manche, das ist zu betonen, nicht alle!] im Sinne von etwas Eigenartigem,

Fremden, Unerklärlichen, halb Mystischen liegen. Napoleon wirkte unheimlich, Bismarck imponierend, auch auf diejenigen, die seine Leistung nicht kannten. Poe sah dämonisch aus, Shelley frappierte; ähnlich wirkte Lenau und teilweise auch Strindberg. Man unterschätze dergleichen nicht verächtlich als „bloße Äußerlichkeiten". Die persönliche Art eines Menschen kann an vielen Stellen der Ruhmeslaufbahn von entscheidender Wirkung und damit auch Einfluß sein.

Der anfänglich kleine Kreis kann dadurch erweitert werden, daß einflußreiche, mächtige Mittelspersonen gewonnen werden: Fürsten und Könige, Mäzene und Autoritäten, Geldgeber und Verleger, Theaterdirektoren und Kunsthändler und endlich die Massenmedien der Presse, des Rundfunks, des Films und des Fernsehens. „Die Kräfte eines Menschen sind nichts, wenn die Umstände ihm nicht helfen, die öffentliche Meinung ihm nicht günstig ist. Die öffentliche Meinung macht alles", ist ein Ausspruch Napoleons.

Die Kunde von der Leistung einer Persönlichkeit läuft dabei je nach dem Zeitalter auf unterschiedlichen technischen Bahnen. In früher Zeit gab es nur Rede, Predigt, mündliche Überlieferung und mühevolle Aufzeichnungen, späterhin Buchdruck, Ausstellungen, Theater, Konzerte, Kino, Rundfunk, Fernsehen, Zeitschriften und Tagespresse. Schließlich wurden aber auch zu allen Zeiten und werden bis auf den heutigen Tag alle aus persönlich-menschlicher Sphäre zur Verfügung stehenden Register gezogen, wenn es gilt, auf dem erhofften Weg zum Ruhm einflußreiche Menschen kennenzulernen, die eine Persönlichkeit und ihre Leistung oder ihr Werk ins Rampenlicht der Öffentlichkeit zu stellen vermögen. Briefe und Empfehlungen, rege Teilnahme, bzw. die Einladung zu Geselligkeiten und Parties mit Leuten von Rang und Ansehen, „gute Verbindungen" und „zufällig" arrangierte Zusammenkünfte, die Übersendung oder Überreichung des eigenen Werkes, aber auch List, Beredsamkeit und Schmeichelei, persönlicher Charme und die Kunst, ein geistreicher und amüsanter Gesellschafter zu sein; d.h. also jede Möglichkeit und Gelegenheit, bekannt zu werden und den kleinen Kreis der von Leistung und Werk Beeindruckten und Wertenden auszuweiten, kann die erste Sprosse der Ruhmesleiter bedeuten, denn alleine von sich aus vermag der Einzelne kaum, die große Masse für sich zu gewinnen, nicht einmal als politischer Redner. Die „Vermittler" sind es, die das Werk (immer im weitesten Sinne gemeint) an die Masse herantragen und es ihr schmackhaft machen. In der Musik z. B. sind die „Vermittler" oftmals die Dirigenten, aber auch die Schallplatte und der Rundfunk spielen eine große Rolle. Der Weg des Bühnenautors führt über den Intendanten und den Regisseur zum breiten Publikum. Filmstars und Sportgrößen haben ihre Manager, die für ihre „publicity" sorgen.

Sind die „Vermittler" gut, d. h. erfolgreich, so wittern sie instinktiv, was dem herrschenden Geschmack entspricht, und was von der großen Masse gewünscht wird. Sie sind es manchmal sogar, die den herrschenden Geschmack bestimmen und in die von ihnen geplante Richtung lenken (vgl. a. Moden, Schlager usw.). Wirkungsvollstes Instrument, um die Masse gezielt zu beeinflussen, ist das immer wiederholte Einhämmern durch Ton und Bild, das von den Massenmedien gerne übernommen wird, d. h. die Reklame. Ist der politische- oder der Werbe-Slogan noch so primitiv oder zunächst noch ungewohnt, auf die Dauer kann sich niemand dem ständig wiederkehrenden Eindruck entziehen, auch wenn er es möchte. Etwas bleibt immer „hängen" und wird als fester Bestandteil dem geistigen Besitz einverleibt. So ist es beim Intellektuellen; so ist es erst recht beim Massenmenschen des Durchschnitts und bei der Masse als Gesamtheit. Nicht ohne Grund heißen Presse, Rundfunk und Fernsehen die Massenmedien.

Wer ist nun diese Masse, von deren Echo und Widerhall so viel für den Ruhm abzuhängen scheint? Worin unterscheidet sie sich vom Einzelmenschen? Worin auch von einer Vielzahl Menschen, einer Menge? Bei dem Begriff Masse klingen sofort Namen auf wie LE BON[1078], HELLPACH[789, 1044], MC DOUGALL[1094], desgleichen die der Psychoanalytiker FREUD[1024] und JUNG[812], der Ethnologen wie THURNWALD[949], aber auch Namen jüngerer Psychologen wie AICH[974] und B. BECK[983]. Wichtige Erkenntnisse über die Massenpsychologie kommen auch aus dem Lager der Biologen und Tiersoziologen, so u. a. von Espinas, Trotter, ALVERDES[711]. Grundsätzliches bringt der Kriminalist und Strafverteidiger PAUL REIWALD[1133] in seinem Handbuch der Massenpsychologie „Vom Geist der Massen".

Nach der Definition von FISCHER[1018] ist eine Masse nur eine beträchtliche Anzahl wechselwirkender Menschen. VEIT[1172] stellt die Beziehungen der Masse, die er — in Übereinstimmung mit anderen Autoren — in polare Gegensatzpaare unterschieden wissen will (VEIT[1173]), zum Individuum heraus. Er formuliert: „Zugehörigkeit zur Masse ist gradweise abgestuft. Niemand steht ganz außerhalb, und keiner gehört der Masse vollständig an" (S. 45). Nach der Definition von HELLPACH[789] wird eine Menge dann zur Masse, „wenn die in jener sich darstellende Vielzahl das seelische Band aufweist, daß sie aus einem rein triebhaften, emotionalen, affektiven, irrationalen Grunde da ist und eine Weile da bleibt" (S. 139). Wegen der Herausstellung des Geltungstriebes mische sich der Mensch gern unter die Menge, durch diesen Trieb die Menge bildend. Bei der eigentlichen Masse treten nach Hellpach noch andere Motive in den Vordergrund wie Neugierde, Schaulust, Groll, Wut, Hunger, Angst, Rache, Aufpeitschung durch Reden usw. ORTEGA Y GASSET[1117] verficht im „Aufstand der Massen" etwas zugespitzt, daß Masse-Sein als eine psychische Tendenz bestehe, ohne daß dazu die Individuen überhaupt in Mengen auftreten müßten. Man könne von einer einzigen Person sagen, ob sie Masse sei oder nicht (S. 11; vgl. a. REVERS[1134]). In Beziehung zum Totem der Primitiven kommt FREUD[1024] zu der Hypothese von der Masse als einer „wiederauflebenden Urhorde". Nach ihm machen Libidobeziehungen das Wesen der Massenseele aus. Die Söhne des Urhordenvaters binden sich eng an ihn wie aneinander, woraus sich die Urform der Massensituation ergibt (VI, S. 325). Später erhebt sich aus dieser Masse der Führer zum gemeinsamen Über-Ich der Massenindividuen, die sich auf Grund dieser Gemeinsamkeit miteinander identifizieren können (vgl. a. SACHS[1135], S. 9). BASCHWITZ[715] lehnt allerdings den Begriff der „Massenseele" ab. Er führt — und vielleicht mit Recht — aus: „Es gibt keine »Massenseele«. Wir erleben den Eindruck »Seele« in Bindung an *ein* Lebewesen. Eine Vielzahl selbständiger Körper kann nicht *eine* Seele haben . . . Vielmehr ist »Massenseele« nur ein dichterischer Gleichnisausdruck für gewisse Übereinstimmungen in vielen Seelen . . . Massenpsychologie bedeutet also Psychologie des Menschen in der »Masse«" (S. 159). Sehr scharf lautet — mit deutlichem Hinweis auf unsere heutige Zeit — das Urteil von BERTALANFFY[722] über den Massenmenschen, das Produkt der „Ökonomie der Opulenz", die an die Stelle der „Ökonomie der Notdurft", wie sie noch vor wenigen Jahrzehnten im Bereich der menschlichen Gesellschaft herrschte, trat (S. 17). „Das Resultat ist . . . der Massenmensch, das Auto und der Eisschrank als höchstes Ideal, die allgemeine Konformität, die tiefgründige Ablehnung alles dessen, was über das gemeinsame niedrige Niveau herausragt" (S. 18). BERTALANFFY findet in dieser Entwicklung eine Erklärung für die Zunahme geistiger Störungen überall in der Welt, und er fährt fort: „Charakteristisch für die Vermassung des Menschen ist der Triumph der biologischen Werte des Komforts . . . Aber nicht nur der Stress, sondern auch die Öde des Lebens ist ein psychopathogener Faktor (S. 18). In etwas mehr biologischen Worten ist es das gleiche, was uns die Existentialisten in ihrer oft dunklen Sprache erzählen, daß nämlich das Fühlen der Leerheit und Sinnlosigkeit des Daseins, der Mangel eines Wertsystems eine Quelle geistiger Zerrüttung sei. Das Resultat ist genau das Paradoxon, dem wir begegneten: eine Gesellschaft der ökonomischen Opulenz, bedroht von den Gespenstern der Geisteskrankheit und des Verbrechertums" (S. 19).

Nachdem wir uns mit der definitorischen Umschreibung des Begriffes Masse bei den verschiedenen Autoren beschäftigt und einen Blick auf die geistige Situation unserer Zeit geworfen haben, in der Masse und Vermassung zur nicht mehr fortzudiskutierenden Realität geworden sind, wollen wir nun die Masse in ihrer speziellen Beziehung zum Ruhm betrachten. Dabei finden wir Eigentümlichkeiten im Verhalten des Einzelnen innerhalb der Masse, die diese zu einem außerordentlich günstigen Nährboden für den Ruhm und sein Wachstum werden läßt.

Als Bestandteil der Masse hat der Einzelne kein Gesicht; er wirkt dummer und ungezügelter, da das phylogenetisch Ältere die Oberhand gewinnt. Ein Mensch, der als Einzelindividuum in seinem Persönlichkeitsgefüge der für ihn normalen Entwicklungsstufe entspricht, vollzieht innerhalb der Masse unbewußt und unwillkürlich die Regression zur Denk- und Fühlweise der Primitiven. Natürlich offenbart sich auch das Triebleben kräftiger und hemmungsloser. Es lebt etwas Kindliches in dem, was wir Masse nennen, wieder auf: in der naiven Gläubigkeit, die bis zum Verlust jeder rationalen Überlegung und sittlichen Kontrolle gegenüber Befehlen gehen kann, in dem unmittelbaren Ansprechen und Mitschwingen in jede Richtung, die suggestiv bestimmt wird, wobei jederzeit die Umsetzung des Affektes in die gute oder böse Tat in Gang kommen kann. Auf solche Weise kann der Mensch roh und tierisch, aber auch „heroischer" (Sturmangriffe, Revolutionen) werden. Die Masse ist nicht nur leichtgläubig und kritiklos, sie ist auch leicht zu beeinflussen und wankelmütig. Sie liebt das Anschauliche und Sinnfällige, alles, was eigenes Denken erspart: Fahnen, Symbole, Abzeichen, Kampfparolen und einprägsame Schlagworte, und sie liebt einen Führer, der sie lenkt, eine starke Hand, die ihr die Richtung weist. Die Masse würde sehr schnell wieder in eine Vielzahl von Einzelindividuen zerfallen, wenn sie nicht von einem Führer zusammengehalten wird, der als ihr Haupt für sie denkt, der ihr das Gesetz des Handelns gibt, und von dessen Hand sie sich wie weiches Wachs formen läßt.

Wer aber wird nun gewöhnlich zum Führer dieser Masse? (s. a. EINSTEIN[1010], HOOK[1055] und TARDE[1166], S. 182). Man könnte vermuten, daß das Genie im Sinne des gesunden Hochtalentes zum Führer prädestiniert sein müßte, da ihm überragende geistige Gaben zur Verfügung stehen. Das trifft aber, wie die Erfahrung bei näherer Betrachtung lehrt, nicht zu. Nicht der geistig Überragende, der Urteilsfähige und Besonnene wird von der Masse zum Führer auserkoren, denn er ist nicht schnell genug, nicht rasch entschlossen, nicht einseitig und nicht kritiklos genug, um die Masse mit wenigen Simplizitäten führen zu können. Es ist oft gerade nicht die überragende Begabung und Intelligenz, die im Wettlauf um die Palme siegt, sondern im Gegenteil sogar ein gewisser Mangel daran. In dem Nichtsehen verwickelter Schwierigkeiten, in der draufgängerischen „Blindheit", der Urteilsschwäche und der Gleichheit der ungezügelten Affektivität verbinden sich Führer und Masse. „Der Führer", formuliert HELLPACH[789] (S. 139–140), „geht ganz auf in Aktion, er steht und fällt mit dem erlebten Erfolg; wenn er sich nicht durchsetzt, fehlt ihm zum Führer Wesentliches. Er muß daher gar nicht ein schöpferischer Mensch, genial sein". Hellpach nennt in diesem Zusammenhang unter den genielosen, unschöpferischen und dennoch erfolgsstarken Führern Thomas Münzer, George Washington, Robespierre, Garibaldi, Gambetta, Bebel, Gladstone und Sunyatsen. So gewinnt Mangel an Begabung oft gerade den breitesten Ruhm, wie die Beispiele der aufgeführten Volkshelden, Heerführer und Politiker zeigen.

Die Deutschen haben in der Person Adolf Hitlers, des „Führers", vielleicht den prägnantesten Prototyp des Führers im oben geschilderten Sinn für die Geschichtsschreibung geliefert. Sein Bild ist einem Großteil der lebenden Generation noch wohlbekannt, und seine Taten stehen noch frisch in traurig-beschämender Erinnerung aller. Allerdings kam Hitler zu einem Zeitpunkt ans Ruder, als der größte Teil des Volkes — es gab damals 6 Millionen Arbeitslose — auf einem wirtschaftlichen Tiefstand angelangt war wie nie zuvor. Die Folge davon war eine große seelische Hilflosigkeit, die insofern eine gute Voraussetzung für Hitlers Aufstieg bildete, als sie die Sehnsucht nach einem starken Mann, nach einem Führer, der imstande war, Deutschland aus seiner wirtschaftlichen Notlage herauszuführen, wachrief. Eine solche Zeit begünstigt stets einen Diktator, wenn er seine Versprechungen mit Sicherheit und Suggestivkraft dem gerne glaubensbereiten Volk vorträgt. So gelang es auch Hitler, Fuß zu fassen und die Macht an sich zu reißen. Die Entpersönlichung des Einzelnen und der Zerfall der Volksgesamtheit ließen ein großes Verlangen nach Autorität erwachen, so daß die wirtschaftlich und seelisch entwurzelten Massen dem Diktator, von dem sie die Rettung erhofften, zujubelten und sich ihm als ihrem Führer in kindlichem Gehorsam unterwarfen. Gipfelpunkt war schließlich die magische Identifikation von Volk (Masse) und Führer. Das der Masse angehörige Individuum sieht in diesem Fall in seinem Führer sein schlechthin absolutes Ideal (BEHRENDT[985], S. 138). Nur in diesem Zusammenhang kann Hitlers Erfolg verstanden werden (vgl. a. BYCHOWSKI[742] in seiner Studie über die Diktatoren).

Betrachten wir weiter die für einen Führer unabdingbar notwendigen und ihn charakterisierenden Eigenschaften, so können wir noch hinzufügen, daß der Führer ein Mensch sein muß, der, wenn auch selbst nicht kontaktgeneigt und extravertiert, doch imstande ist, die Masse an sich zu fesseln, ihre Affekte und Gefühle aufzuwühlen, sie zu begeistern, mitzureißen, die „Primitivperson" (HOLZSCHUHER[800]) in ihr anzusprechen und sie bei ihren, oft niedrigen Instinkten zu packen. MÜHLMANN[879] spricht im Zusammenhang mit Sektenbildung von einer „Stabilisierung auf niedrigem Niveau" (S. 240). Wir brauchen nicht noch einmal auszuführen, daß die Menschen nach Sensation, nach dem Reiz eines mirum in jeglicher Form gieren, ganz besonders, wenn es in der Verbindung eines mirum-tremendum auftritt. Gerade beim höheren Führer ist ein gewisses mirum-tremendum für die Anerkennung bei der Masse und das Berühmtwerden wichtig, ein mirum als das Gefühl, daß der Führer „etwas Besonderes" darstellt, daß er aus einer „ganz anderen" Sphäre stammt, denn nur das Besondere weckt den Schauer des Unbegreiflichen. In diesem wiederum steckt eine geahnte Möglichkeit von Gefahr, die mit leichtem Grauen erlebt wird und die in jeder Scheu und tiefen Ehrfurcht enthalten ist: Selbst hohe geistige Überlegenheit bietet eine Nuance von Unheimlichkeit, von tremenda majestas. Und dieses tremendum, jenes mirum will der Geführte fühlen; er folgt nicht aus einfacher Furcht, sondern aus dem numinosen Erleben des Führers. Wenn sich dieser „etwas vergibt", verliert er sofort an Prestige. Prestige bedeutet ursprünglich Blendwerk, Gaukelei, Reiz, Zauber, und von dorther kommen später Nimbus, Einfluß, Ansehen. Der Führer verliert dann an Nimbus und Prestige, wenn der Untergebene gemerkt hat: „du bist auch nichts anderes als wir". Wenn er „hinter den Zauber" gekommen ist, ist er mit Geringschätzung schnell bei der Hand. Darauf lauert er im Grunde immer, wie das schon jeder Klatsch des Alltags beweist (LOMER[856]). Das Gewohnte, Vertraute, das „Wie-ich-auch" wird rasch entwertet. Des Führers Hitler Privatleben, seine Schlafmittelsucht, vor allem aber sein an für sich normales sexuelles Verhalten — er lebte fast ein Jahrzehnt in, wenn auch wilder Ehe — wurden deshalb der Mehrheit des deutschen Volkes erst nach dem Sturz Hitlers bekannt. Aus kluger Berechnung wurde seine private Sphäre vor der weiteren Umwelt geheim gehalten. „Denn wenn sie der breiten Menge den großen Mann auch in seinem Menschlich-Allzumenschlichen zeigen, tritt leicht die Psychologie des Kammerdieners ein, von dem das Sprichwort sagt, nur er kenne seinen Herrn in Unterhosen. Was zur Folge zu haben pflegt, daß dieser »Kammerdiener« nicht mehr den Herren, sondern nur noch die Unterhosen zu bemerken pflegt, da ist es schon besser, der naive Mensch sieht dasjenige Bild, das für ihn das Göttliche bedeutet, statt daß er nur noch das Profane bemerkt. Daher ließ sich Napoleon, der große Kenner der Massenpsychologie, nur in solchen Bildern malen, die seine imperiale Figur der Mit- und Nachwelt zu sichern versprachen" (HEYER[184], S. 279, Fußnote).

Nachdem wir uns mit der Persönlichkeit des Führers und seinen Eigenschaften beschäftigt haben, die ihn befähigen, Menschen im Zustand der Masse in jede von ihm dirigierte Richtung zu lenken und sie zum gefügigen Werkzeug seines Willens zu machen, drängt sich uns wieder die Frage geradezu auf, wie es um das Verhältnis des Führers im Sinne des gesunden Hochtalentes, also des Genies, zur Masse bestellt ist. Seine überragenden Geistesgaben und Talente müßten die beste Qualifikation für ein Führertum darstellen. Die Masse dagegen sollte in der Erkenntnis der geistigen Überlegenheit, die hochwertige und lohnende Ziele anstrebt, die auch ihr selbst daseinsverbessernd und -verschönend zugute kommen, zu bedingungsloser Gefolgschaft bereit sein. Trotzdem sieht die Wirklichkeit, wofür die Geschichte zahlreiche Beispiele bietet, ganz anders aus. Das Werk des Genies (immer hier gleichgesetzt mit gesundem Hochtalent) bleibt für die ungebildete Masse oft unverständlich, sein Wert ist für sie nicht erkennbar, selbst wenn er mittelbar eine physische oder psychische Bereicherung ihres Daseins bedeutet. Daher stößt das Genie bei der Masse im allgemeinen auf keine affektive Resonnanz und erfährt keine Anerkennung als ihr Führer. Auch ist der hochtalentierte Mensch oft so in seine spezielle Arbeit vertieft und dadurch dem allgemeinen Weltgetriebe abgewandt, so daß ihm die „Witterung" fehlt, im geeigneten Moment entscheidend aktiv zupacken zu können. Starke rationale Überlegungen verhindern außerdem die Impulsivität und „Instinktsicherheit" des Handelns. Auch sprechen Differenziertheit und Logik die Masse nicht an, die als Masse fast ausschließlich vom Affektiven, und nicht von Verstand und Logik bestimmt wird.

Trotzdem kann der geniale Mensch, wenn auch in einem anderen Sinne, zum Führer werden (meist allerdings jedoch nicht zunächst der Masse), und zwar dadurch, daß er durch sein Werk den kulturellen Fortschritt voranträgt. Auch THURNWALD[133] sieht anläßlich der kritischen Erörterung dieses Buches auf diesem Gebiet die wahre Führerrolle des Genies. Zwar meint Thurnwald (S. 181 ff.), daß die Funktion eines politischen Führers anders ist als die eines Führers auf dem Gebiete der Technik, der Wirtschaft, der Medizin usw. Beide wiederum sind in ihrer Funktion grundverschieden von einem „Führer" auf dem Sektor der Kunst. Im Hinblick auf kulturelle Leistung und kulturellen Fortschritt gibt Thurnwald seiner Überzeugung Ausdruck, indem er formuliert: „Genies sind Führer".

Unter dem Titel „Führer und Genie" veröffentlichte GEIGER[377] schon 1927 (ganz unabhängig von uns) eine Studie, in der er sich um eine Analyse der Ruhmentstehung bei den großen Männern der Geschichte wie auch der eigentlichen Genies bemüht. Geiger geht dabei von der Frage aus: „Weshalb wird der Große Mann der Geschichte in seinem weitesten Ruhmesbereich als groß anerkannt?" Dies geschehe sicher nicht auf Grund seiner Leistung, von welcher die Mehrheit, die den Namen mit Respekt nennt, keine Ahnung hat. Ebensowenig sei die relative Bedeutung der Leistung für eine bestimmte Epoche ausschlaggebend, „denn hiervon pflegt das Publikum ebensowenig Kenntnis zu haben; dies trifft sowohl für historisch abgeschlossene wie für gegenwärtig aktuelle Bedeutung der Leistung zu. Vielmehr nennt die Öffentlichkeit den Namen des Großen Mannes mit Ehrfurcht — weil er als Großer anerkannt ist. Der ruhmbedeckte Name flößt Ehrfurcht ein — vielleicht ohne daß mit ihm irgend eine andere Vorstellung verbunden wird als die der Größe" (S. 243). Geiger nennt diesen Typus den „Geltungstypus". „Der Leistungs- oder Bedeutungstypus des Genies — als solches beurteilt von den »maßgebenden Faktoren« — geht in das Bewußtsein des breiten

Publikums als Geltungstypus des Großen Mannes ein; der Name wird zum toten Bewußtseinsobjekt, zur kuranten, geprägten Münze" (S. 244). Niemals genießt nach Geiger die Persönlichkeit als Schöpferin eines Wertes die Verehrung des Publikums, auch nicht das Genie. Wenn es manchmal so scheine, so genieße in Wirklichkeit die Persönlichkeit nicht Ehrfurcht „ob dessen, was sie wirklich geschaffen hat, sondern um deswillen, was die Popularisatoren aus dem Werke und Wesen des Großen Mannes gemacht haben". Und Geiger nennt als Prototypen dafür Christus und Sokrates (S. 244). „Auch nicht in ihrer objektiv wirklich gewesenen, sondern in ihrer legendär wirksam gewordenen Gestalt" sind sie „als Persönlichkeiten in das gegenwärtige soziale Geistesleben verflochten" (S. 245). Sie sind „Heroentypen, Verehrungstypen"; ihre legendäre Persönlichkeit ist eine seelisch-wirksame Macht (S. 246). In einem „Sonderfall" kann das Genie „zum Zentrum eines Verbandes vom Typus der Gefolgschaft oder Sekte werden. Es wird Haupt einer Schule oder einer Schar von Jüngern, für welche die Leistung und Persönlichkeit des „Meisters" zum verbandskonstitutiven Wertgehalt wird. Dieser Typus ist in den wirklich zu ihren Lebzeiten „Schule machenden" Gelehrten oder Künstlern, in den Religionsstiftern und in den Stiftern mancher politischen und anderen Sekten vertreten. Führer sind sie dann aber keineswegs kraft ihrer objektiven Genialität — an der ja gezweifelt werden kann — sondern nur dadurch, daß sie durch kollektiven seelischen Akt ihrer Jüngerschaft zum Gegenstand der Verehrung und Nacheiferung erhoben werden . . ." (S. 246).

2. *Der Vergötterungstrieb*

VIERKANDT[955] (S. 93) spricht von dem überwältigenden Verlangen der Masse, zu Heroen emporzublicken, ihrem Streben nach einer Art „Vergötterung" irdischer Kreaturen, spricht von einem Überschätzungsbedürfnis der Geführten, von dem Aberglauben an die Allmacht einzelner Personen, vom Glauben an ihre Zauberkraft. [Zauberer sein, heißt ein mirumtremendum sein]. „. . . die großen Männer aller Zeiten erscheinen der naiven Auffassung schließlich ebenfalls als solche Zauberer, die beliebige Erfindungen machen, beliebige neue Gedanken fassen und beliebig neue staatliche Einrichtungen gleichsam aus dem Nichts hervorzubringen vermögen" (S. 94). Intelligente Häuptlinge, Zauberer oder Priester bei den Primitiven sind nach VIERKANDT[954] auch Träger des Fortschritts. Schon ein Prediger, ein Sektierer, ein berühmter Lehrer —, genau so wie ein Kurpfuscher —, sie alle können eine Gemeinde um sich sammeln, die sie nicht nur anerkennt, sondern in jeder Weise inbrünstig verehrt. Eine solche Verehrung kann sich im Fall des Genies bis zu einem ausgesprochen religiösen Erleben steigern, zum Vergöttern, zu einer Art von Ersatzreligion (vgl. a. GEIGER[377]).

Der Vergötterungstrieb läßt sich psychologisch zergliedern. In ihm ist *erstens* der Trieb zur Anlehnung, zur inneren Gefolgschaft enthalten. Der Verehrte wird unbewußt um so mehr erhöht, je mehr das Ich selber erhöht sein möchte, je mehr es an dem Erhöhten Teil hat. *Zweitens* zeigt sich eine Art Sympathie, d. h. Liebe, Zärtlichkeit, heimliche Wärme des Gefühls. Diese Hinneigung wächst, wenn der Halbgott vom Schicksal geschunden und zerquält wurde. (Sehr deutlich bei der heiligen Johanna.) *Drittens* enthält die Vergötterung regelmäßig den Hang zur Idealbildung. Eigene Wunschträume, die Kennzeichen des eigenen Ideal-Ichs, werden nach außen projiziert und bilden nun draußen die Eigenschaften des vergötterten Objekts. Als *vierte*, sehr wichtige Komponente erkennen wir den Trieb, ein Gemeinschaftsgefühl zu erleben. Die Menschen wollen sich mit einer größeren Gruppe Gleichgesinnter eins wissen. Dieses Zusammengehörigkeitsgefühl wird verdinglicht in einem Banner, einem Symbol, einem Panier, das die innere Einigkeit bekundet.

Schon das Totem-Tier der Primitiven bedeutet solch ein Banner, ein Symbol. Es ist noch kein eigentlicher Gott im engeren Sinne, sondern eher eine Art Nationalflagge, Vereinsabzeichen. Bei höherer Kultur werden Menschen, Genies, zu solchen Symbolen; sie werden gleichsam zu Totem-Tieren ganzer Völker und Nationen gemacht. Der Prophet gilt nur im Vaterland, wenn ihn dessen Bürger als Banner, als Totem-Tier brauchen können. Jede Schule, jede künstlerische Gemeinschaft, jede Partei und jede Sekte, jedes Land und jede Nation hat solche Totem-Tiere, von denen sie sagt: „Denn er war unser". Solche Banner für Deutschland stellten Goethe und Bismarck bis vor zwei Jahrzehnten noch dar, für Spanien Columbus, für England Shakespeare, für Frankreich Jeanne d'Arc oder Voltaire (vgl. a. CHOISY[375]). Shakespeare war sogar in Deutschland für eine ästhetische Bewegung im 18. Jahrhundert schon einmal Panier.

Das sonst so wichtige Ich kommt sich durch die Verschmelzung mit solchen Symbolen groß und stark vor, es rankt sich an dem Ideal der Gruppe mit empor, und das Gemeinschaftsgefühl trägt ganz erheblich dazu bei, den Heros immer höher zu erheben. *Fünftens* liegt im Vergötterungstrieb die Neigung, verwickelte Tatbestände zu vereinheitlichen. Das Gefühl beruhigt sich, wenn es der verwirrenden Fülle der Erscheinungen eine Ursache zugrunde legen kann; solche Denksparsamkeit tut wohl. Alle Leistung wird auf einen Repräsentanten gehäuft. Als Sieger in einer Schlacht wird nur ein einziger Feldherr gefeiert; als Urheber eines politischen Erfolges, um dessen Zustandekommen vielleicht Hunderte von begabten Köpfen bemüht waren, wird nur ein einziger Staatsmann gepriesen. Es ist der Denkfehler der falschen Vereinheitlichung, einer verkehrten „Konzentration". Auf diese Weise entstehen die Konzentrations-Genies.

Bismarck wird zum alleinigen Schöpfer Deutschlands, Zeppelin zu dem des Luftschiffes usw., während in Wirklichkeit natürlich tausend Hände und hundert Köpfe mitgearbeitet haben. So steht auch die Leistung der Astronauten für ungezählte und ungenannte Planer und Mitarbeiter. Sogar die Gegner einer Sache sind durch ihre Kritik und ihre Verbesserungen, die dadurch herbeigeführt wurden, beteiligt. Dem Triebe zum Vereinheitlichen ist der Trieb zum Absolutsetzen in gewisser Weise verwandt. Diese *sechste* Faser des Vergötterungswillens lebt sich aus in der Freude an allem Außerordentlichen. Wie kindlich-primär diese Freude in der menschlichen Natur angelegt ist, erkennt man an dem Interesse, das Hunderttausende z. B. an Sport-Rekorden aller Art besitzen. Man will das Höchste, das Absolute bestaunen. So wird auch der Vergötterte nur mit höchsten Eigenschaften ausgestattet. Das Genie wird im ganzen eine absolute Größe, losgetrennt von allen menschlichen Ursachen und Umweltfaktoren. Als *siebente* Faser der Vergötterung läßt sich der Trieb zum Mystischen aufdecken. Es hungert die Menschen nach etwas, das sie nicht zu begreifen vermögen; sie lechzen nach einem schauderweckenden Wunder in höchster Form. Sie suchen das prickelnde Grauen vor dem Unfaßbaren und Ungeheuren, Mystischen.

Mystik wird gewöhnlich vom griechischen μύω = ich schließe die Augen (vor der Wirklichkeit), abgeleitet (s. a. KIELHOLZ[1653], S. 40). Der Theologe RUDOLF OTTO[1120] gibt zu Mystik folgende Erklärung: „Mysterium, Mystes, Mystik leiten sich wahrscheinlich ab von einem Stamme, der im Sanskrit muš noch erhalten ist. muš heißt Verborgenes, Verstecktes, Geheimnis treiben und kann darum den Sinn von Betrügen und Stehlen erhalten. Dieser Stamm steckt wohl auch in unserem »muscheln« — etwas unauffällig tun, was nicht bemerkt werden soll (etwa beim Kartenspiel) [mauscheln?], oder undeutlich reden“ (vgl. auch munkeln und mogeln).

An gruseligen Märchen, Indianergeschichten, Robinsonaden, gefährlichen Entdeckungsreisen, schaudererregenden Verbrechen ist es stets, wenn auch in niederer Form, ein mirum-tremendum, das die Massen befriedigt. Irgend etwas ist es, das Staunen weckt oder auch tief befremdet. Die unerhörte Kühnheit, mit der altgeheiligte Werte angegriffen werden (Jesus, Giordano Bruno, Luther), ein Selbstmord (Chatterton, Kleist, Weininger), ein allzufrüher Tod (Körner, Schiller) oder eine Geistesstörung (Hölderlin, Nietzsche) wirken als etwas Außergewöhnliches und lenken erst auf das Talent hin, um das vorher nur wenige Liebhaber oder Kenner gewußt hatten. Als Weiningers Buch erschien, blieb das Echo zuerst schwach. Mit einem Schlage änderte sich das nach seinem Tode; schon einen Monat später kam nach einem bewegenden Nachruf von Weiningers Lehrer Prof. Jodl die zweite Auflage, mit Jahreswende die dritte —, ja nicht einmal der erste Weltkrieg vermochte den Triumphzug des Werkes zu hemmen; 1916 stand es bereits in der 15. Auflage, der weitere 1917 und 1918 folgten, und im Januar 1923 stand man bereits bei der 25.!

Ein Beispiel aus jüngster Zeit lehrt, wie dank eines Numinosen das Werk eines an und für sich schon bedeutenden Schriftstellers zu ungeahnter Höhe (zu berechnen an der Auflageziffer) zu klettern vermag: Der Roman des „Dr. Schiwago“ von dem beinahe — und darin liegt das Tragische, das die Menschheit rührt — Nobelpreisträger Boris Pasternak ist dank dieser psychologischen Voraussetzungen und dank der propagandistischen Rührigkeit der gesamten westlichen Welt in Presse, Rundfunk und Fernsehen zum s. Zt. meistgekauften (auch meistgelesenen?) Werk geworden.

Über Hölderlin sagt GOLDSCHMIT-JENTNER[381] (S. 28): „Wenn wir Hölderlins Gedichte lesen, steigt mit seinen schwermütigen Versen für uns, die wir sein leiderfülltes privates Schicksal kennen, dieses vor uns auf; wir vermögen unsere Kenntnis seines persönlichen Leides nicht von seinen Strophen zu trennen, wir addieren gleichsam unsere Kenntnis dieses Leides zu den Versen hinzu und lesen dieses Leid mit viel größerer Erlebnis- und Einfühlungskraft in das Werk des Dichters hinein und aus ihm heraus, als es etwa jener vermag, der nichts von dem Leben des Dichters weiß.“ Auch hier ein tremendum, welches uns rührt. „Dichter mit einem solchen Schicksal müssen erst streben, bevor man ihre Bedeutung erkennt. Vielleicht werden sie dann einmal als Klassiker berühmt", sagt MUSCHG[396] über den Dichter-Arzt Alfred Döblin.

Dostojewskij wurde nicht durch seine Begabung schlechthin weltberühmt, sondern dadurch, daß er ein ganz fremdartiges Erlebnis „Aus einem toten Hause" darstellte, seine Gefangenschaft in Sibirien. Tolstois gute Romane kannten nicht viele; die „Verrücktheit" seiner Kreuzersonate erst zog aller Augen auf sich und wies auf die wertvolleren Werke des Dichters hin. Mit großer Vorliebe stellen Dichter und Bildner Napoleon auf der Flucht aus Rußland dar oder in der Verbannung auf St. Helena. Das deutsche Volk, das noch nicht lange vorher einen Zeppelin als Narren verspottet hatte, sammelte nach der Katastrophe von Echterdingen sechs Millionen Mark.

Es liegt auf der Hand, daß der Verehrungs- oder Vergötterungstrieb einen Ruhm verleiht, der auf Erden als der höchste gilt. Bald formt er einen Gott, bald einen Halbgott, d. h. einen Heiligen oder ein Genie. So kommt es aber auch, daß als Genie fast niemals die echte historische Persönlichkeit verehrt wird, sondern eine Umformung, ein verklärtes Idealbild. Schon vor hundert Jahren sprach Stendhal (Henry Beyle) von einem Kristallisationsprozeß. Mit dieser Umformung sind zwangsläufig bestimmte Denkfehler verbunden, die dem Verehrungsbedürfnis des Menschen entspringen. Die unbewußte Umformung führt dazu, an der menschlichen Schwäche einer Persönlichkeit vorbeizublicken und die eigene Idealvorstellung in die historische Persönlichkeit hineinzusehen (wie das schon häufig bei der Grabrede zu erkennen ist). So wird das Genie in das Gigantische gesteigert und zu einer absoluten Größe, die man so sieht, wie man sie haben möchte. Solche Lenkung des Urteils durch Gefühlsbedürfnisse nennt man Katathymie (s. S. 193). Ein zweiter Denkfehler liegt nicht selten darin, daß es die Menschen lieben, ein großes sachliches Ergebnis mit einem bestimmten Menschen zu identifizieren und so eine Persönlichkeit, die keinerlei Hochbegabung aufzuweisen braucht, als Genie anzusehen.

Das klassische Beispiel dafür ist Columbus. Verbohrt in ausgesprochene Irrtümer fuhr er los, um nach Indien oder nach Kanaan zu gelangen. Auf dieser Fahrt legt sich eine Küste quer über den Weg. Weiter geschah nichts. Das war sein „schöpferisches Genie". Die unabsehbaren Werte, die im Laufe der Zeit aus der Entdeckung dieser Küste erwuchsen, waren von Columbus „schöpferisch" nicht geplant, ja, er hat sie bis zu seinem Lebensende überhaupt nicht geahnt. Trotzdem wurden gerade diese Werte die Ursache seiner Berühmtheit — abgesehen von der immerhin kühnen Tat einer Seefahrt ins Ungewisse unter den damaligen primitiven Verhältnissen. Die Werte — eindrucksvoll als Neuentdeckung und noch mehr als Wertbegriff für Millionen von Menschen — wurden auf Person und Tat von Columbus „projiziert" und umstrahlen für alle Zeit seinen Namen mit dem Glanz des „Genies".

Bisweilen setzt schon zu Lebzeiten der Berühmten der Prozeß ihrer Umformung ein. Der alte Goethe in Weimar, der greise Bismarck im Sachsenwalde waren fast zu mystischen Symbolen für ihre Zeitgenossen geworden. Gandhi wurde in seiner letzten Lebensperiode allgemein als die Inkarnation der von ihm gelehrten Ideale empfunden. Eine fast legendäre Persönlichkeit unserer Tage war der große alte Mann Albert Schweitzer in Lambarene.

Durch die langsame aber stetig wirksame modellierende Kraft des Umformungsprozesses wird das Bild oft verklärt, veredelt; es wird idealisiert im Sinne *des* Ideals, das dem jeweiligen Zeitalter als geheimes Leitbild vorschwebt. Alles, was nicht zu diesem Ideal paßt, alles Allzumenschliche wird teils verschwiegen, verdrängt, verwischt; teils wird es beschönigt und übermalt. Oft bahnt diese Umformung überhaupt erst den Weg zum Bewußtsein breitester Massen und wird so zu einem sicheren Garant des Ruhmes.

Manchmal ist es auch nicht der Berühmte selbst, bzw. das Bild seiner Persönlichkeit, das von dem Umformungsprozeß erfaßt wird, sondern es kann auch geschehen, daß das Werk, das nur von einigen Kennern verstanden und geschätzt wird, nach leichter Abwandlung weitesten Schichten zugänglich und im besten Sinne geistiger Allgemeinbesitz wird. Auf diese Weise haben Grimms Märchen, Defoes Robinson und Swifts Gulliver erst nach Umformung zum Jugendbuch ihren Weltruf erhalten (HIRSCH[385]). Swifts Werk war ursprünglich eine beißende Satire, geschrieben von einem grimmigen Pessimisten; seine letzten Teile sind von einem schwer zu überbietenden Haß erfüllt. Läßt man diese aber fort, so bleibt eine groteske und belustigende Geschichte für die Kinderstube.

Gelegentlich genügt die Betrachtung durch die subjektive Brille eines einzelnen einflußreichen Gelehrten oder Apostels und dessen Interpretation, um das Bild eines „Genies" zu formen und in seinen Konturen für lange Zeit zu bestimmen. Dabei werden die Menschen nicht dem Wahrheitssucher Glauben schenken, sondern immer demjenigen, der am besten die Wirklichkeit nach ihren eigenen Wünschen umzubilden versteht und der Bilder nach Maßgabe des Zeitgeistes formt. Sehr lehrreich ist die Umformung des historischen Luther zum Heroenbilde, wie sie GRISAR[2706] beschreibt. Und Mozart, „dieser ... innerlich traurige Mensch, eine recht komplizierte Natur", wird uns heute „das Zerrbild eines kindlich-heiteren Rokoko-Musikers" (ZILSEL[109]). Der Gelehrte Chamberlain beschreibt einen Goethe, der mehr Naturforscher ist und Germanomane mit stark antisemitischen Neigungen (wie Chamberlain selbst). Simmel dagegen läßt Goethe sein Leben nicht auf der Anschauung aufbauen, sondern auf einer abstrakten philosophischen Formel, auf einer „Objektivierung des Subjekts" (n. HIRSCH[385]). Beide Bilder sind historisch sicherlich falsch.

Allein schon jede zeitliche Entfernung verändert die Beurteilung und damit das Bild. Einzelzüge verschwinden, nur die große Silhouette bleibt. Jeder Tod verklärt im allgemeinen. Überhaupt läßt sich die Erinnerung an eine Persönlichkeit leichter umformen als der lebendige Mensch in der historischen Wirklichkeit. Wie stark diese Umformung sein kann, dafür gibt HIRSCH[385] (S. 113 f.) vorzügliche Beispiele. Friedrich II. (Enkel Barbarossas) erhielt durch Jahrhunderte seinen Glanz als Verkörperung von Sehnsüchten und daraus geborenen Weissagungen des Mittelalters; er erschien dem einen (fränkischen) Sagenkreis als der Messias, dem anderen als der Antichrist. — Friedrich „dem Großen" wird nach 1806 die Schuld am nationalen Unglück zugeschrieben, weil seinem Lebenswerk „die natürliche Schöpfungskraft gemangelt" habe. Man verübelte ihm seine Franzosenliebe, und seine militärischen Fähigkeiten werden von kompetenten Beurteilern angezweifelt. Dagegen erscheint dem politischen Liberalismus der dreißiger

Jahre mit seiner starken Vorliebe für französisches Wesen Friedrich plötzlich ganz und gar anders. Im 3. Reich wurde er wieder zum Idol. — Treitschke sagte von Napoleon: „Der harte Despot, der sich vermaß: nur ein Soldat versteht zu herrschen, man kann nur mit Stiefeln und Sporen regieren, galt kaum zwanzig Jahre nach seinem Tode den gedankenlosen Halbgebildeten als ein Held der Freiheit." — Schillers (vgl. LUDWIG[3319]) Bild hat sich seit seinem Tode bis heute fast von Jahrzehnt zu Jahrzehnt umgeformt, je nach den jeweiligen politischen Tendenzen und Idealen der Zeit. Diese Umformung geht auch in die „wissenschaftliche" Literaturgeschichte über (z. B. Gervinus); aus Geschichte wird eben: „eine Geschichte". Welcher Wandlung der Beurteilung war die Gestalt Karls d. Gr. unterworfen: vom Begründer des hl. römischen Reiches deutscher Nation bis hin zu Karl, dem „Sachsenschlächter".

Der Reizhunger nach Staunen und Spannung, nach dem Spiel der Phantasie und nach Grauen und Schaudern zeigt sich derartig stark, daß sogar historische Personen, denen ein mirum-tremendum ganz und gar fehlte, durch Legendenbildung mystisch umgewandelt wurden zu interessanten Zauberern, wie im Mittelalter Vergil und Papst Silvester II. (HIRSCH[385]).

Fassen wir die Betrachtungen dieses Kapitels zum Schluß noch einmal kurz zusammen, so sehen wir als Ergebnis, daß der den Menschen immanent eigene Vergötterungstrieb ein weiterer fördernder Faktor der Ruhmentstehung ist. Durch das Wirksamwerden dieses Triebes schaffen sich die Menschen von denjenigen, die sie als numinos erleben, kraft ihrer Vorstellung und Phantasie ein überdimensioniertes und idealisiertes Bild, bei dem Linienführung, zeichnerische Betonung oder Überbetonung einzelner Züge und Farbgebung der Einflußnahme des jeweiligen Zeitgeistes oder auch anderer wirksam werdender Faktoren unterliegen, was wiederum mit der Folge möglicher Verzeichnung, Verschiebung der Proportionen, einseitiger Perspektive und Bevorzugung bestimmter Farben verbunden ist.

3. *Suggestion*

Ein weiterer psychologischer Faktor der Ruhmesbildung besteht in der Suggestion, die teils bewußt, teils unbewußt von einer Persönlichkeit oder ihrem Werk auf eine Gemeinde ausgeübt wird. Auch in der Suggestion ist numinoses Erleben enthalten (vgl. a. BLEULER[736]).

Suggestion heißt Eingebung. Der Suggestor gibt ein, der Suggerierte nimmt auf. Suggestion ist immer abhängig vom Verhältnis des Suggestors zum zu suggerierenden Patienten (KURTH[843], S. 96). Suggestion im allerweitesten Sinne wäre die Eingebung, die etwas Herrschendes, etwas Traditionelles, eine Mode, eine Sitte ganz unwillkürlich erzielt, indem sie eben „suggestiv" wirkt, denn ein inneres Nacherleben erzeugt ein Nachahmen. In diesem Fall bleibt der Suggestor unbeteiligt, passiv, der Suggerierte allein ist aktiv. Von da ab laufen fließende Übergänge bis zum anderen Ende der Reihe, wo der Suggestor sich stark aktiv, der Suggerierte dagegen passiv verhält. Der Tierbändiger z. B. gibt dem Tiger auch gegen dessen Willen ein, was er tun soll. Betrachtet man die scheuen Blicke des Raubtieres und dessen geduckte Haltung, so spricht daraus nicht einfach Furcht vor der Peitsche, vor dem Eindruck von majestas und energicum, sondern ein heimliches mirum-tremendum schwingt ebenfalls mit.

Je mehr freiwillige Gefolgschaft sich der Suggestion beimischt, je stärker und voller alle Töne beieinander sind, desto eher haben wir die numinose Suggestion vor uns; sie liegt etwa in der Mitte der Reihe. Ein Hund, der seinem Herrn treue Gefolgschaft leistet, der „an ihm hängt", bis er auf seinem Grabe verhungert, hat sicherlich bereits vornuminoses Erleben. Um wieviel mehr besitzt es der Verehrer und Anhänger eines Heroen.

Zur Erklärung der Suggestion (vgl. a. FOREL[757], S. 78 ff.) als eines psychischen und psychologischen Vorganges, wollen wir uns die seelischen „Schichten" grob-bildlich vorstellen. Die Oberhaut der Ratio (d. h. Verstand und Vernunft) wirkt wie eine Schutzhaut gegen die Suggestion, denn jeder starke innere Zusammenhalt der Person, ihre Zusammenraffung durch ein starkes, bewußtes Ich wehrt sich gewöhnlich gegen aufgezwungenes Fremdes. Unterhalb der Ratio, d. h. unter der Oberhaut, hätten wir uns die Schicht des Affektiv-Motorischen (des Gefühlshaft-Bewegungsmechanischen) vorzustellen. Die echte Suggestion wäre demnach die Injektion eines Fremdstoffes (Idee oder Befehl zur Nachahmung) durch die Haut der Ratio hindurch, und zwar jäh, pfeilartig, befehlsmäßig ins Affektiv-Motorische hinein. Der Fremdkörper läuft dann selbständig, mit eigener Lebenskraft, in der seelischen Blutbahn weiter

Besitzt aber die Oberhaut der Ratio eine harte, Widerstand leistende Panzerung, so kann Suggestion auch langsam und allmählich ihren Nagel hindurchhämmern. Jede Reklame und Propaganda vollzieht dies zweckbewußt. Ist der Panzer zu hart, so kann er künstlich aufgeweicht werden. Die helle Ratio, die wache Kritik, der klare Verstand läßt sich einlullen, umdämmern, einschläfern, hypnotisieren. Dunkel, Stille, Eintönigkeit der Sinneseindrücke sind die Mittel dazu (z. B. die Hypnose des Arztes, die Dämmerung der Tempel und Kirchen, die weichen, in der Dunkelheit verschwimmenden Konturen der Landschaft, sanfte und leise, sich gleichmäßig wiederholende Töne, auch die Ouvertüre in der Oper). Die Gegenwehr erschlafft; Vernunft und Verstand schließen gleichsam die Augen.

Steigen wir auf bedeutend niederere Ebenen hinab, so begegnen uns auch hier die gleichen Mechanismen, nur eben in ihren alltäglichsten, plattesten Graden. Auch der Mann vor der Jahrmarktsbude sucht mit seinen Mitteln möglichst starken Eindruck zu machen: Herein, herein, meine Herrschaften! (energicum). Das schlägt alles bisher Dagewesene! (majestas). Sie kommen auf Ihre Kosten! (fascinans). Sehen Sie sich das Riesen-Wunder einmal an! (mirum). Da können Sie das Gruseln lernen! (tremendum). Immer nur hereinspaziert! Fragen Sie hier die Zuschauer, ob sie zufrieden waren! Unzählige sind schon einmal drinnen gewesen! (sanctum). Auch hier sehen wir die sechs Einzelelemente des Eindrucksvollen, zwar in bunter Reihenfolge, aber vollzählig, als „Werbemittel" verwandt.

Nicht sehr weitgehend und vor allem nicht grundsätzlich unterscheiden sich hiervon die Mittel bei der Reklame. Sie hat den Zweck und die Aufgabe, möglichst viele Menschen, möglichst weite Kreise, mit einem Objekt, einer Ware, bekanntzumachen, immer wieder daran zu erinnern und in einer so geschickten Form anzupreisen, daß der Wunsch, dieses Objekt zu besitzen, der Kaufwunsch, geweckt und immer wieder aufs Neue angeregt wird. (Über Reklame siehe auch Seite 135.) Hat die Reklame Erfolg, ist sie „gut gemacht", so liegt der Grund stets darin, daß sich die Einzeltöne des Eindrucksvollen zu psychologisch wirksamen Kombinationen bzw. Akkorden zusammenfügen. Es gibt keine Tonart, die die Reklame nicht anzuschlagen verstünde, und alle Register werden gezogen, wenn es darum geht, den Akkord des Eindrucksvollen möglichst laut, voll und weittönend erklingen zu lassen. Auch ihre Reisenden, Agenten und Manager müssen Virtuosen in der Beherrschung des Instrumentes sein, bei einem weitest gefaßten Verbraucherkreis durch den Anschlag des Akkordes immer wieder Resonanz zu erzielen. Im Dienste der Reklame und Werbung ist natürlich ein „inventeur" mit „prestige" besonders im Vorteil, da er allein durch seine Person schon einen Einzelton für den Akkord liefert. Um aber immer wieder eine neue Variation des Akkordes erklingen zu lassen, mit dem man die große Menge stets aufs Neue und stets wiederholt ansprechen kann, langt die Reklame und Werbung durch das Wort allein nicht aus. Auch alle optischen und sonstigen akustischen Möglichkeiten werden als Waffen im psychologischen Feldzug eingesetzt: sei es ein auffallend dekoriertes Schaufenster, ein den Blick fesselndes Zeitungsklischee, eine die Wunschträume der Beschauer wachrufende Werbung in einer großen Illustrierten oder auf der überdimensionalen Fläche einer Plakatwand oder Leuchtreklame, sei es ein einprägsamer Werbeslogan oder eine kostspielige Werbesendung in Rundfunk, Kino oder Fernsehen. Wird das fascinans der angepriesenen Ware dann noch nicht begriffen, gefühlt und erlebt, so werden Muster und Proben gegeben, um den mit den vorigen Mitteln erzeugten Eindruck zu unterstützen, zu unterstreichen und zu vertiefen.

Die psychologischen Mittel der Reklame und der Werbung sind demnach außerordentlich zahlreiche und vielfältige. Ihr Vokabularium ist ebenfalls reichhaltig und gibt Parallelen zu fast allen menschlichen Tätigkeiten der Einflußnahme auf andere Menschen. Bezeichnende Vokabeln sind z. B. betrommeln, betören, becircen, behämmern, umgarnen, beschwatzen, überreden, suggerieren, anpreisen, aufdrängen, hypnotisieren, bezaubern, unterhalten, belustigen, demonstrieren, terrorisieren (Absatzterror), anlocken, auffallen, anziehen. Bei allen Mitteln, mit denen Reklame und Werbung arbeiten, kommt es ihnen stets darauf an, die Ratio durch unablässige Wiederholungen zu „behämmern" und so zu einem festen Bestand innerhalb des geistigen Gesamtbesitzes zu werden. Mehr aber noch ist ihre Absicht, affektive Strebungen — manchmal auch Triebe — zu wecken und zu steigern, um auf diese Weise die von der Ratio gesetzten Hemmungen zu überspielen und zu überwältigen.

Nun wird es aber trotz aller Werbung und Reklame immer auch „Ware" geben, die sich nicht durch- und absetzen läßt, eben weil sie das Affektive der großen Masse nicht anspricht, weil sie ihr wesensfremd bleibt. In Übertragung auf Anliegen und Thematik dieses Buches müssen wir zugeben, daß dem weitaus größten Teil unseres Volkes z. B. die Lenz, Hölderlin, Grabbe, Hebbel und manche andere nichts bedeuten, wenn nicht gar unbekannt sind. Sie bleiben dem Durchschnittsmenschen im allgemeinen uneinfühlbar und fremd. Um solche Künstler scharen sich nur relativ kleine Gemeinden (mit vielleicht höherem Niveau), die von der numinosen Wirkung erfaßt und angezogen werden.

Eine fast noch stärkere Waffe als Reklame, Werbung und Propaganda ist die Verkehrung in ihr Gegenteil, d. h. das konsequente Verschweigen. Die Wirkung ist nicht minder groß — wenn auch in negativem Sinne. Ist die Presse, die ja vor allem anderen machtvolle Trägerin einer Massenpropaganda darstellen kann, einig darin, von Person oder Werk eines Menschen keine Notiz zu nehmen, so sollte ihm der Weg zur Anerkennung durch die breite Öffentlichkeit außerordentlich erschwert, wenn nicht fast unmöglich sein. Dieses Totschweigen kann Menschen und Dinge, aber auch Tatsachen und Ansichten zum Gegenstand haben, und es versetzt — gerade in der heutigen Zeit — leichter den Todesstoß als die schärfste Polemik.

Eine andere Methode der Werbung und der Propaganda, die heute in reiner Form im ganzen seltener und dann meist in besonderen Fällen angewandt wird, ist die Rhetorik, die Kunst der Beredsamkeit. In der Antike als eine wirkliche Kunst geübt und geschätzt, wird sie heute im allgemeinen nur als Hilfsmittel von mitreißender psychologischer Dynamik (energicum) eingesetzt, wenn bestimmte Wirkungen angestrebt werden (z. B. bei Partei- und Wahlreden). Damit ist klar, daß sie bei jeder Propaganda eine nicht zu unterschätzende Rolle spielen kann. In der Beschreibung und Darlegung ihrer hauptsächlichsten Kriterien schließen wir uns im ganzen den Ausführungen VIERKANDT's[955] (S. 428) an.

Die Rhetorik richtet sich wenig oder gar nicht an die Sachlichkeit und den Intellekt, demnach nicht an die Ratio, sondern sie arbeitet mit Vorliebe mit emotionalen Mitteln. Dabei verwendet sie unbestimmte Ausdrucksweisen, die der Phantasie Spielraum lassen und daher immer besonders eindrucksvoll wirken. Sie liebt den Gebrauch von Schlagworten wie z. B. Freiheit, Vaterland u. ä., Worte, die in den verschiedenen Zeitepochen entsprechend ihrer geschichtlichen und sozialen Entwicklung zwar variieren, die aber in ihrer Grundtendenz stets an elementare Triebe und Strebungen appelieren. Die Rhetorik macht gerne Versprechungen und verkündet mit Pathos Verheißungen von illusionärem Charakter. Sie versteht es, durch immer wiederkehrende Wiederholungen den Gefühlston der Fremdheit in den der Vertrautheit zu verwandeln. Je größer die Gruppe ist, die angesprochen werden soll, desto stärker muß vergrößert, vergröbert und vereinfacht werden. Jeder Parteiführer, jeder Wahlredner bedient sich des psychologischen Instrumentes der Rhetorik, um Gunst und Stimme der Massen zu gewinnen; oder umgekehrt formuliert: niemand kann ein erfolgreicher Parteiführer oder Wahlredner sein oder werden, wenn er nicht ein geschickter Rhetoriker ist. In der psychologischen Wirkung einer meist glänzenden Rhetorik liegt auch das Erfolgsgeheimnis des Demagogen.

Im Zusammenhang mit der Werbung müssen wir auch noch einen Blick auf den Apostel werfen, den Träger ganz bewußter und gewollter Propaganda und Werbung im Dienste einer überwertigen Idee oder eines überwertigen Menschen. Der Religionsstifter, der Heilige, der Prophet kann vielleicht ein Genie sein (wenn auch in diesem Fall Talent nicht unabdingbare Voraussetzung ist), der seiner Mitwelt eine Fülle segensreicher Ideen und ethischer Offenbarungen verkündet. Trotzdem braucht gerade er einen oder sogar viele Apostel. Es kann sein, daß ihm, der intensiv geistigen Bereichen zugewendet lebt, die aktive Energie und vitale Stoßkraft zum Durchsetzen seiner Ideen fehlt. Vielleicht ist auch seine Lebensspanne zu kurz bemessen, um die Breitenwirkung zu erzielen, die seinem Werk Dauer und ihm selbst Ruhm verleiht. Aufgabe des Apostels nun ist es, „Mittler" zu sein für das Werk des Heiligen, des Propheten, seines „Meisters", indem er es an die großen Massen heranträgt und ihrem Verständnis nahebringt. Dafür bedarf er weder überragender geistiger Fähigkeiten, noch braucht er selbst produktiv zu sein; er ist lediglich die Verkörperung der Energie, die zum Promotor des Werkes seines Meisters wird; seine Aufgabe besteht in der „Propaganda der Tat". Während der Heilige, der Prophet, Symbol und Inbegriff des Numinosen darstellt, wirkt der Apostel als ein energicum, oder er setzt das energicum des zu früh verstorbenen Meisters fort. Auch ist das leidenschaftliche Anpreisen durch einen Apostel schon deshalb wirksamer, weil es sachlicher aussieht. Persönliche Motive, etwa gar Eitelkeit oder Selbstsucht des Schöpfers, erscheinen ausgeschaltet; man glaubt dem Apostel eher, weil er nicht für sich selbst, sondern für Idee und Werk eines anderen arbeitet und wirbt.

Es entspricht nicht unseren gewohnten Vorstellungen, aber tatsächlich ist Paulus — sogar im buchstäblichen Sinne des Wortes — ein „Reisender" für die Lehre Jesu gewesen. Als Jesus selbst von sich sagte, er sei der Messias, glaubte ihm kaum einer von denen, die seine Lehren hörten und seine Taten sahen; im Gegenteil, er wurde wegen Gotteslästerung wie ein Verbrecher am Kreuze hingerichtet. Paulus erst wurde — etliche Jahre später — zum eigentlichen Vermittler und Verbreiter der Botschaft Jesu, die er über die engen Grenzen ihres Ursprungslandes hinaus in weite Gebiete des Mittelmeeres trug, hier Gemeinden bildete, der neuen Lehre den Zugang in das Römische Reich erschloß und so zum eigentlichen Initiator der Religionsgemeinschaft des Christentums wurde. Jesus war der Messias, aber Paulus war derjenige, der Sturm läutete und die Brandfackel des Glaubens in die Welt trug (vgl. a. GEIGER[377]).

Ähnlich wie religiöse oder auch andere Lehren durch Apostel an die breiten Massen herangetragen werden, so bedarf auch der Künstler des Mittlers, der sein Werk einer möglichst breiten Öffentlichkeit zuführt und bekannt macht. Für den bildenden Künstler sind solche Mittler z. B. Kunstgalerien, Ausstellungen, Kunstkritiker, Kunsthändler und -Auktionen. Dichter, Schriftsteller und Dramatiker sind weitgehend auf Mittler wie z. B. Verleger und Theaterintendanten angewiesen. Ähnlich ist es auch bei Komponisten und Virtuosen. Dabei können die angeführten Beispiele von Mittlern natürlich nur eine Probe einer Vielzahl von Möglichkeiten geben. Der Künstler arbeitet ja heute nicht mehr im Auftrage eines Mäzens, der für sein leibliches und materielles Wohl dauernd sorgt, sondern er wendet sich als ein zunächst völlig Unbekannter mit seinem Werk an die anonyme Menge. Erst die günstige Beurteilung und die lobende Erwähnung durch einen anerkannten Kunstkritiker, die Annahme seiner Werke von einer Kunstgalerie oder ihr Ankauf durch den internationalen Kunsthandel und auf großen Auktionen „machen" ihn sozusagen in der Gesellschaft und begründen seinen Ruhm. „Zehn Zeilen aus Werner Haftmanns Feder im

Ausstellungskatalog, ein Zeitungsartikel von Will Grohmann kommen für den Maler einer Ordensauszeichnung gleich" (SCHLOCKER[404], S. 24).

Und noch ein letzter Grund fordert öfters Vermittler. Alle wirklich bedeutenden Männer strahlen ein unbewußtes tremendum aus. Nun wenden sich Kinder lieber durch die Mutter an einen strengen Vater. In der Religion verhält es sich nicht anders; auch die Gottheit bedient sich der Mittler, denen die Menschen ebenfalls lieber ihre Nöte und Anliegen bittend anvertrauen. So brauchen auch die großen Männer, die Genialen, oft Mittler als erklärende und deutende Interpreten ihres Werkes und ihrer Persönlichkeit, um den Menschen verständlicher und vertrauter zu werden.

4. *Die Umwelt und ihr Zeitgeist*

„What a man can do, is prescribed by heredity, what he does, is determined by circumstance", mit diesem Ausspruch kennzeichnet Cattell in einem Nachwort zu einer Arbeit von WOODS[337] das Verhältnis von Vererbung und Umwelt, wobei er im Erbe also einen potentiellen, in den „Umständen" dagegen einen realisierenden Faktor erblickt. Die Bedeutung von Anlage und Erbe für die geistigen Möglichkeiten eines Schöpfers wurde in früheren Kapiteln erörtert. Hier soll nun der Faktor der Umwelt in allen seinen Varianten bis zu seiner weitesten Fassung im Zeitgeist in seiner Auswirkung auf den schöpferischen Menschen und sein Werk beleuchtet werden.

„Als die Zeit erfüllet war", sandte Gott seinen Sohn auf diese Erde. Dieses Wort soll aussagen, daß die Zeit äußerlich und innerlich vorbereitet und aufgeschlossen war für die Ankunft des Erlösers, für die Kunde und die Forderungen des Evangeliums. Auch die Zeit Luthers war „reif", seine Botschaft zu erfahren, sonst wären die kursiv gedruckten, unscheinbar wirkenden, dazu noch in lateinischer Sprache verfaßten und somit nur für einen kleinen Leserkreis verständlichen Thesen, die an die Schloßkirchentür zu Wittenberg angeheftet wurden, nicht binnen kurzer Zeit — in Wochen, und das in damaliger Zeit! — wie ein Lauffeuer durch die europäischen Lande geeilt. Die Zeit war eben „reif" für das Werk; sein „Schöpfer" entsprach lediglich Notwendigkeiten und Verlangen dieser Zeit.

Diese Zeit wiederum, speziell die Umwelt, prägt der Persönlichkeit, die hinter dem Werk steht, ihren besonderen Stempel auf. Alles, was aus dieser Umwelt in Beziehung zum Schicksal eines Menschen treten kann, gibt bewußt oder unbewußt bzw. unterbewußt, seinem Leben die Richtung, seiner Persönlichkeit die Tönung. Zur Umwelt gehören die Artung der Eltern oder Geschwister (HOCK[111], S. 16), das soziologische Milieu (Aufwachsen auf dem Lande, in einer Klein- oder Großstadt), die Form der Erziehung (Vorbilder, Lehrer, Schulen, Bücher, Bibliotheken) (HOCK[111], S. 34), die wechselseitige Beeinflussung durch Freunde (wie z. B. bei Goethe und Schiller), aber auch Klima (HELLPACH[788], KUPFFER[837], S. 67) und Landschaft (Meyerbeer z. B. konnte am besten bei Regen, Sturm und Gewitter komponieren, RIITTERSHAUS[329], S. 219). Von Wichtigkeit ist weiter der soziale Stand der Eltern, der nach Meinung HOCKS[111] die Frühreife (wie z. B. bei Raffael, Mozart, Beethoven) begünstigen kann (S. 16) und der als mittlerer Wohlstand förderlich zu sein scheint.

Hellpach[789] findet die Genies oft aus der kleinbürgerlichen und mittleren Gesellschaftsschicht aufsteigend (S. 136). Ganz allgemein betrachtet H. H. Hart[383] ein glückliches Leben, zu dem er Gesundheit, befriedigende Tätigkeit, Anerkennung von seiten der Mitwelt, ausreichende finanzielle Lage und harmonisches Liebes- und Eheleben rechnet, als günstige Voraussetzung großer Leistung (vgl. a. Mc Curdy[232], S. 461). Der gleichen Auffassung ist auch Hellpach[789] im Hinblick auf die bescheideneren Erfindungen und Entdeckungen, während das Genie sich um so sicherer gegen alle umweltbedingten Hemmungen durchsetze, je größer seine Genialität.

Ursprünglich von rein erbbiologischen Gesichtspunkten ausgehend, warf Juda[297] die Frage auf, ob bei der auffallend häufigen Wiederholung der gleichen Berufe in den Familien der von ihr untersuchten Hochbegabten nicht auch Erziehung und Milieu, sozusagen das „Hineinwachsen" in eine bestimmte Berufssphäre, eine maßgebliche Rolle spiele. So mag das Hineingeborenwerden in ein stark berufsgebundenes Milieu im Verein mit der Talentvererbung berufsbestimmend für ganze Generationen von mittelalterlichen Baumeisterfamilien geworden sein.

Von entscheidender Bedeutung sind als positive Umweltfaktoren die Mäzene gewesen (bei Phidias, Horaz, Raffael, Michelangelo, Leonardo, Goethe, Schiller, Beethoven, Wagner). Man unterschätze nicht, was gerade Aufträge, was selbst äußerer Zwang im Hinblick auf schöpferische Leistung aus einem Produktiven herausholen können. Ohne die unerbittliche Energie eines Julius II. könnten wir heute vielleicht nicht die Gemälde der Sixtinischen Kapelle bewundern. Michelangelo mußte von ihm erst zu Arbeit und Ausdauer gezwungen werden. Nachdem das Radwerk des Schaffens aber erst einmal in Gang gebracht worden war, arbeitete er mit übermenschlicher Kraft und Energie.

Die Rolle des Auftrags kann in besonderen Fällen auch einmal eine glückliche Augenblickskonstellation übernehmen. So erfand im allgemeinen Stimmungsrausch der französischen Revolution auf eine fremde Aufforderung hin der 32jährige Pionierhauptmann Rouget de l'Isle Text und Melodie der Marseillaise. In ähnlicher Weise entstanden sowohl die deutsche Nationalhymne wie vor allem auch das auf der ganzen Welt bekannte und immer wieder ergreifende Weihnachtslied „Stille Nacht, heilige Nacht". Als Ausflüsse einer einmaligen affektiven Konstellation waren sie ein künstlerischer „Wurf" ihrer Schöpfer, der keine gleichwertigen Nachfolger fand. Wie seltsam ein Augenblickszufall „anregen" kann, beweist auch das Schicksal von Max Eyth. Durch ein Mißverständnis gibt ihm eine Kellnerin statt Ale, das er bestellt hatte, eine Flasche Sherry. Im Rausch beginnt er zu dichten und tritt am nächsten Tag — noch immer unter dem Einfluß des Alkohols beschwingt und von leichter Entschlußkraft — eine „Studienreise" nach England an, die allerdings 23 Jahre dauert und sein ganzes späteres Leben und damit sein Werk entscheidend beeinflußt (Hennig[1253], S. 119).

Welches Milieu gerade für Gelehrte das günstigste gewesen ist, hat Candolle[284] untersucht. Candolle wird übrigens von Ostwald[398] der Begründer der „Geniologie" genannt, d. h. der Wissenschaft vom Genie. Als Zeitgenosse Galtons war er auch dessen Kampfgenosse und verfocht mit ihm die These seines „nature and nurture" (d. h. dem Sinne nach: man ist, was man ißt). Schon zu damaliger Zeit besaß Candolle einen scharfen Blick für soziologischeWrikung (z.B. S. 77 u. 79 der Übersetz.). Bringt man sein großes Werk auf eine kurze Formel, so lautet sie: für Gelehrte günstig sind, neben vererbter guter Anlage, vor allem Freiheit und Unabhängigkeit (finanziell, geistig-religiös, beruflich, politisch), Schulung, Klima und Widerhall, ferner die Rasse. Für Künstler und Männer der Tat wäre die vererbte Anlage, für Gelehrte aber das Milieu wichtiger. Schädlich wären „übermäßige Phantasie", Laster und Fehler.

Von ganz entscheidender Bedeutung ist der Geist der Gruppe, in der ein Schaffender lebt, im weitesten Sinne der Zeitgeist (vgl. VIERKANDT[955], S. 342). Wie während des Lebens und Schaffens, bei Schauspielern während des Spiels, eine Wechselwirkung zwischen Schöpfer und Masse stattfindet, hat ROSSI[1144] gezeigt (übrigens mit scharfem Blick für das Disharmonische vieler Führer). Niemand kann sich dem Geist seiner Gruppe entziehen. Ob mit dem Strom, ob gegen den Strom, immer bleibt er in Abhängigkeit von ihm. Stand, Kaste, Stamm, Volk, Zeitgeist sind viel zu stark, die herrschende Ideenwelt ist zu zwingend. Daß der Zeitgeist ebenso wie im positiven auch Auswirkungen im negativen Sinne haben kann, zeigt GÖTTING[379] in seinem aufschlußreichen Vortrag aus Anlaß des 150. Jubiläums der Hessischen Landesbibliothek, wenn er dartut (besonders mit Blickrichtung auf die jüngstvergangene nationalsozialistische Ära), wie im Namen des Zeitgeistes dasjenige, was nicht als zweckmäßig, praktisch und dem Zeitideal entsprechend erschien, ausgerottet bzw. nicht gefördert wurde. Wie weit und wie tief innerhalb einer Zeit, einer Kultur gegenseitige Abhängigkeit und Bedingtheit besteht, hat SPENGLER[934] gelehrt.

Antike und Gotik zeigen nicht bloß in der Baukunst ihren Stil, sondern in allen Künsten und Wissenschaften bis in die Mathematik hinein. MÜLLER-FREIENFELS[1297] weist auf die Einheitlichkeit der griechischen Architektur hin, ihr zugleich mit der Homophonie der Musik, mit der Geschlossenheit des Dramas. Die Gotik dagegen hat polyphone Architektur, hat die Kontrapunktik und die polyphone Mysterienbühne. Schlüters Bauten wiederum laufen parallel mit Händels Musik, und Schwind, Schumann, Eichendorff sind ebenfalls im Stil gleichzeitig. Wie stark Zeitgeist und Kunstschaffen einander beeinflussen, empfindet auch Wilhelm Pinder, wenn er formuliert, die Dürer und Grünewalds von 1500 hätten um 1800 Mozart und Beethoven geheißen (z. n. GRUHLE[171], S. 233). HELLPACH[789] analysiert die Pindersche Formel jedoch noch weiter; es könne nicht heißen, daß der gleiche Beethoven, der die Symphonien und Quartette schuf, 300 Jahre zuvor Dome gebaut oder Kreuzigungen gemalt haben würde. „Es kann nur heißen, daß die »Zeit«, die Masse der Bevölkerungen um 1500 auf Bauten und Bilder, um 1800 aber hierauf nur noch wenig und desto mehr auf Geigen und Stimmen ansprach. Ein Beethoven wäre vielleicht 1500 ein kleiner Organist geblieben — ist doch die volle schöpferische Bedeutung eines Bach auch erst dem beginnenden 19. Jahrhundert aufgegangen; seiner Zeit war er ein guter »Kantor«, der die evangelische Kirchenmusik handwerklich vortrefflich versorgte, und ein Kontrapunktartist, wie sie damals in Mode standen" (S. 159).

Ein Zeitalter jedoch auf eine bestimmte „Linie" festlegen zu wollen, darf nur mit Vorsicht versucht werden, und so wollen auch die Auffassungen — sehr vorsichtig formuliert — von HELLPACH[1044] verstanden sein, nach der das 18. Jahrhundert geradezu das Zeitalter der erotischen Perversion gewesen sein mag (S. 298). Und ebenso vorsichtig ist der Ausspruch von JASPERS[2138] in diesem Zusammenhang zu bewerten: „Man wäre versucht zu sagen, wie die Hysterie eine natürliche Bereitschaft für den Geist vor dem 18. Jahrhundert gehabt haben müsse, so passe die Schizophrenie vielleicht irgendwie zu unserer Zeit" (S. 129).

Im Werk kristallisiert der Zeitgeist, der unbewußt und dunkel noch in Lösung schwamm, urplötzlich aus zur festen Prägung und Form (treffendes Beispiel hierfür ist Goethes Werther). Empfindsame Naturen vermögen, einer empfindlichen Lichtplatte gleich, den Zeitgeist besonders fein aufzufangen, oder sie werden von ihm wie Wachs modelliert. „Der Mensch besitzt im Unbewußten eine feine Witterung für den Geist seiner Zeit" (JUNG[811], S. 31). Verdi war so volkstümlich, weil er eng mit dem Zeitgeist, der „Volksseele", verbunden war (ROSSI[1144], S. 77). Durch hundert Poren saugt der empfindliche Mensch das Zeitmilieu auf, aber er lebt es auch rascher in sich zu Ende, er „eilt seiner Zeit voraus". Der schöpferische Mensch formt nicht bloß die unausgesprochenen, kaum bewußt gewordenen Sehnsüchte der Zeit, sondern die Zeit formt auch ihn. Er aber schreit ihr Erleben ausdrucksgestaltend hinaus, er leiht einer stummen Umwelt die Sprache, einer dumpfen Masse die Bewußtheit und Selbsterkenntnis, das Selbstgefühl, und sie jubelt ihm Hosianna zu.

Ganz anders als die bildsamen Naturen, die ihre Zeit aufsaugen wie Schwämme und auch wieder „ausdrücken", geben sich die Trotznaturen. Hart, unbeugsam, ablehnend, voll Widerspruchsgeist, voll Kampflust wachsen Fanatiker und Reformer. Gelingt es ihnen, ihr Werk, das der Zeitgeist ebenfalls mitgeformt hat, wenn auch entgegengesetzt, durchsetzen, so stehen sie noch größer da (Luther) als die Weichen; man nennt sie Helden. Aber den meisten mißlingt es. Dann bleiben sie unerkannt am Wege liegen, „mißachtet, bespöttelt, bald vergessen" (RANK[1320], S. 123).

Der Zeitgeist vermag auch aus denen zu sprechen, die einem anscheinend ganz fremden Ideale nachstreben. Die italienische Renaissance ging um 1420 von einem kleinen Kreise erlesener Humanisten aus und war als etwas rein Florentinisches auch in Florenz nur das Ideal einer Gesellschaftsschicht. Sie suchte die Antike, aber sie erreichte sie nie, sondern blieb teils byzantinisch-arabisch (magisch), teils war sie versteckte faustische Gotik, die im Grunde bekämpfte. Nur für Augenblicke erreichte sie einen „Traum von antikem Dasein" (SPENGLER[934], I. S. 302 f.).

So bildet sich fast immer, positiv oder negativ, der Zeitgeist unbewußt im Schaffenden ab. Erst die Ferne aber erkennt ihn ganz deutlich darin. Nur wenige Naturen finden sich, die zu keinem Zeitgeist recht passen, die sich nicht dem Geist einer Gruppe einordnen lassen. HELLPACH[789] hob deswegen (s. o.) mit Recht hervor, daß dank seiner Größe der Geniale auch einmal gegen den Strom schwimmen kann. RIBOT[1327] hält es sogar für bedenklich, der Milieueinwirkung auf den Schöpfer zu große Bedeutung zuzuschreiben, weil dieser selbe Einfluß auf viele andere wirke, die unproduktiv bleiben. Es müsse wohl bei den bedeutenden Männern noch ein persönlicher Faktor hinzukommen (S. 104; vgl. a. GUILFORD[178], S. 445). Daran ist natürlich nicht zu zweifeln, und diese persönlichen Faktoren müssen, wie wir gesehen haben, in der Anlage gesucht werden.

Dennoch ist die Folgerung unter diesen gewissen Einschränkungen berechtigt, daß es nicht gleichgültig ist, in welche Zeit eine bestimmte Anlage hineingeboren wird. Diese biopsychologische Begabung kann sich in der einen Zeit voll entfalten und ihrer Umwelt ein Werk schenken, während sie in ungünstiger Zeit verkümmert oder kämpfend zugrunde geht. Die eine Zeit liebt die Lyrik und wertet den empfindsamen Gefühlsmenschen besonders hoch. Unsere heutige Zeit schwärmt für Technik und Sport. Der findige Ingenieur oder auch der Boxmeister werden zu den Heroen unserer Tage, und der Lyriker steht oft belächelt, verachtet am Wegrand. Wilde, unruhige Zeiten begünstigen den Feldherrn, den glänzenden Redner, den politisch Begabten. Äußerlich trostlose oder zerrissene Zeiten haben manchmal die Künstler oder Wissenschaftler emporgehoben als Ersatz, als Trost, als Religion für irdisches Elend (Athen, Florenz, das Deutschland Goethes). So konnte es kommen, daß J. S. Bach nach seinem Tode fast in Vergessenheit geriet und erst Mendelssohn als Leiter des Gewandhausorchesters die großen Oratorien und Motetten Bachs um 1840 wieder „ausgrub". GOLDSCHMITT-JENTNER[206] nennt ein ähnliches Beispiel, den Komponisten Henry Purcell (1658 oder 1659–1695), der fast 200 Jahre vergessen war und erst 1836 berühmt wurde (S. 82).

MÜHLMANN[395] (in seiner Kritik an der früheren Auflage unseres Buches) fordert, es „müßte noch exakter unterschieden werden zwischen persönlichem Ruhm und Anerkennung der Sachleistung, zwischen Modeerfolg und (relativ) dauerndem Erfolg sowie hinsichtlich der Art und des Umfanges der Werkgeltung. Hölderlin ist heute hochberühmt bei einer kleinen intellektuellen Elite, aber er ist noch nicht »populär«. Unsere Kultur wimmelt von intellektuellen und emotionalen »Leckerbissen«, die nur von kleinen Gemeinden (von diesen aufs höchste) goutiert werden. Umgekehrt gibt es zum Beispiel Dichter und Komponisten (Uhland, Rückert, Lortzing, die Meister der Operette usw.), die höchst populär sind, über die aber die kulturellen Elite-Verbraucher die Nase rümpfen. Verehrergemeinden und Publika sind also höchst komplexe und wandelbare Größen. Auch können Namensberühmtheit und Werkbekanntheit auseinanderfallen. Homer, Dante, Lope de Vega sind hochberühmte Namen, aber wer kennt wirklich ihre Werke? Selbst bei Goethe wäre die Frage zu stellen, wie es um seine Breiten- und Tiefenwirkung in der Gegenwart steht. Ferner verdienten auch die eigentlichen Promotoren der Ruhm-, Anerkennungs- und Erfolgsverbreitung, die Apostel, Propagandisten und Kommentatoren eine viel eingehendere Bedeutung, als Lange-Eichbaum ihnen angedeihen läßt: die Verleger, Redakteure, Journalisten, Radiosprecher, Virtuosen, Dirigenten allgemein: die Vermittler zwischen Werk und Publikum. [Darauf meinen wir allerdings auch früher schon hingewiesen zu haben, jetzt jedoch erfolgt dieser Hinweis nunmehr sehr pointiert und im einzelnen die Faktoren aufzählend, d. Verf.] Meist sind es gerade sie es, die eine bestimmte kulturelle Leistung in kleine Münze umsetzen und einem Publikum »nahebringen«. Zur Struktur der modernen Erfolgsmache scheint übrigens zu gehören, daß viele Autoren die Kunst der Selbstinszenierung in hohem Grade beherrschen und somit ihre Durchsetzung steuern: der Konsum wird nicht mehr dem Kulturprozeß der Diffusion überlassen, er wird als solcher direkt produziert" (S. 121). Der Maler kann sich schon durch sein auffälliges Auftreten in der Gesellschaft bekannt und unübersehbar machen. Erinnert sei hier an Salvador Dali und seinen gezwirbelten Schnurrbart. Auch nicht unwichtig ist die Tatsache, daß der Künstler ein Opfer des allgemeinen Gesellschaftsklatsches wird; man spricht von ihm, das ist die Hauptsache, auch wenn der Gesprächsstoff Skandale zum Inhalt hat, und der Ton nicht immer ein sehr freundlich geneigter ist. Dabei sind dergleichen Nachrichten gerade heute die gehätschelten Lieblingskinder der halb- und unseriösen Presse, da sie stets eines interessierten Publikums sicher sein können. Ganz bewußt wird hier ein Zug der Zeit (nämlich die Sensationsgier) mit Erfolg als Mittel zum Bekanntwerden bis in breiteste Volksschichten ausgenutzt[1]).

Wer also nun am besten den Zeitgeist erfühlt, ja wittert und ihn wie ein Instrument zu benutzen versteht, wer ihn im Werk einzufangen und gestaltend wiederzugeben vermag, der wird zum Helden des Tages und genießt das Interesse und die Anerkennung seiner Zeitgenossen. „Offenbar bestimmen kulturelle Faktoren mit, ob geniale Anlagen in einem Menschen zur Entfaltung kommen können, und diese Faktoren sind zu manchen Zeiten günstiger als zu andern", meint KROEBER[389]. Er führt dazu weiter aus, daß wissenschaftliche und andere Genies gruppenweise gehäuft innerhalb einer bestimmten Kulturperiode aufträten und nicht gleichmäßig über die Jahrhunderte verteilt, wenn Erbanlagen allein für ihr Erscheinen verantwortlich wären. Kroeber weist weiter darauf hin, bereits im Jahre 1917 die Bedeutung der Mehrfachentdeckungen und -erfindungen betont zu haben, während später OGBURN and THOMAS[397] innerhalb von 5 Jahren eine etwa zehnmal so lange Liste mit entsprechenden Beispielen vorlegten. Auch MERTON[394] unterbaut die Anschauungen Kroebers durch systematische Untersuchungen und stellt fest, daß die Rolle des Genies und der Einfluß sozialer Faktoren einander ergänzen. Er nennt Beispiele wie Galilei und Newton, Gauß und Laplace, Kelvin und Freud; d. h. das Werk dieser Männer entspricht der summierten Arbeit vieler anderer Gelehrter, wodurch das Genie des einzelnen Entdeckers nicht in seinem Wert geschmälert werden soll. Der Zeitgeist jedoch ist es, der hier eine wesentliche Rolle spielt. WEIGAND[407] geht sogar soweit, zu sagen: „Indem sich Genie als Auswirkung enthüllt, wird gerade ein einseitiger Geniekult abgebaut, denn die eigentlichen Ruhmesverleiher sind die Strukturen. Nicht Männer machen Geschichte, sondern Geschichte [Zeitgeist!] Männer, die sie machen, bzw. Männer können sie nur machen, soweit sie sich in sie einfügen" (S. 28).

Geniewerke werden soweit nicht „produziert" wie die Erzeugnisse des national-ökonomischen Marktes. „Genie" sollte nicht vom lateinischen Worte gignere (zeugen) abstammen, denn Genie ist nicht Vater, sondern

---

[1] Oft muß eine Sache auch erst etwas kosten bzw. möglichst teuer sein, um in den Augen sehr vieler Menschen an Wert und Achtung zu gewinnen. Wilhelm Busch prägt dazu in seinem »Maler Klecksel« persiflierend den bezeichnenden Vers: „Mit scharfem Blick nach Kennerweise, seh ich zunächst mal nach dem Preise, und bei genauerer Betrachtung, steigt mit dem Preise auch die Achtung."

eher ein Art Mutter. Es wächst, es reift in ihm etwas aus, kraft der körperlichen und seelischen Fähigkeiten seines Gesamtorganismus. Als Befruchter wirkt die Umwelt: affektive Eindrücke, Erlebnisse, Not, Zwang, Aufträge, Anregungen, Forderungen des Augenblicks, der Zeitgeist, der allerdings nicht selten — im Sinne der Wechselwirkung — „der Herren eigener Geist", hier in sehr positivem Sinne gemeint, sein kann. Werke wachsen wie Früchte an einem Baum. Hochtalent sind fruchttragende Bäume. Wie alles die Frucht mitbilden hilft, das Licht, die Salze des Bodens, die Kohlensäure aus der Luft, das Wasser, die blütenstaubtragenden Insekten, so wird die Frucht des Hochbegabten, das Werk, modelliert und getönt von den Elementen der Umwelt. In den Bildern eines Raffael z. B. lebt die ganze Malerschule seiner Zeit und seines Landes und nicht nur die aktiv zeugende Originalität seiner Persönlichkeit. So entsteht das Werk eines Hochtalentes nicht durch einen Schöpfungsakt im engsten Sinne, sondern es bleibt, eingebettet in Milieu und Zeit, ein Konstellationsprodukt.

III. Der Genieakkord

Nachdem wir gezeigt haben, wie von den sechs verschiedenen Tönen des Eindrucksvollen, die auch die psychologischen Grundelemente des Numinosen bilden, der Akkord des numinosen Mischgefühles erzeugt wird, wollen wir diesen Akkord wieder in seine Einzeltöne zerlegen und auf das Genie anwenden. Übersteigt nämlich der in der Gemeinde, wie wir sie in einem vorherigen Kapitel kennengelernt haben, auf Grund von Werk, Schicksal oder Persönlichkeit eines Menschen der zum Klingen gebrachte numinose Gefühlsakkord das Maß des Gewöhnlichen, so entsteht der Genieakkord, und der Ruhm ist geboren.

Die Einzeltöne des Genieakkords zeigen, wie wir sehen werden, Entsprechungen zu den Tönen des numinosen Gefühlsakkordes. Doch wechseln Klangfarbe und -intensität einmal nach den verschiedenen Arten geistiger und schöpferischer Leistung (Politik, Kunst, Philosophie, Naturwissenschaften usw.), zum zweiten ist die Resonanz bei der Gemeinde einmal mehr durch das Werk, ein anderes Mal mehr durch Artung oder Schicksal seines Schöpfers bestimmt.

Majestas wäre etwa das überlegene Können, die geschulte Talentbegabung. Fascinans wäre das lockende Werk. Das energicum könnte zähe Sachleidenschaft, Selbsttreue bis zum Tode darstellen. Als mirum könnte die unbegreifliche Höhe des Kunstschaffens erscheinen oder die Rätselhaftigkeit des Schöpfungsprozesses (Inspiration, Ekstase), aber auch das absolut Neue des Werkes. Das tremendum läge oft im Schicksal: für das hohe Werk kein Lohn oder sogar Leid als Lohn. Sanctum wäre die Anerkennung bei vielen, der positive Ruhm als unantastbare Größe. Schauen wir auf die bisherige Lehre oder Theorie vom Genie, so kennt sie geniale Begabung (majestas), die geistige Leistung (fascinans), ein leidenschaftliches, tiefes Sachinteresse (energicum), die „Originalität" (mirum), das „tragische Moment" (tremendum) und das „Vorbildliche", das „Epoche-Machende" (sanctum). Also auch so entsprechen sich die Akkorde.

Wir betrachten die Eindruckstöne nun im einzelnen. Majestas ist die tatsächliche (Goethe) oder vermeintliche (Columbus) geistige Überlegenheit. Sie erzeugt für sich allein, ohne das fascinans einer Leistung, für den wertenden Betrachter, wie gewöhnlich auch im alltäglichen Leben, meistens zunächst keine Sympathie oder Liebe, höchstens eine kühle, notgedrungene Anerkennung oder auch Neid, Unbehagen, ein Gefühl der eigenen Erdrükkung oder ganz einfach eine Art Furcht. (Nicht zu verwechseln mit dem tremendum des Schicksals.) Wirksam ist der Ichverkleinernde Minus-Pol aller Ehrfurcht, Ehr-Furcht. Nach HERTSLET[793] besteht daher eine Neigung der Menschen und der Geschichte, Anekdoten darüber zu erfinden, in denen gewaltige Personen „Gemütlichkeit" zeigten. Es ist den Menschen dann „wohler ums Herz". So werden z. B. von Bismarck gern solche Anekdoten berichtet, denn vielen flößte er Furcht ein, und sie zitterten vor ihm. Ganz allgemein wird majestas sehr stark mit Ehrfurcht, fast Furcht empfunden. Napoleon wurde als „Dämon" Europas erlebt, als „tremendum majestas". Ebenso klingt das Überlegene, Erhabene, Ehrfurchtgebietende und Gigantische besonders stark an bei Alexander dem Großen, Cäsar, Michelangelo, Beethoven, Goethe. Nachdem aber beim Betrachten der majestas das eigene Ich zunächst durch den unwillkürlichen und ungünstigen Vergleich eine Einbuße erlitten hat, wird es anschließend durch Nachfühlen und Nacherleben, und damit einer Identifizierung mit der fremden majestas, kompensatorisch mit erhöht.

Energicum muß als etwas Mitreißendes, Kraftvolles und Zwingendes die Menschen packen. Feurige Bewegtheit oder ethische Höhe, ethische Unbestechlichkeit, Selbsttreue bis zum Tode ergreifen. Hinreißende Rhetorik oder Dichtkunst, Leidenschaft für eine Idee oder Sache (ohne Nutzen für die eigene Person), vielleicht bis zum Tode oder Scheiterhaufen, zwingen das menschliche Gefühl zum Mitschwingen. Schillers Pathos oder die Leidenschaft der großen Fanatiker der Geschichte für ihre Ideen sind Beispiele dafür. Gerade Sachleidenschaft reißt immer mit. Rousseaus Lehre von der Menschenliebe, sein ihm unterstelltes „Zurück zur Natur", war zwar vom Feuer eines stärksten Ressentiments durchglüht, aber sie war faszinierend dargestellt, und er war von tiefster Leidenschaft für seine Idee durchdrungen. Als solche hat dieses Ideal alle großen Deutschen (außer Goethe) mit fortgerissen. Fichte, Herder, Schiller, Kant haben alle ihre Rousseau-Phase gehabt (SCHELER[909]). In Frankreich haben Rousseaus leidenschaftliche Lehren sogar ein solch ungeheures Ereignis wie die Revolution von 1789 mittelbar im Gefolge gehabt.

Fascinans hat das Bestrickende, Bezaubernde, Schmeichelnde und Lockende, das niemals ganz fehlen darf. Der Wert muß von den Menschen deutlich und unmittelbar empfunden werden, sei es in der Nützlichkeit einer Erfindung, sei es in der ästhetischen Wirkung eines Kunstwerkes oder auch im „Bezaubernden" eines idealen Vorbildes. Das fascinans kann im Werk (Faust) oder auch in der Person des Genies (Goethe selbst) liegen. Der Verehrer genießt eine schmeichelnde Ich-Erhöhung mit. Dieses Faszinierende spricht aus den Gemälden von Raffael und Tizian, aus der Musik von Mozart und Schubert, aus den Gedichten der Lyriker usw. Aber nicht bloß dieses Ästhetische, die Schönheit als solche (als „subjektive

Zweckmäßigkeit" nach Kant) ist ein fascinans, sondern auch jeder Erkenntniswert, mag er in einem Kunstwerk oder in einem religiösen Dogma liegen. Denn es „schmeichelt" dem Ich, sein eigenes Persönlichkeitsideal vor sich geformt zu sehen, mit der Möglichkeit, sein Ich damit zu identifizieren. Ein solches Erlebnis gibt z. B. der Faust vielen Deutschen. Das Ich gewinnt Teil an dem Zauber des von ihm verehrten Idols, und aus dieser Verschmelzung kann die Genußgröße des fascinans erwachsen. In dieser Weise können die persönlichen Eigenschaften des Genies als Ich-Ideal, als fascinans, genossen werden. Wieviel träumen sich nicht in Napoleons eiserne Energie, in seine Erfolge, in seine Machtfülle ein. Sie genießen nicht sein Werk, seine geistigen Leistungen (denn diese sind längst verweht oder sind ihnen unzugänglich), sondern sie genießen ihn als Person und sein Schicksal als ein einträumbares Ich-Ideal. Napoleon träumte sich selbst gern als Alexander oder Mohammed. Er ließ Medaillen prägen, die ihn als Imperator Laureatus darstellen, während die Kehrseite der Medaille den Kaiser Augustus zeigt. Wir sprachen schon davon, daß auch der Gesamtakkord eines Genies als fascinans erscheinen kann, gleichsam als Banner oder als ein Symbol nationaler Größe (Goethe, Bismarck). Hier wird das Ich miterhöht als das Glied einer großen mächtigen Gruppe.

Mirum ist von größter Wichtigkeit als der Eindruck von etwas Besonderem, etwas Fremdartigem. Die Menschen wollen staunen, sie möchten Wunder sehen (auch die Kirche fordert die Wunder als Vorbedingung der Heiligsprechung). Höchstes Kunstschaffen wäre an sich schon ein solches Wunder, das als mirum wirken könnte. Alles ganz Neue des Werkes (z. B. auch das entdeckte Amerika), alles Geheimnisvolle, Schwerbegreifliche, Rätselhafte des Werkes oder seines Schöpfers, das Unfaßliche und ganz Besondere eines Schicksals bilden ein mirum. Beispiele dafür sind der schwer ausdeutbare Gefühlston von Shakespeares Hamlet, sind Strindbergs Dramen (Gespenstersonate), sind Kleists Penthesilea und Ibsens Peer Gynt, sind die Gemälde von van Gogh, sind die Kunstwerke der Surrealisten usw. Tolstoi war nur wenig bekannt durch seine bedeutenden Romane „Krieg und Frieden" und „Anna Karenina". Da „zündete" plötzlich (1889) die „Kreutzersonate" mit ihrer ungewöhnlichen sexualethischen Forderung, daß jeder sexuelle Verkehr, auch der Verkehr in der Ehe, als Unzucht zu verdammen sei. Diese für menschliche Gegebenheiten absonderlich erscheinende These wirkte als mirum auf die Menschen, erregte ihr Interesse und machte erst auf die majestas der übrigen wertvollen Werke aufmerksam.

Das tremendum steht diesen vier positiven Gefühlstönen als negativer gegenüber. Etwas Unheimliches, Gruseliges, etwas leise Grauenerregendes läßt die Menschen erschauern. Es wird die Möglichkeit einer Ich-Verneinung, einer Ich-Zerstörung geahnt; das Dasein wird fragwürdig, und ungeahnte Abgründe tun sich auf. Die positiven Gefühlstöne werden durch die Möglichkeit der Verneinung allerdings gesteigert empfunden (Wertsteigerung durch Wertbedrohung oder Wertvernichtung). Das Unheimliche, das tremendum, kann im Werk oder in den Charakterzügen der Personen erscheinen, vor allem aber im Schicksal (Leid als Lohn).

Dunkles, Dämonisches klingt aus den Werken von E. T. A. Hoffmann, Edgar Allan Poe, Kubin, Sophokles (Ödipus), aus der Zauberatmosphäre im Faust, aus Meyrinks „Golem". Dämonisches spricht aus den Persönlichkeiten der großen Gewaltmenschen (Napoleon, Cesare Borgia), aus dem Lebensschmerz und der tiefen Vereinsamung von Michelangelo, Beethoven, Nietzsche. SPENGLER[934] (I, S. 335) sagt von Michelangelo: „So erklärt sich das einsame, furchtbare Ringen dieses wohl unglücklichsten Menschen innerhalb unserer Kunst, das Fragmentarische, Gequälte, Unersättliche, das terribile seiner Formen, das die Zeitgenossen ängstigte."

Auch Shaw beweist ein feines Gefühl für das persönliche tremendum (die majestas als tremendum). SHAW[2381] (S. 12) spricht von der Furcht, die „geistige Riesen" ihren Mitmenschen einflößen, so daß sie den Riesen ans Leben möchten. „. . . nicht bloß Neid, weil die Gegenüberstellung eines Überlegenen ihre Eitelkeit verwundet, sondern ganz einfach und ehrlich deshalb, weil sie ihnen Furcht einjagen . . ., die wegdiskutiert werden kann ... Da sie unmeßbar ist, ist sie unerträglich". Grauen ist schlimmer als Furcht. Das Grauen vor allem Sinnlosen, vor der im Schicksal liegenden Tragik, hebt den Wert aber um so leuchtender hervor. Mit der Märtyrerkrone um das Haupt sehen die Menschen (unbewußt) das Genie am liebsten. Alle Schmähungen und Angriffe, alle Herabsetzungen und Verleumdungen, die von den Zeitgenossen zu Lebzeiten des Genies vielleicht gegen dieses vorgebracht wurden, werden von diesen selben Menschen nach dem Tode des Genies als ein tremendum, als eine Klangseite des Genieakkords empfunden. Die Menschen zeigen geradezu ein Verlangen nach solchem tremendum bei verehrten Heroen. „Ich kann mir eine Schönheit ohne ein damit verbundenes Unglück gar nicht vorstellen", bekennt naiv Baudelaire (z. n. ADLER[706], S. 180). ZILSEL[121] (I, S. 28) berichtet, daß im griechischen Altertum viele Athleten nach ihrem Tode als Heroen religiös verehrt wurden; dabei wurden überall in den Legenden gerade die traurigen Lebensschicksale, wie früher Tod, Unglücksfälle, Aberkennung von Siegen (bei Kleomedes, Euthymos, Theagenes, Olbotas, Diogenetos usw.) hervorgehoben. Auch in der germanischen Mythologie tritt der Hunger nach dem Reiz des tremendum sehr deutlich zutage. „Wie bei den Göttern, so findet man auch bei den Helden Mangel an Gliedern: Odin ist einäugig, Tyr einhändig, Loki (= Hephaistos) lahm, Hödur blind, Vidar stumm, Hagano einäugig, Walkeri einhändig, Gunthari und Wieland lahm; blinde und stumme Helden gibt es viele. Aber es scheint heldenmäßig, daß die Kindheit und erste Jugend ein Fehler verunstaltete und aus solchem Dunkel hernach plötzlich die leuchtende Erscheinung, gleichsam die zurückgehaltene Kraft vortrete" (Grimms Deutsche Mythologie). Und eine viel frühere Zeit prägte das geflügelte Wort: „Früh stirbt, wen die Götter lieben". Ein weiteres Motiv dieses posthumen Verehrungstriebes mag vielleicht in einem dunklen Schuldgefühl der Menschen zu suchen sein, das sie dazu treibt, zu sühnen und auszugleichen. Denn sie fühlen unbewußt und dumpf: du bist ja auch einer von denen, die alles Höhere neidvoll herabzuziehen trachten; auch du möchtest am liebsten alles Überlegene heimlich morden.

Das tremendum kommt häufig mit einem mirum verbunden vor; das tremendum ist als mirum, das mirum als tremendum wirksam, und beide erscheinen als mirum-tremendum in einem intensiven Mischgefühl vereint (sehr hübsch bei Shaftesbury, vgl. JASPERS[806], S. 168). Grauen und Entsetzen können sich mit einmischen, wenn die „Nähe Gottes" erlebt wird (vgl. JAMES[1060], S. 54 f. und JASPERS[805], S. 159). So werden auch Genies gern „mit Seligkeit und Grauen" erlebt; und zwar nicht so, als ob sie längst gestorben und zu Asche zerfallen wären, sondern als ob sie noch in einer Art leibhaftiger Bewußtheit „um einen schwebten" als ein Mysterium tremendum.

Schließlich hat das tremendum noch eine ästhetische Nebenwirkung. Wie die erste glänzende Leistung mit ihrem Ruhm den Anfang eines Schicksals betont, so hebt das tremendum das Ende höchst eindrucksvoll und mit tiefer Wirkung des Kontrastes heraus. Am einen Ende einer Reihe steht ein leuchtendes Weiß, am anderen Ende ein düsteres Schwarz. Dieser Kontrast haftet im Gedächtnis. Das tremendum verleiht einen starkbetonten ästhetischen Abschluß wie der Tod des Helden in der Tragödie.

Das sanctum gesellt sich im Laufe der Zeit als letzter Ton hinzu. Der Ruhm als anerkannte Größe erzeugt den Eindruck der geheiligten Unantastbarkeit. Eine Vielzahl von Verehrern schützt voll Eifer ihren Heros und erzwingt Ehrfurcht für den Auserwählten. Dieser Gefühlston des Sanktionierten, allgemein Anerkannten spricht aus dem Erleben von Berühmten wie Goethe, Shakespeare, Bismarck, Jeanne d'Arc, die zu Symbolen ihrer Nation geworden sind. Erst wenn ein Mensch von einer solch großen Gemeinde als ein zu verehrender Wert und damit als Genie anerkannt wird, läßt sich von einem sanctum sprechen. Damit wird aber das Genie auch tabu. Das Berühren des Tabu wird gerächt. Später „übernimmt die Gesellschaft die Bestrafung des Verwegenen" (FREUD[763]).

Die einzelnen Akkordmöglichkeiten in variatione gestatten nun die allgemeine Struktur eines Berühmten, Genialen zu erkennen.

Der *Politiker*. Majestas: überlegene Intelligenz, Weitblick, Menschenkenntnis, Diplomatie. (Hinter den Kulissen: Eitelkeit, Ehrgeiz, Machthunger, Geltungsbedürfnis, Schlauheit, Schauspielerei, moralische Unbedenklichkeit, Verlogenheit, Härte, Mitleidlosigkeit, Rücksichtslosigkeit, Konstellation und Glück.) Energicum: Rednergabe, zähe Ausdauer, eiserne Energie, Zielbewußtheit. Fascinans: Nutzen für jeden einzelnen, Vorteile, Schutz, Ordnung, ruhiges, geachtetes Dasein, vielleicht auch die Persönlichkeit als Banner, Ruhm der Partei, des Vaterlandes. Mirum: Neuschaffung, umstürzend oder vollendend, ein Wunderwerk an Organisation. Tremendum: Undank der Fürsten und Völker, Leid als Lohn, Verbannung, Ermordung, Hinrichtung, allzu früher Tod. Sanctum: allgemeine Anerkennung bei großen Gruppen.

Der *Feldherr*. Majestas: militärisches Fachtalent. Energicum: Energie in jeder Form, kühne Entschlossenheit. Fascinans: siegreiche Schlachten und Kriege (oft Glück). Mirum: fehlt, oder majestas, energicum, fascinans als mirum. Tremendum: Macht über Leben und Tod von Tausenden, als tremenda majestas. Sanctum: Ruhm aus früheren Schlachten.

Der *Erfinder*. Majestas: Intelligenz, Fachschulung, Kombinationsgabe, Verständnis für Zeitgeist (oft Glück). Energicum: Unternehmungsgeist, zähe Ausdauer. Fascinans: Nutzen, wissenschaftliche Förderung. Mirum: das Neue, Erstaunliche. Tremendum: Armut, Undank, Lohn zu spät, zu klein. Sanctum: Anerkennung der Leistung.

Der *Entdecker*. Majestas: Intelligenz, Weitblick, Facherfahrung. Energicum: Kühnheit, Energie. Fascinans: Förderung, wirtschaftlicher Nutzen, Erkenntniswert. Mirum: das wirklich Neue. Tremendum: der Schauder vor unerhörten Strapazen und Gefahren. Sanctum: weiter Entdeckerruhm.

Der *Philosoph.* Majestas: überragendes Intelligenztalent, Weitblick, Tiefblick, Begabung für Abstraktion und Synthese. Energicum: bohrende Leidenschaft für Erkenntnis und Wahrheit. Fascinans: der Wert jeder Erkenntnis (Übersicht, Beruhigung). Mirum: das Überraschende mancher Einblicke, schwer zu fassende Tiefe, Unergründlichkeit. (Hinter den Kulissen oft schwierige, verschachtelte Terminologie, das mirum der esoterischen Geheim- und Fachsprache.) Tremendum: das Schwermütige, der tiefe Ernst, Verzicht auf Lebensgenuß, Anfeindung, Verfolgung, Vergiftung, Verbrennung. Sanctum: Klassiker-Ruf.

Der *gelehrte Forscher.* Ähnlich aber abgeschwächt. Mirum und fascinans werden nach Möglichkeit herabgesetzt; das energicum (als Fleiß, Gründlichkeit) gilt als selbstverständlich. Ein mirum kann bei der Fachkritik kaum aufkommen, das tremendum erregt höchstens Schadenfreude bei den konkurrierenden Fachgenossen. Dem Gelehrten fehlt eben durchschnittlich eine größere Gemeinde, die das sanctum verleiht. Schlechte Prognose für Dauerruhm.

Der *Prophet.* Majestas: Offenbarung und Vollmacht von Gott. Energicum: Askese, Verzicht auf Lebensgenuß, Sachleidenschaft, Kühnheit, Selbsttreue bis zum Tode. Fascinans: Verheißung der Erfüllung aller Wunschträume (Paradies, ewiges Leben, Ich-Erhöhung, Erlösung, Seligkeit, Nirwana) Mirum: teils das essentielle in Gestalt von „Wundern", teils das Neue, Unerhörte der Lehre. Tremendum: Martyrium, Scheiterhaufen, Kreuz. Sanctum: bereits von einer Riesengemeinde als numinos erlebt und als heilig verehrt.

Der *Apostel.* Majestas, fascinans, mirum gehört dem Propheten. Energicum: besonders stark. Tremendum: Leid als Lohn. Sanctum: abgeschwächt, denn Zwischenträger, „Handlanger".

Der *Künstler.* Majestas: das schöpferische Talent. Energicum: Leidenschaft, Glut, gesteigerte Affektivität. Fascinans: der Zauber des Kunstwerkes, oft darin eingeschlossen die Möglichkeit ein Ich-Ideal, Zeitideal, Persönlichkeitsideal im Werke zu erleben (Odysseus, Achill, Faust) oder ein Persönlichkeitsideal im Künstler selbst (Goethe). Mirum: das unbegreiflich Wunderbare des Werkes und der Schaffenstätigkeit (Künstlerschaft als Mysterium). Tremendum: das Werk aus Leid geboren, Undank, Leid als Lohn, früher Tod, Selbstmord, Geisteskrankheit. Sanctum: Klassiker-Ruf.

Die einzelnen Töne sind in den verschiedenen Künsten von wechselnder Intensität. Der Bildhauer wird selten von einer großen Gemeinde erlebt und als Genie verehrt; es bleibt bei kühler Anerkennung und Hochachtung, vielleicht auch Bewunderung aus dem Grunde, weil seine majestas zu begreifen Fachkenntnis erfordert; sie wirkt kühl, bleibt objektiv. Namentlich das energicum ist sehr schwach. Das fascinans nackter Gestalten wird von weiten Kreisen perhorresziert (Sexualwiderstand, Moral). Das tremendum (langwierige, harte, langweilige Arbeit) würde zum Erfassen wiederum Fachkenntnis erfordern, bleibt daher schwach. Auch das sanctum bleibt klein, weil zu wenige Menschen tiefes Interesse haben. Die numinos gewordenen Bildhauer sind zugleich Maler gewesen (Michelangelo), oder sie erreichten ein stärkeres energicum, indem sie gleichsam die Grenzen ihrer Kunst überschritten (teilweise Michelangelo, besonders aber Rodin und auch Barlach). Uns ist kein Fall bekannt, in dem ein Architekt von zahlreichen Menschen als Genie wirklich verehrt würde. Dies liegt wohl daran, daß der Baumeister, wie der Erfinder, ganz hinter dem Werk verschwindet, daß er in ihm nicht als Persönlichkeit erscheint, gar nicht Alleinschöpfer des Bauwerkes gewesen ist. Die großen Dome z. B. hat ausgesprochen der Geist ihrer Zeit gebaut, und viele Köpfe und Hände haben ihm geholfen. Dagegen ist das fascinans in der Malerei, Musik und Dramatik sehr groß, ebenso das energicum in Musik und Dichtung. Fascinans und energicum steigern als unfaßliches mirum die majestas des Schöpfers zu einem göttlichen Genius. Wenn das tremendum nicht im Lebensschicksal liegt, so ist es oft im Werk enthalten (Dantes Hölle, Werthers Selbstmord, die Zauberatmosphäre im Faust, Kafkas Schauspiele, alle Tragödien). Manches Werk ist schon von vornherein halb numinos: religiöse Malerei, Kirchenmusik, alte Sagen. Die Ebene des numinosen Akkords steht dann von Anfang an bereits auf einem höheren Sockel. Beim Kunstwerk fällt auch das stark Relative alles Ästhetischen sehr ins Gewicht, indem es die verschiedenen Auffassungen zum Meinungsstreit anregt. Streit aber weckt Aufmerksamkeit und Ruhm und läßt diesen nicht einschlafen. Ein letzterer Grund, warum der Künstler leicht den numinosen Akkord erzeugt, liegt endlich darin, daß Religion und Kunst psychologisch nicht scharf zu trennen sind. Religiöser Kult bedarf überall der Beihilfe und Ästhetik, denn diese rufen oft überhaupt erst die religiöse Stimmung herbei (Rauschtänze, Musik Tempel, Dome). Umgekehrt ist die Kunst der Religion verwandt. Auch sie malt Paradiese und gestaltet Wunschträume, auch sie stellt Vorbilder und Ich-Ideale auf, auch sie läßt zu Höherem aufblicken und zeichnet uns eine „andere“ Welt, die schöner, leuchtender, konzentrierter und bunter als die graue, schale Wirklichkeit ist; sie erhöht das Ich, sie weitet das Ich und läßt den Akkord des Heiligen in uns rein und laut erklingen.

An zwei speziellen Beispielen sollen diese allgemeinen Betrachtungen erhärtet werden, und dabei soll aufgezeigt werden, wie uneinheitlich das Genie seiner Struktur nach ist, vielmehr ganz verschiedene Typen verkörpern kann. Bei Napoleon liegt der Ton des Überlegenen in den militärischen und politischen Erfolgen, im Eindruck der wirklichen Könnerschaft. Das zwingend Mitreißende ist der ungeheure Trieb zur Macht, die rücksichtslose Willensstärke. Das Einschmeichelnde, Bezaubernde, begründet die Ruhmerfolge des Franzosen. Das Fremdartig-Besondere, das Staunenswerte liegt bei dem romanhaften Aufstieg vom Leutnant bis zum Kaiser in unglaublicher Machtfülle. Das Unheimliche: Napoleon wurde bei Lebzeiten als „Dämon“ Europas erlebt; sein Charakter, die Explosibilität und Unberechenbarkeit, die Herrsch-Gier ohne Grenzen flößte allen Gegnern ein geradezu mystisches Grauen ein. Nach dem Tode haben sich zwei der Eindruckstöne verschoben. An dem damaligen Ruhm Frankreichs liegt den Verehrern von heute nicht mehr viel, wohl aber lockt und bezaubert sie sein Bild, umgeformt und heroisiert, als Persönlichkeitsideal. Die Verbannung nach dem einsamen St. Helena wirkt heute unheimlich; ein Zug von Grauen und

Tragik umgibt sein Ende. Eindrucksvoll ist auch der Gefühlsakkord, den Jeanne d'Arc, die heilige Johanna, die Jungfrau von Orleans, hervorruft. Sie wird von sehr vielen französischen Autoren als „Genie“ bezeichnet und gefeiert, wird als Heilige der Kirche verehrt. Jeder Mai erlebt in Frankreich ein Nationalfest ihr zu Ehren, denn sie gilt als Erretterin des Vaterlandes. Das Schmeichelnde, Lockende im Akkord wäre die militärische Befreiung von den Engländern. Das Wunderbare, Staunenswerte: die Gestalten der Heiligen erschienen leibhaftig dem einfachen Hirtenmädchen und sprachen zu ihr als der Gottgesandten. Fremdartig und als etwas Besonders wirkte auch der Widerspruch zwischen Weiblichkeit und Männerberuf (Rüstung, kurzes Haar, Führerschaft im Krieg). Jeanne d'Arc war von Anfang an ein unerklärliches Rätsel und blieb auch weiter durch die Jahrhunderte ein Geheimnis im Spiegel der Meinungen und damit gerade ein Gegenstand dauernden Ruhmes. Zwingend und mitreißend wirkten ihre zähe Energie, mit der sie das Schicksal in die Hand nahm, ihre tiefe Überzeugung, ihre Selbsttreue bis zum Flammentode. Grauen erregt der Scheiterhaufen: unheimlich weht eine Märtyrerkrone aus züngelnden Flammen um ihr unschuldiges Haupt. Grausames Leid wurde ihr als Lohn, als Dank für die Befreiung des Vaterlandes und für die Krönung des Königs zuteil. Noch heute empfinden die Menschen tiefes Schuldgefühl (nur wieder gutmachen, nur sühnen), und Johannas Ruhm wächst dadurch zu den Sternen. Das Überlegene, Imponierende erscheint bei ihr in Form sittlicher Größe und Reinheit, in ihrer Keuschheit und grundehrlichen Gesinnung. Ihr Genie oder Heiligenakkord hat wohlgerundeten Klang, trotzdem gerade das fehlt, was sonst Genie im engeren Sinne heißt, nämlich eine irgendwie überragende Begabung. Jeanne d'Arc brachte für ihre militärische Sendung keinerlei strategisches Feldherrntalent mit, wie alle ernsten Historiker bezeugen. Sie feuerte lediglich die entmutigten Soldaten wieder an. Die intellektuelle, schöpferische Leistung fehlt, und dennoch wird sie als Genie gefeiert. Im ersteren Fall ist die Hochbegabung Grundlage großer Leistungen und damit der Geniewerdung, im zweiten Fall fehlt die intellektuelle Leistung völlig; und doch werden beide, der berühmte Feldherr und Beherrscher Europas wie das Hirtenmädchen von Domremy, in gleicher Weise als Genie verehrt und gefeiert.

Ausschlaggebend für die Verehrung sind die Gefühlswellen der Gemeinde, die sie emporgetragen haben. Gleich ist bei beiden der aufregende Zusammenklang von Werk, Person und Lebensschicksal und damit der Genieakkord, der von dem Menschen als das eigene Mischgefühl des Heiligenakkords gewertet wird. Der Jeanne-d'Arc-Fall steht aber keineswegs einzig in der Geschichte da. Es hat noch mehr welthistorisch gewordene Gestalten ohne Hochbegabung gegeben (z. B. Columbus). In dem Dreiklang von Werk, Person und Schicksal kann eine Größe durch die andere ersetzt werden. Erweckt das Lebensschicksal tiefste Anteilnahme, oder ruft das geschaffene Werk tiefe Ehrfurcht hervor, so kann die Begabung eventuell gering sein; erscheint aber das Schicksal als ein alltägliches, so müssen Begabung und Talent von außerordentlicher Größe sein, damit die gleiche Klangfülle des numinosen Akkordes erreicht wird, um Genieruhm zu erhalten.

Wir müssen noch einmal wiederholen, daß es immer darauf ankommt, einen möglichst starken Gefühlsakkord des Numinosen bei einer möglichst großen Zahl von Menschen, bei einer Gemeinde, zu erzeugen, damit die hohe Woge des Genieakkordes, die sich durch Jahrzehnte, ja durch Jahrhunderte fortwälzen kann, entsteht.

IV. Der Ruhm und sein Schicksal

Nachdem wir nun mit Hilfe einer Fülle von Material den Genieakkord begrifflich und in seiner praktischen Anwendung entwickelten und damit den Vollklang des Ruhmes zeigten, soll nun auch noch der schicksalsmäßige Verlauf des Ruhmes oder, graphisch ausgedrückt, die Ruhmeskurve dargestellt werden. Denn daß sich ein Genieakkord im Laufe der Zeit oder bei der Übernahme durch andere Völker wandelt, ist etwas Gesetzmäßiges, wofür sich zahlreiche Beispiele bringen lassen. Der Zeitgeist, der ebenfalls einer Entwicklung unterliegt, verändert in seinem Gefolge die verehrende Gemeinde, ihre Aufnahmebereitschaft, ihre Anschauungen, ihre Wertmaßstäbe, und er verändert ebenso oftmals die Gesamtstruktur ihres Idealbildes, was zur Wahl und Anerkennung anderer, neuer Genie-Träger und zur Abwertung früherer führen kann.

Wenn ein Mensch berühmt wird, so steigt seines Ruhmeslinie nicht geradlinig bergan, sondern sie verläuft mehr oder weniger schräg nach oben auf den Gipfel zu. Dann hält sie sich eine Weile auf der Höhe, um vielleicht nach langer Zeit wieder ganz allmählich abzusinken. Jeder Ruhm hat demnach als Schicksalslinie eine Kurve mit Beginn, Ansteigen, Kulminationspunkt und Absteigen; wenngleich es schwer möglich sein dürfte, hier nun wirklich exakt-mathematische Kurven aufzustellen, in denen Mode, Zeitgeist, Zeitgeschmack, jeweils herrschender Lebensstil besonders gewertet werden müßten. Dennoch ist es erlaubt, vom Bild der Ruhmeskurve zu sprechen. Diese Kurve möchten wir als die „normale" bezeichnen.

Zahlreiche Umstände können jedoch außergewöhnliche Schwankungen der Linie, Abfall und Steilanstieg hervorrufen. Steckenbleiben auf den Vorstufen des Ruhmes kommt oft vor, ja ist durchaus die Regel im Leben. Wir finden Ansätze, ein kleines Aufglimmen, ein oder zwei Töne, ein Verglühen und Verklingen. Höchstens bleibt ein halbvergessener Name in einem gelehrten Buch, ein Ruhm, der kein Ruhm ist. Erleichtert wird das Berühmtwerden durch angeborene Gehobenheit wie Fürsten- und Herrscherwürde. Auch das Fach der Leistung kann primär der Ruhmbildung günstig sein. So erlangen Maler, mehr noch Musiker, leicht internationale Berühmtheit. In der Musik wiederum gewinnen Lieder, Tänze, Operetten und Schlager am schnellsten die breiten Massen. Auch die Technik der Vervielfältigung, der Übertragung und Veröffentlichung spielt dabei eine große Rolle, wie Schallplatte, Film, Rundfunk, Fernsehen, aber auch billige Volksausgaben von Büchern und Übersetzungen. Es gibt auch ein plötzliches Berühmtwerden oder auch Wiederentdecktwerden, wenn die Wandlungen der Anschauungen und des Zeitgeistes aufeinmal Wertfacetten (s. später) aufleuchten lassen, die Genie-Ruhm verleihen, nachdem vielleicht jahrhundertelang kaum oder gar kein Erinnern mehr vorhanden war. Das kulturelle Objekt ist keine absolute Größe für die Umwelt, sondern ein System zahlloser Möglichkeiten hinsichtlich seines Fortbestehens und Weiterlebens in der Zukunft. Was heute Mode ist, ist morgen vielleicht vergessen. Daß es dennoch sehr oft objektiv Großes gibt, ist unzweifelbar. Homer, Shakespeare und Goethe (nur als Beispiel von vielen) schufen sicher Unsterbliches, nur gilt es nicht immer oder wird nur zum Teil anerkannt, während andere Facetten der geschaffenen Werte nicht aufleuchten. Nicht zu allen Zeiten ist also jeder hohe Wert auf der Welt anerkannt.

Auf der anderen Seite anerkennt die große Masse oft kritiklos alle auch nicht so großen Leistungen eines sonst bedeutenden Schöpfers mit entsprechendem Nimbus (Prinzip des „Magneteffektes", der kulturellen „Mit-Siebung"); andererseits geraten oft Höchstleistungen sonst minder bekannter Künstler und Dichter in Vergessenheit. Die Relativität von Werturteilen über Genies, das Subjektive des Genieakkords ist besonders deutlich. Belege dafür finden sich bei Hirsch[385] und Zilsel[121].

Sehr zahlreich sind die Belege dafür, wie sehr der Ruhm im Laufe der Zeit zu wechseln vermag (vgl. a. Goldschmit[380]). Zu den schon angeführten Beispielen lassen sich weitere hinzufügen: Protagoras genoß zu Lebzeiten hohen Ruhm, wurde dann aber von Platon verspottet und daraufhin 2000 Jahre lang fast verachtet und totgeschwiegen. Von den positivistischen Philosophen wurde sein Ruhm erst wieder zu neuem Leben erweckt. Jesus wird von keinem weltlichen Schriftsteller seiner Zeit auch nur erwähnt; erst bei Tacitus (55–117 n. Chr.) erscheint sein Name in einer kurzen geringschätzenden Notiz (Annal. XV, 44, 4). Shakespeare galt 100 Jahre nach seinem Tode als „Dutzenddramatiker"; er war im Grunde 150 Jahre lang so gut wie vergessen. Plötzlich kann ein Name wieder entdeckt werden, wie es z. B. auch bei Walther von der Vogelweide (etwa 1165–1230) geschah, der dem Gedächtnis der Menschen 600 Jahre lang völlig verschwunden war. 1822 entdeckte ihn der Germanist und Dichter Ludwig Uhland und schrieb eine berühmte Biographie über ihn. Nun wurde Walther von der Vogelweide auf einmal zum „größten Lyriker des Mittelalters". Die Zeit war für ihn reif, als die Romantik das Mittelalter überhaupt wieder entdeckte. Der Maler Grünewald (1529), der jahrhundertelang fast nur Kunsthistorikern bekannt war, wird 1903 und 1904 von Fleurent und Bock entdeckt und zu einem Stern erster Größe, der nunmehr neben Dürer leuchtet, ja sogar manchmal über Dürer gestellt wird. Er wird damit zur „Eminenz ersten Ranges" (Hirsch[385]). Nur acht Werke gibt es von ihm, die teilweise Torso sind und sich an entlegenen Orten befinden. Sein Leben ist fast unbekannt, und fast 400 Jahre hat man ihn fast nahezu unbeachtet gelassen. Auch das Urteil über Raffael und Rembrandt war den größten Schwankungen unterworfen. Greco wurde nach Jahrhunderten plötzlich erst als Genie entdeckt. Spinoza war zu Lebzeiten berühmt, dann 100 Jahre ganz vergessen und wurde im 18. Jahrhundert wieder berühmt. Händel, Bach, Jean Paul und Hegel waren lange Jahre unbeachtet und mußten erst durch Wiederentdeckung in ihrem Ruhm aufgefrischt werden. Der Dichter Gryphius wurde erst durch die Expressionisten wieder bekannt (Dovski[1443], S. 12). Auch Schiller wurde im 19. Jahrhundert im Publikumsurteil von Jahrzehnt zu Jahrzehnt anders gewertet, und zwar sehr ausgesprochen dem politischen Zeitgeist entsprechend, und auch zur Zeit des Schillerjahres wurde sein Name vielfach zum Vorspann für alle mögliche Ideologie gemacht. Im Laufe der Jahrzehnte hat sich dauernd das Wertverhältnis zwischen Goethe und Schiller geändert. Heute steht Schiller etwas tiefer. Aber 1857, bei Errichtung des Doppeldenkmals in Weimar, „widerfuhr für das allgemeine Empfinden dabei Schiller die größere Ehre" (LUDWIG[3319], S. 390). Schiller war damals hochberühmt, „während schon einiger Mut dazu gehörte, sich zur Goethegemeinde zu bekennen". Bei den Romantikern war es umgekehrt. Goethe wurde „beinahe übermenschlich", Schiller „fast despektierlich" behandelt. Schopenhauer und Richard Wagner waren anfangs verkannt und wurden dann aber hochberühmt. Indes ist Schopenhauers Philosophie heute schon wieder Sache eines begrenzten Kreises geworden, und Wagners Musik und sein Pathos werden ebenfalls in heutiger Zeit sehr unterschiedlich beurteilt. Fast alle späteren Genies sind einmal „in Mode" gewesen (vgl. a. Giotto, Manet, G. Keller, Brahms, Ibsen, Nietzsche und Strindberg), ihre Ruhmeskurve stieg eine Weile steil in die Höhe. Nach solchen Mode-Anstiegen — nicht selten auch in der Bewertung als Politikum wie bei Wagner im 3. Reich — sinkt allerdings die Kurve gewöhnlich wieder etwas ab.

Wie stark jegliche Beurteilung vom Zeitgeist abhängig ist, zeigt GOLDSCHMIT[380] in seiner Zusammenstellung „Der kluge Zeitgenosse". Darin bringt er eine Sammlung von zeitgenössischen wie späteren Kritiken an den bedeutendsten, oft genialen Schöpfern europäischer Kultur, vorwiegend des 18. und 19. Jahrhunderts. Oft sind die Kritiker selbst Geniale. Aber die großen wie die kleinen Geister zeigen meist eine für uns kaum verständliche Urteilsschwäche, die dadurch bedingt ist, daß am Wesentlichen vorbeigesehen und der große, zeitlose Wurf nicht erkannt wird. Die Kritiker bewegen sich eben in den engen Grenzen ihrer Zeit und sind oft nicht frei von Neid und Mißgunst dem geistig bedeutenden Zeitgenossen gegenüber.

Andererseits vermag jeder einflußreiche Kritiker oder Biograph den Ruhm des Beschriebenen ungemein zu steigern. Selbst wenn ein Kunsthistoriker über ein gemaltes Spargelbund von Monet schreibt: „Der ganze Kosmos ist in diesem Stilleben eingeschlossen", läuft dem Verehrer ein frommer Schauer über den Rücken. Auch wenn Däubler über Kandinsky synästhesierend sagt: „Er zeigt uns Wahrzeichenverglasungen, Entscheidungskristalle, blaue Kundgebungen des Beschlusses von ihren Entkörperungen in Taten. Er bringt uns sogar gelb erregt in das Abenteuer irdischer Betätigungen aus seelenlila Wunschgeburten" (die Zitate n. WEYGANDT[1429], S. 423), so erzeugen derartige Kritiken beim bewundernden Leser ein mirum und fascinans. Es wächst einfach aus der Umdeutung und Hineindeutung sowie der bizarren sprachlichen Formulierung des Interpreten heraus. Auch Mißverständnisse können ein mirum zum Ruhm beisteuern, wie das Beispiel des sprachlichen Mißverstehens bei der Parthenogenesis Jesu zeigt, „. . . daß aus der an sich harmloseren Benennung »Gottessohn«, im Sinne von »gottwohlgefälliger Mensch« allmählich unter Mitwirkung des sprachlichen Mißverständnisses von alma in Jes. 7, 14 (πάρθενος, virgo statt junge Frau) die dogmatische Vorstellung von der Jungfraugeburt des Gottessohnes sich stabilisiert hat, ist bekannt" (RUNZE[1145], S. 159).

Auch alle dunklen, erklärungsbedürftigen, geheimnisvollen Werke leben, wenn sie sonst talentvoll und überhaupt bekannt sind, wesentlich länger und kräftiger als die klaren, übersichtlichen, rationalen. MÜLLER-FREIENFELS[1295] (S. 303) weist treffend darauf hin, daß eine möglichst gelehrte Terminologie Würde und Autorität verleihe. Das „Prunkgewand einer esoterischen Sprache" zeichne besonders die Philosophie aus; ganz banale Gedanken sehen darin aus wie geheimnisvolle Offenbarungen. Klarheit gelte bei vielen als ein Zeichen von geringer „Wissenschaftlichkeit". Der glänzende Stil von Schopenhauer und Nietzsche hätte ihnen bei vielen nur geschadet. Beispiele in der Dichtung sind wiederum Hamlet, Faust, Hölderlins Nachtgesänge. 1373 erhielt Boccaccio in Florenz eine neubegründete „Professur zur Klärung des Dante". Auch Kants Ruhm nährt sich zum Teil von seinem schwierigen Stil.

Oft läßt sich schwer sagen, wo und wann eigentlich die Kurve eines allgemeineren Ruhms einsetzt. Gottfried Benn sagt einmal (z. n. PÜLLMANN[402]): „Die schöpferischen, die vulkanischen Gehirne, sagen wir: die Genialen: manche steigen hoch, manche ergreift die Stunde, manche werden Genies, viele bleiben unten wie nie geschehen." Selten macht schon ein erstes Werk weithin berühmt (Werther). Häufiger führt ein späteres, noch öfter erst das ganze Lebenswerk zum Ruhm. Gewöhnlich beginnt erst nach dem Tode eine nennenswerte Erhebung der Ruhmeskurve. Politisch und wirtschaftlich schlechte Zeiten nähren die Unzufriedenheit mit „dieser Welt" und die Sehnsucht nach einer anderen. Dann wird alles, was „erlöst", im Ansehen gesteigert und gerühmt, sei es Okkultismus oder Religion, vor allem auch die Kunst, und mit dem Kunstwerk steigt der Ruhm seines Schöpfers. Goethe z. B. rühmte man anfangs nicht wegen seiner dichterischen Begabung, sondern er wurde bekannt, weil sein Werther eine Selbstmordepidemie auslöste. Schillers Dichtungen weckten 1813 die Kriegsbegeisterung und machten ihn auf diese Weise berühmt. „Onkel Toms Hütte" löste sogar den Bürgerkrieg gegen die südamerikanischen Sklavenhalter aus (HIRSCH[385]).

Ohne tremendum kein Ruhm. Das gilt vor allem für die vielen Entdecker und Erfinder, praktisch heute unentbehrlicher Dinge und Werkzeuge. Vergessen sind deshalb z. B. Joseph Ressel, der Erfinder der Schiffsschraube, Peter Mitterhofer, der Erfinder der Schreibmaschine, Karl v. Drais, Erfinder des Fahrrades usw. (EGER[376], der noch viele weitere Beispiele für diese Behauptung anführt). Das tremendum, welches in einem schicksalsmäßigen, besonders dem schlimmen Verlauf anklingt, ist oft wesentlicher für den Ruhm des Leidenden, als sein Werk selbst und auch seine Person in glücklichen, aber nicht bemerkenswert auffälligen Tagen. Prometheus ist das klassische Beispiel und Symbol dafür. Weil er den Menschen das Feuer vom Himmel holte und es Zeus raubte, wurde er an einen Felsen geschmiedet, und ein Adler zerfleischte jeden Tag seine Leber. Dieser Prometheus wurde zum direkten Genie-Symbol für das ganze 18. Jahrhundert. PAOLA LOMBROSO[392] hat den Nachweis geführt, daß das Unglück einer der häufigsten Faktoren in der Geschichte des Genies ist. Wir haben erkannt, daß nicht das Genie an sich unglücklich zu sein braucht, sondern daß, wer bei sonst gleicher Leistung unglücklicher war, eher Aussicht hat, Genie zu werden, weil der wichtige Ton des tremendum in seinem Genieakkord vorhanden ist. Das tremendum kann auch von einer Verzögerung des Ruhmes ausgehen, wenn diese als solche erkannt wird (Schopenhauer, Büchner u. a.). Das tremendum steigert sich ganz besonders, wenn der Träger großer geistiger Leistungen schicksalhaft in geistige Umnachtung absinkt (Lenau, Hölderlin, Maupassant, Strindberg, Nietzsche u. a.). Jeder Tod ist ein tremendum, das den Verklärungstrieb weckt und Scheu und Ehrfurcht aufsteigen läßt (de mortuis nihil nisi bene).

Schillers Tod machte ihn erst volkstümlich (LUDWIG[3319], S. 17); ebenso war es bei Mozart. Tritt noch ein mirum der Todesangst hinzu, so wird der Eindruck noch stärker. Beispiel dafür sind der Selbstmord von Calé oder Weininger, der Duelltod von Lasalle oder Lermontow, der rätselhafte Tod von Shelley oder Büchner, Byrons Tod für das Freiheitsideal oder Johannas Tod auf dem Scheiterhaufen (vgl. a. SCHEFFEL[173], S. 158–159). Für den Ruhm von Giordano Bruno war seine Hinrichtung allein von entscheidender Bedeutung (HIRSCH[385]). Auch der Tod von Sokrates, Seneca, Savonarola und Kleist lieferte einen entscheidenden Faktor zu ihrer Berühmtheit.

Auch jeder Angriff, jede Herabsetzung, jeder Schein von Schmähung (Pathographie von Hölderlin u. a.) verstärkt den Ruhm. In diesem Sinn wirkt jede streng historische Darstellung (Denifle's oder Grisar's Luther, die Columbus-Biographie von FASTENRATH[1887]) schon als Herabsetzung bei der Geniegemeinde, und doppelte Lobpreisung wird die Folge sein. Der Ruhm lebt.

Es ist aber auch möglich, daß einzelne Persönlichkeiten einer gleichzeitig lebenden Menge überhaupt nicht (auch von den größten Autoritäten und durch die intensivste Propaganda) nahe zu bringen sind. Sie bleiben der großen Masse unverständlich, der Genie-Akkord bleibt aus. Hölderlins Ideale stehen der Masse zu fern; das Land seiner Seele ist das „Land der stofflosen, methaphysischen Weltordnung". Der Durchschnittsbürger fühlt darin das Überlegene, Verstiegene, Wirklichkeitsfremde; er kann es sich nicht in seinen Alltag und sein Ich übersetzen. Trotz der elegischen Schwärmerei und trotz der übersteigerten, heroisch-pathetischen Haltung empfindet er auch eine gewisse Kühle (das ausgesprochen Schizoide). Wie leicht kann dagegen die gebildete Mehrzahl einen Faust nachfühlen! Ungeheuer klug sein, über Büchern brüten und doch nicht die Welträtsel lösen, in bunten Abenteuern nach Glück und dem schönsten Augenblick suchen, in Auerbachs Keller mitsaufen, mit Hexlein tanzen, ein süßes Mädel verführen und es hinterher sitzen lassen, wie lebensnahe ist das alles, und wie fühlt da der Durchschnitt mit ... „Es wäre sehr wohl denkbar, daß die schöpferische Phantasie eines Goya oder eines E. A. Poe subjektiv genommen, ganz gewaltig die eines Raffael oder eines Schiller überragte. Trotzdem ist ihr Erfolg lange nicht so groß, weil sie eben in ihrer Art zu subjektiv, zu wenig allen verständlich und alle interessierend sind" (MÜLLER-FREIENFELS[1294], S. 358). Bei Büchner verhindert nicht seine Maßlosigkeit einen breiteren Ruhm, sondern gerade die kühle Parteilosigkeit, die Höhe der Objektivität: Sein Danton ist kein Held für die Masse. Auch Lenz war zu objektiv. Die Menge will Stellung nehmen für oder gegen. Außerdem war er zu unkonzentiert, nicht bequem für den Genuß und in der Tat zu maßlos. Die unmenschliche Leidenschaft Grabbes begreift der Durchschnitt überhaupt nicht. Sie wirkt wie berauscht und unnatürlich, übersteigert, unecht. Zweckbewußte Darstellung (Shakespeare als Vorbild) wird geboten statt naturgewachsener Ausdruck. Grabbe ist ein klares Beispiel dafür, daß ein Künstler sehr berühmt werden kann, ohne bei vielen voll-numinos zu wirken und als Genie verehrt zu werden. Sein Schnapssäufertum widerspricht allzusehr dem Idealbild, das sich ein Volk von seinen Dichterfürsten und Halbgöttern machen will. Es fehlt der Person und dem Werk das fascinans der Ich-Ähnlichkeit mit dem Durchschnitt, der immer sich sehen und seine Wunschträume verklärt und gesteigert erleben will. Originalität allein reicht hier keineswegs aus, um Genie zu werden.

Auch der Ruhm kann durch den Schatten eines großen Nachbarn verdunkelt werden (Philipp durch Alexander — „mein Vater ließ mir nichts zu tun übrig" —, Hamilkar durch Hannibal, Philipp Emanuel durch Johann Sebastian Bach, Michael durch Josef Haydn n. REIBMAYR[96]). Die Söhne berühmter Väter haben es schon aus diesem Grunde schwer, berühmt zu werden.

So bildet sich in Jahrzehnten oder Jahrhunderten aus Verstärkungen und Abschwächungen die Kurve des Ruhmes mit mehr oder weniger starker Steigerung oder langsamem oder schnellem Gefälle. Der Ruhm kann welken, altern, das Numinose des Ruhmes verklingt. Was vom Primitiven einstmals (oder noch heute) als numinos erlebt wurde, seine Götzen, seine Fetische, seine Totemtiere, sein Tabu oder die Rauschekstase seines Schamanen, sind für uns kein mirum-tremendum mehr, sondern wir lächeln darüber.

Manches Zeitalter ist überhaupt nicht mehr fähig dazu, stark numinos zu erleben, es erlebt höchstens in der abgeschwächten Form des Ethischen oder Ästhetischen. Genau so sterblich ist aller Genieruhm. „Homer ist zur Zeit kein vielgelesener Dichter mehr. Auch wo der Zwang seine Lektüre durchsetzt, ist seine Wirkung nicht mehr nachhaltig, wenigstens nur unbewußt. Denn wie viele Erwachsene lesen ihn noch zu ihrer Erbauung? Die konventionelle Bewunderung wird weiter geredet: sie beweist nichts. Homer ist eine Macht, aber eine überwundene" (WILAMOWITZ-MÖLLENDORFF[408]). So lauten die Worte über eins der „größten" Werke aller Zeiten. Was sind die antiken Künstler, Dichter und Denker dem Herzen der Menge von heute? Und man darf sogar — knapp 100 Jahre nach seinem Tode — fragen: wen bewegt heute Goethe. Nur relativ kleinen Qualitätsgemeinden bedeuten die Großen etwas und auch nur, wenn sie ein eigenes Spiegelbild in ihnen suchen. Von den meisten dieser Genies lebt bloß noch ein Name als Symbol und Formel dafür, daß einst eine wertbringende Leistung vorhanden war. Ganze Töne sind aus dem numinosen Akkord herausgefallen, und die noch vorhandenen haben nur mehr schwachen Klang. Wer kennt wirklich noch die gesammelten Werke der Shakespeare, Dante, Lope de Vega, bei letzterem außer wenigen oft dank geschickter Regie bühnenwirksamen Stücken? Di incerti, Götter sind sie, von denen man nichts mehr weiß. Es kann Jahrhunderte währen, aber schließlich scheint die Zeit, Chronos, alles zu verschlingen. Das Einzige, was im lebendigen Rhythmus der Jahrhunderte gleich bleibt, ist die Art und Weise, wie die Menschheit „ihre Genies" erlebt, ist der Gefühlsakkord des Numinosen (s. a. HOLZAPFEL[386], S. 54), ist der Genieakkord.

3. KAPITEL

VORLÄUFIGE ERGEBNISSE
WER GILT ALS GENIE?

Wir haben im ersten Kapitel die Problematik des Genies überhaupt aufgerollt und dabei zuerst von der Historie her Schlaglichter auf diesen Begriff geworfen. Dafür war es notwendig, den schöpferischen Menschen selbst in den Mittelpunkt zu stellen, wie er als Kollektivwesen vom Archaischen und Unbewußten gesteuert wird, und wie er selbst, dank seiner Gaben und Unterformen, die Voraussetzungen zum Schaffen mitbringt. Auch mußten die körperlichen Entsprechungen zu Worte kommen. Der Bedeutung der Umwelt war Rechnung zu tragen, und schließlich kristallisierte sich das geniale Werk heraus, das seine Entstehung den schöpferischen Kräften der Intuition und Inspiration verdankt. In einem zweiten Kapitel erörterten wir die rein psychologischen sowie die soziologisch-psychologischen Voraussetzungen des Ruhmes, um auch hier Begriff und Problematik näher zu kommen.

In diesem dritten Kapitel nun erhebt sich die Frage, ob und inwieweit die Vorarbeiten und Untersuchungen der beiden ersten Kapitel imstande sind, eine präzise Schlußfolgerung zu ermöglichen und eine Antwort auf die als Überschrift diesem Kapitel vorangestellte Frage: Wer gilt als Genie? zu geben. Es geht hier also nicht mehr darum, geniale Eigenschaften zu analysieren oder das Bild des Genialen zu entwerfen, noch den Begriff und das Werden des Ruhmes zu erforschen; diese Komplexe wurden in den beiden ersten Kapiteln erarbeitet. Unsere Aufgabe besteht jetzt darin, die Mannigfaltigkeit, wie sie sich in diesen Kapiteln bot, überzuführen in die Einheitlichkeit einer allgemeinen Formel, wobei nochmals betont werden muß, daß, wenn wir von der Findung einer Genie-Formel sprechen, dabei Genie stets im Sinne der Wertbezeichnung gemeint ist.

Um unsere Arbeit zu erleichtern, beginnen wir damit, die Persönlichkeiten, die allgemein als Genie anerkannt sind, also die verschiedensten Genie-Träger, nebeneinandergestellt zu untersuchen, indem wir Vergleiche in verschiedener Richtung anstellen, um herauszufinden, ob sich nicht doch Gemeinsamkeiten bei ihnen feststellen lassen, die besagen würden, daß die Genie-Träger einen bestimmten Menschentypus repräsentieren.

Betrachten wir also zunächst die Größe der Begabung, die Höhe der Intelligenz, denn im allgemeinen wird dem genialen Menschen Begabung und Intelligenz von außerordentlicher Höhe zugeschrieben. Begabung und Intelligenz waren zweifellos enorm, wenn wir z. B. auf Leibniz und Kant, auf Leonardo da Vinci und Goethe schauen. Aber es gibt auch andere Typen, wie z. B. Columbus. Er gehört zu den Männern, von denen nicht feststeht, ob sie Geschichte gemacht haben oder von der Geschichte gemacht wurden. Columbus wird ganz allgemein als größtes Entdecker-Genie gefeiert und von den Spaniern wie ein Nationalheiliger verehrt. Wie aber wird Columbus von dem unbestechlichen, kühlen Blick des objektiv wertenden Historikers gesehen? RUGE[1890] stellt von Columbus fest: „Seine Leistungen in der praktischen Nautik waren nur mäßig, seine Breitenbestimmungen waren falsch, seine Orientierungen unsicher; die Leistung der kleinen Flotte war nicht mehr als die Durchschnittsleistung italienischer Kapitäne". Er hielt völlig unbelehrbar fest an der falschen Erdkarte Toscanellis. Dabei war er absolut autoritätsgläubig; die Ansichten von Pierre d'Ailly über Erdgröße, Lage des Paradieses, Weltuntergang usw. waren für ihn Glaubensartikel. Noch tief den Anschauungen des Mittelalters verhaftet, die zu seiner Zeit schon stärkstens ins Wanken gekommen, ja teilweise schon überwunden waren, glaubte er felsenfest an seine göttliche Berufung. Das zähe und unerschütterliche Festhalten falscher und überholter Theorien war seine Stärke. Ein anderer Forscher, Bancroft, sagt von ihm: „Der größte Mangel in den Fähigkeiten des Columbus, die übertriebene Leichtgläubigkeit, war die Hauptursache seines Erfolges". Auch nach HELMOLT[1883] war Columbus ein schlechter Seemann, aber begabt mit außergewöhnlicher Energie und überhöhtem Selbstbewußtsein. Den finanziellen Mißerfolg seiner zweiten Reise wollte er durch Menschenraub und Sklavenhandel ausgleichen. Frau und Kinder ließ er rücksichtslos zurück und kümmerte sich nie wieder um sie. Den Matrosen, der zuerst das ersehnte Land erspähte, betrog er um die dafür ausgesetzte Prämie der Königin. Seine Herkunft aus einer armen Weberfamilie verleugnete er und behauptete, von hohen Admiralen abzustammen; schließlich gab er sich sogar als Abkömmling der Heiligen Familie aus. So gesehen, erscheint der Genius der spanischen Nation keineswegs als Mann hoher geistiger und sittlicher Gaben, sondern als ein nahezu beschränkter und moralisch minderwertiger Phantast, der nur durch seinen unerschütterlichen Glauben an überkommene Irrtümer und seine bedenkenlose Energie zum „Entdecker-Genie" wurde.

Die Geschichte liefert auch noch andere Beispiele, daß der Werttitel Genie nicht ausschließlich Persönlichkeiten höchster geistiger Qualitäten verliehen wird. Robert Mayer, der das Gesetz von der Erhaltung der Energie gefunden hat, gilt daraufhin als einer der größten Physiker und wird allgemein unter die Genies gezählt. Er hatte den entscheidenden „Gedankenblitz", als er von seinem Kapitän hörte, daß das Meerwasser nach dem hohen Wellengang bei Stürmen wärmer sei als vorher und daraus den Schluß zog, daß sich die Bewegung in Wärme verwandelt. Wissenschaftlich durchdacht wurde diese Idee aber erst von Helmholtz und erst von ihm zum eigentlichen Gesetz ausgearbeitet. Die Arbeiten Robert Mayers sind nach dem Urteil der Fachleute dilettantisch, ohne wissenschaftlichen Wert und zeugen nicht von besonderer Begabung. Auch Röntgen, in dessen Laboratorium die berühmten Strahlen von einem andern zufällig entdeckt wurden, war keine überragende Begabung, nicht einmal ein im eigentlichen Sinne großer, schöpferischer Geist, der den Titel „Genie" wirklich verdient hätte, doch die Verschmelzung seines Namens mit den außerordentlich wertvollen Strahlen bedeutet seinen Genie-Ruhm. Ein drittes in gleicher Linie liegendes Beispiel können wir in Robespierre erblicken, der als revolutionäres „Führergenie" gefeiert wird. Tatsächlich war er gering begabt und wenig gebildet; mit der Schulzeit schloß seine geistige Entwicklung ab. Kritisch betrachtet, ein beschränkter Geist mit engem Gesichtskreis, dabei weltfremd und furchtsam, wurde er zum Fanatiker der revolutionären Ideen, deren Konzeption nicht von ihm stammte. Aus theoretisch edlen Motiven hat er buchstäblich im Blut der Guillotine gewatet. Sein Biograph FREIMARK[3183] schreibt zur Erklärung seiner Wirkung: „Weil die Zeit ihre Sehnsucht darin verkörpert fand, wuchs er vom Wahn eines Einzelnen zum Glauben einer Gesamtheit."

Nachdem wir in den vorangegangenen Beispielen hinsichtlich der Höhe der Begabung und der Talente ganz unterschiedliche Träger des Genie-Titels nebeneinander bzw. einander gegenübergestellt haben, drängt sich die Schlußfolgerung geradezu auf, daß die Höhe der Begabung also kein unbedingtes Merkmal jener Persönlichkeiten ist, die von großen Menschengruppen als Genie gewertet werden. Umgekehrt kann es aber auch geschehen, daß Köpfe von höchster Begabung durchaus nicht als Genie bezeichnet oder gar verehrt werden. Dazu seien als Beispiele die Mathematiker Riemann und Thomas Cantor genannt. Sie haben das wissenschaftliche Weltbild um grundlegend Neues bereichert; trotzdem kennen sehr viele Menschen noch nicht einmal ihren Namen. Genie-Wertung ist demnach nicht gleichbedeutend mit höchster Begabung.

Sind es vielleicht besondere Charakterzüge von hoher Qualität oder besondere ethische Werte, die wir ganz allgemein bei den als Genie Verehrten finden? Neben dem leidenschaftlichen, gefühlsdurchwogten Goethe sehen wir den gemütsarmen Newton oder den kühlen, sittenstrengen Kant und auch den gewissenlosen Bacon, der die Staatskasse unbedenklich angriff. Neben dem enthaltsamen Kierkegaard finden wir die Ausschweifenden Maupassant, Baudelaire oder Oscar Wilde. Der ätherische Hölderlin hat nichts gemein mit dem frivolen Boccaccio. Voltaire war ungewöhnlich geizig, Lessing dagegen fast leichtsinnig freigebig, ebenso Liszt. Der religiöse Dante ist nicht zu vergleichen mit dem zynischen Spötter Heine, der oft so heitere Mozart nicht mit den qualvoll zerrissenen Grüblern Beethoven oder Michelangelo. Friedrich der Große, der „erste Diener seines Staates", war trotz seines absolutistischen Herrscheranspruches persönlich selbstlos; Napoleon dagegen kannte nur sein eigenes Ich und die Erreichung einer Machtstellung, für die er unbedenklich eine halbe Million Menschen zu opfern bereit war. Also auch hier läßt sich keine Regel aufstellen, noch sind Charakter und Ethik überhaupt stets von überzeugender Höhe.

Wie steht es nun mit der Geistesart, dem geistigen Lebensstil, der intellektuellen Physiognomie? Wir finden nebeneinander den schwerfälligen Vergil und den leichtflüssigen Ovid, das großartige Form- und Gestaltungstalent Schillers und die formlos zerfließende Ausdrucks- und Darstellungsweise Jean Pauls. Wir kennen den sinnenfrohen Rubens und den mystisch-jenseitigen Rembrandt, den schwungvoll-idealistischen Platon und den nüchtern realistischen Aristoteles, die klaren, rationalen Denker Descartes, Spinoza und die verschwommenen Giordano Bruno, Jakob Böhme und Schelling. Als Genie gleichermaßen anerkannt sind der weltabgewandte Hölderlin wie der wirklichkeitsnahe Gottfried Keller, der optimistische Leibniz wie der Pessimist Schopenhauer, der Feuergeist Rousseau wie der trockene Hegel. Auch in dieser Beziehung bieten sich, wie wir sehen, alle nur denkbaren Variationsmöglichkeiten dar.

Es läßt sich also keine einzige intellektuelle, seelische oder charakterliche Eigenart aufzeigen, die spezifisch nur dem sogenannten „Genie“ zukäme. Ebensowenig finden wir selbstverständlich körperliche Konstitutionseigenschaften spezifischer Art. Es gibt als Genie anerkannte Persönlichkeiten mit blauen und braunen Augen, mit langen oder kurzen Ohren und Nasen (wenn auch Mojsisovics[238] behauptet, das Kennzeichen des Genies sei die gebogene Nase, die Adlernase). Es gibt braune und blonde, große und kleine, dünne und dicke Genies, es gibt (nach Kretschmers Typenlehre betrachtet) leptosome und pyknische, athletische und dysplastische Genies. Sie können den verschiedensten Rassen und Völkern angehören, und auch keine Mischung von Rassen oder Konstitutionen schließt die Anerkennung als Genie aus.

Die bisher angeführten Faktoren sind demnach bis jetzt nicht geeignet, eine erschöpfende Antwort auf die Frage zu geben, wer als Genie gilt. Wir betonten in den Einführungsworten dieses Kapitels, daß bei dieser Fragestellung das Wort Genie schon eine Wertbezeichnung beinhaltet. Hier nun scheint uns der Ausgangspunkt gegeben, der Aufstellung der verlangten Formel näher zu kommen. Genie ist also Ausdruck einer Wertung, schließt daher den Wertbegriff in sich ein. Deshalb ist es notwendig, hier einen kurzen Exkurs über den Wertbegriff ganz generell sowie die Wertigkeit eines Menschen bzw. eines Werkes einzuschalten, um von dort aus den Schritt zu machen zu unserer speziellen Thematik, dem Genie als Wertbegriff, denn wenn je etwas der Lösung des Genieproblems hinderlich gewesen ist, so war es die Lehre von den „absoluten“ Werten, und auch Genie galt als ein absoluter Wert. Hier wurde eine Sackgasse beschritten, denn es gibt keine absoluten Werte. Wert ist eben ganz essentiell ein Relationsbegriff.

Wir versuchen nun im folgenden, eine Werttheorie zu entwickeln, die für unsere Zwecke geeignet und ausreichend erscheint. Es geht darum, eine Formel zu finden, die sich auch auf unser Problem anwenden läßt. Um diese Werttheorie allgemeinverständlich darzustellen, seien einige gegenständliche Vergleiche erlaubt. Fast jedes Objekt bietet verschiedenen Verbrauchern verschiedene Gaben oder Vorteile an, die für diese Verbraucher von Wert sind oder ihnen zumindest wertvoll erscheinen; wir wollen sie Genußgröße nennen. Dabei kann das gleiche Objekt verschiedene Wertseiten aufweisen, die je nach Blickrichtung, momentanen Bedürfnissen und Wünschen sowie Artung für die wertenden Personen ganz unterschiedliche Wertbedeutung gewinnen. Diese verschiedenen Wertseiten lassen sich vielleicht am besten am Beispiel des Brillanten verdeutlichen. So hat ein geschliffener Brillant mehrere Seitenflächen, auch Facetten genannt. Und je nachdem, wie sich das Licht in einer Facette spiegelt, sie zum Aufleuchten bringt, ändert sich ihr Glanz und manchmal auch die Farbe, wenn das Licht sich in ihr bricht, wodurch sie einen besonderen Zauber auf den Beschauer ausübt. Und so, wie beim Drehen des Brillanten immer wieder andere Facetten aufleuchten, die dann als die strahlendsten imponieren, so kann auch die Wertseite eines Objektes in besonders hellem Glanz erstrahlen, wenn sie in richtiger Beleuchtung und aus der rechten Richtung her vom Verbraucher gesehen wird. Auch sehr alte und baufällige Häuser bieten dem, der malerische Reize liebt, eine andere „Wertfacette“ als dem, der eine gesunde und bequeme Wohnung sucht.

Nach diesen bildhaften Erläuterungen glauben wir, nun den Begriff des Wertes definitorisch folgendermaßen umschreiben zu können: Wert ist das Erleben einer *Genußgröße*, die von einem *Träger* dargeboten wird, als *ich-positiv* von seiten eines *Verbrauchers*. Es handelt sich also um eine Beziehung zwischen vier Größen. Die Genußgröße ist dabei durchaus nicht immer an den gleichen Träger gebunden. Zur besseren Erläuterung seien zwei Beispiele angeführt: beim Feuerlöschen kann das Wasser der Träger sein, aber auch z. B. die Kohlensäure, und die gleiche Symphonie kann von verschiedenen Orchestern geboten werden. Wichtiger als der Träger ist stets die Genußgröße, die er bietet. Der Verbraucher ist gleich dem Träger eine sich ändernde Größe. Dagegen ist die subjektive Ansprechbarkeit des Verbrauchers auf eine Genußgröße, d. h. sein Ich-Positives, nahezu konstant. Wer vor tausend Jahren verschmachtete und wer heute verdurstet, sein ich-positives Erlebnis am labenden Trank bleibt das gleiche. Bei differenzierteren Erlebnissen mögen geringe Unterschiede bestehen, doch ist die Menschheit in ihrem ich-positiven Erleben letztlich konstant geblieben. Hinsichtlich seiner Beziehung zum Wertbegriff ist das Ich-Positive, das Auskosten des Genusses, wichtiger als die Verbraucher, die immer wieder andere sein können. Der Wert im engeren Sinne entspricht der Beziehung von Genußgröße und Ich-Positivem, und Wertung ist immer subjektiv, d. h. eine Beziehung zwischen einem Objekt der Außenwelt und einer Person, die aus ihrem Inneren heraus subjektiv wertet, wobei das Objekt sich in dem Wertenden irgendwie spiegelt.

Auch das Genie-Erlebnis verkörpert einen Wertbegriff, denn Genie kann einfach nichts Absolutes sein, nichts, was ein für allemal feststeht, nichts für alle Gültiges, nichts Ewiges. Genie ist Wertung (vgl. a. KLOOS[1456], S. 369). Übertragen wir die vier Größen der Wertformel auf das Genie-Erlebnis, so ergeben sich folgende Entsprechungen: *Träger* ist der historische Mensch, *Genußgröße* oder Wertfacette die Leistung, *Verbraucher* die Verehrergemeinde. Dem *Ich-Positiven* entspricht das numinose Erleben, der Genieakkord. Die gesuchte Formel lautet somit, auf den kürzesten Nenner gebracht: Genie ist ein Wertbringer, der von vielen als heilig verehrt wird.

Vier Größen enthält also die Genie-Formel in Analogie zu der Wertformel. Jede einzelne ist unabhängig von den andern wandelbar im Strome der Zeit. Dies ist der Grund für alle jene scheinbaren Widersprüche in den Genie-Theorien wie auch in den Werturteilen, denn bei genauerer Betrachtung gibt es gar keine Widersprüche. Allerdings baut sich die Wertformel im Ablauf und Wandel der Zeiten immer wieder aus anderen, neuen, gewandelten Größen auf. Die Verbraucher sind nach Jahrzehnten, Jahrhunderten völlig andere geworden; als sterbliche Menschen sind sie von neuen, jungen Generationen und Geschlechtern abgelöst worden. Auch die Formelgröße, die wir als das Ich-Positive kennengelernt haben, ist in Hinblick auf das Genie wandelbar, einmal nach Art, Bildung und Ansprechbarkeit für numinoses Erleben der Verbraucher, dann aber auch entsprechend dem unterschiedlichen Charakter der Völker und Nationen. Andere Zeitepochen bedingen eine Wandlung in der Wahl und dem Erleben einer Genußgröße. Diese Wandlung wird bewirkt durch den Geist der jeweiligen Zeit, genannt Zeitgeist (sozusagen eine Art von Kollektivempfinden, ausgerichtet nach der geistigen

Einstellung einer Zeit). Man kann den Zeitgeist in seiner Bedeutung — auch innerhalb unserer Formel — kaum wichtig genug einschätzen. Er gibt den Ausschlag bei der von ihm unmerklich gesteuerten Auswahl der Wertfacetten des Trägers. Infolge seines heimlichen, aber desto mächtigeren Einflusses sowie seiner unberechenbaren Wandelbarkeit kann der Zeitgeist bewirken, daß einmal diese und vielleicht nur wenige Jahre später jene Wertfacette scheinbar willkürlich ausgewählt und affektiv als ich-positiv erlebt wird. Auswirkung des Zeitgeistes ist es auch, wenn hundert oder mehrere hundert Jahre nach dem Tode des Trägers völlig andere Wertfacetten an ihm geschätzt werden als etwa zu seinen Lebzeiten.

Trotzdem ist natürlicherweise die Genußgröße, d. h. Werk oder Leistung oder ein sonstiger, von einer Person dargebotener affektiv positiver Faktor, die wichtigste Komponente der Formel, denn ohne Genußgröße entfällt das ich-positive Erleben derselben durch Verbraucher und damit natürlich auch jede Wertung als Genie. Oder anders formuliert: es kann nur derjenige „Genie" werden, der einer Verbraucher-Gemeinde ein „Werk" (entweder im wörtlichen oder im übertragenen Sinne) als Genußgröße anzubieten hat, die in der Wertung dieser Verbraucher-Gemeinde als ich-positiv empfunden wird, d. h. numinoses Erleben auslöst.

Nach diesen etwas schematisch dargelegten Ausführungen, deren Zweck und Absicht war, die Geniewerdung ganz allgemein in möglichst einfacher und verständlicher Form darzustellen, wollen wir uns nun noch einmal dem Genie in Gestalt des geschichtlich erfaßbaren Menschen zuwenden. Wir dürfen, wenn wir wissenschaftlich und streng das Genie als historischen Menschen untersuchen, diesen nicht nur als etwas Einfaches, als Nur-Genie, als Immer-Genie auffassen; wir dürfen ihn nicht vereinheitlichen, ihn nicht verabsolutieren. Genie kann als historischer Mensch nicht ausschließlich ein höchster, absoluter Wert sein. Es ist, wie alle anderen Objekte und Wesen, ein System von verschiedenen, bald positiven, bald negativen potentiellen Wertfacetten.

Zum näheren Verständnis und auch zur Begründung dieser thesenhaften Behauptungen sind nun noch weitere Überlegungen notwendig. Es handelt sich hier natürlich um kulturelle Werte, dessen „objektives Kriterium" Bedeutsamkeit im kulturellen Wertsystem ist und dessen subjektives Kriterium Bedeutung in der individuellen Persönlichkeitsstruktur (RUDOLPH[403], S. 164). Dilthey betonte einmal, daß sich auf das Weltbild das Wertbild aufbaue, d. h. auf der Grundlage einer Erkenntnis der Natur und der sozialen Wirklichkeit erhebt sich die Frage nach den Werten, der Wertordnung, nach dem höchsten Wertpunkt. Während alle Wissenschaft es mit Tatsachen zu tun hat, zu beweisen sucht, eine möglichst exakte und genaue Erfassung der Wirklichkeit anstrebt, Gesetze finden, innere Zusammenhänge aufdecken will, betritt man mit der Zuwendung zu dem Problem der Werte sehr viel unsicheres Gebiet. Hier handelt es sich um eine Stellungnahme der Persönlichkeit, um letzte Entscheidungen, aber nicht mehr um Beweisbares. Aus allem erhellt, wieviel beim Werten und beim Wert subjektiv empfunden wird.

Der Mensch wertet um so höher, je tiefer ihn ein Wert in seinem wesentlichen Ich-Kern tieferer Persönlichkeitsschichten anpackt (man vergleiche die Nachwirkung einer Posse und die einer Tragödie).

Erst wenn in die Vorstellung vom Werk mit hineinklingt: das hat der und der geschaffen, mit solchen Eigenschaften, mit solchem Lebensschicksal, dann kann gewöhnlich erst die persönliche Genieverehrung einsetzen.

Wer Goethe als Genie erlebt, der kann sein unermüdliches Streben, der kann Werther und Friederike und Faust und Weimar unmöglich davon wegdenken. Wer Hölderlins Gedichte liest, wird immer dabei leise mitfühlen: dieser ist später einmal geisteskrank geworden. Ebenso ist es bei Nietzsche und seinem tragischen Ende. Was kümmert die meisten Verehrer Napoleons heute dessen Werk (Gesetze und Reichsgrenzen und gewonnene Schlachten)? Wohl aber die Eigenschaften seiner Person und sein romanhaftes Schicksal — das erregt. Und wer könnte je bei Giordano Bruno oder bei Jeanne d'Arc den Flammentod, bei Jesus sein schauerliches Ende am Kreuz vergessen?

Genie ist nicht nur Genius, nicht nur Urheber eines Menschheitswertes. Wir dürfen auf keinen Fall die Verbraucher und gerade ihr Ich-Positives vergessen. Die Verbraucher treffen, je nach ihrer Rangordnung von Genußgrößen, je nach ihrem Ich-Positiven, unter den Werken und den Schaffenden eine Auswahl. Wer ihnen ein Wertbringer ist, wird als Genie gefeiert. Es kann einer dieselbe Quantität und Qualität an Begabung aufwenden; wenn er aber der Menschheit die geistvolle Entdeckung einer sehr harten, unangenehmen Wahrheit anbietet, so wird sie sich möglicherweise abwenden und ihn nicht als Genie feiern und verehren. Vielmehr wird sie jene hochheben, die ihr, als Dichter ihrer Wunschträume, als Maler von Jenseits und „Erlösung“, doch ganz andere Gefühlswerte verschaffen. Nie dürfen wir vergessen, daß nicht immer das Genie ein Werk schafft, sondern daß die Verbraucher das Genie (im Sinne der Wertbezeichnung) schaffen, daß das Werk als Genußgröße das Genie schafft. Denn das gleiche Werk, das der Gegenwart noch gar nichts zu sagen hat, kann der Zukunft, kann gewandelter Gemeinde ganz andere Wertfacetten bieten, und von diesen Verbrauchern wird vielleicht erst sein Schöpfer als Genie gewertet. Kunst ist dem Genius verwandt, doch den Ruhm erst verleiht dir die Mitwelt (oder auch erst die Nachwelt). Der Begriff „späte Anerkennung“ oder „verkanntes Genie“ entfällt in dieser Sicht überhaupt, denn Genie bedeutet eben gar nichts anderes als Anerkennung. Dennoch hat der Begriff des „verkannten Genies“ schon in recht früher Zeit eine Rolle gespielt. Wir finden ihn schon bei PETRARCA[400] wie auch bei PIERIO VALERIANA[401] und Cardanus (1561), wie SACHERL[192] in seiner Studie ausführt (S. 45). Sacherl weist dabei darauf hin, daß der Begriff des unerkennbaren und des „verkannten Genies“ auch bei allen neueren Überlegungen zum Genieproblem „eine eminente Rolle“ spiele und führt als Beweis und Beispiel Weininger an mit seiner Bemerkung, die meisten Genies seien unbekannt geblieben.

Einen Grund für eine gewisse Verkennung sieht LENNIG[390] in der Kontaktarmut mancher Künstler und andererseits in der Abneigung des Durchschnittsmenschen, mit schwierigen, komplizierten und überempfindlichen Menschen umzugehen, wie sie die Künstler nun einmal sehr oft sind. „Und so wächst ebenso schmerzlich wie menschlich folgerichtig zwischen Abneigung und Unfähigkeit die steinige Landschaft der Verkennung“ (LENNIG[390], S. 22). Das mag in manchen Fällen Lebender stimmen, aber sicher nicht auf die Dauer und über den Tod hinaus. Hier verlieren solche Faktoren an Bedeutung, und nur noch der Zeitgeist entscheidet über Wert und Anerkennung der Genialen sowie ihrer Werke.

Oft haben Wandlungen des Zeitgeistes in einer bestimmten Umwelt zur Folge, daß die Größe eines Werkes als solche nicht immer erkannt wird, oder daß ein Werk nur für Minderheiten unter den Verbrauchern als ganz besonders groß erscheint. Dabei ist klar, daß sich das Werturteil über den Schöpfer des Werkes mit dem über das Werk deckt. Selbst Werke wie z. B. das „Abendmahl" von Leonardo da Vinci oder Michelangelos „Jüngstes Gericht" oder vielleicht auch Mozarts „Requiem" stellen nicht für jeden Angehörigen unseres Kulturkreises, auch nicht für jeden an und für sich dafür aufnahmefähigen, einen absoluten Wert dar. Noch stärker natürlich kann sich das Urteil über den Wert eines Werkes im geschichtlichen Wandel ändern. Am Beispiel Bachs und seines Riesenwerkes läßt sich dies besonders deutlich zeigen. Die Matthäuspassion geriet in Vergessenheit, als die Kirchenmusik überhaupt an Bedeutung verlor und in den Schatten trat, um anderen Musikformen zu weichen. Man sieht, daß stark umwälzende Zeitwandlungen auch nicht die größten Werke ausnehmen. 1829 bei ihrer Wiederentdeckung war die Matthäuspassion keine liturgische Musik mehr wie zu ihrer Entstehungszeit, und sie ist es auch nicht wieder geworden. In der Zwischen-, und noch mehr in der Folgezeit, wandelte sie sich zu einem kosmopolitischen Bekenntnis. Auch Bach selbst war für seine Zeitgenossen kein Genie, sondern nur ein vorzüglicher Kantor (HERZFELD[384], S. 304). Die Anerkennung als eines der größten musikalischen Genies überhaupt brachte ihm erst die letzten hundert Jahre.

„Deshalb sollte der schicksalhafte, vollerfüllte Mensch niemals auf Nachwelt bauen und nie an Geschichte sich wenden", sagt THEODOR LESSING[391] bei der Beleuchtung des Ruhmes in seinem Buch, das die „Geschichte als Sinngebung des Sinnlosen" behandelt (S. 267). Auch hier soll — wenn auch mehr in poetischer Sicht — die Wandelbarkeit jeder Wertschätzung im Fluß der Zeit und der Geschichte ausgedrückt werden. Gleiches will auch der Ausspruch Sartres dartun: „Nichts ändert sich so oft wie die Vergangenheit. Jede Generation schafft sich ihr eigenes Geschichtsbild", wobei wir noch hinzusetzen möchten, wertet es nach ihrem Geschmack. Wir dürfen daher auch bei der Untersuchung des Genies als einem historischen Menschen dieses nicht einfach als eine konstante Größe, als einen absoluten Wert sehen. Das Genie als historischer Mensch stellt gleich allen anderen irdischen Objekten und Wesen ein System von unterschiedlichen, bald positiven, bald negativen potentiellen Werten dar.

Von diesen Werten sind die rein intellektuellen hinsichtlich ihrer Wirkung als Genußgröße in der Wertung des Ich-Positiven am wenigsten anerkannt. Auch die aus rein intellektueller Leistung resultierenden Neuschöpfungen, mögen sie auch objektiv noch so überragend sein, erreichen oft nicht die Genie-Anerkennung. So sind die Namen der größten Erfinder den meisten Menschen gänzlich unbekannt, geschweige denn, daß sie als Genies vergöttert würden. Woran liegt das? Der Wert, der Nutzen der Erfindung wirkt objektiv, nur sachlich, nicht persönlich. Die Person verschwindet, wird gleichgültig. Die Sache siegt. Zur Erfindung und Entdeckung ist zu sagen, daß wohl die daraus Genuß erzielenden Mitmenschen Zeit und Kraft ersparen, ihre Unlust in allen Formen beseitigen, daß sie jedoch im allgemeinen nicht affektiv berührt werden. Es kann aber auch sein, daß selbst große Erfinder keine Erfolge erzielen und keine Anerkennung finden, wenn ihre Erfindungen der Zeit vorausgeeilt sind (Leonardos Flugkörper), so daß ungeachtet ihrer großen Bedeutung zur Zeit der Erfindung ihr Wert überhaupt nicht erkannt wurde (GÖHRING[378], S. 1003).

Der Mathematiker Gauß, einer der vielseitigsten und intelligentesten Köpfe aller Zeiten, wird in der landläufigen Ordnung der Genies weit unter manchen mittelmäßigen Madonnenmaler der Renaissance gestellt. Die Quantentheorie des Physikers Planck wird von namhaften Fachgelehrten entschieden höher als die Relativitätstheorie von Einstein gewertet. Aber Einsteins Theorie hatte etwas Revolutionäres, Aufsehenerregendes, Beunruhigendes, wodurch sie die Gemüter viel tiefer packte. Daher war Einstein in aller Munde, während den großen Physiker Planck ein breiteres Publikum überhaupt nicht kennt. Galilei entging mit Mühe dem Todesurteil und litt unter der Verbannung, weil seine astronomische These nicht in das damalige Weltbild paßte.

Der geographische Entdecker befriedigt nur auf kurze Zeit das Staunen der Menschen. Bald wird sein Werk etwas Altes, Gewohntes. Nur wenige Entdecker bleiben bekannt und erhalten den Lorbeer. Nicht viel anders steht es mit dem Feldherrn, oft auch mit dem Staatsmann. Er rührt mit seinem Sieg, der Staatsmann mit seinen politischen Erfolgen nur auf kürzere Zeit die Herzen an. Die meisten Schlachtenlenker werden von den Menschen bald vergessen, und ihr „Genie" wird zum leeren Namen.

In eine mehr vergeistigte Welt führt uns der Gelehrte, der Forscher, der Denker und Philosoph. Auch der stille Gelehrte mit seiner objektiv hochwertigen Forscherarbeit wird selten von großen Menschheitsgruppen zum Genie erhoben, weil er der Mehrzahl der Menschen nicht einmal etwas Interessierendes gibt, geschweige denn etwas Affektives, stark Subjektives. Die Menschen, denen Erkenntnis wirklich eine Herzenssache ist, sind an Zahl gering und noch geringer, wenn es sich um Erkenntnis auf einem eng begrenzten Gebiete handelt, das zum Verständnis womöglich noch Fachschulung verlangt. Nur *den* Menschen schenkt er etwas, die voll bohrender Zweifel und Fragen vor den Rätseln des Daseins stehen und die sein Werk beruhigt, indem es Klarheit und Einsicht, Ordnung und Übersicht gewährt, indem es mit seiner Metaphysik ebenfalls eine Art Glauben vermittelt.

Giordano Bruno, der als Philosoph mittelmäßig und gar nicht originell war, wird als Genie hoch über Nikolaus Cusanus gestellt. Cusanus war außerordentlich tiefgründig und umfassend. Er eilte in seinen Lehren seiner Zeit weit voraus und nahm schon Gedanken von Kant vorweg. Aber Giordano Bruno hatte in seinem Flammentode als Ketzer ein Schicksal, das die Menschen ergriff. Die intellektuelle Gesamtleistung von Kant oder Leibniz steht ganz gewiß auf derselben Höhe wie die von Goethe. Aber weitaus die Mehrzahl aller Gebildeten schätzt Goethe als das unvergleichlich höhere Genie, weil seine geistigen Schöpfungen ihr Gefühl mehr ansprechen und ihrem Herzen damit näher stehen als die Werke von Kant oder Leibniz. Viel eher wird jedoch das Werk des Künstlers oder das des Religionsstifters deshalb hoch gewertet, weil es subjektiv und von seinem Träger nur schwer oder gar nicht zu trennen ist; es schenkt innerliche Werte, es spricht zum Herzen. Und das verlangt die Menschheit; sie will im Innersten erregt sein, will im Gefühl genießen.

Der ans Herz greift dank seines Werkes, erringt die Palme, also vor allem der Künstler, weniger, wie ausgeführt, der Erfinder oder eine vorwiegend theoretisch schaffende Geistesgröße (Mathematiker).

Selten allerdings wird die Kunst des Schauspielers als Genie-Werk gewertet („dem Mimen flicht die Nachwelt keine Kränze"), noch seltener die des Baumeisters, denn Bauwerke sind meist Kollektivwerke, und sie gewinnen keine eigentliche Beziehung zum Affektiven der Menschen. Ziemlich kühl steht die Menge auch gewöhnlich dem Werke des Bildhauers gegenüber. Plastik ist stets die Kunst einer jungen Kultur und sprüht hochdifferenzierten Kulturmenschen zu wenig zündende Funken (es sei denn, sie stamme von einem Michelangelo). Die Menschen wollen in den tiefen Schichten ihrer Gefühle angerührt werden. Malerei und Zeichnung bewirken dies schon in höherem Maße, den stärksten affektiven Widerhall erzeugen jedoch Dichtung und Musik.

Noch mehr bedeutet die Gabe einer Religion für ihre Gemeinde. Sie schenkt nicht bloß im Diesseits ein Gefühl des Behütetseins und der Geborgenheit, indem sie eine Richtschnur für sittliches Handeln verleiht, sie verheißt zugleich die Seligkeit eines anderen Lebens in einer besseren Ewigkeit. Kein Zufall, daß, wer derart die tiefsten Herzenstiefen befriedigt, von der Menschheit nicht bloß zum Genie erhoben, sondern buchstäblich vergöttlicht wird; die affektive Befriedigung der Gemeinde erhebt ihn zum Gott, nicht aber irgendeine spezifische Begabungsform. Das Verhältnis des Verehrers zum Genie grenzt dabei (s. a. CAHAN[103], S. 36) oft an religiöse Inbrunst, Schwärmerei, manchmal fast Ekstase. Noch heute hat das Genie seinen Religionskult, seine geweihten Stätten, seine Priester und Anbeter, seinen Totenkult mit Denkmälern, Stiftungen, Reliquien, Kränzen und Huldigungen. Dieser mystische Geniebegriff ist für viele sonst „Aufgeklärte" wie ein letztes Asyl des Gotteskultes, eben ihre Religion, ihr „Sinn" des Daseins oder wenigstens der Sinn der Menschheit. Daher sehen wir die Errichtung von Tempeln des Genies, wie die Westminsterabtei, das Pantheon, die Walhalla mit ihren Büsten, daher die Wallfahrten nach Weimar, Stratford on Avon, Bayreuth, daher im Deutschland des Dritten Reiches der Führerkult auf dem Obersalzberg. Werke wie etwa GUNDOLFS[382] „Dichter und Helden" oder EMIL LUDWIGS[393] „Genie und Charakter" sind bezeichnend als eine Art religiöser Erbauungsbücher in ihrer leisen Verschwommenheit der Begriffsbildung und dem unbestimmten Schweben und Schwelgen ihres Stiles. Das mystische Erleben des Genies kann sich auch philosophisch einkleiden; Genie wird dann etwas Übernatürliches, es fällt aus den Gesetzen der gewohnten Erfahrung heraus. Es wird in ihm eine Offenbarung des metaphysischen Weltgeistes, des Absoluten (JASPERS[808]) erblickt. Genie wird zu einem „absoluten Wert".

Aus dem religiösen Erleben heraus wird aber auch verständlich, warum vielfach ein grundsätzlicher Unterschied zwischen Genie und Talent angenommen wird. Talent ist immer „nur" ein Talent. Genie dagegen bedeutet niemals ein gesteigertes Talent, sondern es hat, abgesehen von der „bloß formalen Begabung", immer auch noch etwas Rätselhaftes, Vulkanisches, Dämonisches, Mystisches. Die Unbegreiflichkeit und leise Unheimlichkeit gehört zu seinem übernatürlichen Wesen, ebenso seine Wildheit, Regellosigkeit, Urwüchsigkeit.

Bei modernen, hochdifferenzierten, rational geschulten Menschen vertritt nun die Kunst vielfach die Stelle der Religion (s. a. MÜLLER-FREIENFELS[883]). Das Kunstwerk wird verehrt und mit ihm sein großer Schöpfer. „Ein echtes Erzeugnis der Kunst hat zur Folge, daß im Bewußtsein des Betrachters die Trennung zwischen ihm und dem Künstler aufhört, ja nicht nur zwischen ihm und dem Künstler, sondern zwischen ihm und allen Menschen, die dieses Kunsterzeugnis aufnehmen", sagt Tolstoi einmal und erblickt in dieser Verschmelzung der Persönlichkeit mit andern die hauptsächliche Anziehungskraft und Eigentümlichkeit der Kunst.

Es wäre kurzsichtig, wollte man Religion und Kunst als zwei ganz getrennte Gebiete betrachten (s. a. HONKAVAARA[1263]). Mit wieviel Ästhetischem ist alle Religion verknüpft, und zwar essentiell untrennbar verbunden (s. a. EHRENZWEIG[1228], S. 108). Und wieviel „religiöse" Werte vermittelt die Kunst. Auch sie verleiht Icherhöhung, Ichverewigung. Dazu kommt, daß Kunstwerk und Kunstgenuß in ihrem innersten Wesen psychologisch ebenso schwer zu überschauen und rational zu erfassen sind wie die Religion. Ein Kunstwerk wird von der Mehrzahl der Menschen vollkommen irrational erlebt. Gerade die große Quantität und Intensität an Geistigem und Affektivem, die das Kunstwerk anrührt, macht seine fast religiöse Bedeutung und Wirkung aus; nur ein kleiner Teil davon ist rein „ästhetisch", über dessen „strukturale" Formel LALO[1279] in seiner „Ästhanalyse", z. B. an Versen, Wesentliches zu sagen hat. Die Mischung und Verflechtung von Sensorischem, Intellektuellem und Affektivem ist derart innig, daß sie wie ein unbegreifliches Wunder wirken muß. Und was leistet das Kunstwerk nicht alles. Es belebt die Motorik, es umschmeichelt mit Farben und Klängen die Sinne, es erlöst vom Zwange der praktischen Alltagsforderung, von quälendem, sorgendem Zweckdenken. Das Ich lebt mit seinen Helden ein stark konzentriertes, ein gesteigertes Leben. Nie Befriedigtes darf sich ausleben in Bildern der Phantasie. Sympathiegefühle quellen über, Erotik schwingt mit, alles Persönlichste beginnt, angeschlagenen Saiten gleich, mitzuklingen und mitzusingen. Phantasie und Traumleben spielen entfesselt, wenn ein großes Tonwerk das Blut der Seele zum Rauschen bringt. Ist es deshalb ein Wunder, daß man den, der solches vermag, fast als göttlich verehrt, daß man ihn mehr verehrt als den Entdecker des Südpols oder den Sieger in einem Völkergemetzel? Das Erleben eines großen Kunstwerkes ist wie das Erleben von etwas Heiligem. Daher wird auch auf seinen Schöpfer der religiöse Begriff des Genius angewandt.

Diese Betrachtungen sind nun allerdings geeignet, die Frage nach dem Genie recht nüchtern zu stellen; denn die hierin enthaltene Kritik dürfte unverkennbar sein; damit scheint aber die Gefahr heraufbeschworen, daß damit das Genie von seiner ragenden Höhe heruntergeholt wird in Sphären des Menschlichen, vielleicht Allzumenschlichen. Das aber will derjenige, der im Genie ein Idol sieht, gerade nicht. Hier wird seine „schwache" katathyme

Seite angerührt, möglicherweise auch verletzt. Hinzu kommt der Faktor der Identifikation des Anbetenden mit seinem Idol. Wird das Idol verletzt, so auch der Verehrer dieses Idols.

Dieses Buch wirke „entlarvend, destruktiv", wie das MÜHLMANN[395] in seiner Kritik betont. Und er führt zum Beleg eine Bemerkung von MUSCHG[396] an, die „zu denken geben sollte": „Die medizinische Betrachtung der Kunst schärft wie die soziologische den Blick für Tatsachen zweiter Ordnung und stumpft ihn für die Hauptsache ab. Die Hauptsache ist, ob aus dem körperlichen Schmerz ein seelisches geistiges Leiden wird, welcher Art es ist, und was daraus entsteht."

Dazu ist zu bemerken, daß es nicht Aufgabe dieses Werkes wäre, die geistige Leistung herauszustellen; sie ist Voraussetzung, über die nicht mehr diskutiert zu werden braucht. Uns geht hier der Schöpfer an, ein Mensch von Fleisch und Blut und sein menschliches, oft tragisches Geschick gilt es zu beleuchten. Um so bedeutsamer wird aber dadurch das Werk in seinem Wert erhöht, wenn man sieht, welche Anstrengungen, Mühen, Nöte und oft auch Qualen notwendig waren, um aus dem Menschlich-Allzumenschlichen des höchsttalentierten Individuums ein Werk zu schaffen, dem die Mitwelt den Titel geniales Werk verleiht und damit seinem Schöpfer die Genie-Palme.

Die Zerstörung des Mythos, das Herunterholen des Genies von seinem scheinbar hohen Podest — mitunter der Säule gleich, die dem Anachoreten und Heiligen zur Wohnstatt dient — bedeutet noch nicht den Blick zu verlieren oder zu entschärfen für den Rang überragender geistiger Leistung. Das Menschliche muß nicht minderrangiger sein als das Idol. Im Gegenteil, es kann sogar an Wert gewinnen, wenn man bedenkt, welche Not es hatte, sich durchzusetzen, um das große Werk zu gestalten.

Und auch die Tatsache, daß der Geniale ein historischer Mensch aus Fleisch und Blut ist, verträgt sich mit unserer Auffassung, daß gleichzeitig die Deutung und Bedeutung dieses Genialen eine relative ist, bedingt durch die Wertung der Umwelt und somit soziologischer Wertung unterworfen; denn es kann kein Genie geben ohne einen Umkreis, in dem es als Mittelpunkt herrscht, „wie der Weisel herrscht im Bienenstock" (STEIGER[405], S. 21).

Wir können somit abschließend feststellen: Erst ein höchst verwickeltes Kräftespiel führt zum Ruhm, zum positiven Gerühmtwerden. Abgesehen von der Leistung haben wir eine kaum übersehbare Verflechtung von Gefühlseindruck, Protektion, Gefolgschaft, Unterordnung, Aufsehen, Suggestion, Anerkennung, Zeitgeist, gelegentlich auch Massenpsychologie, dazu Konstellation, „Zufall" und „Glück" gesehen, und wir begreifen nun, daß der Ruhm in jedem Einzelfall auf verschiedene Weise entstehen muß.

Das Genie ist ein Mensch, dessen Person, Werk, Schicksal und Ruhm eine Struktur ergeben, die bei einer großen Gemeinde den Gefühlsakkord des Numinosen erzeugt. Wie ein Genieakkord allmählich wächst und entsteht, so verklingt er auch wieder. Genieruhm ist gleichsam ein soziologisches Lebewesen (vgl. a. KRETSCHMER[128], S. 4) mit einer Lebenskurve, mit Werden, Wachsen, Reifen, Altern und Tod. Genie ist nichts Absolutes, auch nicht etwas objektiv Gegebenes, weder ein Begriff noch naturwissenschaftlich erforschbar. Genie als Genieruhm ist vielmehr eine immerfort fluktuierende Funktion, kein Sein, sondern ein Wirken und Werden. Das Genie steht nicht isoliert auf einsam ragender Geisteshöhe, sondern es ist vielmehr ein Produkt seiner Umwelt, wie diese es mit all seinen Gaben und Talenten so besonders ausgestattet sieht, wie sie seine Persönlichkeit und sein Schicksal erlebt, wie stark sein wie immer auch geartetes Werk bei ihr affektive Resonanz findet. So ist Genie zweifellos Wertung durch eine Verehrergemeinde. Der Genietitel liegt nicht angeboren in einem Menschen, sondern wird ihm von außen, von der Umwelt, von den Mitmenschen gleichsam wie ein Orden angeheftet. Wenn eine Gruppe einen Menschen als Genie verehrt, so verleiht sie ihm damit ihre allerhöchste Auszeichnung[1]. Sie fällt ein positives Werturteil (vgl. a. KRETSCHMER[128] u. GRUHLE[171]).

Es sind immer die Sehnsüchte und Wünsche der Zeit, die sowohl dem schöpferischen Menschen die Aufgaben stellen und die Ziele setzen, wie sie auch dann aus der Fülle des Geschaffenen, aus dem vielfältigen Angebot der Produzierenden auswählen, was ihrer Befriedigung entspricht. Diese Auswahl kann offen oder versteckt, bewußt oder unbewußt getroffen werden; immer wird sie vom Gefühlsmäßigen, Affektiven her geschehen, welches angesprochen werden muß. Ohne affektiven Wert, ohne Genußgröße, d. h. ohne Werk oder Tat oder zumindest Erfolg bei der Umwelt oder Nachwelt kann kein Ruhm entstehen und damit auch kein Genie. Der Wert in Gestalt eines Werkes in irgendeiner Form erscheint als bleibende Genußgröße wesentlicher als der Träger oder Schöpfer des Werkes.

Wonach bestimmt sich folglich auch der Wertbegriff „höchste Begabung"? Nach dem Urteil der Gemeinde über das Werk, wie sie es positiv wertfühlend erlebt hat. Nicht ein primäres Genie ist als naturwissenschaftliches, psychobiologisches Objekt ein für allemal und nur in dieser höchsten Form gegeben; erst das positiv wertende Urteil irgendeiner großen Gemeinde über ein Werk projiziert dessen Wert (gemeint ist damit immer nur der Wert für diese Gemeinde) nach außen und auf seinen Schöpfer. Somit schafft nicht der Schöpfer das „Genie"-Werk; vielmehr schafft — mit den Augen und durch die Wertung der Gemeinde — das Werk den Schöpfer, den Schöpfer als Genie. Dabei schafft diese Gemeinde das Genie, besonders was Art und Höhe der Anerkennung als Genie betrifft, ganz und gar nach ihren eigenen Bedürfnissen und Wertungen. Sie formt auf diese Weise auch das Bild des von ihr zum Genie Erhobenen, wenn auch nicht nach ihrem Ebenbilde, so doch nach dem gerade ihr vorschwebenden Idealbilde. Da Wert ein ausgesprochener Relationsbegriff ist, nämlich ein Wert immer nur für bestimmte Gruppen und in bestimmter Hinsicht besteht, so wird auch Genie zu einem Relationsbegriff und löst sich damit aus seiner jahrhundertelangen statisch-dogmatischen Starre und Absolutheit endlich zu einem uns heute verständlichen dynamischen Funktionsbegriff.

Durch diese Überführung des Geniebegriffes in eine Funktionsformel fallen zahllose Schwierigkeiten und Verlegenheiten des ganzen Genieproblems

---

[1] Völlig gegensätzlicher Auffassung ist aus seiner Situation eines lebenslangen Enttäuschtseins heraus SCHOPENHAUER[61], welcher meint, daß der Ruhm — etwas sehr Unsicheres und „von zu geringem Wert" — für das Leben und Schaffen des Genies unmaßgeblich ist, auf keinen Fall aber lockendes Ziel und Lohn (S. 91) (s. a. CYSARZ[180], S. 89).

mit einem Schlage fort. Vor allen Dingen läßt sich nunmehr die Geniefrage reinlich von der Begabungsfrage scheiden. Daß in vielen Fällen ein Mensch, der in dieser Weise ans Licht der wertenden Öffentlichkeit tritt, kein höchstentwickelter Geist im Sinne eines schöpferischen Hochtalentes ist, schließt danach nicht aus, daß eine Gemeinde ihn aus den früher geschilderten Gründen als Genie verehrt. Es ist ja gerade das Anliegen dieses Buches, zu zeigen, daß es eben nicht immer auf den großen Geist und das große schöpferische Werk ankommt, um seinen Träger als Genie anzuerkennen, sondern stets nur auf die numinose Wirkung oder die Darbietung einer Genußgröße.

Damit erhellt auch sofort, weshalb der Geniebegriff niemals psychobiologisch oder auch erbbiologisch zu erfassen ist. So wie man auch „nicht Persönlichkeiten züchten kann", um mit SPRANGER[936] zu sagen. „Sie bleiben, wie man es nun nimmt: Geschenk der Gnade oder Wert der Freiheit. Wahrscheinlich beides" (S. 135). Nie auch konnte eine Begabungsform aufgezeigt werden, die spezifisch „Genie" bedeutete. Und warum? Weil eben Menschen mit nahezu allen und den verschiedenartigsten Begabungsarten zum Genie werden können, *werden* können, wenn auch je nach Begabungsart in unterschiedlichem Grade und auf schnellerem oder langsamerem Wege, wie wir früher gesehen haben. Genie als absolute, aufzeigbare und nachzuweisende Begabungsform gibt es nicht. Genie heißt, auf einfachsten Nenner gebracht, in Kurzformel: hier der Mensch, dort sein Produkt; genau wie Baum und Frucht, wobei jede große Leistung aus der Gesamtheit, der Totalität ihres Schöpfers herauswächst. Und eine Gemeinde gibt das wertende Urteil.

Um nun aber die Produktiven herauszuheben, die mit besonderen Talenten begabt (Maler, Bildhauer, Dichter, Dramatiker, Musiker, Komponisten u. a.) in einem bestimmten Zeitalter und in einem bestimmten Zeitgeschmack oder -stil oder auch diesen erst selbst schaffend, schöpferische Werke hervorbrachten, wurde von uns der Ausdruck „schöpferisches Hochtalent" eingeführt, da aus den Reihen dieser produktiven Begabungen immerhin die weitaus größte Zahl der Genies hervorgegangen ist. Der Oberbegriff des schöpferischen Hochtalentes baut sich auf auf den verschiedenen, im 1. Kapitel besprochenen Talentarten: dem Intelligenztalent, Formtalent, Ausdruckstalent und Gestaltungstalent, ist aber vor allem und wesentlich bestimmt durch Gestaltungstalent und Ausdruckstalent, wobei das Intelligenztalent im allgemeinen ein natürliches Fundament abgibt. So stellt auch Goethe, schon bevor er zu Ruhm und Verehrung gelangte, ein schöpferisches Hochtalent als Dichter (besonders als Ausdruckstalent) dar. Und Napoleon oder Schopenhauer waren vor ihrem Weltruhm eben Intelligenztalente.

Wir möchten noch einmal betonen, daß weder der althergebrachte Begriff Genie noch der Begriff der hohen Begabung, der sich meist mit ersterem verbindet, abgeschafft wurde. Beide wurden nur als Relationsbegriffe erkannt, und es wurde lediglich versucht, feiner zu differenzieren und genauer zu analysieren, denn schöpferische Hochbegabung und Genie in der Beurteilung der Geschichte und der Menschen sind durchaus nicht immer identisch; es ist daher unbedingt notwendig, diese Aufspaltung in Hochtalent und Genie vorzunehmen. Einmal wird, wie wir sahen, durchaus nicht jedes Hochtalent zum Genie, andererseits besteht durchaus die Möglichkeit, daß ein Mensch ohne die geschilderten Talente und ohne überragende Höhe des Intellektes Genieruhm erwirbt, wenn durch andere psychische Faktoren wie z. B. stärkste Affektivität oder unbeugsamer Wille bzw. Fanatismus, die bei einer Gemeinde leicht den numinosen Akkord erzeugen, eine Kompensation bzw. Überkompensation gegeben ist (wir erinnern in diesem Zusammenhang z. B. an die Heiligen und Sektierer). Schließlich sind zahlreiche „Werke" und „Schöpfungen" gar nicht geschaffen worden, sondern sie entstanden durch eine günstige und glückliche Konstellation („Zufall") oder durch das Gemeinschaftswerk zahlreicher Mitarbeiter (heute Team genannt), von denen nur einer den Namen gibt und damit den Ruhm erntet. Ähnlich ist es mit dem Werk des Apostels, das stets den Namen seines „Meisters" trägt. Daß unter Umständen sogar der direkte Mangel an Weitblick und produktivem Denken, daß selbst unverkennbarer Irrtum das Werk „schaffen" und den Genieorden einbringen kann, dafür ist Columbus immer wieder das beste Beispiel. Denn die Hauptsache bleibt immer das Werk für die wertende und später dann verehrende Gemeinde. Durch die Buntscheibe des „Werkes", gleich in welcher Form, sieht sie den einstigen historischen, ja sogar den zeitgenössischen Menschen nicht mehr, wie er in Wirklichkeit ist, sondern letztlich so, wie es ihren Wünschen entspricht. Ausschlaggebend für die Umformung ist der Werkwert für sie, die wertende und verehrende Gemeinde selbst.

Kloos[388] bringt diese neuartige Sicht, in welche das Genie auf diese Weise gerückt wurde, sehr prägnant zum Ausdruck, indem er formuliert: „Den gordischen Knoten der früheren Genietheorie entwirrt Lange-Eichbaum durch den kleinen methodischen Kunstgriff, daß er die Untersuchungsbasis verbreitert, indem er außer der Psychologie der Geniepersönlichkeit auch die Sozialpsychologie der Verehrergemeinde mit hineinbezieht. Nachher sieht es freilich furchtbar naheliegend und selbstverständlich aus, daß man einen Menschen nicht völlig losgelöst von seinem Wirkungskreis betrachtet. Der Fehler in der Methode und der Fragestellung aller früheren Genietheorien ist der, daß sie dies dennoch taten und einen bestimmten, charakterologisch einheitlichen, absoluten Menschentypus »Genie« voraussetzten, den es, wie wir an Beispielen zeigten, in Wirklichkeit gar nicht gibt. Die neue Lehre (sozusagen eine Relativitätstheorie des Genies), daß Genie nicht etwas Statisch-Absolutes, sondern etwas Dynamisch-Relatives ist, wird allerdings bei denen auf Hindernis stoßen, die gerne in altgewohnten Bahnen weiterdenken" (S. 84).

Fassen wir abschließend das Ergebnis unserer Untersuchungen und Betrachtungen noch einmal in eigener Diktion zusammen, so können wir als vorläufiges Ergebnis feststellen:

Auf Grund seiner Gaben und Talente darf ein gesundes schöpferisches Hochtalent Anspruch auf den Genie-Titel erheben. Ob es diesen Titel aber wirklich erhält, hängt allerdings von der wertenden Umwelt, der Gemeinde ab. Es darf weiterhin der Satz behauptet werden, daß Persönlichkeiten, die von bestimmten Jahrzehnten oder auch Jahrhunderten als Genie herausgestellt werden, innerhalb dieser Zeit als hochwertig anerkannte Eigenschaften aufweisen, die sich in ihren Werken widerspiegeln.

4. KAPITEL

„GENIE UND IRRSINN“

I. Einleitung

Schauen wir noch einmal zurück, nachdem unser Weg an einer entscheidenden Biegung angelangt ist. Wir haben uns zunächst einen historischen Überblick über die Genietheorien verschafft und uns so den Begriff und das Problem Genie in seiner geschichtlichen Entstehung und Entwicklung nahegebracht. Wir betrachteten dann den gesunden Hochbegabten hinsichtlich seiner Biologie und Psychologie. Anschließend führte der Weg zur Deutung der Entstehung des Ruhmes, dessen beide Wurzeln der Psychologie und der Soziologie entstammen. Ruhm ist nicht möglich ohne das numinose Erleben einer Gemeinde, die den irdischen Menschen zum Idol, zum Leitbild erkürt und ihn in nahezu überirdischer Gloriole sieht. Durch das Zusammenfließen beider Quellen entsteht der Genieakkord. Schließlich verfolgten wir das Schicksal des Ruhmes, sei er vergänglich oder dauerhaft. Es ergibt sich nach allem die soziologische Tatsache, daß die Menschen, d. h. stets große Gruppen, speziell am Werk des Außerordentlichen Interessierten diesen bestimmten Auserkorenen als Genie bezeichnen und ihn feiern und verehren.

Aus diesem allen geht hervor, daß es keinen prädisponiert angelegten Menschentypus gibt, den man intellektuell — psychologisch sowie biologisch als spezifischen, immer gleichen Genie-Typus beschreiben könnte. Genie ist also nicht gleichbedeutend mit höchster Begabung oder mit einer besonders hohen schöpferischen Fähigkeit spezifischer Art. Wir finden im Gegenteil sogar Persönlichkeiten, die durch Irrtümer, Einseitigkeiten und sogar Beschränktheit (wie z. B. Columbus) mit dem Genietitel ausgezeichnet wurden. Wesentlicher als die Persönlichkeit selbst ist immer wieder das von ihr geschaffene Werk, ihr Produkt, daß in der Vorstellungswelt der Gemeinde mit ihr untrennbar verbunden ist, ja in manchen Fällen mit ihr geradezu identifiziert wird. Ebenso und manchmal fast noch stärker als durch das Werk kann das numinose Erleben einer Gemeinde aber auch durch das besondere Lebensschicksal einer Persönlichkeit angeregt werden. Zusammengefaßt nach diesem allen ist Genie also Wertung durch eine Gemeinde.

Zwei Voraussetzungen wurden demnach für Werden und Bedeutung des Genies bisher erarbeitet: einmal das mehr oder weniger bedeutende geistige Format eines Individuums und zum zweiten der Ruhm als Ausdruck und Folge der Echowirkung des Genies auf die Gemeinde. Eine dritte Voraussetzung, die in der Überschrift dieses Kapitels genannt ist, beschäftigte uns in allen bisherigen Ausführungen noch nicht einmal andeutungsweise.

Als Ergebnis unserer Untersuchungen in den vorangegangenen Kapiteln steht somit fest, daß die Genieerscheinung ohne Krankheit des historischen Trägers, ohne „Irrsinn“ gleich welcher Art absolut möglich ist. Allerdings war das Problem der Geniewerdung noch nicht restlos zu klären, solange man im Genie ausschließlich einen Begriff fast metaphysischer Prägung, ein nahezu göttergleiches Idol, losgelöst von der Umwelt, und in einer fast mystischen Gloriole gleichsam darüberschwebend sah, ohne die psychologischen und soziologischen Faktoren, die wir aufgezeigt haben, in den Betrachtungskreis mit einzubeziehen. Erst nachdem wir diese soziologischen Faktoren in ihrer Bedeutung erkannt und uns zu ihnen als dem ganz wesentlichen Element der Geniewerdung bekannt haben, fallen neue und erhellende Schlaglichter auf das alte Problem. Wir gehen nicht ausschließlich von dem Genie als dem schöpferischen Hochtalent aus, sondern wir bezeichnen als Genie solche Persönlichkeiten, die die Masse Mensch Genie nennt. Dabei betrachten wir vor allem sehr eingehend den biologischen Wesensgrund dieser Persönlichkeiten, da wir uns ja, wie wir immer wieder ausdrücklich betonen möchten, nicht mit den von der Nachwelt idealisierten Bildern von Heroen und Halbgöttern beschäftigen wollen, sondern mit den realen, leibhaftigen Menschen aus Fleisch und Blut, Menschen mit Schwächen und Fehlern, Menschen mit körperlichen und geistigen Krankheiten. Wenn bei den mancherlei Erörterungen und Beispielen, die bisher aufgeführt wurden, vielleicht auch manchmal Wesenszüge anklangen, die sich nicht mehr in der Breite der sogenannten Norm bewegten, so ist doch bis jetzt in allen Ausführungen noch nicht das Wort Krankheit gefallen, hat es doch auch im täglichen Leben einen negativen Beigeschmack und ist voll von Verderbnis und übler Prognose. Es paßt nicht zu dem strahlenden Idol, als welches das Genie im allgemeinen so gern verehrt wird.

Jeder Gebildete aber kennt nun das Schlagwort von „Genie und Irrsinn", das besagen will: Genie tritt immer oder fast immer mit Irrsinn in irgendeiner Form zusammenhängend auf; Genie ist (wie Lombroso meinte) sozusagen eine besondere Abart des Irrsinns. Dagegen erhebt sich die Frage, ob nicht dem Krankhaften, dem Morbiden, auch Werte zukommen können, allein durch die Tatsache, daß hier ein dunkler Gegenpol zum hellen Gesunden erscheint und dieses erst ins rechte Licht hebt. Auch hier liegt der Gedanke nahe, daß gewisse krankhafte Faktoren im Sinne eines biologischen Reizes dazu dienen können, schlummernde gesunde Kräfte zu wecken und damit eine Resistenz gegen wirkliches chronisches Siechtum zu schaffen und zu verstärken, im Sinne der in der somatischen Therapie oft verwendeten Reizkörperwirkung. Als biologisches Individuum unterliegt auch das Genie den Gesetzen und Möglichkeiten der Krankheit. Unsere Aufgabe ist es, das seines Idolcharakters entkleidete Genie in seiner nackten Menschlichkeit, in seinem endothymen Grund (LERSCH[849]) frei von allen philosophierenden Tendenzen, nur im Hinblick auf biologische und soziologische Gesetzmäßigkeiten in seiner Beziehung „Genie und Irrsinn" zu betrachten. Das bedeutet nicht ein Herabzerren ins Menschlich-Allzumenschliche. Im Gegenteil soll diese Erkenntnis, daß auch das Genie wie jeder andere Sterbliche im Sinne des alttestamentalischen Fluches nur im Schweiße seines Angesichtes zur Höhe gelangt, mit besonderer Ehrfurcht vor der Leistung erfüllen. So wird die Krankheit zwar der dunkle Hintergrund, aber ein Hintergrund, vor dem die Leuchtkraft des Genies erst in voller Stärke erglänzt. Je dunkler die Schatten, desto heller erstrahlt das Genie. Warum aber das Besondere, das Erhabene und damit auch das Geniale vom Stachel der Krankheit so oft getroffen wird, daß diese Häufigkeit seit zweieinhalb Jahrtausenden schon der denkenden Kulturmenschheit auffiel und zum mindesten von unserem westeuropäischen Kulturkreis bis auf unsere Tage als Problem empfunden wurde, soll nun Gegenstand auch unserer Untersuchungen und Darstellungen werden.

II. Zum Wesen und Begriff der Krankheit

Läßt sich das Wesen der Krankheit (gemeint ist zunächst in der Hauptsache die körperliche) überhaupt begrifflich bestimmen? Selbst wenn wir berufene Autoren fragen, erhalten wir keine genügende, prägnante und umfassende Antwort. Ist der „Charakter der Gefahr“ (Virchow), der „Lebensbedrohung“ (Hellpach) wirklich das Entscheidende? Es finden sich viele leichte Erkrankungen, die niemals ernstlich gefährlich werden, die sogar ein hohes Lebensalter erlauben und auch die Nachkommen nicht gefährden. Ist Krankheit eine „Leiden schaffende Lebensäußerung, die Abhilfe erfordert“ (Birnbaum)? Das subjektive Leiden ist jedenfalls kein sicheres Kennzeichen; Krankheit kann das Lebensgefühl erhöhen (Tuberkulose, Paralyse, Manie, Vergiftungen), sie kann Leiden vermissen lassen (tertiäre Lues, Tumore). Und da, wo Leiden im körperlichen Sinne von Schmerz auftritt, sprechen wir nicht immer von „Krankheit“ (Prügel, Folter). Manche Autoren definieren Krankheit als den „Zustand eines Organismus an den Grenzen seiner Anpassungsfähigkeit“ (Lenz). Das erscheint sprachlich und logisch unscharf. Es müßte mindestens heißen: Grenzzone, denn alles Biologische kennt keine mathematischen Grenzlinien. Und was bedeutet „an“? Meint es den Beginn einer Anpassung (Schnupfen)? Oder die äußerste Grenzlinie (Hirnabszeß)? Auch ein angepaßter Körper kann dennoch krank sein (kompensierte Herzklappenfehler, eingekapselte Tuberkelherde). Andere Forscher nennen krank alles, was neu einsetzt, die Funktion stört und fortschreitend ist. Diese Definition ist viel zu weit, denn man kommt mit ihr zu seltsamen Ergebnissen. Ist es „Krankheit“, wenn das Beil des Henkers „neu einsetzt“, die „Funktion stört“ und (von der Halswirbelsäule bis zum Kehlkopf) „fortschreitet“? Oder wenn das Wasser allmählich die Lungen eines Ertrinkenden anfüllt? Und wohlgemerkt, mit Beil und Wasser wären grundsätzlich als äußerer Reiz ein Haufe Bakterien, ein Cysticercus, ein Schluck Sublimat zu vergleichen; nur daß im ersteren Fall das Tempo anders erscheint und ärztlich nicht behandelt werden kann.

Definitionen anderer Autoren werden dem Wesen der Krankheit ebensowenig gerecht. William Hirsch z. B. nennt Krankheit eine „Beeinträchtigung der physiologischen Tätigkeit des Organismus, der Leistungsfähigkeit des Individuums“. Ähnlich sieht Krehl in der Krankheit eine Abweichung des Lebensprozesses mit „Beeinträchtigung der Leistungs- und Lebensfähigkeit“. Aber jede gewaltsame Todesart würde unter diesen Begriff fallen (Ertrinken, Verbrennen, Erschossen-werden); auch da ist der Organismus beeinträchtigt und an den Grenzen seiner Anpassungsfähigkeit angelangt, genau wie die Milliarden Tiere, die jeden Augenblick auf der Erde gefressen werden. Niemand denkt jedoch daran, den Zustand vom Beginn des Überwältigtwerdens bis zum Tode eine „Krankheit“ zu nennen. Verlangt man dagegen, daß die physiologischen Prozesse nicht abgeschnitten werden dürfen, sondern, wenn auch biologisch-funktionell gestört, eben ungünstig, weiterlaufen müssen, so werden die Vorgänge des natürlichen Alterns, der Schwangerschaft, des Geburtsvorganges, ja manche Pubertätserscheinungen ebenfalls zu Krankheiten. Endlich könnte man definieren, daß alles, was ärztlich behandelt werden kann, eine Krankheit darstellt. Ob alles Defekte, Verletzungen, Narben, Parasiten und Mißbildungen, von der Kurzsichtigkeit bis zur Hasenscharte, als Krankheiten zu bezeichnen sind, darüber läßt sich streiten.

Je nach dem geistigen Standort des Forschers und seinem speziellen Arbeitsgebiet ist also der Versuch, die Krankheit zu definieren, von scharfer, relativ eingeengter Umschreibung bis zu einem von der Sache her sich ergebenden mehr oder weniger Zerfließen der Grenzen im Bereich des Funktionell-Biologischen zu erkennen. Virchow noch erblickte das Wesen des Krankhaften in der Zelle und deren gestörten Funktionen. Aber in der Erkenntnis vom Funktionalen, welche Virchow besaß, liegt schon eine Entgegnung auf gelegentliche Unterstellungen, daß Virchow lediglich materialistisch-mechanistisch im Bereich des Zellulären dachte. Virchow ließ den Beginn der Krankheit, wie das GRUBER[780] hervorhebt, abhängig sein vom Versagen regulatorischer Kräfte im Sinne gestörter Konstitution.

So darf Krankheit als von der Konstitution (d. h. angeborene oder erworbene, körperlich-seelische Verfassung) her an das Individuum gebunden gesehen werden. *Der* Kranke als solcher (nicht das Kranke, das Krankhafte) ist in seiner Existenz gefährdet. „In diesem Sinne spricht man von einer Funktion lebendiger Anpassung an die pathogenetischen Ansprüche“ (GRUBER[780], S. 1890). Fehlende Anpassung an schädigende Einwirkungen (vererbt, angeboren oder erworben), wie auch Verlust der Regulationsfähigkeit ist Krankheit oder, um mit R. Rössle, auf den sich Gruber beruft, zu sagen: Krankheit ist ein Prozeß, ein Ablauf von veränderten natürlichen Reaktionen und kann nur unter Berücksichtigung aller Entwicklungsstufen und -formen des pathologischen Geschehens verstanden werden. Krankheit ist also „ein Leben an der Grenze der Anpassungsbreite, ein Processus“ (GRUBER[780], S. 1892).

Aus der Vielfalt der Definitionen ist zu ersehen, daß letztlich Krankheit doch nicht strengwissenschaftlich begrifflich zu erklären ist. Haftet doch diesem Begriff die Unwissenheit und das magische Denken vergangener Jahrtausende an. Krankheit ist ein archaischer Begriff. Vielleicht ist historisch alles das Krankheit, was der Medizinmann „austreiben“ kann. Dem Primitiven bedeutet „die“ Krankheit stets die Handlung einer bösen Macht, das Wirken einer feindlichen mystischen Kraft (eines Dämons, eines beleidigten Gottes, eines unzufriedenen Toten, eines gereizten Geistes), als eine Art geistiger Verfluchung oder als Fluidum, das von Fetischen, von Örtlichkeiten ausgeht (LÉVY-BRÜHL[850], S. 232 f.). Das Rätselhafte verwickelter biochemischer oder ungünstiger Vorgänge wird verdinglicht, substantiiert und als böse Macht personifiziert als etwas Selbständiges, von der kranken Person Trennbares, Angeflogenes, Hineingeflogenes (noch Platon dachte so).

Wie uns das tägliche Leben lehrt, hat auch heute noch die Mehrzahl der Menschen (auch der gebildeten) ähnliche Vorstellungen. Wo man glaubt, die „Ursachen" von etwas Biologisch-Ungünstigem klar erkennen zu können (bei Unglücksfall, bei gewaltsamem Tod), ist man geneigt, den Begriff der „Krankheit" beiseite zu lassen. Aber wo feinste biochemische Vorgänge (Stoffwechselkrankheiten), wo unsichtbare Mächte (Bakterien) geheimnisvoll walten und den Lebensprozeß ungünstig beeinflussen, ist es auch jedem Laien geläufig, von „einer", von „der" Krankheit zu sprechen.

Diese relativ primitive Auffassung vom Wesen der Krankheit, die der Medizinmann austreiben könne, gilt in übertragenem Sinne weiterhin, auch für unsere geistige Situation, mag man die Krankheit nun von pathologischer Sicht her sehen oder vom Biologischen her definieren wollen, d. h. vom Blickwinkel des lebendigen Organismus hinsichtlich dessen gestörter Funktionen, oder mag man sie vom Seelischen her umschreiben, wo wir im wesentlichen beim Erfassen des Krankhaften lediglich auf die Beschreibung, auf die Phänomenologie, auf das Phänomenale, angewiesen sind, und uns die Ätiologie fast ganz im Stich läßt, zum mindesten bei den seelischen Krankheiten sogenannter endogener Ursache.

So ist es kein Wunder, daß bei der aufgezeigten Problematik der Krankheitsbegriff seit jeher recht umstritten war, und daher auch seine zahlreichen Definitionen.

Es ist naheliegend, daß ein so eminentes Ereignis im Leben des Individuums, wie es die Krankheit, besonders die schwere, darstellt, auch vom Philosophischen her zu betrachten ist. Hier wird der Faktor der Wertung eingebaut. So sieht JASPERS[807] beim Krankheitsbegriff in der Menge seiner Anwendungen als einzig Gemeinsames, daß damit immer ein Werturteil ausgedrückt werde. „Krank heißt unter irgendeinem, aber keineswegs immer gleichen Gesichtspunkt schädlich, unerwünscht, minderwertig" (S. 4). „Krank" ist ein allgemeiner Unwertbegriff, der alle möglichen Unwerte umfaßt. Die Aussage »krank« in ihrer Allgemeinheit besagt darum auf seelischem Gebiete gar nichts, denn dieses Wort umfaßt so den Idioten und das Genie, umfaßt alle Menschen . . . Der denkende Psychopathologe legt darum auf das allgemeine Urteil »krank« überhaupt keinen Wert" (S. 7). Noch allgemeiner erblickt WEIZSÄCKER[961] die Einheit aller Krankheiten in einer Abweichung von der Lebensordnung. Jedoch ist der Jaspers'schen Auffassung von krank = Unwert im Sinne von Minderwertigkeit als einer Wertverschiebung auf eine ethische Ebene kritisch zu begegnen.

Von den verschiedenen Definitionen der Krankheit steht die von POPHAL[893] unserer Auffassung am nächsten: Das Wesen der Krankheit liegt nicht in ihren Anzeichen (sondern nur in nachteiligen Folgen), nicht in ihren pathologisch-anatomischen Veränderungen; denn diese sind nicht etwa die Ursache, sondern ein Teil der Krankheit selbst. (Das Substrat ist überhaupt nichts Statistisches, sondern eine fließende Dynamik.) Das Wesen der Krankheit ist auch nicht ihre Ätiologie. Keineswegs sind also Bakterien die „Ursache" einer Erkrankung. Krankheit ist vielmehr dynamisch zu denken, energetisch. Sie ist dabei nur etwas Relatives, im Sinne einer (gestörten) Funktion, gegeben aus der Prädisposition, dem Reiz und den Außenumständen. Der allgemeine Kausalbegriff enthält demnach drei Faktoren, die sämtlich fortwährend veränderlich sind und in einer dauernd sich ändernden Fluktion ihrer Beziehungen zueinander stehen. Im Rahmen wertender Betrachtung des Krankhaften ist am Beispiel der „Flucht in die Krankheit" gleichzeitig eine gewisse Relativität im Bereich dieser oben angeführten Wertung zu erkennen, worauf Pophal auch hinwies. Für *den* nämlich, der diese Flucht nötig hat (um dadurch schwierigen Lebenssituationen zu entgehen), bedeutet die Krankheit (wenn auch unbewußt) einen positiven Wert im Hinblick darauf, daß durch die Krankheit das Leben irgendwie mehr oder minder gut gemeistert wird. Wir haben es in diesem Fall zweifelsohne mit einer Wertverschiebung zu tun. Es gibt demnach nur einen, und zwar einen sehr komplizierten Relationsbegriff im Bereich des Krankhaften und nicht *die* Krankheit.

III. Psychische Krankheit

Wenn im folgenden nunmehr über das Wesen der psychischen Krankheit speziell gesprochen werden soll, so erscheint des besseren Verständnisses wegen ein kurzer Überblick über die Nomenklatur der auf den nächsten Seiten und in den anschließenden Kapiteln im Rahmen der in diesem Buch behandelten Problematik verwandten Ausdrücke nicht unwichtig. Die dem Gebiet der Psychopathologie im allgemeinen und der Psychiatrie im engeren Sinne entnommenen nomenklatorischen Bezeichnungen werden definitorisch im Sinne der heute herausgearbeiteten und gebräuchlichen Auffassungen umschrieben. Die Aufzählung mit den dazugehörigen Erklärungen erfolgt alphabetisch geordnet.

Abnorm: abweichend von der Mehrzahl, gleichviel, ob übernormal oder unternormal, ob krank oder nicht krank.

Affekte: Affektivität (im engeren Sinne): Gefühlslage mit starkem plus- oder minus-Vorzeichen (Lust oder Unlust); hier (im weiteren Sinne): mehr für die Gefühlssphäre im allgemeinen gebraucht, umfassend Emotionen, Stimmungen, Triebe, Strebungen, Willensimpulse.

Bionegativ: ein Begriff, der zum erstenmal in diesem Werk geprägt wird; er umfaßt alles, was ungünstig abnorm ist hinsichtlich der Lebensfunktionen und (oder) der Nachkommenschaft, also Mißbildungen, Entwicklungshemmungen, ungünstige Variationen seelischer Anlage (samt ihrer Vererbbarkeit) und schließlich, als die extremste Unterabteilung, alles ausgesprochen Kränkliche oder Kranke.

Hysterie: eine Unterform der Neurose. Jede Neurose kann sekundär zu funktionellen körperlichen Nervenstörungen führen: zu Lähmungen, Krämpfen usw. wie bei der Hysterie.

Katathymie: die Tatsache der Färbung oder Leitung des Intellektuellen (Auffassung, Denken, Gedächtnis, Anschauungen, Theorien) durch Affektives (Wunsch, Furcht, Abneigung, Zuneigung usw.). Der Begriff ist ursprünglich (von H. W. Maier) nur für Psychopathologisches geprägt; er ist aber auch für das normale Seelenleben außerordentlich brauchbar. Wir werden ihn daher überall anwenden, wo die Affektivität den Intellekt führt, sein Denken umfärbt oder fälscht.

Neurasthenie: erworbene Nervosität (durch vorwiegend körperliche Erschöpfung).

Neurose: erworbene Spannungsnervosität (rein seelisch, verursacht durch bewußten oder unbewußten inneren Konflikt); im engeren Sinne Psycho-Neurose genannt.

Pathologisch: krank oder kränklich.

Psychopathie: konstitutionell angeborene seelische Disharmonie, angeborene irgendwie ungünstige Andersartigkeit; entweder als seelische Kränklichkeit (mit der Richtung auf eine Psychose hin) oder als ungünstig-abnorme Spielart; in jedem Fall hinsichtlich der Lebensfunktionen irgendwie bionegativ.

Psychopathologie: die Lehre vom kranken oder ungünstig abnormen Seelenleben, also die Lehre vom seelisch-Bionegativen.

Psychose: Geistes- oder Gemütskrankheit.

Der Begriff der psychischen Erkrankung ist noch nicht so sehr alt. Frühere Jahrtausende bedachten das psychisch Abnorme nicht mit einem negativen Wertakzent, sondern oft mit einem positiven; das psychisch Abnorme erschien ihnen als etwas Heiliges, Prophetisches, ja etwas Göttliches, so wie in der Neuzeit noch vielen Naturvölkern. Als man begann, das psychisch Abnorme negativ zu werten, erblickte man in ihm die Folge der Erscheinung und des Wirkens von Dämonen, sah man in ihm eine Bestrafung für Schuld und Sünde (Christentum). Als einzige nannte man Idioten und Tobsüchtige krank, legte sie aber in Ketten und stellte sie Dieben und Räubern gleich. Erst das philanthropische 18. Jahrhundert schafft die Voraussetzungen für ein besseres Verständnis der Geisteskranken (Pinel, Reil usw.). Die vertieften anatomischen Kenntnisse, wie sie das 19. Jahrhundert entwickelt, sind auch geeignet, das Wesen der Psychose weitgehend physiologisch-anatomisch zu erklären. So wird schließlich (nach der Anschauung des 19. Jahrhunderts) in der psychischen Dynamik nur noch eine Funktion der somatischen Dynamik gesehen, und in letzter Konsequenz vermutet man den Sitz der Seele, und damit auch der kranken Seele, im Gehirn und zieht den logischen Schluß: Geisteskrankheiten sind Gehirnkrankheiten (Meynert)[1]. Durch eine pathologische Gehirndynamik muß auch das psychische Geschehen gestört und verändert werden. Im Laufe der letzten beiden Jahrnunderte dehnte man schließlich den „Kreis der psychisch Kranken immer weiter aus, und zwar entscheidend nach dem Gesichtspunkt der sozialen Brauchbarkeit“ (JASPERS[807], S. 6). Das Moment der sozialen Brauchbarkeit und der sozialen Gefährdung wurde im Begriff der psychischen Krankheit vielfach definitorisch verwertet, weil es im Falle einer psychischen Erkrankung (mehr noch als bei körperlicher Krankheit) im allgemeinen auch zu einem sozialen Versagen kommt. Wie hoch dieser soziale Faktor zu bewerten ist, besagt schon das Wort Bleulers: „Der Begriff der Geisteskrankheit ist eben kein medizinischer, sondern ein sozialer.“

---

[1] In einem nicht überholten Aufsatz bringt der in den psychiatrischen Grenzgebieten besonders erfahrene R. SOMMER[929] einen historischen Aufriß, wobei er erkennt, daß die Individualpsychologie des 18. Jahrhunderts (nicht zu verwechseln mit der gleichbenannten von A. Adler) — die besagt, daß Geistesstörungen Abarten in der Tätigkeit der Seelenmonaden (S. 137) seien — abgelöst wurde von der späteren gehirnpsychologischen Richtung (Meynert, Griesinger): Geisteskrankheiten sind Gehirnkrankheiten.

1. *Unterscheidung der psychiatrischen Krankheitsgruppen*

Im folgenden sollen die verschiedenen psychiatrischen Krankheitsarten, wie sie durch Symptome und Verlauf gekennzeichnet sind, aufgeführt werden, wobei auch Qualität und Intensität Berücksichtigung finden[1]. Es empfiehlt und ergibt sich überdies durch die Beschreibung der Krankheiten, folgerichtig, zwischen organischen und funktionellen Symptomen und Krankheiten zu unterscheiden. Die organischen sind durch nachweisbare anatomische Störungen charakterisiert, die funktionellen entbehren, nach den bisherigen Erfahrungen wenigstens, solcher; sie sind also reine Leistungs- oder Funktionsstörungen.

Die Abnormität menschlichen psychischen Verhaltens kann qualitativ recht verschieden sein (s. a. HOCHE[795]). Drei wesentliche Gruppen sind dabei zu unterscheiden. Einmal kann das Individuum sich von einem anderen dadurch unterscheiden, daß es hinsichtlich seiner Anlagen, auch seiner Charaktereigenschaften das andere Individuum überragt oder auch ihm nachsteht. Die Norm ist hier von einer ziemlichen Breite; erst z. B. bei stärkerer intellektueller Schwäche sprechen wir von Oligophrenie (Schwachsinn) im Sinne einer geistigen Erkrankung. Auch exogene Faktoren, Ausnahmezustände können ein bis dahin unauffällig im Rahmen der Norm lebendes Individuum aus der Bahn werfen, so daß es vorübergehend oder länger abnorm reagiert; wir sprechen dann von einer sogenannten pathologischen Reaktion. Zweitens sind schon über die Norm hinaus zur eigentlichen Krankheit allmählich hinübergleitend sogenannte konstitutionelle, also meist angeborene, anlagemäßige Neigungen zu krankhaften Zuständen zu beobachten, wie sie durch die Neuropathie, d. h. ganz allgemein die Neigung, im Bereich des Nervensystems krankhaft zu reagieren, gegeben sind. Ebenfalls noch an der Grenze zur eigentlichen Krankheit steht die auf exogenen Ursachen beruhende Neurasthenie (der wohl der populäre Begriff der Nervosität am meisten nahekommt) (s. a. JAHN[804]), während die auch auf exogenen Ursachen beruhende Neurose schon dem eigentlichen Begriff der Krankheit sehr nahe steht. Der Neurose im engeren Sinne muß immer ein psychisches Trauma oder eine Summe von kleineren Traumen über längere Zeitabstände hinaus vorangegangen sein, weswegen man auch oft im engeren Sinne von Psychoneurosen spricht und deren Störungen als psychogene bezeichnet; die früher sehr umfangreich als selbständiges Krankheitsbild dargestellte Hysterie ist nur eine in das Gebiet der Neurose gehörende und von ihr nur quantitativ unterschiedliche. Dabei ist die Hysterie folgendermaßen zu definieren: sie ist eine funktionelle Nervenerkrankung, für die u. a. charakteristisch ist, daß sie in hohem Maße gefühlsbetont und suggestiv beeinflußbar ist[2].

Funktionsstörungen füllen das umfangreiche Gebiet der verschiedenen Neurosearten aus. Deswegen muß aber gleich hier bemerkt werden, daß infolge von funktionellen Störungen schließlich im Laufe der Zeit organische,

[1] Verf. lehnt sich bei dieser Thematik an die Ausführungen in seinem Buch: Leitfaden der Neurologie und Psychiatrie. (Thieme, Stuttgart, 1959)[839], S. 172 ff. an.

[2] Bonhoeffer definiert die Hysterie nach der Willensseite hin als „das Durchscheinen einer bestimmten Willensrichtung in der Krankheitsdarstellung" (z. n. BETZENDAHL[724] S. 381).

d. h. solche, die dann durch anatomische Veränderungen erkennbar sind, sich entwickeln können.

Zum Unterschiede von der erworbenen Neurose ist die angeborene Psychopathie, die psychopathische Konstitution, der Ausdruck einer von Jugend auf, ab ovo, krankhaft veränderten oder psychopathischen Persönlichkeit, besonders hinsichtlich des Charakters. Unter psychopathischer Konstitution ist demnach eine leichtere krankhafte seelische Veranlagung der Gesamtpersönlichkeit zu verstehen, welche nicht die Bedeutung einer ausgesprochenen Geisteskrankheit in sich trägt und nicht mit angeborenem Intelligenzdefekt, d. h. weder mit Gedächtnisdefekt, noch mit Defekt der Begriffsbildung, noch mit einem Defekt des Urteils verbunden ist; die letztere gehört in die Gruppe der Oligophrenie. Verschiedene Überschneidungen und Übergänge innerhalb der einzelnen Gruppen sind vorhanden. Die verschiedenen Psychopathentypen selbst sind aus didaktischen Gründen und der Übersichtlichkeit wegen in Gruppen einzuteilen. Da innerhalb dieser Gruppen sogenannte schizoide und paranoide psychopathische Konstitutionen festzustellen sind, so ist es berechtigt, die Psychopathie als eine Vorform oder Abschwächung der anschließend zu erörternden Gruppe der Psychose anzusehen.

Für die Trennung der dritten Gruppe endlich von der zweiten sprechen neben eigentlich inneren auch historische Gründe, denn schon ehe man eine Psychiatrie als Wissenschaft kannte, war der Begriff des Irreseins im Volk wie bei den Ärzten bekannt. Es kommt also hier etwas Neues hinzu, das als eigentliche Erkrankung von jeher augenscheinlich erschien. Hier ist der Begriff der Psychose am Platze (im Gegensatz zur Psychopathie und zur Neurose). Wenngleich auch von manchen Richtungen, vor allem von seiten der Psychotherapeuten, fließende Übergänge von der Neurose zur Psychose angenommen werden, so sind doch prinzipielle Unterscheidungen vorhanden — und waren hinsichtlich der daraus zu ziehenden Konsequenzen auch notwendig —, die eine Brücke von den beiden anderen Gruppen, Neurose und Psychopathie, zur Psychose nicht gestatten. Vor allem ist das prinzipiell Neuartige, das die Psychose von den genannten anderen psychisch abnormen Zuständen trennt, der Wahn, d. h. ein krankhaft bedingtes Urteil. Diese Dreiteilung der großen Krankheitsgruppen in der Psychiatrie, wie sie sich aus der Erfahrung ergibt, wird z. Z. in der ganzen Welt vertreten, wenn auch innerhalb der einzelnen Gruppen gewisse unterschiedliche Trennungen vorgenommen werden. So unterscheidet SCHIMMELPENNING[914], indem er sozusagen 1. Neurosen und 2. Psychopathien als eine Gruppe der abnormen Persönlichkeiten zusammenfaßt, von einer zweiten Gruppe der endogenen und einer dritten Gruppe der exogenen Psychosen (s. a. bei Psychosen S. 198).

Jede psychische Erkrankung enthält zugleich ein soziales Moment, sei es, daß bestimmte Psychosen jeden sozialen Kontakt überhaupt unmöglich machen, sei es, daß die Psychopathie oder die Neurose die soziale Anpassung erschweren.

Es war die Absicht obiger Ausführungen, einen kurzgefaßten, zum Verständnis unserer Thematik notwendigen Überblick über die verschiedenen psychischen (d. h. psychiatrischen) Krankheitsgruppen zu vermitteln.

2. *Psychose*

Soweit sie uns hier angehen, sollen jetzt zum besseren Verständnis des Späteren für den nichtmedizinischen Laien die Diagnosen-Namen der einzelnen Psychosen sowie deren klassische Hauptsymptome in gedrängter Kürze und alphabetischer Reihenfolge angeführt werden, ohne daß natürlich dabei ihre ätiologischen Faktoren hier Berücksichtigung finden können.

Delirium: Bild: Traumhafte Bewußtseinstrübung mit zahlreichen Sinnestäuschungen, Desorientiertheit, reizbare Erregbarkeit, heitere oder ängstliche Verstimmung. Die Affektivität ist im wesentlichen den deliranten Inhalten adäquat. Vorkommen: bei Fieber, Infektionskrankheit, Epilepsie, Paralyse, chronischem Alkoholismus, sowie bei anderen Giften (Äther, Opium, Morphium, Kokain, Haschisch, Meskalin usw.), bei endogenen Psychosen.

Dementia senilis (Altersblödsinn): Ursache: einfacher Altersschwund des Hirngewebes, oft verbunden mit arteriosklerotischen Veränderungen. Bild: Abnahme des Gedächtnisses, Stimmungswechsel, oft Verwirrtheitszustände, Wahnideen, Sinnestäuschungen. Fortschreitende geistige Schwäche bis zu tiefer Verblödung. Ähnliche Bilder infolge von Hirnaderverkalkung (Dementia arteriosclerotica).

Epilepsie: An sich keine echte Psychose. Aber meist allmähliche Abnahme der geistigen Fähigkeiten und bionegative Charakterveränderung. Psychotische Zustände sind die neben den Krampfanfällen auftretenden Bewußtseinstrübungen oder Dämmerzustände. Außerdem wachsen auf dem Boden der epileptischen Anlage noch andere Psychosen: Verwirrtheitszustände. Delirien, Stupor (d. h. allgemeine psychomotorische Bewegungslosigkeit).

Manisch-depressives Irresein (Zyklophrenie): Bild in der Manie: heitere Verstimmung (grundlose, pathologische Heiterkeit), gehobenes Selbstgefühl, Bewegungsdrang, Vielgeschäftigkeit, Ideenflucht, Rededrang. Von den allerleichtesten, dem Laien nicht erkennbaren Graden, der Hypomanie, bis zu schwerster Tobsucht. — Bild in der Melancholie (Depression): traurige Verstimmtheit oder Angst (eine grundlose, pathologische Traurigkeit), Denkhemmung, Bewegungsarmut, Einsilbigkeit, oft Selbstvorwürfe, Versündigungsideen, Lebensüberdruß mit großer Neigung zum Selbstmord. — Bild der Zyklophrenie im Lebenslauf: bald Manie, bald Melancholie, bald schwer, bald leicht, bald Zwischenstufen, auch wieder ganz gesunde Zeiten. Keine schweren intellektuellen Dauerveränderungen der Persönlichkeit.

Paralyse (auch Dementia paralytica, progressive Paralyse, oder von Laien „Gehirnerweichung" genannt; dabei eine besondere Prädisponiertheit). Ursache: stets Syphilis, beruhend auf Infektionen mit der Spirochaete pallida (oder wie ESSED[753] meint, der Schwester dieser, der Spirochaete pertenuis, eine aus den Tropen eingeschleppte Framboesia), meist 6 bis 15 Jahre vorher erworben, obwohl es sich, pathologisch-anatomisch betrachtet, nicht um eine Erweichung handelt; diese ruft eine organische Erkrankung des Zentralnervensystems, besonders der Großhirnrinde hervor, deren mikroskopische Veränderungen bekannt sind. Bild: nach einem neurasthenischen Vorstadium bald rasch, bald langsam eine Abnahme der Geisteskräfte. Erschwerung der Auffassung, Vergeßlichkeit, Urteilsschwäche, Energielosigkeit, Stumpfheit. Der symptomatische Verlauf ist äußerst verschieden. Alle Arten psychotischer Augenblicksbilder kommen vor (deliröse Verwirrtheitszustände, Erregungen, Verfolgungswahn, Größenwahn, manische oder melancholische Zustände oder einfache, stille Verblödung bis zum tiefsten Blödsinn). Nebenher bestehen zahlreiche organisch bedingte Nervenstörungen.

Ähnliche Bilder kann die *Hirnlues* verursachen. Die Nervenstörungen stehen hier meist mehr im Vordergrund als die psychischen. Die Unterscheidung zwischen Paralyse und Hirnlues ist of schwierig, zumal auch Mischfälle vorkommen.

Paranoia chronica: „Verrücktheit" im engeren Sinne, d. h. Verrückung des Weltbildes. Dabei handelt es sich um Kranke, „bei denen sich aus einer eigenartigen Veranlagung heraus durch krankhafte Verarbeitung der Lebensereignisse schleichend ein unerschütterliches Wahnsystem entwickelt, bei völliger Erhaltung der Besonnenheit und Ordnung im Denken, Wollen und Handeln" (Kraepelin) sowie bei Erhaltensein von Einfühlbarkeit und Kontaktfähigkeit, also syntoner Komponiertheit der Persönlichkeit.

Paraphrenie: das Bild ist der Paranoia ziemlich ähnlich, nur daß häufiger und mehr Sinnestäuschungen auftreten und daß die Gedankenordnung nicht ganz so logisch erhalten bleibt (gilt als Unterform der Schizophrenie).

Schizophrenie (Spaltungsirresein, Bleuler): Spaltungsirresein wird die Psychose deswegen genannt, weil sich seelische Funktionen, die sonst einheitlich sind, spalten: Vorstellung und zugehöriger Affekt, Denken und Fühlen fallen auseinander; dasselbe Objekt ist zu gleicher Zeit A und B, zu gleicher Zeit gut und böse (Ambivalenz). Die Persönlichkeit des Kranken zerfällt; sie besteht zu gleicher Zeit aus zwei oder mehr Personen, die sozusagen Spaltprodukte des Patienten selbst sind. Es besteht Ähnlichkeit mit manchem Traumerleben, wenn man weiß, daß man träumt. Die Kranken führen ein Leben teils in einem eigenen, erträumten Phantasiereich, teils in der Wirklichkeit, aber beides gleichzeitig nebeneinander. Symptomatik: eigenartige Störungen des Denkens, des Fühlens, der Beziehungen zur Außenwelt. Herabsetzung der psychischen Aktivität und Ich-Kraft. Das Denken ist inkonstant, entgleitend, sprunghaft, zerfahren; es bleibt oft verschwommen, unklar auf der Stufe der Gedankenentwicklung, im Archaischen stecken. Langsame Entwicklung von Gemütsstumpfheit, in schweren Fällen bis zur affektiven „Verblödung", d. h. Erkaltung („versanden"). Häufige Sinnestäuschungen und wechselnde Wahnideen. Mangel an zielbewußtem Handeln; impulsive Verkehrtheiten. Gedächtnis und Orientierung bleiben oft überraschend gut erhalten, auch wenn sonst, was häufig ist, das Leiden in intellektueller „Verblödung" endet. Bei der Unterform der Katatonie bestehen viele motorische Störungen, bei der paranoiden Unterform mehr Wahnbildungen (unsinnigen Inhalts). Die Schizophrenie bietet am häufigsten das, was der Laie unter „irre" oder „Irrsinn" versteht. Das ganze Seelenleben ist schwer, oft auch gar nicht nachfühlbar oder „verständlich" (immerhin aber mehr, als der Flüchtige sieht).

Vergiftungspsychosen (exogene Psychosen im Sinne Bonhoeffers): Ursache (Auslösungsreiz): Alkohol, Äther, Opium, Morphium, Kokain, Haschisch, Meskalin usw. Akute Vergiftung: Rausch, Delirium, traumhafter Zustand. Chronische Vergiftung: vielfach nervöse Störungen (z. B. Alkoholepilepsie) oder Entwicklung von chronischen Psychosen (beim Alkohol: paranoische Psychose, Eifersuchtswahn, Delirium tremens; auch bei Morphium- und Kokainmißbrauch delirante oder paranoide Psychosen). Ausgesprochen Alkoholiker sind ihrer Anlage nach fast immer Psychopathen mit Ausgleichsbedürfnis. Zu den anderen Giften können auch Gesunde durch besondere Umstände verführt werden.

Nach Umschreibung der einzelnen, die Psychose angehenden Diagnosen ist im folgenden die Auswirkung der psychotischen Struktur auf den kranken Menschen zu beleuchten.

Der psychotische Mensch ist in ihm feindlicher Umgebung verloren. Wie würde sich etwa ein euphorisch-expansiver Paralytiker auf einsamer Insel benehmen? Er würde vielleicht wähnen, mit zwei großen Palmblättern vom Felsen abfliegen zu können, er würde im Gefühl der eigenen Riesenstärke auf einen Tiger zugehen, er würde im Vertrauen auf seine Unsterblichkeit sich von einer Giftschlange beißen lassen. Ein krankes Hirn und dessen verkehrte, lebensuntüchtige Funktion (Psyche) läßt ihn scheitern. Nicht anders ein schwer Melancholischer, der regungslos sitzen bleibt oder durch Selbstmord endet. Das Wesen schwerer seelischer Gestörtheit, also der Psychose, besteht demnach darin, daß ihr psychisches Geschehen ein Leben nach dem Mehrzahltypus der Art nicht mehr ermöglicht und die Fortdauer des Individuums in Frage stellt oder unmittelbar aufhebt.

Der Psychotische trägt in dreifacher Hinsicht eine gestörte psychische Struktur in sich, 1. ein unrichtiges, verzeichnetes Abbild von sich selbst, 2. von seiner Umgebung und 3. von der Relation zwischen beiden, d. h. er stellt sein Bild an einen verkehrten Platz im Abbilde der Umgebung. Daß er so verzeichnet, kann intellektuelle, aber auch affektive Mängel zur Ursache haben. Sie machen ihn „für sich selbst gefährlich", weil er „seine Angelegenheiten nicht selbst zu besorgen vermag". In den sprachlichen Ausdrücken Geistesstörung, Wahnsinn, Irrsinn, Verrücktheit hat sich übrigens die Einsicht in das Verzerrte des Weltbildes deutlich niedergeschlagen; nur treffen diese Ausdrücke im einzelnen immer bloß auf wenige Formen zu und werden daher besser ganz allgemein durch das Wort Psychose ersetzt. In der Hauptsache ist die Ratio, die rationale Ich-Zentrale, in der Psychose gestört. Dabei ist der Grad der Störung ausschlaggebend, denn die Ratio ist auch bei vielen anderen psychischen (Ausnahme-)Zuständen, angefangen von schockartigen Erlebnissen bis zum Traum, in ihrer Wirksamkeit herabgesetzt oder verändert.

Schon wenn ihr physiologisches Substrat ermüdet oder erschöpft ist, steigt das Frühere, das Alte wieder herauf (Erinnerungen, Kindheit usw.), wie bei der senilen Atrophie oder auch bei Sterbenden. „Die Tuberkulösen im letzten Stadium, die Sterbenden zehren an alten Bewußtseinsinhalten und sprechen oft eine fremdartige Sprache, die eben durch ihre Beziehungen zu tiefen und fernen Inhalten den Anschein von Magie oder Prophetie erweckt" (Sante de Sanctis[908]). Schlummert die Hirnrinde tiefer, schwächt sich das rationale Ich weiterhin ab, so kann der Traum entstehen, und archaische Mechanismen beginnen zu spielen. Die Ähnlichkeit von Traum und Psychose ist oft betont worden. Kant sagt: Der Verrückte ist ein Träumer im Wachen. Moreau de Tours (1845): „La folie est le rêve de l'homme éveillé." Schopenhauer: Der Traum ist ein kurzer Wahnsinn, der Wahnsinn ein langer Traum. Nerval: Das Irresein ist das Überschäumen des Traumes in das wirkliche Leben. Solche Worte bedeuten mehr als ein Bild oder Gleichnis. Der Traum stellt häufig tatsächlich eine Art von Psychose dar und der Nichtpsychiater kann zum Verständnis der Psychose sich manches Psychotische nach Art mancher Träume vorstellen. Daß wir aber den Traum nicht Psychose nennen, liegt daran, daß er etwas Normales ist, daß der Typus der Mehrzahl träumt. Manchmal ist der Traum „komponiert"; er dichtet und gaukelt erfüllte Wünsche vor, genau wie der

Wunschwahn des Paranoikers, der ihn zu Gottes Sohn prägt. Ein andermal zeigt sich der Traum unkomponiert, verworren, abgerissen wie auch manche Psychose: Elemente fallen weg, die Struktur lockert sich, neue Elemente schieben sich ein (Halluzinationen, Erinnerungsfälschungen, Wahnwünsche oder Ängste), entstanden aus Tagesresten oder verdrängten Wünschen.

Ähnlich wie das Stoffwechselgift der Ermüdung können andere Gifte (Alkohol, Opium, Haschisch) Hirnrinde und Ratio lähmen. Jeder stärkere Rausch ist eine Psychose. Bakteriengifte können Delirien (Typhus) hervorrufen. All das sind Träume ohne Schlaf. JUNG[810] hat in geistvoller Weise Dementia praecox und Traum in Parallele gesetzt, und BYCHOWSKI[742], STORCH[939], SCHILDER[913] haben das archaische (traumähnliche) Erleben der Schizophrenen überzeugend beschrieben. In sehr schöner Weise hat MORGENTHALER[1401] (S. 299) den Rückschlag exakt bewiesen. Nimmt man, im Sinne einer phylogenetischen und ontogenetischen Weiterentwicklung, den Übergang vom Zeichnen zum Schreiben als Aufbau, und umgekehrt den Übergang vom Schreiben zum Zeichnen als Abbau, so überwiegt beim Geistesgestörten der Abbau; es kommen viel häufiger Übergänge von Schreiben zum Zeichnen vor, ähnlich wie beim Normalen in Ermüdung, Zerstreutheit, unter Alkohol-Wirkung und bei Störungen der Aufmerksamkeit. Man denke auch an die krausen Kritzeleien und Zeichnungen Hochintelligenter auf ihren Notizblöcken anläßlich ermüdender langdauernder Sitzungen.

Sind nun gar höhere Hirnteile grob gestört wie bei der Paralyse, so erkennt auch der Laie am Verblödeten den archaisch-tierhaft wirkenden Rest. Schon Carus (Vorlesungen über Psychologie) meinte 1829, daß Krankheit die Wiederholung einer niederen Stufe sei, die einst „ein Normales" gewesen. Und Geoffroy Saint-Hilaire tat den Ausspruch: „Les êtres anormaux sont, à quelques égards, des embryons permanents, chez qui la nature s'est arrêtée en chemin" (z. n. BINET-SANGLÉ[2401], I, S. 188).

Bei allem ähnlich wirkenden Strukturhaften von Psychose mit der Artung des Primitiven auf archaischer Stufe darf allerdings, wie das Gruhle (s. o.) mit Recht hervorhebt, nicht der Eindruck entstehen, als ob der psychotisch Kranke dem archaisch Primitiven gleichzusetzen sei. Die Psychose ist in jedem Falle durch den Wahn, d. h. ein krankhaft getrübtes Urteil, charakterisiert, während das Denken des Primitiven (vgl. THURNWALD[944, 947]) einer Logik nicht entbehrt.

3. *Psychopathie*

Zwischen der echten Psychose und der gesunden Norm steht die Psychopathie, eine angeborene leichtere Abwegigkeit. Der Psychopath ist oft lebensuntüchtig; er ist zu reizbar und empfindlich und leidet gewöhnlich an einer chronischen Verstimmtheit. Er leidet meist an sich selbst; er zeigt sich im Affekt- und Triebleben maßloser, zerwühlter, disharmonischer. Ungemein typisch an ihm ist die innere Unruhe im Blut, die Unbeständigkeit, der dauernde Reizhunger. Sehr häufig findet man sexuelle Abwegigkeiten. Auch der Intellekt zeigt etwas weniger Wirklichkeitssinn. Die Welt wird oft phantastischer gesehen, undeutlicher oder bunter; ihr Bild wird oft sogar verfälscht. Das Vorstellungsleben gleitet lockerer, loser; es strömt weniger geordnet, weniger gefestigt, nicht geradlinig eingedämmt dahin, sondern labiler, beweglicher, dissoziierter, mehr wogend durchkreuzt[1]. Mancherlei überraschende Ähnlichkeit mit dem Seelenleben des Psychopathen bietet die Geistesverfassung des Primitiven, ohne daß man berechtigt wäre, beide gleichzusetzen.

Nach THURNWALD[944] ist das Denken des Primitiven komplexer und bildgebundener. Die Anpassung an Neues, Ungewohntes ist erschwert, er kommt leicht aus der Fassung, hat Mangel an Geistesgegenwart. Die Beobachtung der Wirklichkeit ist ungenau und wird durch Affekte gestört. Wirklichkeit und Schein haben verschwommene Grenzen zueinander. Gedachtes erscheint wie wirklich, durch Lüge wird die Wirklichkeit korrigiert. Der Primitive sieht die Welt so, wie er sie sich wünscht, denkt und fürchtet. Im Denken ist er darum nie wirklichkeitssicher, und die Katathymie läßt ihn an affektbetonten Ideen haften.

Der Psychopath ist ebensowenig wie der Psychotische primär „sozial untüchtig“, sondern primär biologisch unfähiger, mit der Umwelt fertig zu werden. Da diese aber gewöhnlich durch die Gesellschaft dargestellt wird, so ist er natürlich auch sozial oft unzureichend. Allein auf sich gestellt, wäre er allerdings meistens noch untüchtiger; die Gemeinschaft stützt seine Schwächen, sie korrigiert und kompensiert ihn. Auf diese Weise vermag er schließlich sogar mitunter in bestimmter Hinsicht auch höchst leistungsfähig zu werden.

Wesen und Begriff der Psychopathie wurden inzwischen von vielen wissenschaftlichen Bearbeitern des Problems angegangen. Zugrunde gelegt wurde dabei die Definition von KOCH[825]: „Unter Psychopathen sind solche Menschen zu verstehen, die an sich selbst leiden und an denen die Umwelt leidet.“ So wurde zwischen „Versagern“ und „Störern“ unterschieden. KURT SCHNEIDER[915, 916, 917], der neben KAHN[813] die Psychopathenfrage am intensivsten bearbeitet hat, schließt sich dieser Version an. Die Definition der Psychopathie ist allerdings mit einem oder zwei Sätzen schwer zu umschreiben, wenn man von der oben zitierten der „Versager“ und „Störer“, die sehr allgemein gefaßt ist, absehen will.

So wird schon von BUMKE[741] unter Verzicht auf eine überspitzte Formulierung lediglich auf das breite Zwischengebiet zwischen gesund und krank hingewiesen (ebenso J. LANGE[894]). GRUHLE[171] kommt zu dem Schluß: „Daß die Psychopathologie der Psychopathie stagniert, liegt wohl zum Teil im Gegenstand, der ungezählte Nuancen bietet und so jeder allgemeinen Beschreibung und jeder systematischen Einstellung spottet“ (s. a. BIRNBAUM[726]). Bemerkenswert ist, daß Gruhle sowohl die negative wie die fördernde Abweichung von der Norm als Psychopathie auffaßt, indem er sagt: „Der Geniale ist Psychopath wegen seiner Genialität.“ Über den Psychopathiebegriff im besonderen Hinblick auf die Beziehungen zwischen Psychopathie und Verbrechen hat er (GRUHLE[782]) ebenfalls bemerkenswerte Ausführungen gemacht, indem er sich gleichzeitig mit der Kurt Schneiderschen Definition kritisch auseinandersetzt (S. 233–234). Jedoch ist Art und Schwere sozialen

---

[1] Es deckt sich in mancher Hinsicht mit dem, was KRAEPELIN[585] (IV, S. 1782) als „Nervosität“ beschreibt. Wir folgen seiner ausgezeichneten Darstellung aber nicht. Ebenso sei für Laien empfohlen: W. HIRSCH[502] (Kapitel Entartung), SADGER[593], LANGE-EICHBAUM[586]. Hervorragend in der Schilderung der Untergruppen SCHNEIDER[917].

Versagens nach KRETSCHMER[831] kein Gradmesser der inneren Struktur der Persönlichkeit (vgl. a. NELKEN[885]). Ein nach äußeren, also soziologischen Maßstäben, „schwerer" Psychopath braucht es nach inneren Maßstäben nicht zu sein und umgekehrt (S. 339–341). LUXENBURGER[861] kommt von der Erbpsychiatrie her zu der Auffassung, daß es auf dem ganzen Psychopathiegebiet immer darauf ankomme, den Einzelmenschen zu prüfen, ob er für die Gemeinschaft eine unerträgliche Belastung bedeute oder ob es möglich sei, diese Anpassungsstörungen zu beseitigen. Dabei sei vor allem Art und Grad der erblichen Bedingtheit der Psychopathie klarzustellen (vgl. a. PANSE[887] und SCHRÖDER[919, 920]). KURT SCHNEIDER[917] änderte später seine (oben angeführte) Definition zu folgender Formulierung: „Psychopathen sind abnorme Persönlichkeiten, Menschen, die infolge ihrer Persönlichkeitsabnormität mehr oder weniger in jeder Lebenssituation, unter allen Verhältnissen zu inneren oder äußeren Konflikten kommen müssen." Damit engte er seine ursprüngliche Fassung ein. Zu Kurt Schneider hat auch MAUZ[867] Stellung genommen. Er ist wie viele andere Autoren der Ansicht, daß eine rein psychologische Betrachtungsweise allein nicht ausreichend sei. Vielmehr hätten bestimmte Psychopathentypen psychophysische Radikale, körperliche Zuordnungen. Auch in der Psychopathieforschung müsse man von den normalen Konstitutionen im Sinne Kretschmers ausgehen.

Die verschiedenen Autoren unterscheiden bei den Psychopathen ganz verschiedenartige Typen, die in ihrer Einzelcharakteristik bei den einzelnen Autoren gelegentlich etwas abweichen, sich aber doch im ganzen bei den verschiedenen Einteilungen decken und untereinander mehr oder minder starke fließende Übergänge aufweisen. So spricht man von erregbaren, willensschwachen, triebhaften, empfindsam-ängstlichen, antriebsarmen, stimmungslabilen, gemütskalten Psychopathen, von verbohrten, verschrobenen Phantasten. KRAEPELINS[585] Schwindler und Lügner sind zu dieser Gruppe zu rechnen; auch die Pseudologia phantastica fällt darunter: „Der Phantast betrügt sich selbst, der Pseudologe den andern" (Kronfeld). Zu den Lügnern gehören auch die Aufschneider und „Blender". Es handelt sich dabei um Geltungsbedürftige, die vor sich selbst oder vor anderen etwas Besonderes vorstellen möchten (durch Exzentrizitäten, Renommiersucht, Übertreibungen, phantastische Erzählungen, aber auch hervorragende Leistungen). Ebenso wichtig sind die Stimmungslabilen, die unstet im Leben umhertreiben, die leicht entflammen und ebenso schnell enttäuscht sind. Unter den Willenlosen (Kraepelins Haltlose, Bleulers „wechselwarme Milieumenschen") findet sich mancher begabte Bohémien; ebenso unter den Asthenischen (d. h. den Empfindlichen, den körperlich leicht Versagenden, den sich seelisch unzulänglich Fühlenden). Die Explosiblen brausen um ein Nichts auf oder werden sofort aggressiv. Expansive oder auch matte Fanatiker sind unter den Sektenstiftern zu finden. Die Epileptiker ohne psychotische Störung und die „epileptoiden" Charaktere (MINKOWSKA[874]) bilden ebenfalls eine Untergruppe der Psychopathie[1]. Unter dem Titel

[1] Der Psychologe KLAGES[820] bevorzugt allerdings die Benennung psychotische Charaktere vor dem Ausdruck Psychopathie, mit der Begründung, man könne statt 10 Gruppen, wie sie z. B. K. SCHNEIDER[917] unterscheidet, ebensogut 20 oder 30 usw. Typen aufstellen, denn „wenn nicht alle, so doch beinahe alle zur Unterscheidung

„Bemerkungen zur psychiatrischen Charakterkunde" gibt auch MAYER-GROSS[868] aus seiner Sicht einen Beitrag zu dieser Frage.

Es erhebt sich anschließend die Frage nach den etwaigen physiologischen Ursachen und Wirkungen der Psychopathie. Morel und Magnan nahmen eine „Degeneration" an und suchten nach sichtbaren äußeren charakteristischen Zeichen, entsprechend der somatischen Störung oder Veränderung (Verbildung der Ohrmuschel usw.). JASPERS[807] meint dazu kritisch: „Diese Degenerationslehre sucht einen Blick zu tun in den tiefen Lebensuntergrund, aus dem gleichzeitig seelische und körperliche Phänomene entspringen. Es sollte die Entartung der Seele — in Psychopathien, Psychosen, Schwachsinn sichtbar — sich zugleich ausweisen in den körperlichen Abweichungen von der gehörigen Form. Und die Lehre hat etwas intuitiv Plausibles . . . Ist sie auch kritisch widerlegt, so hat sie für uns doch immer noch einen Grund, den wir zwar nicht erkennen können, aber uns auch nicht wegreden lassen. Wir können praktisch keine Konsequenzen ziehen, aber jene Formen sind uns nicht gleichgültig" (S. 176). Die Grundanschauung der älteren französischen Forscher (daß der Psychopathie eine physiologische Ursache zugrunde liegen müsse) wird auch von RIEDEL[899, 900] aufgenommen. Im Beginn sieht eine Paralyse oder Schizophrenie einer Psychopathie „oft zum Verwechseln ähnlich" (BLEULER[735]); es gibt also organische Veränderungen, die im Erscheinungsbild als Psychopathie imponieren. Auch KRETSCHMERS[609] Ergebnisse weisen in diese Richtung.

Als Ursache der Psychopathie käme demnach in Frage: einfache Vererbung, eine Genmutation (die dann wieder vererbbar wäre), Keimschädigung oder ganz frühe, intrauterine Erkrankung; auch Klima, Gifte, Infektionen (vgl. HILDEBRANDT[613], ZURUGZOGLU[972]) und schließlich Entwicklungshemmungen in der ersten Kindheit (BLEULER[735], S. 62 f., 65). Endlich kann auch Keimfeindschaft die Ursache abgeben beim „Zusammentreffen von Keimen, die nur mangelhaft miteinander verschmelzen" (KRAEPELIN[585], IV, S. 1807). Kraepelin weist darauf hin, daß nach Darwin eine Vereinigung sehr weit entfernter Rassen leicht zu Rückschlägen in weit zurückliegende Entwicklungsstufen führe. So könnte Keimfeindschaft also erstens als günstiger Boden für Entwicklungshemmungen, dann aber auch möglicherweise für ungünstige Mutationen von Bedeutung sein. Ist der Rassenabstand groß, so fällt die Bastardierung oft ungünstig aus (Mulatten). Keimfeindschaft kann ferner bedeuten, daß sich vererbte Gegensätze (aus verschiedenen Quellen stammend) nicht miteinander vertragen und seelische Disharmonie erzeugen (HOFFMANN[797], S. 44).

Bei vielen Psychopathien sind höchstwahrscheinlich auch endokrine Störungen im Spiel (vgl. LIPSCHÜTZ[854]). Infolge langer Inzucht oder einseitiger Zuchtwahl soll ebenfalls eine Schwächung in Form von Psychopathie zutage treten können.

Seine Nachkommenschaft gefährdet der Psychopath in mehrfacher Richtung. Seine psychische Eigenart läßt vielleicht überhaupt keine Nachkommenschaft zustande kommen durch Homosexualität, Weiberfeind-

---

gewählten Züge wie Geltungsbedürfnis, Minderwertigkeitsgefühl, Selbstunsicherheit, Depressivität usw. finden sich auch bei jeder der anderen Gruppen" (KLAGES[820], S. 201).

schaft, sexuelle Triebunsicherheit, Ehescheu aus Egoismus oder Bedenklichkeit, durch seine ewige Unlust an sich selbst. Oder die Nachkommen verkümmern, weil der Vater lebensuntüchtig ist; oder die Kinder werden ebenfalls Psychopathen, weil sie vom Vater die psychopathische Anlage erben. Mancher Psychopath ist es nur latent, ist also scheinbar gesund. „Entartete Keimmassen können bei phänotypisch relativ gesunden Menschen in rezessiver Latenz vorhanden sein" (HOFFMANN[796], S. 83). Bei den Kindern erst erscheint die Psychopathie. Zur Frage der Erblichkeit bei Psychopathen ist auf wichtige Untersuchungen am Kraepelinschen Material durch BERLIT[721] hinzuweisen. Für unser Problem ist die individuelle ebenso wichtig wie die erbbiologische Psychosen-Nähe, in der viele Psychopathen sich befinden.

Wenn wir auch in der Psychopathie eine individuelle und erbbiologische Minusvariante sehen dürfen, so sind wir doch bisher dem Begriff der „Entartung" aus dem Wege gegangen, und zwar deshalb, weil er gewöhnlich nicht im eigentlichen Sinne des Wortes angewandt wird. Der Begriff der Entartung würde streng besagen, daß ein einzelnes Individuum oder eine Art im ganzen „aus der Art schlägt", d. h. ungünstig ent-artet. Durch diese Entartung tritt ein Verlust an Lebenstüchtigkeit ein, so daß das Weiterbestehen der ganzen Art in Frage gestellt ist. Ein treffendes Beispiel hierfür ist die Paläontologie; das Endergebnis war das Aussterben vieler Arten (Saurier und andere ganze Tierstämme). Voraussetzung für eine echte Entartung würde sein, daß sich die ungünstigen Anlagen dauernd weitervererben und sich schließlich in den Nachkommen zu völliger Lebensunfähigkeit steigern. Entartung ist demnach streng genommen kein Zustand eines einzelnen Individuums, sondern ein Vorgang, bei dem sich die Generationen von Folge zu Folge immer mehr strukturell verschlechtern (wie Morel und Magnan 1895 meinten).

Ständig sich verschlechternde Generationsfolgen kommen vor, aber nur ausnahmsweise und oft nur in Hinsicht auf einzelne Eigenschaften. Weitaus am meisten gleichen sich solche negativen Varianten beim Menschen wieder aus, nämlich durch Vermischung mit gesundem Erbblut. Insofern wäre es auch nicht berechtigt, den Begriff der Entartung auf jede vererbbare Psychopathie auszudehnen.

BUMKE[738] definiert Entartung als „unzweckmäßige Abweichung vom Typus, die als Folge einer Krankheit entstanden ist, selbst aber keine Krankheit mehr zu sein braucht". Ähnlich urteilen MÖBIUS[875] und HILDEBRANDT[613]. Allmählich ist „entartet", „degeneriert" zu einem Schimpfwort geworden (z. B. bei Nordau); es will in diesem Sinne besagen: moralisch oder allgemein „minderwertig". So hat sich der Begriff der Entartung von einer objektiv-wissenschaftlichen Ebene auf eine moralisch-ethisch wertende verschoben und ist aus diesem Grunde nicht brauchbar.

Auch GRUHLE[782] legt Nachdruck darauf, man solle an der Wertfreiheit des Psychopathiebegriffes festhalten (S. 233–234; vgl. a. SCHNEIDER[915, 916, 917]). Ethisches Minus ist eine Sache ganz für sich und kommt ebenso bei völlig Gesunden vor. Andererseits gibt es zahlreiche Psychopathen, die moralisch hochwertig sind (z. B. Zwangsneurotiker).

Für uns ist der Psychopath kein „Entarteter", sondern eine Variante des Bionegativ-Abnormen (s. sp.). Wie wir gesehen haben und sehen, bestehen große Schwierigkeiten in der Psychopathieforschung (s. a. ALLERS[709], der sich mit WEXBERG[967] auseinandersetzt), die darin ihren Ausdruck finden, daß die heutige Bearbeitung dieser Probleme zwiespältig und ambivalent erscheint. Die Schwierigkeiten werden aber noch größer, wenn es sich um das Problem „Hochbegabung und Psychopathie" handelt. Dabei ist die Tatsache auffallend, daß übernormale Begabung und Psychopathie sehr häufig zusammen, gemischt in der gleichen Persönlichkeit vorkommen (KRAEPELIN[585], HAECKER u. ZIEHEN[292]). Nirgends in der speziellen Literatur finden wir aber brauchbare Ansätze zu einer Psychologie jener Komplexe, die aus einer Mischung von psychisch gesunden mit psychopathischen Zügen entstanden sind.

Wir möchten uns in der Beurteilung der Stellung des Psychopathischen zum Gesunden KAHN[813] anschließen, der treffend formuliert: „So wenig an einer psychopathischen Persönlichkeit alles psychopathisch ist, so wenig reagieren und gebärden sich alle Psychopathen zu jeder Zeit und in jeder Lage psychopathisch" (S. 469). Welche Wirkung das Psychopathische dabei speziell für die Hochbegabung hat, werden wir an anderer Stelle ausführlich behandeln. Hier sollte nur eine allgemeine Übersicht über Begriff und Wesen der Psychopathie gegeben werden, jedoch nur vorausnehmend soviel, daß wir fast alle Psychopathengruppen — abgesehen von den antriebsarmen, den absolut gemütskalten (Gewaltverbrecher) und den so stark verschrobenen Psychopathen, daß die Beziehung zur sozialen Umwelt vollständig aufgehoben wird — unter den Genies finden. „Der Begriff der Psychopathie ist grenzenlos dehnbar", sagt SZONDI[943] (S. 357–358). „Er ist als Begriff unlogisch geprägt und läßt das krankmachende Wesentliche völlig unberührt. Will man nämlich alle seelisch extremen Menschenvarianten einfach Psychopathen nennen, so gehören in diese Gruppe auch die sozial positiven extremen Menschenvariationen, also alle hochsublimierenden Talente und Genies" (vgl. a. HANS BINDER[679], S. 27).

4. *Neurose*

Bei der Abgrenzung der psychischen Krankheitsgruppen voneinander wurde die oft phänotypisch der Psychopathie ganz ähnliche oder sogar gleichartig erscheinende, ursächlich jedoch als erworben erkannte und deshalb gänzlich anders prognostisch zu bewertende Neurose genannt. Können wir demnach also eine Erblichkeit der bionegativen Anlage nicht nachweisen und entbehrt die Längsschnittanamnese der gehäuften psychopathologischen Inhalte, so haben wir es mit einer neurotischen Erkrankung zu tun, welche psychopathische Züge aufweist.

Die Neurose als solche besteht in einem krankhaften Spannungszustand der Persönlichkeit. Die Verschiebung oder „Verrückung" liegt im Affektiven und führt zu Leiden an sich selbst und zu Konflikten mit der Umwelt. Die Symptomatik ist dabei im wesentlichen die gleiche wie bei der Psychopathie. Neurosen im eigentlichen Sinne sind grundsätzlich immer erworben und immer reaktiv, treffen allerdings oft eine prämorbide Persönlichkeit an, so daß dann bisweilen auch sogenannte konstitutionelle Momente und Faktoren maßgeblich sein können, um das Individuum besonders dazu zu disponieren, neurotisch zu werden. Deswegen sind manche Formen der Neurose, besonders die Symptomenkomplexe der geschlechtlichen Verirrungen, auch mitunter bei der Einteilung der psychischen Krankheiten zur speziellen Gruppe der konstitutionellen Geistesstörungen gehörig betrachtet. Die Neurosen können die Persönlichkeit mehr oder minder stark durchsetzen, so daß psychotherapeutischerseits von J. H. SCHULTZ[922] in Fremd-, Rand-, Schicht- und Kernneurosen, je nach Schwere der Verkettung der Neurose mit der Persönlichkeit des Kranken — nicht der Schwere und Intensität der Neurose selbst entsprechend — unterschieden wird. Im wesentlichen sind die Neurosen durch Störungen des seelischen Gleichgewichtes verursacht, wobei der Neurotiker in einer infolge mangelnder seelischer Ausreife infantilen Situation steckengeblieben oder verklemmt ist.

Die Neurosen kommen entweder in körperlicher oder seelischer oder körperlich-seelischer Weise zugleich zum Ausdruck. Eine organische Grundlage ist für die Neurosen nicht nachzuweisen. Von Organneurosen zu sprechen ist irreführend, da nicht ein Organ erkrankt, sondern die Gesamtpersönlichkeit des Individuums krankhaft verändert ist, so daß erst sekundär an bestimmten Organen (Herz, Magen, Darmtraktus usw.) sich die Neurose als an einem locus minoris resistentiae auswirken und manifestieren kann[1].

Daß jedoch auch hier die Dinge noch im Fluß sind, geht aus einer Arbeit SCHULTZ-HENCKES[923] hervor, nach der er in kritischer Auseinandersetzung mit Kurt Schneider dessen Psychopathielehre auflösen will. Er versucht an den Psychopathengruppen Schneiders weitgehend eine Neurosenstruktur nachzuweisen, womit „im Grunde der Begriff der Psychopathie überhaupt fällt . . . An seine Stelle wird fürderhin der Begriff des Neurotikers zu treten haben". In diesem Zusammenhang ist auch einer erschöpfenden Übersichtsarbeit von DÜHRSSEN[750] zu gedenken, welche unter Aufrollung des immer noch umstrittenen Psychopathiebegriffes, unter besonderer Berücksichtigung gerade tiefenpsychologischer Auffassung, im Anschluß an Schultz-Hencke die Beziehungen zwischen Psychopathie und Neurose ausführlich darstellt. Für unsere Betrachtung bestehen zwischen Neurose und Psychopathie manche Begegnungen und Beziehungen, hergestellt durch den beide angehenden Faktor des Bionegativen (s. sp.).

5. *Psychische Ausnahmezustände*

Es gibt nun einige psychologische Situationen und Erscheinungen, die im wesentlichen von psychopathischer Struktur herzuleiten sind und die ihrer Bedeutung nach für unsere Thematik in zwei besonderen Abschnitten

[1] Eine ganz besondere Auffassung von der Neurose hat der sehr eigenständige, sich keiner Schule anschließende LUNGWITZ[859, 860], der das Wesen der Neurose zwar als echte Krankheit bezeichnet, und zwar als „rein funktionellen Infantilismus", der aber keine der sogenannten organischen Krankheiten eigentümliche Organveränderungen nachweisen kann. Lungwitz nennt die Neurose Leptosen, ein Begriff aus der großen Gesamtkonzeption dieses Arzt-Philosophen, dessen umfangreiches, vielbändiges Lebenswerk in der Lehre von der „Psychobiologie" „im Sinne einer Wissenschaft vom Menschen mündet, wobei die Entwicklungsgeschichte der Weltanschauung auf breiter Basis, also die Aufeinanderfolge der Denkweisen in der Entwicklung des Einzelmenschen wie der Völker nachgewiesen wurde" (S. 27). Der funktionelle Infantilismus präge sich „speziell an der Hirnrinde als dem Organ des Bewußtseins aus" (S. 29).

behandelt werden sollen. Es sind die psychischen Ausnahmezustände und die psychischen Epidemien. Jede tiefere Erregung, jeder starke Affekt, stellt im Grunde schon einen Ausnahmezustand dar, ohne daß wir das Recht hätten, zugleich von krank zu sprechen. Nur wo der Aufregungszustand auf morbidem Boden wächst oder hochschießt und deshalb sehr stark abwegige Formen annimmt, könnte man wirklich von pathologisch reden (manche Tötung im Affekt). Das sehr Abnorme ist wahrscheinlich krank (RAUTMANN[896]); auch im Psychischen gilt dieser Satz. Für unser Problem interessieren uns: die Versenkung, die Entrücktheit, der Trancezustand, die Verzücktheit, die Ekstase, wozu auch das Phänomen der Stigmatisation[1] gehört, die Erleuchtung bei Bekehrungen, die Besessenheit[2], der Rausch. (Lombroso hielt fälschlich alles für psychische Epilepsie.)

Rausch bedeutet „Flucht aus der Wirklichkeit des Wachens in die Wirklichkeit des Träumens" (Klages). Jedenfalls immer Flucht aus der Wirklichkeit des alltäglichen Ich, das nüchtern und klar, verständig und vernünftig die Umwelt abbildet. Der Berauschte ist „selig". Ebenso versetzten sich die Mystiker des Mittelalters künstlich, absichtlich in solchen Gefühlsrausch, freilich mit anderen Mitteln; aber die erstrebte bessere Welt und die Einung mit ihr war im Grunde nichts als der Gefühlsrausch selbst. Die psychotischen Rauschzustände mit ihren echten Halluzinationen, Parästhesien mit ihrem gänzlich verändertem Ich und Wirklichkeitsbewußtsein waren und sind besonders geschätzt (REKO[897]). War ein Gift nicht zugänglich, so erzeugte man den Rausch durch langdauerndes, heftiges Kopfschütteln, was Blutandrang nach dem Gehirn verursacht (das Djedjeb der arabischen Aissaui-Sekte). Oder rasende Tänze rufen schließlich den Rausch hervor. An Giften wählte man seit jeher Cola, Opium, Milchsäure, Manioc, Essigsäure, Wein usw. Da das Getränk mit der Gottheit in Verbindung brachte, galt in der Antike auch der Wein als heilig und wurde nur von den Priestern getrunken. Auch giftige Gase sind vielfach verwendet worden; so versetzte man die Pythia durch Erdgase in einen deliranten Zustand von Betäubung, Rausch und Taumel. Ihre wirren Reden wurden dann von Priestern gedeutet und von angestellten „Dichtern" sogleich in Verse gesetzt. Häufig starben die Priesterinnen an der Vergiftung, nachdem sie die „Prophezeiung" von sich gegeben hatten. Auf Haiti werden halluzinatorische Inspirationen durch

[1] Die Kulturgeschichte, insbesondere die Religionspsychopathologie, ist reich an Stigmatisierten. Seit den Tagen des hl. Franz von Assisi bis auf die kürzlich verstorbene Therese von Konnersreuth haben etwa 300 derartig zur Ekstase neigende Menschen ihre nähere oder weitere Umwelt in gläubiges Staunen versetzt. Während die evangelische Kirche die Stigmatisation ablehnt — unter ihren Gläubigen ist dieses Phänomen, wenn überhaupt, so nur vereinzelt beobachtet worden —, erblickt die katholische Kirche in ihr ein göttliches Wunder, ein Ereignis von übernatürlichem Charakter; daher stellt die Frage nach der Möglichkeit einer „natürlichen Stigmatisation" für die kirchliche Mystik keine Lebensfrage dar. Für die Wissenschaft gehört dieses Phänomen im wesentlichen in das Gebiet der Autosuggestion. Über $^5/_6$ aller Stigmatisierten waren Frauen (STEINGIESSER[1164], der in seinen sonstigen Ausführungen jedoch tendenziös und unsachlich ist). Über Literatur der Stigmatisierten siehe unter Lit.-Verz. „Propheten, Heilige usw.".

[2] Vgl. JASPERS[807], S. 79 f., MAYER-GROSS[1093], HENNIG[791], OESTERREICH[1111,1113], BAELZ[978] und vor allem GRUHLE[781], S. 59 f. [Wir wahren uns aber einen selbständigen Standpunkt.]

Tabakschnupfen erzeugt, in Mexiko durch das Alkaloid Meskalin. Das Meskalin steht bei den Eingeborenen „in geheimnisvollem, ja göttlichem Ruf“; es wird „bei religiösen Feierlichkeiten zur Erzielung eines rauschartigen Zustandes genossen“. Den Meskalinrausch kennzeichnen farbenreiche, bunt wechselnde optische Trugwahrnehmungen, die in phantastischer Weise mit solchen des Allgemeinsinns verschmelzen. „Besonders eindrucksvoll wird ein von innen herauskommender, ausstrahlender Kältestrom empfunden, der mit dem Gefühl irgendwelcher Größe und Erhabenheit verbunden ist“ (BERINGER[719], S. 427; vgl. a. KNAUER[823], MAYER-GROSS[869], HAUER[1038], I, S. 727, REKO[897], KNECHT[824], LECHNER-KNECHT[846]). Das Ichgefühl wird rauschhaft gesteigert, der Mensch fühlt sich erfüllt von Schöpferkraft und empfindet diesen Erlebniswert auch dann noch, wenn die Psychose abgeklungen ist.

Die wesensmäßige Beziehung des Rauschhaften zum Schöpferischen beim Künstler, weshalb es auch manchen Künstlern umgekehrt nur möglich ist, im Rausch zu gestalten, zeigt BISCHOFF[727] auf, wenn er die Metamorphose des körperlichen Rausches in den schöpferischen geistigen Akt beschreibt: „Das Bewußtsein in seiner Einseitigkeit hat keine Möglichkeit mehr, zu gewissen Problemen der Trieb- und Gemütssphäre zu gelangen; ohne ein Eintauchen in das Unbewußte werden bestimmte Probleme in ihrem wirksamen Bereich von uns nicht mehr erlebnismäßig erfahren. Über den Weg des Denkens und Urteilens ist das ersehnte Ziel nicht erreichbar, sondern nur über ein Gefühlserlebnis, das in großer Breite in die unbewußte Sphäre der Persönlichkeit hinunterreicht, wobei allerdings das Erleben der Hingabe und des Opfers wesentlich vorhanden sein muß. Es geht um die schöpferische Distanz zu einem der gewaltigsten menschlichen Impulse, um die Wandlung des körperlich-zeugenden, rauscherfüllten, triebhaften Hingerissenseins zur geistig zeugenden schöpferischen Tat. Die echte Wandlung zur schöpferischen Tat ist offenbar nur möglich, wenn das rauschhafte Hingerissensein emotionell erlebt wird. Echte schöpferische Entfaltung ist nur unter Einbeziehung des Rauschcharakters möglich, auch wenn das oft nicht ohne weiteres erkennbar ist“ (S. 11).

Der Rausch kann sich steigern bis zur Ekstase (s. a. MÜLLER-FREIENFELS[880]). Bei dieser lassen sich zwei Hauptformen unterscheiden. In der stillen, ruhigen Ekstase der Mystiker ist das Bewußtsein, ja das ganze Ich, völlig vom Gefühl ausgefüllt. Alles gegenständliche Erkennen ist ausgeschaltet; trotzdem herrscht eine große innere Helle, ein Gefühl des Klarsehens, ein inneres „Schauen“, ein Bewußtsein der Begnadung, verbunden mit dem Glücksgefühl einer Art „Süssigkeit“, einem stillen Glücksrausch. Die Seele ist frei von jeglichem Verlangen, ganz Ruhe, ganz Passivität. Nur ein Wunsch, nur eine Tendenz besteht im Untergrund der Seele: das aktuelle, wahrnehmende, handelnde Ich auszulöschen und sich, sein Ich, ganz im Gefühl zu verlieren, das Ich aufzulösen durch eine derartige Ausweitung, daß es mit Gott oder All eins wird, verschmilzt. Diese „Einung“ (BUBER[995]) bildet schließlich den Kern aller mystischen Erlebnisse. Das Bewußtsein ist dabei abnorm verändert, nämlich eingeengt, insofern das Ich nicht mehr von außen apperzipiert — dagegen sehr klar oder intensiv, insofern es bewußt erlebt und sich später dessen erinnert. Das Ich besteht nur als

Gefühl und ist oft riesenhaft vergrößert, ausgeweitet, so daß seine Grenzen verschwimmen. Aber das Selbst sträubt sich gegen seine völlige Auflösung; die Körperempfindungen sind in der Ekstase unlustvoll im Sinne einer Schwächung, oft als Gefühl des Sterbenwollens, des baldigen Todes beschrieben. Dieser Gefühlsrausch unterscheidet sich sehr etwa von einem Gefühlsaffekt, bei dem das Glücksgefühl auf die ganze Umwelt ausstrahlt, wo Gefühle besonderer Fähigkeiten auftauchen, und das Ich, statt sich zu verlieren, im höchsten Grade behauptet und betont ist (MAYER-GROSS[1093]). Mittel, um diese stille Ekstase, diese Entrücktheit und Verzücktheit zu erreichen, sind Versenkung, Abwehr der Außenwelt, ein Sichfreimachen von allen Affekten; im Anfang scheint eine Aufwendung von Anstrengung nötig zu sein, bis die Begnadung auf einmal da ist. Zahlreiche Beispiele religiöser Ekstase[1] finden wir bei HENNIG[791] (vgl. a. BECK[984], DU PREL[1008], FAMILLER[1015], GOLDSTEIN[1032], HIRSCH[1052], LECLÈRE[1080], LOMER[1089], MONTMORAND[1103], ROSSI[1144], ELIADE[1011], S. 14, 15 und WEIDEL[1178]).

Eine zweite, wohl primitivere Form der Ekstase, wie wir sie bei den Propheten des Alten Testaments und auch vielfach bei Naturvölkern sehen, kennzeichnet sich mehr durch höchste motorische Erregung, eine Art „Raserei", verbunden mit lebhaften Reden und dem Gefühl, von einem Geist oder Gott erfüllt und „besessen" zu sein. Eine Tendenz zum Darstellerischen ist unverkennbar. Absichtlich versetzten sich die Propheten oder Schamanen und Medizinmänner, oft nach Vorbereitung in Fasten und Einsamkeit, durch Musik, Tanz oder andere rhythmische Bewegungen autosuggestiv in einen Zustand getrübten, eingeengten Bewußtseins, und oft werden zur Schwächung der Ichzentrale Rauschgifte zu Hilfe genommen. Um so leichter können jetzt archaisch-motorische Mechanismen in Gang kommen: Zappeln, Sich-Wälzen, Sich-Bäumen, Anfälle, Zuckungen; alles als Ausdruck höchsten Affektrausches gemeint und gewollt, der sich ständig selbst übersteigert. Oft kommen nun (wie bei den modernen okkultistischen Medien) Automatismen in Gang, die bei intensivem Bewußtsein, wenn das Ich ganz „bei sich" wäre, niemals zu Stande gekommen wären: Zeichnen, Schreiben, dunkle Reden, „Weissagungen", Zungenreden, Glossolalie (vgl. a. BUCHNER[996], FLOURNOY[1021], KNECHT[824], LOEWENFELD[1086], LOMBARD[1088], MOSIMAN[1104], NACHMANSOHN[1106], PFISTER[1125], RUST[1146], VIERKANDT[1174, 1175], „Zungenreden in Schlesien"[1194], „Zungenreden in Colorado, Zungenreden in Zürich, Zungenreden in England"[1195], LEWIN[1085], S. 177–200, GENIKA[1030], S. 686). Dem allen muß aber die archaische Anschauung zugrundeliegen, daß ein Geist oder Gott überhaupt in einen Menschen hineinfahren, von ihm Besitz ergreifen, aus ihm reden könne. Der Gott im Menschen wird dargestellt (wie in der Hysterie „die" Krankheit). Vorbild für solche Darstellung und Auffassung sind in alten Zeiten höchstwahrscheinlich entweder Psychotische (als heilig) gewesen oder Epileptiker (vgl. a. BOVEN[992], S. 169 und FLECK[1020], S. 135). GRUHLE[782] vermutet in manchen alten Propheten Epileptiker, JACOBI[3085] Hysterische (besonders Ezechiel). Meist kam wohl noch eine

[1] Die buddhistische Versenkung scheint von der Ekstase der Mystiker verschieden zu sein; sie ist weniger Gefühlsrausch als aktive Bewußtseinssteigerung (GRUHLE[782], S. 80). Über Yoga s. a. LEUBA[1083].

halbbewußte künstlerische, dichterische (pseudologische) Überarbeitung der Darstellung hinzu. Das Volk schätzte früher vielfach die Propheten recht gering ein und verachtete sie (JACOBI[3085]), eben weil sie „nicht bei Sinnen" waren. Bei den Mystikern beobachten wir manchmal eine Vereinigung der stillen mit der wilden Ekstase. (Über die Vorstufen zur Ekstase, vgl. a. BEHN[1212], S. 7.)

Verwandt mit der Ekstase ist auch das Phänomen der Erleuchtung, wie es als Wendepunkt bei Bekehrungen häufig zu beobachten ist[1]. Vorangehen fast immer Zweifel, Sündengefühl, ein Gefühl der Unvollkommenheit, der Insuffizienz, also ein Zustand neurotischer Spannung. Die „Erleuchtung" bringt dann sofort ein hohes Glücksgefühl, Begnadungsgefühl mit sich; das Ich fühlt sich wie neugeboren. KRAEPELIN[585] (IV, S. 1788) betont, daß zahlreiche Bekehrungen auf psychopathologischer Grundlage stattfänden.

Gewisse Beziehungen der Ekstase zu Bionegativem, und Pathologischem sind wohl von vornherein unverkennbar. Die vorbildlichen Typen für das Erleben liefern Epileptiker (vgl. BOVEN[992], FLECK[1020], GOLDBLADT[1031], WEITBRECHT[1180]) oder Schizophrene. Die unbeschreiblichen Entzückungen und Beseligungen als Vorboten des großen epileptischen Anfalls hat uns Dostojewski beschrieben (GRUHLE[782], S. 78). Auch die Klinik sieht täglich die ekstatischen Seligkeiten mancher Schizophrener (JASPERS[807], S. 79). Echte Visionen, himmlische Erscheinungen oder seltsame Lichter sind sehr häufig. Bei den nachahmend darstellenden, autosuggestiven Ekstasen mögen oft Psychopathien (Geltungsbedürftige, Schizoide) die Grundlage abgegeben haben. Bei den Mystikern floß noch gestaute sexuelle Libido mit ein und versüßte das Gefühl noch mehr, bis zum Sterbenwollen, bis zum Vergehen (wie im Liebestaumel).

Da diese Ausnahmezustände zweifellos numinose Wirkung ausüben, so hat man sie zu allen Zeiten künstlich zu erzeugen versucht. Dies haben bei zahlreichen Völkern ganz instinktiv Schamanen und Priester getan. (Auf alle möglichen technischen Arten und durch mancherlei Vergiftungen stellte man sich Heilige und Propheten her, d. h. man erzielte psychopathologische Zustände, in denen die Gottheit aus dem Menschen sprach.) Bei diesen Zuständen spricht man von Besessenheit. Die Besessenheit ist unbewußte Darstellung der Erfülltheit mit einer Zauberkraft; mag diese nun Dämon oder Teufel, Gott oder heiliges Tier bedeuten, wie bei der „Fuchsbesessenheit" in Japan (HENNIG[791], S. 153, BÄLZ[978]) oder der „Leopardenbesessenheit" in Afrika. Die Besessenheitszustände werden durch eine Art Autohypnose (bewußt-unbewußt) erzeugt. Zuerst wird die Vorstellung: ein Geist, ein Gott, ein Dämon wird in mich hineinfahren und aus mir wirken, objektiviert und dann diese Suggestion befolgt, mit sekundärem, „hysterischem" Sich-Hinein-

---

[1] Die Literatur der Religionspsychologie ist hier anzuführen. Sie ist reich an Schilderungen von Menschen aller Zeiten, die, neben einem heiligmäßigen Leben, mitunter doch so auffällig wurden, daß sie ihren Zeitgenossen, nicht mehr aber späteren Beurteilern, durch ihr Verhalten Anlaß zur Kritik im psychiatrischen Sinne gaben. Auf der andern Seite erheben sich immer wieder Stimmen, welche jene Phänomene lediglich als Ausdruck göttlicher Eingebung erblicken wollen. Im Quellenkapitel IV, Anhang, werden demjenigen, der sich speziell mit diesen Problemen befassen und auseinandersetzen will, mannigfache Hinweise für ein Spezialstudium gegeben.

steigern und allerhand Darstellerischem, Schauspielerischem für andere. Und bei den Nias simulierten sogar viele Irrsinn, um Ehren und Vorteile zu gewinnen (LOMBROSO[547], S. 132). Eine Veränderung des Ich und seines Bewußtseins wird oft durch Fasten, Erschöpfung, Einsamkeit usw. erreicht; ebenso durch eine Art Autohypnose. Chinesische Wahrsager auf West-Borneo versetzen sich selbst in Hypnose und beantworten darin zwar vorgelegte Fragen, „oft aber so undeutlich, daß eine zweite Person zur Erklärung der Antworten nötig ist. Dieser Praxis liegt die Ansicht zugrunde, daß während des hypnotischen Schlafes eine Gottheit in den Körper des Schlafenden fahre und durch seinen Mund spreche" (STOLL[1165], S. 51, HAUER[1038], 2, S. 72). Gewissermaßen als einen Übergang zu den Ausnahmezuständen könnte man vielleicht die extreme Askese betrachten. Lebensfeindliche Unnatur unterdrückt jede natürliche Lust: Sexualtrieb und Hunger, Artfortpflanzung, Gattenliebe, Kinderliebe, Reinlichkeit; ja sie wandelt durch Selbstpeinigung masochistisch-sadistisch das Leben ins Negative um.

Eine merkwürdige Verquickung von Kult und instinktiver Erzeugung des Numinosen sehen wir noch heute bei den Okkultisten. (Über okkulte Erlebnisse berühmter Männer und Frauen s. a. TREICHLINGER[1171] und C. L. [LOMBROSO][1002].) Der Trieb zum Geheimnisvollen wird sehr gut bei BAGEHOT[714] (S. 8, z. n. HERTSLET[793], S. 449) geschildert. Wie beim Kult hüllen sich auch die Okkultisten in Dunkel und Schweigen, in andächtig-dämmerige Stimmung, damit zugleich eine Dynamik der Massenpsychologie bewirkend. Sie stellen ein (scheinbares) Fremd-Ich (Anders-Ich) her mit automatischem Schreiben, Zungenreden, Hellsehen usw. und erleben diese scheinbare Durchbrechung der Naturgesetze als ein mirum-tremendum. Die Okkultisten deuten in das hysteriforme Gestammel ihrer autohypnotisierten Medien (Psychopathen, geltungsbedürftige Schwindler), die sie numinos erleben, alles Mögliche hinein[1]. Psychologisch unterscheidet sich dies aber in keiner Weise von den Pythia-Orakeln oder den Kulten der Primitiven.

Das Gemeinsame der künstlich-abnormen Zustände, die sich bereits dem Pathologischen nähern, ist also die Herabsetzung der Bewußtseinsintensität und der Ratio, gewöhnlich mit motorischen, hypobulischen Folgen. Die betreffenden Individuen glauben, daß in diesen Zuständen die Gottheit oder ein Dämon durch sie oder aus ihnen rede. In dieser Absicht werden Dämmerzustände, Depersonalisationen, Ekstasen mit Offenbarungen, automatisches Reden, Zungenreden, Krämpfe, Schmerzunempfindlichkeit sowie alle Arten von Besessenheit erzeugt. Allen diesen psychischen Ausnahmezuständen gemeinsam ist die numinose Wirkung.

---

[1] Über das Für und Wider dieser heute noch völlig im Fluß stehenden, dem Wissenschaftsbereich der Parapsychologie angehörenden Probleme geben folgende Autoren näheren Aufschluß: BAVINK[981], BUCHNER[997], DESSOIR[1005], DODEL[1007], DU PREL[1008], ESSER[1014], FLAMMARION[1019], HELLWIG[1048, 1049], HENNING[1050], HOPP[1056], HORKEL[1058], KEMNITZ u. GULAT-WELLENBURG[1066], MEYER[1098], OESTERREICH[1114, 1115, 1116], SCHRENCK-NOTZING[1152], TISCHNER[1168, 1169], WALTHER[1176], WEYGANDT[1183]. Modernen amerikanischen Forschungen ist es zu verdanken, daß heute okkulte Phänomene weitgehend experimentell beleuchtet (RHINE[1136]) und dank zahlreicher Untersuchungsmethoden durch exakte, eingehende Versuche der psychologischen Laboratorien großer Universitäten ihres mystischen Dunkels entkleidet sind.

6. *Psychische Epidemien*

Greift ein psychischer Ausnahmezustand auf einen größeren Kreis oder sogar eine Masse von Menschen über, so spricht man von einer psychischen Epidemie[1]. In ihr werden alle die schon geschilderten psychischen Ausnahmezustände erlebt. Psychische Epidemie nennen wir jede sich in immer wieder weitere Kreise ausbreitende geistige Ansteckung, namentlich wenn sie sich zeitlich und räumlich abgrenzen läßt und der Ansteckungsstoff als auslösender Reiz nachweisbar ist.

Bei Mode, Sitte, Zeitgeist, Anschauung, Ideen, Wertungsweise kann man von gesunden Epidemien sprechen; ihre Dynamik besteht vor allem in Nachahmung, Suggestion, Massenpsychologie. Gesunde psychische Epidemien werden besonders auch durch ein Numinosum hervorgerufen wie Freiheit, Vaterland, Heldentum, und wirken sich positiv aus. Gerade numinoses Erleben scheint besonders geeignet zu sein, krankzumachen. Zunächst einen einzelnen allein für sich. Origenes (185–254) z. B. kastrierte sich selbst „um des Himmelreichs willen" (in Gefolgschaft der Worte Jesu, Matth. 19, 12) (Eusebius, Eccles. hist. VI, c. 8). Historisch ist zu belegen, daß jemand, der den leidenden Christus numinos erlebte, sich selber kreuzigen ließ (so noch die Kreuzigung von Wildenspuch, Birnbaum[605], S. 252).

Auch numinoses Erleben in Massen kann derartig stark werden, daß es das Einzelindividuum (für sich allein betrachtet) zum Psychopathologischen hin abwandelt: es wird so ungünstig abnorm, daß das Leben aufhört. Wohlgemerkt, der Wert für die Gruppe bleibt damit unangetastet, aber die Individuen hören auf zu existieren. Jeder Kampf, jeder Krieg um numinose Ideale liefert den Beweis: für Vaterland oder Glauben, für militärische Ehre, für die Regimentsfahne sind Ungezählte gefallen. Und wie oft wider jede Vernunft; so stark schwillt der Affekt in Massen an. Jedoch darf man solche Gruppen als Ganzes niemals „krank" oder „wahnsinnig" nennen. Numinoses Erleben ist es auch, was die Anhänger von religiösen Sekten unter einem fast immer psychopathischen, oft auch psychotischen Führer sammelt. Die

[1] Die Literatur zu diesem Thema ist sehr umfangreich. Es wurde versucht, sie möglichst vollständig zu erfassen, wobei gleichzeitig auch die Revolutionen als ihrem Wesen nach psychische Epidemien, soweit sie nicht schon in dem Abschnitt „Die Masse und ihre Führer" (s. d.) erfaßt sind, berücksichtigt wurden. Im übrigen wird darauf hingewiesen, daß zu noch intensiverem Studium dieses Themas bei einigen der Autoren noch weitere Quellen zu finden sind. Die von uns erfaßten hauptsächlichen Quellen sind, in alphabetischer Reihenfolge angeführt, die folgenden: Achelis[973], Aich[974], Andree[976], Bälz[978], Bechterew[982], Birnbaum[605], S. 228, Blachowski[990], Bonhoeffer[991], Brennecke[994], Buber[995], Burger[998], Calmeli[1000], Carus[1001], Emminghaus[1012], Erismann[1013], Freimark[1023], Friedmann[1025], Gaupp[1027], Geiger[1028], Gowen[1033], Gudden[1034], Hecker[1040], Hellpach[1045], Hirsch, Aug.[1051], Holzhausen[1054], Horstmann[1059], Jansen[1061], Jaspers[807], S. 409, Jolly[1062], Kahn[1064], Kalb[1065], Koch[1070], Kurth[1073, 1074] Lehmann[1081], Leubuscher[1084], Marie[1091], Meyer[1099], Michaelis[1101], Nina-Rodrigues[1107, 1108], Nyirö[1109], Österreich[1111, 1113], Pelman[587], Pfülf[1126], Rasmussen[1128], Reck-Malleczewen[3104], Reichmann[1130], Rittershaus[903], S.197, Rohde[1141], Rossi[1144], Scheler[911], Schönfeldt[918], Schröder[1153], Schumacher[1154], Simmel[1156, 1157], Somogyi[143], Stoll[1165], Vierkandt[955], S. 389, Wedekind[1177], Weindler[1179], Weygandt[1182], Wirszubski[1184], Witry[1185, 1186], Wollenberg[1188], Zahn[1189], Zucker[1190], XXX[1193] (Von den Duchoborzen).

Gefolgschaft leistende Menge wird dabei von den numinosen oder vorgetragenen Ideen des numinos wirkenden Führers suggestiv infiziert und ist in diesem Zustand zu den größten Absonderlichkeiten, ja direkt „irrsinnigen“ Handlungen bereit und fähig, ohne selbst im eigentlichen Sinne psychisch erkrankt zu sein. Ebensowenig wie es sich bei den Anhängern von Sekten, und seien ihre Lehren noch so „krankhaft“ (Skopzen), um Psychotische handelt, kann man von den Irrwegen der Hexenprozesse, der Kinderkreuzzüge, der Wiedertäufer und Geißelfahrten echte Psychosen sehen, wenn man auch alle diese historischen Vorkommnisse populär als „Wahnwitz“ bezeichnet. Nicht jeder Irrglaube, nicht jeder maßlose Affekt und die Umsetzung beider in die Tat ist „krank“ oder „Wahnsinn“, nicht jede unlogische archaische Anschauung oder Gefühlsweise ist „pathologisch“. All das, was uns LEHMANN[1081] an Aberglauben und Torheit gesammelt hat, ist deshalb nicht „Krankheit“, nicht „Wahnsinn“. Wohl aber haben Irrglaube und echter psychotischer Wahn einen gemeinsamen Oberbegriff, eine ähnliche Wurzel: die Katathymie. Der starke Affekt hat noch immer die Ratio, Verstand und Vernunft umnebelt. Die echte Psychose stellt einen organisch-biologischen Schicksalsgang des Individuums dar. Aber das gesunde Psychische ist formbar wie Wolken oder Nebel, und katathymen Unsinn kann jeder Redner einer Masse aufschwatzen; eine Stunde später glaubt sie einem zweiten Redner den entgegengesetzten „Blödsinn“. Niemals kann natürlich ein Psychotischer eine größere Gruppe mit seiner organisch bedingten Psychose infizieren: sondern er kann höchstens eine Epidemie von psychogenen Erscheinungen hervorrufen, vielleicht bei disponierten Individuen eine Form von Hysterie auslösen. Aber eine psychotische Ansteckung Gesunder gibt es nicht (WEYGANDT[1182]); sie nehmen schlimmstens „einzelne Züge“ an: „wahnartige Vorstellungen“, einseitige, vorherrschende Affekte oder selbst Sinnestäuschungen — alles eben durch Suggestivwirkung, psychogen. So kommen auch bei Massen psychoseähnliche Einzelsymptome oder kurze Syndrome vor, wie etwa Massenhalluzinationen oder -illusionen: die „Engel von Mons“ wurden von erschöpften englischen Soldaten gemeinsam gesehen (BIRNBAUM[605], S. 245). In solchen Fällen erlebt die Masse und nur als Masse die Symptome.

Ganz anders liegen die Verhältnisse bei einer psychotischen Massenerkrankung. Schwere Katastrophen können bei vielen Einzelnen zu gleicher Zeit eine psychogene Schreckpsychose hervorrufen; dabei erkranken die vielen aber nicht als Masse. Bei Paniken kommt allerdings beides vor. Einzelne erkranken unmittelbar durch die Katastrophe, andere erliegen allein der psychischen Ansteckung. Ein Beispiel gibt die Explosion der Panzerfestung Douaumont (Kronfeld, bei BIRNBAUM[605], S. 246). Jedoch finden sich solche psychoseähnlichen Syndrome in der Masse recht selten. Viel wichtiger sind all die psychogenen Erkrankungen in der Masse, die man mit BIRNBAUM[605] (S. 228 f.) „hysteropathisches Geschehen“ nennen kann. Es wächst gewöhnlich auf dem Boden psychopathischer Anlage und wird begünstigt durch körperliche Schwächung, seelischen Druck, Affektspannung, deprimierende Einflüsse, wobei es sich um Zustände handelt, die eine erhöhte Suggestibilität und Autosuggestibilität hervorrufen. „Nur Erwartetes, Gedachtes und Vorgestelltes verwirklicht sich in Sinnestäuschungen und wahnhaften Einbildungen; abnorme Bewußtseinslagen treten auf, in denen die psychischen Zusammenhänge, zumal der Persönlichkeitselemente, getrennt sind; unterbewußte seelische Abläufe erzeugen selbsttätige geistige und motorische Leistungen" (Birnbaum). Daraus entstehen dann „visionäre, ekstatische, somnambule, konvulsive Erscheinungen, sowie automatische, motorische und geistige Produktionen". Da erst können wir von wirklich echt pathologischen Epidemien sprechen: denn jedes Einzelindividuum der Gruppe ist tatsächlich psychisch krank (wenn auch keineswegs psychotisch), und die Erkrankung hat sich massenpsychologisch gesteigert und ausgebreitet. Solche neurotischen Massenerkrankungen unter Umständen mit Halluzinationen, Konvulsionen, Zungenreden und anderen Automatismen wären etwa: die Besessenheitsepidemien jeder Art („Dämonomanie", „Theomanie", Tierbesessenheit), gemeinsame Ekstasen, das Zungenreden in den Pfingstbewegungen, die Predigtsucht in Schweden (Birnbaum[605], S. 200 und viele andere Literatur, angeführt in Quellenkapitel IV, Anhang).

Die Bewegung der Hexenprozesse[1] gehört nur teilweise in diese Gruppe. Als Hexen wurden nicht Kranke, sondern Gesunde verbrannt, weil diese die Besessenen verhext hätten. Die letzteren allerdings waren Kranke, nämlich geltungssüchtige Hysterische (mit Anfällen), die sich von einem Dämon besessen wähnten. Auch Birnbaum[605] (S. 232) irrt sich in der Beurteilung und Deutung. Die Bulle Innozenz VIII. und der Hexenhammer waren nicht Geistesprodukte des Irrwahns, die von pathologischen Erscheinungen ausgingen und gegen pathologische Individuen gerichtet waren. Die Hexen waren meistens Gesunde; ihre geistlichen Richter und deren Henkersknechte waren religiös-fanatische Sadisten und befangen in den Vorstellungen ihrer Zeit. Krank oder halbkrank waren nur ihre Vorwände und Beweisstücke, d. h. die Denunzierenden in ihrer hysterischen Besessenheit. Es war gleichsam eine Besessenheitsepidemie der Nicht-Hexen (vgl. Snell[1158, 1159] u. Wölfing[1187]). Es war kein echter, d. h. psychotischer Wahn, wenn sie glaubten, den Teufel in sich zu spüren, sondern dieser Wahn entsprang dem Aberglauben und dem religiösen Zeitgeist, und die Einzelsymptome waren neurotisch. Das Neurotische drückte sich auch in den reichlichen sexuellen Beimischungen zu der Besessenheit aus. In diesen Zusammenhang gehört auch die sogenannte „Teufelsaffaire von Loudun", in deren Verlauf der Priester Urbain-Grandier der Hexerei angeklagt, verurteilt und schließlich verbrannt wurde (Gelma[1029], ref. v. Leibbrand und de Rilly[1139]).

Zu den psychischen Epidemien sind schließlich auch die politisch-revolutionären Bewegungen hinzuzurechnen (vgl. a. Federn[1016]). Von ihren Urhebern, den großen und den kleinen, die im wesentlichen zu den Psychopathen zu zählen sind, sagt Kretschmer[128] sehr treffend: „Die großartigen Fanatiker, die Propheten und die Schwärmer, wie die kleinen Schwindler und die Verbrecher sind immer da, und die Luft ist voll von ihnen, aber wenn der Geist eines Zeitalters sich erhitzt, vermögen sie Krieg, Revolution und geistige Massenbewegungen zu erzeugen. Die Psychopathen sind immer da. Aber in den kühlen Zeiten begutachten wir sie, und in den heißen — beherrschen sie uns" (S. 19–20). Aus einer solchen objektiven Art, die

[1] Zahlreiche Literatur darüber im Quellenkapiel IV, Anhang.

Beziehungen zwischen „Führer“ und Masse aufzuzeigen und zu betrachten, werden die Verhältnisse verständlicher als wenn, wie BRENNECKE[994] es tat, der echte, berufene, geniale „Führer“ als „eine harmonische, völlig ausgeglichene, überragende Persönlichkeit“, begabt durch „hohe Intelligenz, beherrschteste Affektivität, völlige Objektivität, Erkenntnisfähigkeit der Idee der Menschheit und dadurch bedingte schöpferische Genialität . . . auf einsamer Höhe“ sich vom „im allgemeinen recht trüben, düsteren Hintergrunde des großen Haufens, der Masse . . . in scharfem Kontraste“, hell und leuchtend abhebt (S. 12).

Es wurde dem Kapitel der psychischen Epidemien und dem vorausgehenden der psychischen Ausnahmezustände solch breiter Raum gegeben, weil in beiden der Begriff des Numinosen und seine Wirkung eine besonders große Rolle spielt. Es zeigt sich immer in der Geschichte der Menschheit, wie sowohl der Einzelne wie auch die Masse der Menschen dem Numinosen zustrebt, ihm gleichsam verfällt, von ihm fasziniert wird. Träger solch numinoser Wirkung, seien es Besessene, Propheten oder Heilige (wie wir sie bei den psychischen Ausnahmezuständen gesehen haben), nehmen stets in der Wertung der Menge eine Sonderstellung ein. Nicht auf Grund des Werkes oder der Leistung, sondern ausschließlich durch die numinose Wirkung ihrer Persönlichkeit oder ihres Zustandes bilden sie sich eine Gemeinde, auf die sich — wie bei manchen Epidemien — sogar psychische Ausnahmezustände übertragen lassen. Das Problem der Genie-Werdung wird insofern gestreift, als in diesem Kapitel beste Beispiele einer auf numinoser Wirkung beruhenden Gemeindebildung vorliegen. Allerdings wird der Name Genie solchen Persönlichkeiten selten oder nie verliehen. Dazu bedarf es im allgemeinen doch des schöpferischen Werkes. Die vom Psychopathologischen ausgehende numinose Wirkung ist allerdings ein guter Wegbereiter des Ruhmes.

Begriff und Wesen der Krankheit, speziell der psychischen, ist somit erörtert. Aus den vielfältigen und vielseitigen, nicht selten zu Irrtum Anlaß gebenden diagnostischen Erkenntnissen schält sich nunmehr der Begriff heraus, der seit jeher landläufig als „Irrsinn“ bezeichnet wird. Dieser Begriff tritt uns jetzt in dem folgenden Überblick über Literatur und Historie des Problems „Genie und Irrsinn“ entgegen.

IV. ZUR LITERATUR UND HISTORIE DES PROBLEMS „GENIE UND IRRSINN“

Das Problem „Genie und Irrsinn“ ist genau so alt wie das Genie-Problem; schon vor zweieinhalb Jahrtausenden haben griechische Denker und Philosophen sich damit beschäftigt. Aufzeichnungen des Psychopathologischen bei Propheten, Heiligen, Künstlern, Dichtern und Denkern — sowohl allgemein wie auch in besonderen Einzelfällen — lassen sich, soviel uns bekannt ist, bis etwa 450 v. Chr. zurückverfolgen. Anschließend an die Antike tritt allerdings eine lange Pause ein, deren Gründe wir darzulegen suchen, bevor wir uns den Theorien der Renaissance (mit den Humanisten), Barock und 18. Jahrhundert zuwenden, einer Zeit, die erstmalig die Gedanken der Antike wieder aufnimmt. Aber erst der Beginn der Naturwissenschaften und ihre konsequente Weiterführung sowie die Entwicklung einer naturwissenschaftlich orientierten Medizin brachte Fortschritt und Bewegung auch in die alte Fragestellung nach der Beziehung „Genie und Irrsinn". Zu Anfang des 19. Jahrhunderts hat aber erst die französische psychiatrische Schule das Verdienst, die Lösung des Problems erstmals wirklich wissenschaftlich versucht zu haben, nachdem — wie auch andere Philosophen — Schopenhauer 1819 die Lösung vom philosophischen Standpunkt anstrebte. Im Anschluß an die französischen Wissenschaftler (Lélut, Moreau u. a.) gebührt dem Italiener Lombroso das eigentliche Verdienst, durch seinen leidenschaftlichen Eifer und wissenschaftlichen Kampfgeist, vor allem aber durch seine Übertreibungen und Einseitigkeiten, nicht nur die zeitgenössischen Denker, sondern auch eine überaus große Anzahl wissenschaftlicher Nachfahren zu eigenen Gedanken und Untersuchungen angeregt zu haben, so daß sich eine Riesenliteratur entwickelt hat, namentlich in Italien, Frankreich, Deutschland und England; Amerika bleibt abhängig von Europa. Aber diese Literatur, so ausgebreitet und international sie auch ist, war bisher noch niemals und nirgends gesammelt und zusammengestellt worden. Jede Wissenschaft besitzt ihre Bibliographie. Die Literatur zu der Wissenschaft vom Genie[1] und zu der Pathographie, d. h. der Beschreibung des Krankhaften am Genie, wurde erstmalig in diesem Werke zusammengestellt. Auf den folgenden Seiten soll hier ein historischer Überblick über die Entwicklung des Problems an Hand der darüber verfaßten Arbeiten in zeitlicher Reihenfolge gegeben werden.

1. *Die Antike*

Die wissenschaftliche Erörterung des Problems beginnt also schon in der Antike bei den Griechen und Römern. Vor dieser philosophischen Fixierung des Problems aber liegt als tatsächliches Erleben bei den Völkern der Urzeit (wie heute bei den Primitiven) eine Verehrung des seelisch Abnormen als heilig (Besessenheit, Epilepsie, Psychose). Im Minnghoth (Talmud) der alten Juden heißt es: „Der Rabbi sagte (von Eleazar): er ist ein Genius, kommt und seht, er ist ein Genius, denn auch seine Vorfahren waren es. Und die Rabbi kamen zu schauen und fanden einen Geistesgestörten" (Zionistische Rundschau, Jan. 1899) (z. n. LOMBROSO[547], S. 23). Auch andere alte Sprachen drücken ähnliches aus, und manche Worte haben sowohl die Bedeutung Irrsinn wie auch Prophetengabe. Beispiele dafür sind: nigrata (Sanskrit), nava, mesugan (hebräisch), μανία (griechisch) (n. LOMBROSO[455]). Über den altgriechischen Kult unterrichtet ROHDE[1141] (Bd. 2) auch im Hinblick auf diese sprachlichen Besonderheiten. μανία bedeutet Besessenheit; von μαίνω (= ich rase) stammt aber auch — aus gleicher Sprachwurzel — μάντις, d. i. der Wahrsager oder Dichter.

Schon EURIPIDES[411] (480–406 v. Chr.) macht auf die nahen Beziehungen zwischen Rausch, Wahnsinn und künstlerischer Verzückung aufmerksam (n. SCHILLING[453]).

[1] Leider fehlt noch immer ein Ausdruck, der wissenschaftlich die ganze Lehre vom Genie (einschließlich des Pathographischen und Soziologischen) umfaßte. OSTWALDS[398] Ausdruck „Geniologie" ist von Rieger zurückgewiesen worden, weil er auch Kinnlehre bedeuten könnte (γένυς = Kinnlade, z. B. Musculus genio-glossus usw.). Man könnte vielleicht die Lehre vom Genie vereinfacht „Geniekunde" nennen.

SOKRATES[412] (470–399 v. Chr.) lehrt, der Wahnsinn sei kein Übel schlechthin, sondern durch ihn seien die großen Güter über Hellas gekommen (n. SCHILLING[453]).

Von DEMOKRIT[413] (460–370 v. Chr.) sind uns zwei Aussprüche überliefert:

Ingenium misera quia fortunatior arte
Credit et excludit sanos Helicone poetas
Democritus. (HORAZ[417])

Frei übersetzt: Das Genie ist durch kranke Kunst erfolgreicher; gesunde Dichter taugen nicht viel. Und als zweiter Ausspruch: Negat enim sine furore Democritus quemquam poetam magnum esse posse (CICERO[416], De div.). Frei: Ohne Wahnsinn kein großer Dichter.

Von PLATON[414] (427–347 v. Chr.) ist schwer, eine klare Antwort auf unsere Frage zu erlangen, denn einmal scheint er seine Ansichten im Laufe der Zeit gewechselt zu haben, zum zweiten soll er von dem „göttlichen Wahnsinn" (θεῖα μανία) nur ironisch gesprochen haben, im Sinne der Masse. Anfangs hatte er große Achtung vor dem Dichter; später verlangte er für ihn die Vormundschaft des Philosophen, denn nach Platon (Leges IV, 719 c) „war es schon ein alter Spruch, daß der Dichter, wenn er auf dem Dreifuß der Muse sitzt, οὐκ ἔμφρων ἐστίν" (frei: nicht bei Verstand ist) (RADESTOCK[470], Anm. 1). Im Phaidros meint Platon, daß der Irrsinn durchaus kein Übel sei, sondern eine der höchsten Wohltaten, wenn er als eine Gabe von den guten Geistern stamme. Im Delirium leisteten die Prophetinnen von Delphi und Dodon den Griechen zahllose wichtige Dienste, während sie, frei von Erregung, von geringem oder gar keinem Nutzen für ihr Volk seien. Mehr denn einmal schlugen die Götter die Menschen mit ansteckenden, tödlichen Krankheiten, und mehr denn einmal ward ein Sterblicher zum Retter, indem er, hingerissen vom heiligen Feuer, mit erweitertem Geistesblicke Mittel und Wege entdeckte, das Übel wieder abzuwenden. Eine andere Art von Irrsinn, die zur Belehrung der kommenden Geschlechter nicht wenig beiträgt, ist das in einem reinen und kindlichen Gemüte von den Musen entzündete Feuer, in schöner Dichtung die Taten der Helden zu besingen" (z. n. LOMBROSO[455], S. 4). Weiterhin spricht Platon von der „Raserei oder Besessenheit, die die Musen senden". „Aber wer ohne den Taumel der Musen zur Poesie gelangen wolle und glaubt, die Dichtkunst erlernen zu können, sei auf falschem Wege; das Lied des Nichts-als-Vernünftigen verklingt neben dem des Verzückten" (Apol. 22, Jone 33) (z. n. LOMBROSO[547], S. 22).

ARISTOTELES[415] (348–322 v. Chr.) äußert sich schon wissenschaftlicher. Ihm wird der Gedanke zugeschrieben: „nullum magnum ingenium nisi insania quadam mixtum" oder „nullum magnum ingenium sine mixtura dementiae fuit" (= kein großer Geist ohne Beimischung von Wahnsinn) (n. SENECA[418]); ferner der Gedanke, die Gabe der „Ahnung" sei häufig nicht an große Geistesstärke, sondern an eine besondere Körperschwäche gebunden: „qui valetudinis vitio fuerunt et melancholici dicerentur" (CICERO[416], De divin, per somn. II). In De pronost. 1 führt Aristoteles aus, daß „viele Menschen infolge heftigen Zuströmens des Blutes nach dem Kopfe zu Dichtern, Propheten und Sybillen werden, wie Marakus von Syrakus, der in Anfällen des Wahnsinns schöne Verse verfaßte, bei ruhigem Geiste aber ohne jede dichterische Begabung war" (LOMBROSO[455], S. 4). Von Aristoteles berichtet Lombroso weiterhin: „Und an einer anderen Stelle wiederholt er, man habe nicht selten beobachtet, daß ausgezeichnete Dichter, Staatsmänner und Künstler melancholisch und wahnsinnig waren, wie Ajax, oder menschenscheu wie Bellerophon. In der jüngsten Vergangenheit sahen wir Sokrates, Empedokles, Platon und andere, besonders Dichter, welche alle von der Natur ein derartiges Gemüt erhalten hatten. Leute mit vieler und kalter Galle zeigten sich wenig begabt und feige, während solche mit heißer Galle frech, klug oder geschwätzig (λάλος) waren“ (Problemata, Sect. XXX).

CICERO[416] (106–43 v. Chr.) dagegen eifert heftig gegen die Ansichten von Demokrit und Aristoteles „im Namen des Vorurteils, des gesunden Menschenverstandes und der Religion“. Nicht körperlich oder geistig Ungesunden komme die Gabe der göttlichen Ahnung zu, sondern erhabenen und erlesenen Geistern.

Ähnlich rational eingestellt war HORAZ[417] (65–8 v. Chr.). Er spricht zwar von der „amabilis insania“ (dem holden Wahnsinn) (Od. III, 4), spottet aber ironisch an anderer Stelle (Ep. 2.3.295) über die „Verrücktheit“, wie wir heute sagen würden, der anderen Dichter und ruft aber dennoch aus: wäre ich nur kränker, dann würde ich auch bessere Gedichte machen.

Tiefer geht SENECA[418] (4. v. bis 65 n. Chr.): „Frustra poeticas fores compos sui pepulit“ (vergebens klopft der Vernünftige an die Pforten der Poesie). Vor allem aber erscheint uns die Stelle aus De tranquill., c. 17 wichtig, an der er im Anschluß an das Zitat des Aristoteles selbständig nachdenkend, fortfährt: „Non potest grande aliquid et super ceteros loqui nisi mota mens; cum vulgaria et solita contempsit instinctuque sacro surrexit exelsior, tunc demum aliquid cecinit grandius ore mortali. Non potest sublime quicquam et in arduo positum contingere, quamdiu apud se est; desciscat oportet a solito et efferatur et mordeat frenos et rectorem rapiat suum eoque ferat, quo per se timuisset excendere.“ Kurz und frei übersetzt: nur der bewegte Geist, der nicht bei sich ist, leistet Außergewöhnliches.

Zum Schluß noch eine Feststellung und keine Theorie! Daß auch im Altertum eine Verbindung von hervorragender Begabung mit psychopathischen Eigenschaften vorkam, beweist ein Bericht des AULUS GELLIUS[419] († 163 n. Chr.). Dieser berichtet von dem berühmten Grammatiker Domitius, daß er den Beinamen Insanus, der Verrückte, führte. Er besaß einen unverträglichen Charakter, ein moroses, melancholisches Temperament („quoniam erat natura intractabilior et morosior“, XVIII, 7, S. 380) und beklagte sich dauernd über die Dummheit und den Verfall der Zeiten.

Die Anschauungen der alten Denker mögen für uns keine allzu große Bedeutung mehr haben. Immerhin beweisen sie Beobachtungsgabe, Tatsachensinn und Scharfblick. Bei der Mehrzahl der Aussprüche handelt es sich übrigens nicht um unseren psychiatrischen Begriff der Psychose, sondern um den der Besessenheit (von einer Gottheit), den der Erregtheit, Entrücktheit, Ekstase oder Inspiration. Auch der Dichter kam ja sozial von den Priestern, den Propheten und Sehern her; seine μανία oder dementia war „heiliger“ Wahnsinn. Nur Aristoteles bildet eine Ausnahme; seine Feststellung eines melancholischen Temperamentes bei den bedeutenden Männern hatte schon wissenschaftlichen Charakter.

2. *Renaissance, Barock und 18. Jahrhundert*

Mit dem Ausgang der Antike trat für unsere Problematik vorerst ein langes Schweigen ein. Das hatte rein historische Gründe: in einer Verfallszeit und dem darauf folgenden Zusammenbruch aller bisherigen Ordnungen (Völkerwanderung) verliert das Individuum an Bedeutung. Hinzu kommt in der sich nun ändernden geistigen Haltung des Mittelalters erst recht eine Abwendung vom Individuum. Der Mensch ist nur ein Glied, eingebaut in die Hierarchie des Gottesstaates. Gott ist das Zentrum und der Gipfel allen Denkens; der Mensch verliert seine Eigenständigkeit.

Erst die Renaissance macht den Menschen wieder zum Mittelpunkt dieser Welt. Die Humanisten nahmen das antike Gedankengut wieder auf, und man begann, über das Wesen großer Begabung nachzudenken. Es entwickelte sich allmählich der Begriff Genie, und in seinem Gefolge tauchte auch das antike Problem von „ingenium" und „dementia" wieder auf. Eine wissenschaftliche Lösung war aber weder möglich, noch wurde sie angestrebt. Darum haben wir aus jener Zeit nur einzelne mehr oder weniger treffende „Aperçus". Es seien hier einige zusammengestellt, um zu zeigen, daß das Problem nie ganz geschlummert hat.

Zur Zeit der Spätrenaissance sagte man in Italien vom Talente: „Ogni talento matto" (alle Talente dem Wahnsinn nahe) (REIBMAYR[96], I, S. 306).

Auch bei SHAKESPEARE[420] (1564–1616) finden wir mehrfache Anspielungen: „des Dichters Aug' in schönem Wahnsinn rollend . . ." (Sommernachtstraum, V. Sz. 1). Oder DRYDEN[421] (1631–1700): „Den Wahnsinn und den großen Geist trennt eine dünne Wand".

Der Philosoph CAMPANELLA[422] (1568–1639) meint in seiner „Città del soa", es sei ein Zeichen des Fortschrittes, wenn wir vom Morbus sacer [Epilepsie] ausnehmend geplagt seien, einem Zeichen nicht gewöhnlichen Geistes, an dem die bedeutendsten Männer gelitten, wie Herkules, Sixtus, Sokrates, Kalimachos, Mohammed (LOMBROSO[547], S. 23).

GAZZONI[423] (vor 1620) sammelte viele merkwürdige Beispiele von „Genie und Irrsinn" (LOMBROSO[455], S. 5).

Auch PASCAL[424] (1623–1662) tat den Ausspruch: „L'extrême esprit est voisin de l'extrême folie" (MOREAU[448], S. 488).

Der bedeutende Arzt FELIX PLATTER[425] (1641) behauptete, Personen gekannt zu haben, die, obgleich sie sich in irgendeiner Kunst auszeichneten, dennoch Narren waren und dies verrieten, indem sie, buhlend um das Lob ihrer Mitmenschen, zu den absonderlichsten und verwerflichsten Mitteln griffen; unter anderen war er am Hofe sowohl einem berühmten Baumeister und Bildhauer als einem mit Recht gepriesenen Musiker begegnet, welche beide Narren waren" (LOMBROSO[455], S. 5).

Der große Kliniker BOERHAAVE[426] (1668–1738) war der Ansicht: „Est aliquid delirii in omni magno ingenio" (vgl. a. MOREAU[448], S. 468).

Damit sind wir beim 18. Jahrhundert angelangt, das aber im allgemeinen auch noch nicht ernstlich das eigentliche Problem erkannte. Nur QUADRIO[427] (1739) macht vielleicht eine Ausnahme. Es würde uns zu weit führen, auf seine Ansichten im einzelnen einzugehen. Vieles ist aber noch heute richtig. Von den Genies sagt er: „Ihr Naturell endlich ist sehr schlimm, sie erscheinen oft eher geisteskrank als geistesstark . . ." (vgl. ausführlich LOMBROSO[547], S. 24).

DIDEROT[428], der große Skeptiker, behauptet 1751: „Die Naturen von grüblerischer und melancholischer Anlage verdanken die zeitweise bei ihnen sich eröffnende wunderbare Tiefe, die sie bald zu sublimen, bald zu wahnhaften Gedanken führt, einer Störung ihres seelischen Mechanismus" („dérangement de leur machine") (LOMBROSO[546], S. 23). Und zuletzt ruft Diderot aus: „Hélas! que le génie et la folie se touchent donc de près!"

BETTINELLI[429] (1769), „ein italienischer Jesuit, dessen Name heute vollständig vergessen ist", sagt LOMBROSO[455] (S. 6), aber ohne ihn zu nennen, kam zu ähnlichen Ergebnissen wie Hagen und Jürgen Meyer, „weniger durch strenge und wissenschaftliche Beobachtung als durch geistigen Scharfblick".

MURATORI[430] (1785) findet die Dichter leicht erregbar, bis zum Wahn, und „manchmal nicht weit von Narrheit und Raserei", wie Tasso, Marakus u. a. (n. LOMBROSO[547], S. 24).

ZIMMERMANN[50] (1786) nimmt beim Genie Überanstrengungen an. „Leute von Genie sind den Nervenkrankheiten am meisten unterworfen . . ." (S. 694).

Noch einige Stellen von Männern, die schon in das 19. Jahrhundert hineinragen. SCHILLER[431] (1759–1805) spricht von dem „vorübergehenden Wahnwitz", der sich bei „allen eigenen Schöpfern" findet (z. n. DILTHEY[477], S. 7).

Nicht wissenschaftlich, aber nach dem Leben beobachtet, ist, was der geistreiche Florentiner Schuhmacher und Dichter BELLI[432] (1791–1863) eine Person seiner Dichtung sagen läßt: „Weißt du, Just, jeder Mensch hat einen Sparren. . . ich will sogar noch mehr sagen: du wirst wenige Menschen von großem Ruf auf der Welt finden, bei denen zu ihren Lebzeiten nicht irgendwann der Sparren zu sehen gewesen wäre; aber da es gut dabei abgegangen ist, haben sie Ruhm und Ehre davon gehabt" (z. n. LOMBROSO[547], S. 23).

LAMARTINE[433] (1790–1869) sagt unumwunden: „Cette maladie qu'on appelle génie". Ferner: „Le génie porte en lui un principe de destruction, de mort, de folie, comme le fruit porte le ver."

TEGNÉR[434] (1782–1846) behauptete von sich selbst: „Es geht eine Ader von Wahnsinn durch mein Geschlecht, bei mir kam er zum Ausbruch in der Poesie, welche eine Art milder Wahnsinn ist" (z. n. BINDER[439]).

Schließen wir mit dem Ausspruch der MARQUISE DE CRÉQUY[435]: „Quand la nature forma Rousseau, la sagesse pétrit la pâte, mais la folie y jeta son levain" (MOREAU[448], S. 485).

3. *Von 1800 bis Moreau*

Erst das wissenschaftliche 19. Jahrhundert konnte die Aufrollung des Problems gründlicher in Angriff nehmen. Die Literatur des 19. Jahrhunderts gliedern wir am besten in vor und nach MOREAU[448] (1859). Bald nach ihm setzt Lombroso ein. Moreau hatte verschiedene Vorläufer in Frankreich, Italien, Deutschland; auch einen Autor englischer Sprache (STUART[436]). Die Vorläufer sind teils mehr oder weniger philosophisch, teils aber auch, in den ersten Pathographien, schon strenger; die erwachende Psychiatrie setzt sich mit dem Problem auseinander.

Bereits SCHOPENHAUER[53], von Hause aus Mediziner, rang mit der Streitfrage. Er stellt seine Anschauungen im Hauptwerk (1819), Bd. I, § 36 dar, während Bd. II, Kap 31 seine Meinung vom Genie, Kap. 32 die vom Wahnsinn im allgemeinen wiedergibt. Er faßt das Genie ganz als eine biologische Abart des Menschen auf. Es seien „geniale Individuen oft heftigen Affekten und unvernünftigen Leidenschaften unterworfen". Sie „können überhaupt mehrere Schwächen zeigen, die sich wirklich dem Wahnsinn nähern". Genialität und Wahnsinn haben eine Seite, „wo sie aneinander grenzen, ja ineinander übergehen". Jede Steigerung des Intellekts über das gewöhnliche Maß hinaus disponiert als Abnormität zum Wahnsinn. Dieser ist hauptsächlich Gedächtnisstörung; es wird der „Faden des Gedächtnisses zerrissen", „der fortlaufende Zusammenhang desselben aufgehoben". Die Verwandtschaft mit dem Genie: beide schauen nur auf einen Punkt und lassen den Zusammenhang aus dem Auge.

Gleichzeitig will STUART[436] (1819) die Krankheiten beschreiben, von denen das Genie am häufigsten befallen wird. Genies sind zur Krankheit disponiert durch: 1. inactivity (Versagen der Kraft durch Alter, Milieu usw.); 2. imperfection (hauptsächlich Ängstlichkeit und Mangel an Ausdauer; übermäßige Phantasie würde in folly und insanity enden); 3. artificial means of excitement (künstliche Anregungsmittel: Alkohol, Opium); 4. excessive exercise (Überanstrengung).

Weitere Vorläufer sind dann HÉCART[437] (1823), der auf seine Genossen hinwies, „die närrisch und gelehrt waren wie er" (LOMBROSO[455], S. 5), FORGUES[438] (1826), der Beiträge zum Thema lieferte, und RENAUDIN[439], der „behauptete, mehr als ein Genie habe der Halluzination seine schönsten Inspirationen verdankt"

(z. n. DILTHEY[477], S. 8). BLUMRÖDER [440] (1831) freilich lieferte nur wertloses Geschwätz: zwischen Narrheit und Genie stände der Humor usw.

Endlich beginnt in den dreißiger Jahren wissenschaftliche Arbeit. REVEILLÉ-PARISE[441] (1833),[442] (1834) meint, „die exceptionellen Fähigkeiten der höher Talentierten" veranlassen diese zu „geistigen Anstrengungen", welche die Reizbarkeit ihres Gehirns stetig steigern und dadurch allmählich zu krankhaften Erscheinungen führen" (z. n. LOEWENFELD[552], S. 23). Reveillé liest sich teilweise noch ganz modern, so z. B. S. 272 bei der Schilderung der hyperästhetischen Psychopathen; angeborene Psychopathie führe, durch Lebensschicksal verstärkt, zur Melancholie (jeden Grades). Die „névrose" wäre also die Folge der Genietätigkeit.

Lélut[3411] schreibt 1836 die erste Pathographie (über Sokrates), ein sehr gediegenes, gründliches Werk von 359 Seiten. 1846 folgt seine Arbeit über Pascal (LÉLUT[2996]). 1850 gibt VERGA[3530] seine Pathographie über Tasso heraus, 1856 LOMBROSO[1820] die seine über Cardano.

Zwei Deutsche wären noch zu erwähnen: Erstens DROSTE[444], der 1852 einzelne Absonderlichkeiten (Zerstreutheit, Versunkenheit) berühmter Männer aufzählt und 1855 [im Anschluß an ein französisches Original?] den Satz aufstellte, melancholische Verstimmungen gäben „oft die günstige Zeit" ab zur Produktion bewunderter Leistungen, und der dann auf einige Einzelfälle eingeht, namentlich Mozart (DROSTE[446]).

Zweitens NOACK[447], der hochbegabte Theologe, der 1859 an Einzelfällen (Byron, Hölderlin, Lenau) zur „Überzeugung" kommt (S. 263), „daß die Geistesstörung der wahnsinnigen Dichter schon in ihren ersten Anfängen während des scheinbar noch gesunden Geisteslebens auf einem krankhaften Zustand, auf einer leiblich bedingten Störung des Innenlebens beruht", und zwar auf einer überwuchernden Phantasie.

MOREAU[448] hat nun das bleibende Verdienst einer ersten wissenschaftlichen Bearbeitung der Frage (obgleich schon von SAINT-GERMAIN[449] abgelehnt). Über dem Lärm um Lombroso hat man ihn anscheinend ganz vergessen; in vielen wichtigen Arbeiten wird er nicht einmal genannt. „Moreau, qu'on semble ignorer aujourd'hui", bemerkte schon REGNARD[526] (7, S. 10). Und an anderer Stelle (S. 195) weist Regnard darauf hin: „En dépit de Platon, d'Aulu-Gelle et Schopenhauer, Moreau (de Tours) est bien l'inventeur de la théorie du génie = névrose: c'est lui le Dieu et Lombroso est son prophète." In der Tat war Lombroso, wenn seine erste Pathographie auch schon 1856 herauskam, im wesentlichen der Apostel und Agitator der Ideen von Moreau. Aber Moreau hatte sich sehr vorsichtig ausgedrückt, darum vergaß man ihn. Für den Psychiater ist er jedoch heute noch interessant. Wie anschaulich schildert er z. B. (S. 156) die Psychopathen, die er als Mestizen, als Mulatten in der Mitte zwischen Gesund (weiß) und Geisteskrank (schwarz) stellt („métits intellectuels, mulâtres de l'intelligence"). Leider ist Moreau zu breit und in den Einzelbeispielen etwas verwirrend und kritiklos, und da auch wieder zu kurz. Das Genie ist eine Neurose, ein halb krankhafter Zustand des Gehirns. [Moreau meint nicht die Neurose in unserem heutigen Sinne, das ist die Psycho-Neurose, sondern er meint eine organische Veränderung.] Eine gesteigerte Reizbarkeit des Nervensystems ist die gemeinsame Quelle entweder für eine größere geistige Energie (Genie) oder für geistige Krankheit. In der Inspiration berühren sich beide. Ein völlig normaler Zustand des Organismus verträgt sich niemals mit einer höheren Begabung des Geistes; fast alle bedeutenden Menschen waren angeboren nervös. Wegen der nervösen Anlage des Genies liegt auch die Gefahr der Psychose näher. „Les dispositions d'esprit, qui font qu'un homme se distingue des autres hommes par l'originalité de ses pensées et ses conceptions, par son excentricité ou l'énergie de ses affectives, par la transcendance de ses facultés intellectuelles, prennent leur source dans les mêmes conditions organiques que les divers troubles moreaux dont la folie et l'idiotie sont l'expression la plus complète." Moreau blieb nicht ganz unbeachtet, eine gewisse Diskussion setzte ein, versiegte aber bald; sein dickes Buch war wohl auch formal etwas ungeschickt geschrieben.

Viel schwächer als Moreau [obvon ihm angeregt?] war DELEPIERRE[450] (1860). Ihm fehlt eine scharfe Fragestellung und eine klare Antwort. Er behandelte Religiöse, Philosophen, Dichter, Politiker.

Sehr heftig wandte sich FLOURENS[451] (1861) in einem gut geschriebenen Werk gegen Moreau. Wenn Genie ein Fall von Idiotie oder Folie wäre, dann wäre die „dignité humaine" „perdu". Genie sei der höchste Ausdruck der Vernunft, Folie stifte nur Unordnung. Auch der Engländer REASON[452] wandte sich 1861 mit billigem Spott gegen Moreau, indem er Flourens ausspielte, ohne selbst Originales beizutragen.

Noch vor Lombroso und anscheinend ganz unabhängig von Moreau weist der deutsche Psychiater SCHILLING[453] (1863) auf die Nähe von Begabung und Wahnsinn hin. Künstlerische Entzückung sei „noch keine Manie", „obgleich es ein alter, vielgeprüfter Satz ist, daß scharf denkende und angestrengt tief und schwärmerisch fühlende Geister mit weicher Phantasie, Männer, die ihre Seelentätigkeiten einseitig heftig auf einzelne Punkte konzentrieren, leicht zum wirklichen Wahn sich hinneigen". „Sehr begabte Geister werden gar nicht selten wahnsinnig." Neben der Einseitigkeit des Denkers, Künstlers, Helden, Gelehrten „liegt die entsprechende Karikatur oft in sehr gefährlicher Nähe". Ferner könnten diese eher wahnsinnig werden, weil immer ein Temperament scharf ausgebildet sei. „Haben die größten Männer ihrer Zeit oft nicht Bizarrerien, Capricen, Launen, Äußerlichkeiten an sich, die manchmal auf große Einseitigkeiten und Verwirrungen schließen lassen!?" Also kurz: das extreme, einseitige Temperament führt zu Leistungen, aber auch leichter zum Wahnsinn.

4. *Lombroso*

Mit LOMBROSO[454] († 1909) beginnt in der Genie-Forschung ein markanter Abschnitt. Und wenn auch Lombrosos einzelne Werke weitgehend sogar den Fachleuten nicht mehr bekannt sind, so bedeutet doch sein Name in Verbindung mit dem Schlagwort „Genie und Irrsinn" für sehr viele Menschen den Inbegriff umfassender Genieforschung, vor allem im Hinblick auf die Beziehungen des Genies zum Irrsinn. Dazu kommt, daß er, selbst ein Feuerkopf, getrieben von einem wild vorwärtsstürmenden Forschertum in einem fast religiösen Wahrheitsfanatismus, die Menschheit durch seine rationale Aufklärung tief erregt hat. Dabei war er selbst ein Mystiker, ein seltsam gläubiger Mensch, ein Spiritist und beinahe Astrologe. Lombrosos Werk „Genio e follia" erschien 1882 in 4. Auflage; die deutsche Übersetzung wurde 1887 bei Reclam verlegt und trug den Titel „Genie und Irrsinn". Das Wort will besagen: jedes Genie ist irgendwie irrsinnig oder entartet. Allerdings ist es recht schwierig und umständlich, sich über seine Werke und die deutschen Übersetzungen klaren Überblick zu verschaffen. Die Titel sind einander verwirrend ähnlich, und die besten Arbeiten sind in Zeitschriften erschienen, die heute kaum noch zu beschaffen sind. Während Lombrosos erstes Werk „Genie und Irrsinn" noch ziemlich vorsichtig war, übersteigerte er sich in den zeitlich mittleren Werken bis zur Unmöglichkeit. Aber wer kennt denn wirklich seine letzten, reifsten Arbeiten, wo er oft nur noch von Entartung spricht statt von Irrsinn, und wo er vor allem schon auf gediegenen Studien seiner Schüler fußen konnte, statt wie zu Anfang allein sich überstürzen zu müssen? Wir haben (nach Nr. 454 des Literaturverzeichnisses) seine Werke und die deutschen Übersetzungen übersichtlich zusammengestellt. Außerdem wird man bei den Pathographien einer Reihe von Einzelarbeiten begegnen. Es folgt eine kurze Charakteristik und Inhaltsangabe der Hauptwerke.

LOMBROSO[455]: Aufzählung von lauter Eigenheiten des Genies. Höhere Feinfühligkeit und Reizbarkeit, eventuell bis zum Krankhaften gesteigert; Ungleichmäßigkeit. Viele Sonderbarkeiten während des Schaffens (Zerstreutheit, Erregung usw.). Besprechung günstiger Umweltbedingungen für Abstammung und Schaffen. Eine Psychose sei oft günstig für künstlerische Produktion, denn sie setze die Vernunft herab und mache die Phantasie frei. Sehr wichtig das Kapitel über „Propheten und Revolutionäre": die Wirkung des Wahnsinns auf die Masse genau wie bei den Primitiven, bei denen auf der ganzen Erde der Kranke halb gefürchtet, halb angebetet werde. „Heilige Narren". Die Gründe dafür z. T. treffend gesehen. Das psychotische Genie kennzeichnet innere Unruhe, Widersprüchlichkeit, krankhaftes Selbstbewußtsein, krankhafte Energie, Originalität. Viele Gemeinsamkeiten zwischen Genies und Kranken; auch Verrückte sind durch Krankheit aufblitzend genial. Daraus aber nun „folgern zu wollen, daß alle Menschen von Genie wahnsinnig sein müssen, ist eine allzu summarische Fassung des Urteils und eine Wiederholung des Irrtums jener Wilden, welche alle Irrsinnigen anbeten als von Gott begeisterte Wesen", sagt Lombroso schließlich selbst (S. 339).

LOMBROSO[480]: Veränderte Ausgabe des ersten Werkes. Genie eine Neurose [nicht im heutigen Sinne, sondern wie bei Moreau]. Ausgleich der Natur zwischen Geisteskraft und Entartung. Richets Vorrede zur französischen Übersetzung ist sehr lesenswert. Zahlreiche Belege für die Entartung vieler Genies und für den Einfluß der Umwelt auf sie. Das „geniale Schaffen Ausfluß einer degenerativen Form von Psychose, die zur Familie der Epilepsie gehört". Da das „moralische Irresein eine Abart der Epilepsie" sei, so sei auch das Genie „eine wirkliche Degenerations-Psychose aus der Gruppe des moralischen Irreseins". Die Inspiration erscheint als psychisches epileptisches Äquivalent. [Epilepsie war damals die psychiatrische Mode-Diagnose.]

LOMBROSO[503]: Zahlreiche Belege für die psychopathische Entartung vieler Genies; viele Analogien mit dem Irresein. Genialität eine Psychose. Das Genie epileptisch.

LOMBROSO[545]: sieht in der Pubertätszeit durch das Freiwerden starker affektiver Spannungen gleichsam eine Auslösung genialer Fähigkeiten, zugleich aber auch die Gefahr affektiver und besonders sexuell affektiver Entgleisungen bei entsprechend pathologischer Veranlagung.

LOMBROSO[546]: Gute Einleitung mit ausgezeichneten Zitaten zur allgemeinen Frage der Pathographie und ihrer Gegner. Genie eine Neurose [wie oben]. „Degeneration ist die erste und hauptsächlichste Ursache dafür und häufig gerade der Entwicklungsanstoß, vermöge dessen ein gewöhnlicher Geist zur Genialität fortschreitet." Es finde eine unbewußte Erklärung des Genies und eine Verschleierung der Tatsachen statt, aber Lombroso will den Autor, nicht das Werk betrachten. Es folgen 16 pathographische Skizzen; die Diagnosen sind teilweise veraltet, sonst aber brauchbar.

LOMBROSO[547]: Eine der besten Arbeiten Lombrosos, jedoch wenig bekannt. Die geniale Anlage ist etwas Einheitliches (für die verschiedenen Gebiete). Heredität, Milieu und Kontrast-Milieu sind wichtig, erklären aber das Genie nicht. Sehr wichtig sind Zeitumstände und Gelegenheit zum Wirken. Viele finden keinen Zeitwiderhall. Wichtig: politische Freiheit, Geschlechtsliebe, sinnesphysiologische Anlage, tiefe Eindrücke in der Pubertät, günstige Zufälle, Traum, Unbewußtes. Genial wird hauptsächlich die „epileptoide Degenerationsform"; auf dieser Basis sind die Assoziationsvorgänge emotiver, das Unterbewußtsein reger. Durch besondere Veranlassung (Schock usw.) entsteht die epileptoide Form der „überwertigen Idee" und die zwangsmäßige Inspiration. An Schädel und Hirn befinden sich viele degenerative Merkmale. Sehr interessante Abschnitte über die antiken Gedanken, über die Auffassung des Psychopathologischen bei Primitiven (als heilig, göttlich) und über die künstliche Herbeiführung solcher Zustände, um Heilige und Propheten zu schaffen. Denn der Zauberer ist das Genie der Primitiven.

Lombroso[591]: Nachtrag zum „genialen Menschen"; bringt nichts grundsätzlich Neues. Das Genie eine epileptische Neurose. Interessanter Einblick in den Kampf für und wider Lombroso. Viele pathographische Einzelbeiträge; davon gut: Leopardi, Byron, Napoleon, Zola. Ein Abschnitt beschäftigt sich mit dem Hervortreten der geistigen Störung am genialen Werk.

Lombroso bringt zu einer Arbeit Thayer's[542], der die verhältnismäßige Langlebigkeit der Genies nachweist und damit beweisen will, daß Genie nichts mit Degeneration zu tun hat, abschließend die Feststellung, sich unter Künstlern, die nicht immer Genies, aber doch sehr hoch intellektuell waren, 10mal mehr Fälle von Selbstmord und Wahnsinn als beim Durchschnittsmenschen fanden.

Lombrosos Lebenswerk und Bedeutung sind unter anderem von Kurella[595] und vor allem von Jentsch[583] gewürdigt worden. Jentsch schließen wir uns an. Lombroso bleibt in der Geniefrage einer der größten Anreger aller Zeiten. Sein Grundgedanke (das Geniale krank) war zwar nicht neu, und wo er im engeren Sinne originell sein wollte (Genie eine epileptische Neurose oder Psychose) hat er unbestreitbar schwer geirrt, denn eine Ironie des Schicksals will, daß tatsächlich die echten genuinen Epileptiker unter Genialen zu den allerseltensten Fällen gehören, wenn sie überhaupt vorkommen. Sein ganz großes Verdienst aber war, daß er durch seine Werke die Geister zum Kampf aufrief. Deswegen ist es auch angezeigt, die weitere Literatur zum Problem Genie-Irrsinn um Lombrosos Werk herumzugruppieren, weil alle weiteren Autoren sich mit ihm in ihrer eigenen Auffassung des Problems auf irgendeine Weise auseinandersetzen mußten. Infolgedessen werden die Arbeiten, um eine Ordnung in die Fülle der Literatur zu bringen, in zeitlicher Anordnung der Autoren in drei Klassen eingeteilt: 1. für ihn (und für die Entartungslehre überhaupt), 2. gegen ihn, 3. die Verfechter eines mittleren elektiven Standpunktes.

5. *Für Lombroso*

Carrara[456]: „Betrachtet und bewundert immerhin das Schöne, wo ihr es findet, und lehrt das die Jugend, aber erlaubt anderen, auch ihrerseits ein großes Schönes zu pflegen, die Wahrheit" (z. n. Lombroso[546], S. 24).

Griesinger[457] (1817–1868): „Wo ich von einem Genie in einer Familie höre, frage ich gleich nach, ob sich nicht auch ein Blödsinniger in ihr finde" (z. n. Arndt[469]).

Arndt[469] 1883: Genie ist höchst verfeinerte Organisation. Verfeinerung auf Kosten der Stärke und Widerstandskraft. Daher die Eigentümlichkeiten und die Gefahr, psychisch zu erkranken; daher sind so viele Genies geisteskrank geworden. Keine Vererbung des Genies; nur Vererbung seiner Entartung. Geschwister oft unbedeutend oder schwachsinnig.

Nisbet[485] 1891: Die epileptischen Genies seien sehr häufig. — Besonders physische Kraft sei oft vereint mit nervösen Störungen als Ergebnis eines besonderen Reizes der motorischen Hirnzentren (S. 586).

Bianchi[488] 1892: Umfrage über Genie aus Anlaß des Falles Maupassant.

Kirchhoff[492] 1892: Geniale oft: 1. aus belasteter Familie, 2. selber krank, 3. schwachsinnige Geschwister oder Kinder, 4. Aussterben mit Genie. „. . . ungeheure Zahl hochbegabter Menschen, die zugrunde gehen als verkannte Genies; die Ungunst der Verhältnisse erlaubt ihnen keine Entfaltung ihrer Fähigkeiten."

Mac Donald[493] 1892, [499] 1893: folgt Moreau und Lombroso. [Nichts Originales.]

Weir[504] 1894: Genies meist entartet.

Arndt[506] 1895: Der Intellekt bei Degenerierten kann Genie sein; dies ist an sich ein Stigma degenerationis. Genie-Träger ein Degenerierter. Viele Psychosen in den Familien. Die Genies „mitsamt ihren Philistern, selten fehlenden Lumpen und Lüderracks" sind alle „paranoitisch". Oft kommt die Degeneration in den Nachkommen überraschend zutage. Genie: „Leiden und Qualen über sich selbst", ein „Fluch", „eine Art Kainszeichen" — es haben „wenige Genies Freude an ihrem Genie" — „sich selbst nur zum Unglück geboren" — Genie wird bewundert und „so oder so zu Tode gemartert". Leiden, Verwundbarkeit, Veränderlichkeit, verminderte Widerstandsfähigkeit. Die morphologischen Stigmata degenerationis des Genies sind die gewöhnlichen wie bei andern Degenerierten.

Babcock[508] 1895: Gewisse Formen von „Insanity" Bedingungen des Genius.

Del Greco[510] 1896: Genie eine epileptoide Neurose.

Laurent[511], [517] 1897: In der modernen Poesie Zeichen von Altersschwäche (wie bei den Alexandrinern), in den Versen „débilité ou aliénation".

Marandon de Montyel[518] 1897: Über die Zola-Untersuchung von Toulouse (es fehle als große Lücke die Sexualität). Fast alle großen Talente und Genies dégénérés, auch unter Zeitgenossen. Degeneration aber kein Einwand gegen Leistung. Neuropathie unerläßliche Bedingung für Genie.

B. J.[522] 1898: „Wir können nur damit (mit Lombroso) übereinstimmen, daß die Genialität eine eigene Abnormität, eine Abweichung in der außerordentlich komplizierten und feinen Organisation des Nervensystems darstellt, die für uns noch unverständlich ist" (S. 689).

Antonini[532] 1900: Das von Lombroso und seiner Schule gesammelte Tatsachenmaterial beweise, daß Genialität mit Epilepsie die außerordentliche Reizbarkeit der Gehirnrinde, Krämpfe, Amnesie, Halluzinationen, intermittierenden Schwindel usw. gemein habe, daß die degenerierenden (oder degenerierten) Eigenschaften des Genies (Linkshändigkeit, Frühreife und Sterilität, partieller Misoneismus[1], Spaltung der Persönlichkeit, Anästhesie oder wirkliche Wahnsinnsformen) öfters bei Genies vorkommen und daß die Ätiologie des Genies mannigfachen Einflüssen unterworfen sei, wie Klima, Rasse, Geisteskrankheiten bei den Eltern und seitlichen Verwandten.

Bersano[533] 1900: stellt fest, daß der Streit der Ansichten, wie er zwischen der Richtung Lombrosos und den Gegnern dieser Richtung bestehe, schon uralt sei, und führt als Beispiel die Antike an. Aristoteles wird als Vertreter der Gedankengänge Lombrosos angenommen, Cicero als Vertreter der gegnerischen Richtung.

Forel[535], [536] 1900: „Ernst in Betracht kommt beim Genie nur die konstitutionelle, erbliche Psychopathie." Es gibt viele erblich degenerierte Familien, wo Genie, Talent, Geistesstörung, Psychopathie, sogar Idiotismus vielfach abwechseln. Genie teilweise krank durch die geniale Betätigung selbst (Überarbeitung, Aufregung). Genie ist plastische Phantasie, verschieden vom Talent. Nicht alles,

[1] Bezeichnung Lombrosos für Haß gegen das Neue.

was berühmt ist, ist Genie. Viele Genies bleiben unbekannt. Mit Genialität gelegentlich verwoben kommt „die pathologische Dissoziabilität oder Suggestibilität resp. Autosuggestibilität" vor, wie bei der Hysterie; diese kann zur Triebkraft des Genies werden. Genie wird Hypnotiseur immer weiterer Kreise" ... ungeheure geschichtliche Wirkung einzelner oder weniger pathologischer Genies."

RONCORONI[541] 1900: „... wir wollen jetzt sehen, wie das Wunder entstanden ist, ebenso wie der Meteorologe wissen will, wie das Nordlicht entsteht, ohne daß er dieses deshalb seines Zaubers berauben will" (z. n. LOMBROSO[546]).

FISCHER-PLANER[571] 1907: Daher sind Geisteskrankheiten auf alle Fälle vererbbar, ebenso Genie im Sinne Lombrosos (S. 93).

DEL GRECO[576] 1908: Bei großen Künstlern haben Genie und Neurose einen gemeinsamen Boden. Der Geniale ist ein Gemisch aus Kraft und Mangelhaftigkeit.

BLASCHKE[581] 1909: „Die Zahl der geisteskranken Tonkünstler ist verhältnismäßig recht bedeutend." [Nennt als Nicht-Mediziner und nur nach Musiklexika 47 Psychotische.]

FEIS[589] 1910: Viel Psychopathie, auch Psychosen bei großen Musikern.

GOTA[590] 1910: Bestandteil des Genies: Neurasthenie, Hypochondrie, Hysterie (S. 177). Das Genie sei eine Ausnahme, eine Anomalie in bezug auf die Masse der Menschen. Es stehe an der Schwelle des Irrsinns (S. 180).

SADGER[593] 1910: Nennt „Belastung" jede neuropathische Konstitution [Psychopathie]. Fand überall bei Produktiven und Genies diese Belastung. Die nämlichen Zeichen bestehen beim dégénéré inférieur, nur ohne besondere Talente, nämlich 1. chronische Schwermut, 2. „Assoziationswiderwillen" [Unstetheit, Unruhe], 3. allgemeine Maßlosigkeit im Fühlen und Handeln, 4. (weniger konstant) „abnorme cerebrale Reaktion" (gesteigerte Reizbarkeit und Eindrucksfähigkeit), 5. abnorme sexuelle Konstitution. „Soweit es mir nachzuprüfen möglich, fand ich das Genie ganz ausnahmslos mit der Belastung verknüpft ..." (S. 71).

GINA LOMBROSO[602] 1913: Vertritt die Lombroso'schen Thesen.

CLARK[610] 1922: Sucht epileptoide Züge bei Dostojewsky, Napoleon, Cäsar nachzuweisen.

SCHILDER[616] 1924: Genie gleich Entdecker neuer Sachstrukturen. Große Männer haben deutliche Abweichungen von den Zügen der sogenannten Normalen. „... immerhin taucht dringend die Frage auf, wie sich denn Geisteskrankheit und bedeutsame wertvolle Leistungen vertragen." Geisteskrank heißt nicht wertlos. Ein Geisteskranker kann wertvolle Werke schaffen; die Psychose könnte Vorbedingung dafür sein, weil sie einschmilzt und neu sehen läßt.

6. *Gegen Lombroso*

BONUCCI[458] 1865: Genie sei keine Krankheit, auch keine Neurose, wie Moreau de Tours sich denkt. Neurosen seien nichts als in Unordnung geratene allgemeine Nervenfunktionen, demnach müsse Genie die in Unordnung geratene Durchschnittsintelligenz sein, also weder original, noch vorbildlich (S. 5–8).

MINGAZZINI[462]: Genie ist höhere Entwicklung und Vermehrung der Anzahl der Hirnwindungen (n. LOMBROSO[591]).

BOVIO[463]: Viele der von Lombroso analysierten Genialen sind „keine echten, sondern sogenannte verrückte Genies" gewesen (n. LOMBROSO[546], S. 22).

TAMBURINI[464]: Lombroso nehme nur die einseitigen Genies vor, aber nicht die mit höchstem Gleichgewicht wie z. B. Leonardo (n. LOMBROSO[546], S. 22).

HAGEN[465] 1877: Hagen will Moreau widerlegen. Genies seien oft hochgradig nervös (Neurose). „Manche Ähnlichkeit" bestehe zwischen Genie und Irrsinn.

Aber das Werk entstehe nie durch die Psychose. Genie sei nicht gleich Begabung, sondern dämonisch.

Mantegazza[467] 1881: Genie sei oft von Degeneration begleitet, diese aber sei nicht sein Wesen. „Genie und Epilepsie ist eine leere Formel. Ebenso gut könnte es heißen: Genie und Kropf oder Dyspepsie."

Joly[66] 1883: Unnötig, die Hypothese vom Irrsinn des Genies zurückzuweisen. Kraft ist nicht Schwäche, Gesundheit nicht Krankheit.

Dilthey[477] 1886: „Das Genie ist keine pathologische Erscheinung, sondern der gesunde, der vollkommene Mensch." In Traum, Wahnsinn, Hypnose „Minderung in der Energie des erworbenen psychischen Zusammenhangs".

Kiernan[478] 1886, [491] 1892: Es gibt moralische und körperliche Degenerationszeichen bei Genies. Genie ist Gesundheit, nicht ein Produkt von Krankheit. Die gleichen Thesen bei Kiernan[584] 1909.

Binder[489] 1892, [497] 1893, [501] 1894: ist für „Genie und Irrsinn", aber gegen Lombrosos Übertreibungen und Widersprüche. Die Psychose kann fördern, meist aber setzt sie herab. Genie ist keine epileptische Psychose. „Genie und Irrsinn ist nahe beisammen, das ist sicher". Binder findet über 350 Geniale im engsten Verhältnis zur Psychose; dazu Nervenkranke, deren „Zahl ins Unendliche" geht. Alle Formen von Psychosen kommen vor. Die Degeneration des Genies ist nicht ererbt, sondern Irresein ist die „Gewerbekrankheit des Genies". Genie ist an sich gesund, höchste Geistesorganisation.

Fioretti[490] 1892: spottet über Lombroso; Genie sei nicht identisch mit „follia". Lobt Morselli.

Morselli[494] 1892: Neuropathische Heredität findet sich bei vielen Genies. Die Psychopathie begleitet das Genie, sie ist es aber nicht. Genies sind persönlich verschieden; aber ihre Krankheiten sind ganz verschieden. Genie ist keine epileptische Neurose (n. Bianchi[488], S. 37). [Einer der feinsten Gegner Lombrosos. Ebenso sein Schüler Tanzi.]

Nordau[495] 1892: [Das Werk ist Lombroso zugeeignet, will Entartung an modernen Künstlern und Literaten nachweisen.] „Ich bin nicht der Ansicht Lombrosos, daß die genialen Degenerierten eine treibende Kraft des Fortschritts der Menschheit sind." Das Genie ist gesund, aber die Modernen sind entartet und deswegen keine Genies; deswegen sind auch ihre Werke verwerflich. [Der 1. Band ist heute noch sehr lesenswert, Band 2 ist weit schwächer.] Lombroso[591] (S. 201) gegen Nordau: Das Pathologische ist kein Einwand gegen das Genie, sondern gerade dadurch ist es originell.

Hirsch, W.[502] 1894: Genie ist kein bestimmter psychologischer Begriff; alle Genies sind psychologisch verschieden. Das Gemeinsame aller Genies ist nur die Idee des Mystischen. Das Genie ist psychologisch und quantitativ vom Durchschnitt verschieden; sein Instrument, das Talent, ist etwas Anatomisches. Zwischen Genie und Krankheit bestehen nur Ähnlichkeiten [ausgezeichnete Schilderung alles Psychopathischen]. Genie nur scheinbar gleich; in Wirklichkeit nur ähnlich der Entartung, der Psychopathie und Psychose. Verwechslung der entarteten Pseudogenialität mit dem Genie.

Auerbach[507] 1895: „Das Genie ist die höchste Blüte und nicht eine Entartung des Menschen."

Flechsig[509] 1896: „Das Genie ist stets gepaart mit einem besonderen Bau; einer besonderen Organisation des Gehirns." „Fortschritt zu einem höheren Typus." „Anlauf" zur „Weiterbildung des Menschengeschlechts".

Vierordt[514] 1896: zitiert Hirsch, W.[502], der den „annehmbaren" Satz verfechte, daß den Genies auf den verschiedenen Gebieten die verschiedenartigsten psychologischen Bedingungen zugrundeliegen und daß wir mit dem Worte Genie einen bestimmten psychologische Begriff nicht verbinden können, um dann Lombrosos

„offenkundiges Paradoxon" anzuführen, daß „das Genie seiner Natur nach eine epileptoide Erscheinung sei". Als Bestätigung dieser Lombrososchen Auffassung führt er Griesinger an, von dem die Äußerung berichtet wird: „Wenn ich in einer Familie von einem Genie höre, frage ich gleich nach, ob nicht auch ein Blödsinniger in ihr sich finde" (S. 86–87).

Nordau[520] 1897: Das echte Genie ist niemals krank oder entartet. Zwei Hirnzentren, Urteil und Wille, in besonderer Entwicklung.

Toulouse[521] 1897: Neuropathie ist sehr oft mit intellektueller Superiorität verbunden. Die Neuropathie disponiert: 1. zu exzeptionellen Werken, 2. zu psychopathologischen Störungen; sie ist aber keine notwendige Vorbedingung des Genies. [Toulouse wollte Lombroso widerlegen und untersuchte Zola, fand aber beim ihm eine Zwangsneurose. Darüber freute sich Zola, denn nun könne er nicht mehr „Arbeitspferd" heißen!]

Martin[524] 1898: beschreibt bei der Schule der »Décadents« Neigungen zu Bizarrerien und Mystizismen sowie das Phänomen des Farbhörens (audition colorée).

Regnard[526] 1898/99: Genie ist höchster Grad von Gesundheit und Vollkommenheit; Genie ist sehr selten, ist das Höchste. Genie ist vom Talent zu unterscheiden. Regnard sondert viele als Nicht-Genies aus. Er findet unter 146 Philosophen und Gelehrten nur 4 Kranke, unter 92 Staatsmännern nur 1, unter Religiösen nur 3, unter 172 Künstlern nur 3. Bei den Kranken schaffen die gesunden Hirnzellen „la coexistence du génie et de la folie".

Mantegazza[529] 1899: Lombroso sei eine Karikatur des Positivismus. Lobt Bovio.

Morselli[530] 1899: Die Anomalie des Genies ist größere Differenzierung, weiter fortgeschrittene Spezifizierung des Typus Mensch, nicht aber Verringerung oder Verlust der besonderen Merkmale des Typus Mensch (n. Lombroso[546], S. 23).

Cabanès[534] 1900: schließt sich der Meinung Grassets an, daß geistige Überlegenheit nicht eine Folge oder ein Symptom der Neurose sei.

Grasset[537], 1900, [572] 1907: Gegen Moreau und Lombroso. Intelligenz entstehe nicht aus der Krankheit, Krankheit nicht durch Überanstrengung. Genie und Krankheit bestehen oft rein nebeneinander; gemeinsamer Ausgangspunkt ist das nervöse Temperament (lebhaft und verwundbar). Das Genie muß nicht krank sein.

Loewenfeld[552] 1903: Psychologisch gibt es nichts spezifisch Geniales. Es besteht keine scharfe Grenze zwischen Talent und Genie. Genie wurzelt im Gesunden. Gesunde Genies sind aber selten; häufig besteht eine pathologische Beimischung, meist aber nur Psychopathie, nicht Psychose. Loewenfeld findet unter großen Bildnern wenig Krankes. [Grober methodischer Fehler: arbeitet nach Auszügen, die eine Laiin aus Biographien gemacht hat.]

Hamburger[559] 1904: „Das Genie ist die höchste Offenbarung des menschlichen Geistes; wo Entartung vorhanden ist, da kann von Genie nicht die Rede sein. Geisteskrankheiten finden sich bei genialen Menschen ebenso wie bei anderen Menschen, aber auch sie sind kein Beweis für Entartung" (S. 207).

Rabaud[563], [564] 1905: wirft Lombroso in seiner Methodik wie in seinen Schlüssen Oberflächlichkeit vor. Lombroso habe nicht einmal einen exakten Geniebegriff seinen Ausführungen vorangesetzt, noch den Unterschied zwischen Talent und Genie genauer definiert.

Voivenel[578] 1908: Génie littéraire ein anatomischer und funktioneller Fortschritt des Gehirns. Beschleunigte Entwicklung, daher desequilibriert, noch nicht stabilisiert.

Kraepelin[585] 1909: Bei Genies finden sich „oft unbegreifliche Schwächen". Krankhafte Veranlagung und höchste Begabung kommt in den gleichen Familien vor; Verkümmerung durch Einseitigkeit; sehr weite Veredelung setzt Lebenstüchtigkeit und Widerstandsfähigkeit herab. Kraepelin grenzt darum ein „wirkliches", „echtes" Genie ab. [Lediglich Schilderung eines Ideals.]

PELMAN[587] 1909: Genie ist eine besondere Art der Begabung mit dem Begriff des Dämonischen, eine höchste geistige Befähigung. Aber Genie ist kein wissenschaftlicher Begriff. Durch die Einseitigkeit der Meisterschaft entsteht die Disharmonie. Es besteht kein Kausalnexus zwischen Genie und Psychose. Genie ist ein Anlauf zu einem höheren Typus des Menschengeschlechtes.

STEKEL[588] 1909: gegen Lombroso und Nordau (S. 7). Traum und Dichtung sind fast identische psychische Mechanismen. Jeder Dichter ist ein Neurotiker, d. h. kein Kranker, denn fast jeder Mensch ist neurotisch (und Dichter im Traum). Neurose ist die Grundlage allen Fortschritts. Neurotiker sind nur seelenkrank [psychogen], Hysterie ist die typische Neurose aller Dichter. Alle Dichter, Künstler, „alle Propheten, Philosophen, Erfinder sind Neurotiker". [Es fehlt der Begriff der konstitutionellen Psychopathie.]

VLAVIANOS[597] 1911: Genie ist außergewöhnliche Entwicklung aller geistigen Fähigkeiten. Genie und Psychose können koexistieren, sind sich aber feindlich.

WILLIAMS[599] 1911: „Wir haben jetzt die irrige Meinung, Lombrosos überwunden, daß Genie mit Kriminalität zusammenhänge. Wenn der Geniale kriminell ist, so ist er es unabhängig von den Eigenschaften, die wir Genie nennen" (S. 85).

RÉMOND ET VOIVENEL[601] 1912: Mängel des Genies (Psychopathie usw.) haben nur geschädigt. Genie ist Fortschritt der Eigenschaften.

HINRICHSEN[611] 1922: Genie ist eine Höherentwicklung des Menschentypus. Die bloße Eigenart ist pathologisch steigerbar, die „eigentlich" geniale Leistung nicht.

7. *Mittlere Stellungnahme*

Während zu Lebzeiten Lombrosos ein erheblicher Kampf um seine These tobte, wurde doch seine Behauptung, daß Genie dem Epilepsiekreis nahestehe, im wesentlichen schon einhellig abgelehnt. Dennoch hat die einmal aufgeworfene Frage nach „Genie und Irrsinn" durch ihre Problematik die Wissenschaft nicht mehr ruhen lassen. In diesem Zusammenhang werden Auffassungen laut, zum Teil aus nichtmedizinischen, sondern geisteswissenschaftlichen Lagern, welche zwar bestimmte krankhafte Züge beim genialen Menschen gelegentlich erkennen, dennoch aber generell und im Prinzip an einer gesunden Grundstruktur der genialen Persönlichkeit festhalten wollen. Daraus ergibt sich eine mittlere Stellungnahme.

GALTON[459] 1869: Kann nicht so weit gehen wie Lombroso. „Doch findet sich ein großes Residuum von Evidenz, das auf eine schmerzlich nahe Beziehung dieser beiden Erscheinungen hindeutet . . ." „. . . ich war überrascht, wie häufig Irrsinn oder Idiotie unter den nahen Verwandten außerordentlich befähigter Menschen auftaucht."

RADESTOCK[470] 1884: [Nicht-Mediziner, aber selbständig in den Grundgedanken; fußt sonst auf Moreau.] Sondert die verschiedenen Beziehungen zwischen Genie und Irrsinn in Gruppen. Das Genie „steht auf der Grenze zwischen dem normalen gesunden und abnormen, krankhaften Zustande; es hat zweifellos mit der Geisteskrankheit viel Berührungspunkte, und zwar mehr als der gewöhnliche Mensch" (S. 49). Physiologische Grundlage ist die höhere zentrale Reizbarkeit Ursache zu geistiger Zerstörung ist die Überanstrengung.

COLONNA D'ISTRIA[481] 1889: Der „Mattoide", erfolgreich in Religion und Politik besticht die Menge; er ist die „caricature du génie", eine Illusion des Genies.

„Folie" und „génie" derselbe „état nerveux" von zwei Seiten gesehen, aber im Bewußtsein verschieden. „Folie" kann auch etwas Genie-Ähnliches produzieren. Das wahre Genie ist untrennbar von klarem Bewußtsein und Denkkraft.

HUXLEY[482] um 1890: Genius ist gleich „sport" [Spielart] unter Tieren.

ARRÉAT[487] 1892: Eine destruktive Macht verbindet sich oft mit dem Genie, und die hereditären Einflüsse, die im Individuum einen krankhaften Zustand hervorbringen, sind dieselben, die auch manchmal die künstlerische Berufung bedingen (S. 253).

RONCORONI[512] 1896 [über Tasso]: Genie hat oft mit Paranoia Ähnlichkeit. Es hat aber nicht bloß Beziehung zu einer Psychosenart. Genie ist nicht der höchste Ausdruck der Spezies Mensch (n. LOMBROSO[591]).

SCHÜLE[513] 1896: Psychotischer Verfall genialer Männer ist eine Tatsache, ebenso die Abwechslung von Genie und Psychose in einer Familie. Unterscheidendes Merkmal ist der Wert der Tat, des Werkes.

ZINI[515] 1896: Genie und Geschlecht. Genie ist unfruchtbar, asexuell. Genies sind die asexuellen, neutralen Wesen der Art wie bei Ameisen und Bienen.

MYERS[519] 1897: Geniale Geistestätigkeit geschieht aus dem Unterbewußtsein heraus. Es besteht Ähnlichkeit mit Hysterie (n. LOMBROSO[591]).

SERGI[531] 1899/1900: Genies sind qualitativ verschieden. Nicht immer epileptisch. Es bestehen nur einige degenerative Stigmata durch Kräftemißbrauch.

RAPISARDI[540] 1900: „infirmità" des Genies stammt aus Rasse, Klima, sozialen Umständen, außerordentlicher Übung der Denk- und Fühlorgane.

HELLPACH[544] 1902: „Lediglich durch den Erfolg seiner historischen Leistung wird der Mensch als Genie erkennbar . . . Wir nennen eine Persönlichkeit genial wegen ihrer sozialpsychischen Einwirkung. Genie ist aber nicht etwa erfolgreiches Talent. Genie hat das Intuitive, das Impulsive, das Suggestive. . . . nicht recht möglich . . ., eine psychologische Definition des Genialen zu geben . . . Es soll gar nicht bestritten werden, daß unter den Genies auffallend viel Neuropathen sich befinden". Die rein soziologische Theorie von Simmel stehe „auf tönernen Füßen".

WALLACE[548] 1902/03: Meist versage das Genie im Kampf um die Existenz.

BRUNS[549] 1903: Genie hat Dandy-Stolz des Andersseins gegenüber der Masse (wie der Verbrecher auch).

GOULD[550] 1903–1909: Behandelt nur Augen-Anomalien und Krankheiten, die aber zur Frage angeborenener Entartung wichtig sein könnten.

ALLARA[554] 1904: Genie ist eine höhere angeborene physiologische Begabung, modifiziert durch pathologische Erscheinungen.

ELLIS[555] 1904: [Genius wie bei Galton gleich angeborenes Talent.] Genie ist keine Form des Irreseins. Leichte nervöse Störungen sind extrem häufig. Genie ist weder normale Variation, noch eine Form von Psychose. Psychopathie ist sehr häufig der Antrieb zum Schaffen, als fermentatives Element. Lobt Moreau.

BJERRE[561] 1905: Die zerstörende Degeneration lockert, löst Hemmungen, löst Rationales auf. Wert dieser Auflösung für Kulturwerke ist nicht „Dekadenz", sondern Neuformung (S. 90).

LEWIS[567] 1906: Die hauptsächlichsten Symptome des Genies sind: Egoismus, Erotizismus, Inkohärenz, Megalomanie und die sinnlose Wiederholung von Worten oder Lauten in den Schriften; Umkehrungen, Verdrehungen und Widersprüche in den geschaffenen Produkten; Sinnlichkeit, Halluzinationen, Wahnideen und Perversionen im Charakterbild und schließlich die psychischen Defekte des Individuums selbst. Nicht alle diese Symptome sind zu gleicher Zeit bei denen, die mit Genie ausgestattet sind, vorhanden, noch sind sie in allen Fällen gleich stark; aber bei jedem wirklichen Genie besteht fast immer genügende Abweichung vom normalen Standard, um die Diagnose geistige Degeneration oder Perversion in fast jedem Falle zu sichern (S. 4.) Genie wird als Beweis eines degenerierten und ungesunden Geisteszustandes angesehen (S. 67).

ADLER[570] 1907: Aus Degeneration wird Neurose und daraus Genie durch Kompensation einer Organminderwertigkeit; so kommt es zur Entstehung einer Überwertigkeit des psychomotorischen Überbaus. [Dem könnte man zustimmen, wenn eine psychogene Dynamik gemeint wäre (wie sie etwa Wexberg bei Rousseau aufgezeigt hat); aber Adler scheint es anders zu meinen. Die Halluzinationen in der Psychose Schumanns seien eine Überkompensation im psychischen Überbau des Ohres gewesen. Bei Malern fände man in 70 Prozent Augenanomalien.]

ANTHÉAUME ET DROMARD[574] 1908: Genie und Neurose gemeinsam ist das Temperament. Genie ist nicht essentiell krank, entwickelt sich aber aus denselben Bedingungen wie die Krankheit. Diese allein (in den Anstalten) leistet wenig oder nichts. „Genie und Irrsinn" kann nicht „en bloc" gelöst werden. Krankheit kann Phantasie und Affektives fördern, den Intellekt schädigen; kann individueller machen. Es heißt nicht: entweder krank oder gesund; oft ist beides gemischt.

REIBMAYR[96] 1908: Genie ist als extreme geistige Züchtung der pathologischen Grenze näher als der Durchscnitt. Reibmayr unterscheidet gesunde und pathologische („verkommene") Genies.

STADELMANN[577] 1908: Geniale Gehirnanlage, die eine stark gesteigerte Reizbarkeit aufweist, hat die Neigung, leichter zu ermüden, und namentlich das erste Stadium der Ermüdung, die gesteigerte Reizbarkeit, hervorzubringen ... Anlage zur Genialität und Anlage zur Psychose sehen im Beginn vielfach gleich aus (S. 17–18). Allerdings bleibe der Psychotische bei seinem Wahn, dem von der seelischen Einheit losgelösten Dissoziationsprodukt; beim Genie löse die Assoziierung die Dissoziierung ab (S. 38).

ASCHAFFENBURG[579] 1909: Zusammentreffen nervöser Erscheinungen mit höherer Begabung ist nichts Seltenes und nichts Zufälliges. Oft bestehen ausgeprägte Talente aller Art. Nicht selten „als die genialen Pfadfinder der Kultur" voranschreitend. „Die Nervosität und Genialität sind zwei Erscheinungsformen derselben psychopathischen Prädisposition." Durch Empfindsamkeit und Empfänglichkeit besteht die Möglichkeit zu ungeahnten und kühnen Kombinationen; Fühlen und Denken sind tiefer und nachhaltiger: Schwung des Künstlers und Dichters, die Tatkraft des Genies. Endogene Veranlagung zur Nervosität. Auch wo Schädigungen des Lebens fehlen, bestehen doch die nervösen Begleitsymptome.

BIRNBAUM[580] 1909: Theoretisch sei der Zusammenhang zwischen psychischen Entartungsformen und Genialität wohl verständlich, jedoch sei die Ansicht von Maudsley, Möbius u. a. nicht einwandfrei erwiesen, daß jeder genial Veranlagte nun auch ohne weiteres zu den Entarteten zu zählen sei (S. 86).

HINRICHSEN[594] 1911: Es erhebt sich die Frage, ob sich milde Psychopathie und geistige Gesundheit gegeneinander sicher abgrenzen lassen. Ein gewisser Grad von Psychopathie gehört zum Dichter, dennoch geht der Veranlagungstypus »Dichter« nicht restlos in dem Begriff Psychopathie auf (S. 12). Und später ibid. HINRICHSEN[1257, 1258, 1261].

VOIVENEL[599] 1911: Inspiration ist gelegentlich eine Exzitation durch Krankheit.

MOTT[603] 1913: Krankhafte Reizbarkeit vieler genialer Männer entsprach einer Wirkung körperlicher Leiden auf einen sensiblen Geist (S. 229–233).

8. *Nach Lombroso bis heute*

Nach Lombroso, also etwa um 1910 beginnend, verschiebt sich entsprechend einer zunehmenden Klärung der psychiatrischen Diagnostik besonders hinsichtlich der Abgrenzung des Psychopathiebegriffs, die Akzentuierung zum Gesamtthema etwas, wobei nach dem ersten Weltkrieg die Auswirkungen der psychoanalytischen Bewegung bis in unsere Tage wertvolle Beiträge und neue Schlaglichter zum gesamten Fragenkomplex bringen.

Rank[573] 1907: Sexualverdrängung und Sublimierung von Trieben ist die Hauptquelle künstlerischen Schaffens.

Moll[592] 1910: beweist an Hand von dokumentarischem Material, daß eine große Anzahl Berühmter homosexuell gewesen sei.

Stekel[604] 1913: Alle Erfinder seien Neurotiker. Jede Erfindung sei der Versuch der Überwindung eines Konfliktes, eine Befreiung auf falschem Gebiete (S. 535).

Mendelssohn, A.[606] 1919: Genies sind monstra, geistige und moralische durch Übertreibung; meist auch körperliche monstra. Auf der einen Seite psychopathische Anlage, auf der andern ein kräftiges aktives Gefühl für die Norm.

Bleuler[607] 1920: Definition von „Krankheit" unmöglich. Psychopathie eine Aberration. Auch das Genie ist eine Aberration, in seinen Eigenschaften „besonders hoch ausgebildet" wie feine Pfirsichsorte (nicht samenecht, zufällige Züchtung). „Die Neigung zu Aberrationen trifft gewöhnlich den ganzen Organismus". „Bei der genialen Aberration finden wir schon deshalb in der Regel verhältnismäßig häufig auch andere abnorme Eigenschaften, die wir aber meist negativ werten müssen (Empfindlichkeit, Nervosität usw.)". Es besteht ein Zusammenhang zwischen Genie und Geistesabnormität. Der Psychopath paßt sich schwerer an die Umwelt an; er möchte sie ändern. Dadurch wird er leichter Neues finden. Oft besteht eine innere Zwiespältigkeit, deren Befriedigung nach außen hin als Dichter und Künstler erfolgt. (Die innere Zwiespältigkeit stammt oft von der Verschiedenartigkeit der Eltern.) Künstler müßten feiner empfinden als andere, und dies bekomme im alltäglichen Leben „oft geradezu die Bedeutung einer Krankheit".

Utitz[608] 1920: Das Pathologische am Künstler steigere „seine Reizbarkeit, seine Sensibilität, seine Autosuggestibilität".

Terman[612] 1922: fand keine Beziehung zu nervösen Störungen oder geistigen Erkrankungen anläßlich psychologischer und anthropologischer Untersuchungen an besonders begabten Schulkindern.

Hildebrandt[613] 1923: Beim Genie verlaufen die seelischen Prozesse in einer höheren Ebene der Bewußtheit. Dieser Zustand ist gewiß nicht psychopathisch, aber er begünstigt die Entwicklung psychopathischer Keime (S. 193).

Birnbaum[615] 1924: Das Genie, dessen Wesensnähe zum Pathologischen sich in verschiedenster Hinsicht offenbart, ist gleich der Entartung nicht ohne ein Zurückgreifen auf biologische Faktoren: Heredität und Erbkonstitution, in Eigenart und Problematik zu fassen (S. 44). Vgl. a. Birnbaum[605].

Magyary-Kossa[617] 1925: „Die meisten Genies sind eigentlich Doppelnaturen, birgt doch ihre Seele gewöhnlich einen Don Quichote und einen Sancho Pansa" (S. 149).

Mandolini[618] 1925: Die Neurose bewirkt, daß der Künstler sich der Umwelt nicht anpassen kann. Neurotisches Temperament ist einerseits die Ursache der Weltflucht des Künstlers, andererseits verleiht es die Fähigkeit zur Schaffung großer Werke.

Segalin[619] 1925: Alle Talentierten sind mehr oder weniger psychopathisch belastet. Daher: „Europathologie" = „Erfindungskrankheit". Biogenetisches

Gesetz der Genialität: Genie ist das Resultat zweier sich kreuzender vererbter Komponenten: 1. potentielle Begabung; 2. das Psychopathische. Genialität entsteht durch Symbiose beider. Die dissoziierende Psychopathie löst aus und befreit die erblich angesammelten, im Unterbewußtsein ruhenden geistigen Fähigkeiten.

UTITZ[620] 1925: Bisweilen ermöglicht furchtbare Krankheit erst gewaltige Leistungen (S. 38). S. a. UTITZ[621].

HERZBERG[622] 1926: Fast die Hälfte aller großen Philosophen weist nicht nur psychopathische Züge, sondern ausgesprochene Neurosen mehr oder minder schweren Grades auf, in einzelnen Fällen bis zur geistigen Störung entwickelt (S. 200–201). Auch hinsichtlich des Sexuallebens zeigt HERZBERG[625] bei einer großen Zahl der Philosophen Hemmungen, Störungen und Perversionen auf.

SPRINGER[623] 1926: unterstellt in seiner Monographie, daß sehr viele Berühmte an Syphilis mit ihren Folgen — Paralyse oder Tabes — gelitten haben.

HINRICHSEN[626] 1928: unterscheidet Künstler als Könner; Psychopathie hingegen vermag nichts zu fördern (S. 755–756). Ein ungeheuer arbeitsfähiger, mit großem Verstand ausgerüsteter und sich seiner bedienender Psychopath sei eben kein gewöhnlicher Psychopath (S. 757). Im gleichen Sinne HINRICHSEN[628] 1929.

SCHULHOF[631] 1929: Genie = Höchstleistung der Natur, Irrsinn = Fehlleistung der Natur.

FROIS-WITTMANN[633] 1930: Künstler oft neurotisch mit den Symptomen der Rauschgiftsüchtigkeit und der Homosexualität (S. 244).

SZIRMAY-PULSZKY[634] 1930, [641], 1934, [642] 1935: Bestätigung der Ergebnisse Lange-Eichbaums im Hinblick auf berühmte Ungarn.

WHITE[635] 1930: „Ästhetische Typen berühmter Männer weisen mehr psychopathische Züge auf als die praktischen und wissenschaftlichen Typen" (S. 311 bis 315).

WITTY AND LEHMAN[636] 1930: Die Psychoanalytiker halten psychopathische Eigenschaften für eine häufige, vielleicht sogar regelmäßige Begleiterscheinung des Genies (S. 486–497). S. a. WITTY AND LEHMAN[639] 1932.

KRETSCHMER[128] 1931: Geisteskrankheiten, besonders aber psychopathische Grenzzustände unter den Genialen mindestens bestimmter Gruppen sind entschieden häufiger als unter dem Durchschnitt der Bevölkerung (S. 13–14). „Das Genie, der psychopathische Ausnahmemensch, mit seinen übersensiblen Nerven, seinen heftigen Affektreaktionen, seiner geringen Anpassungsfähigkeit, seinen Launen, Stimmungen und Verstimmungen" (S. 16). „Genie ist rein biologisch gesehen eine seltene und extreme Variantenbildung menschlicher Art. Bei diesen genialen Varianten besteht nun gerade auf psychischem Gebiet eine auffallende Labilität des Seelenlebens und eine recht beträchtliche Anfälligkeit für Psychosen, Neurosen, Psychopathien" (S. 21). „Ein immer wiederkehrendes psychopathologisches Teilelement im Genie ist nicht nur eine bedauerliche äußere Unvermeidlichkeit biologischen Geschehens, sondern ein unerläßlicher innerer Wesensbestandteil, ein unerläßliches Ferment vielleicht für jede Genialität im engsten Sinne des Wortes" (S. 27–29). Vgl. a. KRETSCHMER[609].

HOESCH-ERNST[638] 1932: Beim Genie besteht die Gefahr, daß es sich nicht mehr zum realen Leben der Umwelt zurückzufinden vermag; darin liege das Dämonische des Genies.

ROBERT[640] 1934: „Bei außergewöhnlichen Menschen mit ebensolchen Leistungen auf luetischer Basis spielt die acquirierte oder hereditäre Lues eine ausschlaggebende Rolle und wird zur Ursache phänomenalen Wirkens auf dem Spezialgebiet des betreffenden Individuums, solange und bis entweder der körperliche Zusammenbruch eintritt oder der Irrsinn offenbar wird."

DE BODA[139] 1936: Geniale Menschen werden deshalb leicht zu Psychopathen weil verschiedene fundamentale Eigenschaften und Züge der Genialität sie geistiger Unausgeglichenheit gefährlich nahe bringen.

Hinrichsen[643] 1936: kritisiert die Behauptungen Lange-Eichbaums und seiner Schülerin H. v. Szirmay-Pulszky, denen er entgegenhält, Schöpferisches stamme nur aus dem Überfluß, nicht aus Mangel und Defekt. Versunkenheit, große Zerstreutheit, Ekstase, Inspirationsgefühl seien nicht psychische Ausnahmezustände auf psychopathischer Grundlage, sondern allgemeine Seinsweisen der Seele, an sich noch keinesfalls pathologisch, sondern normal. Entschiedene produktive Gerichtetheit mache ein Individuum zwar notwendig abnorm, aber nur durchschnittlich und nicht teleologisch abnorm (Ref. v. Stumpfl in Zbl. ges. Neurol., 83, S. 108). Die gleiche Auffassung vertritt Hinrichsen[652] 1939 (S. 242) sowie Hinrichsen[1256] 1931 und Hinrichsen[794] 1934.

Kraus[644] 1936: stellt fest, daß, auf holländische Verhältnisse angewandt, eine Korrelation zwischen Häufung von Geisteskrankheiten und einer solchen Berühmter, d. h. genialer Menschen, in einem bestimmten landschaftlichen Bezirk (Nordholland) besteht.

Lenz[646] 1936: „Der Hundertsatz psychopathisch Veranlagter ist unter bedeutenden Menschen jedenfalls überdurchschnittlich, wenn auch nicht so überwiegend wie unter den Genialen“ (S. 682).

Magri[647] 1936: versucht das Problem auf Grund anatomisch-physiologischer Untersuchungen anzugehen. Ohne zu positiven Rückschlüssen zu kommen, erwähnt er einige bekannte Beispiele von gesteigerter Produktivität bei initialen Paralysen.

Miles and Wolfe[648] 1936: machen bei biographischen Angaben über 50 bedeutende Persönlichkeiten der letzten drei Jahrhunderte die gleichen Feststellungen wie Lombroso.

Somogyi[143] 1936: Zwischen der Anlage zur Genialität und der zur Psychopathie besteht sicher eine enge Korrelation, die auf irgendeinen ursächlichen Zusammenhang hinweist (S. 283–284).

Bernardi[649] 1937: Genieentstehen sei abhängig von „leichter Läsion einer Nervensubstanzbildung“ im Anschluß an pränatale oder frühkindliche Infektionen in der Nähe des Gehirns mit der Folge abnormer Liquorsekretion, nach deren späterer Rückbildung es zu einem kompensatorischen und überschießenden Wachstum von Dendriten und Neuriten komme [eine etwas phantastische Vorstellung, K.]. Diese Theorie soll sowohl das Genie wie die leichte Lädierbarkeit seiner Nervensubstanz, d. h. die Neigung zu geistigen Erkrankungen, erklären.

Meinertz[650] 1938: wirft Lange-Eichbaum vor, daß seine Ergebnisse nicht auf Grund des — wenn auch ungeheuren — Materials gewonnen seien, sondern, lebensgeschichtlich bedingt, von vornherein in ihren Hauptlinien feststanden, so daß das Material nur zur Erfüllung der gestellten Aufgabe überstark akzentuiert, im anderen Falle nahezu unberücksichtigt und eindruckslos blieb (S. 46).

Conrad[653] 1939: „Halten wir die Liste der Genialen, die an Schizophrenie oder manisch-depressiven Psychosen erkrankt waren, dem gegenüber, erweist sich die außerordentlich geringe Zahl der Epileptiker unter den Genialen“ (S. 1002–1003).

Patzig[654] 1939: „Am Gehirn des Genialen begegnen wir ganz verschiedenen Anlagen und Begabungen, die die Voraussetzung für das geniale Schaffen sind. Dazu kommen aber noch andere, übergeordnete, oft krankhafte Teilanlagen, die dann alle zusammen das bewirken, was wir genial nennen“ (S. 238).

Rüdin[635] 1941: „In vornationalsozialistischer Zeit hatte man zum Teil in Deutschland die unnatürliche Neigung, das Krankhafte und Abnorme hervorzukehren und zu beschützen . . . Um so mehr freue ich mich aber, feststellen zu können, daß bis jetzt durch unsere repräsentative [!] Forschung die natürliche Auffassung über die Genialen, nämlich daß sie und ihre Familien in überwiegender Mehrzahl geistig durchaus gesund sind, wissenschaftlich einwandfrei nachgewiesen worden ist. Noch ausgesprochener zeigt sich dies in den Ergebnissen, zu denen mein Mitarbeiter Dr. Grobig kam in einer von mir im Jahre 1935/36 angeregten großen Untersuchung über Werkmeister, also über deutsche Volksgenossen, welche es ebenfalls aus eigener Tüchtigkeit zu ihrer Auslese-berufstätigkeit gebracht haben. Hier ist sogar die Zahl der geistig Gesunden noch größer als im Durchschnitt der Bevölkerung" [!] (Schluß der Abhandlung, S. 135).

Steffens[656] 1942: nennt Lombroso einen „jüdischen" [!] Psychiater und äußert sich folgendermaßen zu seinem Werk: „Wurde doch vielfach die Auffassung vertreten, daß alle Genialen entweder geisteskrank oder schwere Psychopathen seien, ja, daß pathologische Veranlagung geradezu eine Vorbedingung der Genialität sei" (S. 76). Es folgen sodann Zitate der Rüdinschen Untersuchungen.

Bergler[657] 1944: Es bestehe eine häufige, durch die Analyse entwickelte Dreiheit von Schriftstellertum, Alkoholismus und Homosexualität. Der Grund liege darin, daß alle drei Symptome nach analytischer Deutung eine orale Basis haben. S. a. Bergler[665] 1948 und Bergler[667] 1949.

Bergler[660] 1947: zitiert Rank, der im Künstler einen Neurotiker sieht und auf des Künstlers „schamlose" Neigung hinweist, sich selbst zu enthüllen und zu erklären. Dies sei der Offenbarungsimpuls, d. i. narzistischer Exhibitionismus (S. 256).

Bowermann[661] 1947: „Das vorherrschende Temperament des Genies ist große nervöse Sensibilität und Reizbarkeit . . . Wir können im Genie eine erhöht sensitive und komplex entwickelte Anordnung des nervösen Systems von ganz spezieller Linienführung sehen, mit einer begleitenden Tendenz zu Defekten auf anderer Linie" (S. 182).

Arnheim, Auden, Shapiro, Stauffer[664] 1948: stellen fest, daß dichterisches Schaffen häufig neurotisiert sei.

Brain[666] 1948: Die meisten Genies vollkommen gesund (S. 20). Die Form der Geisteskrankheit, die zum Genie in nächster Beziehung steht, ist das manisch-depressive Irresein (S. 19). Vgl. a. Brain[675] 1950.

Gruhle[171] 1948: räumt ein, daß unter den Genies auch solche seien, die eigenartig abwegige, also psychopathische Wesenszüge besitzen. Bestimmt sei jedoch zu verneinen, daß hohe Begabungen mit eigentlichen geistigen Störungen zu tun hätten (S. 330).

Bodewig[668] 1949: behauptet: Da die passiven manoiden Gedanken ins Bewußtsein übergingen, wenn die Aktivität, also das Bewußtsein teilweise ausgeschaltet sei, bestünden Beziehungen zwischen dem Genie, das durch periodisches Auftreten manoiden Denkens in einem glücklichen Wechsel mit aktivem konzentrierten Denken charakterisiert sei, und Irrsinn. Das Gemeinsame von Genie und Irrsinn liege darin, daß die aktiven ordnenden Gedanken geschwächt sind und somit die passiven Gedanken ungehindert hindurchlassen.

Brain[669] 1949: Neurosen und Psychosen möglicherweise Schlüssel zum Schöpferischen des Genies.

Juda[670] 1949: Es bestehe keine definitive Beziehung zwischen höchster geistiger Kapazität und psychischer Gesundheit oder Krankheit und keinerlei Beweis für die Aufrechterhaltung der Behauptung, daß die Genese höchster intellektueller Fähigkeit von psychischer Abnormität abhänge. Verf. räumt allerdings ein, daß geringere psychische Abnormitäten innerhalb der Grenzen der Psychoneurosen, wie die Kombination von emotionaler Instabilität und psychischer Spannung, in einigen Fällen stimulierenden Einfluß ausüben können. Und sie führt weiter aus, daß die Genies und ihre Familien einen höheren Anteil an Psychosen und Psychoneurosen zeigen als die Durchschnittsbevölkerung (S. 306–307). S. a. JUDA[674] 1950 und JUDA[680] 1953.

VERTUE[672] 1949: findet eine „mental imbalance" bei den Dichtern der heutigen Zeit. Unwirklichkeit durchziehe in einer schizophrenieähnlichen Art ihre Werke.

CLECKLEY[676] 1950: Kein Vollpsychopath kann irgendein bedeutendes oder nur ein wirkliches Kunstwerk schaffen. Der Geniale mag unausgeglichen sein und seine schwachen Augenblicke mögen erschrecken, aber gesunde Größe kann nur aus Kraft hervorgehen (S. 329–330).

SCHNEIDER[677] 1950: Jeder künstlerischen Konzeption liegt ein Ödipuskomplex zugrunde.

SCHÜSSLER[678] 1950: Ohne das psychopathische Ferment der dämonischen Unruhe und geistigen Spannung wären die Genies nichts anderes als gewöhnliche begabte Menschen (S. 432).

BINDER[679] 1952: Das Genie ist sowohl in seiner spezifischen Begabung wie in seiner Gesamtpersönlichkeit eine seltene und extreme Variantenbildung menschlicher Art, ein überfeinertes Veredelungsprodukt, jedoch öfters von geringer Stabilität der Struktur und deshalb von erhöhter Zerfallsneigung (S. 27).

TENNENT[681] 1953: zitiert Havelock Ellis, Brain und Juda mit den von ihnen erarbeiteten Ergebnissen. Auch er bestätigt das gehäufte Vorkommen von Psychosen und Psychoneurosen bei Genialen. Im allgemeinen finde sich die Schizophrenie bei Künstlern sowie die manisch-depressive Psychose bei Wissenschaftlern in einer Häufigkeit von dem Zehnfachen des Vorkommens bei der Durchschnittsbevölkerung (S. 6).

STOURZH-ANDERLE[683] 1955: Nicht die Psychose, sondern die Psychopathie ist der fast ständige treue Begleiter des Genies. Und wo diese bei den wenigen gesunden Genies nicht aufzufinden ist, bleibt fast immer noch als Abwegigkeit die Parasexualität (S. 217).

VENZMER[684] 1957: Geisteskrankheit vermag, wenn sie noch im Entstehen, im Herannahen, den Genius wie ein Katalysator zu stimulieren. Bei Ausbruch Auslöschen des Genies (S. 18).

KOTSOVSKY[194] 1959: Endlich besteht das Pathologische beim Genie nur in leichter Störbarkeit und einer Leidensfähigkeit, wie sie zur höchsten Geistesstufe wesentlich gehört (S. 340). Vgl. a. KOTSOVSKY[682] 1955.

HILSBECHER[685] 1959: (bei Besprechung der vorigen Auflag dieses Buches): Genie „enthüllt uns das Dasein als die Gemeinschaft des Leidens".

SZIRMAY-PULSZKY[685a] 1963: kommt auf Grund genauer Studien und vergleichender Zusammenstellungen zu der Feststellung, daß sich unter den Berühmten 16,7% Psychotische finden gegenüber 1% innerhalb der Gesamtbevölkerung.

9. Zusammenfassung

Was ist das Ergebnis des Kampfes um Lombroso oder um die Entartungslehre? Wenn Lombroso auch in der Epilepsie-Hypothese nur sehr wenige Anhänger gefunden hat, so sind sich jedoch die meisten Autoren darüber einig (auch die Gegner), daß irgendwelche und zwar nahe Beziehungen zwischen Psychopathologischem und Genie bestehen. Schon rein statistisch ergibt sich ein zahlenmäßig bei weitem häufigerer Zusammenhang mit Psychopathologischem als beim Durchschnittsmenschen. Die gewöhnliche Form scheint die Psychopathie zu sein, denn diese ist bei den meisten Genies und ihren Verwandten nachzuweisen. Außerdem werden auch recht häufig Psychosen gefunden. Zur Erklärung des Zusammenhangs meinen viele

Autoren, daß das Psychopathologische ein Talent fördern und anregen könne, indem es Formentwicklung zeige. Es lockere auf diese Weise den Schaffensboden auf, aus dem dann wertvolle Werke erwachsen. Es kristallisiert sich die These heraus: das Psychopathologische als solches kann Werte schaffen. Die Gegner der Entartungslehre indessen sagen: Kraft kann nicht zugleich Schwäche sein; die Werke entstehen nicht durch die Psychose, denn diese mindert die Leistung. Genie ist höchste Gesundheit, ist Höherentwicklung des Typus Mensch auch in biologischer Hinsicht. Genie hat daher nichts mit Entartung gemein. Daß die Wirklichkeit nicht mit dieser These übereinstimmt, sehen aber auch diese Gegner. Um diesem Zwiespalt zu begegnen, unterscheiden sie das „echte", d. h. gesunde Genie von den kranken Pseudogenies. Wir sehen, daß diesen Autoren der Schritt vom Idealbild zu den Tatsachen der Wirklichkeit nicht gelungen ist. Ein weiterer Teil der Autoren (etwa in der Mitte stehend) sucht das Problem zu lösen, indem er annimmt daß das Genie nur von Degeneration begleitet, daß Degeneration aber nicht sein Wesen sei: es bestehe nur Ähnlichkeit zwischen beiden (Hirsch). Andere dieser Autoren sagen: Psychopathie und höhere Intelligenz seien oft verbunden; aus dieser Verbindung stamme teils die Leistung (aus der Superiorität), teils die Psychose (aus der Psychopathie) (Toulouse). Wieder eine andere Meinung sieht die Disharmonie in der Einseitigkeit des Genies begründet (Pelman, auch Möbius). Oder Genie sei eine Aberration, eine Veredelung und als extreme Züchtung dem Pathologischen näher (Bleuler). In ähnlicher Weise wird von Morselli die Anomalie des Genies für eine größere Differenzierung, für eine Spezifizierung des Typus Mensch gehalten. Adler vertritt die individualpsychologische Anschauung, daß aus der Überkompensation einer aus körperlicher Anomalie herrührenden Störung (Mozart — eine verbildete Ohrmuschel, Beethoven — ein Gehörleiden, Bruckner — ein Muttermal am Ohr) allein die geniale Leistung erwachse [was schwerlich anzunehmen ist, d. Verf.]. In den letzten Jahrzehnten endlich wurde das Problem „Genie und Irrsinn" auch von psychoanalytischer Sicht her zu deuten versucht.

Alle diese verschiedenen Meinungen und Thesen lassen sich also dahingehend noch einmal zusammenfassen: Alle Autoren sind sich darüber einig, daß ausgesprochene Geisteskrankheit geniale Leistungen ausschließt. Sie sehen im wesentlichen drei Möglichkeiten der Beziehung des Psychopathologischen zum Genie: 1. Das Genie ist gesund, ist menschliche Höherentwicklung und leistet deshalb auch Höchstwertiges; das Pathologische wird überhaupt negiert. 2. Das Genie besitzt oft krankhafte Beimischungen, die jedoch unabhängig vom Genie und seinen Leistungen bestehen; die hochwertige Leistung entstammt ausschließlich dem gesunden Teil der Persönlichkeit. 3. Das Genie besitzt in den beigemischten Pathologischen einen fermentativ wirkenden Reiz, durch den es Hochwertiges leistet.

Allerdings fehlt in allen Theorien der von uns erstmalig ausgesprochene Gesichtspunkt, daß das Pathologische als solches am Genie von besonderer Wirkung auf die wertende Umwelt sein kann (also die soziologische Betrachtung) und daß es auf diese Weise wesentlich dazu beitragen kann, daß die Umwelt, die Gemeinde, den Schöpfer hochwertiger Leistungen zum Genie erhebt.

5. KAPITEL

DAS BIONEGATIVE

I. Allgemeine Betrachtung

Nachdem wir gesehen haben, wie fließend und wie schwer der Begriff der Krankheit zu umreißen ist, muß nach einem Oberbegriff gesucht werden, der ganz allgemein alles ungünstig Biologische umfaßt und von dem „die" Krankheit (im ärztlichen Sinne) nur einen Teil darstellt. Wir finden ihn im „Bionegativen", und er bedeutet abstrakt-logisch alle biologisch ungünstige Dynamik und umfaßt alle Vorgänge irgendwie lebensschädlicher Art[1]. Diese Abstraktion hilft uns wesentlich weiter und läßt die Frage, ist dies oder jenes krank oder nicht, überflüssig erscheinen. Auch die häufige Frage, ob man eine angeborene Konstitution als „krankhaft" bezeichnen solle oder auch nur könne, löst sich jetzt ganz von selbst; eine schlechte Konstitution an sich ist noch nicht „Krankheit". Wenn diese sich auf die alltäglichen, unumgänglichen Reize der Umwelt hin ungünstig verändert, ungünstig reagiert, so stellt sie auf alle Fälle etwas Bionegatives dar.

Infolgedessen müssen wir uns davor hüten, den Begriff „krank" oder „krankhaft" als äußeren Unwertbegriff da anzuwenden, wo gar kein Krankheitsbegriff vorliegt, sondern nur abwegige Anlage, eine besondere Konstitution. Aus diesen Gründen haben wir den neuen übergeordneten Begriff des Bionegativen (des biologisch Wertnegativen) geprägt. Er umfaßt alles, was ungünstig abnorm ist hinsichtlich der Lebensfunktionen und (oder) der Nachkommenschaft, also Entwicklungshemmungen, ungünstige Variationen in der seelischen Anlage samt ihrer Vererbung. Erst das Extrem des Bionegativen wäre alles ausgesprochen Kränkliche oder prozeßmäßig Kranke. Nur dieses Extrem nennen wir pathologisch oder psychopathologisch. Bei Kennzeichnung des Pathologischen aber muß zuerst einmal das Normative erkannt sein.

Von der Normbreite zweigen ab: das biologisch Unternormale (Bionegative) bis zum Extrem des ausgesprochen Kranken; nach der anderen Seite entsprechend das Übernormale (das allerdings selten ist). Dabei ist noch eines weiteren Momentes zu gedenken: daß nämlich auch die „Norm" in gewisser Hinsicht eine Relation sein kann. Für den sogenannten Primitiven ist dessen archaische Schaltung „Norm"; anders ist der Normbegriff anzuwenden auf den Geisteskranken (auf diese Unterscheidung hatte schon Gruhle hingewiesen). Wenn man dennoch von praelogischem „Irresein" spricht, ist zu bedenken, daß das hieraus entstehende Sinn-Chaos in der Struktur des Primitiven dabei recht biopositiv sein kann, denn der Primitive

---

[1] Dalma[747] schlägt den Ausdruck Dyspsychobiosis unter Anlehnung an unser „bionegativ" als Zusammenfassung für neun verschiedene Gruppen seelisch abartiger Manifestationen vor: Neurose, Psychose, Psychopathie, Toxicomanie, Straffälligkeit, sexuelle Perversionen, Prostitution, psychosomatische Krankheiten, Suicid.

ist bei und trotz seiner „Prae“-Logik ein Geistesgesunder. Erst ein nachlogischer Geisteszerfall erscheint deutlich bionegativ.

Auf den Genialen angewendet ist nun festzustellen, daß nun tatsächlich diese Genie-Gewordenen irgendwie enger mit „Irrsinn“ oder nach unserer Namengebung, mit Bionegativem (Psychopathologischem) im Sinne von bionegativ Abnormem zusammenhängen. In weit überwiegendem Maße bieten alle Genies und Genialen bionegative Züge in einem viel höheren Prozentsatz, als dem Mehrzahltypus der Norm entspricht.

„Was treibt eigentlich dazu, so über die »Genies« herzufallen? Ist es vielleicht das, was die modernen Genies selbst in die Einsamkeit, Exzentrizität und »Abnormität« treibt“, fragt PÖGGELER[1315] in seiner auch sonst recht scharfen Kritik an uns. Dazu ist noch einmal auf die Worte der Einleitung hinzuweisen, daß das, was man als einen „Gelehrtenstreit“ bezeichnet, uns nicht als fruchtbar erscheint. Außerdem ist dieses Buch „sine ira et studio“ geschrieben und mit dem Versuch, so nüchtern und so objektiv zu sein, wie es die oft allerdings heiße Thematik gestattet, eine Thematik, an der sich die Welt seit Jahrtausenden entzündet hat. PÖGGELER[1316] weist in einer anderen, uns eigentlich bestätigenden Arbeit auf CURTIUS[746] hin, der über die Theorie vom Dichterwahn sagt, ihr „liege der tiefe Gedanke von der numinosen Inspiration der Poesie zugrunde“ (S. 469 ff.). Dieser „Topos vom Wahnsinn der Dichter“, wie PÖGGELER[1316] sagt, zeigt auch noch einen anderen Aspekt auf, nämlich in jener Form, in der er einfach aussagt, daß Dichtersein Verrücktsein heiße. Auch diese vulgäre Fassung ist ältestes Gut. Schon HORAZ[417] spottet in seiner „ars poetica“ über die „Verrücktheit“ der Dichter (Vers 295 ff.). Gewiß wird zugegeben, daß wir dem, was man Entwicklung und Fortschritt nennt, mit gewisser Skepsis entgegenstehen, nicht jedoch davon „zutiefst aufgewühlt“ sind, wie Pöggeler meint. Und das ebenfalls von PÖGGELER[1315] (S. 353) zitierte Wort GRUHLES[171], „daß aber hohe Begabungen irgendetwas mit eigentlichen geistigen Störungen zu tun hätten, ist bestimmt zu verneinen“ (S. 330), kann auch von uns betont werden, wobei allerdings immer wieder vorsichtig auf den fermentativ wirkenden „pathoiden“ Reiz (s. d.) als Katalysator, d. h. als Unterstützer hinzuweisen ist. In diesem Zusammenhang soll hier jedoch noch als ein wichtiger Kronzeuge HELLPACH[1250] angeführt werden, der auf einen sehr wesentlichen Gesichtspunkt hinweist, und somit unsere Auffassung deckt, wenn er sagt: „Als die von Lombroso ermunterte Forschung in zahlreichen Menschen die Verkettung von Krankhaftem und Bedeutendem erwies, da haben hie und da Psychopathologen dem Irrtum der Öffentlichkeit, als werde damit das Bedeutende entwertet, Vorschub geleistet. Heute hat die ernsthafte Wissenschaft diesen Standpunkt wohl durchgängig überwunden. Wir alle sind uns bewußt, der eigenen Sache und der der Menschheit besser zu dienen, wenn wir umgekehrt auf Grund gerade unserer Erfahrungen darauf hinweisen, wie oft das Pathologische durch seine wertvolle Leistung »geadelt« wurde“ (S. 42 f.). Die Erfahrungen dieses Buches aber stützen sich ja nun auf ein immenses Material der Fakten, an denen man nicht ohne weiteres vorbeiphilosophieren kann.

Verf. bewahrt sich einen nüchternen Standpunkt lediglich des Feststellers, nicht des Richters; in Feststellungen liegt kein Urteil. PÖGGELER[1317] sagt selbst: „Im Grunde ist hier »Verrücktheit« schon gar kein Schimpfwort mehr" (S. 78). Er hat völlig recht, abgesehen davon, daß es seit jeher unser Anliegen war, das Wort von der Psychopathie seines beschimpfenden Beiklanges zu entheben; deswegen wurde ja auch der Begriff des Bionegativen von uns eingeführt. Der von Pöggeler zitierte Ausspruch GEHLENS[772]: „Die heute erlebbare »neue Natürlichkeit« schließt die Psychopathen, Träumer und Infantilen ein, und gerade deswegen wird in der Kunst eine Originalität und Normentbundenheit erreicht wie nie vorher" [ist er wirklich ironisch gemeint?], wird vom Verf. gebilligt; nüchtern wird auf die Fakten hingewiesen, das ist die Aufgabe dieses Buches. Die unzähligen Quellen sprechen für sich, wenngleich nicht verhohlen wird, daß es auch andere gibt — zu denen Pöggeler ausdrücklich nicht gehört —, und die sich auf den Standpunkt „Palmströms" stellen, daß „nicht sein kann, was nicht sein darf". Beispiel hierfür ist HAMBURGER[559], der ohne eingehendere Begründung schon 1904 behauptet: „Genie ist die höchste Offenbarung; wo Entartung vorhanden ist, kann von Genie nicht die Rede sein" (S. 207). Auch MÜLLER-SUUR[884] — nun schon in unseren Tagen — spricht von der „ruhigen Geschlossenheit und der frischen Natürlichkeit, die uns an den großen Genies so wesensbedeutsam erscheint", und führt weiter aus: „Daß Genies häufiger als andere Menschen geisteskrank werden, beweist nichts gegen die Behauptung, daß das Genie der gesunde, vollkommene Mensch sei, und es beweist erst recht nicht, daß Genialität etwas Krankhaftes wäre" [das letztere haben allerdings auch wir niemals behauptet]. Ähnlich äußert sich FECHTER[180, 185], der zwar auch an Hand pathographischer Mitteilungen über Berühmte pathologische Faktoren herausstellt, dann aber zu dem Ergebnis kommt: „Auf der anderen Seite stehen mindestens ebensoviele Fälle, bei denen offen zutageliegende pathologische Züge nicht überliefert sind" (S. 128). Wir haben sehr gesucht, um eine Liste der gesunden, d. h. nicht bionegativen Berühmten zusammenstellen zu können (s. d.), aber sie ist doch erheblich kürzer als die derjenigen, welchen pathographische Bewertung zukommt. Auch bei Betrachtung der Erbgänge von Genialen erkennt man deutlich, daß sich Hochbegabung mit Bionegativem verbindet. Die Erbpsychiatrie hat sich neben Untersuchungen über die Vererbung der Talentanlagen auch mit der Frage der Vererbung psychischer Krankheiten und mit dem Zusammenhang von Talent und psychischen Krankheiten bei den Genialen befaßt. So führt LENZ[646] aus, daß bei der Schizophrenie das Vorkommen genialer Leistungen schwer verständlich sei, wie auch die Epilepsie dem genialen Schaffen im allgemeinen sicherlich nicht förderlich sei (S. 676). (Höchstens Dostojewski könnte als Ausnahme gelten.) Lenz stellt weiterhin fest, daß sich erbliche Geisteskrankheiten bei den Verwandten genialer Menschen öfters in stärkerer Gradausprägung finden, wobei er als Beispiele die Familie Goethe und die Sippe Bach anführt (S. 680). HANS BINDER[679], der das Genie sowohl in seiner spezifischen Begabung wie in seiner Gesamtpersönlichkeit als eine „seltene und extreme Variantenbildung menschlicher Art" ansieht, findet bei diesem „überfeinerten Veredelungsprodukt jedoch öfters eine geringe Stabilität und deshalb erhöhte Zerfallsneigung" (S. 27). Nach LENNIG[390] ist das Genie direkt „biologisch abnorm" (vgl. a. CARY[1219], S. 51, MENTRÉ[1291], S. 469 und 475, REUTER[1324], S. 201, B.J.[522], S. 689, GOTA[590],

S. 177 und 180, KOTSOVSKY[682] und RIESE[902]). Die Bedeutung der Vererbung und der Erbgänge berührend, fährt HANS BINDER[679] weiter fort: „Infolge allzu differenzierter Erbeinflüsse von verschiedenen Vorfahren her kann sich die geniale Persönlichkeit manchmal nicht genügend zu einem festen Ganzen zusammenschließen; man weiß aber, daß auf dieselbe Weise auch Psychopathien und die Voraussetzungen seelischer Fehlentwicklungen zustande kommen. Während eine Psyche mit gut konsolidierter Struktur krankmachende Erbfaktoren eventuell zurückdrängen und in Latenz zu halten vermag, werden dort, wo diese innere Widerstandskraft geschwächt ist, gewisse Krankheitsanlagen eher manifestiert. Nun wundert dies uns nicht mehr, daß zwischen Genie einerseits, seelischer Abnormität und Krankheit andererseits engere Beziehungen wirklich vorhanden sind. Die Labilität und Zerfallstendenz der genialen Begabung zeigt sich auch darin, daß sie sich fast niemals auf die Kinder eines Genies vererbt" (S. 27). Wir können dieser Meinung nichts hinzufügen, sie deckt sich mit der unseren in allen Einzelheiten.

ADELE JUDA[670] (s. a. JUDA[674, 680]) untersuchte den vererbten Untergrund sowie die physischen und psychischen Gesundheitsbedingungen von 294 Genialen (allerdings noch lebenden) und ihrer Familien. Ihre Ergebnisse gestatten in gewisser Hinsicht eine entsprechende Anwendung auf unsere Berühmten bzw. Genialen. Wir geben die diesbezüglichen Resultate und Schlußfolgerungen wörtlich wieder (zurückübersetzt aus der im „American Journal of Psychiatry" erschienenen Arbeit): „Die Genies und ihre Familien zeigen einen höheren Anteil an Psychosen und Psychoneurosen als die Durchschnittsbevölkerung. Unter den Genies selbst kommt Schizophrenie nur bei Künstlern vor und manisch-depressives Irresein nur bei den Wissenschaftlern, und zwar in einer Frequenz von 10 mal der Häufigkeit bei der Durchschnittsbevölkerung. Die Ekzentriker (Schizothymen waren dementsprechend bei den Künstlern vorherrschend und die emotionell unstabilen Psychopathen (Zyklothymen) waren bei den Wissenschaftlern häufiger. Ein Vergleich zwischen den Künstlern und Wissenschaftlern zeigt eine relativ hohe biologische Inferiorität der Künstler, zur Schau getragen durch die höhere Zahl von psychischen Abnormitäten bei ihnen selbst und ihren Familien, die geringere Fruchtbarkeit und kürzere Lebensspanne, die höhere Zahl von Einzelgängern und illegetimen Kindern, die größere kindliche Sterblichkeit und die höhere Scheidungsrate" (S. 306–307).

Zusammengefaßt ergeben sich im Hinblick auf die Beziehungen zwischen „Genie und Irrsinn" nach JUDA'S[670] Ausführungen folgende sehr beachtliche Ergebnisse: Wenn man die Schizophrenie-Gefährdung der Gesamtbevölkerung mit 0,8% ansetzt, die für manisch-depressive Psychosen mit 0,4% und die Psychopathiehäufigkeit mit 10–12%, so ergibt sich für die Höchstbegabten (113 Künstler und 181 Wissenschaftler) folgendes Gefährdungsbild: bei den Künstlern[1] finden sich 2,8% Schizophrene, Manisch-depressive keine, unklare endogene Psychosen 2,0% und Psychopathiegefährdung

[1] EDITH RÜDIN[906] gibt 3½mal soviel Schizophrene unter den Künstlern an als unter den Durchschnittsmenschen, mehr Sonderlinge und mehr Paralytiker, auch mehr Haltlose und Erregbare, die unter den Gelehrten ganz fehlen, bei denen wieder mehr Stimmungslabile vorkommen, und 8–9mal soviel Zyklophrene wie beim Durchschnitt.

27,3%; bei den Wissenschaftlern hingegen finden sich 4,0% Manisch-depressive, jedoch keine Schizophrenien und unklare endogenen Psychosen, und 19,4% Psychopathen, Erregbare und haltlose Psychopathen, die in den Familien von Schwachbegabten recht häufig sind, fehlen im Material Juda's gänzlich bei den Wissenschaftlern und sind bei den Künstlern nur selten zu finden (vgl. a. TENNENT[681]). Diese Ergebnisse mögen auf die damals zum Teil noch lebenden Berühmten, die Juda erfaßt hat, zutreffen, jedoch dürfen diese Ergebnisse auch nicht verallgemeinert werden; so gehören z. B. die Mathematiker und Philosophen unter den Wissenschaftlern dem asthenisch-schizothymen Formenkreis an und erkranken — falls sie überhaupt seelisch erkranken — an Schizophrenie. Beispiele auf welche SZIRMAY-PULSZKY[641] hinweist (die auch eine erneute zusammenfassende Aufstellung aus unseren Ergebnissen sowohl wie mit weiteren eigenen vornahm, s. u.), sind u. a. Newton, Auguste Comte, Johann Bolyai. Andererseits gibt es zahlreiche Künstler von pyknisch-zyklothymen Typus, ja bildnerisches Talent ist gerade bei Begabten, die dem zyklothymen Formenkreis angehören, häufig.

Schon früher kam RANSCHBURG[895], der an 226 Berühmten an und für sich nur beweisen wollte, daß Hochbegabte ein höheres Lebensalter erreichen als Schwachsinnige, zu einer Zahl von 9% Genialer, die psychotisch wurden, gegenüber höchstens 1% der Gesamtbevölkerung und 8% affektive Abweichungen, also Psychopathien und psychogene Fehlentwicklungen (BINDER[679]). In Ranschburgs Liste waren jedoch bedeutend weniger allgemein anerkannte Geniale als bei anderen Erhebungen. SZIRMAY-PULSZKY[642] fand in ihrer Zusammenstellung von 200 ungarischen Berühmtheiten, die wenig anerkannte Genies enthält und ziemlich viele mittelmäßige und halbvergessene Schriftsteller, noch 7% Psychotische, jedoch an Psychopathen, d. h. Bionegativen etwa 30%. Wir selbst kamen früher auf 12% bei einem völlig anderen Material (vgl. Literaturverzeichnis Nr. 1460 und 129, S. 83).

SZIRMAY-PULSZKY[685a] kam nun in der vergleichenden Übersicht über die verschiedenen Zusammenstellungen von Bionegativen bzw. echten Psychotischen unter Berühmten zusammenfassend zu folgendem Ergebnis: in unserer Liste der letzten Auflage von 461 Berühmten (davon 386 pathographisch erfaßt) sind 76 Psychotische, d. h. 19,7% oder fast ein Fünftel aller pathographierten Berühmten. Szirmay-Pulszky erfaßte nun noch weitere 81 Berühmte, die jetzt auch zum großen Teil hier verarbeitet sind (s. pathograph. Teil) und fand unter diesen 23 Psychotische. Wenn man zu der Gesamtsumme der in dieser Neubearbeitung erfaßten Zahlen (557) noch etwa 50 gesunde Geniale, wie sie von uns auch zum Teil schon früher angeführt wurden, hinzuaddiert, so ergeben sich etwas über 600 Berühmte. Von den 557 bearbeiteten Berühmten sind 94 psychotisch, d. h. 16,876% also fast 17% gegenüber, wie schon angeführt, 1% Psychotischer im Bereich der Gesamtbevölkerung.

Hohe Geistigkeit ist an sich bereits bionegativ im Hinblick auf die Art und Nachkommenschaft; sie bringt im allgemeinen für Ehe und Kinderzucht nicht jenes tiefe Interesse auf wie die Norm. Geistigkeit braucht innere Schaffensfreiheit, braucht Einsamkeit und Konzentration. Geniale werden durch die Ehe oft sehr unglücklich, wie Sidney Low (Nineteenth Century,

Sommer 1909) für die Literaten nachgewiesen hat: so Shakespeare, Milton, Swift, Shelley, Ruskin, Dickens usw. Von Musikern lebten unglücklich: Berlioz, Boieldieu, Haydn, Méhul, Glinka, Wagner (1. Ehe) (FEIS[589], S. 18). Glücklich waren recht wenige Ehen: Herder, Schiller, Bismarck, Wagner (2. Ehe); unter Musikern: Bach, Gluck, Mozart, Spontini, Spohr, Weber, Schumann. Über die ebenfalls seltenen und meist nicht glücklichen Ehen der Philosophen berichtet HERZBERG[622, 625]. Eins scheint ein Naturgesetz zu sein: wenn Kinder vorhanden sind, so geraten sie nicht gut (Luther, Rembrandt, Goethe usw.). Daß talentierte Familien überhaupt gern im Mannesstamme aussterben (s. REIBMAYR[326]), könnte psychopathologische Ursachen haben. Denn Psychopathie und Psychose zeigen die Tendenz, sich, biologisch wie soziologisch, selber auszumerzen. So ist es auch bei bionegativen (z. B. sexuell Abnormen) Genialen. Kein Zufall ist es, wenn ihre Ehen oft (aus psychischen oder biologischen Gründen) kinderlos bleiben: Thukydides, Ovid, Dürer, Friedrich d. Gr., Haydn, Spontini, Méhul, Ruskin, Carlyle, Cäsar. Auch die häufige Ehelosigkeit ist ganz gewiß kein Zufall: Thales, Heraklit, Pythagoras, Solon, Platon, Herodot, Demosthenes, Vergil, Horaz, Walter v. d. Vogelweide,.Kopernikus, Donatello, Botticelli, Raffael, Michelangelo, Leonardo, Galilei, Cervantes, Calderon, Tasso, Descartes, Spinoza, Leibniz, Kant, Beethoven, Händel, Bellini, Nicolai, Volkmann, Hugo Wolf, Hume, Schopenhauer, Auber, Schubert, Brahms, Bruckner, Chopin, Hölderlin, Kleist, Nietzsche. Auch Goethe ließe sich im Grunde noch anfügen (vgl. a. HERZBERG[622, 625]). Offenbar spricht da ein tief unbewußter Instinkt. Und am einfachsten lösen sich diese Probleme, wenn man das Bionegative als die gemeinsame Hauptursache ansieht — der genialen Produktivität wie auch des Krankhaften in der Fortpflanzung. Von Bachs Söhnen war Friedemann der Liebling des Vaters; er war „der genialste“, aber der Trunksucht und einem unsteten Wanderleben hingegeben. Und der jüngste Sohn Bachs aus zweiter Ehe war Idiot (FEIS[589]). Bionegatives bleibt bionegativ, auch am Genie. Das beweisen am besten dessen Nachkommen und die nächsten Verwandten mit biologisch oft sehr ähnlichen Keimen. Diese nennen wir dann krank, weil sie eben nicht begabt, nicht berühmt, nicht erfolgreich waren.

Dabei erhebt sich die Frage, ob eine fremde Blutbeeinflussung fermentativ in bionegativem Sinne wirken könnte und dabei Keimfeindschaft macht. Letztere könnte dann die Ursache für eine geringe Neigung zur Fortpflanzung sein. Andererseits kann Keimfeindschaft auch einen Reiz, wenn auch einen pathoiden (WEYGANDT[1429]) darstellen. Nach dem biologischen Grundgesetz von Arndt-Schulz könnte das Fremde einen leichten, nützlichen Reiz bedeuten. Auch eine Psychose ganz im Beginn kann die Leistungsfähigkeit stimulierend im Sinne eines schwachen Reizes steigern (Beispiele: Schumann, Nietzsche); als starker Reiz, als ausgesprochene Geisteskrankheit wirkt sie nur zerstörend, auch auf die Produktion.

Man kann eine fließende Reihe aufstellen:

1. Stärkster Reiz — Psychose — Zerstörung des Produktiven.
2. Mittelstarker Reiz — mehr oder weniger Psychopathie — Anreiz der Produktion (manchmal auch Schädigung).

3. Schwacher Reiz (Fermentunruhe im Blut, d. h. Überempfindlichkeit, Sensitivität, geistige Beweglichkeit und Lockerung) eine fast noch normale Abart von Blutmischung — ein feinster Anreiz zur Produktion.

Nach allem scheint es wirklich so zu sein, als ob Fermentunruhe (durch fremdes Blut) und der pathoide Reiz (des Bionegativen) auf einer Linie lägen, wenigstens in vielen Fällen.

Es ist in diesem Zusammenhang gestattet, noch eine weitere Überlegung anzustellen: das existentielle Denken unserer Zeit, abzuleiten von der philosophischen Richtung unserer Tage, dem Existentialismus, im Gegensatz zum positivistisch-idealistischen Denken der Generationen vor uns, eröffnet auch hinsichtlich des personalen Seins andere Perspektiven. Bei Betrachtung des Bios und auch seines Pathos beobachten wir, daß die Norm als solche nicht mehr eine stabile Größe ist, sondern in ihren Grenzen flüssig im Sinne eines Gefälles. Die absoluten Größen schwanken, alles wird relativ; oder, um es dabei noch positiv zu sagen: wir erleben Spannungen, ein Spannungsgefälle, ohne die ein Bios nicht verstanden werden kann.

Blicken wir nur zurück auf den natürlichen Organismus bei Mensch und Tier. Hier sehen wir, daß ein Leben ohne Bakterien und andere Erreger nicht möglich ist, sondern vielmehr davon getrieben wird. Ein Mensch, der nicht gefeit wird, d. h. gezwungen wird, sich im Kleinen (pathoider Reiz) mit der mikroskopischen Umwelt der Bakterien usw. auseinanderzusetzen, unterliegt unvorbereitet einem massiven Angriff von daher.

Wir alle sind so z. B. gegen die Tuberkulose weitgehend gefeit und möglicherweise in etwa auch gegen das luetische Gift, welches vor Jahrhunderten, damals frisch in die europäische Bevölkerung, die darauf nicht vorbereitet war, eindringend, nunmehr verheerend wirkte.

Wir verstehen: Zur Existenz des Menschen gehört demnach auch das Morbide, welches fermentativ, als Anreiz, die lebendige Flamme in Gang hält, wie auch der Sauerteig für das Brot unentbehrlich ist, oder der Schatten, das Dunkel für das Licht.

Manche Psychiater wollen jene bionegativen Genies gar nicht als Genies anerkennen und stellen ihnen das Ideal der Genie-Gesundheit gegenüber (das „echte" Genie sei gesund). Allerdings gelang es auch ihnen kaum, solches aufzuzeigen; und je tiefer im einzelnen die Forschung drang, desto mehr bestätigte sich der Zusammenhang von Genie und Bionegativem. Dabei mußte Lombroso korrigiert werden; er rechnete z. B. Voltaire zu den „génies intègres" (GRASSET[572], S. 159), während doch der große Franzose sich bei näherer Untersuchung als ein sehr nervöser, reizbarer und höchst hypochondrischer Psychopath herausstellte. Als bester Beweis dafür soll noch ein Autor angeführt werden, der Lombroso gerade widerlegen wollte. Dies war der sehr vorurteilslose, weitherzige Psychiater BINDER[489, 497, 501]. Er stellte unter Genialen 100 Fälle von ausgesprochenen Psychosen (oder psychoseähnlichen Depressionen, teilweise mit Selbstmordtrieb) fest. Ein großes Gewicht fällt damit in unsere Waagschale[1].

---

[1] Obwohl Binders Diagnosen, die außerdem für die Gesamtfrage wenig Bedeutung

Auch BIRNBAUM[605] hat in seinen „Dokumenten" eine sehr objektive Zusammenstellung geliefert, in der gewöhnlich die Genialen selbst über ihre psychopathologischen Abartigkeiten sprechen. Obwohl Birnbaum der „heiklen" Frage nach Genie und Irrsinn vorsichtig aus dem Wege geht, besitzt seine Sammlung, die durch moderne Diagnostik noch ergänzt wird, große Bedeutung als Material. Die Zahl der Besprochenen beträgt allein rund 150, und Birnbaums Material ist wissenschaftlich ganz unantastbar. Schließlich konnte im vorliegenden Buch Birnbaums Sammlung wesentlich vermehrt und ergänzt werden (besonders hinsichtlich der „Ganz Großen", die bei ihm fast völlig fehlen).

Nur kurz sei noch einmal auf die Hauptirrtümer „Genie und Irrsinn" eingegangen. Lombrosos Extreme zu widerlegen ist nicht notwendig; trotz alledem hat Lombroso die Zusammenhänge richtig erahnt. Sein „Irrsinn" muß nur „spektralanalytisch" zerlegt werden. Denn Genie und Irrsinn hängen keineswegs geradlinig kausal, sondern sogar äußerst verwickelt zusammen. Das erste Erfordernis wäre demnach, zunächst einmal feiner zu differenzieren und die Fälle in Gruppen einzuteilen. Solche Gruppenbildung haben wir (W. LANGE-EICHBAUM[586], S. 207 f.) bereits 1909 vorgenommen. Auch RADESTOCK[470] hatte es schon versucht. Den Irrtümern der Lombroso-Schule werden einige unumstößliche Tatsachen entgegengestellt.

Als gesichert kann danach gelten:

1. Die meisten Genies waren niemals psychotisch, sondern Psychopathen (bionegativ).
2. Sehr viele Genies waren innerlich zwiespältig, spannungsnervös oder neurotisch.

---

haben, heute teilweise veraltet sind, soll seine Liste doch wiedergegeben werden zumal viele seiner Fälle noch nicht pathographiert und daher auch in unsern späteren Belegen nicht enthalten sind. Sie könnte also zu genauerem Studium anregen — Melancholie: Thorwaldsen (nach körperlicher Krankheit), Weber, Schubert (Tod unter nervösen Erscheinungen), Chopin, Friedrich d. Gr., Lornsen (dän. Politiker† Selbstmord). Melancholie mit Wahnideen: List (Nationalökonom † Selbstmord), Rossini, Plank, Zimmermann. Religiöse Melancholie: Swammerdam, Gogol, Littrow. Hypochondrische Melancholie: Molière, Lichtenberg, Luther. Melancholie mit Vergiftungsideen: Mozart († „im sekundären Stadium"), Raimund († Selbstmord). Melancholie mit Wahnideen und Halluzinationen: Bunyan (engl. Dichter), Tasso, Savonarola, Luise Brachmann und George Sand (intensiver Selbstmordtrieb), Swift, Cowper, (period.), Clive (period.). Periodisch: R. Mayer, Nerval, Alfieri. Paranoia: Gieseke, Gutzkow, Castlereagh, Minckwitz (Schachspieler), Rousseau, Blake, Fourier, Pellico, Pascal, Cardano, Schopenhauer, Théroigne de Méricourt. Paralyse: Makart, Dawison und Dessoir (Schauspieler), Westphal (Psychiater), Maupassant, Baudelaire, O'Connel, Donizetti, Devienne, Lenau, Schumann (vorher halluz. Paranoia). Alkoholismus: Burns, Grabbe, Musset, Poe, Hoffmann. Morphinismus: Redwitz, Coleridge, Quincey. Senile (organ. oder melanchol.) Psychosen: Campe, Chatrian, Dannecker, Dumas père, Esterhazy, Holtey, Savigny, Debordes, Marcelline, Hofer, Goya, Gluck, Galilei, Irving, Jahn, Keller, Orlando di Lasso, Linné, Moore, Newton, Scott, Spohr, Torfaeus, Vico, Condé, Prinz Eugen, Marlborough. Ohne Diagnose: Comte, Bauernfeld, Byron, Leyden, Goes, Concourt, Neubert, Nietzsche, Bernhardin de St. Piere, Ampère, Lichtenberg, Abrantès, Gilbert, Fernkorn, Leuthold, Händel, Lindner, Mainländer, Ouida, Pergolese, Stainer, Southey, Sonnenberg, Tegnér, Stern, Ander, Gabl, Günderode, Farini, Stauffer, Petermann, Morphy, Cham, Staudigl, Schlägel, Berg, Shelley, Tannahil.

3. Viele waren auch als Bionegative zugleich durch irgendwelche Rauschmittel Vergiftete mit fließenden und vorübergehenden Übergängen zu psychotischen Episoden hinüber.
4. Manche zeigten, abermals auf psychopathischem Boden, seelische Ausnahmezustände extremen Grades: Versunkenheit, Zerstreutheit, Glücksrausch, Schaffensrausch, Ekstase, Inspirationsüberschwang, Bekehrungskrisen usw. Solche Zustände sind vielfach verkehrterweise als „Irrsinn" aufgefaßt worden.
5. Wo echte Psychose auftrat, bestand keineswegs immer ein ursächlicher Zusammenhang zwischen den psychotischen Störungen und dem produktiven Schaffen; oft nicht einmal ein zeitliches Zusammenfallen.

II. Die Wirkung des Bionegativen auf das produktive Schaffen

„Der gesunde Mensch ist schön und sein Zustandekommen erstrebenswert. Aber es muß ein bischen irgendwelcher Krankheit in ihn kommen, daß er auch geistig schön werde", sagt Christian Morgenstern einmal. Das Bionegative der Persönlichkeit schlägt sich in deren Werk oder Tun nieder. So kann eine psychopathische (bionegative) Affektivität zur Triebfeder werden, die eine schon vorhandene Begabungsanlage entwickelt, erweitert, vertieft. Die innere Unrast im Blut, die Ruhelosigkeit, die vielfach veränderte Stimmungslage läßt viele Dinge in den verschiedensten Beleuchtungen erleben. So wird der Blick für das Wiederkehrende, Bleibende, der Blick für das Wesentliche (eine Hauptfunktion der Intelligenz!) geschärft. Der Psychopath mit seiner großen Beweglichkeit des Vorstellungslebens, seinem ewigen Reizhunger (der „pathoide Reiz"), seiner Gier nach Neuem lugt in zahlreiche Gebiete hinein. Das erweitert den Horizont, entwickelt seelische Möglichkeiten, stöbert sogar eigene, bisher verborgene Begabungen auf. So werden weitgetrennte Gebiete in einer Seele vereint. Grenzgebiete, Grenz-Wissenschaften und -Künste springen als hochbedeutsame Quellen für den Fortschritt auf. Durch die rücksichtslose Stärke des Gefühlslebens, durch die größere Unvernunft, durch den Mangel an Selbstbeherrschung und all seinen Folgen kommt es zu Erfahrungen, die andere niemals sammeln.

In diesem Zusammenhang ist auf die sehr wichtige, wertvolle Arbeit Binders[679] hinzuweisen, der sich zu dieser Thematik völlig in unserem Sinne äußert. Wir zitieren: „Viel häufiger als eine eigentliche psychische Krankheit besteht bei den Genies eine seelische Abnormität . . ., vor allem eine Psychopathie oder eine psychogene Fehlentwicklung" (S. 40) und „wir müssen nun aber doch auch bei vorsichtiger Diagnosestellung von einer sehr beträchtlichen Anzahl genialbegabter Menschen annehmen, daß es sich um wirkliche Psychopathen handelt" (S. 40 f.). Binder spricht bei der Charakterisierung der „so ausgeprägten, anlagebedingten Abnormitäten von Charakter und Temperament" vorwiegend von den affektiven Störungen: „deshalb finden wir einen beständigen jähen Wechsel der inneren Einstellung, vor allem aber stets wieder neue Verzweiflungen, Enttäuschungen, Erregungsausbrüche, heftige Auftritte, depressives Versagen, fortwährende Differenzen mit der Umgebung, so daß man oft den Eindruck eines ruhelosen Zickzackweges, eines Hin- und Hertaumelns zwischen affektiven Maßlosigkeiten erhält. Bei solchen Menschen stoßen wir dann auch öfters auf Verhaltensweisen, die einen eindeutig abnormen Eindruck machen, wie Beeinträchtigungs-, Verfolgungs- und hypochondrische Ideen, ganz ungenügend motivierte Verstimmungen, affektbedingte Anfälle, psychogene Bewußtseinstrübungen, fanatische Verbohrtheiten, erotische und sexuelle Abirrungen usw. Schon diese flüchtige Beschreibung des Bildes genialer Psychopathen zeigt, daß hier nicht alle die verschiedenen Typen vorkommen (s. o. S. 202 ff.) welche die Psychiatrie kennt; es fehlen nämlich die stumpfen, primitiven Psychopathen, weil mit solcher Wesensartung eine hohe geistige Begabung schlechthin unvereinbar ist. Darum finden wir unter den Genialen nur Psychopathen mit übermäßiger Ansprechbarkeit im Affektleben. Beispielsweise gehören hierher der depressiv-reizbare, maßlos leidenschaftliche Michelangelo; der kontaktscheue, fanatische Calvin; ferner Luther mit hypomanischem Temperament und schwer depressiven Phasen; dann die hypersensibel-stimmungslabilen Typen wie Heine, Lenau, Böcklin; der schwer hypochondrische Grillparzer; der weichliche, widerstandsunfähige Mörike; der äußerst reizbare und impulsive Hebbel; depressive und triebdisharmonische Menschen wie Platen, Kleist, Schopenhauer; haltlose Typen wie Grabbe, Leuthold und manche weitere Psychopathen. Bei anderen Genialen hat man den Eindruck, daß abnormes Verhalten nicht in erster Linie aus anlagebedingten Anomalien der Affekte hervorgeht, sondern daß bei ihnen besonders belastende Konflikte mit der Umwelt in der Kindheit oder im späteren Leben zu seelischen Fehlentwicklungen führten. Vor allem Konflikte auf dem Gebiete des Geltungsstrebens wie dem von Sexualität und Erotik pflegen zu Umbildungen affektiven Reagierens, zu Verdrängungen, abnormen Ausdruckssymptomen, Überkompensationen und dergleichen zu führen und damit das psychische Gleichgewicht zu untergraben, so z. B. bei Byron, Molière, Kierkegaard, Wagner, Flaubert, Tolstoi und zahlreichen weiteren . . ." (S. 45 ff.). Weiter „neigt der psychopathische Gefühlsmensch zum Träumen, zum Phantasieren, zu kühnen Einfällen, hat in seinem Reizhunger eine gewisse Leidenschaft für noch unausgekostete Möglichkeiten des Erlebens und späht immer nach neuen Kombinationen. Ferner verfeinert die depressive Verfassung das Mitfühlen mit dem Leid des Anderen, schärft den Blick für das Rätselvolle und Abgründige im Leben und läßt viele unechten Aufmachungen durchschauen. Und endlich schafft eine allzu starke, affektive Ansprechbarkeit oft eine Tendenz zur schwungvollen, hinreißenden, überraschenden Steigerung des Ausdrucks, wie sie gerade der Künstler nötig hat. Es ist klar, daß sich solche Eigenschaften eines Produktiven auf seine Werke als inhaltliche Bereicherung und Vertiefung auszuwirken vermögen, und die Schöpfungen genialer Psychopathen zeigen dies oft mit aller Deutlichkeit" (S. 48). Und schließlich in diesem Zusammenhang noch ein Zitat, welches auch von uns stammen könnte, da es sich völlig mit unserer Auffassung deckt: „Ein Abnormer, der selber nicht im inneren Gleichgewicht ist, vermag oft nicht mehr die Abrundung und Ausgewogenheit des großen Kunstwerkes zu erreichen; psychopathische Schöpfungen sind in ihrem Aufbau oft unharmonisch, zerrissen und mit störenden Mißklängen durchsetzt. Die Unruhe, Labilität und Unberechenbarkeit des affektiven Augenblicksmenschen kann eine gesammelte, zielbewußte Produktivität unmöglich machen, so daß schließlich ganz schwere psychopathische Typen trotz hoher geistiger Begabung über Anläufe und Bruchstücke nicht mehr hinauskommen, wie z. B. die Dichter Grabbe oder Lenz" (S. 51, vgl. a. WALLACE[548]).

Eine weitere Tatsache kommt darin zum Ausdruck, daß Psychopathie Leiden als häufiges oder dauerndes Erlebnis bringt. Das Pathologische ist „wörtlich das Leidendliche, die Ergriffenheit — so gebraucht noch Kant diesen Ausdruck für Seelisches" (KRONFELD[834], S. 101). Der Psychopath ist sich selbst eine Quelle ewiger Unlust; er leidet an der eigenen Stimmung, der eigenen Haltlosigkeit. So färben auch die Grundstimmungen des Schöpfers den Ton seines Schaffens: euphorisch-ruhig bei Spitzweg, überquellend bei Rubens, elegisch-depressiv bei Lenau, Leopardi und Schopenhauer, wild depressiv bei Kleist, Michelangelo und Beethoven, ängstlich bei Manzoni, dem Gestalter der Furcht, elegisch oder pathetisch bei Hölderlin. Jede Art Temperament schwingt im Werk aus. „Eine im allgemeinen heftige, leidenschaftliche Natur kann dem Genie förderlich sein . . ., d. h. sie kann da, wo ein großes Talent vorhanden ist, die Möglichkeit des Schaffens gegeben ist, die Leistung steigern" (MÖBIUS[78]). Schmerzliche Traurigkeit der Grundstimmung kann durch Kompensationswillen gerade als Heiterkeit und Humor erscheinen. Oft hat man bei Beethoven diesen Eindruck. „Selbst wo Beethoven jubelt und jauchzt, bleibt der Unterton des Schmerzes" (MÜLLER-FREIENFELS[881], S. 112). Auch bei Wilhelm Busch und vielen anderen Humoristen ist dieser Unterton nicht zu verkennen (s. a. EHRLICH[1683]).

Zum verstärkten Antrieb kann sich die erleichterte Auslösung gesellen. Die gesteigerte Affektivität braust und schäumt über, reißt alle rationalen Dämme nieder, flutet überquellend und ausdrucksstark dahin. Ihre Begleiter sind eine glücklich gehobene Stimmung, die Lösung der Hemmungen, ein erhöhtes Selbstgefühl, wie z. B. auch in der Hypomanie, in den expansiven Phasen der Paralyse oder gelegentlich im Beginn der Schizophrenie (vgl. a. ARNOLD[1368]). Hypomanischer Elan hat Blücher über den Rhein getrieben. Nie hätte der ruhige, sachliche Gelehrte in Nietzsche die Töne gefunden, die ihm die Euphorie der beginnenden Paralyse eingab; sie waren seinem schöpferischen Hochtalent die Peitsche. Dem Volk, der Gemeinde, schenkten aber diese grellen und lauten Töne das Verblüffende und die Sensation, nach der es verlangt, die blendende Suggestivkraft, mit der heiliggewohnte Ordnungen überrannt und gestürzt wurden (Zarathustra, die neuen Vorreden, „Fall Wagner", Götzendämmerung, Antichrist, Ecce homo). Ob in solchen Fällen eine direkte Giftwirkung vorliegt (Luesgift?) oder ob es zu endokrinen Störungen kommt, ist noch unbekannt; „rein psychologisch" läßt sich solches Geschehen nicht begreifen. Ebensowenig zu verstehen ist auch das Produktionsfieber der manischen Verstimmung, das wir an C. F. Meyer beobachten (LANGE-EICHBAUM[2794]) oder an Stauffer-Bern (BIRNBAUM[605], S. 120), den erst die manische Psychose zum Dichter machte. Hypomanisches Temperament besaß auch Bettina von Arnim (BIRNBAUM[605], S. 124). Auch Goethe (MÖBIUS[2089]) war ein empfindsamer, sehr reizbarer Psychopath und Gefühlsmensch mit einer leichten Form von Zyklophrenie. Depressionen, während denen seine Schöpferkraft lahm lag, wechselten mit Hypomanien ab, in denen er jung wurde wie ein Frühlingsgott, sogar noch im höchsten Alter. Der äußerst labile Gefühlsmensch mit seinem extremen Affektleben erscheint in den „vulkanischen Gefühlsausbrüchen“ der frühen Lyrik, des Goetz, Werther und Faust I. Die „vollendete Harmonie“ war schließliche Kompensation, das Ergebnis strengster Selbsterziehung und zugleich eine Schutzmaske. Sie erscheint in Antonio, Wilhelm Meister, Faust II. Das eigene innere Wogen sollte gebändigt werden in Form und Stil, in „Antike“, wie „Iphigenie“, „Helena“ und „Hermann und Dorothea“ zeigen. Hier suchte Goethe Ruhe vor der eigenen Gefühlswildheit. Überall finden wir starke Kompensation zur inneren und äußeren Ruhe. Goethes starke Erotik nimmt einen breiten Raum im Werk ein und erfährt eine ungewöhnlich tiefe, innerliche Darstellung. Selten wurde das Weibliche so erfaßt wie von Goethe. Goethes Gesamtstimmung schwankt in leichten Phasen .Bald idealisiert er die Welt, sieht alles in Glanz getaucht und wird produktiv. Dann wieder überwiegt die Traurigkeit (Werther, Egmont im Kerker, die Selbstvorwürfe des Faust). In Zeiten der Depression versiegt auch die Produktion auf Jahre. Goethe war im letzten Grunde eine empfindliche, etwas ängstliche Natur; in schwierigen Lagen kann er sogar die Haltung verlieren (als die Franzosen nach Weimar kamen oder vor dem Sterben). Goethe war stark sozial, weich (daher die Schutzmaske), nicht aggressiv, durchaus unkriegerisch. Krankheit und Elend zu schauen, mied er nach Möglichkeit. Eine gewisse Schwäche als Dramatiker, das Fehlen der eisernen Konsequenz erscheint darum nicht sehr verwunderlich. Die Stärke seines konkreten Wahrnehmungsvermögens (Eidetiker), seiner anschauungskräftigen Phantasie verleiht seinen Werken die Farbenpracht. Als Zeichner in seiner Farbenlehre, Morphologie, Mineralogie, Geologie, Anatomie, Botanik war er ein durch und durch optischer Typus, dazu noch vielseherisch und mit Sinn für Einzelheiten. Streng begriffliches Denken war nicht seine Sache. Er brauchte Anstrengung, Schulung, Erziehung und Kompensation, um einheitlich zu sehen (Iphigenie „Idee“). Goethes große innere Unruhe und lebhafte Beweglichkeit drücken sich auch in der hohen Lebendigkeit seiner Werke aus. Das Streben nach Ausgleich, nach Ausbildung auch der geringeren Begabung ergibt endlich die Allseitigkeit, die „Harmonie“. Ein eigenes Kapitel an Goethe bildet schließlich sein Sinn für eine „dritte Welt“ (Müller-Freienfels). Ahnungen, Träume, Weissagungen spielen eine bedeutende Rolle und verleihen dem Werk einen geheimnisvollen Schimmer. Auch bei Goethe finden wir eine stark archaische Schicht.

Niemand, der von dem chronisch-depressiven, mißtrauisch-ängstlichen und noch dazu sexualgepeitschten Charakter des Philosophen gehört hat, wird den Pessimismus Schopenhauers als etwas rein theoretisch, rein intellektuell „Geschaffenes“ ansehen. Bychowski[742] (S. 148) hat die Wurzeln seines Systems entdeckt, d. h.: los vom Drange des Wollens (wie Nietzsche richtig vermutete, des sexuellen Wollens), los von der Realität, denn alles bringt Leiden. Ähnlich geht bei Kierkegaard sehr viel von seinem eigenen Angstgefühl, seinen Angstanfällen ins Werk ein: der Begriff „Angst“.

In überzeugender Weise ist es Müller-Freienfels[881] (S. 221) gelungen, an einigen Genies den Zusammenhang von Weltanschauung und psychologischer Artung des Schöpfers nachzuweisen. (Die zugrundeliegende Weltanschauung ist ja ein Teil jedes Werkes.) Wir folgen seiner Analyse unter eigener Umformung und Ergänzung durch biologische Psychologie (s.a. MÜLLER-FREIENFELS[1296]). Schauen wir zunächst Kant an. Hinter der Objektivität, der Unpersönlichkeit und Kühle des Werkes steht eine geringe Emotionalität oder Affektivität. Triebe und Erotik sind gering. Die Kampflust ist klein. Glutvolles religiöses oder ästhetisches Erleben kennt er nicht. Dagegen ist die Ratio stark entwickelt. Das Denken verläuft abstrakt, wenig anschaulich (kein visueller Typus), typisierend-begrifflich [schizothym]. Daraus leitet sich sein Intellektualismus und Rationalismus ab. Kant war von Hause aus depressiv und ängstlich; sein Hang zur Schwermut ging bis zum Lebensüberdruß. (Die spätere Heiterkeit war wohl vorwiegend Kompensation und außerdem sehr labil.) Diese Ängstlichkeit und Schüchternheit, oder, wie Müller-Freienfels sich ausdrückt, das Kleinbürgerliche, mit dem Hang zur Gerechtigkeit, Rechtschaffenheit und Wahrheitsliebe, kurz die ängstliche Anpassung an die Umwelt, stecken hinter dem kategorischen Imperativ.

Auch Dürer war in der Grundstimmung depressiv, ernst, gedrückt. Daraus resultiert die Wahl so ernster Stoffe wie der Apokalypse oder der Passion. Daneben herrscht eine gewisse Kühle des ganzen Gefühlslebens vor. Die Mitmenschen haßte er weder, noch liebte er sie; sie ließen ihn gleichgültig. Große Sachlichkeit und Objekttreue der Darstellung entspringen aus dieser Haltung. Dürer besaß nur geringe Erotik und seine Idealköpfe sind fast alle nur männlich. Als Maler ein vollkommen konkreter Typ, war er zugleich „speziell-denkerisch" und pluralistisch [zyklothym]. Er beachtete alle Einzelheiten, so daß seine Werke mannigfaltig und kraus erscheinen; später neigte er zum Abstrakten und Typischen [fremde Ideale?]. Endlich besaß Dürer einen Hang zum Neuen, Absonderlichen (rein sachlich), eine Eigenschaft, die man manchmal isoliert beobachten kann (auch bei Berlioz, bei E. T. A. Hoffmann). Gern stellt er Sonderbares, Phantastisches dar. Sein Wesen war visuell-motorisch, der Stil mehr linear-plastisch als farbig (das Motorische gehört zur skulpturellen Begabung). — In schärfstem Gegensatz zu beiden steht Wagner. Sein aufs äußerste gespanntes Trieb- und Affektleben quoll leidenschaftlich, unbändig über. Die Musik war sein Erregungsmittel, sein Lebenselement. Außer einem akustischen war er auch ein motorischer Typ. Er wollte Bewegung, und sein Bestreben ging dahin, Musik und Bühne zu vereinen. Das außergewöhnlich Sinnlich-Sensorische seiner Musik (für Geruch, Farben, Töne) tritt in der Pflege der Klangfarbe, dem Sich-berauschen am Klang, der Worte und Töne, zutage. Die eigene starke Erotik spiegelt sich in der rauschhaft gesteigerten Erotik der Dramen (Tristan). Er wollte sich in der geliebten Person wie im Spiegel vergrößert sehen. Sein maßloses Geltungsbedürfnis, seine extrem gesteigerte Ichsucht und Gefallsucht treten im Leben wie im Werke hervor. Er liebte Luxus, auffällige Kleidung, Salonwagen, Villen und Paläste, machte rücksichtslos Schulden, um diese Bedürfnisse zu befriedigen, und beanspruchte für sich den Titel „Meister" und ein eigenes Festspielhaus als Wallfahrtsort und Heiligtum. Im Werke war alles riesenhaft, überlebensgroß, aufgebläht, seien es Stoffe, Gestalten, Orchester oder auch nur die Länge der Dramen. Wagner war aber zugleich ein leidender Mensch. Los von der leidvollen

Wirklichkeit, los von mir selbst, stöhnt und schreit es aus seinem Werk, aus dem Rausch und Gefühlsüberschwang. Die Affektsteigerung wird als Narkotikum genossen in immer neuen Ekstasen bis zur Selbstbetäubung. Und auch die Zuhörer werden in diesen Gefühlswirbel hineingezwungen, bis sie berauscht anbetend vor ihm niedersinken. Wehe dem der wider Wagner war; Haß traf ihn und Zorn. Wagner blieb immer ein rücksichtsloser Egoist, dessen Sympathiegefühle nur gering entwickelt waren. Seine Widersacher werden in Beckmesser sehr aggressiv verhöhnt. „Mitleid" und „Entsagung" waren ihm nur Maske, Darstellung und Schauspielerei, nur Mittel zu dem Zweck, seine Kunst zum „Lebensheiland" (Müller-Freienfels) der Menschheit zu machen. Seine lebhafte motorische Unruhe, seine rastlose Beweglichkeit, sein „dynamisches Temperament" drücken sich auch in seinem Gefühl für Rhythmus und in der Vorliebe für Märsche aus. Daß seine Dramen Menschen, die Logik, Konsequenz und Klarheit verlangen, enttäuschen (z. B. Nietzsche), liegt einfach daran, daß seine Fähigkeit zum Abstrakten, zu klarer Begriffsbildung überhaupt nur sehr gering war. Sein Wesen läßt sich zusammenfassen als: gering entwickelte Ratio, dagegen sehr starkes Archaikum.

Auch die unwillkürlichen Ausdrucksbewegungen können sich im Werk abzeichnen: in der Handschrift des Meißelhiebes (Michelangelo) oder des Pinselstriches (rundbogig bei Raffael, spiralig bei Michelangelo, flott und breit bei Rubens, Hals, tiftelnd bei Meissonier) (vgl. a. WASER[957]). Nicht zuletzt die Handschrift selbst ist ein ausgesprochenes Ausdrucksmittel der Persönlichkeit und spiegelt ihr Wesen (HENZE[792]).

Nicht nur also die glückselige, gehobene Stimmung macht fruchtbar, fast noch zahlreichere Werke sind aus Traurigkeit, Schmerz und Leiden an sich selbst geboren. Unproduktiv bleibt natürlich die echte psychotische Melancholie mit schwerer Hemmung. Wohl aber drängen die chronische Verstimmtheit, die Disposition zur Unlust, zum seelischen Schmerz, das Ungenügen an sich selbst zu einer befreienden Aussage im Werk; auch der „Weltschmerz" ist eine Quelle, der Schaffen entströmen kann.

Schuberts Liederzyklus „Die Winterreise" (1827) ist aus tiefer Depression geboren. Und Coleridge und Baudelaire machte nach Gifträuschen der Katzenjammer, die Depression, produktiv, als „günstige" Stimmungslage. Selbst das schauerliche Erlebnis der beginnenden Geisteskrankheit, der eigenen Veränderung des Hereinbruchs von etwas unerhört Neuem und Erschreckendem, kann derart aufwühlen und erschüttern, daß dem Talent ein heftig wirkendes Ferment zugesetzt wird, das gleichsam die reifen Früchte des Werkes zur Gärung bringt, aber dabei ihre Gefäße zersprengt. So geschah es bei Hölderlin und bei van Gogh zu Beginn der Krankheit (JASPERS[2138]).

Im Werk wird eine Selbstheilung gesucht. Indem der Schaffende seinen Schmerz, seine Qual ins Werk einströmen läßt, befreit er sich davon (Schubert).Oder das Werk bildet die Gesundheit ab, als Kompensation der eigenen unglückseligen Verfassung und inneren Spannung. So erscheint das Werk von Grillparzer, eines schwer hypochondrischen Bionegativen (s. a. HINRICHSEN[1255]), durchaus als gesund und der IX. Symphonie Beethovens hört niemand den Schmerz und die Verzweiflung ihres ertaubten Schöpfers an.

Ein starker Motor des Schaffens können auch sexuelle Triebanomalien sein, wie wir sie bei vielen Bionegativen finden. Bei der Durchsicht der pathographischen Belege (s. später) ist die Tatsache außerordentlich auffällig, daß einem überaus großen Prozentsatz der Berühmten Homosexualität nachgesagt wird. Andererseits, darauf wies schon WEININGER[1] [80] hin, müsse gerade der geniale Mann auch das Weibliche in sich tragen. HOFFMANN[798] hält für den Schauspieler eine feminine Wesensbeimischung im Sinne fast einer Sexualität für direkt erforderlich, denn ein nur maskuliner Schauspieler werde stets lediglich sich selbst spielen. „Das Weib im Manne ist die direkte Wurzel der Herrschaft des Tragischen in der Kunst", sagt Mondrian (z. n. GEHLEN[773], S. 122). WELLEK[190] erinnert daran, daß schon in der Romantik diese geistige Zweigeschlechtlichgkeit als das Wesen der „Androgyne" bekannt war, so wie in der Renaissance die „Virago". Ein heute vergessener Autor, Franz v. Baader, hält gerade den Genialen für androgyn, für einen Menschen mit dem Kopf eines Mannes und dem Herzen einer Frau (z. n. WELLEK[190]).

Auch WELLEK[190] selbst ist der Meinung, daß viele Geniale feminine oder effeminierte Züge besitzen, zumal unter den Künstlern. Als Beispiele dafür nennt er Lyriker wie Hölderlin und Rilke, Musiker wie Schumann und Chopin, Maler wie Raffael und Feuerbach. Auch Goethe wird von Wellek in diesem Zusammenhang angeführt, einmal dem Körperbau nach — er besaß sogar »Frauenwuchs« —, besonders aber in psychischer Hinsicht. Schon die Romantiker hatten dies gespürt und besonders hoch gewertet und gefeiert. Goethe war für sie der Prototyp des androgynen Menschen (im Sinne Baaders). Natürlich prägen diese Züge bewußt oder unbewußt auch das Werk. Schon ein besonders starkes sexuelles Erleben (welches natürlich als solches keineswegs schon bionegativ ist) wird, indem es das Werk durchtränkt, ihm einen besonderen sinnenkräftigen natürlichen Zauber verleihen mit einer Gefühlswärme und Gefühlsausstrahlung, der sich die in den Bannkreis des Werkes geratenden wohl kaum entziehen können. Selbst ein Sexualtrieb, der bionegativ geworden ist, unter dem sein Träger leidet bis zur Neurose, kann für das Werk Befruchter, Antrieb, Bereicherer und Vertiefer werden. Flaubert gehörte zu diesen Naturen. Er litt so heftig unter seiner übermäßigen Geschlechtlichkeit, daß er ernstlich den Gedanken erwägte, sich selbst zu kastrieren (BIRNBAUM[605], S. 195). Nietzsche hat bekanntlich einmal geäußert, in Flaubert sei der Haß auf das Leben produktiv geworden. Daß dieser schwer neurotische Mann an periodischen Erregungszuständen litt, kann nach alledem nicht verwundern. Ist der Geschlechtstrieb noch dazu abnorm gerichtet wie bei dem homosexuellen Platen, so verschärft dieser bionegative Zug im Kulturleben der Moderne den inneren Zwiespalt. Auch Platen hatte manchmal neurotisch bedingte Anfälle. Homosexuelle Neigungen von mehr oder minder großer Stärke, manchmal auch mit heterosexuellen gemischt, finden sich (oft versteckt, unbewußt oder rein psychisch) z. B. bei Michelangelo, Grillparzer (in der Jugend), Gleim, Andersen, Verlaine, Iffland, Winckelmann, Ludwig II. von Bayern und

[1] Von Weininger selbst betont BIRNBAUM[605], daß er „die eigene asexuelle Artung zur Grundlage einer Philosophie radikalster Sexualablehnung macht".

Wilde, wahrscheinlich auch bei Sokrates, Leonardo, Shakespeare und Friedrich d. Gr. (MOLL[592]; s. a. FUCHS[3581], HINRICHSEN[794, 1255], KAHN[813], PLACZEK[1, 1312]). Sogenannte „Perversitäten" haben die Rétif de la Bretonne, Sade, Sacher-Masoch produktiv gemacht, teilweise auch Rousseau (STEKEL[3251]).

„Die Psychopathen, Kriminellen und die Genialen sind Menschen, die an ihrer Parasexualität leiden und in ihr leisten, deren Sexualität gebrochen ist wie ein Lichtstrahl durch ein Prisma und die in dieser Brechung einen frei flottierenden, objektlosen Energierest der sexuellen Kraftquelle in sich tragen, der die Disharmonie des Psychopathen bedingt, in der Neurose eine Fehlverarbeitung erwirbt; in der Kriminalität depraviert wird, abgedrängt in moralische Gleichgültigkeit und Rebellion; in der Genialität endlich sublimiert wird, emporgehoben in die einsamen Höhen menschlicher Schöpferkraft", sagt STOURZH-ANDERLE[683] in ihren Beiträgen zur Sexualforschung. Sie prägt dabei den Begriff der Parasexualität, der nichts mit Wertung zu tun hat (S. 216) und ist der Auffassung, daß die Psychopathie — „der fast ständige, treue Begleiter des Genies", jedoch nicht die Psychose — sich mit Parasexualität deckt, und sie sieht „die große Schar psychopathischer Genialer auch als Parasexuelle gekennzeichnet" (S. 217). Von diesem Blickpunkt aus werden viele Geniale gesehen und erkannt (vgl. später bei den Pathographien).

Es ist kein Wunder, daß dieses starke Triebleben, diese übermächtige Affektivität auch in Träumen der Dichter erscheint (STEKEL[1349]). Das „hypertrophische Ichgefühl" des Psychopathen, sein starker Sexualtrieb, auch sein Trieb zum Zerstören, zum Kriminellen (wie Stekel meint) kann sich darin offenbaren, sein „psychischer Infantilismus", sein Mangel an wirklicher Liebe, die innerliche Verachtung der Autorität und des Moralischen. Unbewußte Inzestwünsche bilden viel häufiger als man ahnt Antrieb oder Inhalt für ein Werk, wie RANK[1320] überzeugend und gründlich nachgewiesen hat (vgl. a. DALY[748]). Viele schöpferische Bionegative, wie z. B. des Typus der Romantiker, bleiben eben auf der Affektstufe der Pubertät und ihren Konflikten stehen (Inzestkomplex) (vgl. a. SZONDI[942], der von „verpatzten" Genies spricht, die als Hochtalente ihr Talent nicht entfalten können, weil sie die inzestuöse Bindung zum gleichgeschlechtlichen Elternteil nicht abbauen können). Auf eine noch frühere Stufe im Sinne einer Regression zum Oralen hin (wie BRILL[1217] und BERGLER[660] formulieren) ist eine Betrachtung WORMHOUDTS[1364] hinweisend, in welcher er davon spricht, daß der Dichter sich selbst „Wort-Milch" gebe. Er denkt dabei symbolhaft an die geheiligten Quellen der Antike, welche die Musen hüteten, und überdies weist er darauf hin, daß überall in der griechischen sowie in der von ihr unabhängigen hebräischen Literatur gemeinsame Ausdrucksmöglichkeiten für Töne und Flüssigkeiten beständen. (Beispiele auch bei Spencer und Shakespeare bis zu James Joyce.)

Völlige Asexualität müssen wir an Menzel feststellen; auch sie hat gewiß dazu beigetragen, daß er seine ganze Kraft ausschließlich dem Werk widmen konnte und daß dieses dadurch solchen Umfang gewann.

---

[1] PLACZEK[1312] weist jedoch mit Recht einschränkend darauf hin, daß nicht jede schwärmerische Männerfreundschaft des 18. und 19. Jahrhunderts mit Homosexualität gleichzusetzen, sondern aus dem „sentimentalischen" Zeitgeist zu verstehen sei.

Wir sagten oben, daß der Bionegative sich selbst eine Quelle ewiger Unlust ist. Minderwertigkeitsgefühl aber schärft den Blick für die Schwächen anderer; Unzufriedenheit vergleicht. Auch Vergleichen ist eine wesentliche Funktion der Intelligenz. Man denke an die spitze, feingeschliffene Kritik der körperlich Verwachsenen (z. B. Lichtenberg). Traurige Erfahrungen wecken Reue, Reue schaut genauer hin, weckt Nachdenken. Traurige Grundstimmung, das Schwernehmen aller Dinge, verleihen erst den richtigen Ernst für manche Probleme, öffnen den Blick für die Spalten und Abgründe des Daseins. Leid hat Adleraugen, und sein Wert für alle Erkenntnis oder als Stachel zum Werk kann wohl von niemand bezweifelt werden. Noch ein weiterer Faktor kann von Nutzen sein: Bei zahlreichen Bionegativen ist die Neigung zum Träumen, zum Phantasieren, kurz, die Traumschaltung stärker entwickelt. Die seelischen Verknüpfungen sind beweglicher, lockerer, geraten leichter ins Spielen, und das bedeutet Ideenflüssigkeit, Begabung für neue Kombinationen. Die Ratio, Verstand und Vernunft, muß eben nur stark genug sein, die Traumschaltung zu zügeln. Was den einen Begabten eher schöpferisch macht als den anderen, ist die Fähigkeit, die Traumschicht, gleichzeitig oder rasch oszillierend, mit der Ratio spielen zu lassen. Das unformulierte Denken wird im Begriff der Entstehung sogleich von der Ratio durchgesiebt, gepackt und geformt. Diese Art des Denkens ist unzweifelhaft häufiger bei begabten Bionegativen als bei völlig Gesunden, und namentlich für alles künstlerische Schaffen bedeutet sie einen Vorsprung. Besondere Erwähnung verdient noch, daß die Geistigkeit der Umwelt, daß der Zeitgeist von dem begabten Bionegativen, unbewußt-mitfühlend, leichter aufgefangen wird. Er hört aus tausend Quellen den Pulsschlag der Zeit rauschen.

Die intellektuelle Dynamik des Bionegativen kann einen für das Werk fruchtbaren Ablauf begünstigen. Eine gewisse Schwächung, eine Art Lokkerung der Ratio erscheint vorteilhaft, jedenfalls auf den Künstler und den Erfinder bezogen. Erstens schafft das Oneiroide, die „Sphäre“, eher die Möglichkeit zu Kombinationen als die festgefügte Ratio; ferner verleiht es allem Künstlerischen jenes Element, das man an Bildern „Atmosphäre“ nennt (Monet, Sisley). Schaffensprozeß und Erscheinen im Werk sind auch da wieder schwer zu trennen. Die leise Verschwommenheit macht das Werk duftiger, stimmungsvoller, poetischer; gerade die unklare Abbildung der Welt öffnet für den Aufnehmenden das Tor zum Ahnen, zum eigenen Ausmalen und Träumen. Ermüdung, leichte Vergiftung, leichte Psychose oder archaische Psychopathie werden ganz besonders dem künstlerischen Schaffen wertvoll, weil sie die Ratio auflockern oder teilweise abdecken. Rational vereiste, zugefrorene Ströme brechen ihr Eis unter dem Südwind des Traumhaften: alles wird „schöner“, bunter, phantastischer, ahnungsvoller. Einfälle, Bilder, Ideen tauchen auf, kommen und gehen, stark anschaulich und visionär. Alles, was BIRNBAUM[605] (S. 72–92) über Goethe, Grillparzer, C. F. Meyer, Zola, Frenssen, Zschokke, Flaubert, Kleist, Hebbel, Hoffmann, Clemens v. Brentano, Moritz, Cagliostro, Casanova gesammelt hat, wäre hier zu vergleichen. „Viel ja lügen die Dichter“ seit Homer. Mohammeds Paradiesphantasien und traumhafte Gebilde (BIRNBAUM[605], S. 272) haben bei der Menschheit — wie unzählige andere phantasievolle Erzählungen aller Zeiten — ein aufnahmebereites Ohr gefunden.

Künstler arbeiten gern des Abends oder nachts, wenn bei leichter Ermüdung die Sinnenwelt matter wird, wenn die Seele lockerer webt. Sie suchen instinktiv jenes Element auf, das manchmal von der Psychose freigelegt wird und was SCHILDER[616] (S. 281) die „Einschmelzung" in der „Sphäre" genannt hat, nach welcher Regression wieder eine Rückkehr zu den Dingen stattfände (vgl. a. KANKELEIT[1269]). Daß aber erst die echte Psychose dies leisten könnte, ist doch in der Geschichte recht selten der Fall. Sehr häufig tun es dagegen gewisse Formen von Psychopathie. Die Psychose jedoch führt fast nie zu echten hochwertigen Leistungen. Noch im Entstehen, im Herannahen, vermag die Psychose den Genius wie einen Katalysator zu stimulieren, jedoch bei Ausbruch der Psychose erfolge ein Auslöschen des Genies, meint VENZMER[684] (vgl. hier auch WINTERSTEIN[968], NISBET[485], KANKELEIT[1268, 1269]). Ein seltener Ausnahmefall ist Nerval, der an Schizophrenie mit Schwankungen litt (BIRNBAUM[605], S. 34); bei ihm quollen wirkliche Kunstwerte aus der Psychose selbst hervor, gerade im Sinne des Archaisch-Oneiroiden (vielleicht wie der klinische Fall von SERKO[1418]). Neuerdings wird diese Auffassung am Beispiel Kubins von WINKLER[1362] erhärtet, der ausführt, daß sich der Ausbruch einer Schizophrenie (zumindest vorübergehend) fruchtbar auf die Produktion des Künstlers auswirken kann. Die Psychose hätte hier die Funktion eines „Motors", der den Künstler zu eigenwilligen, originellen Leistungen antriebe (S. 1).

Die Visionen des Malers Blake zwangen ihn zum Abzeichnen; die Sinnesstörungen der heiligen Johanna stachelten sie zur Tat. Auch bei Strindberg (Inferno) drängten die seltsamen psychotischen Geschehnisse, Halluzinationen und Wahnstimmungen zu dichterischer Gestaltung oder philosophischer Verarbeitung. Eines der schönsten Gedichte Mussets, „Die Dezembernacht", verdankt seine Entstehung einer alkoholverursachten Halluzination. Es werden daraus völlig verschiedene Werke, ob ein Gesunder sich hinsetzt und seine Memoiren in Ruhe aufzeichnet, oder ob die Dämonen eines Verfolgungswahns z. B. Rousseau, zu seinen Confessions hetzten, die ihn rechtfertigen sollten; gespeist von einer bionegativ-abnormen Triebrichtung, wurden sie eines der offensten und enthüllendsten Bücher der Welt. Ob gewisse Formen von Denktypus, z. B. die Art, wie Schizoide denken, mit der besprochenen Lockerung der Ratio im Zusammenhang stehen, sei dahingestellt. Auch BLEULER[735] erörtert die Nützlichkeit der Schizoidie (S. 382 bis 384). Das Denken verläuft wie im Zickzack, was zum Auffinden neuer Kombinationen sehr nützlich sein dürfte. So war Watt ein ausgesprochener Bionegativer und zugleich einer der fruchtbarsten Erfinder (GALTON[459], S. 244); ähnlich lag der Fall bei Ampère. Das Bionegative vermag demnach vorhandenes potentielles Intelligenztalent samt der nötigen Erfahrung zu entwickeln und zu differenzieren. Namentlich für alles künstlerische Schaffen bildet das Bionegative einen überaus günstigen Nährboden, Formtalent immer vorausgesetzt. In den meisten Kunstzweigen leistet das Bionegative mehr als gesundes Talent allein.

Daß Bionegatives und Genialität in Beziehung zueinander stehen, haben schon früh die großen Geister gefühlt oder ausgesprochen. „Schon im Altertum fiel die große Veränderlichkeit im Charakter des Genies auf, und es ist daher mit dem Chamäleon verglichen worden" (z. n. REIBMAYR[96], II, S. 224).

„Es ist nämlich eine fatale Tatsache, daß sich der Geist mit besonderer Sympathie auf die Ungesunden und Unersprießlichen niederzulassen pflegt, während der Philister zwar vielfach geistlos, aber durchwegs gesund philosophiert" (Nietzsche) (z. n. JASPERS[807], S. 4). Es zeigt sich somit, daß das Bionegative einen genetischen Wert für „Höherwertigkeit" in irgendeiner Hinsicht darstellt. Es ist allerdings nicht richtig, von „psychopathischer Höherwertigkeit" schlechtweg zu sprechen, denn das Bionegative ist eben etwas Negatives. Aber was mit seiner Hilfe entsteht, kann durchaus den Charakter der Höherwertigkeit aufweisen. So hat OPPENHEIM[886] darauf hingewiesen, daß die ethische Höherwertigkeit bei Zwangsneurotikern aus der Psychopathie herauswächst. Und MORGENTHALER[877] hebt hervor, daß gerade das Gefühl eigener Minderwertigkeit den Psychopathen zur Kompensation und Überkompensation und damit zur Höherwertigkeit emportreibt (vgl. a. K.-F.[1272]). Goethes „Harmonie" und „höchste Gesundheit" („der gesundeste Deutsche"), wie sie der Literarhistoriker darstellte, ist nichts anderes als Selbstdressur und Maske, ist Darstellung eines Ideals, ist ein Versuch von Anpassung an harte Wirklichkeit. Beim alten Goethe steigert sich dieses Bemühen zur Überkompensation, zu Förmlichkeit, Steifheit, manierierter Fremdheit und kühler Ablehnung der Menschen. So sieht die Kompensation einer psychopathologischen Anlage aus. Was Goethe dabei an Selbsterziehung und Selbstzucht geleistet hat, nötigt zur tiefsten Bewunderung.

Die Maske ist aber auch ein Teil der menschlichen Persönlichkeit. Persönlichkeit leitet sich ab aus Person[1]. „Nichts kann abstrakter sein. Es ist weder männlich noch weiblich, weder jung noch alt. Als Nomen ist es kaum mehr, als was »to be« als Verb ist. Im Französischen kann es sogar »niemand« heißen. Die Wörter personality im Englischen, personalité im Französischen und Persönlichkeit im Deutschen sind dem mittelalterlich lateinischen personitas sehr ähnlich. Im klassischen Latein wurde nur persona gebraucht" (ALLPORT[710], S. 27). Unter »persona« versteht man ursprünglich die Maske, die der Schauspieler im frühen griechischen Drama trug und die das römische Schauspiel 100 v. Chr. dann übernahm. „Der Ursprung der Maske", darauf weist NAVRATIL[1301a] hin, „liegt im sakralen Bereich; sie stellt für den Menschen auf früher Stufe das Dauernde, Unwandelbare, Archetypische dar". So ist die Maske als ein „Hilfsmittel zur Personwerdung" anzusehen.

Unter den verschiedensten etymologischen Ableitungen von anderen Wörtern bis zum Wort »persona« wird von den Philologen am meisten das lateinische personare = hindurchtönen (nämlich durch den großen Mund der Maske) als Ursprung für persona gewählt. Dabei bedeutet »persona« also ursprünglich Maske, d. h. bezogen auf die äußere Erscheinung, nicht auf das wahre Selbst. Diese persona ist also, um mit GEBSATTEL[771] zu sprechen, eine Vorstufe zur Person. Es handelt sich dabei um ein polares Verhältnis, das dem des Mantels zum Kern entspricht. Diese Polarität im Hinblick auf den Charakteraufbau betont WELLEK[179] besonders. Das Verhältnis des Echten zum Unechten stellt sich in diesem Zusammenhang zur Diskussion. Hier ist LERSCH[849] anzuführen (vgl. a. KURTH[840]). Lersch will

---

[1] Die Person definiert sich als Unitas multiplex, nicht als Einheit im Sinne von Einsheit, auch nicht als widerspruchsfreie Einheit oder „Harmonie" (WELLEK[963]).

den Begriff des Unechten streng unterschieden wissen vom Unwahren, also von Heuchelei („Fassade"), Unaufrichtigkeit und Verlogenheit.

Die Psychiatrie gebraucht in diesem Zusammenhang beim sogenannten Hysteriker und dessen Gefühlsgebaren den Ausdruck des „Affektpumpens".

Die Funktion der Maske bedarf aber noch einer weiteren Beleuchtung. WELLEK[179] weist deswegen darauf hin, daß die Maske immer einen Träger voraussetze: „die durch die Maske im wörtlichen Sinne verstellte (hinter sie gestellte), im Kern aber immer noch echte — weil im Vollsinne vorhandene — Person. Die radikale Unechtheit beginnt erst dort, wo schließlich nur noch Masken und Kulissen sind und kein Kern, keine eigentlichen Gehalte. Erst dies ist der Fall des extremen »hysterischen« Charakters" (S. 273). Im Anschluß an LERSCHS[849] Theorien von der Echtheit und Unechtheit des Charakters, diese genauer substantiierend hinsichtlich des Unterschiedes der beiden „Spannungsdimensionen" zwischen einer „Horizontalen" (nach innen zu) und einer „Vertikalen" (nach oben hin), führt WELLEK[179] zu unserer engeren Thematik wesentliche einschränkende Bedenken an: „Es gibt ohne Zweifel in der »vertikalen« Richtung sehr gespannte »schizoide« Charaktere, die darum doch nicht unecht (in keiner Weise hysteroid) sind; z. B. unter genialen Persönlichkeiten ist dieser Fall nicht selten: man denke etwa an Schiller oder (in ganz anderem Stile) Tolstoi. Konkreter gesagt: es muß nicht einer, der seine Vitalität — oder auch Emotionalität — unterdrückt, je regelrecht niedergeknüppelt, darum schon der Unechtheit verfallen, so gewiß die Gefahr der Verunechtung für ihn besteht. Überhaupt ist der unharmonische Mensch noch nicht notwendig der unechte; Unechtheit ist vielmehr nur eine unter anderen Möglichkeiten der Disharmonie. Aus dieser kann — im günstigen Falle — Positivstes gewonnen werden" (S. 274).

Es finden sich nicht viele Autoren, die für diese feineren Beziehungen und Differenzen einen Blick gehabt haben. Zu ihnen gehören SADGER[593], vor allem auch KLAGES[818] (S. 83), wenn er vom „harmonischen" Charakter spricht, der um den Preis der vollen Unmittelbarkeit der Lebensäußerungen den Kompromiß eines Stils erwarb.

Auch abnorme, d. h. bionegative Empfindungen und Gedankenverknüpfungen wie „déja vu" (s. a. PICKFORD[3122]) und Synästhesien (s. a. KATZ[1270], S. 2–4, KLOOS[1391], WELLEK[962]) können das Schaffen bestimmen (BIRNBAUM[605], S. 48 f.; vgl. a. REUTERSVÄRD[1325], der in diesem Zusammenhang bei den Impressionisten von „Violettomanie" und „Indigomanie" spricht, und DA SILVA und SOUSA[1345]). Eine leichte Vergiftung mit Alkohol, Opium usw. kann ebenfalls den Antrieb zum Schaffen erleichtern, die Stimmungslage verbessern, Unlustspannungen beseitigen, sie kann die Traumschaltung lockern, die Phantasie „beschwingen", unbewußten Trieben die Zügel in die Hand geben. Sie kann Konzeptionswert erlangen, wie es zahlreiche Künstler bezeugt haben. Für die Ausführung leistet aber die Vergiftung nichts und beweist damit wieder ihr Bionegatives hinsichtlich allgemeiner Lebenstüchtigkeit. Eine geschichtliche Würdigung der hohen Bedeutung des Freimachens der Traumschicht durch Gifte hat uns KLAGES[817] (S. 420) vermittelt.

Die Beziehungen des Alkohols zum Humor sind bekannt: Kraepelin spricht geradezu von Trinkerhumor. Beziehungen des Humors als Beitrag der Oralerotik zur Charakterbildung weist WINTERSTEIN[969] in einer psychoanalytischen Studie nach. „Damit steht auch in Einklang, daß viele Humoristen Trinker oder mindestens dem Alkoholgenuß nicht abgeneigt waren. Ich nenne bloß Namen wie Luther, Jean Paul, Fritz Reuter, Jeremias Gotthelf, Gottfried Keller, J. V. Scheffel und O. E. Hartleben . . . Mit der oralen Fixierung hängt auch die Gefräßigkeit zusammen (diese Eigenschaft wird von Gogol und Gotthelf berichtet)" (S. 521). Solche Grundstimmung kann mit ins Werk eingehen. So ist Reuters Humor gewiß nicht bloß aus der Konstitution [leicht zyklophren?] gewachsen, sondern auch aus der chronischen Alkoholeuphorie. Alkohol erleichtert die Umsetzung in die Tat (z. B. Verbrechen). Bei Fritz Reuter entspringen seine Trinkexzesse auch dem Drang nach Steigerung und freudiger Erregung (Winterstein[969], S. 522). Bismarck nahm „vor Reichstagsreden große Alkoholmengen" zu sich, „weil ihm dann die Rede besser gelang" (Jaspers[807], Birnbaum[615], S. 41). Vleuten[1355] hat einmal eine Umfrage bei 150 deutschen Dichtern und Schriftstellern umhergesandt. 115 antworteten; 12 davon lobten den Alkohol für die Konzeption, z. B. Bulcke; die Konzeption einer Idee erfolge „nicht ganz selten" durch alkoholische Wirkung; die Ausarbeitung würde gehemmt. Aber es wären (S. 91) „fast alle großen Humoristen der deutschen Literatur sehr dem Alkohol ergeben". Busse-Palma schrieb: „. . . Alkohol als Anregung ein Gott, aber ein Stümper bei der Ausführung" — „regelmäßiger Genuß vor der Arbeit . . . schädlich" — zweifellos richtig. Auffallend bei der Umfrage blieb, daß gerade die Bedeutendsten nicht geantwortet hatten (vgl. a. Roe[1329]). Roe[1331] untersuchte weiterhin 20 lebende amerikanische Maler; mit einer Ausnahme verneinen alle den Alkohol als Stimulans, obschon darunter 6 starke, 5 mäßige und 9 Gelegenheitstrinker waren. Auch Bunta[1218] verneint die anregende Wirkung des Alkohols auf das Werk (S. 75). Jedoch ist die Zahl der Berühmten groß, in deren Leben der Alkohol eine bedeutende Rolle spielte. Jacobson[691] führt (S. 153) eine bunte Liste auf. Charles Lamb, Watt, Whitman, Tasso, Swinburne, Byron, Verlaine, Goethe, Baudelaire, E. T. A. Hoffmann, Samuel Butler, Burns, Poe, Wilde, Horace, Coleridge, de Quincey, Ben Jonson, Aeschylos, Anacreon, Omar, Marlowe, Cervantes, Goldsmith, Addison, Swift, Steele, Pope, Gay, Bacon, Herrick, Balzac, Schiller, Dickens, Sheridan, Tom Moore, Catullus, Ovid, Alkibiades, Cicero, Hobbes, Rossetti, Thomson, Alfred de Musset, Gerard de Nerval, Guy de Maupassant, Lionel Johnson, Bürger, Richard Savage, Thomas Carew, Kleist, Thomas Parnell, Jack London, Richard de Gelienne, Dussek, Händel, Gluck, Turner, Cruikshank, Morland, Phil May, Viktor Daley, Franz Hals, Jan Steen, Carracci, Adrian Brouwer, Barbatelli.

Daß alle diese gemeinhin als anomal empfundenen Artungen und Zustände werkfördernd wirken, ergibt sich schon aus einem Grundgesetz künstlerischen Schaffens, der Forderung nach Übertreibung, nach Steigerung. Schon rein formal muß der Künstler stark übertreiben, wie die Plastik der Denkmäler, die Schauspielergebärde auf der Bühne, das Drama in seinen Konflikten zeigen. „Aber auch sonst", führt Müller-Freienfels[1298] (II, 2. Aufl., S. 43) sehr treffend aus, „wird in der Geistesgeschichte die Steigerung, ja die Übertreibung des Ausdrucks gesucht und der Ausdruck in dieser Tendenz gestaltet". In Delacroix's Tagebüchern wird „exagération" von der Kunst gefordert, und Strindberg sagt einmal, der Künstler müsse schreien, auch wenn er nur einen mittleren Schmerz ausdrücken wolle. Offenbar besteht ein allgemein menschliches Verlangen nach Übertrumpfung des Alltags, nach einer Steigerung des Erlebens, weil so das Lebensgefühl erhöht wird und urelementare menschliche Triebe befriedigt werden. „Über das Steigerungsphänomen in der Kunst" verdanken wir KAINZ[1267] (S. 82–90) eine wertvolle Arbeit. Bezeichnenderweise holt er sich Beweise bei E. T. A. Hoffmann und Hebbel. Beide waren so unzweideutig disharmonisch und bionegativ, daß selbst der Laie gewöhnlich nicht daran zweifelt. Der übertreibenden Maßlosigkeit ist häufig noch ein düsterer Ton des Unheimlichen beigesellt, wie wenn ein leises Grauen lautlos herüberhuschte aus einer jenseitigen Welt: so geistert es in den Werken der Manzoni und Wiertz, der Poe und Hoffmann, der Leopardi, Byron, Lenau und Schopenhauer und Kubin.

Es kann sogar, wie wir nun verstehen, körperliche Krankheit (s. S. 266 ff) als erregender Antrieb einmal günstig sein. „Recht unwohl", schreibt Hebbel (Tagebücher IV, 87). „Aber ich mach' die alte Erfahrung: das nützt der Arbeit. Nie blitzte das Gehirn mir mehr, wie heut'." Es entstehen bei ihm 1½ Akte des Demetrius, obgleich er, durch Rheumatismus verhindert, kaum imstande ist, sie niederzuschreiben (BEHAGHEL[1211], S. 12).

Auch das höchst wirksame, gruselige Doppelgängermotiv z. B. könnte ein Gesunder niemals aus warmblütigem Erleben so echt gestalten wie Maupassant (Le Horla), Dostojewsky (Der Doppelgänger usw.), Nerval (Aurora), Musset (La nuit de décembre). Coleridge und Baudelaire (Gedichte), Jean Paul (Siebenkäs u. a.), Raimund (Alpenkönig), Hoffmann (Elixiere des Teufels), Poe (William Wilson) und Wilde (Dorian Gray) (s. a. BAUDOUIN[716]). Alle diese Dichter waren ausgesprochen pathologisch und trugen in sich die Disposition zur Psychose; sie besaßen ferner, wie fast alle Bionegativen, eine besondere Betonung ihres Ich-Komplexes, ein abnorm starkes Interesse an der eigenen Person, ihren Zuständen und Schicksalen, endlich ein hohes Maß von „Spaltung der Persönlichkeit" (wie RANK[486] sich in seiner hervorragenden Arbeit über das Doppelgängermotiv ausdrückt), d. h. Mangel an zentraler, zusammenhaltender Ichkraft, Neigung zur Dissoziation und ein Bewußtsein dieser Spaltung. Das Erlebnis des Doppelgängertums (Schatten, Spiegel, Portrait oder leibhaft) trägt deutlich archaischen Charakter (das Bild für die Realität). In der Projektion des eigenen Ich nach außen kennzeichnet sich teils die pathologische Selbstliebe („primitiver Narzißmus"), teils eine pathologische Angst vor dem Ebenbild des eigenen Ich, die sich bis zur Paranoia steigern kann. Todesfurcht, Angst vor dem Verlust des Ich, oder Angst, durch das eigene Ich verfolgt zu werden, spiegelt sich darin. Die abnorme Selbstliebe des Bionegativen und zugleich das unheimliche Gefühl der eigenen Dissoziation, des Wogenden, Unsicheren, am Ende einmal Zerfließenden der eigenen Seele projiziert sich nach außen in Gestalt eines unheimlichen Doppelgängers. Eine somatische Deutung des Doppelgängermotivs gibt KLAGES[821] in seiner Studie über das Körperschema (um die Schilder sozusagen, das Raumbild, das jeder von sich hat); er erklärt die Doppelgängerphänomene als ein linksseitiges Thalamussyndrom. Zu Körperschemastörungen komme es auch durch toxische Einwirkungen: Meskalin, Lysergsäurediäthylamid.

die Schilderungen dazu ab Seite 321

Das Psychopathologische, Bionegative hat Eigengesetzlichkeit, Eigenbewegung. Mit einer neuen geistigen Stellungnahme öffnet es neue Welten, weist neue Möglichkeiten des Erlebens auf.

Die Fermentwirkung des eigengesetzlich Bionegativen für alle Kultur, Religion, Philosophie und Kunst kann gar nicht hoch genug veranschlagt werden. Hinsichtlich der Künste im einzelnen ist dabei zu betonen, daß Dichtung, Musik und Schauspiel eindrucksvoller und affektiver als Malerei und Skulptur wirken. Schon in den beiden bildenden Künsten hat sich feststellen lassen, daß sich in der Malerei, als der stärkeren Ausdruckskunst, auch mehr Bionegative betätigen als unter Bildhauern. So beschreibt PANNENBORG[1303] (S. 31) den Bildhauer: „Statt der zersplitterten Persönlichkeit des Malers finden wir einheitliche, ganze Menschen: innere Harmonie, Übereinstimmung, Denken-Handeln und eine kontinuierliche Entwicklung sind vorhanden, die Stimmung ist gleichmäßig." Er spricht von „Pflichtmenschen mit festen Gewohnheiten" — „Kleben an der Scholle". Pannenborg findet sie schwerfälliger, ernster pünktlicher, verschlossen, zurückgezogen, kontemplativer: „die Visionäre fehlen hier." Wir fügen noch hinzu: Die Skulptur erfordert genaue und sehr exakte Arbeit und große Ausdauer, so daß die Bionegativen gewöhnlich versagen; die Bildhauerei sondert sie aus. Bei den Malern findet PANNENBORG[242], daß ihre Emotionalität „bedeutend höher als die des normalen Menschen" ist. Sie sind „nicht gewissenhaft und nicht pünktlich", aber arbeitsam und beharrlich beim Malen. Es wird bei 27% „das Kindliche in ihrem Auftreten" hervorgehoben; sie sind „schwärmerisch", „mit ihrer zeitweisen Umgebung nicht zufrieden", ausgesprochen „ungeduldig", „freiheitssüchtig", „unordentlich". Anscheinend sind auch unter PANNENBORGS[241] Musikern viele Bionegative, wie bei denen von HAECKER und ZIEHEN[293]. Jedenfalls stimmen seine Ergebnisse vollkommen mit dem überein, was wir an den Berühmten sehen. In Dichtung und Musik finden sich mehr Bionegative als in der bildenden Kunst und in dieser wiederum mehr bei den Malern als bei den Bildhauern.

Wir kommen zum Abschluß dieses Abschnitts und lassen noch einmal HANS BINDER[679] zu Wort kommen, weil seine Auffassungen sich völlig mit den von uns seit jeher vertretenen decken, wenn er sagt: „Auch die seelischen Abnormitäten, also die Psychopathien und affektiven Fehlentwicklungen können auf die schöpferische Produktion einerseits anregende, andererseits störende Wirkung haben. Vor allem ist auch hier festzuhalten, daß das eigentlich Geniale einer Leistung nicht aus der Psychopathie ihres Urhebers, sondern nur aus seiner besonderen geistigen Begabung stammt. Die Psychopathie macht nicht aus einem bloßen Talent ein Genie. Wenn aber [und das ist besonders hervorzuheben! K.] die besondere geistige Begabung des echten Genies vorhanden ist, dann vermag eine psychopathische Affektivität die Entfaltung dieser Begabung und ihre Entäußerung in Werken manchmal entschieden zu fördern" (S. 47). Und auch dem schließen wir uns an: „Aus Krankheit oder Abnormität allein ist noch nie ein geniales Werk entstanden. Psychopathologische Momente können aber sehr wohl als Anregung für die aus gesünder Quelle fließende schöpferische Leistung wirken, so daß diese manchmal durch seelisch abwegige Tendenzen stark gefördert wird, bereichert und auch vertieft zu werden vermag." Als

Ergänzung hierzu BADER'S[1371] Auffassung, daß „Psychose einmal bahnbrechend wirken kann, indem sie ein durch traditionelle Gelegenheiten und allerlei Hemmungen verdecktes Talent entfesselt und zum schöpferischen Durchbruch bringt" (S. 152).

„Andererseits", schließt BINDER[679], „darf aber nicht vergessen werden, daß das Pathologische die Schaffensvorgänge ebenso stark beeinträchtigen und stören kann" (S. 58). Für alle diese Behauptungen brachten wir Beispiele in Fülle. Jedoch: „die eigentliche Grundlage der Kultur stammt von den geistig gesunden Menschen. Das Psychopathologische allein kann keine geistigen Werte verwirklichen; es kann jedoch den Aufbau der Kultur nicht selten verfeinern und bereichern, wenn es sich als Ferment (»pathoider Reiz«, der Verf.) in gesundes geistiges Schaffen einfügt. Der Fortbestand und die Weiterentwicklung der Kultur werden aber nur dadurch gewährleistet ,daß pathologische Einflüsse stets in normale geistige Gestaltungskräfte einbezogen, von ihnen gelenkt und durch sie ausgeglichen werden" (S. 59).

III. Die Wirkung des Bionegativen auf den Ruhm

Nachdem die Auswirkungen des Bionegativen auf den Schöpfer und sein Werk beleuchtet wurden, erhebt sich nun die Frage, wieweit gerade das Bionegative dazu angetan ist, seinem Träger zum Ruhm zu verhelfen.

Es ist eine im Laufe der Geschichte häufig wiederholte Erfahrung, daß das, was gestern noch als „verrückt" galt, heute schon von der Menge als „normal" bezeichnet und als positiver Wert anerkannt wird. Dabei drängt sich unwillkürlich der Vergleich mit der Kleidermode auf. Auch hier heißt es anfangs „verrückt", doch schon nach kürzester Zeit wird jedermann die in Mode gekommene Kleidung tragen und sie kleidsam und geschmackvoll finden; und nichts anderes kann mehr gefallen.

Nicht aus der Kenntnis der Persönlichkeit Beethovens, sondern aus der Kenntnis seiner Musik (VII. Symphonie) erklärte Carl Maria von Weber: „Nun haben die Extravaganzen dieses Genius das Non plus ultra erreicht; Beethoven ist nun ganz reif fürs Irrenhaus" (GÖLLERICH[1584], S. 51). Auch Richard Wagners Werk wurde zuerst für pathologisch gehalten (GRUHLE[171], der anscheinend darüber entrüstet ist). Für einen Psychiater, der die Dinge von unserem Aspekt aus betrachtet, besteht numehr, nach unserer langen Wanderung, kein Grund, darüber erstaunt zu sein. Weber hatte in seiner Art ganz recht, und auch die Anfangsgegner von Wagner, z. B. Nordau, urteilten nicht falsch. Man darf den Ausdruck „verrückt" nur nicht rein psychiatrisch verstehen; zunächst ist damit unsinnig, „spleenig", abwegig gemeint. Nimmt man „verrückt" »cum grano salis«, so ist die Musik Wagners, ebenso wie die Beethovens tatsächlich verrückt gewesen, nämlich in Gestaltung und Ausdruck eigengesetzlich im Verhältnis zur gewohnten und anerkannten Kunst ihrer Zeit und von bionegativen Zügen geprägt und durchsetzt. Natürlich war es ein großer Irrtum von Weber und von Nordau, wenn sie sagten: weil verrückt, darum minderwertig. Es müßte im Gegenteil heißen: weil bionegativ befruchtet, daher neuartig, originell und eine neue Erlebnismöglichkeit für Millionen bietend. „Einer, der von der Poesie lebt, hat das Gleichgewicht verloren; eine übergroße Gänseleber, sie mag noch so gut schmecken, setzt doch immer eine kranke Gans voraus", schreibt Clemens von Brentano an seine Schwester Bettina (z. n. NOACK[447], S. 249). WERNER[2505, 2506] macht darauf aufmerksam, daß Sokrates öfters als halbverrückt bezeichnet wurde, und daß die Jesuiten seit 1640 von Luthers „Wahnsinn" sprachen. Auch „Goethe galt in seinen früheren Lebensjahren vielfach für irre". Ibsen wurde von den Zeitungen „reif fürs Irrenhaus" gescholten. Bismarck wurde von Unzähligen für verrückt erklärt. Es erschien sogar eine psychiatrische Pathographie mit entsprechender Diagnose 1866 über ihn. Von Zeppelin hieß es vor seinem Erfolg häufig, er gehöre in eine Anstalt. Schließlich möchten wir noch darauf hinweisen, daß sowohl Jesus wie auch Mohammed zu ihrer Zeit für „von Sinnen" oder für „besessen" gehalten wurden. Oft erscheint es auch heute noch recht bequem, Gegnern, vor allem politischen, entweder Geisteskrankheit oder womöglich Homosexualität zu unterstellen, um sie auf diese Weise gesellschaftlich und moralisch zu diffamieren und somit mundtot zu machen.

Es zeigt sich demnach, daß das Abnorme des Bionegativen (und damit auch seine Leistung) leichter aus dem Rahmen fällt und damit die Aufmerksamkeit auf sich lenkt. In diesem Sinn äußert sich auch GOTTFRIED BENN[717], seiner nihilistisch-morospessimistischen Grundhaltung entsprechend, wie folgt: „Der größte Teil der Kunst des vergangenen Halbjahrtausends ist Steigerungskunst von Psychopathen, von Alkoholikern, Abnormen, Vagabunden, Armenhäuslern, Neurotikern, Degenerierten, Henkelohren, Hustern —; das war ihr Leben, und in der Westminsterabtei und im Pantheon stehen ihre Büsten — und über beiden stehen ihre Werke, makellos, ewig, Blüte und Schimmer der Welt" (S. 52).

Dieser Ruhm braucht aber nicht immer auf Leistung zu beruhen. Es kann auch geschehen, daß das ungewöhnliche Schicksal eines Bionegativen, wie es z. B. durch Selbstmord, Verurteilung oder geistige Umnachtung erlitten wird, die Aufmerksamkeit auf seine Begabung lenkt, und sein Werk aus vielen anderen, vielleicht gleichwertigen, heraushebt. Schon als Unberühmter kann der Bionegative seinen Zeitgenossen leichter die Einzeltöne zum numinosen Akkord liefern. Auffallende Mimik, extravagante Kleidung und Haartracht, arrogante Haltung und geltungsbedürftige Pose, die Exzentrizität der Gefühls- und Handlungsweise, die Unberechenbarkeit von Stimmungen und Launen, das Immer-anders-sein-als-Andere können für den empfänglichen Betrachter unschwer ein energicum, ein mirum, ein tremendum darstellen. Erst recht wird der Bionegative als Berühmter die einzelnen Töne des numinosen Gefühlsakkordes bei der Masse der Menschen zum Erklingen bringen, so daß sie ihn als außerordentlich und schließlich als genial erleben.

Das mirum ihrer „Sendung" (geboren aus der, ihren Zeitgenossen und ihren späteren Verehrern nicht bekannten Psychose), das energicum ihrer durch nichts zu beirrenden Selbsttreue (Wahnbildung), das tremendum des Scheiterhaufens (als letzte Konsequenz des Wahnes) haben Jeanne d'Arc zur Nationalheiligen ihres Vaterlandes werden lassen, nicht aber ein schöpferisches Talent oder eine Begabungsleistung. Als tremendum erscheint der Selbstmord von Kleist, Chatterton, Weininger; als tremendum erscheint auch der frühe Tod von Raffael, Mozart, Byron, Büchner, Körner, wenngleich dieser frühe Tod auch in einer bionegativen Anlage begründet sein kann. Als tremendum wirkt auch die Psychose von Tasso, Hölderlin, Maupassant, Nietzsche, Schumann, van Gogh und Strindberg und setzt so ihren Trägern mit dem Dornenkranz des Leidens und Opfers für die Menschheit zugleich die Ruhmeskrone aufs Haupt. Von Quincey lebt als ein mirumtremendum heute nur noch sein „bestes" Werk: Die Bekenntnisse eines Opiumessers. Wilde wäre vielleicht schon halb vergessen, wenn nicht das tremendum seiner Kerkerhaft, die Folge einer bionegativen Anlage, ihm bei jeder neuen Generation wieder neue Berühmtheit verschaffte. So wurde auch Amiel, der Genfer Philosoph, gerade durch das mirum seines Tagebuches berühmt. „Gerade seine Schwäche hat seinen Namen überleben lassen, und das Dokument seiner Schwäche, sein vieltausendseitiges Tagebuch, ist die Quelle seines Nachruhms geworden" (BIRNBAUM[605], S. 162).

Schließlich kann auch schon das Psychopathologische allein, ohne irgendeine von der Masse der Menschen als positive- und Genußgröße bewertete Leistung, als ein tremendum, einen gewissen Ruhm bringen. Beispiele dafür sehen wir bei vielen der Cäsaren, bei Fanatikern, Demagogen und vielen (halb oder ganz kranken) Verbrechern. Der Mangel an Anpassungsfähigkeit, wie wir ihn bei diesen meist unbegabten Bionegativen beobachten können, ihre Reizbarkeit, Unverträglichkeit, Unbeständigkeit, ihr Reizhunger und ihr Eigensinn, ihre Geltungssucht und ihr krankhafter Größenwahn werden Quellen zum Kampf mit der Gesellschaft und treiben diese Abwegigen zum Verbrechen. Als Verbrecher werden sie von der Gesellschaft geächtet, verbannt, eingekerkert, ausgelöscht. Ergibt sich aber durch besondere Umstände der Fall (durch soziologische Konstellation), daß diese Bionegativen wider alles Erwarten sich durchsetzen (s. a. Hitler), dann wird die frühere soziale Minderwertigkeit, die bionegative Eigengesetzlichkeit, das Verbrechertum plötzlich als eventuell sogar ethischer Erfolg gerühmt, als Größe, die zu Unrecht nicht anerkannt wurde. Die unerhörte Kühnheit, der Wagemut, »Gigantentum und Titanentrotz« werden gefeiert, und der Weg zum Ruhm ist frei.

Bei vielen der Berühmten war die sexuelle Anomalie stark an der Ruhmbildung beteiligt. Manche bekannte Namen sind allein durch sie zu weltweiter Berühmtheit gelangt, wie z. B. Sade und Sacher-Masoch. Sehr oft hat der Mangel an Selbstzucht, das Freisein von Hemmungen, ein rücksichtsloser, unverhüllter, nackter Ausdruck, Aufsehen erregt und Ruhm verliehen, wie etwa bei Rousseau oder bei Strindberg.

Letztlich kann auch ein an sich oder als Folge einer Psychose kaum mehr verständlicher Inhalt eines Werkes, besonders eines Gedichtes, auf zahlreiche Menschen faszinierend wirken und wird dann besonders leicht berühmt, wenn das Werk von einem schöpferischen Talent getragen wird, dessen Größe auch im nicht mehr Verständlichen noch erahnt werden kann (Hölderlins „Nachtgesänge").

Wie wir immer wieder sehen, leistet eine Mischung von Talent und Bionegativem (bis zur Psychose) für den Eindruck (im Sinne des numinosen Gefühlsakkordes) und damit den Ruhm mehr als ein gesundes Talent allein. Natürlich kann auch einmal das Umgekehrte der Fall sein, daß das Bionegative die Produktivität erheblich lähmt oder zerstört. So kann eine Psychose hochwertiges Schaffen für immer vernichten (Nietzsche und Hölderlin in ihrer letzten Lebensphase). Eine Depression kann jegliche Produktivität durch Schwinden vitaler Grundelemente zum Erlöschen bringen. Trotzdem darf man den außerordentlichen großen genetischen Wert des Bionegativen für den Genieruhm nicht unterschätzen (auch im Hinblick auf die Kultur).

Zwar erleichtert die Verbindung von Bionegativem mit Talent bzw. schöpferischer Leistung die Entstehung des Ruhmes in außerordentlicher Weise, doch zeigt sich auch immer wieder, daß selbst ohne Talent das Bionegative ‚der „Irrsinn“ eher berühmt macht als Gesundheit, denn „Irrsinn“ fällt ganz allgemein schnell auf, macht starken Eindruck und haftet fester im Gedächtnis. Das beweisen auch die vielen Sektierer. FOREL[535, 536] hat einmal gesagt, Genialität sei nicht nötig, um eine größere Masse menschlicher Schafe zu suggerieren. Verbohrtheit und hirnverbrannte Grillen, besonders solche von mystischem Charakter, genügten. Bei Paranoiakranken habe der pathologische leidenschaftliche Eigensinn und der barocke Unsinn ihres Werkes eine einzigartige Kraft; die sinnlose leidenschaftliche Überzeugung, mystisch angehaucht, habe bedeutende Suggestivkraft und lasse sie mit genial verwechseln (vgl. a. SPECHT[933]).

Um Ruhm wachsen zu lassen, bedarf es stets, wie wir schon früher gesehen haben, einer Gemeinde, die den numinosen Gefühlsakkord empfindet. Oft ist es so, daß die ersten Mitglieder dieser Gemeinde selbst Bionegative sind, da die vom schöpferischen Genialen, besonders dem bionegativen, angeschlagenen Saiten des numinosen Akkordes dank der psychischen Aufgelockertheit und der oft überdimensionalen Gefühlsskala (auch oft des Reizhungers) beim Bionegativen eher und tieferen Widerhall finden. Manchmal ist es auch ein bionegativer Kongenialer, der sich als erster in Persönlichkeit und Werk einfühlen kann und von ihm angezogen wird. So hat Baudelaire (als Pressemächtiger) den Ruhm von Poe begründet, indem er ihn rühmte und übersetzte. Swift und Rousseau liebten Tasso, und Haller wiederum schätzte Swift. Ampère gefiel sich in der Nachahmung Rousseaus, und Baudelaire fühlte sich außer von Poe auch von E. T. A. Hoffmann angesprochen. Was war natürlicher, als daß diese Berühmten die von ihnen Verehrten durch das Gewicht ihrer Persönlichkeit weiter bekannt machten. Wie das Bionegative gleich einer Infektion von einem Einzelnen auf eine große Masse übergehen kann, um hier eine psychische Epidemie auszulösen, kann auch sehr anschaulich bei den Sekten verfolgt werden (z. B. bei den Mormonen: KALB[1065], ED. MEYER[1099], KURTH[1073]). Oft schwebt allein schon im äußeren Eindruck das Bionegative ganz unabwägbar mit, manchmal völlig maskiert. Es kann eine dunkle Ahnung von etwas Besonderem, Numinosen aufsteigen lassen. Für die erste Ruhmbildung, für die Gewinnung von Anhängern, einer Gemeinde, von Jüngern und Aposteln bedeutet das Anklingen der Töne des numinosen Akkordes einen Vorsprung vor dem unauffälligen Normalen und Gesunden.

Wir haben uns immer wieder davon überzeugen können, daß das Werk, die Persönlichkeit seines Schöpfers und dessen Schicksal im allgemeinen nur Einzeltöne des numinosen Akkordes anschlagen und nur einen Teilruhm begründen kann. Erst die Verschmelzung von Werk, Person und Schicksal ergibt durch den Zusammenklang der Einzeltöne in der Harmonie des numinosen Akkordes den Ruhm, aus dem allerdings der Beiklang des Bionegativen, wie wir gesehen haben, nicht fortzudenken ist. Manchmal sind Person und Schicksal wichtiger als das Werk, besonders, wenn einige Jahrhunderte vergangen sind. Dann kann es geschehen, daß die neuschöpferische geistige Leistung, die vorher Kennzeichen und Wertung des Genies bedeutete, in den Hintergrund tritt gegenüber dem Persönlichkeitsideal, das der Gemeinde vorschwebt, und mit dem sie sich identifizieren möchte. Sollen wir noch einmal ausführen, wieviel Klang gerade die Töne der Persönlichkeit und ihres Schicksals dem Akkord geben: Zauber und Schönheit, ausgestrahlt von der Person bei Raffael, Leonardo, Goethe, Körner, Hölderlin; Größe und Wucht bei Bismarck, Tatkraft und mitreißende Energie bei Napoleon, Form- und Ausdruckstalent bei Tizian und Rubens, Intelligenztalent bei Leibniz. Auch ein glückliches Schicksal wie bei Goethe kann einer späteren Gemeinde ein positiver Reiz bedeuten. Trotzdem gibt gerade das Bionegative dem Gesamtbild die Züge des „Genialen", des „Irrationalen". Konkordiert dieses Gesamtbild allerdings nicht mit dem Ideal einer Zeitepoche, so wird es umgeformt und teils idealisiert, teils rationalisiert. Je emphatischer die „Gesundheit" eines Genies betont wird, um so wahrscheinlicher bestehen unbewußte oder auch bewußt negierte Zweifel des also Preisenden an seinem Idol (oft z. B. auch gegenüber Goethe). Dem Alkoholismus Grabbes, Kellers und Hoffmanns wird durch verstehende Erklärungen der Makel genommen, der ihr Idealbild verunzieren könnte, oder er wird völlig totgeschwiegen wie bei Beethoven. „Ich erinnere", sagt MOLL[592] (S. 4), „an die homosexuellen Gedichte Michelangelos, die des Künstlers Neffe so umänderte, daß man glauben sollte, Frauen, nicht aber männliche Personen seien hier besungen worden". Solche Darstellungen mögen für den Schulunterricht oder vielleicht auch noch für die breite Menge erlaubt und gut sein; biographische und pathographische Untersuchungen jedoch sind dazu da, Tatsachen zu beschreiben und der Wahrheit nicht aus dem Wege zu gehen. Auch vermag keine Idealisierung letztlich die bionegativen Züge völlig auszulöschen; ja, es ist sogar notwendig, daß sie, den numinosen Akkord untermalend, mitschwingen und dem „Irrationalen" eine bleibende Betonung geben — auch für die große Masse der Verehrer (die Gemeinde).

Wir fassen noch einmal zusammen: Wenn das revolutionierend Neue, herkömmliche Traditionen verlassend und verachtend, erstmalig an die Öffentlichkeit tritt, wendet sich die Umwelt meist empört dagegen. Im Laufe der Zeit jedoch, in der dieses Neue von Zeitgeschmack und Zeitgeist assimiliert wird, erblickt die die Umwelt verkörpernde Menge in dem zuvor abgelehnten Werk eine sie ansprechende und erstrebenswerte Genußgröße und verehrt den Schöpfer dieses Werkes als Genie. Da nun aber der bionegative Hochtalentierte aus den Gründen, die wir früher dargelegt haben, die größere Fähigkeit und Möglichkeit besitzt, der Menge diesen Genuß zu bieten als der im landläufigen Sinne gesunde Hochtalentierte, wird er eher zum Genie. Dazu muß noch einmal betont werden: nicht „das" Genie (im Sinne des schöpferischen Hochtalentes) ist bionegativ, sondern der hochtalentierte Bionegative wird von der Umwelt eher zum Genie erhoben als der hochtalentierte Gesunde. Gerade die seiner Natur beigemischte Disharmonie macht den größeren Eindruck und übt die stärkere Wirkung aus. Außerdem trägt der hochbegabte Bionegative die günstigsten Bedingungen für das Kunstschaffen in sich selbst, wie wir in dem Kapitel „Die Wirkung des Bionegativen auf das Werk" aufgezeigt haben. Gerade die erfolgreichsten Genies der Kunst waren darum in großer, fast überwältigender Zahl Bionegative. Der Gesunde vermag meist nicht zu schaffen, wonach die Menschen sich sehnen. Im fehlt Kraft und Tiefe des Ausdrucks und jenes intuitive Einfühlen und Mitschwingen, das beim Bionegativen natürlicher Ausfluß seiner Artung ist. Weil Rücksichten und Bedenken fortfallen, wird das Geschaffene unmittelbarer, flüssiger, schwungvoller, gleichsam aus einem Guß. So finden wir gerade unter den großen Ausdruckskünstlern ausgesprochene Bionegative wie z. B. Michelangelo, Goethe, Beethoven, Wagner. Angenommen, wir setzen bei zwei Menschen ein gleich großes Form- und Gestaltungstalent voraus, welcher von ihnen wird wohl eher dazu fähig sein, Werke wie Werther, Faust, Hamlet oder Penthesilea zu verfassen? Der ruhige, ausgeglichene, sachlich denkende und sich den realen Gegebenheiten in angemessener Weise und Bescheidung anpassende Wirklichkeitsmensch? Oder der disharmonische, zerwühlte, von Affekten durchwogte und überwältigte, innerlich aufs äußerste gespannte Bionegative, der sich zerquält und ständig mit sich ringt? Die Antwort kann nach allem vorher Ausgeführten nicht mehr schwerfallen. Sie lautet: Bei gleich großem Talent siegt bei der Ruhmgewinnung stets der Bionegative über den Gesunden. Das Bionegative steigert und differenziert die künstlerische Leistungsfähigkeit und tritt somit als genetischer Wert ins Werk ein. „Irrsinn", d. h. in unserer Deutung das psychisch Bionegative, wird als mirum-tremendum und damit als Teil des numinosen Akkordes von der Gemeinde (im weitesten und allgemeinsten Sinne) erlebt und wird dadurch eher berühmt als das Gesunde. Das mit dem Bionegativen durchtränkte und auf diese Weise erregender wirkende Werk findet eher ein Echo bei der Gemeinde als das gesunde, die Norm ausdrückende. Den Vollklang des numinosen Akkordes vermag allerdings weder das Werk, noch die Person, noch ihr Schicksal allein zu erzeugen, sondern erst die Verschmelzung von Werk, Person und Schicksal, wobei das Bionegative zu allen drei Klangelementen des Akkordes als ergänzender Unterton mitschwingt. Und gerade das Psychopathologische, das gleichsam als Emanation aus dem Bionegativen hervorgeht, verleiht oft den Dauerruhm.

Anhang: Die Wirkung körperlicher Krankheit auf das produktive Schaffen

Bei Erörterung des Krankhaften, in unserer Diktion des Bionegativen, ist fast stillschweigend von der Voraussetzung ausgegangen worden, daß damit seelische Krankheit gemeint ist. Doch zeigen die Biographien der meisten Berühmten, daß sie auch körperlichen Krankheiten unterworfen waren und an ihnen litten. Diese körperlichen Krankheiten in ihrer Bedeutung für den betroffenen Menschen und sein Werk sollen kurz beleuchtet werden, zumal in einem Zeitalter sogenannter psycho-somatischer Denkweise in der Medizin (die jedoch älter ist als ihr moderner Name) Körper und Seele auch in ihren Krankheiten nicht völlig getrennt gesehen werden können. Die im speziellen Teil der Einzelpathographien häufig zu findenden Bemerkungen über körperliche Krankheiten und Körperanomalien (s. d.) sollen hier in einer kurzen Überschau zusammenhängend erfaßt werden, besonders dann, wenn sie von typischer und nachweisbarer Wirkung auf das produktive Schaffen waren.

So wie die seelische Erkrankung der schöpferischen Produktion ihren Stempel aufdrücken kann, so wird jegliches Schaffen — wenn auch meist in weniger auffallender und erkennbarer Weise — durch körperliche Krankheit beeinflußt und modifiziert. Meist beeinträchtigt und lähmt die Körperkrankheit die Schaffenskraft, doch gibt es auch hier rein biologisch Ausnahmen wie die Tuberkulose und die Paralyse (welche allerdings trotz organisch-körperlicher Ursache eigentlich mehr den psychischen Erkrankungen zuzurechnen ist), die in ihren Anfängen stimulierend wirken und zu einer Steigerung der Produktivität führen können, möglicherweise im Sinne des schon zitierten „pathoiden Reizes".

Daß die Tuberkulose gleich dem Gift des Alkohols und anderen Giften (s. d.) in gewisser Weise Anregung sein kann, haben verschiedene Autoren bei ihren Studien der Berühmten festgestellt. So weist schon 1917 Jacobson[691] auf die Toxine der Tuberkulose hin und glaubt, daß diese Einfluß auf das Wirken vieler Berühmter, die von dieser Krankheit befallen waren, ausübten. An bekannten Namen nennt er in bunter Folge: „Charlotte Bronté, Rousseau, Milton, Ruskin, Kingsley, Locke, Hawthorne, Robert Pollock, Michael Bruce, Channing, Kant, Thomas Ingoldsby, Béranger, Hannah More, Madame de Staël, James Ryder, Randall, Scott, Shelley, Keats, Tom Hood, Sterne, Elizabeth Barret-Browning, Molière, Thoreau, Stevenson, Lanier, Rachel, Richat, Calvin, Watteau, Laënnec, Bastien-Lepage, Emerson, Jane Austen, Francis Beaumont, Spinoza, David Gray, Georges de Guérin, Voltaire, Amiel, Nevin, [Carl Maria] v. Weber, Paganini, Washington, Irving, John R. Green, Richard Baxter, Marie Bashkirtseff, Hurcell Froude, Richard Lovelace, George Herbert, John Addington, Symonds, Westcott, Adelaide Ann Procter, Joseph Rodman, Drake, Kirk White, E. A. Poe, N. P. Willis, George Ripley, Grace Agullar, Steven Crane, H. C. Bunner, John Stirling, J. T. Headley, Henry Timrod and Paul Lawrence Dunbar" (vgl. a. Jakobson[692]). Nach Szirmay-Pulszky[698] erlag z. B. auch der Mathematiker Abel einer Tuberkulose. Moorman[693] führt ebenfalls Berühmte an, die durch das Gift der Tuberkulose einen gewissen Anreiz für ihr Schaffen erlebten. Er erwähnt Eugène O'Neill (S. XIV; vgl. a. Myers[2974]), John Keats (S. XVIII und S. 247; vgl. a. Pitfield[2544]), Goethe und Schiller (S. 51), Catherine Mansfield (S. 144), Voltaire (S. 145), Marie Bashkirtseff (S. 74), Molière (S. 170), Francis Thompson, bei dem sich Opiatmißbrauch der Tuberkulose zugesellte (S. 186), Shelly (S. 205), sowie Stevenson und Chopin (S. XIV; vgl. a. Cabanès[1848] und Ustvedt[1869]). Ebstein[690] vertritt gleichfalls die das Schaffen intensivierende Wirkung der Tuberkulose, eine Wirkung, die auf der durch die spezifischen Toxine ausgelösten Steigerung des Lebensgefühles beruht. Erich Stern (z. n. Moorman[693]) nennt als Beispiel für die toxische Aktivität des Koch'schen Bazillus Leben und Werk des Dichters Novalis, der den Ansporn durch die

Krankheit auch subjektiv empfand. Viele Beispiele bringt auch BRAUN[687], der sich ausschließlich mit „Krankheit und Tod im Schicksal bedeutender Menschen" beschäftigt und ihre Krankheiten, auch die körperlichen und besonders die zum Tode führenden, zusammengetragen und aufgezeichnet hat. Auch Braun anerkennt die Leistungssteigerung durch die Tuberkulose wie auch durch die Lues. Bei der Letzteren sucht er sie in der folgenden Weise zu erklären, daß es beim Übergang von der Lues in die Paralyse vielleicht auf der Basis von Gefäßveränderungen zu einer durch sie bewirkten Gehirnhyperämie komme.

Auch abgesehen von der durch Lues bedingten Paralyse und der Lues cerebrospinalis (s. d.) sind Nervenleiden die lähmenden Begleiter mancher Großer gewesen. Heine z. B. fesselte eine spinale progressive Muskeldystrophie jahrelang an seine „Matratzengruft", und der lebensfrohe Pykniker Tischbein (1750–1812), der als vielseitig Begabter neben seiner Malkunst auch dichtete, litt seit 1790 an einer Armlähmung nach Schlaganfall.

In mehreren Arbeiten hat sich auch WILLMS[700, 701, 702, 703, 704] mit den körperlichen Erkrankungen der Berühmten beschäftigt, wobei er immer die Gruppen mit gleichen Leiden zusammenfaßt.

Zunächst seien die von WILLMS[700] herausgestellten berühmten Typhuskranken angeführt. Es sind Büchner (vgl. a. KERNER[1677]), Hauff, v. Platen, Immermann, Mozart, Königin Luise v. Preußen (auf der Flucht), Helmholtz, Liebig, Anzengruber, Böcklin, Spitzweg, Gottfried Keller, Ludwig XIV., George Sand (S. 121–126). Übrigens erkrankte auch der Maler Tischbein an Typhus zu einer Zeit, als er schon durch seine Armlähmung behindert war.

Auch die Appendicitis hat WILLMS[701] interessiert, eine Erkrankung, die mitunter ein schaffensreiches Leben jäh beendete. Willms zählt in bunter Folge auf: Erasmus v. Rotterdam, Therese Neumann (von Konnersreuth), Hans Thoma, Segantini, Frank Wedekind, die Schauspieler Heinrich George, Paul Kemp, Just Scheu sowie den Reichspräsidenten Friedrich Ebert (S. 25–31).

Vom gleichen Autor stammt die Zusammenstellung berühmter Leberkranker (WILLMS[702]), unter denen er die folgenden aufführt: Franz v. Sales, Charlotte v. Lengefeld, Johann Heinrich Voss, Friedrich Wilhelm I. von Preußen, Gauguin, Nietzsche, Jules de Goncourt, Racine, Adam Gottlob Oehlenschläger, einen dänischen Dichter (1779–1850), Bellini, Georges Bernanos (1888–1948), der an Leberkrebs starb und Wolfgang Borchert (1921–1947), der einem Leberkoma als Folge einer an der Ostfront durchgemachten Hepatitis erlag. Adalbert Stifter, dem als offizielle Todesursache ein Leberleiden zugeschrieben wurde, endete, wie inzwischen festgestellt wurde, durch Suicid nach schwerster Depression (S. 111–128 und S. 145–148). Auch die Malerin Käthe Kollwitz war leberleidend [K.].

Von WILLMS[703] stammt auch eine Arbeit über Gelenkrheumatismus bei berühmten Persönlichkeiten, unter denen der Autor die folgenden anführt: den Afrikareisenden Wißmann, Friedrich Albert Krupp, Anselm Feuerbach, Marquise de Sévigné, Marie v. Moltke, Richard Tauber (S. 217–221 und S. 241–243).

Weiterhin ist noch auf eine Arbeit von WILLMS[704] hinzuweisen, die sich mit Hautentzündungen, Furunkulose und ähnlichen Krankheiten berühmter Menschen befaßt. Es wird vor allem Philipp II. von Spanien beschrieben, der an einer ekelerregenden Furunkulose litt und auch daran zugrunde ging (S. 533). Auch König Herodes d. Gr. (73–4 v. Chr.) litt an Hautjucken, „Geschwüren an den Genitalien, wobei sich von außen her durch die in den heißen Ländern herrschende Fliegenplage Maden entwickelt haben mögen". Ordnet man seine Plagen, die sich vor und nach der Infektionskrankheit entwickelten, dann lassen sich unschwer zwei Gruppen herausschälen, die sich gegenseitig bedingen. Da ist einmal der Säuferwahn, das delirium tremens, mit Gesichtstäuschungen, Verfolgungswahn, Eifersuchtswahn, Anfällen von Grausamkeit bei Stimmungswechsel. „Ursache des Trinkertums war vielleicht ein Diabetes mit den typischen Merkzeichen" (WILLMS[704a] S. 288–289. Hier auch weitere Quellen über H., s. Lit.-Verz.). Schließlich beschreibt WILLMS[704b] auch den Arzt und Revolutionär Jean Paul Marat, einen „buckligen Wuchskrüppel", der offenbar ebenfalls Diabetiker war: „Warum aber verweilte der Volksbeglücker M. viele Stunden im Dauerbade? Der seelisch abwegige, exzentrische M., der um einer weltverbessernden Idee willen zum Massenmörder wurde und kurzerhand unter das Fallbeil legte, wer nicht dachte und handelte, wie er und seine Partei es wollten, war körperlich-wirklich krank. Plagte doch der Durst den Grausamen, obendrein ein hartnäckiger Ausschlag am Skrotum und Damm. Die französischen Forscher Corlieu und Cabanès haben nachgewiesen, daß beide Dauerleiden von einer Zuckerkrankheit herrührten ... Das Dampfbad half wenigstens, den lästigen und quälenden Juckreiz zu dämpfen" (S. 49).

Außer körperlichen Krankheiten waren besonders auch Körperanomalien von Berühmten Gegenstand der Fragen über die Beziehungen dieser Körperstörungen zum geistigen Schaffen, weil vielleicht gerade dieses Manko Antrieb zu teils bewußter, teils unbewußter Überkompensation bildet, besonders Hochwertiges zu schaffen. So führt VOTH[699] in seiner Studie über das „Schielen als persönlichkeitsprägender Faktor" aus der Antike einen Großonkel Caesars an, der ein berühmter Rhetor war, außerdem den Gelehrten Strabo Aemilianus (156 n. Chr.), den Stoiker Strabon (64 v. Chr. bis 23 n. Chr.), Walafried Strabo, den berühmt gewordenen Mönch des Klosters Reichenau (809–849) und schließlich den sonst noch als „Opiumesser" bekannten Quincey, der in vorgerücktem Alter schielte.

Über Stotterer arbeitete PANCONCELLI-CALCIA[695] (Hals-, Nasen-, Ohrenarzt), indem er zunächst das Stottern medizinisch definiert: „Stottern ist eine spastische Koordinationsneurose, Stammeln dagegen ist die Unfähigkeit, sogar bei intakten Sprechwerkzeugen bestimmte Laute bzw. Lautgruppen richtig zu bilden oder überhaupt hervorzubringen" (S. 250). Panconcelli-Calcia stellt fest, daß Tiberius stotterte, Grillparzer dagegen stammelte. Mitunter finde sich beides beim gleichen Menschen. Berühmte Stotterer waren nach ihm die Kaiser und Könige: Claudius, Ludwig II. (9. Jahrhundert), Ludwig I., König von Bayern (1786–1868), Victor-Emanuel III., König von Italien (1869–1947); die Naturforscher und Ärzte: Nicolo Tartaglia, Mathematiker und Gegner von Cardano (1499–1577), Cardano selbst, Naturphilosoph und Mathematiker (1501–1576), Becquerel, Merkel, Wyneken, Coen (die 1877 auch schon Kußmaul anführte). Von Priestern und Theologen stotterten Fra Domenico und Melanchton, von

Dichtern und Romanschriftstellern Tasso, Alfieri, Manzoni und Anatole France. Von stotternden Politikern werden Demosthenes aus der Antike sowie Cavour und Theodor Roosevelt (1858–1919) angeführt.

Schließlich beschäftigte sich RIEBER[697] mit der Frage „Wenn El Greco eine Brille getragen hätte“ und stellt fest,, daß er ein Astigmatiker gewesen sein muß und Gläser von minus 10 Dioptrien gebraucht hätte. Auch Holbein d. J. sei wahrscheinlich Astigmatiker gewesen. Cézanne war kurzsichtig, Whistler farbenblind und Constable teilweise rot-grün blind.

Ein weiteres Problem in diesem Zusammenhang greift DUBITSCHER[689] auf, der das Schaffen heute lebender schwerbeschädigter Künstler beleuchtet. Auch er sieht das Ringen mit der körperlichen Behinderung und ihre Überwindung im Werk in einer Weise, die sich oft vertiefend und befruchtend auswirkt. Aus dieser Sicht zitiert er das Wort des Ironikers und Satirikers Lichtenberg, der selbst ein Wuchskrüppel war: „Vielleicht kommt es noch dahin, daß man die Menschen verstümmelt, so wie die Bäume, um desto bessere Früchte zu tragen“ (S. 715). Unter 3000 Bildern und Plastiken fand Dubitscher bemerkenswerterweise kein Motiv, das sich mit Krankheit oder ärztlicher Tätigkeit befaßte, ein Zeichen, daß sich die Künstler bewußt oder unbewußt von ihrer Verstümmelung oder Krankheit distanzieren wollen. Dubitscher, der ein sehr großes Material bearbeitet hat, geht dem psychologischen Aufbau der Werke weiter nach und kommt dabei zu dem Ergebnis: „Solange die innere Harmonie noch nicht erreicht ist, überwiegt in der künstlerischen Aussage unserer schwerbeschädigten Künstler das Chaotische, das Explosiv-Bizarre, das Grelle in der Farbgestaltung, oder es überwiegt die Grau-Stimmung als Ausdruck einer Distanzierung von der eigenen Stimmung und einer Resignation. Die Tendenz der »Schwere nach unten« überwiegt. Noch ärmer an Farben ist das Gestalten der wesensveränderten Hirnverletzten. Oft bevorzugen sie Radierungen oder Tuschezeichnungen. Schwarz-Weiß-Arbeiten und Armut des Inhalts sind ihnen eigen; der Pinselstrich ist oft von einer beängstigenden Genauigkeit [zweifelsohne als Ausdruck der Überkompensation, motorische Inkoordiniertheit ausgleichen zu wollen, teilweise auch aus Pedanterie, zu der Epileptiker, die ja unter Hirnverletzten häufig anzutreffen sind, stark neigen]. Aber auch dann, wenn eine seelische Einengung im Sinne einer Neurotisierung das eigentliche Krankheitsgeschehen überlagert, kommt es zu einer Bevorzugung des Schwarz oder der Dunkeltöne als Ausdruck des »Nein«. Ganz anders der Tuberkulöse. Er bevorzugt sehr lebhafte, effektvolle, kontrastreiche Farben, die um so greller werden, je stärker das Krankheitsbild ausgeprägt ist“ (S. 716).

In diesen Ausführungen Dubitschers wird ein besonders gutes und konkretes Beispiel gegeben, wie spezielle körperliche Krankheitszustände in charakteristischer Weise künstlerisches Schaffen modifizieren können. Damit mag auch die allgemeine Betrachtung dieses Themas ihren Abschluß finden, nachdem wir gesehen haben, daß nicht allein seelische, sondern auch die »nur« körperliche Krankheit von Einfluß auf das produktive Schaffen ist.

6. KAPITEL

DIE EINGRUPPIERUNG DER BERÜHMTEN

Einleitende Vorbemerkung

Bei unseren bisherigen Untersuchungen kamen wir zu der Feststellung: 1. kein Genie ohne Begabung; 2. kein Genie ohne vorherigen Ruhm und dessen Vorbedingungen; 3. kein Genie ohne Wertung durch eine Gemeinde und endlich 4. die Mehrzahl aller Genies in engster Verbindung mit dem „Irrsinn", d. h. mit Bionegativem (Neurose, Psychopathie, Psychose). Wir haben also vier Größen: Begabungshöhe, Ruhm, Genie-Verehrung und sogenannten „Irrsinn". Und so können wir, nachdem wir uns nunmehr für unser engeres Problem einen breiten Unterbau geschaffen haben, daran gehen, all jene Persönlichkeiten, die von der Menschheit als Genies oder (in leiser Abschwächung) als Geniale bezeichnet und verehrt werden, in der biologischen Nacktheit ihres historischen Menschen zu untersuchen.

Zur besseren Übersicht und Erläuterung wollen wir diese Ergebnisse in einer schematischen Zeichnung darstellen. Dabei haben wir die genannten vier Größen: Begabungshöhe, Ruhm, Genie-Verehrung und sogenannten „Irrsinn" in schematischer Zeichnung so verarbeitet, daß alle nur möglichen Überschneidungen hergestellt werden. Die linke Hälfte gibt die Gesundheit wieder, die rechte Seite nimmt das Bionegative ein (psychotisch, psychopathisch, neurotisch, vergiftet, ungünstig abnorm usw.). Die ganze obere Hälfte enthält die ausgesprochene Hochbegabung (entweder als Allgemeinintelligenz oder als besonderes Talent oder als Kombination von beidem).

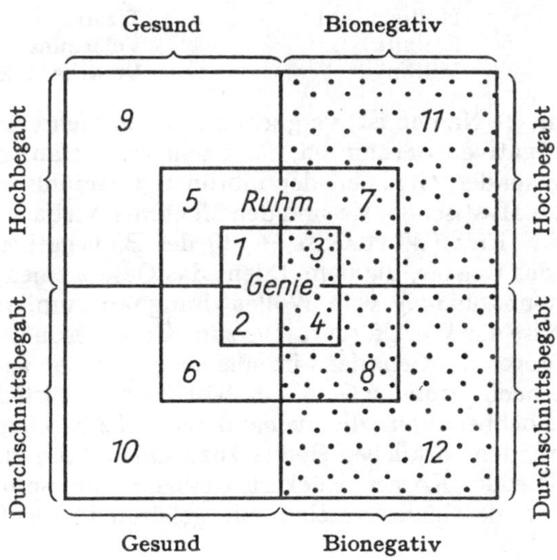

Die untere Hälfte ist der Durchschnittsbegabung vorbehalten. Von den zwei inneren Quadraten umfaßt der weitere den Ruhm, also alle Persönlichkeiten, die für große Menschengruppen affektiv ganz besonders eindrucksvoll waren, auch z. B. jene mit negativer Wertbetonung: Verbrecher usw., und die sich dadurch als berühmt aus der Masse hervorhoben. Das kleinste Quadrat schließt alle ein, die von zahlreichen Menschen [nicht „Massen"!] als Genie gewertet oder verehrt werden. Durch die Überschneidung der Grenzlinien dieser sechs Wirklichkeitsausschnitte ergeben sich 12 Fächer. (Daß die Begrenzungen der Quadrate richtiger als weiche Übergangszonen zu denken sind, braucht wohl nicht ausgeführt zu werden.) Wir betrachten nunmehr diese 12 Fächer im einzelnen und sehen sogleich: es sind 4 Genie-Gruppen, 4 Ruhm-Gruppen und 4 Gruppen des Alltags.

I. Gruppe

Die gesunden Hochtalente, soweit sie als Genies gefeiert werden

Hier treffen wir die Riesenbegabungen, die sich durch ihr Werk einfach Anerkennung erzwingen. Sie schaffen meistens im Rahmen des anerkannten Zeitgeschmackes, als Künder des Zeitgeistes; wenn sie von diesem abweichen, so geschieht es im allgemeinen höchstens eine Spanne weit.

Es folgt eine Zusammenstellung der gesunden Genies:

Beispiele aus der Antike (höchstwahrscheinlich):
Sophokles, Äschylos, Aristophanes (Kloos[300]).

Für die übrigen Zeitalter sind folgende Namen anzuführen:

Corneille	Hals, Franz	Murillo
Cranach	Haydn	Rubens
Donatello	Hegel	Spinoza
Dürer	Holbein d. J.	Tizian
van Dyck	Leibniz	Velasquez
Gauß	Milton	Verdi (s. Kerner[3560]).

Diese Liste mit 21 Namen ist, verglichen mit den mehreren hundert ausgesprochen bionegativen Berühmten, nicht sehr groß. Häufig fehlt der Verehrung dieser gesunden Genialen der inbrünstige Gefühlston, leicht auch der Schimmer des Mystischen; sie sind den Menschen vielfach zu klar. Ihnen fehlt der pathoide Reiz (Weygandt[1429, 1431]) des Bionegativen, die Unruhe des Blutes und des Geistes, die dem Talent das Gesetz eines Schaffens aufzwingt, das fast unabhängig vom Wollen dranghaft zum Ausdruck treibt und auf diese Weise das Werk fördert. Die zufriedene Gesundheit vermag mit einem solchen Motor des Schaffens im allgemeinen nicht zu konkurrieren.

Auf der Suche nach gesunden Genies muß man sich natürlich davor hüten, die berühmten Hochbegabten, die niemand als Genie bezeichnet oder sogar als Genie verehrt, den wirklichen Genies zuzuzählen. Künstler wie Eichendorff, Uhland, Theodor Körner, Rückert, Geibel, Chamisso u. a. werden im allgemeinen nicht als Genies verehrt. Sie gehören in die Gruppe V des Schemas.

II. Gruppe
Die gesunden Konstellations-Genies

Sie besitzen keinerlei nennenswerte Hochbegabung, jedenfalls keine solche, die dazu berechtigte, sie aus Millionen von Menschen herauszuheben. In dieser Gruppe finden wir mancherlei Entdecker, Erfinder, Feldherren, Staatsmänner und Techniker. Vielfach handelt es sich auch um Konzentrationsgenies, d. h. die Schaffung eines hohen Wertes wird einem Einzelnen zugeschrieben, während in Wirklichkeit tausend Köpfe und Hände das Werk allmählich zustande gebracht haben. Durch besondere Umstände kann in dieser Gruppe auch einmal das Gegenteil von Begabung die Palme erringen, nämlich Beschränktheit und ausgesprochener Irrtum, wie dies bei Columbus der Fall war. Nur durch Fehlschlüsse gelangte er an die Küste, die später Amerika benannt wurde. Trotzdem werden noch heute seine Nachkommen auf Hochbegabung untersucht.

III. Gruppe
Die Bionegativen mit ausgesprochener Hochbegabung

Die an sich ungestörte Leistungsfähigkeit wird durch die psychopathologischen Züge nicht behindert, im Gegenteil meistens noch erweitert und gesteigert. Hier sehen wir die Mehrzahl der bedeutendsten Namen. Auf Grund dieser Tatsache konnte das Schlagwort „Genie und Irrsinn" so lange am Leben bleiben. Durch die Beimischung des Psychopathologischen bekommen Persönlichkeit, Werk und Schicksal jene Fremdartigkeit und jenen Ton von mystischem Schauer, wie er für jede Verehrung fast unbedingt notwendig erscheint.

Im einzelnen sollen die Hochbegabten nach ihrer speziellen bionegativen Struktur unterschieden werden, entsprechend der früher gemachten Einteilung der psychiatrischen Krankheitsgruppen in Neurosen, Psychopathien und Psychosen.

1. Berühmte neurotische Hochtalente

Bei der Abgrenzung der einzelnen psychischen Krankheitsgruppen gegeneinander wurde hervorgehoben, daß der Unterschied zwischen Psychopathie und Neurose ein vorwiegend genotypischer ist, weniger ein phänotypischer, d. h. die Erscheinungsformen können bei beiden Erkrankungen die gleichen sein (besonders kraß als pathologische Reaktion oder psychische Ausnahmezustände, s. d.). Bei der Diagnose Psychopathie ist die erbliche Anlage entscheidend, bei der Neurose hingegen das Erworbensein des Krankhaften. Uns liegt bei der Benutzung dieses Begriffes, wie immer wieder betont werden muß, lediglich daran, damit etwas ganz allgemein phänotypisch leicht Bionegatives festzustellen, ohne damit darin eine ethische Minderwertigkeit oder eine sogenannte Entartung einzuschließen.

Unter der Neurose verstehen wir also im wissenschaftlich festgelegten Sinne einen erworbenen krankhaften Spannungszustand der Persönlichkeit. Die Spannung zwischen Ich und Wirklichkeit, die Entzweiung des Ich mit sich selbst, hat dabei alle Übergänge vom Gesunden bis zur schwersten

Neurose. Je unangepaßter und wirklichkeitsfremder eine Natur, je phantastischer ihre Wünsche, je trockener und magerer andererseits die Umgebung, desto eher entsteht die neurotische Spannung (s. a. KERAVAL[1390]). Kein Wunder, daß wir diese Spannung beim Künstler in erhöhtem Maße finden. Er, dessen Schaffen ihn über die Wirklichkeit hinaus in ein Reich der Phantasie trägt, dessen Wünsche ganze Welten aus seinem Inneren schaffen, muß fast naturnotwendig in einen Spannungszustand, in einen Konflikt mit der Unzulänglichkeit der Wirklichkeit geraten. Dieser Spannungszustand, der in etwa Grundbedingung alles künstlerischen Schaffens ist, wird da krankhaft, wo er sich bis zu psychischen Ausnahmezuständen steigert. Tiefe Versunkenheit in ein Problem, äußerste Einengung der Aufmerksamkeit darauf, ein gespanntes Suchen sind natürlich an sich nichts Pathologisches. Nimmt aber diese Zerstreutheit so extreme Grade an wie etwa bei Beethoven, so wird der Geniale für den „Normalen" unverständlich. Das gleiche ist von den Ekstasen bei Inspirationen zu sagen. Die Lösung, die eine unbewußte Spannung beseitigt und eine Antwort auf ein bohrendes Problem findet, kann von einem so maßlosen Gefühl der Erleichterung begleitet sein, daß es sich als ein Rausch von Glücksgefühl äußert, als Ekstase (s. d.). In solcher Ekstase, die um so heftiger sein wird, je „exaltierter" das Individuum ist, sieht der gesunde Herdenmensch etwas ganz Abnormes, Staunenswertes. Jener erscheint ihm „außer sich", „von Sinnen", „wahnsinnig", „irrsinnig". Daher: nullum magnum ingenium sine dementia fuit. Die dementia bedeutet hier Überschwänglichkeit oder auch andere Gefühlsstörung. Gerade diese spricht dafür, wie quälend neurotisch, oft ausgesprochen zwangsneurotisch, vorher das Wundsein, das Leiden gewesen ist. Dafür sprechen weiterhin auch die vielen körperlichen Begleiterscheinungen manchen Schaffens (teilweise echt zwangsneurotisch) (Beispiele bei BIRNBAUM[605], S. 93–113). Musset nannte richtig seine Inspirationen „Krankheit", Wagner sprach von „Ausschwitzen". Inspirationserlebnisse von Bismarck, Goethe, Rousseau, Turgenjew u. a. finden sich ebenfalls bei BIRNBAUM[605]). Auch die berühmte Zarathustra-Inspiration von Nietzsche gehört in diesen Rahmen. Manche Schaffensprobleme lösen sich leichter bei entspannter Ratio, in „Dämmerzuständen" oder im Traum. Solche Lösungen werden bei Goethe (JACOBI[2080]), bei Heyse, Brugsch-Pascha, R. Wagner (BIRNBAUM[605], S. 105–108) geschildert. Auch Bekehrungen und religiöse Krisen sind gewöhnlich Lösungen lang anhaltender, zweifelvoller Spannungen (s. d.). Manche Neurotiker werden gerade durch ihren eigenen inneren Gegensatz mächtig suggestiv angezogen; es lockt sie geradezu, den Hebel einmal umzustellen, das Steuer herumzureißen, wobei die Ambivalenz ihres archaischen Untergrundes den Umschlag erleichtert. Aus dem Saulus wird ein Paulus, aus sozialer Anstößigkeit wird ein leuchtendes Gruppenvorbild, aus der Hure eine Heilige. Solche Krisen beobachten wir, außer bei manchen Religiösen, z. B. bei Cellini, Pascal, Swammerdam, Tolstoi, Wilde, Beardsley, Dostojewsky (BIRNBAUM[605], S. 210—227). Auch unter den Sektenstiftern sind viele Hysterisch-Neurotische zu finden, z. B. die Blavatzky und Mary Baker-Eddy. Die erworbene Erschöpfungsnervosität, die Neurasthenie, ist, im Gegensatz zur Meinung der Laien, nur äußerst selten oder gar nicht aufzuzeigen. Der späte, schwer überbürdete Raffael litt wohl an einer Neurose.

Napoleon hatte ausgesprochene neurotisch-hysterische Anfälle. (Ob auch ganz seltene epilepsieähnliche Anfälle vorgekommen sind, ist strittig und recht unwahrscheinlich.) Neurotisch-hysterisch waren auch Berlioz, Richard Wagner, Molière ,Platen, Flaubert, teilweise mit Anfällen. Unter dem Bild einer Neurose werden auch Stendhal und Carlyle beschrieben. Bei Mohammed hatte die Pseudologia phantastica mit autosuggestiv-hysterischen Anfällen weltgeschichtliche Folgen.

Wie wir sehen, sind in diesem Abschnitt nicht allzu zahlreiche Beispiele anzuführen, außerdem aber werden manche der Angeführten von anderen Autoren unter die Psychopathen gezählt. Das liegt einmal daran, daß, wie oben dargelegt, phänotypisch Neurose und Psychopathie oft nicht zu unterscheiden sind, und außerdem daran, daß der Begriff der Neurose, im engeren Sinne der Psychoneurose, wie wir ihn heute verstehen, noch relativ jung ist, da er in seiner heutigen Fassung erst mit der Entwicklung der Psychoanalyse geformt wurde.

2. Berühmte psychopathische Hochtalente

Birnbaum[605] erklärt, wenn auch zurückhaltend, man finde eine „. . . über Erwarten weitreichende Verbreitung leichter psychopathischer Züge bei hervorragenden Menschen".

Wir möchten zu dem Begriff der Psychopathie hier noch einmal ausdrücklich, besonders für den nichtpsychiatrischen Leser, wiederholen, daß „Psychopath" kein Schimpfwort ist im Sinne der früheren Bezeichnung ein „Entarteter", ein „Degenerierter". Psychopathie heißt lediglich: leicht bionegativ, in gewisser Weise lebensuntüchtig (Zentralnervensystem und Psyche); das Bionegative ist dabei vielleicht in den Nachkommen steigerungsfähig. Aber es heißt nicht: durch und durch „minderwertig". Vielmehr können Psychopathen trotz einer gewissen anlagemäßigen Lebensuntüchtigkeit dennoch mitunter in einer bestimmten Richtung Höchstwertiges leisten, wie die Geschichte beweist. Und zwar sind sie dann leistungsfähig, wenn ihre Schwächen durch die Gesellschaft, durch die Mitmenschen gestützt werden. Die berühmtesten Psychopathen wären, auf sich allein angewiesen oder unter dem Druck, in harter Arbeit einem Broterwerb nachgehen zu müssen, oft wahrscheinlich gescheitert, leisteten aber Hervorragendes, wenn sie Unterstützung und Förderung fanden.

Mit recht wenigen Ausnahmen waren fast alle großen Genies der Menschheit psychopathisch, d. h. in unserem Sinne bionegativ. Je tiefer und intensiver ein Genie von den Menschen erlebt wird, desto eher findet man bei ihm bionegative Züge. Das erklärt sich einmal aus der besonderen numinosen Wirkung des Pathologischen, solange es im Bereich des allgemein-menschlich Nachfühlbaren bleibt, zum zweiten aus der Reizwirkung der disharmonischen Anlage, die, in ständiger Spannung, zur Auslösung im Werk drängt. Auch Utitz[608] sagt, das Pathologische am Künstler steigere „seine Reizbarkeit, seine Sensibilität, seine Autosuggestibilität" (S. 264–279), alles Eigenschaften, die bei entsprechender Talentbegabung für das künstlerische Schaffen förderlich sind. Die Psychopathie im Sinne des Bionegativen (als biologische Tatsache ohne negative Wertung) bezieht sich bei diesen Genies zunächst auf das Nervensystem, das von erhöhter Anfälligkeit und Reizbarkeit ist. Andere Organsysteme können dabei sogar übernormal gesund, stark und biopositiv sein. So waren Michelangelo, Leonardo, Maupassant und Bismarck Hünen an Muskelkraft; bei Bismarck waren außerdem Herz und Lungen übernormal leistungsfähig (Schweninger). Solche psychopathischen Genialen konnten höchste Lebensalter erreichen, wie z. B. Michelangelo, Voltaire, Goethe und Bismarck. Sogar ein langes Jugendlich-Bleiben ist oft bei ihnen (wie auch bei manchen Psychopathen des Alltags) auffallend: die bekannte „Kindlichkeit des Genies" (Goethe, Mozart, Napoleon). Vielleicht ist die Ursache dafür ein ungleichmäßiges Altern verschiedener Anlagebahnen, wie z. B. Intellekt und Affektivität. Infolgedessen können sie sich ihre Schöpferkraft übernormal lange bewahren. Haydn z. B. komponierte mit 69–71 Jahren die „Schöpfung" und die „Jahreszeiten", Goethe schrieb mit 74 Jahren die „Karlsbader Elegie", mit über 80 Jahren noch Teile des „Faust", Michelangelo war noch mit 89 Jahren am Bau der Peterskirche tätig. Daneben ist die Psychopathie oft in anderer Hinsicht bionegativ. Ehelose, Kinderlose, Homosexuelle, Asexuelle finden sich in großer Zahl unter den bionegativen Genialen. Ein großer Teil dieser Genies litt stark an sich selbst und seinen unglücklichen Anlagen. Chronische Lebensunlust, Lebensüberdruß, Selbstmord sind nichts Seltenes. Außerdem lebten viele dieser Genies beständig in Psychose-Nähe. Manche von ihnen wurden tatsächlich vorübergehend psychotisch (Luther, C. F. Meyer, R. Mayer, Kubin). Auch Blücher gehörte dazu, den eine Hypomanie über den Rhein trieb, und den eine schwerste Depression um Haaresbreite eine Schlacht gekostet hätte. Das ist mehr als „abnormer Charakter", als „Originalität" und spricht für eine angeborene bionegative Anlage. Wie sagte doch Alfieri von sich (Vita, III. Brief)?: „Ich grübelte in mich hinein und weinte manchmal zerknirscht und erschüttert, ohne zu wissen, worüber, und ebenso lachte ich; das sind zwei Dinge, die, wenn sie sich nicht in etwas Hingeschriebenem äußern, für reine Tollheit gelten und es auch sind; wenn aber aus ihnen etwas Schriftliches entsteht, so nennt man es Gedichte, und Poesie sind sie auch." Das trifft den Kern. Es besteht zwar die gewöhnliche Psychopathie, aber darum sind es durchaus noch nicht die alltäglichen Psychopathen; immer liegt in derselben Person noch etwas stark Positives, Übernormales. Wächst ein Werk aus einer psychopathischen Persönlichkeit heraus, so gibt das gesunde Talent, die Hochbegabung den Nährboden, das Psychopathische (Bionegative) jedoch das Ferment.

Wir bringen anschließend eine Anzahl Beispiele bionegativer Genialer der Historie aus allen Gebieten, unter ihnen sowohl den Künstler, der natürlich zahlenmäßig an erster Stelle steht, wie auch den Philosophen, den Politiker, den Reformator und den Wissenschaftler und versuchen dabei, den Zusammenhang ihrer bionegativen Artung mit ihrem Werk und ihrem Ruhm aufzuzeigen. So war Michelangelo ein stark depressiver, reizbarer, maßlos affektiver, paranoider und hypochondrischer Bionegativer von homoerotischem Charakter. Die Geschichte kennt Bilder von ähnlich großer formaler Begabung: etwa Andrea del Sarto oder Donatello. Aber die Menschheit rühren sie nicht in gleichem Maße an. Gerade das Maßlose der Leidenschaftlichkeit Michelangelos hat etwas Zwingend-Mitreißendes; das Abwegig-Absonderliche seiner psychischen Struktur, das seelisch Rätselhafte erzeugt im Genieakkord den Ton des Überweltlichen, des Fremdartig-Mystischen, ruft das hervor, was jenseitige Schauer weckt. Wohlgemerkt darf dabei das überlegene Formtalent nicht außer Acht gelassen werden. Caravaggio (1569–1609) war als Maler, soweit man allerdings recht alten Quellen entnehmen kann (Muther, 1912, Becker, 1864) seiner absonderlichen Lebensweise nach — Trinker, zügelloses Leben — ein hemmungsloser Bionegativer zykloiden Typs. Eine Pathographie müßte noch geschrieben werden. Byron, der aus England Geflohene und Verbannte, sog das Wild-Depressive, Titanische in seinen Werken aus seiner gesteigerten bionegativen Anlage. Bei Beethoven ist sein Streben nach Kompensation, nach Gesundheit bewundernswert. So wuchs das Werk indirekt aus Krankheit. Die krankhafte Artung von Kleist verlieh seinen Werken vielfach eine ganz besondere, fremdartige Färbung (Penthesilea!); aber sie trieb ihn auch voll Todessehnsucht in den Selbstmord hinein. Ohne den Schuß am Wannsee wäre Kleist niemals so berühmt und zum Genie geworden. Heine war hochgradig bionegativ. Die innere Zerrissenheit schuf seine wirkungsvollsten Gedichte. Das späte Hinsiechen in seiner „Matratzengruft" (infolge von spinaler progressiver Muskelatrophie) machte Heine zum Morphinisten (1848 schon 0,42 g täglich), und im Morphiumrausch sind zahlreiche seiner schönsten Gedichte entstanden. So wird sehr häufig das Pathologische zum Motor für das Talent. Schopenhauers schwer depressive Natur und zugleich maßlose sexuelle Triebhaftigkeit erscheinen, intellektuell verbrämt und maskiert, für den Kenner aber sehr deutlich, im Werk. Ohne psychopathische Qual, ohne Leiden an sich selbst wäre dieses nie zustande gekommen. Luthers Seelenverfassung ist für seine Lehre besonders wesentlich geworden. Seine Lehre entsprang nachgewiesenermaßen seinen depressiven Phasen und war ganz und gar persönlich gefärbt. Eine Melancholie führte ihn 1527 hart an den Selbstmord heran. Aber seinem hypomanischen Temperament entsprang sein Kämpfertum, richtiger sein Vorkämpfertum. In ähnlicher Weise ausgesprochen Bionegative waren Hebbel, Richard Wagner, auch der „eiserne Kanzler". Ebenso finden wir unter den berühmten Wissenschaftlern Bionegative, wie das Möbius[235] (S. 128) für die nüchternen, „kühlen" Mathematiker zeigt. Ampère, Fourier, J. Bolyai, Codazzi, Leverrier, Poisson und Cauchy zählen zu ihnen. Auch die Originellsten und Bedeutendsten unter den weiblichen Mathematikern waren ausgesprochen bionegativ. Beispiele sind die Agnesi (Hysterie) und die Germain (Zwangsneurose?) (Möbius[235], S. 80–94. Kap.: Über die mathematischen Weiber).

Als besondere Untergruppe der Bionegativen betrachten wir die Giftsucher, deren gesteigerter Hang ausnahmslos aus ihrer Anlage erwächst. Bei dieser rein ätiologisch fundierten Gruppe verschlingen sich die verschiedensten Zustände zu einem unentwirrbaren Knäuel: neurotische, psychotische oder Ausnahmezustände, leichte Vergiftung, Rausch, chronische Störungen, kurze oder längere Psychosen. Die folgende Zusammenstellung ist keineswegs vollständig, sondern bringt lediglich einige Beispiele (vgl. a. Belege). Opium: Quincey, Coleridge, Poe. Absinth: Musset, Wilde. Äther: Maupassant (außer Alkohol und Opium), Jean Lorrain. Haschisch: Baudelaire, Gautier. Alkohol: Alexander (der im Rausch seinen besten Freund und Mentor tötete und der an den Folgen schwerster Exzesse starb),

Sokrates, Seneca, Alcibiades, Cato, Septimius Severus (starb im Rausch), Cäsar, Mohammed II., der Große (starb im Delirium tremens), Steen, Rembrandt, Carracci, Barbatelli, Pocetta, Lo-Tai-Ke („der große Dichter, welcher trinkt", starb durch Alkohol), Burns, Gluck (Wein, Branntwein, starb an Alkoholvergiftung), der Dichter Schubart, der Musiker Schubert (trank seit dem 15. Jahr), Nerval, Tasso, Händel, Dussek, G. Keller, Hoffmann, Poe, Musset, Verlaine, Lamb, Murger, Grabbe, Lenz, Jean Paul, Reuter, Scheffel, Liliencron, Reger, Hartleben, Löns, auch Beethoven (FEIS[589], S. 49: Vater und Mutter tranken stark; GRASSET[572]: Beethoven litt wahrscheinlich an einer alkoholischen Lebercirrhose). Noch viel häufiger sieht man die leichteren Grade von Alkoholmißbrauch, namentlich bei Künstlern (Musikern und Dichtern). So trank Mozart, der Depressive, recht gern (FEIS[589]). Von Luther ist es bekannt und bewiesen. Goethe trank sein Leben lang durchschnittlich 1–2 Flaschen Wein täglich (MÖBIUS[2089]), in der Jugend noch viel mehr und suchte vergeblich, vom Alkohol loszukommen. Schiller trank in der letzten Zeit (um Erschöpfungsgefühle zu kompensieren). Auch Bismarck schätzte Alkohol. (Vgl. a. eine moderne amerikanische Studie über 20 lebende amerikanische Maler bei ROE[1331] sowie VLEUTEN[1355].)

Der Hang zum Mißbrauch anderer Gifte, von Kaffee (Voltaire), Tee, Nikotin (s. a. VIERORDT[514]) soll nur kurz erwähnt werden; auch er findet sich häufig. Der hauptsächlichste Grund, warum all diese Männer das Gift gesucht haben, lag zweifellos in ihrer bionegativen Anlage. Oft sehen wir darin ein rein biologisches Ergänzungsbedürfnis, eine Kompensation physiologischen Unbehagens und damit psychischen Leidens und Ungenügens an sich selber, und in dieser Form zuweilen auch unmittelbar vererbt (z. B. Beethoven). Nicht bloß einfache Depression und Traurigkeit (wie bei Luther), sondern auch Verstimmtheit, Reizbarkeit, Morosität, Überempfindlichkeit verlangen nach Umwandlung in Euphorie und Wohlgefühl. Nicht nur Kompensation von Depressivem wird gesucht, sondern Freude, Gefühlsüberschwang. Schon früher wurde hervorgehoben, daß manche Bionegativen, z. B. Reuter (LANGE-EICHBAUM[3165]), nicht aus Depression, sondern aus freudiger Erregung heraus tranken und daß sie diese damit festhalten oder noch steigern wollten. Auch KLAGES[817] (S. 423) weist teilweise mit Recht darauf hin, daß unter echten Narkotikern mehr Heitere, mehr Sorgenverächter, Freudesucher und Vergeuder, mehr Aus-sich-Herausgehende seien, als „allzeit hygienische Krämerseelen". Der Enthusiasmus wird gesucht, die Lust am Überschwang, am Gefühlsrausch (vgl. a. Rausch bei „psychische Ausnahmezustände", S. 207 ff). Besonders Künstlerseelen fühlen so und lieben es, ihre Ratio einzuschläfern und sich selbst und ihren Mitmenschen eine bessere Welt vorzuzaubern, vorzugaukeln, eine Welt, in der es schöner, bunter, gedrängter zugeht. Mit dem Giftrausch steigert der Bionegative nur die eigene Besonderheit, die in der Richtung auf Archaisches, auf Traum, Phantasie und befreite dionysische Gefühlswelt weist. Und wenn er diese Traumwelt gestaltet hat, greifen die Menschen gierig danach, weil auch sie von Wirklichkeit und Alltag erlöst sein wollen. Dabei kümmert es sie wenig, aus welchen Quellen der Traum geflossen ist, und daß der Schöpfer jener Werte an seinem Gift vielleicht biologisch oder sozial zugrundegeht oder in seiner Schaffenskraft zerstört wird, indem er an chronischer Psychose erkrankt oder in akuter Vergiftung den Tod findet — halten sie doch die Hauptsache, sein Werk, in Händen. Gerade der Reizhunger mancher Bionegativer (Baudelaire als typisches Beispiel), ihre Gier nach sensationellem, unerhörtem Erleben in Phantasie und Gefühl treibt sie dem Gift in die Arme. Die Menschen aber genießen die Gestaltung des Unerhörten; sie wandeln gern in diesen „Paradiesen" und bewahren sie fest im Gedächtnis. Gut gestaltete Vergiftung bringt Ruhm, kann zum Genie erhöhen. Von Quincey z. B. lebt berühmt nur noch sein Giftbuch.

3. Berühmte psychotische Hochtalente

War ein Genialer vor dem Schaffen des Werkes einmal psychotisch, so kann er diese Erlebnisse inhaltlich im Werk verarbeiten. Voraussetzung ist, daß sein Talent zum Formen und Gestalten gesund geblieben ist. Das Werk erhält auf diese Weise die Note des ungewöhnlich Interessanten, Auffallenden, Originellen, Geheimnisvollen. So können frühere Halluzinationen und Wahnstimmungen, delirante, traumartige Dämmerzustände inhaltlich verarbeitet werden (Nerval). Depressives Erleben, Schuldgefühl, Angststimmung und Selbstvorwürfe können in das Werk eingehen (Luther). Ebenso können abnorme Glückszustände wie epileptische Seligkeiten psychotischen Gepräges (Dostojewski) oder hypomanisches Erleben, ferner schizophrene visionär-ekstatische Verzückungen (viele Sektenstifter) oder Erlebnisse, die Vergiftungen entspringen, dem Werk ihren Stempel aufdrücken. Vorübergehende Rauschgiftpsychosen verleihen den Produktionen eines Quincey, eines Baudelaire, Poe oder E. T. A. Hoffmann ihre eventuell reizvoll bleibende Fremdartigkeit. Ohne weiteres wird klar, daß psychotisches Erleben als höchst wirkungsvoller Eindruckston des ganz Besonderen (mirum) in den Genieakkord einfließen kann. Die Werke des späteren geistesgestörten Strindberg, eines Paraphrenen, sind ein gutes Beispiel. Auch während einer Psychose kann Wertvolles geschaffen werden, wie bei dem paraphrenen Blake, bei Nerval, bei dem manisch-depressiven Stauffer-Bern, bei der beginnenden Psychose Schumanns. Auch an Nietzsches vorparalytisches Stadium ist hier zu denken. Beispiele sind auch der Paranoiker Rousseau und der vielleicht schizophren-epileptoide van Gogh (die Diagnose steht noch nicht fest). Jedoch ist eine Epilepsie in ihrer echten „genuinen" Form in keinem Fall von Genie einwandfrei nachzuweisen (höchstens bei Dostojewski). Unter keinen Umständen spielt sie eine nennenswerte Rolle in der Geniefrage. LEIBBRAND[1396], der eine eingehende Analyse musikalischer Grade von der amusischen „Idiotie" (s. a. RENTSCH[1410]) bis zur genialen Leistung durch verschiedene Beispiele aus der Historie belegt, fordert im Falle einer Geisteskrankheit eine Untersuchung dahingehend, inwieweit der jeweilige Standard des musikalischen Intellekts nach dem „Willen" hin abgebaut sei. Am Falle Hugo Wolfs, der bekanntlich einer progressiven Paralyse erlegen ist, möchte er diesem Problem näherkommen. Diese Aufgabe auch bei Robert Schumann zu lösen, hält Leibbrand für schwieriger. Hier sei auch die Frage des sehr seltenen musikalischen Halluzinierens zu klären. Leibbrand regt dabei an, „festzustellen, inwieweit »Verschüttungen« im Sinne Prinzhorns durch einen psychotischen Prozeß freigelegt werden können" (s. a. LEIBBRAND[1397], S. 147–148). Zyklophrenie allein, besonders als Hypomanie, findet sich ebenfalls seltener, als man annehmen sollte (Luther, teilweise Goethe, Blücher, Stauffer-Bern). Die Paralyse (oder Lues cerebri) war nur in wenigen Fällen förderlich für Werk, Ruhm und damit Genie-Akkord; sie hat dann ähnlich wie eine Hypomanie gewirkt (Nietzsche) oder wie eine Vergiftung und Depression (Maupassant). Die Schizophrenie hat im Beginn, durch Erregtheit und Lockerung der Traumschicht, zuweilen etwas für das Werk geleistet, mehr noch für die numinose Wirkung und den Dauerruhm (Hölderlin). Entscheidend wichtiger in der Geschichte war die Paranoia. Die Persönlichkeit zerfällt hier nicht, ihr Talent wird von einem mirum und einem fascinans gespeist (Jeanne d'Arc, Tasso, Swedenborg, Rousseau, Blake, viele Sektenstifter). Meist läuft allerdings Psychotisches und Schöpferisches vollkommen getrennt nebeneinander her. Die leistungsfähig gebliebene Talentbegabung schafft das völlig unberührte Werk. Es besteht also ein Schaffen trotz der Psychose. Die Paralytiker Makart und Manet malten noch mit Erfolg (WEYGANDT[1429], S. 425). Auch Maupassant schrieb noch gute Novellen trotz seiner schleichenden Erkrankung an Hirnlues oder Paralyse (LANGE-EICHBAUM[2760]). Der schwer paranoische Rousseau leistete ganz unauffällige, gute botanische Arbeiten, ebenso wie der Massenmörder Hauptlehrer Wagner als Paranoiker von der Psychose vollkommen unberührte Dramen verfaßte (GAUPP[1386, 1387]). Inhaltlich abgewandelt, formal aber unversehrt, steht das Werk des späten, paraphrenen Swedenborg vor uns. Nur durch die Psychose taucht, fremdartig-unheimlich, die jenseitige Welt empor und verleiht dem Genieakkord seinen mystischen Ton, wie bei den gespenstigen Zeichnungen Kubins. Wenn eine Psychose mitten im Schaffen sowohl Inhalt wie Form abwegig ändert, so entstehen Werke wie Hölderlins Nachtgesänge, vielleicht auch van Goghs späte Landschaften. An solche Rätsel, gemischt aus teilweise enthaltenem Form- und Gestaltungstalent und schwach psychotischem Inhalt, pflegen sich ausgedehnte Diskussionen in der Literatur anzuknüpfen. Auf diese Weise wird der Ruhm wachgehalten, und im numinosen Akkord der Verehrung erklingen die Gefühlstöne des Fremdartig-Schauervollen (mirum-tremendum). Der Geniale kann aber auch erst psychotisch werden, nachdem er sein Hauptlebenswerk vollbracht hat. So hatte Kant alle seine großen Werke vollendet, als er an einer Altersdemenz erkrankte. An der gleichen Demenz oder an Hirnarteriosklerose erkrankten ferner nachträglich: Monge, Kopernikus, der Mathematiker Möbius, Huygens (MÖBIUS[235], S. 128), auch G. Keller, Stendhal, Faraday, Linné, Böcklin. Von der „senilen Geistesstörung" erklärt MÖBIUS[235] (S. 129): „Die, die ihr verfallen, sind gewöhnlich nie ganz normal gewesen. Insofern gehört sie zu den endogenen Geistesstörungen." Aber sie deutet nur auf „verhältnismäßig leichte Belastung". Dieser Fall lag bei Kant vor, der ein anfälliger Bionegativer war. MEGGENDORFER[870] hat eine ursprüngliche Anlage auch für den späteren Altersblödsinn exakt nachgewiesen; es sei „eine nervöse, reizbare, haltlose, vielleicht auch »schizoide« Veranlagung, überhaupt eine schwache und anfällige Konstitution des Zentralnervensystems" Voraussetzung. Eine ähnliche, in der Anlage gegebene Disposition wird für die Paralyse angenommen. Es werden nämlich stets nur ganz bestimmte, prädisponierte Gehirne vom luetischen Gift im Sinne einer progressiven Paralyse erfaßt. Auch für andere Geisteskrankheiten ist eine wahrscheinlich erbliche Disposition anzunehmen, so daß sich bei derartigen Individuen in gehäuftem Maße auch sonstige psychopathische Züge nachweisen lassen. Zu den Genies, die an Paralyse zugrunde gingen, gehören neben vielen anderen: Baudelaire, Donizetti, Lenau, Leuthold, Jules de Goncourt, Makart, Hugo Wolf, Lautensack (s. a. SPRINGER[623]) (Belege siehe bei den einzelnen Berühmten).

In einer Schizophrenie starben zuletzt: Tasso, Newton (KRETSCHMER[609]), Lenz, Hölderlin, Panizza (weitere Belege ebenfalls bei den einzelnen Berühmten). Bei diesen Paralytikern und Schizophrenen ist nach dem oben gesagten eine bionegative Anlage bzw. eine Anfälligkeit des Hirns anzunehmen, die offensichtlich den Boden für die spätere Psychose abgab, die aus ihr herauswuchs (Lenz, Hölderlin). Wir finden unter den berühmten Hochtalenten auch scheinbar Gesunde, die sich bei näherer Betrachtung doch in bedenklicher Psychose-Nähe bewegen. Nur scheinbar ganz gesund war Mozart, das Wunderkind. Er bot zuletzt psychotische Krankheitszeichen in Form einer Depression mit Verfolgungsideen und starb plötzlich in der Mitte Dreißig (an Urämie nach Vergiftung?). Andere scheinbar Gesunde, trotzdem aber Latent-Labile, die immer in Psychose-Nähe standen, waren z.B. auch Hauff, Justinus Kerner, Richelieu, Hegel. In ihrer nächsten Verwandtschaft finden sich gehäuft Psychopathien und Psychosen. Der Schachspieler Morphy machte, nach aller bekannten Überlieferung zu urteilen, in der Zeit seiner Spielhöhe einen durchaus gesunden Eindruck. Wäre er vor Mitte Zwanzig durch einen Unfall ums Leben gekommen, wir müßten dieses Hochtalent zu den gesunden rechnen. Kurz danach erkrankte er aber an einer schweren Schizophrenie. Er war also latent krank und trug den Keim der Psychose in sich.

Im Gegensatz hierzu steht eine frühere Auffassung, die besagte, daß die Psychose die Folge geistiger Überanstrengung sei, welche Annahme allerdings wissenschaftlicher Grundlage entbehrt und durch nichts bewiesen ist.

Zusammenfassend ist also festzustellen, daß bei den genialen psychotischen Berühmtheiten der Einbruch der Krankheit entweder nach oder während des Werkes stattfand. Im ersteren Falle bleibt die Psychose ohne Einfluß auf das Werk, soweit nicht die präpsychotische und, wie wir gesehen haben, stets (zum mindesten latent) bionegative Persönlichkeit ihren Niederschlag im Werk findet. Im zweiten Falle gibt es drei Möglichkeiten: 1. die Psychose vernichtet die Schaffenskraft; 2. die Psychose und das Werk laufen nebeneinander her; das Werk wird vom gesunden Anteil der Persönlichkeit geschaffen; 3. die Psychose kann das Werk mitgestalten. Niemals aber kann aus einer Psychose allein ein Kunstwerk entstehen. Hierzu bedarf es immer einer Begabung. MIKOREY[1292] führt das Beispiel Kubins an: er hatte die Hölle erlebt, aber daß er sie auch zeichnete, das machte, weil er zeichnen konnte. Kunst kommt von Können.

Abgesehen vom Werk aber, das durch die Psychose inhaltlich an numinoser Wirkung gewinnen kann, stellt aber vom Blickwinkel der Mitwelt und Nachwelt die Psychose selbst ein stark numinoses Moment dar, das geeignet ist, den Träger solchen als tremendum empfundenen Schicksals in ehrfürchtig erschauerndem Gedenken zu bewahren, womit die beste Voraussetzung zum Genie-Ruhm gegeben ist (s. a. bei dem ungarischen Maler Csontváry, z. n. SZIRMAY-PULSZKY[1913]).

IV. Gruppe

Die Psychotischen oder stark Psychopathischen (Bionegativen) ohne Hochbegabung, die dennoch oft als „Heilige“ oder als Genies verehrt werden

Das geistig Abwegige oder Gestörte, also das seelisch Ganz-Andere und seine fremdartigen Produkte läßt sie die Welt anders sehen, jenseitiger, übernatürlich. Der als Genie verehrte Gründer ist hierbei gewöhnlich durchaus nicht der Schöpfer des späten, hochentwickelten, ethisch-religiösen Baues; sondern ungezählte Apostel, Jünger schufen diesen. Der historische Mensch war nur das Steinchen, das die Lawine ins Rollen brachte. Besonders lehrreich ist das Beispiel der heiligen Johanna: Jeanne d'Arc gilt heute als der Messias Frankreichs und wird bald als Heilige, bald als Genie gefeiert und inbrünstig verehrt. Ihre Gehörs- und Gesichtstäuschungen, ihre Größenideen, ihr eisern-fanatischer Wille befähigten sie zu ihrer ungewöhnlichen Leistung, und ihr eigener, sich selbst treubleibender Wahn, vielleicht auch dabei politische Faktoren, zerrten sie auf den Scheiterhaufen. Besonders diese vierte Geniegruppe, in der ein psychopathologischer Seeleninhalt (Wahnideen, Sinnestäuschungen, phantastische Vorstellungen usw.) für die Gemeinde zum großen Wert wird, legt uns nahe, an die Grundbedeutung dreier Worte zu denken, die aufs engste mit aller Genieentstehung verknüpft sind: Prestige, Nimbus und Mysterium. Zu dieser Gruppe gehören ferner die Propheten und Sektenstifter, weil sie dank einer eigenen überwertigen Idee (Heilandswahn) Gemeinden schaffen, die ihre numinose Wirkung anerkennen und sie als ihre „Führer“ berühmt machen (vgl. Weygandt[1182] und Literatur-Verzeichnis S. 694). So gründete 1862 der geisteskranke Neuseeländer Horopapera eine neue Religion (Lombroso[547], S. 132 f.). In China stiftete 1850 ein unbegabter Geistesgestörter, Hang-Sien-Tsuien, eine Sekte. In Rußland wurde der Paranoiker Maljowanny Urheber einer religiösen Epidemie (Bechterew[982], S. 79), desgleichen der Bauer Seliwanoff bei den Skopzen (s. a. Koch[1070]). Seliwanoff erschien zugleich als inkarnierter Christus und als Zar Peter III., der angeblich nicht gestorben sei. Bemerkenswert sind auch zwei italienische Sektenstifter: Lazzaretti (geb. 1834) war offenbar ein Paranoiker oder Paraphrener. Seine Geschichte ist sehr instruktiv (Lombroso[455], Rasmussen[2603]). Der zweite, Oreste de Amicis (1824–1889), den ebenfalls Rasmussen[2603] (S. 102–109) beschreibt, litt offenbar an Schizophrenie.

Die Geschichte und selbst noch die Gegenwart kennt eine Menge von Psychotischen, die eine Gemeinde gerade durch die psychotischen Symptome aufbauen. Die Vision einer Lichtgestalt, die Halluzination der Stimme Gottes, die Wahnidee, der Auserwählte, der Prophet, der Sohn Gottes zu sein, kann dem Kranken selbst „als Offenbarung“ gelten und damit auch seinen Anhängern, die nur allzu willig an „Zeichen“ glauben, weil sie danach verlangen. Das ganz gewöhnliche psychotische Symptom, wie es die Kranken unserer Kliniken täglich bieten, die Halluzination, die Wahnidee (s. a. Gutsch[784]) werden angebetet und gleichsam als Fetisch verehrt. Der Gläubige projiziert alle Zauberkraft hinein, wie er sie verlangt und sich wünscht. Das psychotische Symptom allein, ohne alle Talentbegabung, kann demnach für eine bestimmte Gemeinde ein hochwertiger Fetisch werden, jedoch nur für diese bestimmte Gemeinde. Denn das Merkwürdige ist, daß solche Sektierer und „Propheten" gewöhnlich schon von den Nachbargemeinden verlacht und verspottet werden; das Psychotische wird von ihnen als solches erkannt. Damit erlischt die numinose Wirkung.

V. Gruppe

Die gesunden Hochtalente

Meist handelt es sich um mehr rational betonte Persönlichkeiten von ruhigem Schicksal. Hierzu gehört die Mehrzahl der Führer im Völkerleben, also Lehrer und Geistliche, militärische und politische Größen, Wissenschaftler, Richter und Ärzte, aber auch viele Künstler, besonders solche, die ihrem Wesen und Schaffen nach noetisch bestimmt sind. Beispiele aus der Antike sind Horaz und Vergil. Dazu kommen als weitere Beispiele Dichter des Barocks wie Opitz, Fleming, Hagedorn und Terstegen, manche Musiker, viele moderne Schriftsteller und andere Berühmte, wie sie in der folgenden Liste gebracht werden:

Bernini
Bernoulli, Familie
Bolivar
Calderon
Chamisso
Cook, James
Coppée
Cuvier
Dahn, Felix
Deak, Franz
Eichendorff
Feuerbach, Karl
Fichte
Fontane
France, Anatole
Franklin, Benjamin
Freud
Freytag, Gustav
Gainsborough
Galilei
Galvani
Gandhi
Garibaldi
Geibel
Goldoni
Gounod
Gutenberg
Hermann, Georg
Hobbes
Ibsen
Kepler
Körner
Kossuth
Lafayette
Livingstone
Loewe
Mann, Thomas
Marx, Karl
Monet
Multatuli
Pailleron
Pfitzner
Reynolds
Rückert
Schwab, Gustav
Shaw
Siemens, Familie
Spengler, Oswald
Stanley
Stephan
Styka, Tade
Sudermann
Tesla
Thackeray
Tischbein, Familie
Uhland
Virchow
Volta
Wundt

Die Liste ließe sich vermehren. Natürlich bildet Gruppe V auch eine Vorstufe zu Gruppe I.

VI. Gruppe

Die durch ihr „Glück" erfolgreichen und insofern berühmten ohne Hochbegabung und ohne bionegative Züge

Hier wären etwa zu nennen: Industrielle, die nur zum Teil durch Begabung, vor allem aber durch Konjunktur und ethische Skrupellosigkeit groß und dadurch berühmt wurden. Auch die Heroen der Masse, die Filmdiva, die ihre Schönheit, der Boxer, den seine Kraft und Geschicklichkeit aus der Menge turmhoch heraushebt, gehören in diese Gruppe. Ferner der sekundäre Angliederungsruhm und seine Erwählten: Freunde, Frauen oder

Geliebte von Hochberühmten. Beispiele: amerikanische Milliardäre, Öl- und Eisenbahnkönige, Kinosterne, Weltmeister im Boxen, Josephine Beauharnais, Friederike von Sesenheim, Diotima usw. Sie alle hebt etwas anderes als geistige Hochbegabung auf die Ruhmesebene hinauf. Bei extrem hoher Bewertung werden sie auch zu Genies (Gruppe II) erhoben.

VII. Gruppe

Die noch nicht Genie gewordenen, potentiellen Genies im „Raupenstadium"

Es handelt sich bei diesen Berühmten um ein Vor- und Übergangsstadium. Dieser Ruhm ist zurückzuführen auf Begabungsleistungen bzw. psychopathologische Verhaltensweisen oder auf beides. Aber auch manche, die als „Genies" im Kampf der Meinungen sehr umstritten sind, gehören hierher, z. B. Goethe zur Wertherzeit, Napoleon als General, weiterhin Grabbe, Poe, E. T. A. Hoffmann (die nahe an der Grenze von VII und III stehen).

VIII. Gruppe

Die nur durch ihre starke psychopathologische Abnormität Berühmten

Zahlreiche Verbrecher, okkultistische Medien. Solche Medien aller Art, d. h. Mittler zwischen den Menschen und der Überwelt, bilden die natürliche Vorstufe zu der Genie-Gruppe IV. Beispiele: Schinderhannes, Jack der Aufschlitzer, Hauptlehrer Wagner, die Seherin von Prevorst usw.

Es gibt unter den Berühmten auch solche, die nicht durch ihre geistige Leistung, sondern lediglich durch ihre „hohe" Geburt berühmt wurden. Zu ihnen zählen die Cäsaren, Kaiser, Könige und Fürsten. Wie wir früher ausführten, liegt in der hohen Geburt als solcher eine Erleichterung für die Ruhmbildung. Als Genies werden die Angehörigen dieser Gruppe allerdings im allgemeinen nur bezeichnet, wenn eine geniale Leistung vorliegt (wie z. B. bei Alexander d. Großen, Amenhotep IV., Hannibal, Friedrich d. Großen, Katharina II. u. a.). Waren sie geisteskrank („Cäsarenwahnsinn" wie z. B. Tiberius, Nero, Iwan d. Schreckliche, Peter III., Ludwig von Bayern u. a. m.), so tritt die numinose Wirkung des Pathologischen zur Exponiertheit infolge der sozialen Stellung und verhilft ihnen zu einer dauerhaften (wenn auch manchmal nur „traurigen") Berühmtheit.

IX. Gruppe

Die gesunden, noch nicht oder nie berühmten Hochtalente

Zahlreiche potentielle Anwärter auf den Geniethron gelangen trotz ihrer Hochbegabung niemals dorthin; es fehlt an Ausbildung, Anregung, Konstellation, passendem Zeitgeist, Glück. In diese Gruppen gehören auch die Vorstufen zu V und I. Beispiele: in ihrer Jugend Raffael, Rubens, Kossuth usw.

X. Gruppe

Der Mehrzahltypus der gesunden, die Norm des Menschen

XI. Gruppe

Hochbegabte Psychopathen bzw. Psychotische, die noch nicht berühmt sind oder es niemals werden

Vielfach bildet diese Gruppe eine Vorstufe zu VII und III. Beispiele: Napoleon als Leutnant, der „tolle" Bismarck, Goethe vor dem Werther; ferner zahllose Bohémiens, viele „verkannte Genies", Gäste der verschiedenen „Cafés Größenwahn" oder der Existenzialistenkeller in Paris, Berlin und München.

Es finden sich aber auch in den Anstalten talentierte Psychotiker, also Künstler, insbesondere Maler und Bildner. Zu den sich hieraus ergebenden Problemen nimmt PFEIFER'S[1405] feinsinnige Untersuchung Stellung. Es werden vier kranke Fälle und zum Vergleich die experimentelle Kunst eines Gesunden beschrieben. Zur besseren Übersicht fassen wir die Ergebnisse in Thesen [eigener Formulierung] zusammen:

1. Es gibt kunstfördernde Eigenschaften des Schizophrenen (Autismus, Inkohärenz mit Einfällen, Negativismus). 2. Aber Voraussetzung ist das Talent aus der gesunden Anlage. 3. Durch gesundes Talent und kunstfördernde schizophrene Eigenschaften zusammen können bedeutende künstlerische Effekte zustandekommen (Prinzhorn's Brendel). 4. Die meisten Schizophrenen leisten nichts. 5. Viele Künstler versanden sogar in der Schizophrenie. 6. Sehr wenige Schizophrene fesseln durch ihr Werk. 7. Das ausgesprochen Psychotische übt nicht die fesselnde Wirkung aus [?]. 8. Die kunstfördernden Eigenschaften des Schizophrenen sind nicht spezifisch unerreichbar durch Gesunde. [Sie liegen überhaupt schon in jeder psychopathischen Schizoidie.] Fall I ergibt: 9. Die Psychose hat ein konstitutionelles Talent nicht zerstört. [Sie muß es also nicht schädigen.] 10. Sie hindert sogar auch nicht die normale Weiterentwicklung eines konstitutionellen Talentes. 11. Ja, sie begünstigt die Entwicklung des Talentes sogar unmittelbar. Fall II lehrt: 12. Es gibt eine Steigerung der Produktivität unmittelbar vor dem psychotischen Zusammenbruch. Fall III zeigt: 13. Die Psychose kann, affektiv, ein Ausdrucksverlangen wecken, daß sich seinerseits eine Gestaltungssprache (Zeichnen) schafft. Fall IV endlich beweist: 14. Künstlerisches Können kann jahrelang trotz Schizophrenie und sonstiger schwerer Verblödung erhalten bleiben, ja sogar im Beginn ansteigen. Es kann dabei formal und inhaltlich ganz frei von Pathologischem bleiben. 15. Erste Kunstwerke in der Schizophrenie stammen aus spät geweckten Talentanlagen. 16. Das schizophrene Werk ergreift am ehesten, wenn es „dämonisch" wirkt. Außer in Punkt 7 stimmen wir mit Pfeifer überein. Er fragte, ob das schizophren Psychotische spezifisch, nur aus sich heraus, künstlerisch Unerhörtes (wie es JASPERS[2138] angenommen hatte) schaffe, was verneint werden muß, denn die echt schizophrene Kunst ist Minderleistung. Die Schizophrenen stehen nicht „auf völlig irrationale Weise mit den tiefsten Erkenntnissen in Berührung" und offenbaren nicht „ihnen selbst unbewußt erschaute Ewigkeitsbilder". Das alles ist nur „geistvolle Deutung, und die stammt von Gesunden". Auch darin stimmen wir vollständig mit Pfeifer überein. Die Psychose kann, wenn Talent vorhanden, kunstfördernd wirken: durch die Unbedenklichkeit, durch die Hemmungslosigkeit, durch Ideen-

flüssigkeit und vermehrte Einfälle [Lockerung der oft kunstschädlichen Ratio], durch Betriebsamkeit und Zähigkeit. All dieses zusammen vermag sehr wohl einen Anstieg der Produktivität im Beginn zu bewirken. Immer aber bleibt „der gesunde Künstler mit dem kranken konkurrenzfähig", „weil auch der stärkste Affekt nur dann in der Darstellung künstlerisch wirkungsvoll ist, wenn er sich innerhalb der Grenzen der Erlebnisfähigkeit durch andere hält" (vgl. a. LOMBROSO[1399]).

WEYGANDT[1430] ist in nüchtern-kritischer Weise zu ganz ähnlichen Ergebnissen gekommen. Auch er unterscheidet mehrere Gruppen: 1. Der Künstler hat schon als Gesunder geschaffen. Das Schaffen geht nach der Erkrankung unbeeinflußt nebenbei weiter. Dies ist möglich bei Paraphrenie, Schizophrenie, beginnender Paralyse (Manet). 2. Wie 1., aber das Schaffen wird durch die Krankheit rasch vernichtet. Möglich bei Schizophrenie oder Paralyse (Makart). 3. Das Schaffen wird erst durch den „pathoiden Reiz" der Erkrankung geweckt (Prinzhorns Fälle Brendel und Pohl) [vielleicht C. F. Meyer; vielleicht auch bei Spätentwicklung: Reuter, Liliencron, Hokusai (zu letzterem vgl. a. J. KURTH[1278])]. 4. Schaffen als Gesunder, Weiterschaffen als Kranker, aber deutlich beeinflußt durch die Psychose, eventuell mit Stilwandel. Umgekehrt kann auch einmal der epileptische Anfall (Jackson) eine künstlerische Zeichnung auffallend lebendig machen gegenüber der sonst trockenen, uninteressanten Darstellung aus dem anfallsfreien Intervall, wie das ELIASBERG[1381] an einem an Jaksonepilepsie leidenden 11jährigen Jungen nachweist. Nicht selten allerdings tritt schließlich doch technischer Verfall ein (van Gogh). In diese vierte Gruppe würde auch Pfeifers Fall II gehören, der später in Weygandts Behandlung kam. Die Künstlerin, die einst sehr Wertvolles geleistet hatte, schaffte in der Krankheit nur Puppen. „Bei gutem Willen und etwas Phantasie würden sich auch in diese Gebilde, insbesondere ihre Haltung und Physiognomik, geheimnisvolle Ideen hineininterpretieren und tiefschürfende analysierende Erklärungen beifügen lassen, wie es von Prinzhorn bei seinem »bescheidenen Tier« oder dem »doppelköpfigen Nilpferd« usw. so reichhaltig geschehen ist." WEYGANDT[1430] (vgl. a. REITMANN[1408], der sich 1948 Weygandt anschließt) endet mit dem Ergebnis, die Ansicht Pfeifers, daß aus „schizophrenen Werken wenig Werte zu gewinnen wären, habe hohe Wahrscheinlichkeit; sonst käme es zu einer homiletischen Betrachtungsweise, wie es Schilder tut, wenn er höhere Ehrfurcht vor den Kranken fordert".

Zusammenfassend wollen wir noch einmal die Grundtatsachen der möglichen Wirkung der Psychose auf den Talentierten herausheben. Einmal können Fähigkeit zu künstlerischem Schaffen und schwerst psychotische Verblödung in derselben Persönlichkeit nebeneinander gegeben sein; das gesundgebliebene Talent kann weiterschaffen.

So können sich bei verblödeten Paralytikern ausgezeichnete Umgangsmanieren erhalten. Ebenso bleibt, nach dem Urteil von Klages (bei PRINZHORN[1407], S. 300), die Handschrift der Schizophrenen auch in der Verblödung unverändert, „normal". Ähnlich äußern sich HASSMANN und ZINGERLE[1389]. Das Nebeneinander von Talent und Psychose bei Dichtern hatte schon O. BINDER[497] hervorgehoben. Das völlige Nebeneinander beweist auch die Tatsache, daß sich ein Talent, das durch die Psychose bereits geschädigt wurde, wieder erholen kann und noch Erträgliches leistet. „Es ist erstaunlich, wie der Kunsttrieb immer wieder die Krankheit durchbricht und manches bewirkt, dem schizoide Merkmale nicht mehr anhaften" (WEYGANDT[1430], S. 428); z. B. Portraitskizzen, Brokatstickerei, kunstgewerbliche Puppen. Dieses Nebeneinander bietet auch Hauptlehrer Wagner (GAUPP[1387, 1388, 766–769]), ferner (um einen Berühmten zu nennen) der spätere Maupassant (LANGE-EICHBAUM[2760]: ein krankes Gehirn trotz der Psychose leistungsfähig). Über den unberühmten Dichter Hauptlehrer Wagner liegen eine Reihe wertvoller Arbeiten vor (GAUPP[1387, 1388, 766-769]). Wagner schrieb bereits vor der Psychose Dramen und brachte ein hübsches dilettantisches Talent mit in die Krankheit (Paranoia). Von den Dramen erscheint das früheste, „Der Nazarener", von 1912, entschieden als das stärkste, eigenartigste und interessanteste. Nichts verrät in den Dramen „Absalom" (1919) oder „Saul" (1920) den geisteskranken Verfasser (GAUPP[767], S. 317), ebensowenig in „Wahn" (GAUPP[1387]). Sie sind zwar in der Form konventionell, aber damit auch durchaus auf der von uns hier verlangten Höhe.

Die zweite Möglichkeit einer Wirkung ist die, daß eine Psychose, deren Einzelsymptome allein nichts leisten, doch einen Antrieb, einen Motor abgeben kann für ein gesundes Talent, wie z. B. das Initialstadium der progressiven Paralyse mit gesteigerter Produktivität als Ausdruck einer erhöhten Ansprechbarkeit des Gehirns im Sinne einer beschleunigten Reizverarbeitung, vergleichbar der Fermentunruhe im Blut (s. a. MAGRI[647]); denn jeder starke Antrieb wie überhaupt jede Steigerung des Affektiven beseitigt Hemmungen (vgl. a. BADER[1371], S. 152). Die Ratio, die Hemmungen setzt, wird geschwächt, überrannt; Konvention wird beiseitegeschoben, das Unmittelbare kommt zum Ausdruck. Bei dem Offizier HASSMANN u. ZINGERLE'S[1389] bestand ein „förmlicher Drang zum Zeichnen", und dieser war begründet durch „primäre triebartige Erregungen der Ausdrucksbewegungen" (Kraepelin), durch eine ursprüngliche Begabung gerade in dieser Ausdrucksfähigkeit. Obwohl BLEULER[1374] sonst die Herabsetzung der produktiven Fähigkeiten in Phantasie sowie in musikalischem, bildnerischem und dichterischem Schaffen durch die Schizophrenie stark hervorhebt (S. 72), meint er dennoch, es sei nicht auszuschließen, „daß die ganz leichte Schizophrenie für künstlerische Produktivität geradezu günstig sei" (S. 73).

Psychotisches muß nicht, aber kann irgendwie ins Werk eingehen. So können Halluzinationen im Werk gestaltet erscheinen (Belege bei PRINZHORN[1406, 1407]). Es kann die Unfähigkeit zur Synthese in Gestalt von „bildlichem Agrammatismus" sichtbar werden. Das Krankheitssymptom der „Entfremdung der Wahrnehmungswelt" kann einer Bildnerei einen besonderen Stempel aufprägen, wie z. B. bei Pohls „Seltsame Landschaft" (PRINZHORN[1407], S. 287). Auch der paranoische Maler R., der durch seinen „Messias"-Wahn eine Gemeinde um sich sammelte, schuf eindrucksvolle Bilder von numinoser Wirkung (KURTH[1073]; vgl. a. VINCHON[1426]).

Ein bekanntes Beispiel stellt auch das sogenannte Junkerhaus von Lemgo dar. Junker, ein begabter Tischler, war ein Schizophrener, der, in der Absicht, einen neuen Stil zu erfinden, an und in seinem Hause mit Hilfe von knorrigen Ästen, Baumstümpfen und ganzen Baumstämmen eigenartige und phantastische Ornamente und fratzenhafte Gestalten anbrachte, wie sie seiner krankhaften Phantasie entsprangen (eingehend beschrieben von KREYENBERG[1393]). BÜRGER-PRINZ[1377] schließt sich einem Vergleich Kreyenbergs hinsichtlich der Lemgoer Plastiken mit der alles überwuchernden Reliefplastik indischer Kunst nicht an, denn „von der dort noch immer herrschenden großen Form- und Gestaltgebung ist bei den angeführten schizophrenen Plastiken keine Rede“ (S. 682–683). RENNERT[1410] spricht bei dem Junkerhaus mit Recht von einem „Zuckerbäckerstil“ der „barockverschnörkelten Formen“ (S. 51). Zu dieser Art pathologischer Kunst gehört auch das „Palais Idéal“ des Briefträgers Ferdinand Cheval (1836–1924), das im Dorf Hauterives ca. 70 km südlich von Lyon am Ufer der Galaure gelegen ist. Es wurde von den Schülern der Photoklasse der Kunstgewerbeschule Zürich photographiert und 1961 in der Kunsthalle von Baden-Baden ausgestellt. FICHTE[1385] schreibt über diese „Traumarchitektur“: „Das »Chateau-Schloß«, die enzyklopädische Idealtorte von einem allgemeinen Geist der Zeit her. Hawaiische Kriegsgötter, die mexikanische Coatlicué, indischer Tempelbau, Notre Dame la Grande in Poitiers, gotische Wasserspeier, die asianistischen Schrecken der Villa Orsini, südamerikanisches Barock und ein Chalet im Schweizer Stil scheinen hier nebeneinandergekittet. Antonio Gaudi hätte für die Sagrada Familia Anregung finden können, wie auch Freud für seine Traumdeutung und die Lehre vom Unbewußten“ (S. 56). Fichte nennt in diesem Zusammenhang „als die »Söhne« des Briefträgers Cheval, nom de P. T. T. centaure, Isidore Raymond und Guiseppe Sicile, ebenfalls Einzelgänger wie Cheval, welche Traumarchitekturen voller Zauber und Rätsel und phantastische Plastiken in ihren Gärten anfertigten“ (S. 18 ff.).

Solche pathologischen Züge sind vom psychiatrischen Kenner im Werk oft als solche aufzeigbar. Allerdings muß auch dem psychiatrischen Fachmann bekannt sein, daß der Schaffende ein Kranker war. Aus dem Werk allein kann fast nie auf die Psychose des Schaffenden rückgeschlossen werden. Man sieht es dem Bild eines Fabelwesens nicht an, aus welchem Schoße es geboren wurde. Es kann erträumt sein (aus Verdichtungen entstanden), es kann (psychotisch) halluziniert, kann wahnhaft kombiniert worden sein; es kann aber auch gesunder Phantasie seine Entstehung verdanken. Schließlich kann es auch von einem gesunden Formtalent (assimilierend) geschaffen worden sein, welches auf diese Weise eine besondere Wirkung des Geheimnis-Originellen erzielen wollte. Aus solchen „induzierten“ Zügen darf also nicht auf eine „Krankhaftigkeit“ des Künstlers oder einer „Richtung“ geschlossen werden, sondern höchstens auf eine Beeinflußbarkeit durch Abnormes.

Ein berühmtes Beispiel stellen die Bildwerke der Villa Palagonia bei Palermo dar, die Goethe beschreibt (Cotta, Bd. 22, S. 190). Wer hat sie geschaffen? Sind sie psychotischem Erleben entsprungen? Verdanken sie ihre Entstehung der Laune eines bizarren Psychopathen? Oder hat ein gesundes Talent im Auftrage, nach psychotischen Anregungen diese „abenteuerlichsten Zwittergeschöpfe der verschrobensten Art“ (Kraepelin) in die Welt gesetzt? KRAEPELIN[585] (I., S. 431) bildet sie ab und nennt sie ein „Beispiel krankhafter Kunstübung“. Ein solches Urteil bleibt immer eine gewagte Diagnose. FISCHER[1386] urteilt schon erheblich vorsichtiger und spricht nur von dem „Unsinn“ des Prinzen Palagonia. Es seien zwar anscheinend Ausgeburten eines abnormen oder krankhaft entarteten Geistes, aber die Möglichkeit von Laune, Mode oder Zeitmilieu sei offen zu lassen. Erst WEYGANDT[1431] ist es gelungen, durch seine Forschungen der Wahrheit in diesem Falle näherzukommen. Er hat festgestellt, daß die Bildwerke im Auftrage des Fürsten von Bildhauern gearbeitet wurden, daß sie also nicht eigentlich in den Bereich „krankhafter Kunstübung“ gehören. Der Fürst selbst sei allerdings von asthenischem Habitus [schizoid] gewesen und habe eigenartiges Wesen zur Schau getragen. Außerdem habe er unter Verfolgungsideen gelitten, denn seine Kutsche war mit Panzerplatten gesichert. Weygandt nimmt einen Fall aus dem Bereiche der Schizophrenie an und hält eine paranoide Demenz für wahrscheinlich. Wir fügen aber hinzu, daß trotzdem Künstlerlaune die Anregungen des „verrückten“ Auftraggebers, ihn heimlich verspottend und willentlich übertrumpfend, bis ins Groteske übertrieben haben kann.

Eine grundsätzliche Einteilung psychopathologischer Kunst wurde auf dem 2. Kongreß für psychopathologische Kunst in Catania 1960 von BOBON u. MACCAGNANI[1375] vorgeschlagen (worüber RENNERT[1410] in seinem Buch berichtet). Diese Autoren unterscheiden 1. den elementaren bildnerischen Ausdruck (Kritzeleien, einfache graphische parakinetische Stereotypien, einfache geometrische Formen, bildnerische Elementarzeichen, von sprachlichen Zeichen abgeleitete Zeichnungen), 2. den konkreten bildnerischen Ausdruck (darstellender Naturalismus, symbolischer Naturalismus), 3. den abstrakten bildnerischen Ausdruck (das vorliegende Abstrakte, das symbolische Abstrakte).

Anhang: Betrachtungen zur Genese und Pathogenese der Kunst unserer Zeit

Bei Betrachtung mancher moderner Kunstwerke erhebt sich die Frage nach der persönlichen Aussage des Werkes. Es handelt sich jetzt nicht darum, cum ira et studio eine Attacke gegen die Abstrakten oder auch Surrealisten zu reiten, und es bedeutet sicher auch eine Einengung, wenn WEIDLÉ[1358] in seiner Studie über die „Sterblichkeit der Musen“ die Auffassung vertritt, daß die Kunst dann in Verfall geraten müsse, wenn sie nicht von der Religion (im Sinne der Konfession) getragen werde. Trotzdem kommen nicht nur konservative, im Geist traditioneller Ästhetik erzogene Kunstfreunde oft zu einer verdammenden Ablehnung modernster Kunst, die ihnen nichts anderes zu offenbaren scheint als Sterilität und Impotenz, ja Stagnation und Leere, die sich jeglichem Kontakt zum Betrachter entzieht. Auch ein Kunstkritiker wie ROTHE[1334] spricht von einem „kranken Kunsterlebnis“. Er lehnt zwar eine Krise der Gegenwartskunst und des Künstlers ab, meint aber: „Dennoch ist etwas an dem hartnäckigen Krisengerede. Wenn die Anzeichen nicht trügen, steuert die bildende Kunst tatsächlich auf einen Punkt zu, der Krisis im ursprünglichen Sinne meint: jenen Scheitelpunkt einer Entwicklung, an dem sich entscheidet, wohin die Krise geht, in unserem Falle: zum Konsensus zwischen Künstler und Publikum oder in tiefe Fremdheit, Geschiedenheit[1]. Kurz, die verkündete Krise

[1] Man kann sich mitunter nicht des Eindrucks erwehren, daß oft bei einem modernen Kunstwerk etwas gewollt ist, »gemacht«, nicht aus dem urtümlichen, man kann auch

liegt im Verhältnis zwischen Kunst und Gesellschaft (vgl. a. EWALD[1229], WYSS[1365], FROIS-WITTMANN[1236], SCHILDER and LEVINE[1339]). Wenn PORTNOY[1318] auch in bezug auf den Künstler dartut, er symbolisiere sein Gefühl in einer konkreten Kunstform, und Kunst beginne mit Gefühlen und kulminiere in deren Darstellung oder Beschreibung (S. 266), so mangelt jedenfalls oft dem naiven Beschauer des vollendeten Werkes das Verständnis, geschweige die Einfühlungsmöglichkeit in das, was symbolisiert dargestellt werden soll. Von einem „Unbehagen" sprach Werner Haftmann bereits 1959 anläßlich der Eröffnung der „documenta" in Kassel. Gewiß spreche der Künstler — oder er bemühe sich darum — die Sprache seiner Zeit, deren Geist und Fluidum er in sich aufnehme und verarbeite, um sie dem Betrachter nahezubringen. So solle doch wohl das Bemühen des Künstlers und seiner Werke verstanden werden; er stünde ja sonst wirklich allein im leeren Raum. In einer Welt des Zerfalls, des Morbiden, der Zerstörung materieller und ideeller Werte ringsum, der Fragwürdigkeit alles Seins sei der Künstler auf diese, Elemente angewiesen, aus denen er sein Werk gestalten müsse. LEYSER[1286] fragt deshalb, indem er den Künstler bedauert: „Wie muß ein Mann von wirklicher Schöpferkraft . . . sich eingeengt, bedroht und ausgeliefert fühlen in der künstlerischen Talmiwelt aus maschinellen Schablonen und öden Wabenkonstruktionen! Aus diesem Grund geht wohl der Künstler heute den sehr merkwürdigen Bund mit der Zerstörung ein. So muß man das Ätzende, das Angefressene, Mürbe, Ausgelaugte in seinen Gebilden erklären, die Vorliebe für skelettierte Formen, für Knochen, Rost und ausgewaschene Ruinen, für Gletscherschutt und für Verwitterung. Wie das Ernst Jünger sagt: »Der Künstler wählt die Zersetzung nicht nur, er identifiziert sich auch mit ihr. Sie dringt in seine Sprache, in seine Formen ein.«"

Es erhebt sich die Frage, ob die so bezeichnete Talmiwelt wirklich eine Talmiwelt ist; vielleicht ist sie unsere richtige Welt, die uns heute nur, nachdem alle bisher festen Normen und Werte ins Wanken gerieten, ihr eigentliches „wahres" Gesicht zeigt, und der Künstler kommt nur seiner inneren Verpflichtung, seiner Pflicht nach, dieses Bild zur Darstellung zu bringen. GEHLEN[773] geht sogar so weit, zu fordern, es werde „höchste Zeit, daß der Künstler dem »Schöpferischen« in sich mißtraue: il faut décourager les génies" (man muß die Genies entmutigen).

Auch in der Psychiatrie wie insbesondere der Psychoanalyse erweckte die moderne Kunstrichtung des Surrealismus die Frage nach möglichen Zusammenhängen zur Kunst der Primitiven wie auch zu der Bildnerei der Geisteskranken. MALRAUX[1399] erblickt zwischen beidem Verwandtes, wenn er sagt: „Nach der Kunst der Wilden haben wir auch die außerhalb des Geschichtlichen stehende Kunst entdeckt; auf der leidenschaftlichen Suche nach immer Archaischerem, nach immer archaischeren Werken in jeder Kunst sind wir die Zeit weit zurückgeschritten — hin zum Instinktiven. Bis wir jenseits alles Historischen die Kunst des Kindes und des Geisteskranken fanden" (S. 115), eine Kunst (der Kinder sowie der Geisteskranken), die „zweidimensional ist (im Gegensatz zur Kunst der Naiven: dieser fehlt

sagen archetypischen Gefühl heraus geboren. "Les bons artistes contemporains tendent á communiquer leurs processus inconscients d'une facon organisée" (ALEXANDER[1196], S. 39).

die Tiefe, aber nicht immer die Plastik)" (S. 116). Auch Navratil[1301a] findet bei Gesunden und Kranken die gleiche psychische Dynamik des Schöpferischen (S. 136). Von einer „neuen Natürlichkeit" spricht Gehlen[772] bei Betrachtung moderner Kunst, in welche die „Psychopathen, Träumer und Infantilen eingeschlossen" seien (S. 121). Frankl[1233] hält die Beziehungen der modernen Kunst zu psychischer Krankheit „für nicht so stark" (S. 291); er findet höchstens bestimmte Entsprechungen im Bereich des Formalen, des Stiles beim modernen Künstler und beim Epileptiker, bei dem wir auch die Neigung zu stereotyp wiederholten Ornamenten beobachten können. So wie sich also Parallelen zur Kunst der Urzeit und der Primitiven schon im künstlerischen Schaffen der Kinder herleiten lassen (Kielholz[1273]), sieht Zelden-Drust[1366] Ähnlichkeit in den Werken moderner Kunst mit denen der Geisteskranken und begründet dies mit dem gemeinsamen Bindemittel des Archetypischen, das zum Ausdrucksmittel beider Welten werde: den Surrealisten, weil sie, das Seiende verachtend, sich nicht anders ausdrücken wollen, den Geisteskranken, weil sie die Fähigkeit der Objektivierung verloren haben und sich deshalb nicht anders ausdrücken können (vgl. a. Wyss[1365]). Gleiches sagt Rennert[1410] mit den Worten: „Die Vertreter der modernen Kunstrichtung *wollen* sich nicht, und die Geisteskranken *können* sich nicht anders ausdrücken" (S. 36), und er fährt fort, indem er Prinzhorn zitiert: „In der modernen Kunst halten wir schließlich fast nur noch intellektuelle Ersatzkonstruktionen in den Händen, während die Kranken das gestalten, »wozu eine anonyme Macht sie trieb«" (S. 36; s. a. Volmat[1428]). Jakab[1389] meint: „Der Ausdruck durch abstrakte und symbolische Formen erlaubt den Vergleich der Zeichnungen der Schizophrenen mit denen der Surrealisten" (S. 161). Der Unterschied zwischen beiden liege in dem Mangel an künstlerischer Komposition bei den Schizophrenen, wie auch die „Spontaneität und Periodizität in der künstlerischen Tätigkeit der Geisteskranken nicht dem Entstehen eines neuen Talentes oder irgendwelchen durch die Krankheit erweckten latenten Fähigkeiten zuzuschreiben" sei; vielmehr läge „die Grundlage der bildnerischen Tätigkeit der Geisteskranken oft in der Langeweile, dem Tätigkeitsdrang" (S. 163). Und so findet Jakab die Gestaltung der Bildnerei der Geisteskranken manieriert und unbeholfen, steif, einer archaisch-primitiven Denkart entsprechend, die sich in einer Lockerung der Assoziation, in Perseveration, Stereotypien, Mangel an ausgeglichener Komposition und falscher Perspektive äußere (S. 161) (vgl. a. Schilder and Levine[1339]).

Sehr scharf in seiner Kritik ist Conrad[1222], der den Surrealismus den „zweiten Sündenfall" nennt. Es sei selbst für einen Psychiater schwer, in dieser Kunstrichtung noch etwas Normales zu sehen (S. 3 ff.). Die Gesetze des Surrealismus seien sehr ähnlich den Gesetzen des Traumes und man finde in ihm die Traumsymbolik wieder, während die Gesetze der Logik aufgehoben seien. Der Künstler versetze sich zwar in einen halbwachen Zustand und versuche nun, die auftretenden Bilder zu malen, aber es sei ein Irrtum, wenn er glaube, daß er unter Ausschaltung des Bewußtseins das Unbewußte unmittelbar male. Es sei nur ein Kopieren von Träumen (Ref. Leichner). Fast noch härter geht Schmidt-Henrich[1340] mit dem Surrealismus ins Gericht: In Versuchen, bei denen Bilder und Gedichte, teils von surrealistischen Künstlern, teils von Schizophrenen (evtl. willkürliche Wortaneinanderreihungen) vorgelegt wurden, und die Versuchsperson dann die Herkunft oder den Stimmungsgehalt, wie er von Künstlern interpretiert wurde, angeben sollten, habe sich gezeigt, daß der weder kunsttheoretisch noch psychiatrisch geschulte Laie praktisch außerstande sei, den Unterschied zwischen surrealistischer und psychotischer Kunst festzustellen. Trotzdem sei eine Identifizierung des Surrealismus mit Primitivkunst, Traum- oder schizophrener Kunst nicht am Platze, wenn sich auch der schizoide Zug des Surrealismus aus seinem Gestaltungscharakter nicht fortdenken lasse (S. 1–13, Ref. Betz).

Einen Brückenschlag zur modernen Kunst zu finden, versuchen LEMKE u. RENNERT[1398], indem sie Paul Klee zitieren, der einmal sagte: „Kunst gibt nicht das Sichtbare wieder, sondern macht sichtbar". Lemke und Rennert fahren dann im gleichen Sinne fort, daß das Bild „symbolhaft ausdrücken" solle, „was unmittelbar optisch nicht zu fassen ist" (S. 7). Hierin liege aber Inhalt, nicht nur Form, und „das Verständnis für Symboldeutungen, das Erleben gesteigerter Symbolbezüge wird uns erleichtert. Der Weg zu den Sinnbildern ist dem Wort vielfach verschlossen, er kann uns durch das künstlerische Schaffen zugänglich gemacht werden" (S. 135); denn „mit unbewußten Inhalten geladene Werke können nur sehr bedingt »begriffen« werden; das gilt für die moderne Kunst von Klee bis Picasso genau so wie für die Bildnereien Geisteskranker. Bilder, die aus dem Unbewußten stammen, können nur individuell erfühlt, nicht aber allgemeingültig erklärt werden. Sie sind nicht Abbild, sondern stets Sinnbild ... Der Symbolgehalt der Bildnereien (Geisteskranker) wurzelt im Urmenschlichen. Ihr archaischer Charakter, der mißverständlicherweise primitiv genannt wird, ist durch das magische Denken [s. d.] bedingt, in dem sich unser Unterbewußtsein ausdrückt. Was wir Regression nennen, ist nicht qualitative Minderwertigkeit, sondern liegt im Abstieg zum Unbewußten, Urmenschlichen begründet. Bei Klee verhält es sich genauso. Der Unterschied liegt nur darin, daß die Kunst dieses großen Malers viel umfassender ist. Es braucht bei ihm nicht erst eine Psychose, um sein schöpferisches Talent zur Entfaltung zu bringen, und sein künstlerisches Genie ist nicht durch eine Wahnkrankheit in bestimmten Grenzen gehalten worden. Denn wenn auch der Irre Neues manchmal leichter und spontaner erschaffen kann als der Gesunde, so dürfen wir doch nicht vergessen, daß er infolge seiner Krankheit nicht in vollem Maße über alle die Mittel verfügt, die dem wahrhaft großen Künstler eigen sind" (S. 154).

Die Kretschmersche Schule endlich versucht die psychologische Problematik zeitgenössischer Kunst und Künstler mit Hilfe der von ihr geschaffenen Konstitutionslehre zu erhellen. So knüpft WINKLER[1362] zwar an Prinzhorn an, weist aber mit Recht darauf hin (S. 166), daß Prinzhorn zweifellos dieser psychologische Brückenschlag auch gelungen wäre, wenn er Kretschmers Lehre damals schon gekannt hätte. Winkler hat die Möglichkeit zur Synthese und stellt auf Grund seiner Erkenntnisse im Hinblick auf die moderne Kunst zusammenfassend fest: „Der moderne Antinaturalismus stellt eine selten eindrucksvolle Manifestation schizothymen Geistes dar. Die extremsten Werke mögen oft an »schizophrene Mechanismen« gemahnen. Doch sind weitaus die meisten produktiven Träger der modernen Kunst nicht schizophrene Geisteskranke, sondern unpsychotische Schizothymiker reinsten Wassers bzw. Schizoide" (S. 167), während der zyklothymen Kunst zur Zeit weniger Beachtung geschenkt werde, weil der schizothyme Stil mehr dem Wesen unserer Zeit entspricht. Auch EWALD[1229] sieht in der abstrakten Malerei „die Kunst philosophischer Grübler mit autistisch-mystischen Tendenzen".

XII. GRUPPE
DIE UNBEGABTEN GEISTIG HALB- ODER SCHWERKRANKEN

Es handelt sich dabei um geisteskranke Durchschnittsbegabte, wie wir sie in den psychiatrischen Anstalten wie auch wohl ebenso häufig im freien Leben treffen, die aus ihrer Psychose heraus „schöpferisch" tätig sind. Die Leistungen psychotischer „Denker" sind belegt und bekannt durch eine Vielzahl von Veröffentlichungen und Schriften, die ihrer meist sehr schreibfreudigen Feder entstammen und in denen sie sich „Philosophen" oder „Propheten" nennen, als die sie sich fühlen (SIKORSKI[1420]). Uns ist jedoch kein Fall bekannt (und wir glauben, mit dem einschlägigen Schrifttum konform zu gehen), in dem die Psychose als solche einen Zuwachs und eine Bereicherung des Gedankengutes gebracht hätte. Im Gegenteil: waren Gedankengänge und geistige Leistung vor der Krankheit verwertbar, so zeigt sich durch die Psychose ein deutliches Absinken des geistigen Niveaus. Hinsichtlich der Werke solcher Persönlichkeiten, die eine neue Theorie gefunden zu haben glauben, von der sie die Mitwelt überzeugen wollen, betont auch JASPERS[807] (S. 189) ihre „vielfach verschrobene Ausdrucksweise" und ihren „auffallenden, hochtrabenden Stil"; „ein neues Weltsystem, eine neue Religion, eine neue Interpretation der Bibel, Weltprobleme sind ihr Inhalt. Sie zeigen ihre Herkunft — von Kranken mit einem schizophrenen Prozeß — in Form und Inhalt .Oft zeigt sich auch in der Darstellung der Größenwahn der Verfasser (als Messias, Erfinder). Beispiel: Brandenburg, »Und es ward Licht« (BEHR[1373], S. 381)." „Aus diesem Typus entwickeln sich in Übergängen verworrene literarische Produkte. Die Disposition schwindet, der Zusammenhang der Gedanken zerfällt. Verschrobene, unverständliche Gedankengebilde reihen sich aneinander (Beispiel: Gehrmann, »Körper, Seele, Gehirn, Gott«, Berlin 1893). Schließlich wird alles unverständlich; hieroglyphenartige Schriftzeichen, bloße Silben, Verzierungen, viele Farben, kennzeichnen das Äußere (Beispiel: Knoth)" (BEHR[1373], S. 383 ff.).

Ähnliches oder gleiches gilt von den vielen geisteskranken „Erfindern". Auch unter ihnen kennen wir keinen Fall, in dem das Bionegative allein eine wertvolle Leistung zustande gebracht hätte. Unter TRAMER'S[1424] Patienten war nicht einer, der eine Erfindung von praktischer Brauchbarkeit geliefert hätte (ref. v. Prinzhorn, Frankfurter Zeitung, 59, Nr. 28, 1926). In dieser Gruppe finden sich übrigens manche Bionegative, die noch nicht im eigentlichen Sinne psychotisch sind, sondern lediglich paranoide Verhaltensweisen entwickeln (Querulanten usw.). Auch diese leisten nichts. Von ihnen sagt JASPERS[807], daß sie „in einem natürlichen Stil und in durchweg geordnetem Gedankengang in für uns immer verständlicher, aber maßloser, phantastischer, unbeherrschter und widerspruchsvoller Weise ihre wahnhaften Ideen entwickeln" (S. 189). Die Form ihrer Werke kann demnach völlig unauffällig sein. Auch KRAEPELIN[585] erwähnt solche „scheinbar wissenschaftlichen Werke, in denen mit naiver Unkenntnis und Selbstsicherheit die abenteuerlichsten Entdeckungen vorgetragen werden" (I, S. 427). O. BINDER[497] hat die „Dichtungen" von unberühmten Anstaltskranken untersucht und findet einige von ihnen zwar ansprechend, aber vom „wahren" ästhetischen Standpunkt aus haben sie „höchst geringe künstlerische Bedeutung". „Wahrer" Standpunkt bezeichnet in diesem Zusammenhang wohl den jeweiligen Zeitgeschmack. Auch die „Verse einer Schizophrenen" (K. SCHNEIDER[1417]) bedeuten keinen Zuwachs an dichterischer Leistung". Dabei fehlt noch alles, was sonst schizophrene Dichtungen künstlerisch ungenießbar macht". Die Verse sind vielmehr formal unauffällig; inhaltlich spiegeln sie das erste kranke Erleben wider (vgl. a. VIGEN[1425], S. 56 ff.). Ob die Psychose irgendeine positive Bedeutung für musikalische Leistung haben könnte, möchten wir ebenfalls nach psychiatrischer Erfahrung bezweifeln. „Leider ist über diese . . . Frage fast gar nichts bekannt" (KRAEPELIN[585], I, S. 427). Kraepelin selbst behandelt kurz, wie auch bei den Musikleistungen früher Gesundes sich nach Einbruch der Krankheit psychotisch zu färben beginnt, und wie das musikalische Ausdrucksvermögen einen Stilwandel vollzieht. In einer gerade noch vor Druck dieses Buches erschienenen Monographie „Schizophrenie und Sprache (Zur Psychologie der Dichtung)" weist NAVRATIL[1301b] umfassend und sein Thema erschöpfend nach, wie die Sprachphänomene, wie sie in schizophrenen Gedichten festzustellen sind, auch in der Sprache der Dichter in der gleichen Gesetzmäßigkeit (Interpunktion, Metapher, Metonymie, Technopägnie, Oxymoron, Wortstellung, Apokoinu, Aposiopese, Anspielung und Parodie usw.) wiederkehren (S. 124 ff.).

Hervorragende Arbeiten liegen über die Bildnerei der Geisteskranken vor. Besonders eingehend haben sich PRINZHORN[1406, 1407] und PFEIFER[1405] mit diesem Thema beschäftigt. Schon 1919 stellte PRINZHORN[1406] in einer Übersicht die vorangegangenen Arbeiten und ihre Ergebnisse zusammen. Er begann mit Tardieu (1872), SIMON[1421] (1876), [1422] (1888) und LOMBROSO[1399] (1880). Lombrosos Hauptergebnis gilt heute noch, wenn er z. B. findet, „es sei häufiger der Fall, daß unter der Einwirkung einer Geistesstörung Menschen zu Malern werden, die im früheren Leben durchaus nicht an die Handhabung eines Pinsels dachten; dagegen komme es selten vor, daß Künstler von Beruf im Irrsinn einen höheren Grad der Vollkommenheit erreichten" (z. n. PRINZHORN[1406], S. 310; vgl. a. NAVRATIL[1301a]). In der Beschreibung und Deutung der bildnerischen Darstellungen der Geisteskranken folgen ROGUES DE FURSAC[1413] (1905) und RÉJA[1409] (1907). In Deutschland wird MOHR[1401] (1906) mit seinen Beobachtungen grundlegend. Weitere wertvolle Arbeiten schließen sich an, verbunden mit den Namen BECKER[1372], BÜRGER-PRINZ[1377], FERDIÈRE[1382], HASSMANN u. ZINGERLE[1389], KÜRBITZ[1395], MORGENTHALER[1402-1404], ROCHOWANSKI[1412], RORSCHACH[1414, 1415], SAPAS[1416], SCHILDER[1616], SCHNEIDER[1418], SERKO[1419]. Diese Arbeiten behandeln sowohl die bildnerische Kunst der Psychose (zumeist beginnende Schizophrenie) wie auch der Psychopathie (im engeren psychiatrischen Sinne). In den gleichen Arbeiten setzen sich die Autoren aber auch mit der Kunst hochwertiger Gesunder auseinander.

Vor PRINZHORN'S[1407] großer Arbeit beschrieb MORGENTHALER[1404] den Anstaltskranken Wölfli. Der Fall ist sehr lehrreich. Der auch schon vor der eigentlichen Erkrankung bionegative Züge tragende Wölfli wird schizophren, und nun tritt bei ihm ein formales Talent für Ornamentik zutage mit einem ausgesprochenen Gefühl für ordnende und regelmäßige Gliederung, wie es bei anderen Kranken und auch bei Gesunden nur sehr selten zu finden ist. Diese Tendenzen „kamen erst zum Vorschein, nachdem die Krankheit ihre Höhe erreicht und überschritten hatte, und als die logischen Funktionen zersetzt waren". Raumgefühl und Sinn für bestimmte Verhältnisse und Zahlen entsprechen an sich mathematischen Fähigkeiten. Als eigentlich originell kann man die bizarren Muster und Arbeiten Wölflis und damit auch seine erst in und durch die Psychose entstandene Produktivität nicht bezeichnen. Also auch hier wird die schizophrene Psychose nicht produktiv, denn der Schizophrenie ist keine echte Aufwallung, kein Schwung eigen (BÜRGER-PRINZ[1377], S. 681).

Wir würden diesen Fall (wohl in Übereinstimmung mit Morgenthaler) nach den in den früheren Kapiteln besprochenen Grundzügen seelischer Mechanismen sowie psychotischen Erlebens folgendermaßen in die Diktion dieses Buches übersetzen: Die Psychose schädigt die Ratio („Assoziationsstörung", „logischer Defekt", n. Morgenthaler). Das Archaische und die Traumsphäre quellen zur Oberfläche. Pathologisch gesteigerte, „maßlose" Phantasie ist die Folge. Die Bilder der Pantasie drängen zum Ausdruck (wie beim normalen Künstler). Da aber kein echtes Talent vorhanden ist, wird geometrisch-formale Fähigkeit, eine Begabung, die, potentiell vorhanden, vor der Krankheit brachlag, als Ausdrucksmöglichkeit benutzt. Dabei kommen malerisch interessante Tafeln zustande. In ihnen drückt der Kranke in symbolischer Form bestimmte psychotische Komplexe aus. Die Aussage dieser symbolischen Darstellungen bleibt aber ohne Erklärung des Patienten weitgehend unverständlich. Auf den gesunden Betrachter wirken die Darstellungen rein dekorativ-ornamental und erinnern vielleicht an Teppichmuster. Gesellt sich allerdings zum Antrieb der Psychose eine ursprüngliche echte Begabung für Formen, so entstehen Gebilde, die beim Beschauer den Eindruck des Künstlerischen erwecken. Bei fortschreitendem prozeßhaftem Verlauf der Psychose wird aber stets ein Stilwandel auffällig, gekennzeichnet durch „harte, geometrisierte Konturen", „kalte Farbgebung", Stereotypien sowie „»Versteinerung« der Bildinhalte" (BOETTCHER[1376], S. 30 u. 31). Auch von der Psychoanalyse her erblickt KRIS[1394] in dem Drang des schizophrenen Geisteskranken zur Bildnerei „lärmende Versuche", die verlorengegangene Beziehung zwischen Ich und Außenwelt wiederzufinden, also einen Restitutions- und Heilungsversuch. Das gleiche sieht auch WULFF[1433] in einer im übrigen polemisierenden Stellungnahme zu der Arbeit von Kris.

Die Ergebnisse von PRINZHORN[1407] (S. 291 f.), in Kürze gebracht, besagen folgendes, wobei vorausgeschickt werden muß, daß Prinzhorn ausschließlich talentierte Schizophrene untersucht hat. Als Gesamteindruck ihrer Werke bleibt ihm: die „faszinierende Fremdartigkeit", und zwar erstens durch ihre

„Eigengesetzlichkeit" und zweitens durch ihre, kurz gesagt, Unheimlichkeit. Schon bei einfachsten Zeichnungen findet Prinzhorn echte Lebendigkeit im Ausdruck, weil das Schaffen völlig unbefangen und nicht durch Konvention und Schulung verfälscht ist. Für die besonders starke Gesamtwirkung differenzierterer Bildwerke sind folgende Erklärungen möglich. Sie machen auf den gesunden Beschauer einen geheimnisvollen, tiefen Eindruck (was Prinzhorn allerdings ablehnt). Die „mystische" Erklärung besagt, daß in ihnen menschliche Urphänomene, urtümliche Bilder, zum Vorschein kommen. Das seelisch Andersartige geht also als Ausdruck der „Fremdartigkeit" ins Werk ein. Insgesamt sieht auch Prinzhorn die Eigenart schizophrener Gestaltung in dem Mangel an Gesamtkomposition, den sinnlosen Stereotypien und Spielereien, dem Sinnlosen überhaupt, der Dissoziation von Werk und Bedeutung, von Form und Inhalt — kurz in dem „Verweilen auf dem Augenblick vor der Entscheidung". Dieser Spannungszustand entstehe durch den Autismus und die Doppelorientierung (nach innen und außen gleichzeitig). Der Kranke stellt nicht für andere dar, sondern seine Gestaltung ist der Abglanz eines „grauenhaften Solipsismus". Zu der Frage, ob Schizophrenie nur Verfall bedeutet, äußert sich Prinzhorn erstens, daß die Psychose nicht aus Unbegabten Begabte macht; sie kann nur die konstitutionelle Bereitschaft, soweit sie nicht schon zerfallen ist, sie kann den latenten Gestaltungsdrang „mobilisieren" (Psychose als Antrieb). Zweitens: Das Gestalten in gewohnter, geübter Bahn kann lange erhalten bleiben neben schwerer Verschrobenheit und Sprachverwirrtheit (Fall Welz und Pohl). Drittens: Das Gestalten kann, wenn auch nur wenig, so doch produktiv wachsen (die Fälle Pohl, Moog, Brendel). Prinzhorn zieht den Schluß, daß jedem Menschen ein originaler Gestaltungsdrang angeboren ist, der dann durch eine rationalzivilisatorische Entwicklung verschüttet wird. Als Beweis führt er Träume, hypnagoge Halluzinationen und Neurosen-Konflikte, die in „äußerst prägnanter symbolischer Einkleidung" erlebt werden, an. Prinzhorn sucht nach Erklärungen, entscheidet sich aber nicht. Auch STERTZ[1423] zeigt die deutlichen Unterschiede dichterischer Versuche eines jungen Mädchens aus gebildetem Milieu vor und nach den schizophrenen Schüben, wobei das Mädchen in freie bildstarke Formgebung wächst. Stertz selbst meint aber, daß diese einzelne Beobachtung keinen Beweis für die wertsteigernde Macht der Krankheit zu liefern vermag. JASPERS[807] (S. 191) spricht bei der Kunst der Schizophrenen von „dem fast immer irgendwie mißratenen objektiven Werk". Zum Schluß sagt er, „daß gelegentlich bei einigermaßen begabten Kranken . . . Gebilde auftreten" . . . die „auch bei dem Gesunden Eindruck machen" (S. 192). Demnach lehnt auch Jaspers eine spezifische schizophrene (also psychotische) Mehrleistung (ohne Talent) ab und erklärt sie im Gegenteil als unterwertig. Nicht anders UTITZ[621], der erklärt (S. 42): „Und so ergibt auch nüchterne Betrachtung, daß das allermeiste geisteskranker Bildnerei künstlerisch recht belanglos erscheint. Und daß wir selbst es sind, die häufig Werte interpretieren". In ihrer wertvollen Arbeit kommen auch ANTHÉAUME et DROMARD[574] zu dem Ergebnis, daß die Krankheit allein nichts leistet; mit Regnard sagen die Autoren: „On y remarque beaucoup de verbiage, très peu d'idées et pas du tout de génie."

Wir stellen somit abschließend fest, daß die Psychose als solche beim Untalentierten weder ein Talent entwickelt, noch daß sie in der Lage ist, wertsteigernd auf etwaige Werke zu wirken. Von der Psychose ausgelöstes Schaffen bleibt Ausdruck einer krankhaften Persönlichkeit, zu der die Umwelt keinen hinreichenden Zugang findet. Affektives Mitschwingen ist daher ausgeschlossen.

Diese ganze Gruppenbildung von I–XII zeigt, wie das Genie in allen seinen Möglichkeiten quasi einen Extremfall und Höhepunkt bildet. Unser Schema zeigt seine Stellung zu anderen Gruppen mit fließenden Übergängen, ja Überschneidungen auf allen Gebieten, sowohl der Begabung, wie des Ruhmes, wie im Hinblick auf den „Irrsinn", d. h. das Bionegative.

SCHLUSS DES ALLGEMEINEN HAUPTTEILES

LÖSUNG DES PROBLEMS „GENIE, IRRSINN UND RUHM"

Die Ergebnisse unserer Untersuchungen müssen mit der Lösung des Problems zusammenfallen, das, einer Sphinx gleich, der Menschheit seit über 2000 Jahren Rätsel aufgibt. Verwickelt und dunkel wie das Rätsel der Sphinx ist auch das Problem. Ein Schlagwort als Schlüssel dringt nicht ein. Doch werden wir die Lösung des Rätsels finden müssen, wenn unser Weg der richtige war. Dieser Weg hat uns über drei Zwischenstufen geführt:

1. Das Problem Genie;
2. Das Problem Genie und Ruhm;
3. Das Problem Genie und „Irrsinn".

Durch die Einschiebung der Zwischenstufe erscheint die Formel „Genie und Irrsinn" nicht mehr so paradox, weil der Ruhm die Verbindung herstellt. Haben wir nämlich die Zuordnung von Genie und Ruhm richtig erfaßt, und ist uns andererseits der natürliche Zusammenhang von Genie und „Irrsinn" klar geworden, so fällt uns die Lösung von selbst zu. Auch streng wissenschaftlich sind die Beziehungen vom „Irrsinn" zum Ruhm sehr viel leichter aufzudecken als die Verbindung von „Irrsinn" zu dem verschwommenen, vom Nimbus der Göttlichkeit numinos umstrahlten Begriffe Genie.

Als natürliche zeitliche Reihenfolge ergibt sich ohne weiteres: der unbekannte historische Mensch, seine Leistung, der Ruhm, der Genieakkord. Wenn wir das Gesamtproblem „Genie und Irrsinn" lösen wollen, so haben wir nicht nur die ursächlichen Zusammenhänge, sondern zunächst die statistischen Häufigkeitsbeziehungen ins Auge zu fassen. Es ist eine — wie oben nachgewiesen — statistisch erhärtete Tatsache, daß der bionegative Antrieb eine Persönlichkeit häufiger zu einer Höchstleistung veranlaßt, als wenn dieser Antrieb, dieser „pathoide Reiz" fehlt.

Ursächlich wirken hinter dieser Häufigkeit eine große Reihe von Antrieben, die in jedem Einzelfall verschieden sind, wie z. B. neurotische Spannung oder bionegative Anlage, Unzufriedenheit und Ausdrucksverlangen bei Maßlosigkeit der Affekte und Triebe, Phantastik, Gifterlebnisse, Halluzinationen, Wahnideen usw. Es kommt auf diese Weise zu einer die Norm weit übertreffenden Erweiterung der Erfahrungsbreite, einer Vertiefung und Steigerung der Ausdrucksfähigkeit. Dabei entstehen Werke, die durch ihre Unmittelbarkeit, ihre Lebensechtheit und ihre Ausdruckskraft überzeugen und in ihren Bann zwingen. Und die Geschichte lehrt, daß die Menschheit solchen, aus bionegativen Kräften erwachsenen Werken eher und häufiger Anerkennung und Ruhm verleiht als gesunden, nur in der Sphäre der Norm beruhenden, weil die ersteren die eigene Affektivität anrühren. So kommt abermals eine statistisch zu erfassende Häufigkeitsbeziehung zustande, und zwar zwischen Leistung und Ruhm. Dabei sind es drei pathologische Zutaten zur Leistung, die den Ruhm begünstigen. 1. der zutiefst empfundene Inhalt oder der fremdartige Reiz des bionegativen Werkes; 2. das Auffallende einer bionegativen Persönlichkeit, 3. die numinose Wirkung eines im Bionegativen wurzelnden tragischen Schicksals. So ist der daraus erwachsene Genieakkord ohne die Vorstufe des Ruhmes nicht denkbar. Der Genieakkord aber entwickelt sich — ebenfalls statistisch belegt — besonders oft aus dem durch das Bionegative erzeugten Ruhm. Denn in seinem Bereich klingen die Eindruckstöne des Numinosen, das energicum, das mirum, das tremendum, umfangreicher und stärker. Das Bionegative liefert vor allem eine mystische Komponente. Das Fremdartig-Geheimnisvolle, das „So-ganz-Andere", das Schauerweckende erweckt den Eindruck des mirum-tremendum, des Dämonischen, Übermenschlich-Numinosen, des wahrhaft Metaphysischen.

An drei Stellen der Ruhmesleiter treffen wir also auf eine statistische Häufung des Bionegativen:

1. In der Beziehung zwischen historischem Mensch und Leistung;
2. zwischen Leistung und Ruhm;
3. zwischen Ruhm und Genieakkord.

Ursächliche Quelle des Schaffens ist beim Genialen fast immer das Bionegative, das, im Strom des Werkes fließend, in das Meer des Ruhmes mündet. Fast überall, namentlich aber auf den aus Affekten gespeisten und Affektives vermittelnden Gebieten der Kunst bleibt der begabte „Irrsinn" Sieger über das einfache gesunde Talent; das Psychopathologische, das Bionegative ist der ausgezeichnete Schrittmacher der Begabung, des Talentes, ja es kann in manchen besonderen Fällen auch ohne spezielle Begabung oder Talent zum Ruhm führen. Das Fazit unserer Untersuchungen kurz zusammengefaßt, heißt demnach: Nicht das Genie ist „irrsinnig" (im Sinne von bionegativ), sondern der „Irrsinn" wird häufiger und eher berühmt, und der mit dem Bionegativen zu einer Einheit verschmolzene Ruhm führt eher zum Genie. Genie ist somit eine soziologische Relation. Diese Erkenntnis, daß sich in den meisten Fällen Genie und „Irrsinn" nicht trennen lassen, mag der Menschheit ein wenig bitter schmecken, denn die Menschheit ist, wie wir gesehen haben, immer bereit, die Größten aus ihren Reihen oder die ihr am größten Scheinenden in einer Gloriole, vom Hauch des Göttlichen umweht, zu schauen. In der Sehnsucht nach der Verehrung und Anbetung eines Absoluten will sie den historischen Menschen im Genie nicht sehen, sondern wandelt ihn, befreit von menschlichen Schwächen, Unzulänglichkeiten und Krankheiten, zu einem Ideal, zum numinosen Idol. Für diese Menschheit bedeutet oft das Ergebnis unserer Untersuchungen eine Desillusionierung, ja vielleicht sogar eine Entweihung. In diesem Zusammenhang könnte auch der a. a. O. schon oben zitierte Ausspruch W. MUSCHG'S[396] gesehen werden, „die medizinische Betrachtung der Kunst [die auch auf den Künstler, den Schöpfer des Werkes übertragen werden kann, K.] schärft wie die soziologische den Blick für die Tatsachen zweiter Ordnung und stumpft ihn für die Hauptsache ab", so daß nun der eigentlich hohe Wert in der Beurteilung zu kurz kommt auf Kosten des Menschlich-Allzumenschlichen. Aber das trifft nur scheinbar zu. Auch die Sicht des Genies vom soziologischen Standpunkt aus gestattet, zu dem Genie eine Distanz zu gewinnen. Damit kann das Genie aus gewisser Entfernung in allen seinen Qualitäten und Quantitäten nüchtern objektiv betrachtet werden.

Von dieser Sicht her zeigt sich das Genie jedoch als ein ungeheurer Wunderbau von Talent bzw. Hochtalent, von Ruhmdynamik, Wertentstehung, Konstellation, Zeitgeist und — schließlich auch Bionegativem. Wenngleich also der soziologische Geniebegriff die Persönlichkeit des Genies als einen Menschen mit seinen Höhen und auch seinen Schwächen sieht und durch die letztere Betrachtung damit das Bild von diesem Menschen in etwa desillusioniert, eine Entzauberung vornimmt, so darf in solcher Auffassung und Erkenntnis selbstverständlich nicht eine Entwertung der genialen Persönlichkeit und noch weniger der genialen Leistung, des großen Werkes erblickt werden.

Nach der Entzauberung nämlich tut sich hier vielmehr erst das eigentliche Wunder auf, daß der Mensch trotz seiner Schwächen imstande ist, so oft so Großes und Gewaltiges zu leisten. Wir ahnen mit Ehrfurcht, trotz aller Erkenntnis menschlicher Realitäten, im Genie einen nicht erklärbaren Rest. Wir fühlen, daß wir letztlich doch in die Bereiche des Metaphysischen dringen, daß wir das letzte Rätsel genialer Schöpfung als solches nicht lösen werden. In gewisser Hinsicht ist aber auch noch ein bitterer Tropfen in der Erkenntnis zu schmecken, daß nämlich das Genie kein Vorläufer menschlicher Höherentwicklung ist (nach den Erfahrungen von zwei Jahrtausenden). Und noch weniger wird es uns gelingen, Genies zu züchten. Das Genie ist nicht der Übermensch der nächsten Jahrtausende. Dieser Übermensch, der sogenannte Herrenmensch, ist nur „eine Lieblingsfigur in der Phantasie moderner Literaten" (KRETSCHMER[128]). „Er ist eine Erfindung Friedrich Nietzsches, eine spekulative Geschichtskonstruktion: eine Kombination aus der »blonden Bestie«, dem gesunden urweltlichen Helden und Bärenhäuter auf der einen Seite, und andererseits aus der Problematik der perversen, entarteten Intriganten, Gewaltherrscher und Giftmörder unter den Fürsten der italienischen Renaissance, eine sonderbare Mischung aus Florenz und Teutoburger Wald, aus Waltharilied und Macchiavell" (KRETSCHMER[122], S. 158). Dieser heroenhafte Mensch Nietzsches müßte größte Gesundheit mit höchster Genialität vereinigen. Diese Kombination aber gibt es nicht, wie das auch Kretschmer mit Recht ausführt.

Die wirklichen Genies mußten leiden, leiden an sich selbst und an ihren bionegativen Anlagen. Das Genie hat aus tausend Wunden geblutet, die ihm das Leben wegen dieser seiner bionegativen Anlagen schlug. Genie „enthüllt uns das Dasein als die Gemeinschaft des Leidens" (HILSBECHER[685]). So ist das „Geniale" nicht Morgenrot eines neuen Tages, nicht Vorbote einer höheren Art, es ist vielmehr glühender Sonnenuntergang, der unerhörte Pracht ausstrahlt, der aber verlöschen wird, um nur noch die intensive Glut eines Werkes zu hinterlassen. Vielleicht mag auch schon fernes Wetterleuchten blinken als eine leise Warnung, daß hier der Menschheit ein Höchstes geschenkt, aber auch eine Grenze gesetzt ist. Der höchstentwickelte Geist, der Geniale, mag vielleicht sogar ihr Ende, ihren Untergang bereiten (zerstörende Ideen, Atomkraft). Im Sinne eines gesunden Lebensablaufes könnte man die Gehirn- und Geistesentwicklung der der Tierart „homo sapiens" bereits in ihrer normalen Form als eine Übersteigerung und Überdifferenzierung bezeichnen, die allenthalben Schwierigkeiten für das Leben in sich birgt und die zu Konflikten führen muß, je weiter sie fortschreitet. In diesem Fortschritt, der somit nur ein scheinbarer ist, liegt etwas tief Tragisches, wie überhaupt in der Zwiespältigkeit des modernen Menschen. Affektiv ist er viel zu schwach, die Wahrheit zu ertragen, die ihm sein Geist vermittelt und die so zur schweren Bürde werden kann. Geistig ist er aber zu weit entwickelt, um die Rätsel dieser Welt nicht wahrnehmen zu können und sich um ihre Lösung zu bemühen. Und doch reicht auch der differenzierteste Geist nicht aus, sie zu lösen. Der Mensch ist das tragische Tier — zwiespältig bis in den Grund seines Wesens, zwiespältig als Tatsache überhaupt und am zwiespältigsten vielleicht dann, wenn er uns in seiner höchsten geistigen Form entgegentritt, als Genie. Das klingt recht negativ und versöhnlicher erscheint das Aperçu, mit dem Konrad Lorenz eine Diskussion anläßlich einer Tagung der Katholischen Akademie in Bayern 1963 abschloß: „Der Mensch ist zwar der letzte Schrei, aber nicht das letzte Wort der Schöpfung."

Aber auf dieser oft so dunklen Erde erstrahlt dann das goldene Kleinod des Werkes um so heller, je mühsamer, je tiefer es hervorgeholt wurde aus Dunkel und Leid. Stets treu sich selbst hat das Genie sogar den Scheiterhaufen bestiegen, wenn die Idee des Werkes es verlangte. Wo aber Scheiterhaufen flammen, da wird der tiefste Kern der Persönlichkeit miterhellt, da erlebt die Menschheit unbeirrbares Festhalten an der für richtig erkannten Idee, durch keine Enttäuschung zu entmutigende Werkbesessenheit, todestreue Sachleidenschaft als den höchsten Adel des menschlichen Geistes, wie er trotz allem Bionegativen sich verkörpert und widerspiegelt im Genie.

SPEZIELLER HAUPTTEIL

PATHOGRAPHIEN

1. TEIL

PATHOGRAPHISCHE BELEGE

Einleitung

Die nun folgenden Belege sind größtenteils ganz kurz, im Telegrammstil gehalten. Sie möchten Überblick und Anregung geben zum Weiterforschen. Um Raum zu sparen, werden absichtlich keine abgerundeten Bilder geboten, die etwa auch die übernormale Begabung miterfaßt hätten, sondern es wird vorwiegend das Bionegative aufgezeigt. Die positiven Ruhm- und damit Genie-bildenden Züge dürfen bei den hier behandelten Berühmten und mehr oder weniger „Großen" der Weltgeschichte im wesentlichen vorausgesetzt werden, weil sonst die Namen in dieser Aufstellung keinen Platz finden dürften. Auf Ruhmbildung und numinose Wirkung ist nur ausnahmsweise eingegangen; ihre Dynamik ist in jedem Falle leicht nach unseren Ausführungen in den allgemeinen Hauptkapiteln zu ergänzen. Die früher ausgeführten diagnostischen Definitionen werden nunmehr als bekannt vorausgesetzt.

Wenn die Wertigkeit einzelner Quellen auch nicht immer gleich ist, werden sie dennoch der Vollständigkeit halber angeführt. Manche Quellen, besonders ältere, scheinen nicht immer ganz exakt zu sein hinsichtlich der Interpretierung ihres Tatsachenmaterials, zumal oft von Zeitgeist diktiert und dann nicht selten numinos gefärbt. Dabei ergibt sich aber zugleich durch das gelegentliche Nebeneinander oder sogar Widersprüchliche der Meinungen eine gewisse Buntheit; trotzdem wird der Leser sehr schnell in der Lage sein, die „große Linie" der betreffenden beschriebenen Persönlichkeit zu erkennen.

Hier muß aber noch einmal eindeutig und ausdrücklich hervorgehoben werden, daß es sich bei den pathographischen Belegen lediglich um Zitate anderer Autoren und deren darin vertretene Meinung handelt. Unsere Stellungnahme erfolgt im Anschluß an den Namen des letztzitierten Autors (es sei denn, eine solche erübrige sich wegen mehr oder weniger vorhandener, bzw. nur einzelner oder übereinstimmender Quellen). Bei Vorliegen intensiver körperlicher Leiden, die ja im Sinne psychosomatischer Wechselwirkung auch für die seelische Gesamtstruktur von Bedeutung sind, werden diese gesondert hervorgehoben. Kurze textkritische Bemerkungen zu einer bestimmten Sentenz im Rahmen einer speziellen Quelle stehen in eckigen Klammern im Rahmen dieser Quelle: K.

Im einzelnen ist dazu noch folgendes hervorzuheben: Bei unserm Anliegen handelt es sich also nicht darum, Biographien Berühmter, oder gar möglichst aller berühmten Menschen zu schreiben; das wäre ja doch im Rahmen eines Buches nicht möglich und auch nicht Sinn und Zweck der hier gestellten Aufgabe; wie auch *die* Tatsache als eine Selbstverständlichkeit vorausgesetzt werden kann, daß ein gesunder Mensch bei entsprechender Anlage zu großartigen Schöpfungen als Genie berühmt wird, wenn er außerdem bestimmte, von der Umwelt gestellte Bedingungen erfüllt.

Nicht so selbstverständlich erscheint die, wenn auch „auf den ersten Blick" bestechend wirkende und landläufig herrschende Meinung, daß gesund auch gleich hochwertig bedeuten muß; es kann vielmehr auch anders sein. Gerade nämlich infolge (1) und trotz (2) bionegativer Anlagen vermag ein Mensch sowohl Höchstes zu leisten und erntet dafür Ruhm, wie er auch allein schon dank seiner numinosen Wirkung (3) zu Ruhm und Anerkennung gelangen kann, ohne daß diese numinose Wirkung Ausdruck und Folge höchsten Talentes ist. Das durch entsprechende Belege zu erhärten, gilt es hier. Und so werden hier lediglich die bionegativen Züge in ihrer pathographischen Bedeutung herausgestellt, soweit sie Gegenstand pathographischer Beschreibung durch andere Autoren wurden. Andere Berühmte — und auch das muß immer wieder deutlich hervorgehoben werden — konnten nicht berücksichtigt werden (so gibt es z. B. über Mendel, Jacob Burckhardt, Bachofen usw. keine pathographischen Belege; handelt es sich hier ja auch um gesunde Gelehrte). Überdies ist, wie gesagt, das Positive selbstverständlich und braucht — zumal hier — nicht erörtert und hervorgehoben zu werden.

Auch sollen diese Belege lediglich Quellenhinweise sein, Vorarbeit für vertiefte Einzelanalysen Berühmter, Genialer. Es kann jedoch nicht die Absicht und Aufgabe sein und überforderte die Leistungsmöglichkeit eines Einzelnen, sprengte überdies den Rahmen eines Buches, über 500 Berühmte umfassend pathographisch darzustellen. Wie es außerdem oft schwer ist, bei zu großem Zeitabstand (Antike, Mittelalter) entsprechende pathographische Züge zu objektivieren, um einem echten Bild der realen Schöpferpersönlichkeit nahezukommen, verbietet es der Takt und erst recht hier der geringe zeitliche Abstand, Lebende in ein solches Werk miteinzubeziehen, wie es auch schon schwer ist, von jüngst verstorbenen Berühmten eine hinreichend objektivierte Charakterisierung der Persönlichkeit zu finden.

I. Kritische Vorbemerkungen zur Pathographie allgemein

Ehe wir zur Liste der nunmehr auf 558 Berühmte angewachsenen Zahl gegenüber 201, die ursprünglich Lange-Eichbaum bearbeitete, und dann zu den Belegen über diese kommen, sollen noch einige kritische Vorbemerkungen zur Pathographie generell gesagt werden. In diesem Zusammenhang ist eines Mannes zu gedenken, der als erster die Forschung nach pathographischer Beschreibung aufstellte und dabei unabhängig von Lombroso eigene Wege ging. Es ist der Leipziger Nervenarzt Möbius (1853–1907), ein Nachkomme Martin Luthers. Sein Wesen und sein Werk sind von Hellpach[1452], von Jentsch[1454], Gaupp[1445] und in überaus klarer, sehr objektiver Weise namentlich von Kraepelin[1457] gewürdigt worden. Wir beschäftigen uns hier mit ihm, soweit es unser Problem angeht. Möbius ging nicht von Lombroso oder Moreau aus, sondern war ein Schüler Charcots und Magnans, dessen Entartungslehre er aufnahm. Er schuf den Begriff der „Entartung von oben", in dem noch Magnans Prägung des „dégénéré supérieur" zu stecken scheint. MÖBIUS[78] faßte das Genie als einen höchsten Grad von Talent auf; zwischen Talent und Genie fand er keine scharfe Grenze. „Es gibt nicht ein Genie, sondern ebenso viel Geniearten wie Talente." Talent ist angeboren, organartig. Das Genie ist nicht pathologisch in der Weise, wie Lombroso es auffaßte, sondern durch die Einseitigkeit des Talents. Höchstes sei nur durch ein Minus zu erreichen. Das große Talent werde „mit der Krankheit bezahlt", die Disharmonie entstehe demnach durch das große einseitige Talent. So erklärt sich Möbius die Tatsache, daß hohe Grade der Begabung oft mit tiefgreifenden allgemeinen Störungen verbunden erscheinen (s. a. MÖBIUS[1468], S. 56). Insbesondere meint MÖBIUS[3307], man sehe, das Manisch-Depressive sei Sache der Größten, indessen die von der Dementia praecox Ergriffenen mehr als hervorragende Talente zu bezeichnen seien (S. 39). Diese Grundanschauung von Möbius in der Streitfrage „Genie und Irrsinn" ist sicher falsch. Denn gerade die Riesentalente, die oft mehr Talentbegabung hatten als manches „Genie" (mit anderen Vorzügen), sind noch die gesündesten unter den Genialen (etwa Raffael, Tizian, Rubens, Verdi, Leibniz, van Dyck, Galilei usw.). Das Hauptverdienst von Möbius bestand also darin, daß er immer wieder gründliche Einzeluntersuchungen, also Pathographien forderte.

Um den Begriff der Pathographie genauer definitorisch zu umschreiben, möchten wir W. STERN[112] anführen, der von der Pathographie forderte, daß sie „diejenige Art der Biographie sei, welche körperliche Konstitution, somatische und psychische Krankheiten, erbliche Belastung, Degenerationszeichen, hysterische und epileptische Zustände, Alkoholneigung und andere pathologische Merkmale in ihrer ursächlichen Bedeutung für Wesen und Werk des Helden aufzudecken bestrebt" ist (S. 324–325). Der Ausdruck Pathographie ist von Möbius geprägt worden, aber es wäre falsch, ihn den Vater der Pathographie zu nennen. Die Tatsache der Pathographie stammt aus Frankreich (und Italien): Lélut, Verga, Lombroso. Auch in Deutschland ist Möbius keineswegs der erste, der Pathographien verfaßt hat, wie unser Literaturverzeichnis mannigfach beweist. Sogar seiner ersten Pathographie, der über Rousseau, ging eine solche (auch über Rousseau) von HILDEBRANDT[3220] um 5 Jahre voraus. Aber Möbius ist der erste deutsche Klassiker der Pathographie. Wenn man aber von einer deutschen pathographischen Schule reden wollte, so wäre Möbius ihr Begründer. Alle, die etwas auf diesem Gebiete geleistet haben, sind in gewissem Sinne seine Schüler. Hier sind Vleuten, Jentsch, W. Lange-Eichbaum zu nennen, weiterhin Lomer, Heß, Rahmer, Sadger, Storch, Heidenhain, Hentig u. a. m.

Mit dem Aufkommen der Psychoanalyse erhielt gerade auch die Pathographie erhebliche Impulse. Von Freud, dem Begründer der Psychoanalyse, besitzen wir die Studie über Leonardo und über den Moses des Michelangelo. Von den ersten Beiträgen der früheren (klassischen) Zeit der Analyse seien die folgenden Arbeiten als Beispiele analytischer Einzelpathographien erwähnt: Alexander von BOVEN[1493], Amenhotep IV. von ABRAHAM[1499], Boehme von KIELHOLZ[1653], Hebbel von SADGER[2224-2226], Schopenhauer von HITSCHMANN[3341]. Das Verdienst dieser analytischen Pathographien liegt vor allem in der differenzierten und psychologischen Durcharbeitung. Besonders werden auch die Sexualprobleme großer Männer psychoanalytisch durchleuchtet und in ihrer Bedeutung für Leben und Werk erkannt. Hier sind Arbeiten anzuführen wie z. B. die von SADGER[2795] über C. F. Meyer; BONAPARTE[3021-3023] über Poe; HITSCHMANN[2545-2547] über G. Keller und [3476] Swedenborg; BERGLER[2188] über Talleyrand, Napoleon, Stendhal, Grabbe, um nur einige zu nennen. Die psychoanalytische Biographik (vgl. a. STORFER[1478]) versucht, mit den Mitteln der von Freud geschaffenen Tiefenpsychologie die Psyche der zu beschreibenden Personen zu verstehen. BERGLER[1437] behauptet hierzu, daß ohne Kenntnis des Zusammenwirkens der einzelnen „psychischen Provinzen" die Motive der Handlungen und Unterlassungen eines Menschen nicht erklärbar seien (S. 501). *Der* Gedanke wurde vor allem herausgearbeitet, daß das Werk des Künstlers den im Unterbewußten verankerten (vorwiegend sexuellen) Komplexen sein Entstehen verdanke (s. a. BERGLER[657], [660], [665], SCHNEIDER[1473]). Das mag oft stimmen, kann jedoch die Problematik der Geniewerdung nicht ausreichend erklären. Ein anderer Gedankengang der Psychoanalyse erscheint dazu geeigneter, nämlich daß die Menge ihre verdrängten Wünsche (vor allem ebenfalls sexuelle) abreagiere, wenn sie die Werke der Künstler nacherlebt. Allerdings wurde von der Psychiatrie, aber auch von der Psychoanalyse selbst (RAIMANN[1470], 1925) auf die Gefahren der Einseitigkeit und vor allem der möglichen Willkür in der Deutung durch die ausschließlich psychoanalytischen Pathographien hingewiesen, zumal ja das erörterte Individuum zumeist nicht mehr lebt und zu den Motiven für sein Werk also auch nicht mehr Stellung nehmen kann. HITSCHMANN[1453] tritt allerdings warm für eine analytische Biographik ein.

Ein halbes Jahrhundert ist nun gründliche und gediegene pathographische Kleinarbeit geleistet. Zahllose Pathographien sind in dieser Zeit von einer internationalen Gelehrtenwelt geschaffen (siehe Quellenverzeichnis). Die Pathographie hat sich — nicht zuletzt dank der psychoanalytischen Forschung, besonders auch in Amerika und in den vom letzten Krieg nicht heimgesuchten Erdteilen und Ländern — ihren unbestreitbaren Platz in der Wissenschaft erobert. Allerdings finden wir infolge des starken relativ und plötzlichen Eindringens der psychiatrisch und psychoanalytisch orientierten Erkenntnisse eine gewisse Zwiespältigkeit in der Entscheidung, wie sie sich besonders im Lager der in nicht biologisch fundiertem Denken schaffenden Ästhetiker ausprägt (Müller-Freienfels), aber auch in der Psychiatrie selbst (Birnbaum, Hinrichsen, Jakobi). Trotzdem können wir an den neuen Erkenntnissen nicht vorübergehen.

Die Pathographie sieht mit Recht im Genie den historischen Menschen, der, aus Körper und Seele bestehend, in biologischer Denkweise verstanden werden kann und muß. Sie zeigt uns stark abnorme oder ausgesprochen kranke Seiten eines historischen, berühmten Menschen auf, seien es rein körperlich (etwa die Gicht von Luther oder den Blutsturz Goethes) oder seien es eben seelische, die psychiatrisch beschrieben werden müssen.

Die Pathographie stellt sich uns demnach als eine neue Methode vor und bildet nicht etwa bloß das Arbeitsgebiet des Psychiaters; es ist die Methode der Naturwissenschaft, die sich als dringend notwendig erwiesen hat, wenn man überhaupt daran denkt, den Menschen in seinem Bios zu erfassen. Allerdings ist dabei — das forderte schon Möbius — die Zusammenarbeit des

Psychiaters mit dem Literarhistoriker unbedingt erforderlich, denn es darf nicht vergessen werden, daß der Mensch innigste Verschmelzung von Körper und Seele ist. Die Konstitutionsmedizin hat zu dieser Erkenntnis im Laufe der letzten Jahrzehnte Grundlegendes beigetragen, vor allem KRETSCHMER[609] und seine Schule, aber auch KLAGES[819] von den Geisteswissenschaften her. Deswegen ist die Forderung SPOERRI's — wenn sie sich auch sicherlich nicht durchsetzen wird —, den Terminus „Pathographie" durch „Anthropographie" zu ersetzen, aus diesen Gründen sehr verständlich. Viele Stimmen vereinigten sich in dem Ruf, die ganze Persönlichkeit zu erfassen und zu schildern. Seit Jahrzehnten bemüht man sich um ein Schema dafür, ein Psychogramm, wie das auch SADGER[1472] ausdrücklich fordert. Verdienste in dieser Richtung besitzen W. STERN[112, 937, 1477], BAADE[1434, 1435], MARGIS[1464-1465], LEWIN[1461], E. STERN[1476] und MAC DONALD[1463].

Schon die Beschreibung Zolas durch TOULOUSE[3654] war im Grunde ein solches Psychogramm. Aber die Untersuchung allein mit Tests kommt, wie alle Experimentalpsychologie, an den Wesenskern einer Individualität nicht heran (vgl. W. STERN[112], S. 90, 343). Das Zola-Porträt von TOULOUSE[3654] wird allgemein als keine sehr glückliche Arbeit beurteilt. Dagegen wird voll Bewunderung auf die Porträtierung von Hervieu oder Tade Styka durch BINET[3465] hingewiesen, und das mit Recht. Auch MARGIS[1465] lobt das Künstlertum Binets; andererseits lehnt er die alte intuitiv-deskriptive Methode ab, ebenso die klassifizierende Typen-Methode. Das Psychogramm stellt, alles in allem, nur ein Ordnungsprinzip dar, Materialsammlung, Hilfsmittel; darin sind sich wohl die meisten Autoren einig (so JASPERS[807], S. 345, SCHILDER[616], S. 280). Wir halten es für einen Fehler, wenn im fertigen Psychogramm das Schema (nach Frage und Antwort) noch sichtbar bleibt; so etwa in dem E. T. A. Hoffmann's von MARGIS[2316]. Dieses sehr gründliche und gediegene Werk wirkt ebenso zerrissen wie das krause Durcheinander im Psychogramm Hebbel's von LEWIN[1461]; beide Arbeiten sind aber höchst wertvoll als Materialsammlung und -anordnung und harren nur einer künstlerischen Darstellung, die ja immer Lebensvolleres leistet als rationale Mosaiksteinchen (z. B. Emil Ludwigs „Bismarck"). Es bleibt sehr bemerkenswert, daß jenes mühsam ausgearbeitete Schema der „Kommision für übernormale Begabung" (ÜBER PSYCHOGRAPHIE[1483]) sich als teilweise unbrauchbar erwies, sobald es auf Hebbel angewandt werden sollte (LEWIN[1461], s. a. W. FUCHS[1444]). Und so wird es wohl meist bei der Anwendung solcher Schemata gehen. Ähnlicher Auffassung ist auch MARGIS[1466], wenn er klagt, daß die Vereinigung von Intuition und gründlicher Beobachtungsgabe in einer Person zu den allerseltensten Erscheinungen gehöre, wenigstens dort, wo eine begriffliche exakte wissenschaftliche Formulierung verlangt werde (S. 152). Der „berühmte Blitz der Intuition" (STEINITZER[1475]) trete wie überall, so auch auch bei der Menschenkenntnis, dann ein, wenn ernstliche Studien und Forschungen die Vorarbeit geleistet hätten. LEY[1462] weist in diesem Zusammenhang auf ein graphisches Schema hin, wie es von Adolf Meyer in Baltimore aufgestellt worden sei. Es sei bei solchen Arbeiten sehr zu empfehlen.

Nicht anders als mit den psychographischen verhält es sich auch mit den pathographischen Schemata hinsichtlich ihrer Brauchbarkeit. E. STERN[1476] hat ein solches aufzustellen versucht. W. MAYER-GROSS[868] weist mit Recht auf die Unzulänglichkeiten hin. Erst die Struktur verschafft uns die Gesamtheit des Individuellen. Da wäre wohl das ausgezeichnete „Modell einer klinisch-experimentellen Pathographie" von KEHRER und FISCHER[1455] noch vorzuziehen — freilich für historische Pathographie ein ewig unerreichbares Ideal. Das bisher wirklich brauchbarste Schema scheint uns Kretschmer ins seinem „Psychobiogramm" geliefert zu haben (abgedruckt bei HOFFMANN[798]). Daß nach Möglichkeit bereits die lebenden Berühmtheiten zu untersuchen sind, wäre wünschenswert; die Veröffentlichung könnte ja viel später, nach dem Tode, erfolgen. Eine neuartige pathographische Erfassung stammt von THORNDIKE[1479], dem es darauf ankommt, durch in großen Tabellen zahlenmäßig erfaßte Vergleiche Beziehungen zwischen einzelnen Charakterzügen zahlreicher bereits verstorbener wie noch lebender Berühmter festzustellen.

Wir selbst stellen bei der pathographischen Betrachtungsweise die Forderung, daß der Forscher nach Möglichkeit nicht bloß die pathologischen Züge einer Persönlichkeit darstellen soll. Solche Einseitigkeit würde das Bild naturgemäß verzerren. Der Pathograph soll vielmehr versuchen, den ganzen Menschen in einem abgerundeten Bild darzustellen. „Die Pathographie ist eine heikle Sache. Gründliche psychopathologische Einsicht, Fähigkeit zur historischen Kritik sind Bedingung für vertrauenswürdige Erkenntnisse; Respekt und eine gewisse edle Scheu, die doch gar nichts zu verschweigen braucht, Forderung für eine pathographische Darstellung, die man nicht widerwillig fortlegen soll" (JASPERS[807], 1. Aufl., S. 309).

Wie soll nun die formale Darstellung beschaffen sein? Völlige Objektivität wäre das Ideal, das kaum je erreichbar sein wird. „Es steht fest, daß selbst Ranke mit seiner erstaunlichen Objektivität ohne Werturteile nicht auskam" (J. HIRSCH[385], S. 248); auch ihm gelang es nicht, „weder Sympathie noch Antipathie zu zeigen". Wie sollte es auch anders möglich sein, da Leben zugleich fortwährend werten heißt. So wird das Affektive ihres Schöpfers jede Pathographie, wenn auch noch so wenig, färben.

Gerade das Bemühen der Pathographie, objektive Aussagen machen zu wollen, wird zweifelsohne dann nicht geschätzt werden, wenn aus weltanschaulichen oder sogar nur tagespolitischen Gründen die Darstellung und Umschreibung einer lebenden oder historischen Persönlichkeit in einseitig idealistischer Weise gesehen werden soll. KRIS[1458] bezeichnet als ein Problem der Biographik die „Heroisierung des Helden ... ohne aus dem mythischer Elemente zu verstehen (S. 332). So konnte es nicht wundernehmen, daß im Dritten Reich die Pathographie, besonders wenn sie auch noch unter psychoanalytischen Vorzeichen standen, negativ kritisiert wurden. In diesem Zusammenhang darf wohl der Satz SOMOGYI's[143] aus dem Jahre 1936 verstanden werden: „Es ist ferner auch verständlich, daß die Pathographen — die zumeist Psychiater sind — oft auch hinter unbedeutenden individuellen Eigenheiten psychopathische Abnormitäten wittern. Ist doch ihre ganze Aufmerksamkeit darauf eingestellt, solche Abnormitäten darzustellen, um dadurch auch die Pathographie interessanter und sensationeller zu gestalten" (S. 279–280). In dieser Kritik liegt schon eine gewisse katathym gefärbte Note, die geeignet ist, sich von der Forderung nach weitgehender Objektivität zu entfernen.

Da völlige Objektivität kaum erreichbar sein dürfte, so möchten wir etwas ganz anderes vorschlagen. Vom Bionegativen sind ausdrücklich Werturteile über die Persönlichkeit wie über die Werke zu fordern. Dann würde man nämlich sofort erkennen, in welcher Richtung sein Blick vielleicht befangen gewesen ist [nach unserer Meinung; andere nennen ihn vielleicht gar nicht befangen]. Solche Werturteile müßten aber in einem besonderen Abschnitt, deutlich erkennbar als solche abgegrenzt sein; hier könnte der Biograph seine Affektivität offen abreagieren, ohne daß sie überall, heimlich fälschend, miteinströmte (vgl. a. WIGERT[1481]). Ein weiterer Grund, Werturteile zu fordern, ist der, daß solche Urteile von jemand, der sich jahrelang mit einer Persönlichkeit beschäftigt hat, immer wertvoll sind, jetzt oder später. Welche Dienste haben uns nicht die sehr subjektiven Werturteile von Jaspers über van Gogh und seine beginnende Schizophrenie oder die von Prinzhorn über Pohl und Brendel geleistet.

MÖBIUS[1468] und mit ihm HELLPACH[1450, 1451] erkannten schon die Fehlermöglichkeiten und Gefahren der pathographischen Betrachtungsweise, wenn zu flüchtig gearbeitet wird, wenn Lebende beschrieben werden, zu denen noch kein genügender historischer Abstand besteht, und wenn vor allem nicht hingehörende Werturteile in die Arbeit getragen werden, anstatt sachlich, nüchtern beschrieben wird. Auch MARGULIES[1467] warnt vor pathographischen Schilderungen, besonders dann, wenn es sich um Persönlichkeiten längstvergangener Zeiten handelt, und vor allen Dingen, wenn die Pathographie, lediglich auf klinischer Basis stehend, ohne geistesgeschichtlichen Hintergrund geschaffen wurde. Ebenfalls forderte KURT SCHNEIDER[1473], daß die Voraussetzung pathographischer Beschreibung die historische Klarheit der betreffenden Persönlichkeit sei, und daß es sinnlos wäre, sich als vorstehender Psychopathologe mit Menschen zu befassen, die keine unmittelbaren Dokumente hinterlassen haben, von denen keine Zeitgenossen anschaulich berichten und deren Gestalt das Grau ferner Vergangenheit verdunkelt (S. 4–5). Außerdem müsse sich der Pathograph vor einem sinnlosen Vorzerren persönlicher Einzelheiten nur um des pathologischen oder philosophischen Details willen hüten. Das gelte besonders für das sexuelle Gebiet (S. 10–11).

Ferne Zeiten und ferne Zonen sind unserer Meinung für die Pathographie kein Hindernis, wenn sie genügend vorsichtig bleibt, ebenso wenig wie für die Geschichtsschreibung überhaupt. Genau wie der Paläontologe vermag auch der Pathograph noch um Jahrtausende zurück psychiatrische Erkenntnisse heimzutragen. Der Fall Amenhoteps IV. (Echnaton, 1375–1358 v. Chr.) lehrt es unbestreitbar. Die Pathographie hat, als echte Wissenschaft, auch keine nationalen Grenzen; im Gegenteil, sie wird international, d. h. von andern Völkern her das Objekt betrachtend, mehr leisten, weil sie dann eher den Nimbus nationaler oder gläubiger Begrenztheit durchdringt. Nicht immer reicht das Material aus, um einzelnen historischen Größen eine spezielle Pathographie zu widmen. In solchen Fällen kann eine Art Sammelpathographie Wertvolles leisten, indem mehrere Berühmte gleicher Art (Fürsten, Propheten) oder eines gleichen Gebietes (z. B. Schachspieler oder Rechenkünstler) zusammengefaßt werden, da sich bei ihnen gemeinsame Züge finden. Der Pathograph hat selbstverständlich dabei dieselben Mittel und dieselben Quellen wie der Historiker: Mitteilungen von Freunden und Verwandten, von Gegnern und Feinden, Tagebücher und Briefe, Memoiren und Selbstbiographien, den Nachlaß, alle früheren Fassungen der Werke; weiterhin, darauf weist V. LANGE[1459] mit Recht hin, können nur sorgfältige Einzelanalysen im Zusammenhang von medizin-historisch, psychopathologisch und geisteswissenschaftlich geschulten Untersuchungen weiterführen. Dieses Buch hier bemüht sich, diese Einzelquellen soweit wie möglich anzuführen; darüber hinaus will es aber auch Anregung für weitere pathographische Arbeit geben, damit bisher Unzulängliches vollgültig werden kann. Dazu gehört auch wieder viel Einzelarbeit. Der aufmerksame Leser wird im anschließenden Teil der pathographischen Belege diese Bemühungen erkennen; vieles ist vermehrt, ergänzt durch neue Erkenntnisse auf Grund präziser Forschungen, die hier den Niederschlag ihrer Ergebnisse finden. Und weiter hat der Pathograph die Ruhmbildung und die langsame Verheiligung durch die Jahrhunderte zu verfolgen; er hat, nach Möglichkeit, eine Sozio-Pathographie zu geben. BETZENDAHL[1438] kommt zu einer ähnlichen Forderung an die Pathographie bei historischen Persönlichkeiten. Er verlangt weniger eine Untersuchung über die Entartung des beschriebenen Berühmten selbst, sondern er will die geistige Erkrankung nur als Folie sehen für eine Deutung der gesamten Umwelt dieses Berühmten und will somit aufzeigen, wie dem Schicksal eines bestimmten Genialen eine besondere Zeitbedeutung zukommt. Die Pathographie, bestätigt auch KIRCHHOFF[816] (S. 47), „wird immer mehr Bausteine liefern zur richtigen Würdigung von Personen, typischen Charakteren und geschichtlichen Ereignissen, so daß sie mit der Zeit die Anschauungen darüber sehr verändern wird“. Darüber hinaus haben Pathographien nicht bloß den Wert der Erkenntnis menschlicher Lebensweise und Typen oder ganzer historischer kultureller Zeitbilder, sondern sie vermögen auch spezielle psychiatrische Anregung zu geben; die Analyse eines einzigen hochdifferenzierten Individuums kann Bausteine zur Erkenntnis psychiatrischer Zusammenhänge vermitteln. So hat z. B. der Vergleich des vorpsychotischen Hölderlin mit dem späteren geisteskranken in der Pathographie von W. LANGE-EICHBAUM[586] dazu beigetragen, den Zusammenhang von Charakter und Schizophrenie zu erkennen (vgl. a. LANGE-EICHBAUM[1460]). Hierzu meint auch VERBEEK[1480], daß die pathographische Forschung die Möglichkeit gibt, unsere Einsichten in die Problematik des Formalen bei den psychotischen Störungen zu vertiefen, wobei weiterhin darauf hinzuweisen ist, daß die Psychiatrie nicht „aus einer Magd zur Herrscherin“ wird (GEYER[1447], S. 114). Andererseits wird die Psychiatrie durch die pathographische Forschung „allmählich zu einer unentbehrlichen Hilfswissenschaft“ (KLOOS[1456], S. 371).

Kritische Vorsicht ist dann am Platze, wo sich die Pathographie in „Dichtung und Wahrheit“ entwickelt hat, bei der Selbstbiographie (Rousseaus Confessions), oder wo sie in romanhafter Form geboten wird, wie z. B. bei Stefan Zweig. Gewöhnlich hält man Rousseaus ,,Bekenntnisse“ für eine der ehrlichsten und ungeschminktesten Bücher der Weltliteratur. Das mag relativ stimmen. Aber die moderne Selbstbiographie (GLAGAU[1448]) hat sich als Tochter des Romans entwickelt, und der Forscher muß das romanhafte Element, das im Übertreiben und Ausschmücken durch die Phantasie besteht, abstrahieren, um zu dem wirklichen Menschen zu gelangen. Auch Rousseau hat umgeformt und ausgeschmückt (S. 29–31). BERGLER[1437] führt als Paradigma die Biographien Stefan Zweigs an, der zweifellos ein großer künstlerischer Menschengestalter, seine Biographien in eindringlicher Klarheit und blendendem Stil darstellt bei Vorarbeiten von größter Gewissenhaftigkeit. Zweig greift dabei nach Berglers Auffassung aus dem bunten Gewirr der Motive nur einige wenige heraus und führt diese dann mit größter Konsequenz in der ganzen, viele hundert Seiten umfassenden Gestaltung durch. Diese Motive seien zwar vielfach richtig, aber ihre Reihe sei nicht vollständig, so daß sie mehr oder weniger an der psychischen Oberfläche hafteten (S. 102).

In diesem Zusammenhang ist G. WOLFF[1482] aus dem Jahre 1903 zu nennen, der sogar forderte, daß der Dichter des „Psychopathischen gar nicht nach der Wirklichkeit schildern darf"; das sei „oberstes Gesetz" der Dichtkunst, „da alles Psychopathische, das dem Wirklichen entspricht, gegen die psychologische Wahrheit verstoßen muß". Das ist sicherlich nicht immer zu unterschreiben, und die moderne Literatur richtet sich ja nun auch nicht nach diesem „obersten Gesetz"; aber die Gefahr, so zu urteilen, ist dennoch gegeben, und so ist die oben geforderte Vorsicht am Platze.

Bei der prinzipiellen Frage, ob die Pathographie überhaupt von Wert sei und ob sie daher bei der Betrachtung des Genies und des Genieproblems als solches angebracht sei oder nicht, stehen sich die Meinungen oft sehr konträr gegenüber, besonders im Hinblick darauf, ob diese Meinungen aus geisteswissenschaftlichem, normalpsychologischem oder aus psychiatrischem Fachgebiet stammen. Wir wollen anschließend einige neuere Stimmen zu Wort kommen lassen, die sich teils für, teils gegen die Pathographie aussprechen. Eine Auffassung, wie sie noch BILHARZ[1439] vertritt, daß an der Pathographie „die Richtung unerfreulich" sei, denn sie „heftet sich an die erklärten Lieblinge der Menschheit", und deswegen sei er „gegen die Insinuation, als ob zwischen Genie und Entartung eine Wesensverwandtschaft bestehe", dürfte als überholt betrachtet werden. H. BAISCH[1436] von der Psychologie herkommend, versucht von dieser Warte her zu einer methodischen, grundsätzlichen Klärung zu gelangen. Sie meint aber, daß die verschiedenen psychopathologischen Symptome, wie Infantilismus, Primitivismus, Bisexualität des Genies, seine Rauschsucht, sowie exogene und endogene Psychosen zum Entstehen der genialen Leistung verhältnismäßig wenig beitrügen. [Das wird übrigens auch nicht von den Pathographen behauptet. Die Verfasserin diskutiert ebenfalls nicht die soziologische Auffassung von der Genieentstehung.] DOVSKI[1443] wirft den Pathographen sogar vor, daß sich deren Arbeiten im Ton nicht von Krankengeschichten unterscheiden, welche die Irrenärzte in den Anstalten über den geisteskranken X oder Y verfassen, und stellt die etwas rhetorische Frage: „Haben die Pathographen nicht eigentlich ganz vergessen, daß sie es mit Genies, mit Wertebringern, mit Kulturschöpfern zu tun haben?" Er greift Kretschmer an und in diesem Zusammenhang auch Lange-Eichbaum (S. 326–327). HILDEBRANDT[613] geht noch weiter, indem er die Goethe- und Nietzsche-Pathographien von Möbius als Entgleisung bezeichnet und darüber hinaus meint, man solle die Wichtigkeit der Pathographien nicht überschätzen (S. 194).

In einer umfangreichen Besprechung der früheren Auflage dieses Buches fordert GELLER[1446], daß die „Pathographie mit psychiatrischer Erfahrung Beginn und Entwicklung der Krankheit klären, sich aber nicht vermessen sollte, ein Werturteil über das musikalische Schaffen abzugeben". Dazu wäre zu sagen, daß über den Schaffens*prozeß* generell selbst sicherlich vom Pathographen aus Stellung genommen werden sollte; jedoch das Werk als solches hat hier keinen kritischen Ort zu finden. Gilt doch die Voraussetzung, daß der Wert der Berühmten anerkannt ist und ihn, den Hochtalentierten, ja gerade zum Berühmten gemacht hat. Werturteile über ein Kunstwerk, also ob z. B. kitschig oder nicht gesund, abnorm, abartig, — das ist grundsätzlich hervorzuheben —, gehören nicht in eine pathographische Monographie, die sich ja doch mit der Person bzw. Persönlichkeit des Schöpfers beschäftigen soll, und somit auch nicht in dieses Buch; es sei denn, das Werk ist Ausdruck einer Geisteskrankheit, das Produkt eines Psychotischen; dann ist es jedoch nicht als eigentliches Kunstwerk zu bezeichnen. Die Psychiater sprechen ja auch in diesem Zusammenhang dann immer von „Bildnereien" der Geisteskranken, und dieses Produkt ist dann eben Ausdruck und Widerspiegelung der geisteskranken Persönlichkeit. Der Unwert dieser Persönlichkeit ist bekannt und damit auch das Unwerturteil über deren Produktionen. Das ist aber nicht zu verwechseln damit, daß eine hochtalentierte (nicht psychotische) Persönlichkeit als Mensch bionegativ sein kann. Und darin liegt auch keinerlei Abwertung ihres vielleicht überragenden Werkes.

Das negativste Urteil über den Wert pathographischer Arbeit stammt aus literar-historisch-philosophischem Munde, indem PÖGGELER[1315] sagt, in ihr „herrsche ein perverses Interesse an Dingen, die unwichtig sind, jedenfalls vom Wesentlichen abführen" (S. 381, vgl. a. PÖGGELER[1469], S. 77). Dabei ist zu fragen, was beim Berühmten, dessen Wesen pathographisch zu erschließen ist, als wesentlich zu gelten habe.

Andererseits betont HEIDENHAIN[1449] den Wert der Pathographie, da diese für die Frage der Entstehung vieler kultureller Höchstleistungen geradezu unentbehrlich sei. Eine Tendenz zur Wertzerstörung liege ihr fern, da ihr überhaupt jede Schätzung fernliege. BIRNBAUM[1440-1442] möchte ebenfalls auf phänomenologische wie psychoanalytische Prinzipien nicht verzichten [die letzteren zwar mit Auswahl und Einschränkung], und der sehr kritische GRUHLE[171] will die Frage, ob irgendeinem Menschen von hervorragender Geistigkeit das Wort Genie zuerkannt werden dürfe, von den Fachleuten oder Kulturhistorikern entschieden wissen. Werde dann dem Psychologen ein solches Genie vorgestellt, so könne er untersuchen, ob sich bei ihm etwas besonders Bemerkenswertes zeige.

Bei allem Für und Wider: Ohne pathographisches Denken — und darin liegt das wesentliche Fazit der Pathographie-Lehre — ist heute die Anschauungsweise und das Gedankengut der wissenschaftlichen Welt kaum noch vorstellbar, weil eben die psychopathologische Diagnostik eine gewisse Wertverschiebung von der reinen Psychiatrie her zum erweiterten Begriff der Psychopathie, oder wie wir früher ausführten, des Bionegativen, erfahren hat. Es ist somit festzustellen, daß zum Teil, dank der pathographischen Forschung, der Begriff des Psychopathologischen und im engeren Sinne der Psychopathie (d. h. des Bionegativen) über die eigentliche engere Psychiatrie hinaus zum Allgemeingut der denkenden Menschheit wurde. Darüber hinaus hat die Pathographie auch den modernen historischen Roman intensiv beeinflußt und mitgestaltet. —

II. Liste der Berühmten

1. *Liste der Berühmten, in alphabetischer Reihenfolge geordnet, mit Seitennachweis*

2. *Liste der Berühmten, nach Nationen geordnet*

Altertum und frühes Mittelalter

Alexander d. Gr.
Amenhotep IV
Aristoteles
Augustinus
Buddha
Cäsar
Caligula
Confuzius
Demosthenes
Diogenes
Euripides
Heraklit
Jesus
Kambyses
Lukrez
Mohammed
Nero
Parmenides
Paulus
Platon
Sokrates
Sophokles
Vergil

Amerikaner

1. *Nordamerikaner*

Baker-Eddy
Emerson
Ford
Gershwin
Hawthorne
Heseltine
Keller, Helen
Lincoln
Mahler
Mark Twain
O'Neill
Parkman
Poe
Roosevelt, F. D.
Smith, M. Jos.
Tesla
Washington
Whitman
Wilson
Woolman

2. *Südamerikaner*

Argent. Berühmte
Bolivar
Venezuel. Politiker

Europäer

1. *Bulgaren*

Jaworow

2. *Dänen*

Andersen
Jacobsen
Kierkegaard
Thorwaldsen

3. *Deutsche*

Auburtin
Bach, Friedemann
Bach, Joh. Seb.
Beethoven
Benn
Berg
Bismarck
Blechen
Blücher
Böhme
Brahms
Brentano
Büchner
Bürger
Busch
Calé
Celius
Celtes
Chamisso
Conradi
Corinth
Cornelius
Dach
Dehmel
Devrient

Dieffenbach
Diesel
Droste-Hülshoff
Dürer
Eckermann
Elsheimer
Eulenspiegel
Feuerbach, Anselm
Feuerbach, Karl
Fichte
Filchner
Fontane
Friedrich d. Gr.
Friedr. Wilhelm IV.
Gauß
George
Gleim
Gluck
Goebbels
Goethe
Grabbe
Graf
Grimm
Grünewald
Günther
Gutzkow
Händel
Häusser
Hansjakob
Haringer
Hartmann, Ed. v.
Hauff
Hebbel
Hegel
Heine
Helmholtz
Herbart
Herschel
Heym
Hitler
Hölderlin
Hölty
Hoffmann, E.T.A.
Holbein
Holtei
Humperdinck
Hutten
Iffland
Jean Paul
Junker
Kafka
Kaiser
Kant
Kepler
Kerner
Keyserling
Kleist
Klopstock
Knigge
Körner
Kopernikus
Kotzebue
Krupp
Kubin
Langbehn
Lassalle
Leibniz
Leistikow
Lenau
Lenz
Lessing
Lichtenberg
Liebig
Liliencron
Lingg
List
Loewe
Ludwig II.
Luther
Mann, Thomas
Mayer, R. J.
Mendel
Mendelssohn
Mendelssohn-Bartholdy
Menzel
Merck
Möricke
de la Motte-Fouqué
Müller, Johann von
Nicolai
Nietzsche
Novalis
Overbeck
Panizza
Paracelsus
Pfitzner
Platen
Raabe
Reger
Rethel
Reuter
Rilke
Scheffel
Schelling
Schiller
Schlaf
Schopenhauer
Schubart
Schumann
Siemens
Spee
Stephen
Stieglitz, Charlotte
Stirner
Strachwitz
Stresemann
Sudermann
Thoma
Tischbein
Trenck
Uhland
Vaihinger
Vesalius
Volkmann-Leander
Wagner
Weber, Carl M. v.
Wilhelm II.
Winckelmann
Zimmermann, J.G.
Zinzendorf

4. *Engländer*

Bacon
Beardsley
Beddoes
Blake
Boswell
Brontë
Brougham
Bunyan
Byron
Carlyle
Castlereagh
Cavendish
Chatterton
Clare
Clive
Coleridge
Collins
Cowper
Cromwell
Darwin
Davy
Dickens
Donne
Doyle
Eliot
Faraday
Galsworthy
Galton
Goldsmith
Gordon
Hearn
Hume
Johnson
Joyce
Keats
Lamb
Lawrence
Mansfield
Marlowe
Mill
Milton
Moore
Newton
Nightingale
Parnell
Pitt
Quincey
Rossetti
Ruskin
Scott
Shakespeare
Shaw
Shelley
Smart
Southey
Spencer
Stephen
Sterne
Swift
Thompson
Thomson
Wilde

5. *Franzosen*

Aimard
d'Alembert
Ampère
Balzac
Baudelaire
Berlioz
Berthelot
Bizet
Bloy
Cézanne
Chamfort
Chateaubriand
Clémenceau
Comte
Condorcet
Coppé
Corneille
Courbet
Curel
Cuvier
Danton
Daudet
Debussy
Delacroix
Descartes
Diderot
Dumas
Duquesnoy
Flaubert
Fourier
Galois
Gauguin
Géricault
Goncourt
Gounod
Hervieu
Hugo
Huysmans
Jeanne d'Arc
Lafontaine
Lamennais
Lorrain
Malebranche

Mallarmé
Manet
Marat
Maupassant
Meilhac
Meissonnier
Méryons
Mirabeau
Molière
Montesquieu
Musset
Napoleon
Nerval
Nodier
Pailleron
Pascal
Poincaré
Prévost
Proust
Rabelais
Racine
Ravel
Renoir
Rétif
de la Bretonne
Richelieu
Rimbaud
Robespierre
Rollinat
Rousseau
Sade, Marquis de
Sainte-Beuve
Saint-Pierre
Saint-Simon
Sand, George
Sardou
Scarron
Stendhal
Sue
Talleyrand
Toulouse-Lautrec
Tour, de la
Turenne
Vauvenargues
Verlaine
Villemain
Villiers de l'Isle-Adam
Villon
Voltaire
Watteau
Zola

6. *Iren*

Behan
Sheridan

7. *Italiener*

Agnesi
Alfieri
Aretino
Beccaria
Belgioioso
Bruno
Caravaggio
Cardano
Caruso
Casanova
Cellini
Dante
Donizetti
Duse
Firenzuolo
Galilei
Guerrazzi
Lazzaretti
Leonardo da Vinci
Leopardi
Mancini
Manzoni
Michelangelo
Montigliano
Mussolini
Paganini
Parmigniano
Pergolesi
Petrarca
Pontormo
Puccini
Raffael
Reni
Rossini
Rosso
Sarto, Andrea del
Savonarola
Segantini
Serembe
Sodoma
Spontini
Tasso
Verdi
Volta

8. *Kroaten*

Steiner, Rudolf

9. *Niederländer*

Boerhave
Erasmus
Goes
van Gogh
Huizinga
Leyden, Joh. von
Multatuli
Rembrandt
Rubens
Spinoza

10. *Norweger*

Grieg
Hamsun
Munch

11. *Österreicher*

Anzengruber
Boltzmann
Bruckner
Freud
Grillparzer
Haydn
Makart
Messerschmidt
Mozart
Raimund
Romako
Sacher-Masoch
Schönberg
Schubert
Semmelweis
Stifter
Strauß, Johann
Trakl
Weininger
Wolf, Hugo

12. *Polen*

Chopin
Styka

13. *Portugiesen*

Camõens

14. *Rumänien*

Eminescu

15. *Russen*

Andrejew
Artzibaschew
Avvakum
Bashkirtseff
Blavatzky
Dostojewsky
Fadjejew
Garschin
Gogol
Gontscharow
Gorki
Jaschwili
Jessenin
Kandinsky
Kowalewsky
Lenin
Lermontow
Ljesskow
Majakowsky
Mussorgsky
Nijinsky
Puschkin
Rasputin
Solowjew
Stalin
Tolstoi, Alexej Konstantinowitsch
Tolstoi, Leo
Tschaikowsky
Tschechow
Turgenjew
Wrubel
Zwetajewa

16. *Schotten*

Burns

17. *Schweden*

Almquist
Berzelius
Christine von Schweden
Fröding
Göransson
Hill
Högstedt
Josephson
Munthe
Söderblom
Strindberg
Swedenborg
Tegnér

18. *Schweizer*

Amiel
Bernoully
Calvin
Gotthelf
Haller
Keller, Gottfried
Lavater
Leuthold
Meyer, C. F.
Mind
Spitteler
Stauffer-Bern

19. *Spanier*

Cervantes
Columbus
Gaudi
Goya
Greco
Johanna v. Castil.
Loyola
Malibran
Vega, Lope de
Vierge

20. *Tschechen*

Smetana

21. *Ungarn*

Ady
Arany
Babits
Bartók
Bolyai, Johann
Bolyai, Wolfgang
Csontváry
Hegedüs
Jókai
József
Juhász
Karinthy
Kossuth
Kosztolányi
Liszt
Madách
Móricz
Munkácsy
Nopcsa
Petöfi
Széchényi
Tóth
Vörösmarty

Inder

Gandhi

3. *Liste der Berühmten mit ausschließlich körperlichen Krankheiten*

Anzengruber
Aretino
Artzibaschew
Beardsley
Bizet
Bürger
Caruso
Casanova
Celius
Celtes
Chamisso
Corinth
Cornelius
Dach
Debussy
Dürer
Duse
Eliot
Emerson
Erasmus
Fichte
Galilei
Galsworthy
Géricault
Grieg
Haydn
Hearn
Helmholtz
Hölty
Holbein
Humperdinck
Hutten
Jacobsen
Karinthy
Keats
Kopernikus
Lavater
Ljesskow
Loewe
Mahler
Mann, Thomas
Mansfield
Mendel
Mendelssohn-Bartholdy
Milton
Mind
Mirabeau
Montesquieu
Móricz
Mozart
Munthe
Nicolai
O'Neill
Pergolesi
Prévost
Puccini
Ravel
Roosevelt
Rubens
Scarron
Schiller
Schönberg
Segantini
Söderblom
Spee
Strachwitz
Strauß
Stresemann
Sue
Thorwaldsen
Toth
Tschechow
Uhland
Vauvenargues
Vierge
Weber, C. M. von

III. Die einzelnen Berühmten

Ady, Endre (Andreas) (1877–1919)
Ungarischer lyrischer Dichter

Schwere Psychopathie, Alkoholismus, Morphinismus, Nikotinabusus, Barbiturismus, Paralyse, exaltiert, hysterisch. Sprachlähmung im vorgeschrittenen Stadium. Tod durch epidemische Grippe (Lange-Eichbaum[1485]; s. a. Szirmay-Pulszky[642], S. 78–97 [mit viel Literatur], Révész[1487], Springer[623], S. 208 ff., Somogyi[143], S. 283).

Agnesi, Maria Gaetana (1718–1799)
Italienische Mathematikerin

Frühreif. Eine der bedeutendsten Mathematikerinnen. Neigung zur Askese. Mit 12 Jahren neurotische Anfälle. Vollkommen frigide. Gab mit 30 Jahren die Wissenschaft auf, wurde fromm (Lombroso[547]). Philologisch sehr begabt. Ob ihr Lehrbuch der Analysis eigene Arbeit, ist nicht ganz sicher (Möbius[235], S. 81–82). Nachtwandlerisch veranlagt. Schwester außergewöhnlich musikalisch. Eltern kerngesund (Amati[1488]). Ungewöhnlich musikalisch, komponierte. Von Jugend an neurasthenisch, hysterisch, später somnambul. In der Jugend Krämpfe, Veitstanz(?), dauernde Kopfschmerzen, Typhus (Anzoletta[1489]).

Aimard, Gustave (1818–1883)
Französischer Romanschriftsteller

Suicid [Lange-Eichbaum].

D'ALEMBERT, JUAN LE ROND (1717–1782)
Französischer Mathematiker und theoretischer Astronom

„Décadence biologique progressive et prolongée" (WECHNIAKOFF[1491]). Bionegativ.

ALEXANDER DER GROSSE (356–323 v. Chr.)
Griechischer König

Blond, langköpfig, sehr zarte Hautfarbe; ein hellblaues, ein dunkelblaues Auge. Mittelgroß, ebenmäßig. Haar gelockt. Fliehende Stirn, starke Brauenbogen, geschwungene Nase, kräftiges Kinn (UJFALVY[1497], z. n. HAUSER[108]). Unmäßig, wild (HAUSER[108]). Liebte die Mutter, haßte den Vater; daraus Ehrgeiz und wahnhaftes Größengefühl. Ermordete in Kleitos die Imago des Vaters; bekämpfte auch im Tyrannen Darius den Vater. Besonders strenge Verfolgung der Mörder seines Vaters: Überkompensation des eigenen Vaterhasses. Auffallend ritterlich gegen alle Frauen: Übertragung von der Mutter-Einstellung her (versetzte sie unter die Götter, wie auch sich selbst) (BOVEN[1493]). Mutter sittenlos, ungezügelt; Vater heftig, Bruder Idiot. A. sehr heftig, maßlos, tötete mehrere Menschen. Anfangs frigide, später homosexuell. Nach der Rückkehr nach Babylon dauernd berauscht (CABANÈS[1494]; s. a. SOMOGYI[143], S. 283). Todesursache umstritten: epileptischer Anfall oder Delirium tremens. Caillau 1810: „Enteritis." Typhöses Fieber (BOSC[1492]). Starb unter Anzeichen des akuten Delirium tremens (RADESTOCK[470], Anm. 49). Am wahrscheinlichsten Tod durch Intermittens, Sumpffieber, Malaria; disponiert dazu durch dauernde schwere Alkoholexzesse (CABANÈS[1494]; a. LITTRÉ[1496] und KANNGIESSER[1495]). KERNER[1495a], fußend auf alten Quellen (Lewin vom Toxikologischen her, Diodor von der Historie kommend) diskutiert die Frage, ob A. nicht vielleicht mit einem Blausäureabkömmling (Amygdalin) vergiftet worden ist (S. 559).

Durch den Schleier der Überlieferung schimmert noch die ungeheure Maßlosigkeit der bionegativen Persönlichkeit hindurch.

ALFIERI, VITTORIO GRAF (1749–1803)
Größter italienischer Trauerspieldichter

In der Jugend neurasthenisch, frühe paranoische Züge. Mit 21 Jahren in Stockholm geschlechtskrank, mit 24 Jahren großer hystero-epileptischer Anfall in Turin (S. 113). Mit 35 Jahren erster Anfall von Gicht, später sich häufig wiederholend. Vorzeitiger seniler Verfall (S. 117) (ANTONINI E COGNETTI DE MARTIIS, [1498]).

ALMQUIST, CARL JONES LOWE (1793–1866)
Schwedischer Dichter

Unruhiges Leben. Wegen bezichtigter Wechselfälschung und Giftmordanschlag nach Amerika ausgewandert. Tod in Armut und unter fremden Namen in Bremen (BRAUN[687], S. 78).

AMENHOTEP IV. (Amenophis, Echnaton) (1375–1358 v. Chr.)
Ägyptischer König

Neurotiker (PFISTER[1501]). Schwächlicher Träumer. Vielseitige Intelligenz. Ließ alle Inschriften des alten Gottes Amon und den Namen seines Vaters Amenhotep beseitigen. Erhob Aton zum einzigen Gott, nannte sich Atons Sohn. Bestattete die Mutter, getrennt vom Vater, in seinem eigenen späteren Grab. Hohe Ethik, Wahrheitsliebe, künstlerischer Realismus. Weich, zart, unkriegerisch. Aton sein eigenes Spiegelbild (Selbstzeugung, Vater ausgeschaltet) (ABRAHAM[1499]). „Zweifellos kränklich und übernervös", aber Hochbegabter; körperlich minderwertig und „entartet". Hatte nur kränkliche, kurzlebige Töchter. Bei Vorfahren Inzucht; nur die Mutter hatte „neues, frisches Blut" (Ausländerin oder geringe Herkunft). „Ketzerkönig" (KEKULÉ VON STRADONITZ[1500]).

Schizoider, asthenischer Hyperästhetiker (Hölderlin-Typ). Körperlich bionegativ; aber neue Ideen, Kulturförderung.

AMIEL, HENRI FÉDÉRIK (1821–1881)
Schweizer Schriftsteller

Übersensitiver Psychopath. Leben in autistischer Selbstbespiegelung. Berühmt nur durch sein Tagebuch, durch seine Schwäche (BIRNBAUM[605], S. 161; vgl. a. SCHERER[1504]). Sexualneurotiker, dessen normale Veranlagung durch Mutterbindung, Familienpuritanismus usw. zu überdifferenzierter Virilität treibt. Pseudodonjuanismus (MARANON[1503], ref. v. Leibbrand).

AMPÈRE, ANDRÉ MARIE (1775–1836)
Französischer Mathematiker und Chemiker

Verbrannte seine Abhandlung über die Zukunft der Chemie in dem Gedanken, diese unter teuflischem Einfluß geschrieben zu haben (LOMBROSO[455]). A. „zweifellos geistig anormal" (HEINZ[210], S. 39). Schub schizophrener Seelenstörung (LENZ[646], S. 675).

ANDERSEN, HANS-CHRISTIAN (1805–1875)
Dänischer Dichter

Allen vier großen Dänen Holberg, Jacobsen, Kierkegaard (s. d.), Andersen wird Homosexualität nachgesagt (bei Jacobsen unbewiesen; Holberg: Hagestolz, Weiberfeind, homosexuelle Charakterzüge). Andersen: Großvater väterlich und Vater psychotisch. Mutter Mannweib, Trinkerin, Tod im Delirium tremens. A. fiel als Kind schon auf, weil er weibliche Handarbeiten machte und bis spät Puppenkleider nähte. War halb weiblich; Mädchenstimme (HANSEN[1506]; ähnlich auch MOLL[592], S. 51). Maßlose und mit dem Alter zunehmende Hypochondrie, Affekthyperästhesie mit langdauernden reaktiven Verstimmungen, Anankasmen, Tagträumen. Hysterische Anfälle, Eitelkeit, Egozentrizität gleichzeitig mit Insuffizienzgefühl, sexuelle Asthenie und gleichzeitig doch gesunder Lebensappetit, hervorragender humoristischer Sinn, Gemüt, Herzensgüte, Hilfsbereitschaft; alles zusammengenommen eine eigentümliche Mischung von syntonen und schizoiden Elementen, denen sich ein beinahe lächerlich disharmonisches, im wesentlichen asthenisches Äußere gesellte (HELWEG[1507], ref. v. Reiter). Hysterisch-sensitiver Psychopath mit sexueller Scheu und Masturbationsneigung, aber durchaus heterosexuell (HELWEG[1508], ref. v. BIRNBAUM). „Gast aller europäischen Fürstenhäuser, Ehrenbürger seiner Geburtsstadt, übersät mit Orden, hat er vor seinem Tod noch den Entwurf seines eigenen Denkmals besichtigt und abgelehnt. ... Der Traum des Joseph, vor dem sich seine Brüder verneigten, war das große Motiv all seiner Geschichten ... Dazu kam, daß er nicht allein wegen seines Charakters, sondern auch wegen seines Äußeren und seines Gehabes ein unmöglicher Mensch war. Linkisch, mit zu großen Händen und riesigen Füßen, dauernd mit sich selbst beschäftigt und darum nichts bemerkend, in Kleider gesteckt, die nur dem Kopf eines Junggesellen entspringen konnten, mußte diese sonderbare Erscheinung mit der langen Nase und den kleinen Äuglein bestimmt auffallen. »Unser ausländischer Gorilla«, sagten die Dänen. Die Bezeichnung ist grausam, aber richtig." (BOMANS[1505]). Tod an Krebs. Mutter nach dem Tode ihres Mannes Schnapstrinkerin (BRAUN[687], S. 43).

In den Märchendichtungen feminine Züge vereint mit männlicher Kombinationskraft; latent-homosexueller Bionegativer.

ANDREJEW, LEONID (1871–1919)
Russischer Schriftsteller

Bewegtes Leben; nach Tod der geliebten Frau Flucht nach Capri, Trinkexzesse. Arbeitete nur nachts im großen dunklen Zimmer, von winziger Lampe erleuchtet (S. 306). Tod durch Suicid (S. 211) (KOTSOVSKY[194]).

ANZENGRUBER, LUDWIG (1839–1889)
Österreichischer Schauspieler und Dichter

Tod an akuter Krankheit (Zellgewebsentzündung an der Hüfte, die zur Blutvergiftung führte), „war aber bei seinem Ende vorzeitig gealtert, ernüchtert, lebensüberdrüssig und todesreif" (BRAUN[687], S. 97–98). Karbunkel, Tod an Embolie (Willms[704], S. 598).

ARANY, JOHANN (1807–1882)
Ungarischer epischer und lyrischer Dichter

Schwermütig (BODA[1509]). Zykloider Psychopath mit einer deutlichen Periodizität des Schaffens (SZIRMAY-PULSZKY[642], S. 52 f.).

ARETINO, PIETRO (1492–1556)
Italienischer Schriftsteller

Verkrüppelt. Beim Lachen über eine Zote vom Schlage getroffen (BRAUN[687], S. 30).

ARGENTINISCHE BERÜHMTE

(MEIJA[1512] (0).)

ARISTOTELES (384 bis etwa 322 v. Chr.)
Griechischer Philosoph

Beweis der Homosexualität sei sein Testament, wie von Diogenes Laertius bezeugt werde (ALLENDY[1513], S. 34–35).

ARTZIBASCHEW, MICHAEL (1878–1927)
Russischer Dichter

Tuberkulose (BRAUN[687], S. 44).

AUBURTIN, VICTOR (1870–1928)
Deutscher Essayist

1870 in Berlin als Sohn eines früheren Schauspielers und einer böhmischen Mutter geboren. Der Großvater Charles Louis Benoit Au. war als Mundkoch des Grafen Radczinski über Paris und Stockholm in die preußische Hauptstadt gekommen und schließlich Küchenchef des Königs Friedrich Wilhelm IV. geworden. Während des Studiums der Germanistik und Kunstgeschichte brach der junge Au. aus und schloß sich vorübergehend einer Schauspieltruppe an. Nach Beendigung des Studiums war er als Journalist und später auch schriftstellerisch tätig. Starb in geistiger Umnachtung nach akutem Verwirrungszustand. „Im Jahre 1928 ... lebte Au. in Rom. Bei einem offiziellen Bankett, dem er präsidierte, entfernte er sich, zwischen Braten und Käse, »nur für einen Moment«, wie er sagte. Aber er kam nicht wieder, und nach einigen Tagen entdeckte man ihn im Forum des Kaisers Trajan, einer tiefgelegenen Anlage, wo man die überflüssigen Katzen aussetzt, die dort Hungers sterben, wenn man ihnen nicht Brosamen gibt. In Frack und weißer Binde saß Au. zwischen seinen Lieblingstieren. Sein Geist war umnachtet. Es gelang, ihn noch einmal ins Bewußtsein zurückzubringen, so daß er zu seinem Bruder, einem Arzt in Garmisch-Partenkirchen, reisen konnte. Auf dem Friedhof in Garmisch ruht der große Reisende aus" (Kiaulehn[1513a], S. 13).

Augustinus, Aurelius (354–430)
Kirchenvater

Körperlich zart. Empfindliches Nervensystem. Alles „schlug ihm auf den Magen". Leidenschaftlich, sehr sinnlich. Ängstlichkeit; überzartes Gewissen. Vater jähzornig, sinnlich, leidenschaftlich, war Römer; Mutter Numidierin [Keimfeindschaft?] (Legewie[1516]). Homosexuell (Achelis[1514] und ***[1518]). Homosexualität nicht direkt bewiesen. „Aber die zit. Stellen dürften zeigen, daß Au. wenigstens in jener Zeit – ich erinnere hierbei an die Periode des undifferenzierten Geschlechtstriebes — homosexuell empfunden hat" (Moll[592], S. 23). Au. völlig gesund, normal, wenn auch stark gefühlsbetont. Klarer, nüchterner Verstand und äußere Umstände brachten ihn zur Bekehrung (Del Greco[576]). Zwiespältigkeit des Innenlebens bei schwachem Willen; litt unter ständigen Selbstvorwürfen (Weidel[1517], S. 86). Neurotiker, der den Schmerz liebte (Dezwarte et Jannin[1515], S. 203). Bereits Anfang der dreißiger Jahre trotz leidenschaftlicher Sinnlichkeit jeder sexuellen Betätigung enthalten (Herzberg[625], S. 72). Angstneurose, Depression (Herzberg[622], S. 191–192).
Sicherlich nicht homosexuell, vielmehr von konstitutioneller leidenschaftlicher Triebhaftigkeit, möglicherweise zu Anfang mit Konfliktneurotisierung, später durch starken Willen beherrscht und sublimiert.

Avvakum, Petrowitsch (1610–1681)
Russischer Sektenstifter der chiliastisch eingestellten Altgläubigen.

Fanatiker. Induzierte zwischen 1660 und 1690 Massenwahn bei ca. 2000 Raskolnikows, die alle verbrannt wurden. Er selbst wurde wegen Hochverrats und Schmähung des Zaren 1681 verbrannt. Paraphrenie (Szirmay-Pulszky[1519]).

Babits, Michael (1883–1941)
Ungarischer Dichter und Essayist

Stammte aus adliger Familie. Studiert Altphilologie und ungarische Literatur. Sehr großes Wissen, sehr fleißig, sehr gebildet. Geistig gesund. Tod nach langem Leiden an einer Schilddrüsengeschwulst, vermutlich Ca. Feinfühliger, schizothymer Formkünstler, empfindlich kühl und sehr autistisch bis zur schizoiden Psychopathie (Szirmay-Pulszky[1521] und Szirmay-Pulszky[1520]).

Bach, Johann Sebastian (1685–1750)
Deutscher Komponist

Genealogisch: in mütterlicher Sippe Neigung zu religiöser Schwärmerei und Sektierertum. „Mystische Unterströmung" in B.s Wesen daraus erklärt (Lämmerhirt[1522], S. 101). Eine Schwester von B.s Vater starb mit 26 Jahren entweder verblödet infolge von Schizophrenie oder imbezill. B. selbst Träger einer (kompensierten) schizoiden Erbanlage. Ein Sohn Gottfried Heinrich (1724–1763) allmählich verblödet. Hebephrenie? (Lenz[646], S. 68). B. schon als Knabe meisterhaft im Violin- und Orgelspiel. Vom 18jährigen bereits eine Reihe von Orgelwerken bekannt (Révész[3641], S. 10). Bis ins Alter von 65 Jahren staunenswerte Fruchtbarkeit (Braun[687], S. 18). Völlig „eingeordneter" Künstler (Paumgartner[1523], S. 971). Nicht frei von homosexuellen Episoden[?] (Fuchs[3581], S. 56). 1750 Beginn der Erblindung. Operation verschlimmerte das Bild. 2. Operation brachte Besserung. Dann Schlaganfall (Kotsovsky[194], S. 273).
Erhebliche bionegative Belastung.

Bach, Friedemann (1710–1784)
Deutscher Komponist, Sohn Johann Sebastian Bachs

Vom Vater als talentiertester der Söhne eingeschätzt, starb gallensteinleidend, verarmt. Alkoholiker (Braun[687], S. 77 ff.). Halsstarrig, menschenscheu, bitter, weltfremd. Abstieg erst nach dem Tode des Vaters (Wagner[1526]). „Der Zwiespalt, der schon durch Joh. Seb. Bachs Leben läuft, hat Friedemanns Leben und Schaffen zerstört." Es ist der Zwiespalt zwischen jener alten allzu großen Kunst und dem Mangel an Natürlichkeit (Blume[1524] wie Wagner[1526] in einer Rezension zu der Dissertation von Falck[1525]).

Bionegativer, der den neuen Zeitgeist nicht mehr erfaßte.

Bacon, Francis (1561–1626)
Englischer Philosoph

Als junger Mensch wegen Schulden verhaftet, Verschwender (Herzberg[622], S. 70).

Baker-Eddy, Mary (1821–1910)
Begründerin der „Christian Science"

Kollapsartige hysterische Anfälle (S. 238–239), Herrschernatur, imponierende Persönlichkeit, immenses Talent zur Organisation (S. 242–243) (Geiger[1028]). Beasley[1526a] zitiert aus dem Hamilton-Bericht im Anhang seiner Biographie über Mary B.-E.: Der Nervenarzt Dr. Allan McLane Hamilton fand bei einer Untersuchung von Frau Mary B.-E. im Zusammenhang mit einem Prozeß gegen die Gründerin der Christian Science, deren Begutachtung die Kläger durchsetzten, eine „ungewöhnliche Intelligenz" (S. 353), „keinerlei sichtbare Anzeichen deuteten auf motorische Symptome von Geistesgestörtheit oder einer Nervenkrankheit hin" (S. 354), „keinerlei Wahnvorstellungen" (S. 354) (Beasley[1526a]). Stefan Zweig sah in Mary B.-E. eine überragende Persönlichkeit bei gleichzeitiger sensitiver Erschöpfbarkeit. Eine von ihm ebenfalls beschriebene körperliche Hinfälligkeit in späteren Jahren wird von Menschen ihrer Umgebung nicht bestätigt, darunter Arthur Brisbane, Leitartikler und Schriftleiter verschiedener großer Zeitungen seiner Tage in den USA. Dieser wies 1907, also drei Jahre vor ihrem Tode, auf ihre große aufrechte Haltung noch mit 86 Jahren hin, ihre tiefe, ernste Stimme, „die an jedem Platz in ihrer größten Kirche leicht vernehmbar gewesen wäre". Dem Verleger ihrer Bücher, William Dana Orcutt, fiel ebenfalls im Jahre 1907 lediglich bei der damals 86jährigen auf, daß sie ihn sitzend empfing, jedoch mit klarer Stimme und dem Ausdruck lebhaftesten Interesses. Dr. West stellte anläßlich der Attestierung des Totenscheins 1910 fest, daß der Tod aus natürlicher Ursache eingetreten sei (Siepen[1526b]).

Balzac, Honoré (1799–1850)
Französischer Schriftsteller

Unruhe, wechselte ständig die Wohnung. Übersteigerung des Selbstgefühls. „Megaloman"; stellte sich als Marschall der modernen Literatur neben Napoleon, Cuvier und O'Connel seinem unermeßlichen Einfluß nach. Ganz egozentrisch, sprach nur von sich. Vater lag (ohne Motiv) 20 Jahre zu Bett [Depression?], nahm dann sein früheres Leben wieder auf (Cabanès[1529]). Erkrankung durch Überanstrengung der Augen, „die seit langem seine Widerstandskraft unterhöhlt hatte und schließlich, als sie durch Presbyopie verstärkt wurde, die Nephritis hervorrief, die ihn tötete" (Gould[550], S. 115–116, der fast alle Krankheiten berühmter Menschen auf Augenleiden zurückführt) (vgl. a. Billy[1527], S. 304). Haßliebe zur Mutter (Boehm[1528], S. 162). Manisch-depressiv (Raviart[1531], S. 481 ff.). Tod offenbar an Herzleiden (Braun[687], S. 83).

Bionegativer auf dem Boden manisch-depressiver Grundstruktur.

Bartók, Béla (1881–1945)
Ungarischer Komponist

B. als Kind zart, asthenischer Körperbau, früh ergraut; seelisch schizothymer Idealismus, Wahrhaftigkeit, Prinzipientreue, Gradheit. Im Umgang wortkarg, verschlossen, oft unfreundlich und schroff; sonst höflich, aber unnahbar seinen Schülern gegenüber. Kein Alkoholiker, kein Giftsucher, mäßiger Raucher. Erste Ehe nicht harmonisch, geschieden; aus zweiter Ehe mit Schülerin 2 Söhne. Als heftiger Gegner des Faschismus 1939 nach Amerika emigriert. In späteren Jahren auffallend hypersensitiv geschildert, aber keine psychopathologischen Züge. Tod an Leukämie (Schriftl. Mitteilung von v. Szirmay-Pulszky[1532]).

Schizothymer Ästhetiker.

Bashkirtseff, Marie (1860–1884)
Russische Malerin

„Handerotik" und der Gedanke an die eigene Schönheit spielten für die Entwicklung eine entscheidende Rolle (Hermann-Cziner[1536], S. 435–436). Tagebuch enthält „Regression" zu Infantilität, Eifersucht, Homosexualität, exhibitionistische Tendenzen, maskuline Züge, narzistische Bewertung aller Körperteile und eine Bevorzugung von Weiß und Rot (S. 308–310). „Es muß auf das Bestimmteste festgestellt werden, daß ihre Neurose und nicht der Umfang ihres Talentes sie zu der Art von Malerin machte, die sie war" (S. 310) (Christensen[1535]). Unermüdlicher Fleiß, charakteristisch für das Genie, getrieben durch die Krankheit (Moorman[693], S. 74).

Baudelaire, Charles (1821–1867)
Französischer Lyriker

Eltern „idiots ou fous". Opium-, Tabak-, Wein-Mißbrauch. Färbte sich die Haare grün. Schwelgte in Gerüchen (auch üblen). Impulsiv, wollte Schwiegervater erdrosseln. Sadist (Szene mit Glashändler). Opium, Haschisch in großen Mengen. Zeitweise Depressionen mit schweren melancholischen Zuständen (Grasset[572], S. 153; s. a. Bonvicini[1539]). Im Haschischrausch Höhepunkt seiner Ich-Welt (Aubegger[1538], S. 98; u. a. Porché[1558], Caubet[1543], S. 139; Flottes[1547], S. 93, Scouras[1562]). Psychoanalytische Deutung der Dichtungen B.'s mit Kastrationsängsten und Angst, impotent zu werden (Dracoulides[1544], S. 484). Exhibitionistische Triebe. Fußfetischismus und deutliche homosexuelle Neigungen (Stekel[1349], S. 184). Potenzstörungen analytisch aus einem Traum abzuleiten (Laforgue[1549], S. 394–400 und [1550], S. 91). Psychasthenie. Seelenkrank mit zerrissenem Herzen. Kam zu Gift, weil krank (Royer-Dupouy[1560]). Sehr gut spricht B. selbst über Inzestliebe (Stekel[1565]). Seine scherzhafte Selbstbeschuldigung des Vatermordes unbewußt richtig (Rank[1559]). Gute Darstellung bei Birnbaum[605] (vgl. a. Anthéaume et Dromard[574], S. 320, Nordau[495], Bd. 2, S. 81–95 sowie Michaut[1554]). Mechanismen der Selbstbestrafung, Ödipuskomplex, sexuelle Hemmung. Seit 1861 Lues cerebri. Sado-masochistische, analerotisch betonte homosexuelle Tendenzen (Laforgue[1551] und [1552] sowie a. Second[127], S. 108, Massin[1553], Pommier[1556], S. 354 und 359). Voyeur und Fetischist (S. 68), Tendenz zur Selbstbestrafung „bis zur Syphilis, die er sich beinahe freiwillig zugezogen hat" (S. 100). Sein Dandyismus Abwehrmittel gegen seine Schüchternheit (S. 173) (Sartre[1561]). Dichter der Düfte oder Gerüche, nicht der Bilder, „voll phantastischer und geisterhafter Formen, die in den tiefsten Kammern der Seele wohnen"

(Drinkwater[1545], S. 784). Schwindelanfälle und Konvulsionen (wohl epileptischer Natur) mit Kopfschmerzen und Erbrechen. Aphasie unter der Symptomatik der reinen Wortstummheit, Umschriebene cerebrale Herdaffektion vaskulären Ursprungs, nicht Paralyse. Die epileptiformen Anfälle und Depressionen im Zusammenhang mit der Toxikomanie B.s (Bonvicini[1539], ref. v. Sittig). Seine Schwermut auf seine Erkrankung von ihm selbst zurückgeführt; die im letzten Lebensjahr erlittene Hemiplegie syphilitischer Natur (Scouras[1563], ref. v. Bade). Nervöse Krämpfe (S. 59). Paralyse, gelähmt, aphasisch (S. 67) (Du Camp[1546]). B. begabt mit „l'audition colorée“ (Clavière[744]; u. a. Martin[524], S. 145 ff.). Sein Vater bei der Zeugung 51, die Mutter 26 Jahre alt. Nach B.s eigener Behauptung unter seinen mütterlichen Vorfahren „Idioten und Wahnsinnige“. Opium und Haschisch. Tod nicht an Paralyse, sondern an syphilitischer Erkrankung der Hirngefäße, durch welche die Apoplexie verursacht wurde (Braun[687], S. 63–64; s. a. Bonaparte[3022], 2. Bd., S. 835, Castelbou[1542], S. 53, Porché[1557], S. 271; Second[127], S. 108 und Caubet[1543], S. 139). Leidenschaft für den nackten Fuß (S. 37). Alkohol und Opiumabusus, besonders in den letzten Lebensjahren. Tod in Paralyse, jedoch Intelligenz bis zum Ende wenig gestört. „Es ist ungerecht zu behaupten, wie Lombroso es getan hat, daß B. in »paralytischer Idiotie« geendet habe“ (S. 735) (Cabanès[1541]; s. a. Cabanès[1540] und Flottes[1547], S. 191). Tod an „ramollisement cérébral avec hémiplégie droite et aphasie“ (Grasset[572], S. 153; u. a. Alayouanine[1537]). Tod in Aphasie mit rechtsseitiger Hemiplegie (S. 186). „Nach denen, die ihn gekannt haben, war nie ein Schriftsteller mäßiger und weniger zu sexuellen Exzessen geneigt“ (S. 189) (Michaut[1555] [im Widerspruch zu den übrigen Quellen, K.]). Paralyse zwei Jahre nach Ankunft in Brüssel (Soupault[1564], S. 23; u. a. Saaler[2961], S. 295). Dovsky[1443] gibt reichhaltige Bibliographie, fügt jedoch selbst keine neuen Gesichtspunkte hinzu.

Wohl einer der schwersten Bionegativen unter den Produktiven. Gerade das Pathologische sichert seinen Dauerruhm.

Beardsley, Aubrey (1872–1898)
Englischer Zeichner

Tod an Lungentuberkulose (Braun[687], S. 44–46).

Beccaria, Cesare (1738–1794)
Italienischer Jurist und Schriftsteller, Mathematiker

Halluzinationen, Delirien, Abulie (Lombroso, P.[1567], S. 235). Größter Strafrechtsreformer der Aufklärung, führt den Begriff des Humanismus ins Strafrecht ein. Mehrfach zitiert von Goethe in „Dichtung und Wahrheit“ und 1830 in einem Brief an Zelter: „Männer von göttlicher Natur“.

Beddoes, Thomas Lovell (1803–1840)
Englischer Dichter

Schizoider homosexueller Psychopath, der durch Suicid endete (Vergiftung mit Curare); vorher mißglückter Versuch, durch Verblutung zu Tode zu kommen (Szirmay-Pulszky[1569]).

Beethoven, Ludwig van (1770–1827)
Deutscher Komponist

Die Quellen sind in verschiedene Gruppen aufzuteilen.

1. Zur allgemeinen Charakteristik, Vorfahren, Rassenzugehörigkeit usw.
2. Zur Frage der Lebererkrankung und des Alkoholismus,
3. Zur Frage der Ertaubung,
4. Zur Frage der Luesgenese der B.'schen Erkrankungen.

Zu 1. Vater trunksüchtig, ebenso dessen Mutter, hatte Streit mit den Brüdern (FORSTER[1578], S. 16). Schwerer Psychopath (RADESTOCK[470], S. 36, Anm. 17). Ein „Original", Unordnung. Übergoß sich mit Fluten von kaltem Wasser den Kopf gegen Kongestionen. „Il parait être mort d'une cirrhose atrophique d'alcoolique" (GRASSET[572], S. 181). Psychopath. Mißtrauen nicht durch die Otosklerose allein, sondern vor allem auf dem Boden der Psychopathie und ungünstiger Umstände (MERCKLIN[1593]). C. M. v. Weber hielt ihn „reif fürs Irrenhaus" (GÖLLERICH[1584]). In 36 Jahren 30 Umzüge (FORSTER[1579], S. 20). Psychopathie durch Schwerhörigkeit beziehungsweise völlige Taubheit, noch verschärft durch große Sensibilität (RAUSCHENBERGER[324] und [1600], S. 202–203 und Fußnote; s. a. BIENENFELD[1571]). Seine Handschrift nicht „kosmozentrisch", sondern „egozentrisch" (KLAGES[1589], S. 294). Kurzsichtig (***[1607], S. 197). Nicht frei von homosexuellen Episoden (FUCHS[3581], S. 56). Frühbegabung, erste Kompositionen aus dem 12. und 13. Lebensjahr (RÉVÉSZ[3641], S. 10–11). Von Gestalt dick, kräftig, finsteres dunkelfarbiges narbiges Gesicht, ungepflegt in der Kleidung (BYRON[1575], S. 336). Pyknisch-athletischer Typ, ausgesprochener Choleriker (FORSTER[1578], S. 16). Pockennarben im Gesicht (WÜRTZ[2119], S. 17). Fälisch-nordisch mit ostisch-alpinem Einschlag (RAUSCHENBERGER[1600], S. 196 bis 197 [der fast alle bedeutenden Menschen zu den sogenannten nordischrassischen zählt]). Einen Tropfen malaiischen oder alpinen Blutes (SPRINGER[367]). Zu den verschiedenen Krankheiten bzw. Leiden: Seit 1863 gibt es Urteile über die Ursache der Leiden B.'s. Unter 65 Arbeiten entscheiden sich 3 Gruppen für Tuberkulose, 19 für erworbene, 3 für hereditäre Lues, 11 für Neuritis acustica, 29 für Otosklerose (FORSTER[1578], S. 21, der Otosklerose gänzlich ablehnt).

Zu 2. Lebercirrhose, die am Schluß mit Ascites einherging, auf dem Boden häufigen Alkoholgenusses entstanden (KLOTZ-FOREST[1591]). B. erblich schwer belastet: neben dem Alkoholismus des Vaters hatte die Mutter eine Lungentuberkulose, Tod 1787. B.'s Bruder Karl ebenfalls Tod durch Tuberkulose 1815 (S. 949). „Sicher im Genuß von Bier und Alkohol unmäßig", so daß seine Ärzte Cirrhose auf übermäßigen Genuß von Spirituosen zurückführten. Jedoch vielmehr Lebertuberkulose. Leber, durch Ernährungsfehler geschwächt, versagte (S. 950) (BODROS[1572]). Tod an Lebercirrhose (Lues?, wahrscheinlich durch früheren Typhus) (JACOBSOHN[1587]). Ein Vierteljahr vor dem Tode Bronchopneumonie (S. 20). Aus der chronisch gestörten Darmfunktion entwickelte sich durch Autointoxikation die Lebercirrhose (S. 21) (FORSTER[1578]). Die Jahre 1825 und 1826 sind wahrscheinlich der Anfang der jetzt unaufhaltsam fortschreitenden Lebercirrhose (BÖHME[1573], S. 9).

Zu 3. B. frühzeitiger Arteriosklerotiker. Mit 26 Jahren doppelseitige sklerofibröse Otitis. Taubheit veränderte B.'s Charakter zu Mißtrauen, Reizbarkeit und Menschenhaß (VIEILLE[1605], S. 111). Ungünstige Charakterveränderung durch Taubheit (GARNAULT[1583], S. 523). Tympano – labyrinthische Sklerose (BONNIER[1574], S. 522). Progressive Verknöcherung der Labyrinthkapsel mit Ankylose des Steigbügels (S. 493, Baratoux); chronische Enteritis verschlimmerte die Störungen des Gehörs (S. 494, Natier) (BARATOUX et NATIER[1570]). Chronische Enteritis, möglicherweise typhöses Fieber, daran anschließend akute Otitis und nicht chronische Affektion, die sich langsam und progredient entwickelte. Vielmehr Otitis media, zuerst akut, die dann in den Zustand eines chronischen Katarrhs überging (KLOTZ-FOREST[1590], S. 323 u. 328). Schwerhörigkeit (ADLER[570]). Mit 30 Jahren taub, Otosklerose (JACOBSOHN[1587], s. a. SCHWEISHEIMER[1603]; IRABARNE[1586], S. 111; FORMIGGINI[1577], MICHAUX, KOUPERIK et LABET[1594], S. 151; LOOS[1592] [jedoch ohne konkrete Daten, mehr romanhaft bewundernd]). Aus Neuritis acustica wird allmählich Innenohrtaubheit; Otosklerose abgelehnt (FORSTER[1578], S. 21); auch BÖHME[1573] (aus der Sicht des

Otologen): Neuritis nervi acustici. Eine atypische Otosklerose und eine hereditäre oder erworbene Lues des Innenohres kommen in Frage (S. 7). Durch Taubheit Abschluß von Sinneseindrücken und Beschränkung der inspiratorischen Gedankenwelt und ihrer Möglichkeiten; intensive Vertiefung in sich selbst. Schaffen untrennbar von seinem persönlichen Innenleben. Am Beginn eines subjektivistischen Zeitalters ein höchster Subjektivist als Heros. Dazu die Verstimmung, der „krankhafte Argwohn" [paranoid]; innerer Kampf in B., gemalt in der V. Symphonie. Sittliche Höhe der IX. Symphonie: Menschenliebe trotz aller Verspottung und Vernachlässigung von außen. Wichtig die Gehörparästhesien: Kontinuierliche Geräusche in höchsten Tönen (Pfeifen, Zischen) lang ausgehalten, teils Sausen im Pulsschlag. B.: „Dämon in seinen Ohren"; Qual bis zu Selbstmordgedanken. II. Periode: die der subjektiven Geräusche (häufige Kontrastierung hoher Diskantpassagen gegen tiefe rollende Bässe). B.s Tempi hielten sich immer im Rahmen des menschlichen Pulsschlags (60 bis 80 in der Minute); mußte so komponieren. B. litt außerdem an Arteriosklerose und Herzfehler mit allen Folgezuständen. Angina pectoris. Auch dies erscheint im Schaffen: in der Cavatina des einen Galitzinschen Quartetts, op. 130, musikalisch gemalt. Vorschrift „Beklemmt" (d. h. Beklemmung erlebt. Herzschlag eines Arteriosklerotikers mit Herz in unvollständiger Kompensation) (NIEMACK-CHARLES[1598]).

Zu 4. Für Lues sprechen die Knochenveränderungen B.s, worauf auch KERNER[1588] hinweist. Er beruft sich dabei auf v. FRIMMEL[1581], der schon 1926 in seinem Beethoven-Handbuch auf folgendes hinweist: „Man hat bei der Vorgeschichte der B.'schen Lebercirrhose die Wahl zwischen den Veranlassungen der chronischen Gedärmentzündung, des habituellen Weingenusses und der ominösen Lues, wozu endlich noch das verwickelte Zusammenspiel aller drei Faktoren kommt" (S. 300). B. keine Lues, „mangelnde Fürsorge hat ihn so früh ins Grab gebracht" (SCHWEISHEIMER[1602], zit. v. MÜLLER[1595]). An Syphilis B.'s „heute kein Zweifel mehr" (S. 103). Die Hirnwindungen bei Sektion noch einmal so tief und zahlreicher als gewöhnlich (105). Keine Lues (TURNER[1604], zit. bei OULD[1599]). Keine Lues (NEUMANN[1596]). Taubheit durch Syphilis, die er sich im frühen Mannesalter zugezogen habe (NEWMAN[1597], zit. v. OULD[1599]). Lues, deswegen Taubheit (OULD[1599]). Syphilis (SPRINGER[623], S. 99 ff.). „Gift, das seinen Lebensnerv zermürbte" (S. 144). B. „Pfennigfuchser, sehr unordentlich, zuweilen verschwenderisch, und stets großzügig" (S. 143–144) (HEVESY[1585]). Lues – rhetorische Frage (FAUCHOIS[1576] [mit anschließenden unkritischen pathetischen Ausführungen, K.]). Lues (ROBERT[640]). Nach dem Sektionsprotokoll große Milz und syphilitische Schwielen einer cirrhotischen Leber mit großen Knoten durchwebt (MÜLLER[1595], S. 336). Vater und Großmutter Potatoren. Ob Vater, der wegen Trunksucht dienstentlassen wurde, an Krebs starb, ist nicht sicher. Angeblich Tod an Lebercirrhose als Folge von Typhus (S. 38). Daß „Gehörleiden auf Syphilis zurückzuführen sei, ist gänzlich unbewiesen" (S. 39) (BRAUN[687]). „B.'s Taubheit war ein Symptom; die Krankheit selbst heißt anders" (v. FRIMMEL[1580] u. a.[1582]). BÖHME[1573] weist zur Frage der Lues auf die Stellungnahme zum Sektionsprotokoll hin (S. 7).

B. ist ein schönes Beispiel für Kompensation: Darstellung von gesunder Kraft als Gegensatz zur eigenen Kränklichkeit. „Mut! Bei allen Schwächen des Körpers soll doch mein Geist herrschen", schrieb B.

BEHAN, BRENDAN (1923–1964)
Irischer Dramatiker

Mit 15 Jahren in Zwangserziehung. 8 Jahre Gefängnis verbracht. Trinker. Unterbrach Vorstellungen seiner Theaterstücke randalierend betrunken. Wohlbeleibt mit dem Gesicht eines römischen Imperators und der Stimme eines Bierredners. Tod an Leber- und Nierenleiden nach Alkoholismus (*** [1609]).

Belgioioso, Christina, Prinzipessa (1808–1871)
Italienische Dichterin

Gespensterfurcht, Beklemmungszustände, Todesangst, epileptische Anfälle. Tod an Leberhypertrophie (?) (Barbiera[1610]). Verwirrtheit bis zum Tode, Halluzinationen (Luzio[1611], S. 627; sonst nur Bestätigung der vorigen Arbeit). Sensitiv-neurasthenische Epileptikerin.

Benn, Gottfried (1886–1956)
Deutscher Dichter-Arzt

Pfarrerssohn, aus theologischer Familie stammend (Willms[1613], S. 169). Doppelleben: Arzt und Dichter (wie Schiller und Grabbe) (Hamburger[1612], S. 248). Ein Verneiner und Gebrochener: „Zerlösung" (B.'s Wortfindung) trifft auf ihn zu.

Berg, Alban (1885–1935)
Deutscher Musiker

1903 nach unglücklicher Liebe Suicidversuch (S. 610). Mit 15 Jahren Allergiker: Heuschnupfen, Asthma, Herzstörungen (S. 612). Im dritten Reich materielle Sorgen, galt als „Entarteter". Abszeß im Anschluß an Insektenstich, woraus sich Furunkulose an Rücken und Steißbein bis zu großer Abszedierung entwickelte, die Inzision notwendig machte (S. 613). Nach mehreren vergeblichen Bluttransfusionen, um die Sepsis zu bekämpfen, Tod an Herzinsuffizienz. Pathol.-anatom. Diagnose: Septicopyaemie durch Staphylococcen (Kerner[1614]).
Sensitive bionegative Persönlichkeit.

Berlioz, Hector (1803–1869)
Französischer Komponist

Äußerst sensitiv. Kunst und Krankheit hängen zusammen. „Hysterische Anfälle wie ein junges Mädchen". Maßlosigkeit im Fühlen und Urteilen. Übermaß an Phantasie, Mangel an Selbstbeherrschung. Unbefriedigtes Sehnen nach Etwas, das ihn von sich selbst befreit. Ihn reizt stets das Sensationelle. Sehr einsam, egozentrisch. Suchte Leidenschaft als Genuß. „Kongruenz von Mensch und Kunstwerk", gab nur sich, in künstlerischer Wahrhaftigkeit. Sucht nach Unerhörtem; „Gewaltmensch der Phantasie". Musik barock, grotesk. „Stark pathologisch, aber nicht kompliziert" (Goehler[1616]). Schwerer Psychopath. Suggestibel, überempfindlich, labil, unstet, ruhelos. Überschwenglich, daher Massenwirkung (auch Wagner liebte B.'s Werke). Kompositionen machten einen „pathologischen Eindruck": toll, bizarr, extravagant. Heftigstes Affektleben. Stark hysterische Züge. Anfälle: plötzliches Einschlafen nach starken Affekten [hysterische Narkolepsie ?]. Anfälle epileptisch oder hysterisch ? [rein hysterisch]. Tod an Folgen einer Apoplexie (Lähmung, Sprachlähmung, Demenz) (Feis[1615]). Demonstrativer Suicidversuch, der gelegentlich wiederholt wurde. Monomanie, sich für unglücklich und verfolgt zu halten. Aberglauben, Neigung zu Exzentrizitäten. Gegen Ende des Lebens „intestinale Neuralgien". Dem Tod gingen „epileptiforme Krisen" voraus (*** [1617], S. 312). Migräne (Gould[550], IV, S. 262).
Sensitiv-labile, neurotische, bionegative Persönlichkeit.

Bernoulli, Familie (1623–1807)
Schweizer Mathematiker

Einer der seltenen Fälle der Vererbung des Genies vom Vater auf den Sohn, eventuell sogar auf zwei Söhne. In der 8. Generation flaut die Begabung ab

(Behr-Pinnow[1618], S. 395–396; hier auch weitere Literatur). Vgl. a. Lenz[646], S. 667 u. Hoffmann[296], S. 681.

Berthelot, Marcelin Pierre Eugène (1827–1907)
Französischer Chemiker

Als Kind Angstträume. Nervöse Empfindlichkeit. Malaria. Mit 7 Jahren Schädeltrauma: Knochendepression (n. Toulouse[1619]).

Berzelius, Jöns-Jacob, Frhr. v. (1779–1848)
Schwedischer Chemiker

Gesundheit von Jugend auf schwankend. Ab 23 Jahren periodische Kopfschmerzen (Migräne) (n. Kotsovsky[194], S. 151). „Niedergeschlagenheit und äußerster Widerwille gegen die Arbeit". Zuletzt „centrale Erweichung des Rückenmarks" (myelitischer Herd). Tod an Paraplegie, Gangrän der Beine (n. Ebstein[1620]). Entbehrungen in der Jugend. Schon in der Kindheit Gicht. Mit 39 Jahren völliger Zusammenbruch (Kotsovsky[194], S. 151).

Bionegative Persönlichkeit mit Neigung zu Depressionen.

Bismarck, Otto von (1815–1898)
Deutscher Staatsmann

... „hervorragende Psychiatriker Berlins betrachten ihn längst als ein ihrer Behandlung bedürftiges Individuum". Auch die öffentliche Meinung (in Österreich, Deutschland, ja in Preußen) sagte: „Er ist verrückt!" Diagnose: „Manie mit Größenwahn". Von Jugend auf „exzentrischer als seine Genossen". Schlug seinem Reitlehrer mit der Reitpeitsche ein Auge aus. Mit 16 Jahren Selbstmordversuch (Liebesaffäre). Vom Gymnasium relegiert, weil er den Professor einen „bürgerlichen Esel" nannte. Mit Familie in Fehde. Exzentrische Launen. Barsch, burschikos, keck. Sagte in Paris. „La Prusse, c'est moi". Zerstörungssucht (***[1621] [1866]). Typus der genialen Lebenskurve: störende Überheftigkeit der Pubertät, nachher lang durchs Mannesalter sich hinziehende stetige Produktivität (S. 134). B. war „das verwickelte und doch folgerichtige Resultat eines Erbgangs, in dem sich die einfache, ungebrochene Kraft der väterlichen Landjunker- und Soldatenfamilie und die beginnenden nervösen Entartungssymptome eines hochbegabten Gelehrtengeschlechts von Mutterseite her in den unmöglichsten Kontrasten vermischen ..." Erst die Nervosität und psychopathische Unausgeglichenheit der mütterlichen Familie hat in diesen kräftigen Stamm die Triebkraft zu großen Taten gebracht ... So ist das wirkliche Bild Bismarcks: Die Reckengestalt eines Hünen mit dem Gehirn eines Neurasthenikers, der dickköpfigste Landjunker und aufgeklärteste Weltbürger in einem Atemzug, eine unbegreifliche Mischung von Eleganz, Grobheit, Zivilisation und Gemütstiefe, von kräftigem Behagen und verstimmter Überreiztheit, ein verwöhnter Schöngeist mit ungebrochenen Bauerninstinkten, ein Genie, dessen Willenskraft gestachelt ist von seiner Nervenschwäche" (S. 154–155) (Kretschmer[128]). Aus Ständekreuzung talentierter Familien (Reibmayr[96], S. 47–48). In Vorfahren beiderseits reichlich slawisches Blut. B. dem Großvater väterlicherseits auffallend ähnlich (Interessen über seinen Stand, Alkoholismus). Väterliches Erbgut: körperlich absolut gesund, geistig Durchschnitt. Großvater mütterlicherseits Psychopath, kränklich, übernormal begabt. Mutter: kühl, sehr begabt, „dégénérée supérieure" [schizoid, mit mystischer Ecke, wie z. B. Swedenborg]. Mütterliches Erbgut: körperlich der Erschöpfung nahe, geistig sehr hochstehend. Bismarck macht mit Vollbart russischen Eindruck. Augen tränten leicht. Stimme sehr weich, lebhaftes Mienenspiel. Lunge und Herz ungewöhnlich stark. Als Schüler eher unter dem Durchschnitt. Bedeutende

Begabung für Sprachen (auch Deutsch). Atheist. Wenig sexuell. Viel Alkohol und Nikotin. Sehr empfindlich, weich, verwundbar, sehr reizbar. Physischer Mut. Temperament ging mit ihm durch. Zeit des »tollen Bismarck«: Skepsis, Weltschmerz. Keine 24 Stunden wahren Glücks; disharmonisch durch heterogene Blutmischung. Bedeutendes Selbstbewußtsein. Tiefe Depressionen mit Alkohol betäubt. Große äußere und innere Unruhe. Liebe zur Schwester, mit erotischem Zug. Psychogene Züge (z. B. Husten). Vor Bekehrung in weicher, depressiver Gemütsverfassung, aufgelockert, der Suggestion zugänglicher; zwei Todesfälle in näherer Umgebung. Streben, die innere Disharmonie durch Taten, zu entspannen. Phantasie, Menschenkenntnis, scharfe Auffassung, persönliche Gewandtheit. Royalistische Politik war stark persönliche Gefühlspolitik. Große Emotivität: bei starker Erregung körperlich krank. Draufgängertum, überwältigende suggestive Initiative und Energie. Als Politiker ging er bis zum Rechtsbruch. Liebe zur Frau tief, blieb darin jugendlich. Politische Reifung erst in Frankfurt. Wenig Bewunderung für andere Menschen. Merkwürdiger Aberglaube. Optisch veranlagt. Bestrickender Plauderer [slawisch!]. Ungeheure Arbeitskraft. Status nervosus: äußerste Empfindlichkeit, reizempfänglich. Labil, „hysterisch". 1859 in Petersburg starke Erkältung, Rheumatismus und schwere seelische Depression mit Hypochondrie. Kränkelte viel. Periodisch? Ab 1864 expansiver. Nach 1870 ständig leidend: Gesichtsneuralgie, Podagra, Schlaflosigkeit. In Depressionen weichmütig. Alkoholmißbrauch: hob Stimmung, erleichterte Aktionen. Seit 1868 „unerträgliche Herrschsucht", vertrug keinen Widerspruch, erregte Furcht. Reizbarkeit bis zum Zerstören von Gegenständen. Später auch Morphium und Opium gegen Schmerzen (Lomer[1629], dem sich Blocher[1623], S. 323–331 anschließt). Reizbar, empfindlich, in Kleinigkeiten sehr nervös. Leidenschaftliches Temperament. Im persönlichen Haß unversöhnlich. Sehr verschlossen (aus Politik), offen nur gegen Frau. Keine Menschenverehrung, geringe Anerkennungsfähigkeit. Unausgeglichenheit, problematische Natur, zwei Seelen, Spiel widerstreitender Kräfte. Zahlreiche Gegensätze in ihm: Aktivität und Weltflucht, Romantik und Skepsis, Heiterkeit und Melancholie, Nüchternheit und Dämonie (das Irrationale; Aberglaube), Tatmensch und Selbstbetrachter. „Antediluvianisch" (höherer Primitiver). Blieb in vielem sehr jugendlich, z. B. Kampffreude. Grundzug: Kampftrieb (Groos[1626]). „Exzentrisch", neurasthenisch, außerordentlich reizbar. Im 16. Lebensjahr Selbstmordversuch. Stets zeigte sich bei ihm Schroffheit, Selbstüberhebung, eine gewisse Art von Größenwahn. Sein Gemüt schwankte zwischen weicher Rührung und schroffer Kälte. Auch seine religiöse Auffassung änderte sich vom Atheismus über den Aberglauben bis zum strengen Pietismus. Nach größeren seelischen Erregungen wurde er nicht selten wochenlang bettlägerig; nach der Schlacht bei Königgrätz soll er einen schweren Weinkrampf bekommen haben" (Somogyi[143], S. 282). Über B.'s Ahnentafel (Hoffmann[296], S. 688). Mischung von Robustheit, Kraft und äußerster Sensibilität. Nachts am leistungsfähigsten, so daß er gerne in den hellen Tag hineinschlief. Alkohol und Nikotin das ganze Leben hindurch reichlich (Braun[687], S. 16). „Er konnte geschmeidig sein wie ein Höfling, fein und geistreich wie ein Marquis der alten Schule, spöttisch und satirisch wie Heinrich Heine, zartfühlend und weich wie ein Poet – aber auch hart und brutal wie ein Despot der Renaissance, verschlagen wie ein Fuchs, und mutig wie ein Löwe. Größeren Reichtum hat die Natur nur selten in einer Person vereinigt. Aber den Sinn für Recht und Gerechtigkeit hat sie ihm versagt" (Eyck[1625], S. 638). Aus der Handschrift B.'s: starke Lebenskraft und Vitalität. Vorsicht, aber keine Ängstlichkeit ... persönliches Geltungsbedürfnis ... kleine, durchgeistigte Form der Schrift (Seesemann[1636]). Psychoanalytische Deutung eines Traumes, in dem eine aktuelle Situation mit einer kindlichen Masturbationsphantasie vermischt ist (SACHS[1633], S. 80–83). „Schnelligkeit im Kombinieren und Konzipieren, die Offenheit über seine Ziele bei absoluter Verschlossenheit über die Mittel, die Sinnlichkeit, der sich alles Anschauliche auf einen Schlag löst, die Einsamkeit, das Glück, die Unermüdlichkeit des Künstlers vor der Vollendung" (LUDWIG[1630], zit. n MARGIS[1466], S. 160). Chronischer, anfallsweise auftretender Muskelrheumatismus, dazu Kopfbeschwerden und nervöse Reizerscheinungen infolge ungesunder Lebensführung allmählich zu „Neurasthenie schwerster Art" sich entwickelnd (MÜLLER [1631], S. 8). Wo es ihm notwendig dünkte, vertrat B. den Radikalismus (S. 589). Seinen Affekten verlieh er stets einen unbeherrschten Ausdruck (S. 590) (SAITSCHICK[1634]). „Auffallender Gegensatz von der Mächtigkeit seiner äußeren Gestalt und der brutalen Gewaltsamkeit seiner Maßnahmen zu der Weichheit seiner Stimme und der Neigung zu heftigsten Tränenausbrüchen" (S. 92–93). „Aggressive Verbildung seines Geltungsstrebens in der Art der zunehmenden Herrschsucht" (S. 94) (MÜLLER-HEGEMANN[1632]). Geistig und körperlich kerngesund [?] (BIESE[1622], S. 33, der sich mit KLEIN-HATTINGEN'S[1628] guter psychologischer Analyse auseinandersetzt). Körperlich: Tic douloureux (S. 463), 1897 „Greisenbrand" (Gangrän) (S. 464). In den letzten Wochen vor dem Tode Bewußtseinstrübung (S. 465) (SCHWENINGER[1635]). Tod an akutem Lungenödem (MÜLLER [1631]).

Ausgesprochen bionegative seelische Struktur, vielleicht mit leichten zyklophrenen Schwankungen. Körperlich hingegen bis ins hohe Alter kerngesund. Starke archaische Schicht (Glaube, Aberglaube, Kampftrieb, stärkste Affektivität, unversöhnlicher Haß usw.), dazu aber stark rationaler Oberbau. Stärkster Eindruck des Bionegativen, überhaupt des gänzlich Disharmonischen als persönliches mirum-tremendum. Gutes Beispiel, daß das Werk den Schöpfer (als Genie) schafft.

BIZET, GEORGES (1838–1875)
Französischer Komponist

Von schlanker, straffer Gestalt und stark kurzsichtig, litt auch häufig an Mandelentzündungen. Tod an Diphtherie oder an einem Mandelabszeß. Fand keine rechte Anerkennung und litt sehr darunter (BRAUN[687], S. 98–99).

BLAKE, WILLIAM (1757–1827)
Englischer Maler

B. arm, unzulänglich erzogen, Sohn eines kleinen Handelsmannes, von enthusiastischem Temperament, sehr warmherzig, in politischen Dingen ein Revolutionär (S. 130). Wenn nicht geisteskrank, so doch unzweifelhafte Symptome einer geistigen Erkrankung in seiner Malerei zur Schau tragend (S. 134) (IRELAND[1640]). B., der Seher, oder der Verrückte (fou) hat sich zum Maler der Visionen gemacht (ARRÉAT[487], S. 69). Narzistisches Element (S. 11). Bigotter Introvertierter (S. 25) (WITCUTT[1643]). „In Wahrheit war William ein kleiner Bürger, im Leben und in der Arbeit sehr ordentlich und vollkommen gesund an Körper und Geist" (GYBAL[1639], S. 614). B. ein Mann wie alle waren (BRONOWSKI[1638], S. 131–132). Ähnlich krank wie Swedenborg, Newton, Swammerdam: „halluzinatorische Paranoia originaria". Verfolgungsideen, Gesichts- und Gehörshalluzinationen. B's Inspiration ist der Beginn der Halluzination, seine Phantasie ein Genießen der Halluzination. Das Material zu den Halluzinationen stammt (wie bei Swedenborg) aus ihm (und damit aus seiner Zeit). Zeichnungen: Hintergrund immer konventionell, nur Staffage: die genau nachgezeichneten Halluzinationen im Vordergrund, weil so erlebt; vage, abstrakte Typen. Wut gegen Zeichnen nach der Natur. An seinen Figuren, die, nach den Halluzina-

tionen gezeichnet, die Gegend vom Rippenbogen bis zur Hüfte „unterschlagen" (VLEUTEN[1642]; vgl. Lombroso[591], S. 152). Manisch-depressiv [?] (Norman[1641]).
Wenn nicht psychopathisch-paranoisch, so doch zum mindesten schwer neurotisch, bionegativ.

BLAVATZKY, HELENA PETROWNA (1831–1891)
In der Ukraine geborene Begründerin der Theosophischen Gesellschaft

Bizarre, unberechenbare Handlungsweise (FREIMARK[1644], S. 544). Es wird zuweilen angenommen, daß sie homosexuell gefühlt habe; manches ließ sie viril erscheinen. Kein genügender Beweis, daß sie an den Genitalien nicht normal war. Pseudohermaphroditismus (?). Trancezustände (MOLL[592], S. 74–75).

BLECHEN, CARL (1798–1840)
Deutscher Maler

Ursprünglich Bankkaufmann; als Maler Autodidakt. Durch Schinkels Vermittlung Theatermaler. 1832 Professor an der Berliner Akademie. Tod nach fast vierjähriger geistiger Umnachtung (***[1645]).

BLOY, LÉON (1846–1917)
Französischer Schriftsteller

Exzentrisch-fanatisch, aggressiv-satirisch. Beeinflußt durch die mystisch-magischen Erlebnisse zu Beginn der (mit 34 Jahren) manifest gewordenen Schizophrenie seiner Freundin Annemarie Roulé, mit der B. jahrelang zusammenlebte. Sie war unehelich geboren, geistig beschränkt, induzierte jedoch ihren Freund B. (GELMA[1646], ref. v. Stutte).
Seine in seelischer und materieller Not verbrachte Kindheit machte ihn zum Freund der Armen, für die er sich in seinen Schriften einsetzte. Von Jugend an Neigung zu intensivem Mystizismus. Bionegative Persönlichkeit.

BLÜCHER, GEBHARD LEBEBRECHT VON (1742–1819)
Preußischer Feldmarschall

In der ganzen Familie zahlreiche Fälle von manisch-depressivem Irresein, Selbstmord usw. Ein Urahn 1492 wegen Mordes enthauptet [manischer Jähzorn und Alkohol]. Vielfach gewaltsame Selbsthilfe [manisch]. Ein Vorfahre 1680 wegen Bigamie hingerichtet. B.'s Bruder psychopathischer Querulant. B.'s Sohn geisteskrank. B. selbst 1808, 1814, 1815–1816 Depressionen. Historiker Delbrück: „B. 1814 bei Laon irrsinnig". Gelegentlich Gesichts- und Gehörstäuschungen. Wähnte, zur Strafe mit einem Elefanten schwanger zu sein. Tod in einer Depression mit Nahrungsverweigerung. Im Stadium der Gesundheit oder Hypomanie erstaunlich frisch und jugendlich, mitreißend und von hinreißender Wirkung auf die Massen (HABERKANT[1649]). Nicht so bedeutend wie sein Ruf! „Der großnasige Wellington steckte B. in die Tasche" (WITZEL[1652], S. 2). Im höheren Lebensalter Depressionszustände mit Hypochondrie, Sinnestäuschungen, Beeinträchtigungsideen (KREUSER[1650]). Leidenschaftlicher Spieler (BIESKE [1647]). Affektiv stark erregbar. Periodische Melancholie [zum Manisch-Depressiven gehörig]; „nichts Sicheres über manische Zeiten", aber manchmal gewisser Grad von Hypomanie nicht auszuschließen. Die melancholische Hemmung bei Laon (März 1814) weltgeschichtlich; Napoleon vielleicht sonst eher erlegen (MAYER[1651]). Zyklothymie [Zyklophrenie]. B. in gesunden Tagen hypomanisch; sein Alkoholismus sekundär, Begleitung der konstitutionellen Erregung (HABERKANT[1648]; s. a. HEINZ[210], S. 11 u. LENZ[646], S. 672).
Gutes Beispiel dafür, wie Bionegatives Geschichte macht.

Böcklin, Arnold (1827–1901)
Schweizer Maler und Bildhauer

Psychopath. Sonderbarkeiten. Nachtwandeln. Jähe Stimmungsschwankungen. Mißtrauen. Paranoid. Wahrscheinlich Zwangsvorstellungen. 1892 Schlaganfall mit Lähmung. Unstetheit. „Déséquilibré". Schwere psychische Störungen nicht auszuschließen (Loewenfeld[552]).

Böhme, Jakob (1575–1664)
Deutscher protestantischer Philosoph

Dementia paranoides (Moses[1654]). Von zahlreichen ernsten Denkern sehr hochgeschätzt als tiefer Geist. Schwächlich, kränklich, abgesondert. Schuhmacher. Ekstatische Zustände. Verkaufte das Schuhgeschäft; Von Gönnern ernährt. Wanderleben. Von Geistlichkeit verfolgt. Prüfung durch Kollegium von Theologieprofessoren: man wurde aus ihm nicht recht klug. Von Mitbürgern als verwirrter Enthusiast und Phantast beurteilt. Fühlte sich als von Gott inspirierter Prophet berufen, die Kirchen zu einigen; verkündete nahen Weltuntergang. Pathologischer Prozeß in drei Phasen: 1. Selbstvorwürfe (vorwiegend sexuell), Depression, Todesängste. 2. Abwendung von Außenwelt, Versenkung in sich, mit innerem Kampf. 3. Abnorme visuelle Sensationen, ausgesprochenes Glücksgefühl, Gefühl der Inspiration, deutlicher Größenwahn (stellt sich über Christus – »heller«). Lehre: projiziert seine Erlebnisse in die Schöpfung; Parallele mit Schreber (Freud, Jb. Psychoanal. III). Darstellung der ganzen Schöpfung unter dem Bilde eines Coitus mit allen psychischen und physischen Komponenten [vgl. Original!]. Keine reine Paranoia (oder doch?), kein Psychopath mit verrückten Ideen, keine Epilepsie, keine chronische Manie, sondern Paraphrenia systematica oder paranoide Form der Schizophrenie. Viele Gegner, viele Anhänger (Bedürfnis nach Anlehnung, 30jähriger Krieg). Felsenfeste Überzeugung des Pathologischen gibt Glauben, bannt Zweifel. Märtyrer (Kielholz[1653]).

Boerhave, Hermann (1668–1738)
Niederländischer Arzt

Infolge angestrengten Arbeitens [?] eine Art Stupor: 6 Wochen apathisch, schlaflos, unfähig zu denken. Tod an Wassersucht (n. Radestock[470], Anm. 40).

Bolivar, Simon (1783–1830)
Südamerikanischer Nationalheld

Nicht, wie Luis Lopez de Mesa und Edmondo Rico meinen, hypomanisch und hyperthyreoid (LLinas[1655]). Der gleichen Auffassung ist Uribe Qualla[1656], weil viele der entsprechenden somatischen Kennzeichen fehlten.

Boltzmann, Ludwig (1844–1906)
Österreichischer Physiker und Philosoph

Sohn eines Steuerbeamten. Größter Denker, den Österreich hervorgebracht hat (S. 3). Gütige Menschlichkeit (S. 19). Humor (S. 21). Depressionen (S. 26) (Broda[1657]). Starke Arbeitsüberlastung, woraus sich sein „schweres Nervenleiden" erkläre (Jäger[1658], S. 7). Der erste Naturforscher, der seinem Leben gewaltsam ein Ende machte (Lenard[1659], S. 293–298).

Bionegative Persönlichkeit auf dem Boden endogener Depression mit dem Ende durch Suicid.

Bolyai, Wolfgang (1775–1856) (Vater)
Ungarischer Mathematiker

Schaffer[1660] nennt B. einen schizoiden Psychopathen mit zyklothymem Einschlag, indem er v. Szirmay-Pulszky[642], S. 440 ff. zitiert (S. 489).

Hochbegabung in der Familie Bolyai meteorartig auftretend, einer Mutation ähnlich (S. 490) (SCHAFFER[1660]).

BOLYAI, JOHANN (1802–1860) (Sohn)
Ungarischer Mathematiker

Von Mutter her schwer belastet, und der Vater, der ihm das mathematische Genie vererbte, hatte ebenfalls selbst viel Pathologisches (MÖBIUS[235], S. 56). B. nicht schizophren, sondern nur ein schizothymer Psychopath (HELLPACH[1661]). Ungarische Quellen sprechen ganz sicher für die Annahme einer schizophrenen Erkrankung bei einer schon schwer schizoid-querulatorischen prämorbiden Persönlichkeit (SCHAFFER[1664], ref. v. Bak.). Rein schizophren (S. 489). Musikalität von der Mutter her neben schizoider Konstitution (S. 497). Duellmanie (S. 496) (SCHAFFER[1660]). Erbte disharmonische Psyche seiner geisteskranken Mutter. Sein äußerst reizbares krakelerisches Temperament verwickelte ihn immer wieder in Duellaffären (SOMOGYI[143], S. 283). Litt schon früher an Schizophrenie als man bisher annahm, auch dann schon, als er seine große Entdeckung machte. (HERMANN[1662] u. HERMANN[1663], ref. v. SZIRMAY-PULSZKY). Fast 30 Jahre paranoide Schizophrenie mit remittierendem Verlauf (SZIRMAY-PULSZKY[642], S. 138 ff., SZIRMAY-PULSZKY[1665] u. SZIRMAY-PULSZKY[1521]).

BOSWELL, JAMES (1740–1795)
Englischer Schriftsteller

Exzentrisch (BRAIN[669]). Manisch-depressiv auf dem Boden einer zyklothymen Persönlichkeit (BRAIN[666], S. 19).

BRAHMS, JOHANNES (1833–1897)
Deutscher Komponist

Erste Kompositionsversuche aus dem 10. bis 12. Lebensjahr (RÉVÉSZ[3641], S. 11). Trotziger Melancholiker (S. 99). Clara Schumann beschrieb ihn in ihren Tagebüchern „als ganz kindlich in seinen Empfindungen". Bülow nannte ihn eine „kandide Natur", Hanslick den Zweiundzwanzigjährigen „einen Jean Paulschen Ideal-Jüngling". Sein Jugendbildnis mit den Haaren in langen Strähnen macht einen feminen Eindruck, die hohe Stimme verblieb (S. 101–102). Sexuell verklemmt, unausgereift. Im Alter Schrullen und Pedanterien, im Praktischen hilflos (S. 114) (HITSCHMANN[1667] u. [1668]; s. a. ABELL[1666]).

BRENTANO, CLEMENS (1778–1842)
Deutscher romantischer Dichter

Psychopath (HINRICHSEN[594], S. 19). Absonderlich, launenhaft, verletzend im Wesen. 1811 schon heftige Gichtanfälle, „die wohl später zur Arteriosklerose, Schrumpfniere, Herzinsuffizienz und zu hydropischen Erscheinungen führten". Mit fortschreitender Erkrankung Stimmung sehr labil, gedrückt, so daß er oft weinte. Tod unter fortschreitender Schwäche (BRAUN[687], S. 85–86).

BRONTE, CHARLOTTE (1816–1855)
Englische Dichterin

Masochistische Tendenzen nach mangelhafter Erlebnisverarbeitung in früher Kindheit, maskuline aggressive Aktivität (FRIEDLAENDER[1669], S. 53).

BROUGHAM, HENRY LORD (1778–1868)
Englischer Politiker und Schriftsteller

Hypomanische Phase im Involutionsalter (ohne ärztliche Behandlung); später noch 30 Jahre lang Politiker und Jurist in bedeutender Stellung (SZIRMAY-PULSZKY[1670]).

BRUCKNER, ANTON (1824–1896)
Österreichischer Komponist

Kindlich-naiv, dabei schwerblütig. Von Insuffizienzgefühlen und Zwangssymptomen bedroht; von mystischer Religiosität (KINAST[1671], ref. v. Storch). Selten einmal krank. Litt zuletzt an Wassersucht (BRAUN[687], S. 19). Zählzwang, „einmal nahe am Wahnsinn". Sein Bruder Ignaz war geistig zurückgeblieben. Bruckners Mutter und Schwester litten zeitweise an Schwermut (RAUSCHENBERGER[1672]).

BRUNO, GIORDANO (1548–1600)
Italienischer Philosoph

Klein, zart, bleich. Melancholische Augen. Sehr lebhaftes Temperament. Sehr reizbar, heftig, impulsiv, Augenblicksmensch. Stimmungswechsel. Sehnsucht nach dem Frieden des Todes. Große innere Unruhe, Wandersucht, Streitsucht (LOMBROSO[503] und RIEHL[1673]). Depressive Anwandlungen. „In tristitia hilaris, in hilaritate tristis" (Selbstcharakterisierung B.'s) (HERZBERG[622], S. 155).

Gutes Beispiel, wie bionegative Struktur sich selbst ihr tremendum schafft.

BUDDHA, GAUTAMA (etwa 550 bis etwa 477 v. Chr.)
Indischer Religionsstifter

Verließ ohne Abschied Frau und Kind. Wanderte. Fastete viel. Im Hunger Ekstasen. Folgte Roudraka, seinem Johannes d. T. Gegen Ritus (haßte die Brahmanen); für Tugend, Mitleid, Selbstlosigkeit. Größenideen: Herr der Welt, allmächtig, höchstes Wesen. Halluzinationen von Göttern, Engeln, Dämonen. Melancholisch, asketisch, bescheiden, sanft. Wandersucht. Lebte von Almosen. Viele Schüler, viele Feinde (BINET-SANGLÉ[2401], 2. Bd., S. 175–186). Melancholie (STOCKER[1675], S. 345). „Ob er im Kampf stand mit Pathologischem oder nicht, ist unwesentlich, er hat aus seinem Selbsterlebnis eine Transzendierung unbewußter schöpferischer Kräfte gestaltet, die, wie die Wirkung seiner Lehre im historischen Rückblick zeigt, zum Ferment wurde einer andersartigen kulturellen Entwicklung gegenüber der Zeit vor B." (MENG[1674], S. 376).

Eine umfassende pathographische Arbeit wäre zweifellos sehr lohnend. B. jedenfalls extrem schizoid, hyperästhetisch. Schizophrener Schub? Paraphrenie ohne Zerfall nicht ausgeschlossen. Milieu, Zeitgeist und Psychogenes wären sehr zu berücksichtigen.

BÜCHNER, GEORG (1813–1837)
Deutscher Dichter

Ruhelos, reizbar, prämorbide Disposition für Schizophrenie (MOOS[1678], ref. v. Balthasar). Eltern sehr divergierende Persönlichkeiten; daraus Mischung von asthenisch-sensitiver und brutaler Struktur bei B. (S. 371). Sado-masochistische Züge auf dem Boden neurotischer Erkrankung (S. 384). Diese spiegelt sich auch in seinen Werken im Sinne ödipaler Tendenzen (S. 421) (WHITE[1679]). Auf Grund handschriftlicher Zeugnisse kann vom Nosologischen her der Nachweis geführt werden, daß sich B. erst im Anschluß an eine 1833 durchgemachte Meningo-Encephalitis zu überstürzter schöpferischer Produktion gedrängt fühlte, und daß von diesem Zeitpunkt an jener Persönlichkeitswandel einsetzt, der ihn biographisch und soziologisch als Außenseiter abstempelt. Paranoid-halluzinatorische Züge trägt vor allem die Novelle „Lenz". B. starb, erst 25 Jahre alt, als Privatdozent in Zürich unter unklaren gastro – intestinalen Erscheinungen, die neben der Diagnose Typhus (s. a. EBNER[1676], S. 129) auch die Möglichkeit eines Suicids offen lassen (EBNER[1677], S. 661).

Biologisch-physisch abnorm zu deutende Persönlichkeit, deren Produktivität weitgehend von bionegativen Antrieben gespeist wurde.

Bürger, August (1747–1784)
Deutscher Balladendichter

Tod an Kehlkopftuberkulose (Braun[687], S. 44–46).

Bunyan, John (1628–1688)
Englischer Schriftsteller

In der Jugend zwangsneurotische Angstvorstellungen, religiöse Skrupel, illusionäre Ideen. 1653 Dekan einer gemäßigten Baptistengemeinde („Dissenters"). Zwangsfluchen von der Kanzel. Fünf Jahre später als „Nonconformist" 12 Jahre Kerker bis 1672; 1675 erneut in Haft. Hier seine Hauptwerke. Tod an Pneumonie. Konstitution und Temperament zyklothym. In der Jugend schwere Neurose, bzw. zyklophrene Psychose (Szirmay-Pulszky[1680]).

Burns, Robert (1759–1796)
Schottischer Dichter

Auffallend großer Kopf. Hydrocephalus (?) (Heinz[210], S. 62). Sohn eines schottischen Bauern. Geringe Schulbildung, später Zollbeamter. Tod an Pneumonie. Pyknischer Körperbau. Unsteter Psychopath von zykloidem Typ. Alkoholiker (Szirmay-Pulszky[1681]).

Busch, Wilhelm (1832–1908)
Deutscher Dichter und Maler

Unfrommer Sohn einer frommen Mutter (S. 159). Vaterkomplex und Mutterbindung (S. 160) (Cornioley[1682]). Großvater Arzt in Wiedensahl, auch der Bruder der Mutter dort als Arzt. 1853 in Antwerpen schwerer Typhus. Später Raucherschlaflosigkeit (S. 169). Nach einigen Tagen der Unpäßlichkeit friedlich entschlafen (S. 173) (Stephan[1684]). Ehrlich[1683] beschäftigte sich mit vielen Analoga bei B. und Schopenhauer in Lebensführung und Denkweise. – Nach schwerwiegender Enttäuschung in der Jugend dauernde Ehelosigkeit; später in heimatlich-dörflicher Umgebung völlig zurückgezogen. Als Schopenhauer-Anhänger pessimistisch. Depressive Phasen. Latente sadistische Komponente in Zeichnungen und Versen immer wieder durchdringend. In zunehmendem Alter echte Frömmigkeit, daneben große caritative Schenkungen. „Alterswehmut" (Kehrer[2806], S. 75–76).

Byron, Lord (1788–1824)
Englischer Dichter

1. *Familie:* Starke erbliche Belastung, psychopathischer Vater, hysterische Mutter; in deren Familie Selbstmordfälle (Braun[687], S. 97). Ebenso Rank[1320]: Großvater mütterlicherseits, Suicid; naher Verwandter der Mutter Suicidversuch, erbliche Schwermut (S. 135), Mingazzini[1697] (S. 90) und Jeaffreson[1690]: suicidale Tendenzen (S. 192). Neuropathische Belastung von beiden Seiten der Ahnenreihe (Mott[603], S. 230 u. a. Mingazzini[1697], S. 102).

2. *Persönlichkeit allgemein:* In der Jugend hysterische Krämpfe (Rank[1320], S. 135 u. a. Mott[603], S. 230). „Dégénéré" (Vigen[1425], S. 62). Arroganz, intellektuelle Capricen (Drinkwater[1687], S. 256). Schizoider Psychopath mit hysterischen Zügen (Geltungssucht, Egozentrizität, Eitelkeit, „Wutparoxysmen") in der Jugend und in Missolunghi (Lange[1693], S. 68). Leicht erregbar und heftig, doch humorvoll und ohne Bosheit. Verschwender, oft spleenig und blasiert, jähzornig (Braun[687]. S. 97). Psychopath, depressiv (Vorberg[1701]; a. Lenz[646], S. 675, Lévy-Valensy[1695], Cabanès[1540], S. 231).

3. *Sexuell:* Sexuelle Frühreife; daher die vorzeitige und intensive Fixierung an die Mutter, dadurch das spätere Erleben (Schwester-Liebe) und Schaffen. Überwindung der frühen Fixation an die Mutter und Verdrängung, die zu Haß

und Homosexualität führte. In Liebschaften „Reihenbildung". »Cain« und »Manfred« gedichtet zur Selbstbefreiung von der Sehnsucht nach der inzestuös geliebten Schwester Augusta (RANK[1320], S. 546; a. SCHÜCKLING[1700], S. 147 u. LORD LOVELACE[1696], der als Enkel B.'s auf Grund von Familiendokumenten diesen Nachweis führte). Homosexuell (RAU[1698], VIERORDT[514], S. 96; a. LANGLEY-MOORE[1694] auf Grund von B.'s eigenen Angaben).

4. *Körperlich:* Klumpfuß (EBSTEIN[3518], S. 190, WÜRTZ[2119], S. 27, VORBERG [1702], S. 60). Angeborener Klumpfuß, besonders rechts; gleichwohl ein guter Schwimmer (BRAUN[687], S. 97). Kein Klumpfuß, sondern angeborene Dysplasie des rechten Beines und Fußes (LANGLEY-MOORE[1694]).

5. *Krankheiten, die zum Tode führten:* Cerebrasthenischer Zustand und allgemeine Erschöpfung (HUGHES[1689], S. 349). Perniziöses Fieber oder Typhus (Labonne[1692], S. 19). Vor dem Tod hysterischer Anfall (RANK[1320], S. 135). „Ob der epileptische Anfall schon ein Vorläufer der schweren Hirnerkrankung war, bezweifle ich, ich führe ihn eher auf den reichlichen Alkoholgenuß zurück. Bei B. machten sich seit Mitte Februar 1824 deutliche Zeichen der sogenannten Malariakachexie bemerkbar; reizbare Stimmung, Kopfschmerzen, Schwindel, Gedächtnisschwäche, Abmagerung, Gliederschmerzen, Fieberanfälle. Nach einem Ritt in strömendem Regen, wobei er völlig durchnäßt wurde, entwickelte sich eine Meningoencephalitis durch eine Überschwemmung der Hirngefäße mit Malariaplasmodien. Es kommt zu Zerfallsvorgängen in den Rindenzellen" (VORBERG[1702], S. 60). Tod an Malaria-Meningitis (BRAUN[687], S. 97). Vegetatives Nervensystem durch übermäßigen Genuß von grünem Tee und Medikamentenabusus verändert (S. 15). Malaria („slow fever") beendete B.'s Leben (S. 33). Sektionsbefund: Leber durch chronischen Alkoholismus verändert. Meningitische Symptome (S. 12) (KNOTT[1691]).

Schwere bionegative Entwicklungshemmung; blieb in der Pubertät stecken. Dazu geltungsbedürftig, „hysterisch". Liebte Gefühlsrausch. Schwelgte extrem in Liebe und Freundschaft. Stärkste maßlose Affektivität. Reizbarkeit, Zornmütigkeit, Wutanfälle. Hazardspiel. Übermaß in Alkohol, Tabak, Opium. Ruhelosigkeit, Haltlosigkeit, wildeste Ausschweifungen. Wankelmütigkeit. Maßlose Eitelkeit. Vorwiegend depressiv.

CÄSAR, GAIUS JULIUS (100–44 v. Chr.)
Erster römischer Kaiser

„Cäsar war Potator. Cato hat ihn einmal in der Senatssitzung als Trunkenbold bezeichnet. Möglich ist also, daß er an Spätepilepsie gelitten hat" (SCHAEFER[2484], S. 13). Arteriosklerotische Frühepilepsie (KANNGIESSER[1707]). Erster Anfall von Fallsucht 45 v. Chr. Alkoholepilepsie (KNAUER[3410], S. 27). Epilepsie (CABANÈS [1703]). Homosexualität (VIERORDT[514], S. 96). Sueton sagt von ihm, er sei gesund gewesen, ausgenommen gegen Ende seines Lebens, wo er öfter ohnmächtig wurde und aus dem Schlaf aufschreckte. Zweimal sei er während der laufenden Geschäfte von Epilepsie befallen worden. Plutarch bezeugt das gleiche: Anfall während der Schlacht von Thapsos (IRELAND[2811], S. 565–566 und IRELAND[1706], S. 41–42). Epilepsie und in der Jugend Trunksucht (GÉLINEAU[1704], S. 546). KANNGIESSER[1707] zitiert Plutarch, Kapitel 17 und 60: Cephalgia epileptica (Kopfschmerz) und vertigo epileptica (Schwindel) (S. 83); Sueton, Kapitel 45: Defectio epileptica (plötzliche Ohnmacht) und pavor nocturnus (nächtliches Aufschrecken); Appian, Bürgerkriege 2/110: Epilepsie und plötzliche Konvulsionen. Jedoch lasse sich die genuine von irgendeiner Form der Spätepilepsie nicht unterscheiden. Beginn der Epilepsie im 32. oder 38. Lebensjahr. Demzufolge handele es sich um eine symptomatologische Spätepilepsie, sofern nicht schon vor seinem 30. Lebensjahr epileptische Symptome unbemerkt, bzw.

historisch nicht belegt aufgetreten seien. Ursachen der Spätepilepsie: Arteriendegeneration infolge von Vererbung, Strapazen, Alkoholismus oder Lues. C. sei im Alkoholgenuß (nach Sueton) sehr mäßig gewesen, dagegen in venere derart exzessiv, daß es verwundern würde, wenn er keine Lues erworben hätte. Es sei auch nicht unwahrscheinlich, daß Cäsar infolge von militärischen und sexuellen Anstrengungen alterte, zumal möglicherweise bei ihm eine hereditäre Prädisposition für Arteriosklerose bestand, da sein Vater plötzlich einem Schlaganfall erlegen war (vgl. Plinius hist. nat. 7, 54) (S. 85) (KANNGIESSER[1707]). Fallsucht weniger erwiesen (HEINZ[210], S. 35). „Julius Cäsar, von dem es hieß, er sei aller Weiber Mann und aller Männer Weib" (SACHS[1810], S. 13). Nur durchschnittlich begabt; seine geniale Leistung wird als Kompensationserscheinung unterdrückter Triebe und Affekte und als Folge günstiger äußerer Umstände erklärt (WITTY and LEHMAN[636], ref. v. Campbell, der diese Beweisführung für oberflächlich hält). Anfälle von nicht geklärter Natur (CONRAD[653], S. 1002–1003). „Es wird gern gesagt, daß z. B. Cäsar, Napoleon und andere mehr »epileptisch« gewesen seien. Man übersieht bei dieser rein naturwissenschaftlichen (geistig blinden) Eintaxierung und sogenannten Diagnostik ganz, daß ein ähnliches Symptomenbild bei einem Genie etwas ganz anderes bedeutet als bei Hinz und Kunz" (HEYER[184], S. 278). [Diese Kritik naturwissenschaftlicher Diagnostik ist ein typisches Beispiel für numinose Grundeinstellung] (Vgl. a. GUNDOLF[1705]).

Bionegativer. Sekundär Alkoholiker. Keinesfalls echte, genuine Epilepsie, Affektepilepsie unwahrscheinlich; vielleicht arteriosklerotische Frühepilepsie oder Alkoholepilepsie; möglich aber auch hysteriforme Anfälle, Darstellung von Krankheit oder Flucht in die Krankheit.

CÄSAREN und FÜRSTEN

Der nun folgende Abschnitt beweist nur wieder, daß das Gedächtnis der Völker und der Ruhm sich besonders gern an das Abnorme (bis Pathologische) zu heften pflegt. Soweit bestimmte, besonders bekannte Fürsten (C. J. Cäsar, Caligula, Nero, Christine von Schweden, Johanna von Castilien, Ludwig II. von Bayern, Friedrich II., Wilhelm II.) nicht besonders behandelt wurden (s. d.), werden die übrigen Fürstengruppen, mit denen sich die Autoren vornehmlich beschäftigt haben – römische Cäsaren, russische Zaren, spanische und österreichische Habsburger, einige französische Könige u. a. – nur in der alphabetischen Reihenordnung ihrer Autoren aufgeführt (siehe dort Nr.[1708] bis [1806]) für den, der bestimmte Einzelheiten sucht. Über den Begriff des „Cäsarenwahnsinns" am besten HENTIG[1741]. PELMAN[587] sagt vom sogenannten Cäsarenwahnsinn, daß man ihn zu den „Berufspsychosen" zählen könnte, „insofern man in ihm eine Psychose der Herrschenden, und zwar nur der Herrschenden zu erblicken hätte, die ihrem Wesen nach durch den cäsarischen Beruf entwickelt wurde. Dem Begriffe des Cäsarenwahnsinns begegnen wir meines Wissens zuerst bei Champigny, der in seinem Werk »Les Césars«, das im Jahre 1841 in Paris erschien, von einer manie impériale spricht. Johannes Scherr überschreibt in »Blücher und seine Zeit«, das in den Jahren 1862 und 1863 erschien, ein Kapitel (VIII, 1) über Napoleon mit »Kaiserwahnsinn«, während G. Freytag wohl als der erste angesehen werden muß, der 1864 in seiner »Verlorenen Handschrift« in einer eingehenden Schilderung der Bezeichnung und dem Wesen des Cäsarenwahnsinns gewissermaßen das Bürgerrecht verlieh" (S. 92).

CALÉ, WALTER (1881–1904)
Deutscher Schriftsteller

Lues (?), Tod durch Suicid (SPRINGER[623], S. 232).

CALIGULA (— 41 n. Chr.)
Römischer Kaiser

Prunk- und Verschwendungssucht (S. 8–9). Zeitgenossen hielten ihn für geisteskrank. Körperlich: mit 20 Jahren lang aufgeschossen, dünne Beine, stark entwickelter Bauch (Sueton, 50; Seneca, De const. sap. 18,1) und unheimlich berührende Gesichtszüge mit eingefallenen Schläfen und Augen sowie breiter und finsterer Stirn. Dabei litt er an Epilepsie und Schlaflosigkeit (S. 17) (QUIDDE[1808]). Epileptischer Geisteskranker (nach Sueton) (IRELAND[1706], S. 41–42). „Von jeher war er ängstlich und allerhand nervösen Störungen unterworfen gewesen. Er litt an Gewitterangst, und wenn er donnern hörte, kroch er in seiner Not unter das Bett. Alles dies steigerte sich jetzt zum Maßlosen, Ungeheuerlichen. Durch seine Ausschweifungen hatte er sich wenige Monate nach seiner Thronbesteigung eine akute geistige Erkrankung zugezogen, und es scheint, als ob er die Verfolgungsideen, die ihn damals beherrschten, nie wieder losgeworden sei. Jedenfalls zeigte er von da an eine Unruhe und Rastlosigkeit und eine Lust am Zerstören ohne Ziel und Zweck, während sich andererseits ein komödiantenhafter Zug bemerkbar macht und seine Selbstüberhebung zur Selbstvergötterung ansteigt“ (PELMAN[587], S. 94). Seine Umgebung empfand sein Treiben als krankhaft und abnorm, jedoch nicht als geisteskrank. Sueton nennt ihn ein „Ungeheuer“. Später spricht man bei ihm von „Cäsarenwahnsinn“ (SACHS[1810], S. 114 und SACHS[1809]). Wie Sachs auch DERI[1807] in gleicher psychoanalytischer Deutung. Epilepsie (MÜLLER[1767], S. 73 u. MÜLLER[1774]). Homosexualität (MOLL[592], S. 20).

CALVIN, JOHANN (1509–1564)
Schweizer Reformator

Neuropath, der schlecht verdaute (S. 495), Migräne, spastische Bronchitiden, Hämorrhoiden, Ekzeme, Gicht, Steinleiden (S. 500) (GAUTIER[1812]). Für Behauptung homosexueller Neigung bei C. fehlt jeder Beweis (MOLL[592], S. 24–25). Syphilis? – Nein. Litt an Intertrigo-Ekzem mit unerträglichem Jucken, an Nierensteinen, Gicht, Hämorrhoiden und Atemnot, zuletzt an Phthise. Vor allem aber an Migräne (CABANÈS[1811]). Tod an Lungentuberkulose (GROSSMANN[1813], S. 28).

Extrem schizoide bionegative Persönlichkeit. Typus des Fanatikers.

CAMÕENS, LUIS DE (1527–1580)
Portugiesischer Dichter

Reaktive Depression, starb an Pest (BRAUN[687], S. 95–96).

CARAVAGGIO, MICHELANGELO DI (1569–1609)
Italienischer Maler

Soweit man aus allerdings recht alter Literatur (Becker, 1864; Muther, 1912) entnehmen kann, führte er ein abenteuerliches, zügelloses Leben und war Trinker. Hemmungsloser Psychopath von zykloidem Typ (SZIRMAY-PULSZKY[1815]).

Eine Pathographie müßte noch geschrieben werden.

CARDANO, GERONIMO (1501–1578)
Italienischer Arzt und Mathematiker. Erfinder

„Iracundius erat (jähzornig) et rixator (Zänker). Credulus (leichtgläubig) erat atque timidus (ängstlich) moribusque omnino ridiculus (albern)“ (BEHR u. TEUBNER[1816], S. 7). Schwerer Psychopath mit hysterischen und zwangsneurotischen Zügen. Auch körperliche Stigmata (Henkelohren). Sehr abergläubisch

(Rivari[1821]). Gesteigertes Selbstgefühl, Verfolgungsideen [paranoid], Halluzinationen. Deutete seine vielen Träume. Vater Psychopath, Söhne auch (einer ein Mörder) (Lombroso[546] u. Lombroso[1820]). Hypnagoge und phantastische Halluzinationen. Hypochonder (Lombroso[455], S. 121). Verfolgungswahnideen (Norman[3490], S. 288). Astrologe und leidenschaftlicher Spieler. Selbst hier fand sein wissenschaftliches Genie Gelegenheit, sich zu manifestieren: er schrieb ein Buch über die Glücksspiele, in dem er die ersten Ansätze der Wahrscheinlichkeitsrechnung entwickelte (Koelbing[1818], S. 137).

Bei großer Begabung erheblich bionegative Persönlichkeit.

Carlyle, Thomas (1795–1881)
Englischer Schriftsteller

Mit 25 Jahren schon abdominale Schmerzen, die er Dyspepsie nannte, sowie chronische Verstopfung, Depression und Reizbarkeit, die er für Gallenstauung hielt. Diese Symptome bestanden bis zum Tode im Alter von 86 Jahren. Ärzte rieten ihm, das Rauchen zu unterlassen (S. IX). Angst, Mutter verlieren zu können bis zum hohen Alter; daraus psychoanalytische Ableitung, daß C. in der „oralen" (völlig abhängigen) und auch „analen" (aggressiven) Phase Schwierigkeiten hatte (S. 3). Impulsiver „analer" Charakter von hoher Intelligenz und mit deutlich paranoiden Zügen von Größenwahn und Selbstisolierung, sowie deutlichen sadistischen und masochistischen Tendenzen und schizoiden Charakterzügen (S. 81). Daneben latente Züge von Homosexualität (S. 221) (Halliday[1823]). Impotent (Wilson[1825], S. 52; u. a. Larkin[1824], S. 320). Neurotiker und seine Neurose machte ihn zum Faschisten (Bentley[1822], S. 28).

Caruso, Enrico (1873–1921)
Italienischer Opernsänger

Kehlkopftuberkulose (Kotsovsky[194], S. 271). Nicht Lungentbc., sondern Bronchialkarzinom. Stimme bis zuletzt in vollster Schönheit, keine Aphonie. Die als Nierenabszeß gedeuteten Schmerzen sicher Knochenschmerzen infolge von Metastasen in Wirbeln und Nieren. Plötzlicher Tod entweder Folge akuten Herzversagens wie bei Bronchialkarzinom häufig, oder Folge infiltrierenden Einwachsens des Tumors in das Zwerchfell oder in den Herzbeutel (Kerner[1826], S. 87).

Casanova, Giacomo (1725–1798)
Italienischer Abenteurer

Mehrere Gonorrhoen, keine Syphilis, später Harnträufeln, deswegen Tragen von Urinal notwendig. Tod an Krebs, möglicherweise Blasenkrebs. Lebte zuletzt kachektisch, querulierend und vergessen auf dem Schlosse des Grafen Waldstein zu Dux in Böhmen, wo er seine Memoiren schrieb (Braun[687], S. 41). „Im kräftigen Alter war C. ein Allerweltskerl und auf seine Weise ein Ferment des Fortschritts für manchen Winkel mit verhökerten Existenzen. Wie C. dann als alternder Mann Bibliothekar beim Herzog von Waldburg wurde und somit festsaß, war es gewiß in dieser Hinsicht mit ihm vorbei: er machte in seinem unmittelbaren Dasein eine höchst unglückliche Figur. Für seine nächste Umgebung war er ohne den früheren Nimbus" (Betzendahl[1826], S. 555).

Typisches Beispiel für Ruhm, bedingt durch den Zeitgeist und die Umwelt, sowie auch für den späteren Gipfel der Ruhmeskurve lange nach dem Tode.

Castlereagh, Marquess of Londonderry (1769–1822)
Englischer Staatsmann

Paranoia (Binder, O.[489,497,501]). Nach großer politischer Karriere während einer Tagung im Parlament offenbar verwirrt, geistesgestört. Man vergaß ein

Federmesser aus seiner Nähe zu entfernen; C. verübte damit Suicid (Szirmay-Pulszky[1828]).

Cavendish, Henry (1731–1810)
Englischer Chemiker

Nicht zuletzt infolge seines Sprachfehlers menschenscheu. Legte Zettel auf den Tisch, wenn er von dem Betreffenden etwas wollte. Sonst nie krank gewesen (P.[1829], S. 514).

Celius, Erhard (1546–1606)
Deutscher Humanist

Syphilis (Braun[687], S. 48).

Cellini, Benvenuto (1500–1571)
Italienischer Künstler, Goldschmied

Pest, intermittierendes Fieber, Syphilis (S. 718). Während des Gefängnisaufenthaltes, den er zweimal durchmachte, scheint der Verstand C.'s verwirrt gewesen zu sein. Er soll versucht haben, Selbstmord zu verüben und hatte visuelle und auditive Halluzinationen (S. 719) (Cabanès[1831]; s. a. Cabanès[1830]). Syphilis (Braun[687], S. 48 ff., Courbon[1833], S. 87, Springer[623], S. 79, Castiglioni[1832], S. 242). Verfolgungsideen, Halluzinationen (Courbon[1833], S. 84; Courbon[1834], S. 467–468; Price[1839], S. 729; Roncoroni[1841], S. 292, Varenne[1844], S. 17 und Heinz[210], S. 26). Im Kerker deutliche Visionen (Hermann[1835], S. 419 [anschließend eine nicht überzeugende Deutung im Sinne narzistischer, oral-libidinöser Komplexe]). Wurde kriminell (Lange[1836] u. Treves[1843]). Homosexuell (S. 84). Sexuelle Perversionen. Psychosexueller Hermaphroditismus mit vorwiegend homosexueller Komponente (S. 84). (Courbon[1833]). Sadismus mit sodomitischen (gem. homosexuellen) Tendenzen (Roncoroni[1841]). C. stellt allerdings in seiner Autobiographie diese Bezichtigung als Racheakt seiner Feinde dar (Moll[592], S. 58). Homosexualität nicht erwiesen (Castiglioni[1832], S. 245).

Bionegative Persönlichkeitsstruktur durchsetzt von psychotischen Komponenten.

Celtes, Conrad (1459–1508)
Deutscher Humanist

Syphilis (Braun[687], S. 48).

Cervantes, Saavedra, Miguel de (1547–1616)
Spanischer Dichter

Starb arm, wie er sein ganzes Leben gewesen war, von niemandem beachtet (Braun[687], S. 23).

Cézanne, Paul (1839–1906)
Französischer Maler

Starb, bevor er recht bekannt war. Zu Lebzeiten von seiner Frau als Maler verachtet, von der Straßenjugend in Aix, seiner Vaterstadt, verfolgt, von seinen Mitbürgern verhöhnt, als harmloser Narr behandelt. C. war in seiner Kunst ein „Besessener" (Scheffel[173], S. 281). Kurzsichtig (Rieber[697]). „Verfolgt man das Farb- und Psychodrama seines Lebens, so mündet es in ein lichtvolles Alter, das nicht auf Schwächung seiner physischen Konstitution zurückzuführen ist (zuletzt Altersdiabetes), sondern auf eine stufenweise Befreiung durch die Taten des Lichtes, die die Heilfarben der späteren Epoche ausmachen. C. hat sich freigemalt! Ohne sich, wie van Gogh, am Ende suicidieren zu müssen" (Reuter[1324], S. 206).

Chamfort, Nicolas (1741–1794)
Französischer Schriftsteller

Syphilis, nervös, reizbar, verbittert, zynisch. Vor Verhaftung während der Schreckensherrschaft Selbstmordversuch, dabei verlor er ein Auge. Tod infolge der zugezogenen Verletzungen (Braun[687], S. 54).

Chamisso, Adalbert v. (1781–1838)
Deutscher Dichter

Tod an Lungen-, vielleicht auch Kehlkopftuberkulose (Braun[687], S. 44 ff.).

Chateaubriand, Francoise René de (1768–1848)
Französischer Dichter und Staatsmann

Sowohl endogene wie reaktive Depression (S. 155). Arthritis, Herzkrankheit, funktionelle Impotenz, Neurose (S. 199) (Cabanès[1540]). Lungentuberkulose 1793. Hochmut und Melancholie (S. 28). Erotomane (S. 31). Hysterie und Neurasthenie (S. 39). Im Alter Verdacht auf progressive Paralyse (S. 41) (Masoin[1846]).

Chatterton, Thomas (1752–1770)
Englischer Dichter

Hat mit 17 Jahren und 9 Monaten bereits zwei Gedichtbände herausgegeben (Engel[1847]). Vielversprechende Leistungen, aber in der Hauptsache nur einfühlsamer Nachahmer. Das Wunderkind der Weltliteratur. Suicid mit Arsenik (Goldschmit-Jentner[206], S. 112).

Chopin, Frédéric (1810–1849)
Polnischer Komponist

Schon mit 8 Jahren Klavierkompositionen (Révész[3641], S. 12–13). Der vielgestaltige Charakter Ch.'s enthielt doch keine Regung, keinen Impuls, die nicht vom zartesten Ehrgefühl und vom vornehmsten Einklang seiner Neigungen bestimmt waren (S. 257). Er beschäftigte die anderen mit allem, was nicht er selbst war, so stark, daß seine innerste Persönlichkeit ganz verborgen blieb unter der höflich-glatten Oberfläche der Unzulänglichkeit, auf der es unmöglich war, festen Fuß zu fassen." (S. 258). (Liszt[1852]). Sein Leben lang Heimweh nach der Mutter. Diese Fixierung ist der Grund der sexuellen Impotenz (Michel[1853], S. 493). Charakterentwicklung kam nie zu voller Reife, stets entschlußunfähig, von Zufällen bestimmt, ein Spielball entgegengesetzter Stimmungen (Ernest [1849], S. 723). Tuberkulose. Schon 11 Jahre vor dem Tode erster Blutsturz (Braun[687], S. 44 ff; s. a. Ustvedt[1869]). Ausbruch der Tbc. 1840 (Tutenberg [1868], S. 263). Tbc. 1849 (Kerner[1851], S. 35). „Nervosité excessive". Überempfindlichkeit höchsten Grades. Ständig zunehmende Qual. Tod mit 39 Jahren an Lungenphtise (Cabanès[1848]). Hereditäre Belastung mit Tuberkulose. Wurde nach 1828 depressiv (Severi[1866]). Angst vor Lebendig-begraben-werden, wünschte Sektion (Kerner[1851], S. 35). Anämie neben Tuberkulose (Ganche[1850]). Allergie? Eine solche Deutung würde das Ödem, die Krampfanfälle im Bereich des Respirationstraktes, die Enerokolitis und die vagale Überempfindlichkeit erklären (Szplilczynski[1867], S. 288). Schweisheimer[1855] hält Tuberkulose von geringem Einfluß auf das Werk, Myers[1854] ist gegenteiliger Ansicht (vgl. a. Moorman[693]: geistige Anregung durch tuberkulöses Gift).

Durch körperliche Erkrankung vornehmlich geprägte, sehr bionegative schizoide Persönlichkeit.

Christine von Schweden (1626–1689)
Tochter Gustav Adolfs von Schweden

In der Meinung, einen Geschlechtswechsel zu erleben, als sie einen Auswuchs am Genitale bemerkte, ließ sie sich in Helm und Waffen malen, erfreut, ein Mann zu werden, bis nach einigen Monaten ein Uterusprolaps festgestellt wurde (CABANÈS[1870], S. 637–638). Homosexuell (HOCHSTETTER[1873], S. 172). Einzigartige Mischung von glänzender Intelligenz verbunden mit Bizzarerien und Extravaganzen, die an ihrer geistigen Normalität zweifeln lassen (S. 192). „Wandertrieb", männliche Manieren, Beziehungen zu Frauen, Hysterie (S. 223) (CABANÈS[1871]). Wegen der virilen Eigenschaften ist kein zu weitgehender Schluß hinsichtlich ihrer sexuellen Artung gestattet, weil diese sich auch bei hetero-sexuellen Frauen finden (MOLL[592], S. 66). Mannweiblicher Einschlag (KRETSCHMER[128], S. 129–130). Hermaphroditismus (ESSEN-MÖLLER[1872]).

Vermutlich intersexueller Typ, zum mindesten in seelischer Hinsicht bei bionegativer Grundstruktur.

CLARE, JOHN (1793–1864)
Englischer Dichter

In jungen Jahren Neigung zu Alkoholabusus. Mit 17 Jahren epileptiforme Attacken. In den frühen zwanziger Jahren depressive Phasen. Im Juli 1841 nach exzessiven Gewaltmärschen (80 Meilen in drei Tagen) Auftreten von katatonen Symptomen. Fortschreitende Demenz und schließlich Tod an Apoplexie (TENNENT[681], S. 5). Zyklothymie mit periodischer Geisteskrankheit (BRAIN[666], S. 19).

CLÉMENCEAU, GEORGE (1841–1929)
Französischer Politiker

Analytische Studie, die die Rivalität gegen den Vater im Sinne des Ödipiuskomplexes aufdeckt: „Der wirkliche Sieg über den Vater liegt in der liebevollen Identifizierung mit ihm" (LACOMBE[1874], S. 176).

CLIVE, ROBERT, LORD (1725–1775)
Englischer Fedlherr und Staatsmann

In der Jugend depressive Phasen mit zwei Suicidversuchen. Mit 21 Jahren Fähnrich bei der Ostindienkompanie, dort aufgestiegen bis zum Oberstleutnant und Gouverneur. Jäher Abstieg, woran das hypomanische Temperament schuld war. Im Alter verbittert, depressiv, opiumsüchtig. Tod durch Suicid (SZIRMAY-PULSZKY[1875]). Zykloider Bionegativer.

COLERIDGE, SAMUEL TAYLOR (1772–1834)
Englischer Dichter

Vater pathologischer Sonderling. C. Psychopath (a. HEINZ[210], S. 3) Später manisch-depressiv. Wenn manisch: schöpferisch, wenn depressiv: Opiophage. Absonderlichkeiten durch Psychose, nicht durch Opium (DUPOUY[1877]). Die geistigen Strömungen der damaligen Zeit in sehr naher Verbindung zu der körperlichen und geistigen „Krankheit" C.'s sind weitgehend für sie verantwortlich (WAGNER[1878], ref. v. Clauss). Opiumsüchtig, Melancholie, beides führte zu einer Oralpsychose (BLISS and BLISS[1876]).

COLLINS, WILLIAM (1721–1759)
Englischer Lyriker

Formvoller Stilkünstler des schizothymen Formenkreises. Erkrankung im 29. Lebensjahr mit Arbeitsscheu, Apathie und Erregungszuständen, schließlich Demenz. Todesursache nicht bekannt (SZIRMAY-PULSZKY[1879]). Vermutlich Schizophrenie.

Columbus, Christoph (ca. 1447–1506)
Spanischer Seefahrer italienischer Herkunft

Nicht C., sondern vielmehr der florentinische Gelehrte Toscanelli war der geistige Urheber der Entdeckung Amerikas (Helmolt[1883], I, S. 352). C. war ein Abenteurer, anscheinend sittlich minderwertig, ein Prahlhans, Lügner und Aufschneider, voll von Aberglauben, ein ungebildeter Wollweber, der sein Handwerk verleugnete; dazu ein schlechter Seemann, aber mit Energie. Er war hochmütig, anspruchsvoll, anmaßend, von aufgeblasenem Selbstgefühl: er glaubte auf der dritten Reise, in die Nähe des Paradieses gelangt zu sein und wähnte seine Mission als von Gott auserwählter Heilsbringer „sichtlich bestätigt". Er erging sich in „abenteuerlichen Spekulationen" (n. Helmolt[1883]). Ganz ähnlich lautet das Urteil aller ernsteren historischen Forscher. Meyers großes Konservationslexikon (6. Aufl., Bd. 11, 1905) stellt fest: „Vor der welthistorischen Größe des C. stehen wir mit geteilten Gefühlen". Er hatte Kühnheit und felsenfeste Überzeugung, aber auch blinden Autoritätsglauben, Anmaßung (führte sich als Abgesandten Gottes ein), Doppelzüngigkeit und Grausamkeit. C. glaubte, nur eine neue Handelsstraße zu alten Ländern gefunden zu haben. Brockhaus' Konversationslexikon (14. Aufl., Bd. 4, 1901) hebt seine „hohe Meinung von seiner unmittelbaren göttlichen Berufung" und seinen starren Autoritätsglauben hervor. Im Folgenden noch einige Auszüge aus dem Werk des deutschen Biographen Ruge[1890]. Körperlich: groß, kräftig, längliches Gesicht, Adlernase, graue lebhafte Augen, rötliches Haar. Im Benehmen: Milde, Ernst, Würde, Mäßigkeit, Frömmigkeit. Wissenschaftlich war er ganz von den Autoritäten seiner Zeit abhängig; er glaubte bis zuletzt an die falsche Karte Toscanellis. Die Ansichten von Pierre d'Ailly über Erdgröße. Lage des Paradieses, Weltuntergang usw. waren ihm „Glaubensartikel". Lebhafte Phantasie und mystische Anschauungen; Fanatiker für seine Ideen und Pläne. „C. lebte in lauter geistlichen Ideen und hatte keine Ahnung von einem ungeheuren Kontinent, der gleichsam in der Halbscheid des westlichen Meeres liege. Indem er auf den Antillen landete, glaubte er, er werde dort Gold und Silber finden, um die Mohammedaner zu bekämpfen und das gelobte Land zu erobern. Niemals hat ein großartigerer Irrtum eine großartigere Entdeckung hervorgebracht" (Ranke, Weltgeschichte). Noch schärfer spricht Bankroft (alles zitiert nach Ruge[1890]): „Der größte Mangel in den Fähigkeiten des C., die übertriebene Leichtgläubigkeit, war die Hauptursache seines Erfolges. Er erhob den Anspruch auf eine göttliche Berufung zu dieser Mission; er versicherte, daß seine Reise ein Wunder sei; er schwor, das heilige Grab zu befreien, was er niemals tat; er verkündete Visionen, die er niemals sah, wie z. B. das St. Elmsfeuer am Topmast mit sieben angezündeten Kerzen, und er erzählte von Stimmen, die er niemals hörte. Er schilderte sich selbst als Christträger [Christophorus] zu umnachteten Heidenvölkern, während er in Wahrheit Legionen Teufel unter sie ausstreute." C. unterzeichnete seine Briefe stets:

S. A. S.
X. M. Y.
X. pro ferens.

d. h. Christus, Maria, Joseph, und brachte sich auf Christophorus, den Christusbringer deutend, mit der heiligen Familie in Verbindung. C. „verlor sich in einem Labyrinth von Mysticismus"; es hätten biblische Prophezeiungen in Erfüllung gehen müssen, sein seemännisches Können hätte ihm nichts genützt. C. kam „zu einer Verachtung aller wissenschaftlichen Leistungen", leugnete schließlich die Kugelgestalt der Erde, „nur um seinen Wahn vom irdischen Paradies festhalten zu können". Dieses zähe „Festhalten an seinen verfehlten

Theorien" war seine Stärke, seine „unüberwindliche Kraft". „Seine Leistungen in der praktischen Nautik waren nur mäßig, seine Breitenbestimmungen waren falsch, seine Orientierungen unsicher." „. . . hält den Vergleich mit den großen, in ihrem Fache ausgezeichneten Entdeckern zur See nicht aus . . . Nur der zufällige Erfolg hat ihn groß gemacht." Der Erfolg . . . „so groß . . ., daß man über der Tat gern den Plan und die Befähigung vergißt. C.'s Verdienst wird ungeschmälert bleiben, was man sonst auch mit Fug und Recht gegen seine Person, gegen seinen Charakter, gegen seine nautische Bedeutung einzuwenden mag". „. . . C., von dem sich die gebildete Welt gemeiniglich ein ganz falsches Bild macht" (RUGE[1890]). Obwohl seine Vorfahren alles arme Weber waren, behauptete C., aus einer vornehmen Familie mit mehreren Admiralen zu stammen. Für den Fall der Entdeckung des Seeweges nach Asien, forderte er vom König eine ungeheure Belohnung. Um Behörden und Gerichten zu entgehen (Diebstahl? Sonstige Kriminalität?) floh er heimlich aus Portugal, ließ dort Frau und Kinder im Stich und sah sie nie wieder. Auch die Leitung der kleinen Flotte zeigte nicht mehr als die Durchschnittsleistung italienischer Kapitäne. Er hatte das Glück des günstigen Wetters. Auch der Matrose, der zuerst das Land erspähte, erhielt die von der Königin ausgesetzte Prämie nicht, weil C. sie aus Habgier für sich beanspruchte. Ruge sieht darin einen weiteren schlechten Charakterzug. Am Ziel der Reise glaubte er, an Japan vorbeigefahren und in Ostasien zu sein. Den finanziellen Mißerfolg der zweiten Reise wollte er durch Menschenraub und Sklavenhandel wieder wettmachen. C. war absolut, und noch tiefer als seine Zeitgenossen, in den Anschauungen des Mittelalters befangen, obwohl schon zu seiner Zeit die neuen Ideen in der Auffassung der Welt konzipiert wurden (n. RUGE[1890]). C. wird in der Literatur allgemein als „Genie der spanischen Nation" gefeiert (FASTENRATH[1880], RADESTOCK[470], REGNARD[526], ZÜRCHER[2389]). REIBMAYR[96], der das Genieproblem biologisch zu lösen sucht, nennt C. an drei Stellen ein Genie, auch wenn er eine andere Entdeckung gemacht habe, als ihm theoretisch vorschwebte (I, S. 439; II, S. 11, 374). „Seinen Gebeinen ist es übrigens wie denen eines Heiligen gegangen: sie ruhen sowohl in der Kathedrale von La Havana, als auch in der von Santa Domingo". „Derzeit . . . in Spanien beigesetzt" (HERTSLET[793], 8. Aufl., S. 425–426). Es erhebt sich sehr ernsthaft das Problem, ob C. nicht an einer Psychose gelitten hat, etwa im Sinne einer Paranoia. LOMBROSO[1887, 591] hat es behauptet und nicht unwahrscheinlich gemacht. „Sein einziges Verdienst, seine Überzeugung und seine zähe Ausdauer, verdankte er dagegen seinem paranoischen Größenwahn." „Paranoiker mit religiösem und Größen-Wahn und Sinnestäuschungen" (LOMBROSO[591]); „religiöse, halluzinatorische Paranoia mit Größenideen" (LOMBROSO[1887]).

Beide Pathographien von Lombroso sind sehr lesenswert, da er sich auf die guten Biographien von Ruge und vor allem De Lollis stützt. WOLTMANN[1894] [der fast alle bedeutenden Menschen „nordischer Rasse" zugeordnet wissen will] stellt nordische Rassenmerkmale auch bei C. fest, indem er sich auf zeitgenössische Quellen stützt: „Petrus Martyr beschreibt ihn als einen Menschen von hoher und schlanker Gestalt, rothaarig und mit langem Gesicht. Oviedo berichtet, daß er weit über mittelgroß und von starkem Gliederbau gewesen sei. Seine Augen waren voll Feuer, das Haar rot, der Teint lebhaft und rosig gefärbt. Las Casas: „C. von hoher Statur, das Gesicht war lang und imponierend, die Nase adlerförmig gebogen, die Augen hellblau, der Teint weiß mit lebhaftem Rot, Bart und Haupthaare waren in seiner Jugend blond, aber Not und Sorge bleichten sie schon früh" (S. 601–602). Als weiteren Beweis führt Woltmann an, es sei bemerkenswert, „daß seine Mutter aus einem kleinen Dorf nordöstlich von Genua stammt, das den deutschen Namen Quezzi trägt. Quezzi ist gleich Guezzi und Wezzi, das im Neuhochdeutschen Wetz lautet, und mag ein Kastell mit einer germanischen Niederlassung gewesen sein, wie wir sie in Ober- und Mittelitalien so zahlreich finden" (S. 602). Kretschmer[128] spricht im Falle C. von „dauerhaftem Fehlurteil, im Sinne ganz unberechtigter persönlicher Berühmtheit", wie sie „gelegentlich vor allem bei fraglichen Tatgenies" vorkomme. „Fälle, wie C., wo ein unwissender, problematischer Abenteurer durch große Glückszufälle eine große Sache findet, die nach dem Kenntnisstand der Zeit über kurz oder lang auch ohne ihn sicher gefunden worden wäre, stellen Extremfälle einseitiger soziologischer Konjunkturwirkung dar, Einzelfälle, die man wohl lieber aus dem Geniebegriff ausschalten wird, als daß man die Traditionen dieses Begriffes ihnen zuliebe ganz umstößt" (S. 4–5). Kleinlichkeit mehr aus Ruhmsucht als aus Geiz (S. 608), „nordischer" Kopf (S. 609). „In eigenartig schwärmerischer Weise religiös veranlagt, jedenfalls geistig gesund" (S. 610) (Müller [1889]). Es habe sich bei C. „bloß um einen mutigen, energischen Abenteurer gehandelt, der, ohne besonders begabt gewesen zu sein, seine Entdeckung, deren Bedeutung er selbst gar nicht ahnte, vielmehr dem glücklichen Zufall zu verdanken hatte. Seine seemännische Leistung überstieg kaum die eines mittelmäßig begabten Schiffskapitäns. Neue historische Forschungen stellen C. als einen unwissenden, abergläubischen, prahlerischen, geizigen und grausamen Menschen dar. Die theoretische Grundlage seines Reiseplanes stammt nicht von ihm" (Somogyi[143], S. 274). „Und einem Manne, der so konsequent dem ostasiatischen Festlande nachjagte, hat man auf der einen Seite nachsagen wollen, er sei ohne jede Theorie ins Blaue hineingefahren, und auf der andern, er sei aus Palos abgereist mit dem großartigen Plan, eine Neue Welt zu entdecken (con el poposo projecto de descubrir un nuevo mundo)." Das eine wie das andere ist Phantasie! C. hat sich bei der Abfahrt eine sehr klare Theorie zurechtgelegt, und an Neuentdeckungen war ihm gar nicht gelegen. Er wollte das schon längst bekannte Festland Ostasiens auf einem neuen, kürzeren Wege erreichen – das war alles (S. 155). C. war ganz gewiß nicht das Idealbild einer moralischen und klar denkenden Persönlichkeit und hatte ansehnliche Schwächen. Aber ein großer und bewundernswerter Mann war er doch! Man kann ihm mit Recht Unklarheit im wissenschaftlichen Denken, verschrobene Vorstellungen, religiöse Phantastik, übertriebenen Autoritätswahn, hier und da auch mangelnde Wahrheitsliebe, dazu erheblichen Egoismus und eine recht unerfreuliche Habsucht vorwerfen, Eigenschaften, die freilich z. T. dem Zeitalter mehr als ihm selbst zur Last fallen. Er war auch gewiß keine wissenschaftliche Größe und in allen theoretischen und gelehrten Fragen erheblich auf fremdes Urteil angewiesen, auch in viele Phantasien verstrickt (S. 166). Aber einer wagte es schließlich nur, über die theoretische Erkenntnis hinaus selber einmal als Erster nachzusehen, was an der ganzen Sache war (S. 168–169) (Hennig[1884]; vgl. a. Hennig[1885] u. [1886]). Der von C. entdeckte Erdteil ist nicht nach ihm benannt worden, sondern nach dem etwas fragwürdigen Reiseschriftsteller Amerigo Vespucci, der, wie C. 1451 in Italien geboren, aus der Tat des Entdeckers Nutzen zu ziehen gewußt hat, und der ohne sie schwerlich zum Ruhm gelangt wäre (Goldschmit-Jentner[1882], S. 4). „Seine Allgemeinbildung stand weit über der des Durchschnittskapitäns; er verstand lateinisch und kannte die alten Schriftsteller. Sein Verhängnis war es, daß er – eben als Folge solcher Belesenheit – Theorien mitbrachte, und diese nun seinerseits in die Tat umsetzte, aber, obwohl er sie nicht bestätigt fand, trotzdem, im Autoritätsgefühl befangen, nicht sogleich aufgab. Das Urteil über C. würde ganz anders lauten, wenn er nach der ersten Reise gestorben wäre, aber sein Logbuch – ohne Theorien – und eine Karte hinterlassen hätte. Seine eigentliche Tat war seine erste Reise" (Winter[1893], S. 325). Er hatte physischen Mut. „Er war Mann allein mit Gott gegen menschliche Stupidität und Verderbtheit, gegen geldgierige Konquistadoren, feige Seeleute, selbst gegen Natur und See" (MORISON[1888]). VINCENT[1892] diskutiert die Frage, ob C. eine Lues aquiriert haben könnte, und ob die Lues aus Amerika mit der ersten Expedition eingeschleppt worden ist, ohne allerdings zu einer klärenden Antwort zu kommen. HENNIG[1886] zitiert die rühmenden Worte Alexander v. Humboldts über C.: „die fast instinktmäßige Klarheit des Geistes" und „die Erhabenheit und Festigkeit des Charakters". Humboldt nennt ihn „ebenso bewundernswert als genauen Beobachter und als unerschrockenen Seemann". Goethe aber sagt von ihm: „Es gehörte doch ein Mann dazu, der alles zusammenfaßte, um Fabel und Nachricht, Wahn und Überlieferung in Wirklichkeit zu verwandeln. Dieser Mann, der alles vollbrachte, war C." (HENNIG[1886], S. 1333–1334). C. kein Tatmensch, sondern ein unsteter Träumer. Ein nicht gerade überragendes Allgemeinwissen und kein besonders einfallsreicher Denker, sondern ein Leser, der Tatsachen, Phantasien und Erfindungen mit demselben Respekt aufnimmt wie die Mehrzahl der Menschen seiner Zeit. „Ein Bibelvers hat für ihn den gleichen Wert wie ein Satz des Aristoteles und wie eine eigene Beobachtung" (SALVADOR DE MADARIAGA[1891], zitiert nach einer Rundfunksendung von Rias Berlin; dort auch die Erörterung der umstrittenen These Madariagas, nach welcher C. von bekehrten Juden aus Katalonien abstamme, die nach Genua ausgewandert seien.) Körperlich war C. robust und breitschultrig, etwa 173 cm groß. Zeitweilig litt er an einer Knochen- und Gelenkentzündung (GOFF[1881]).

C. ist ein klassisches Beispiel dafür, daß man Genie nicht als spezifische Begabung aufzufassen hat. Genie heißt lediglich Wertbringer, und C. brachte einen hohen Wert mit: die neue Welt als ein mirum-fascinans. Aber nicht zu Lebzeiten. Jubel, als er vermutlich den Weg nach Indien entdeckt. In Ketten, als er kein Gold brachte (sonst wäre dies nie geschehen). Schließlich in den letzten Lebensjahren fast vergessen, vom König kühl behandelt, sein Tod überhaupt nicht beachtet. Später, als man sah, wie sich sein Beginnen auswirkte (Gold in Peru usw.), wurde sein Sohn zum Herzog ernannt. Der große Wert wurde allmählich erkannt und machte ihn zum Heros, zum Heiligen, zum Genie. Das „Werk" (nicht vom ihm) schuf den „Schöpfer", trotzdem das Werk aus Unfähigkeit, Rückständigkeit, Beschränktheit, aus Habsucht und Größenidee entstand. Nach allem war C. im modernen Sinn alles andere als genial; er stand sogar ethisch und in vielem auch intellektuell unter dem Durchschnitt. Verdächtig auf stark Psychopathologisches ist die Gestalt des C. auf alle Fälle. Wenn wir uns trotzdem nicht unbedingt Lombroso anschließen, so liegt es daran, daß C. eine ethisch so unterwertige Persönlichkeit war: man kann ihm nie trauen, ob er etwas so meint, wie er schreibt oder ausspricht. Paranoia ist durchaus möglich. Aber möglich auch: archaische Geisteswelt bei maßlos gesteigertem, psychopathischem Selbstgefühl und Pseudologia (daneben vielleicht auch Schauspielerei und Täuschungen).

Eine große Pathographie, von einem Spanier geschrieben, welche L.-E. in seiner ersten Auflage forderte, liegt wohl in dem Werk SALVADOR DE MADARIAGA's[1891] vor. An der Diagnose C.s ändert sich auch durch dieses Werk nichts, sie wird im Gegenteil durch diese moderne Arbeit noch gestützt. Bei allen zeitbedingten Faktoren, die nicht auf Kosten des Einzelindividuums gehen dürfen, wie Aberglaube, Befangenheit in religiös-weltlich bedingten Vorstellungen, bleibt ein charakterlich doch so gearteter Mensch zurück, daß die Diagnose Psychopathie zu Recht bestehen bleiben kann, soweit das den Abenteurer, Glücksritter, Phantasten angeht. Ob er dabei überdurchschnittlich oder nur mittelmäßig als Schiffskapitän begabt war, ist hier nicht wesentlich. Mag ihn auch die Tagespresse der ganzen Welt an seinem 500. Geburtstag als Nationalheiligen gefeiert oder als Piraten und Fälscher dargestellt haben – ein Ausdruck dafür, wie umstritten gefeierte Persönlichkeiten der Weltgeschichte, also Berühmte sein können –, so bleibt doch, und darin sind sich alle Kritiker einig, der Mut übrig, die erste Reise auf unbekanntem Weg in ein als bekannt vorausgesetzes Land gewagt zu haben. Daß er damit einen neuen Erdteil betrat und vor allem später Anlaß zur geographischen Berichtigung des Weltbildes gab, konnte er vorerst nicht ahnen.

COMTE, AUGUSTE (1798–1857)
Französischer Philosoph

„Im Jahre 1826 war C., geboren 19. Januar 1798, der Erfinder der Positiven Philosophie, erst 28 Jahre alt und hatte schon Ruf. 1825 hatte er seine Maitresse geheiratet, Caroline Massin, eine eingetragene Dirne, die ihn oft verließ und zahllose andere Liebesverhältnisse unterhielt. Trotzdem muß er sie sehr geliebt haben (s. a. DEZWARTE et JANNIN[1515]). 26. März plante er eine Vorlesung über seine Neue Philosophie, von der er sich wirklich Großes versprach, und er las wirklich am 2. April vor Humboldt,Blainville u. a. Bei der 4. Vorlesung, 12.April, war alles zu Ende, C. war geisteskrank, seine Mutter war etwas sonderbar, sonst keine Erblichkeit. Dagegen hatte er in der Zeit vor den Vorlesungen Tag und Nacht gearbeitet, und seine Frau hatte ihn zum erstenmale verlassen. Der Ausbruch kam urplötzlich, innerhalb weniger Tage, volle Manie, und er wird in die Irrenanstalt zu Esquirol gebracht und mit Dusche, Aderlaß und Abführmitteln behandelt. Er war voller motorischer Unruhe, er will sich ins Wasser stürzen, um seiner Frau zu beweisen, daß er nicht untergehen werde, obwohl er nicht schwimmen konnte. Daneben andere Größenwahnideen. Es war eine starke Hirnreizung und große Heftigkeit, worin er seine Wärter verletzt. Ende Mai kommt die Mutter, um ihn zu holen. Esquirol widersetzt sich . . . Er verläßt die Anstalt 2. Dezember 1826 als nicht genesen. Zu Hause veranlaßt die Mutter seine kirchliche Trauung mit seiner Frau am selben 2. Dezember. C. unterzeichnet Brutus Bonaparte Comte . . . Mitte Januar 1827 war er genesen von Manie, doch Mitte April macht er einen Selbstmordversuch durch Ertränken, geht dann Juli nach Hause. Erst Ende August 1828 ist er als ganz genesen zu betrachten" (PELMAN[587], S. 221). Außerordentliche Frühreife. „Zu den Größenideen gesellen sich alsdann Verfolgungswahnvorstellungen" (LOMBROSO[546], S. 147, dessen Diagnose sich RABAUD[564] nicht anschließt, vielmehr Manie S. 108). 10 Jahre lang vergeblich von Esquirol behandelt, Wahnideen blieben bestehen. Grundlose Trennung von seiner Frau (LOMBROSO[455]). 7 Monate unter der Obhut von Esquirol in der Anstalt (HARRISON[1898], a. NORMAN[3490], S. 288). Nach Entlassung aus der Klinik Selbstmordversuch (S. 37). Verfolgungsideen, Größenideen, Melancholie, Hypochondrie, Halluzinationen, maniakalische Exzitation, unwiderstehliche Zwangsantriebe, Zweifelsucht, Beziehungswahn, Raumangst, Epilepsie, Strabismus, Tics (S. 46) (HILLEMAND et CABANÈS[1899]). Manisch-depressiv. Psychose beeinträchtigte sein Genie (DUMAS[1896]). Tod an Magenkrebs (?) (CABANÈS[1895]). Psychotische Zustände mit Depressionen, Erregung und Verfolgungswahn; zuerst und am schwersten mit 28 Jahren. 18 Jahre später erneute Wahnideen mit depressiver Gefühlsbetonung (HERZBERG[622], S. 171 bis 172). Neuropath (MOLINÉRY[1900]; a. CABANÈS[1540], S. 178). Psychopath mit „accidents cérébraux"; nicht „fou", sondern ein Mystiker mit Halluzinationen und Ekstasen (DUMAS[1897], z. n. GRASSET[572], der doch eine echte Psychose annimmt). „Manie avec mégalomanie" (Esquirol, vgl. REGNARD[526]).

Bionegativer mit psychotischen Anfällen. Am wahrscheinlichsten wohl eine Schizophrenie in Schüben, ohne starken Zerfall.

CONDORCET, ANTOINE MARQUIS DE (1743–1794)
Französischer Mathematiker

„Volonté incertaine" (HERRERO[1903]). Nicht verhungert. Am wahrscheinlichsten Tod durch Embolie; möglich aber auch durch Gift (CABANÈS[1902]).

CONFUZIUS (etwa 551–479 v. Chr.)
Chinesischer Philosoph

(GREEL[1904] (O).)

CONRADI, HERMANN (1862–1890)
Deutscher Schriftseller

Lues (?), Selbstmord (SPRINGER[623], S. 231).

COPPÉE, FRANÇOIS (1842–1908)
Französischer Dichter

Frühreif. Schrieb schon als Kind (S. 112). Auditive und visuelle Begabung (S. 113) (BINET et PASSY[1905]; Arbeit zu Lebzeiten C.'s geschrieben).

CORINTH, LOVIS (1858–1925)
Deutscher Impressionist, Maler

Schlaganfall im 53. Lebensjahr (KOTSOVSKY[194], S. 25).

CORNEILLE, PIERRE (1608–1684)
Französischer Bühnendichter

In den letzten Jahren seines Lebens Nachlassen der Intelligenz, so daß cerebrale Affektion angenommen wurde (CABANÈS[1907], S. 253; s. a. BOUQUET[1906]).

CORNELIUS, PETER VON (1783–1867)
Deutscher Maler

Wuchskrüppel (WÜRTZ[2119], S. 28).

COURBET, GUSTAVE (1819–1877)
Französischer Maler

Schwerer Psychopath. Ungebildet, halb schwachsinnig, ohne Kompositionstalent. Malte nur „ab". Dadurch Begründer der Schule des Realismus. [Ein Mangel wird Wert.] Ungeheure Eitelkeit und Eigenliebe (HIRSCH[502], S. 151). Trunksüchtig, Größenideen, Lues (?) (SPRINGER[623], S. 230).

COWPER, WILLIAM (1731–1800)
Englischer Dichter

„Zyklothymisch" (MÖBIUS[3307], S. 39). Von beiden Eltern her belastet. Geisteskrank, mehrfach Selbstmordversuch (MOTT[603], S. 231). Zyklothym mit periodischer Geisteskrankheit (BRAIN[666], S. 19; a. KIERNAN[478], S. 727, TENNENT[681], S. 5, NISBET[485]).

CROMWELL, OLIVER (1599–1658)
Englischer Staatsmann

Heftige Anfälle trauriger Verstimmung (RADESTOCK[470], Anm. 34). Hysteroepileptiker (FREIMARK[1023], S. 94). Nur durchschnittlich begabt (WITTY and LEHMAN[639]).

CSONTVÁRY, KOSZTKA (THEODOR) (1835–1919)
Ungarischer Maler, Expressionist

Gleichzeitig ein Schaffender und ein Psychotischer, der sich der Kunst erst durch ein schizophrenes Berufungserlebnis zuwandte (S. 135). Größenwahn. Lebensweise einfach bis zur Askese. Gutartige Schizophrenie, die nicht zum Zerfall der Persönlichkeit führte (S. 137). Begabter Expressionist. C.'s Ruhm hat sich nach seinem Tode herausgebildet, letzten Endes gefördert durch die Psychose (S. 140) (SZIRMAY-PULSZKY[1910]). Schizothyme Persönlichkeit mit einem zyklothymen Einschlag, ererbt vom Vater, der zyklothym und hypomanisch veranlagt war. Ausbruch der Psychose 1880 mit Stimmenhören. Labile Lebensführung ohne familiäre Bindung. Magisches, pathologisch verändertes Weltbild, kosmische Halluzinationen. Expansive Persönlichkeitsveränderung; expansive Paraphrenie. Keine akuten Schübe, keine Affektstumpfheit, keine Demenz. Schaffensprozeß nicht beeinträchtigt (PERTORINI[1909]).

Bionegative psychotische Persönlichkeit. Fermentativer, pathoider Reiz durch Beginn der Psychose. Krankhafte Entartung nicht ohne Einfluß auf die Ruhmerhöhung.

CUREL, FRANÇOIS DE (1854–1928)
Französischer Dramatiker

„Dédoublement de conscience" (S. 127). Mediumistische Begabung (S. 131) (BINET[1911] [Arbeit zu Lebzeiten C.s geschrieben]). In seinem Schaffen stark unter dem Eindruck akustischer und visueller Vorstellungen stehend (RICHTER [1912], der sich Binet anschließt).

CUVIER, GOERGE BARON VON (1769–1832)
Französischer Naturforscher

Schon in der Kindheit geniale Züge (CABANÈS[1913]).

DACH, SIMON (1606–1659)
Deutscher Dichter

Tod an Schwindsucht (BRAUN[687], S. 44–46).

DANTE, ALIGHIERI (1262–1331)
Italienischer Dichter

Offenbar schizoider Psychopath. Stets depressiv. Sehr reizbar, zornmütig, rachsüchtig. Sehr erotisch. Austoben der (sadistischen ?) Rachsucht an Gegnern bei Schilderung ihrer Qualen in der Hölle. Enorm empfindlich. Hochmut, Größenbewußtsein, Egozentrizität. Dabei moralisch der unfehlbare Richter der sündigen Menschheit. Charakter antithetisch. Ausschweifend. Aus Erotik zu Beatrice kranke Ekstatische Visionen, Delirien (Obsession) (LOMBROSO[1916] und [503], S. 13; s. a. CHIARA[1914], S. 458–459 und ***[1921], S. 416). Relativ stark ausgebildete homosexuelle Strömung (S. 240). „Hätte Dante nicht die Möglichkeit gehabt, seinen Sadismus dichterisch auszuleben, indem er den Verdammten mit der exakten Genauigkeit die quallvollsten Strafen zuerkannte, so hatte er die Welt vielleicht durch Handlungen entsetzt, wie kein Torquemada sie zu ersinnen vermochte" (SPERBER[1917], S. 247–248). D. Epileptiker, weil er oft solche Kranken beschreibe (HEINZ[210], S. 35, der Lombroso zitiert). „Von der Mutter schlecht abgekommen" (S. 235). In der Zahlensymbolik, besonders der heiligen Zahl drei mal drei, die in D.s Leben eine bedeutende Rolle spielte, wird eine Verdrängung in analytischem Sinne, Scheu und Furcht vor der „Inzestschranke" erblickt (S. 242) (WITTELS[1919]). Frühkindliche Identifizierung mit den Eltern, Ödipusthema mit der ambivalenten Einstellung zu den Eltern (S. 33). Phantasiebefriedigung seines Inzestwunsches und die Befreiung von Schuld, Angst, Spannung und Feindseligkeit (S. 67) (WOLBERG[1920]). Wahrscheinlich an Erschöpfung und Nervenerkrankung gestorben. Litt sicher lange Zeit an epileptischen Anfällen mit nachfolgender Bewußtlosigkeit (FARDER[1915]), Hirngewicht 1420 g (WELCKER[1918], S. 56–69).

Erheblich bionegative Persönlichkeit, Gegensatz zum geschaffenen Werke um so stärker.

DANTON, GEORGES (1759–1794)
Französischer Revolutionär (ursprünglich Arzt)

Zyklothymes Temperament mit zirkulären Störungen (BARRÉ[1922], S. 101–102, u. a. STEINDAMM u. ACKERMANN[1923]).

DARWIN, CHARLES (1809–1882)
Englischer Naturforscher

Neurasthenie. Angeboren desequilibriert, depressiv (DEL GRECO[1924] u. [1925], S. 94, u. a. LENZ[646], S. 678). Anfälle von Herzklopfen und Schmerzen im Alter von 22 Jahren (S. 441), Schlaflosigkeit, anormale Empfindlichkeit gegenüber kalt oder warm, chronische Dyspepsie, anginöse Sensationen in der Herzgegend, nervöse Abgeschlagenheit (S. 442). Keine Zeichen einer organischen Läsion, vielmehr schwere chronische Neurasthenie (S. 443) (HAHN[1926]). Angstsymptome verschiedenster Art (S. 69). Unbewußte homosexuelle Tendenzen, „deren Verdrängung eine regressive Anhäufung der Analerotik und anale Symptome zur Folge hatte" (S. 71) (HERMANN[1927]). Häufung hoher Begabung in der Familie D.'s (S. 669). Psychoastheniker (S. 678) (LENZ[646]). Inniges Familienleben (WICHLER[1929], S. 203). Familie: Großvater Erasmus D. stotterte, dessen Sohn Erasmus endete durch Selbstmord, dessen Bruder, D.s Vater, stotterte. Auch in mütterlicher Familie zwei Tanten exzentrisch, Mutterbruder häufig depressiv. D.'s Bruder Erasmus weltabgewandt, ein zurückgezogen lebender Junggeselle. Von den fünf Söhnen D.'s zeigten vier manisch-depressive Wesenszüge, zwei Töchter waren „eigenartig". D. selbst ein Psychoneurotiker (Nr. 1, S. 6). Ventiliert wird auch die Frage einer Hypothyreose, einer Brucellose und die Chagas-Krankheit, an der D. gelitten hat (Nr. 2, S. 6–7). „Diese chronische Infektion verzehrte nicht nur seine Körperkräfte, sondern verstärkte auch die angeborenen depressiven Wesenszüge" (Nr. 2, S. 7) (OWEN[1928]).

Nicht frei von bionegativen Zügen.

DAUDET, ALPHONSE (1840–1897)
Französischer Dichter

Tabes (SPRINGER[623], S. 177, was BINET et PASSY[1905] bezweifeln). Eigenschaft des „dédoublement" (S. 91). Künstlerisches Halluzinieren, beruhend auf Excitantien wie Alkohol, Tabak, Haschisch; hierin das Geheimnis seiner Verve (S. 97) (BINET et PASSY[1905] [Arbeit zu Lebzeiten D.'s geschrieben]).

DAVY, SIR HUMPHREY (1778–1829)
Englischer Chemiker

Schlechter Schüler, eitel, unstet. Sehr schnelles Arbeiten, viel Phantasie. Visuelle Veranlagung. Rasche Erschöpfung. Psychopath (OSTWALD[398]). Schwere Nervenkrankheit als Folge eines überanstrengten Organismus (OSTWALD[1930], S. 287).

DEBUSSY, CLAUDE (1862–1918)
Französischer Komponist

Darmkrebs, Tod an Kachexie (KERNER[1588], S. 163–174).

DEHMEL, RICHARD (1863–1920)
Deutscher Dichter

Psychopath. In der Jugend Epilepsie [?] (HENNIG[1253], S. 148). Anfälle nicht geklärter Art (CONRAD[653], S. 1002–1003).

DELACROIX, EUGÈNE (1798—1863)
Französischer Maler

Ein „galliger Nervöser", Laryngitis, Blasenkrankheit. Häufige Anfälle von Traurigkeit (ARRÉAT[487], S. 251).
COURTHION[1932] berichtet über die Vaterschaft Talleyrands aus dessen Verhältnis mit D.'s Mutter Victoire D. geb. Riesener. Talleyrand förderte wohlwollend die Laufbahn des unehelichen Sohnes heimlich (S. 212–214).

DEMOSTHENES (384–322 v. Chr.)
Griechischer Redner

Sprachfehler (ADLER[570]).

DESCARTES, RENÉ (1596–1650)
Französischer Philosoph

Mit 23 Jahren depressive Krise (HERZBERG[622], S. 155). Erotisches Interesse galt vor allem schielenden Frauen (HERZBERG[625], S. 69).

DEVRIENT, LUDWIG (1784–1832)
Deutscher Schauspieler

Psychopathie (HEINZ[210], S. 84).

DICKENS, CHARLES (1812–1870)
Englischer Dichter

HEINZ[210] zitiert Lombroso, der D. einen Halluzinanten nennt (S. 35). Zeitweise für Hypnotismus besessen. Rücksichtslos gegen Familie (POPE-HENNESSY [1936]). Zwangsneurotische Züge, zykloid. Hyperaktivität, unterbrochen durch gelegentliche Depressionsperioden (BRAIN[669], S. 19). Krankhafte Beschäftigung mit Grausamkeiten und Gefängnissen, die in bezug auf D. selbst Rückschlüsse auf masochistisch-sadistische Tendenzen im analytischen Sinne Freuds zulassen (BRAIN[666]). Nach dem Tode der von ihm geliebten Schwester Mary seiner 1. Frau (10 Kinder aus dieser Ehe) Depression. Nach 21jähriger Ehe Trennung und neue Heirat mit 45 Jahren. 1857 hypomanische Phase, brach mit alten Freunden, verbrannte deren Briefe, färbte sich Haare und Bart, „zweite Jugend" (EVANS[1936]). Zykloider Psychopath mit einer Phase von Hypomanie im reifen Mannesalter, welche durch Überanstrengung seinen relativ frühen Tod herbeiführte (BAILY[1935]).
Bionegative Persönlichkeit auf zykloider Basis.

DIDEROT, DENIS (1713–1784)
Französischer Schriftsteller

Vergaß alles: Zeit, Stunde, Menschen, Bekannte. Hielt ihnen lange Monologe. Immer zerstreut, abwesend, autistisch (GRASSET[572], S. 164). „Wenn je die Natur ein empfindsames Gemüt schuf, so ist es das meinige". Höchst reizbar. Sehr intensive, schnell wechselnde Gefühle. Schwester an Psychose gestorben. Erheblich bionegative Persönlichkeit.

DIEFFENBACH, KARL WILHELM (1851–1913)
Deutscher Maler, auf Capri lebend

Paranoia (INSABATO[1938], S. 275–285).

DIESEL, RUDOLF (1858–1913)
Deutscher Techniker, Konstrukteur des Dieselmotors

Auf bisher nicht geklärte Weise während einer Schiffsreise von Bord gefallen. Suicid (?) (BRUGG[1939], S. 326).

DIOGENES († 323 v. Chr.)
Griechischer Philosoph

„Exzentrisch", desequilibriert (SANCHEZ-HERRERO[1940]).

DONIZETTI, GAETANO (1797–1848)
Italienischer Komponist

Wurde depressiv, mißtrauisch. Anstalt. Antwortete nicht, erkannte niemand. Eine Hand gelähmt. Vertierte (CABANÈS[1945]). 1845 erster paralytischer Anfall (CABANÈS[1944], S. 343). Frühreife. Plötzliche musikalische Eingebungen; vor kompositorischer Arbeit regelmäßig Kopfschmerzen, düstere Stimmung. Ein körperlich anormaler Sohn starb nach wenigen Tagen an Krämpfen (ANTONINI [1941] [der politisch anderer Anschauung als D. war]). Schneller Wechsel der Stimmungen von tiefster Traurigkeit zu strahlendster Fröhlichkeit (ROSSI[1144], S. 63). Sektion ergab Hydrocephalus internus und externus. Das erste Kind starb mißgebildet im 7. Monat. Das 2. Kind starb, nachdem es ausgetragen war, unter der Geburt. Das 3. Kind kam tot nach 7 Monaten zur Welt (S. 1444). Herbst 1843 erste Anzeichen von Sprachstörungen (S. 1444). Herbst 1846 Verschlimmerung mit anschließendem Erlöschen der Intelligenz (S. 1505) (BONVICINI[1943], mit 26 weiteren, meist italienischen Literaturnummern). Außer Paralyse malariaähnliche Erkrankung. Schrieb die erste Wahnsinnszene der Opernliteratur – Lucia di Lammermoor (BIENENFELD[1942]). Vor Ausbruch der Paralyse migräneartige Kopfschmerzen und Depressionen. Tod im Schlaganfall (BRAUN[687], S. 49). Paralyse (FEIS[589], S. 69).

Paralyse auf dem Boden bionegativer Struktur.

DONNE, JOHN (1573–1631)
Englischer Dichter

Seine ständige Beschäftigung mit dem Tod krankhaft und phantastisch (BRAIN[669] u. [675], S. 692).

DOSTOJEWSKY, FEODOR MICHAILOWITSCH (1821–1881)
Russischer Schriftsteller

1) *Zur Epilepsie mit Anfällen:* Zwei von D.s Brüdern erbten die Trunksucht des Vaters. Die zuerst mit 18 Jahren beim Tode des Vaters aufgetretene Epilepsie ist auf die durch den Alkohol zurückzuführende Keimschädigung zu beziehen. Eine Schwester geisteskrank durch Keimschädigung. Die ganze Familie neuropsychopathisch. Epileptische Anfälle besonders bei Witterungswechsel. Starker Zigarettenraucher und Nachtarbeiter (BRAUN[687], S. 46–47). Eine Tante unentschlossen, suggestibel, abergläubisch, von sehr schwachem Gedächtnis. Ein Bruder Michel hatte „crises". D. als Kind pavor nocturnus, später häufig Halluzinationen. Nach DE VOGUÉ[1972] wälzte er sich auf der Straße mit Schaum vor dem Mund [kann auch hysterisch sein, da D. sich selbst einmal mit dem „Epileptiker" Mohammed vergleicht] (vgl. a. LOYGUE[1958]). Ein Sohn Epileptiker, Tod mit 3 Jahren (DOVSKI[1443], S. 97 u. EBSTEIN[1948], S. 1623). Ende der Anfälle 1877, 4 Jahre vor D.s Tode (SLONIM[1669]). Epilepsie halten weiter für erwiesen: BIRNBAUM[605], S. 277, CONRAD[653], S. 1002–1003, EBSTEIN[1948], S. 1625, FÜLOP-MILLER[1950], GÉLINEAU[1704], GOLDBLADT[1031], S. 68, HEINZ[210], S. 35, HESS[1953], KOBYLINSKY[1956], KOTSOVSKY[194], MANDOLINI[618], MEER[1959], NIGG[1961], S. 187, OSSIP-LOURIÉ[1963], S. 161, POLITZER[1965], S. 107, SCHMIDT, P.[1967], SEGALOFF [1968], SPRINGER[623], S. 231, VAICHÈRE[1971], S. 71, VINCHON[1426], S. 138, WEITBRECHT[1180], S. 61–62, YARMOLINSKY[1973].

2) *Epilepsie nicht ganz sicher:* Epilepsie strittig. Tragisches Ereignis in der Familie, aus früher Kindheit. Sonderling, scheu, zurückgezogen, stark paranoid.

Leichte Anfälle als Jüngling, in der Verbannung kein Anfall. Hysterisches Leiden mit pseudoepileptischen Anfällen. Jeden zehnten Tag ein Anfall. Exzentrisch nach jeder Richtung (Spiel, Ausschweifungen, Aufsuchen mystischer Schrecken). Grenzenlose Eigenliebe und Eitelkeit. Wühlt im Pathologischen und seiner Darstellung (RANK[1319]). Frömmelei, Undankbarkeit, Verleumdungssucht. Ausgeprägte sexuell-perverse Neigungen. Nach Sonja Kowalewsky hätte D. den ersten Anfall nach Sibirien bekommen, bei Gelegenheit eines Gespräches über Gott, und als gerade die Osterglocken zu läuten begannen [autosuggestiv? psychogen?] (HESS[1953]). Außerordentliche Höhe seiner Aktivität: die perverse Triebanlage, die ihn zum Sado-Masochisten oder zum Verbrecher veranlagen mußte, und die analysierbare, künstlerische Begabung (S. 401). D. nannte sich selbst und galt bei den andern als Epileptiker auf Grund seiner schweren mit Bewußtseinsverlust, Muskelkrämpfen und nachfolgender Verstimmung einhergehenden Anfälle. „Es ist nun überaus wahrscheinlich, daß diese sogenannte Epilepsie nur ein Symptom seiner Neurose war, die demnach als Hystero-Epilepsie, d. h. als schwere Hysterie, klassifiziert werden muß" (FREUD[1949]; vgl. a. RANK[1966]). Hystero-Epilepsie (OSSIPOV[1962]). Epilepsieähnliche Äußerungen, hysterische Veranlagung (LENZ[646], S. 677). Charaktereigenschaften, die stark auf Epilepsie hindeuten (BRIAN-CHANINOV[1947], SCHILDER[616], S. 283 u. NEUFELD[1960]).

3) *Andere nicht epileptische psychopathische Züge:* Neurose bei Muttermordinstinkten (KANZER[1954], S. 124–125). Sadistischer Alkoholiker (NEUFELD[1960], S. 7). SEGALOFF[1968] verneint Alkoholismus. D. vielmehr sehr mäßig im Alkohol, aber sehr starker Raucher (a. VAICHÈRE[1971]). Ererbte Lues (SPRINGER[623], S. 231). Lues (VAICHÈRE[1971]). D.'s Lues schritt nicht bis zur »démence« vor, aber fortschreitende Schwächung seiner Kritikfähigkeit unleugbar (Ossiop-LOURIÉ [1963]; s. a. GRASSET[572], S. 142 f.). D. geisteskrank (KRONER[1957]). Bei D. kam das Leiden zuerst im Gefängnis zum Ausbruch. Wegen dauernder Angst vor Schlagfluß mied D. alle Rausch- und Reizmittel (S. 1623). „Blutsturz" läßt an Lungentuberkulose denken (EBSTEIN[1948]). Schizoide Persönlichkeit (BRAIN[669]).

Die Akten sind also noch nicht geschlossen: fest steht jedoch schwerste bionegative Struktur. Nach den „Lebenserinnerungen der Gattin Dostojewskys" (FÜLÖP [Hg.][1951]) gewinnt man den Eindruck, daß es sich doch wohl um genuine Epilepsie gehandelt habe, zum mindesten als Grundlage. Wahrscheinlich „hysterische" Überlagerung; auch an Affektepilepsie wäre zu denken. Meist wöchentlich, in günstigen Zeiten monatlich ein Anfall; später seltener und schwächer. Anfälle gewöhnlich nachts im Schlaf. Bei Tage Aura mit lautem Schrei; nach dem Anfall schwere Depression. Bei Aufregung Disposition zu Anfällen erhöht. Außer den Anfällen unvermittelter, ausgeprägter Stimmungswechsel, hochgradige Reizbarkeit und Zornmütigkeit, pathologische Eifersucht, in späteren Jahren starke Vergeßlichkeit (besonders für Namen und Gesichter). Ein Söhnchen starb plötzlich an epileptischen Krämpfen (vgl. S. 73, 82, 98 bis 102, 181, 286, 325, 340, 393, 409, 431, 452, 458; Eifersucht: S. 128, 164, 282, 364, 426). Ferner: „Tagebuch der Gattin Dostojewskys" (FÜLÖP [Hg.][1952], S. 6, 219, 220, 238, 259).

DOYLE, ARTHUR CONAN (1859–1930)
Englischer Arzt und klassischer Kriminalschriftsteller

Arzt, ohne seinen Beruf lange auszuüben. Praxis ging schlecht. Begründer des Detektiv-Romans mit dem Haupthelden Sherlock Holmes. Nach Verlust des Sohnes im 1. Weltkrieg Neigung zu okkulten Phänomenen und zu Spiritismus; Präsident der Londoner Spiritistenvereinigung. Große Monographie über Spiritismus 1926: History of modern Spiritualism.

DROSTE-HÜLSHOFF, ANNETTE VON (1797–1848)
Deutsche Dichterin

Vorliebe für männliche Verkleidung. Sich als Mann verkleidet zu denken, „ist ein wohlbekannter Zug, der bei psychopathischen Frauen den konträren Geschlechtscharakter, das Intersexe ihres geistigen Fühlens verrät" (KRETSCHMER[128], S. 129). DOVSKI[1443] zitiert Kretschmer. Verborgene bisexuelle Tendenz, offenbar beruhend auf einem körperlichen Intersex-Zustand (LAVATER-SLOMAN[1975]).

Depressive Bionegative.

DÜRER, ALBRECHT (1471–1528)
Deutscher Maler

Wiederaufleben kindlicher Schuldgefühle gegenüber dem Vater spiegelt sich wider in der „Melancholie" (WINTERSTEIN[1976], S. 197). 1520 Malaria; seitdem von Zeit zu Zeit Fieberanfälle, die allmählich zu Kachexie führten (BRAUN[687], S. 96).

DUMAS, ALEXANDRE (1802–1870)
Französischer Schriftsteller

D. war Mestize, eine Großmutter war eine Eingeborene von Haiti (SPRINGER [367]). D. besaß zwei differente Arten von Inspiration: eine impulsive und eine explosive (BINET et PASSY[1905], S. 81; Arbeit zu Lebzeiten D.'s geschrieben). Zwei Schübe von Geisteskrankheit, die heilten (GRASSET[572]).

Schizoider Bionegativer mit psychogener Reaktion? Schizophrener Schub?

DUQUESNOY, FRANÇOIS (Il FLAMMINGO) (1594–1643)
Niederländisch-italienischer Bildhauer

Homosexuell. Deswegen angeklagt und hingerichtet (EEKHOUD[1978]; a. MOLL[592], S. 59).

Berühmt durch das Bionegative.

DUSE, ELEONORE (1859–1924)
Italienische Schauspielerin

Als Tochter fahrender venezianischer Komödianten geboren (KOTSOVSKY[194], S. 268). Tuberkulose (USTVEDT[1869]).

ECKERMANN, JOHANN PETER (1792–1854)
Goethes Sekretär

Tag-Träumer (S. 407. Züchten von Tieren, Vögeln entsprach seinem sublimierten Machtbedürfnis (S. 413) (HITSCHMANN[1979]). Masochismus (HITSCHMANN[1980], S. 525).

ELIOT, GEORGE (MARY ANN EVANS) (1819–1880)
Englische Erzählerin

GOULD[550] (O.).)

ELSHEIMER, ADAM (1578–1616)
Deutscher Maler und Radierer

Oft in Geldnot, Sonderling, gemütskrank. In Deutschland verkannt, in Italien gestorben. Magenkrank: angeblich daran gestorben (GOLDSCHMIT-JENTNER[206], S. 68).

Emerson, Ralph Waldo (1803–1882)
Amerikanischer Dichter

Familie tuberkulös (S. 363). „Nach der frühen Formung seines Geistes durch die Tuberkulose bleibt diese Geisteshaltung bestehen“ (S. 368) (Moorman[1981]).

Eminescu, Michail (1850–1889)
Rumänischer Dichter und Schriftsteller

Stammt aus vornehmer, aber verarmter türkischer Familie. In der Jugend Schauspieler bei herumziehender Truppe. Erste Gedichte. Später Direktor der zentralen Bibliothek in Jassy. Studium der Philosophie in Berlin. Anschließend Schulrat in Jassy. 1883 paralytischer Anfall. Dabei einen Freund angeschossen. 1885 offenbar Remission, so daß erneute Tätigkeit in Bibliothek in Jassy vorübergehend möglich war. Im gleichen Jahr wieder paralytischer Anfall, keine Erholung, Tod im paralytischen Stadium. Sektion bestätigt die Diagnose: 1490 gr. Hirngewicht. Jäher produktiver Aufschwung vor Ausbruch des ersten paralytischen Anfalls gestattet Parallele zu Nietzsche (Szirmay-Pulszky[1982]).

Empedokles (490–430 v. Chr.)
Griechischer Philosoph

Epilepsie (Gélineau[1704]). Stürzte angeblich in einen glühenden Krater.

Erasmus von Rotterdam, Desiderius (1465 oder 1466–1536)
Niederländischer Humanist

Gicht (Vierordt[514], S. 57; a. Schenk[1987], S. 704). 1507 in Italien zum ersten Mal Nierensteinanfälle. Anfälle auch in späteren Jahren (Schenk[1987], S. 703; a. Noury[1984] u. Saitschick[1986], S. 11). Cholerisch, Rationalist. Im Jahre 1509 Abkehr von der Frau (S. 169). Anspruchslos, lehnte Kardinalshut ab (S. 705). Feminin. Phallisch-narzistische und homoerotische Züge in seinen Freundschaften (S. 707). Spannungen im Charakter. Neurotische Struktur (S. 708) (Schenk [1987]). Zur Frage der Lues: Auf Grund aufgefundener Schädelknochen erworbene luetische verknöchernde Knochenhautentzündung (Braun[687], S. 51–52). Der pathologische Anatom Werthemann fand auch keinen Anhaltspunkt für kongenitale Syphilis. Seine Diagnose lautete Ostitis und Periostitis syphilitica aquisita. Es ist möglich, daß ein Teil der Arthritis des E. eine alte syphilitische Osteoperiostitis war (Cole[1983], S. 531; ähnlich a. Essed[753], Pfister[1985], S. 846, Werthemann[1989], Schenk[1987], S. 704, Schubert u. Sudhoff[1988]).

Eulenspiegel, Till (um 1300– um 1350)
Deutscher Schalk des Mittelalters

Für seine Zeit ungewöhnlich klug (S. 145). Zwangsneurotische Symptome. Abseitigkeiten im Wesen, bizarre Einfälle, Gefühlskälte, Abkapselung, Clownerien, Verschrobenheit in der Kleidung, Hang zum Sadismus, Koprophagie und andere Perversitäten. Geltungssucht, Hochstapelei – schon Schizophrenie oder noch Psychopathie? Hinter extravertierter »Genialität« verbarg sich ein ziemlicher seelischer Defekt. Genese möglicherweise im Anschluß an Kopftrauma am Tage der »dreimaligen Taufe« infolge eines Sturzes in den Dorfbach. Tod vermutlich infolge eines Leberleidens (S. 146) (Kerner[1990]). Skeptiker und Melancholiker, ein genialer Gescheiterter wie etwa François Villon, der von Ort zu Ort wanderte (Kerner[1991], S. 48).

Euripides (484 oder 480–400 v. Chr.)
Griechischer Dichter

. . . „von Euripides . . . ist uns ausdrücklich bezeugt, daß er in Einsamkeit und Verbitterung gelebt hat“ (Müller-Freienfels[881], 1. Aufl., S. 111).

FADJEJEW, ALEXANDER ALEXANDROWITSCH (1901–1956)
Russischer Romanschriftsteller

Tod durch Erschießen (KOTSOVSKY[194], S. 229). Schwerer progressiver Alkoholismus über Jahre hindurch; als Folge Herz-Leberdystrophie. In depressivem Zustand Tod durch Suicid (SZIRMAY-PULSZKY[1992]). Zykloider Psychopath bei schwerem Alkoholismus.

FARADAY, MICHAEL (1791–1867)
Englischer Physiker und Chemiker

Von Kind auf nervös. Psychopath. Mit 35 Jahren Gedächtnisschwäche durch frühzeitige Arteriosklerose (JENTSCH[1993]). Misogyn [?] (JENTSCH[1994]).

FECHNER, GUSTAV THEODOR (1801–1887)
Deutscher Naturforscher und Philosoph

Abdruck einer Selbstschilderung (MÖBIUS[1996], S. 18 f.). „Anscheinend eine rein psychogene Störung bei erhöhter nervöser Irritabilität" (BIRNBAUM[605], S. 97, 266, 315; s. a. HERMANN[1995]). Schlaflosigkeit, Krisen der Abgeschlagenheit, Unfähigkeit zu schreiben, zu lesen, das Leben zu ertragen, Zwangsvorstellungen (GRASSET[572]). Neurasthenische Verstimmung (S. 172). Unerwarteter Umschlag: Lichtscheu läßt nach. Arbeitslust und Arbeitskraft kehren wieder, und nach über dreijährigem Bestehen sind alle Symptome der Erkrankung verschwunden (S. 199) (HERZBERG[622]).

Neurose bei bionegativer Grundstruktur.

FEUERBACH, ANSELM (1829–1880)
Deutscher Maler

Schizoider Psychopath, depressiv, überempfindlich, stolz, schweigsam. Vater (Archäologe) kleinmütig, verbittert, Dünkel, autistisch-depressiv, als Student Gemütsleiden. Dessen Bruder Wilhelm Schizophrenie, zwei Selbstmordversuche (a. KRETSCHMER[609], S. 368). Anderer Bruder Ludwig (Philosoph) Einsiedler, humorlos, schweigsam, nüchtern, schizoid. Großvater väterlich schizoider Psychopath, reizbar, starr, depressiv, unstet; Stimmungsschwankungen. Optisches Talent muß von Großmutter väterlich stammen, geht auf Vater, Enkel und Enkelin über (F.'s Schwester Malerin und Dichterin). Dazu bei F. Intelligenztalent. Talent und depressive Schizoidie ergibt den Maler des Kühl-Elegischen (EULENBERG[1997]; a. STROHMAYER[1999]). Ein von abnormen Stimmungsschwankungen geplagter Psychopath. Selbstmord (HEINZ[210], S. 57). Melancholische Psychose (LENZ[646], S. 675; s. a. KLOOS[300], S. 269). SPOERRI[1998] (ref. v. Janzarik) beschreibt den genialen Strafrechtler (Großvater von Anselm F.) mit dem vulkanischen Temperament, seine sonderlingshaften begabten, wenn auch nur in dem Philosophen berühmt gewordenen Söhne und den Maler-Enkel. Es zeigen sich manifeste Schizophrenien in der 2. Generation.

Anselm F. wird als vorwiegend hyperästhetisch-autistisch-schizoide Persönlichkeit mit leichten hypomanischen Wellen gedeutet.

FEUERBACH, KARL (1800–1834)
Deutscher Mathematiker („Feuerbach'scher Kreis")

Erfinder des mathematischen Begriffs der „Tetraederkoordination im Raum", gleichzeitig mit, aber unabhängig von A. F. Möbius (1790–1868) (CANTOR[2000], S. 18).

FICHTE, JOHANN GOTTLIEB (1762–1814)
Deutscher Philosoph

Tod durch Flecktyphus, infiziert durch seine Frau, welche während der Befreiungskriege in Berliner Hospitälern Verwundete pflegte (Braun[687], S. 94).

Firenzuolo, Agnolo (1493–1543)
Italienischer Schriftsteller

Syphilis (Braun[687], S. 48).

Flaubert, Gustave (1821–1880)
Französischer Dichter

1. *Epilepsie bejahen:* Binet-Sanglé[2004, 2005], Brain[669], Braun[687], S. 24, Colling[2009], S. 77, Gélineau[1704, 2015], Heinz[210], S. 64, Vinchon[1426], S. 136.

2. *Keine Epilepsie, vielmehr Hysterie, Neurasthenie, Neurose, hysteriforme Anfälle:* Allain[2001], S. 44, Bertrand[2002, 2003], Birnbaum[605], Brault[2006] (mit 13 Jahren), Dumesnil[2012] (mit 30 Jahren, S. 422), Conrad[653], S. 1002, Du Camp[1546], S. 180 und [2011], Dumesnil[2013], S. 486, Fortin[2014], Grasset[572], Mandolini[618], Pommier[2020, 2021], Regnault[2022, 2023], Reik[2024–2027], Cabanès[1703].

3. *Sonstige Symptomatik:* Stark ausgeprägter Inzestkomplex. Inzestliebe zur Mutter. Liebte nur gebundene Frauen mit Kindern (Reik[2024–2027]). Neuralgien, Gastralgien, Hinterhauptschmerzen, Migräne, psychische Abgeschlagenheit, visuelle Halluzinationen, Zwangsideen, Ängste, Tics, Zwang zum Herumlaufen, „alles Symptome, die man bei Hysterie findet. Das war übrigens auch die Diagnose, die Prof. Hardy stellte; er behandelte ihn als »hysterische Frau«" (S. 31). Der erste Anfall gleicht mehr einer hysterischen Krise (S. 32) (Cabanès[2007]). F. das Opfer einer unerkannten Augenüberanstrengung (Gould[550], S. 203–204 [der fast alle Krankheiten berühmter Menschen auf Augenüberanstrengung zurückführt]). Nihilist, Menschenhasser (Lücke[2017], S. 256 u. a., Descharnes[2010], S. 208).

4. *Zur Frage der Lues:* Arteriitis cerebralis syphilitica (?). F. scheint sich die Syphilis im Orient zugezogen zu haben (Cabanès[2008], S. 210). Lues in Ägypten aquiriert (Allain[2001], S. 44). Plötzlicher Tod durch Gumma (?) (Cabanès[2007], S. 32).

5. *Zur Frage der Gefäßerkrankung:* Am Schreibtisch Schlaganfall, den er überstand (Braun[687], S. 24; a. Dusmenil[2013], S. 478). Tod im apoplektischen Insult (Allain[2001] u. a. Michaut[2018]). Tod durch ventrikuläre Hämorrhagie (Dumesnil[2013]).

Neurose mit Anfällen. Extrem sexuelle Anlage. Epilepsie bei hoher Leistung stets unwahrscheinlich, obwohl die Möglichkeit bei F. nicht auszuschließen ist. Am allerwahrscheinlichsten Affektepilepsie (vgl. Napoleon). Krankheitsbild durch Lues möglicherweise kompliziert. Schwer bionegative Persönlichkeit.

Fontane, Theodor (1819–1898)
Deutscher Dichter

Verfaßte seinen ersten Roman erst mit 59 Jahren. Sein bekanntestes Prosawerk „Effie Briest" entstand mit 78 Jahren (Braun[687], S. 28).

Ford, Henry (1863–1947)
Amerikanischer Industrieller

„Er selbst verspann sich in Geldlaunen, Antisemitismus, Volkstänze und Diät-Kult" (Sward[2028], ref. v. W. H. Hale).

Fourier, Charles (1772–1837)
Französischer Sozialist

Schizophrenie; im Werk „nouveau monde" die seltsamsten schizophrenen

Beziehungs- und Symbolbildungen von abstrus-phantastischer Prägung. Daneben produktive Ideengänge (BIRNBAUM[605], S. 59).

FREUD, SIGMUND (1856–1939)
Österreichischer Arzt, Begründer der Psychoanalyse

Sohn des Wollhändlers Jakob F., eines hageren, wortkargen, sorgenzermürbten Juden. Der »goldene Sigi« das Lieblingskind der jungen Mutter. Vater zum 2. Mal verheiratet, 20 Jahre älter als die Mutter. Auf dem Wiener Gymnasium fast schon verdächtige Musterknabenhaftigkeit und Lernbegierde. 6 Jahre hindurch Klassenprimus. Seit 1923 bösartige Geschwulst am Gaumen, wahrscheinlich als Folge seiner Raucherleidenschaft. In den letzten 16 Lebensjahren 33 Mundoperationen, die erste 1923. 1938 nach Durchsuchung seines Hauses in Wien Gelddiebstahl durch die SA. Mit 81 Jahren nach England, wollte erst nicht mit, verlor fast das gesamte Vermögen durch »Reichspflichtsteuer«. »Ich kann die Gestapo jedermann empfehlen, S. Freud«, als Unterschrift unter Revers, anständig behandelt worden zu sein (JONES[2030]). DALMA[2029] erkennt im Lebenswerk F.'s dessen eigene, nicht überwindbare ambivalente Spannungstendenzen, die sich aus dem Konflikt mit dem Vater ergaben, sich jedoch hinter dem Bild eines nüchtern-gleichmütigen Wissenschaftlers verbargen (S. 5).

FRIEDRICH II., D. GR. (1712–1786)
König von Preußen

1. *Zur Persönlichkeit allgemein:* Starke schriftstellerische Begabung durch Häufung von Keimelementen aus der Familie Braunschweig-Lüneburg (drei Begabte). Talent zum sprachlichen Ausdruck, Reichtum an Vorstellungen und Ausdrücken. Pathologisch: mißtrauischer (paranoider) Zug, der teilweise als vorsichtige Lebensführung erscheint; Großvater Georg I. und dessen Vorfahr Wilhelm der Jüngere psychotisch. Vielleicht wichtig: Eleonore d'Olbreuse (SOMMER[2038]). „In einer so monumentalen Persönlichkeit wie F. d. Großen, der dem altpreußischen Pflichtbegriff seine Prägung gab, fehlen diese Züge zynischer Kälte, von menschenquälerischer Grausamkeit keineswegs, sie sind vielmehr für die stählerne Härte seiner Organisation ein notwendiger Bestandteil (S. 38). Temperamentskälte, Fühllosigkeit gegen Strapazen und Gefahren, pedantische Zähigkeit und autistische Blindheit gegen reale Schwierigkeiten bei Verfolgung ideologischer Wunschziele. Diesen in der Erbanlage vorgebildeten typischen Symptomenkomplex finden wir speziell bei den kalten Schizoiden, wie bei F. dem Großen mit seiner ungeheuer gehäuften ingezüchteten schizoiden Erbmasse aus dem Welfenhaus: von seinen vier Großeltern waren drei Welfen, ein Erbgang seltsamster Sonderlinge mit eingestreuten schizophrenen Psychosen, der sich dann zu den schizophrenen geisteskranken Bayernkönigen Ludwig II. und Otto weiterspinnt" (S. 162–163) (KRETSCHMER[128]). Schizoider Fanatismus (LENZ[646]. S. 676, in Anlehnung an Kretschmer). Vereinigung charakterlicher Tugenden der väterlichen Seite mit der aus starker Inzucht hannoverischen Blutquelle, „die ihm in erster Linie Eigenschaften eines gepflegten hohen geistigen Niveaus zuführte" (HOFFMANN[296], S. 690). Bei Schlacht von Hohenfriedberg zum erstenmal Entfaltung des Genies F.'s frei und klar (Wendt, S .69, bei COCHENHAUSEN[745]). Geniale Leistung ist Kompensationserscheinung unterdrückter Triebe und Affekte sowie Erfolg günstiger äußerer Umstände (WITTY and LEHMAN[636], von denen der Ref. Campbell sagt, daß die Beweisführung oberflächlich sei). „Aus diesen Randbemerkungen – Marginalien aus den preußischen Staatsakten – spricht nicht mehr der Schöngeist von Rheinsberg, nicht mehr der Flötenspieler und Philosoph, sie verraten oft einen erschütternd kleinlichen, harten, geizigen, sarkastischen, menschenverachtenden Greis, der,

nüchtern, zäh und ausdauernd, nichts mehr kennt als das irgendwie entmenschlichte und versachlichte Ziel, dieses, sein Land irgendwie weiterzubringen" (MUELLER-GRAAF[2034], S. 23).

2. *Zur Sexualität:* Ab 22. Jahr rein homosexuell empfunden (FUCHS[3581], S. 29, sowie PRAETORIUS[1780], S. 466, und PRAETORIUS[3576], S. 573–574). Ödipuskomplex, jedoch nicht in lebenslanger Form und ohne die manifest-erotische Komponente in der Mutterliebe (S. 314 u. 320). „Die neuesten, sehr gründlichen Untersuchungen von G. B. Volz (s. a. VOLZ[2039]), einem berufenen Kenner, lassen keinen Zweifel darüber, daß alles, was von der Übertretung von § 175 durch F. d. Großen gesagt worden ist, Ausfluß persönlicher Rachsucht Voltaires oder politischer Feindschaft ist; ebenso irrig ist die von dem hannoverschen Leibarzt Zimmermann aufgebrachte Behauptung: er sei infolge einer Jugendsünde physiologisch verstümmelt gewesen. Ein gleichgeschlechtlicher Eros im ideellen, platonischen Sinne („sexuelle Zwischenstufe") ist bei ihm jedoch nicht von der Hand zu weisen. Nur als Jüngling zeigt er zeitweise einen lasziven Hang zum weiblichen Geschlecht, der aber bald erlischt. Seine Männerfreundschaften dagegen sind lebenslänglich. Der Komplex ist zu wichtig, um ihn als Brauch des 18. Jahrhunderts kurzweg abzutun" (S. 320–322) (v. OPPELN-BRONIKOWSKI[2035]). F. d. Gr. war nicht verstümmelt, wie die Sage ging. Geschlechtsleben normal. Allerdings ästhetische Freude an schönen Jünglingen. Zuletzt sexuell kühl und abgelenkt (VORBERG[2040])." F. war nicht entmannt, aber er ward 6 Monate nach seiner Vermählung durch ein chirurgisches Messer schrecklich vom Tode gerettet, und unter allen seinen Kabinettsgeheimnissen war dies zuverlässig das erste und größte (S. 73). Er litt an äußerst heftigem venerischen Samenfluß (S. 75). F. führte seine Gemahlin nach Rheinsberg, und die ersten sechs Monate schienen mit allen Merkmalen des vergnügtesten Ehestandes zugebracht (S. 77). Dieser glückliche Zustand änderte sich jedoch nach Verlauf eines halben Jahres. Der verstopfte Samenfluß brach mit großer Wut und mancherlei bösen Symptomen wieder hervor. F. verfiel in eine heftige Krankheit, die man zu verbergen suchte, und deren Ursache man zumal verschwieg. Es sei, sagte man nach Hofmanier, eine bloße Unpäßlichkeit. Aber diese Unpäßlichkeit ward so arg, und der kalte Brand war so nahe, daß nichts in der Welt mehr dem kranken F. das Leben zu retten vermochte, und wirklich gerettet hat: als – ein grausamer Schnitt (S. 78). Bei F. war die Erzeugung des Samens durch diesen Schnitt nicht verhindert; er war ein ganz klein wenig verstümmelt, aber nicht verschnitten, und deswegen blieb er, was er war (S. 79). Den Trieb muß er beibehalten haben, einem weiblichen Geschöpf beizuwohnen" (S. 80). Eine venerische Krankheit hatte F. kurz vor seiner Vermählung, wie man aus dem fünften Kapitel dieser Fragmente weiß, wo man die großen Folgen dieser Krankheit nachlesen kann (S. 4) (ZIMMERMANN[2042], 1. Bd.). [Die Eröffnung des Hohenzollernschen Hausarchives würde zweifellos einige Aufklärung in das Dunkel um die sexuelle Situation F.'s bringen, K.]

3. *Zu den körperlichen Krankheiten:* „In seinen ersten Lebensjahren ein kränkelndes Kind. Auch der Heranwachsende braucht häufig ärztliche Hilfe (S. 2385). So war F. d. Gr. von frühester Kindheit an von Krankheit geplagt, zu einem ständigen engen Kontakt mit den ihn behandelnden Ärzten genötigt. Er hatte, wie er einmal schrieb, »seinen Kopf immer mit Ärzten voll«. Das ist seine persönlichste Berührung mit der Medizin, unbequem und oft ärgerlich für ihn selber, voller Aufregung und mit mancher bittern Stunde verbunden für die Ärzte, die ihr Bestes taten" (S. 2390) (ARTELT[2031]). Bald nach seinem Regierungsantritt, d. h. nach seinem 28. Lebensjahr, traten »Zufälle von Podagra und Hämorrhoiden« auf. Im 36. Lebensjahr Halbseitenlähmung, die bald geheilt war (S. 5–6) (ZIMMERMANN[2042], 3. Bd.). [Die zeitgenössischen Quellen

so ausführlich, weil sie, vom Arzte F.'s stammend, ein anschauliches Dokument darstellen.] Im ganzen recht schwächlich, fast zeitlebens kränklich. Verdauungsstörungen, Hämorrhoiden, Gicht, Asthma, Wassersucht (MAMLOCK[2033]). Mit 34 Jahren erster Gichtanfall, »Märtyrer« der Gicht (EBSTEIN[1620], S. 53). Frühzeitig körperliche Ruine (HEINZ[210], S. 9–10). Neben Magen-Darm-Koliken und Hämorrhoidalbeschwerden war die Gicht das Hauptleiden. Bis 1776 von ihm selbst 18 Gichtanfälle gezählt. Befolgte nicht oder nur ungern für kurze Zeit ärztliche Anordnungen. Liebte scharfe Gewürze und schwere Gerichte. Ließ sich nie porträtieren; alle Bilder stammen aus der Phantasie (POLACSEK[2036]). Nach Selles Bericht mit 28 Jahren Gicht und Hämorrhoiden (HAGEN u. THEOPOLD[2032], S. 187).

4. *Todeskrankheit und Ende:* „Und so trat ich vor den König. Auf einem großen Lehnstuhl, mit dem Rücken gegen die Wand, wo ich hereintrat, saß der König. Er hatte einen alten, großen, schlichten, vor Jahren abgetragenen Hut mit einer ebenso alten weißen Feder auf dem Kopf. Er war gekleidet in ein Cassakin aus hellblauem Atlas, vorne herunter ganz von spanischem Tabak gelb und braun gefärbt. Übrigens war er in Stiefeln. Er lehnte ein erschrecklich geschwollenes Bein auf ein Tabouret; das andere hing" (ZIMMERMANN[2041], der hinzugezogene Arzt; über ihn selbst s. S. 558). „Noch bis in die letzten Tage waren die geistigen und thierischen Lebenskräfte bewundernswürdig gut, und nur gänzliche Verstopfung der Eingeweide und allgemeine fäulichte Auflösung konnte diesen bis jetzt unbezwungenen Geist aus seiner zerstörten Hülle verdrängen" (SELLE[2037], S. 64). „Kurz vor dem Tode vom Leibarzt Einschnitte in die Gliedmaßen gefordert, um Wasser abfließen zu lassen. Selle [der Leibarzt] konnte sich nicht dazu entschließen, da er »Brand« befürchtete ... Am 16. August fast ohne Bewußtsein in Sanssouci, Kältegefühle, Frösteln, beständiger kurzer Husten mit starkem Röcheln auf der Brust, der nach und nach das Atemholen erschwerte. »Es war doch der immer von mir so gefürchtete Stickfluß, der dieser großen Krankheit ein trauriges Ende machte« [Selle]" (HAGEN u. THEOPOLD[2032], S. 192). Tod an Wassersucht (BRAUN[687], S. 84).

Anscheinend doch psychisch homoerotisch. Äußerst beweglicher, impulsiver Bionegativer. Blut der Mutter (Enkelin einer bürgerlichen Französin) als Ferment zur Hochzucht des väterlichen Blutes hinzuaddiert.

FRIEDRICH WILHELM IV. (1797–1861)
Preußischer König

Somatisch zu den Pyknikern zu rechnen. Aus dem überschwenglichen Stil der Briefe an den Prinzen Johann, die von diesem weitaus kühler beantwortet wurden, könnte der Psychoanalytiker eine psychisch homoerotische Komponente ableiten. Eine feststellbare gewisse Fixierung auf seine „Leiblichkeit" weist hypochondrische Züge auf. Von 1855 bis 1860 sieben Schlaganfälle, als deren Folge es nicht nur zu körperlichen Ausfallserscheinungen, sondern auch zu Aphasie und zunehmenden geistigen Störungen im Sinne einer arteriosklerotischen Demenz kam. 1857 wegen „Umnachtung" dem Throne entsagt (GOEMAN[2042a], vgl. a. REUMONT[1783]). LEWALTER[2042b] lehnt ab, daß das Krankheitsbild, das sich im Gefolge der Schlaganfälle entwickelt, durch die „psychopathischen" Züge in der Persönlichkeit F. W.'s bestimmt sei (S. 471–472). Ebenso möchte LEUSS[1757a] die Zuverlässigkeit der Darstellung zeitgenössischer Quellen in Zweifel ziehen (S. 176 ff.).

FRÖDING, GUSTAV (1860–1911)
Schwedischer Dichter

Schizophrenie (GADELIUS[2044], der sich auch mit FREY[2043] auseinandersetzt). Hingegen ist SVENSSON[2045], der F. vom Dezember 1898 bis März 1905 im

Upsala-Hospital behandelte, der Meinung, es handele sich nicht einfach um Schizophrenie, sondern um eine zyklophrene Erkrankung, basierend auf psychopathischer Persönlichkeitsstruktur, welche dem depressiven Zustand atypische vorwiegend schizophrene Züge verlieh, zu denen sich noch Alkoholismus addierte. Psychotische bionegative Persönlichkeit.

GALILEI, GALILEO (1561–1642)
Italienischer Astronom

Sein Leben frei von geistiger Erkrankung. Ab 1633 in den letzten 9 Jahren in Internierung des hl. Offiziums der Inquisition, ab 1637 völlig erblindet (RIEHL[1673], S. 171 ff.). „Neue Denkweise, die in letzter Linie in die mechanische Naturbetrachtung übergeht (S. 100). Bedürfnis, teleologische Betrachtungen . . . in die allgemeinsten Züge des Weltbildes zu verweben . . . Reste eines harmonischen Weltbildes (S. 117). Verschwunden das asketisch-christliche Zerknirschungsbedürfnis gegenüber der Gottheit" (S. 140) (GOLDBECK[2046]).

GALOIS, EVARISTE (1811–1832)
Französischer Mathematiker

Frühreif, beendete kein Examen. Vater Tod durch Suicid, Sohn anschließend am Grabe ohnmächtig, schwere »Nervenkrise«. Schizoid, selbstbewußt, hochfahrend, jähzornig, schwächlich, Astheniker. Tod im Duell. Diagnose: autistisch-schizoider Psychopath (SZIRMAY-PULSZKY[2047], die den Mathematiker Sophus Lie zitiert, der 1894 schrieb, die vier größten Mathematiker des 19. Jahrhunderts seien Galois, Gauss [s. d.], Auguste Louis Cauchy [1789–1857] und Niels Abel [s. d.] gewesen). G. erst 40 Jahre später – 1870 – von dem Mathematiker Camille Jordan gewürdigt.

GALSWORTHY, JOHN (1867–1933)
Englischer Erzähler

Tod an Bluterkrankung (BRAUN[687], S. 99).

GALTON, SIR FRANCIS (1822–1911)
Englischer Naturforscher

Stammt aus hervorragend begabter Sippe. Vetter Darwins; ihr gemeinsamer Großvater Erasmus Darwin erfaßte den Grundgedanken der Abstammungslehre sogar früher als Lamarck (LENZ[646], S. 668–669). Obsessionale Züge in der Familie, besonders bei Vaters Schwester (S. 95). G. selbst wies nervöse Symptome durch sein ganzes Leben auf. Zweimal „Zusammenbruch" (breakdown), der erste im Alter von 20 Jahren. Krankheit Antreiberin zum Schaffen (S. 96). Feminine Züge (?) (S. 98) (SLATER[2048]).

GANDHI, MOHANDAS KARAMCHAND (1869–1948)
Indischer Nationalheld

Vegetarier (wie Hitler, der in der gleichen Arbeit angeführt wird). Dadurch vielleicht Verdrängung von ursprünglich aggressiven kannibalischen Tendenzen (HITSCHMANN[2520], S. 208–209). G.'s Haltung beruhte nicht allein auf asketischer Beherrschung des Geistes, sondern auf dem Einfluß von Rauwolfia serpina, der indischen Droge, die G. jahrelang wegen seines hohen Blutdruckes nahm. Folge: Abgeklärtheit und Milde in seinen späteren Jahren. Schlief mit seinen Dienerinnen im selben Bett, um an sich selbst seine auf vegetarischer Ernährung beruhende sexuelle Bedürfnislosigkeit zu testen. Er lebte vorwiegend von Ziegenmilch, Nüssen und Früchten (FABRICANT[2049]).

GARSCHIN, WSEWOLOD MICHAILOVITSCH (1855–1888)
Russischer Dichter

Als Gymnasiast leichte Psychose, die heilte [Depression? Schizophrener Schub?] Sehr empfindlich, reizbar, ängstlich. Tod durch Selbstmord in Psychose? Oder Unglücksfall? (OSSIP-LOURIÉ[1963]). Schwere Neurose. Periodische Depressionen. Tod durch Selbstmord (BIRSTEIN[2050] u. a. KOTSOVSKY[194], S. 229). Periodische Depressionen, Wandertrieb, so daß Internierung zeitweise notwendig war (BRAUN[687], S. 71).

GAUDI Y CORNETT, ANTONIO (1852–1926)
Spanischer Architekt

Schöpfer des neukatalonischen Baustils. Psychopath vom Typus des Phantasten (BÜCKMANN[2051], ref. v. Lange-Eichbaum).

GAUGUIN, PAUL (1848–1903)
Französischer Maler

Syphilis (SPRINGER[623], S. 195, der auch SEGALEN[2054] zitiert). Von der Mutter »Indianerblut«, vom Vater »Bürgerblut« (DOVSKI[1443], S. 313). Starb verbittert nach schwerer Krankheit (SCHEFFEL[173], S. 282). Unglückliche Ehe (DORSENNE[2052], S. 19). Schizophrenie (MORSELLI[2053], S. 181).

Erheblich bionegative Persönlichkeit bei nicht geklärter organischer Diagnose.

GAUSS, CARL FRIEDRICH (1777–1855)
Deutscher Mathematiker und Astronom

Depression (WORBS[2055], S. 64–65).

GEORGE, STEFAN (1868–1933)
Deutscher Dichter

G. ist charakterisiert durch die gleiche Ambivalenz wie Carlyle und Nietzsche; er hat eine nazistische und eine liberale Seite (BENTLEY[1822], S. 215).

GÉRICAULT, THÉODORE (1791–1824)
Französischer Maler

Tuberkulose. Schüchtern, gehemmt, schnell errötend (ARRÉAT[487], S. 251).

GERSHWIN, GEORGE (1899–1937)
Amerikanischer Komponist

Ein Jahr lang psychoanalytisch behandelt wegen Verstopfung und Magenstörungen als Ausdruck chronischer Neurose. Tod an Hirntumor (FABRICANT[2056]).

GLEIM, JOHANN WILHELM LUDWIG (1719–1803)
Deutscher Dichter

Tod an Altersschwäche (BRAUN[687], S. 19). Ungewöhnliche Betonung männlicher Freundschaft, jedoch keine erotische Freundschaft, d. h. die Freundschaft trug keinen homosexuellen Charakter (Moll[592], S. 16).

GLUCK, CHRISTOPH WILLIBALD (1714–1787)
Deutscher Komponist

Homosexuelle Episoden (FUCHS[3581], S. 56). Namentlich in jüngeren Jahren starker Potator (FEIS[589], S. 49).

Goebbels, Josef (1897–1945)
Propagandaminister des „Dritten Reiches“

S. unter Nationalsozialistische deutsche Parteiführer, S. 482.

Göransson, Åke (1902–1942)
Schwedischer Maler

Schizophrenie, die mit etwa 25 Jahren erste Symptome zeigte. 1937 G. eindeutig verändert. Malte bis zu diesem Jahr, dann Anstaltseinweisung. Tod an Tbc (Hedenberg[2057]).

Goes, Hugo van der (1435–1481)
Niederländischer Maler

Melancholie (Dupré et Devaux[2058]).

Goethe, Johann Wolfgang von (1749–1832)
Deutscher Dichter

1. *Sippe und Familie:*

Zu G.'s Vorfahren gehören 13 Bürgermeister, 12 Metzger, 11 Pfarrer, 8 Ratsherren, 7 Verwaltungsjuristen, 5 Bauern (Angermann[338], S. 10). G. morphologisch ähnlich der Großmutter mütterlicherseits, Frau Textor geb. Lindheimer; psychisch verwandt dem Urgroßvater Lindheimer (Sommer[2109,2110,2111]). Großmutter mütterlicherseits genoß keinen untadeligen Ruf; ihr Bruder zeigte Maßlosigkeiten, die an Exzentrizitäten G.'s in der Jugend und im Liebesleben gemahnen (Sommer[2111], ref. v. Baerwald). Die vom Vater ererbte psychopathische Anlage hat wesentlich zur Auslösung der von der Mutter ererbten Geistesgaben beigetragen (Lenz[646], S. 680). Ahnenverlust in G.'s Sippe; Thüringen, Schwaben und Hessen an der Blutmischung der Sippe beteiligt (Knetsch[2084], S. 5; s. a. Kiefer[2081]). „Man kann nicht vorbeikommen an dem schweren erblichen Verhängnis, das seine Familie in vier Generationen vernichtet: an dem seltsamen Vater, der geisteskranken Schwester, der jähen Entartung seiner Kinder und Enkel. Ein schwankender gefährlicher Erbgang, von dem des Dichters zyklische Anlage nur ein Grenzfall ist (S. 123). Von fünf Kindern blieb nur eins am Leben, August G., eine schwerkranke und unglückliche Natur. Die Umgebung nannte ihn einen verrückten Patron. Schon im Knabenalter begann er maßlos zu trinken, sein Leben ist eine Kette von stürmischen erfolglosen Anläufen, von selbstverschuldetem Unglück in verfehlten Verhältnissen. Was seine Gutherzigkeit, seine Freundestreue, sein aufrichtiges Streben nach tüchtigen Kenntnissen ihm erwarb, das verdarb seine maßlose Heftigkeit, seine unstete Liederlichkeit, sein düsterer Mißmut. Kurz er zeigte die Züge der schwersten erblichen Entartung, die in seinen letzten Lebensjahren ins ausgesprochen Geisteskranke übergingen. Er starb unterwegs in Italien, wahrscheinlich an den Folgen seiner Trunksucht, erst 41 Jahre alt“ (S. 125) (Kretschmer[128]). Am 25. Dezember 1789 wurde der Sohn August geboren, der 1830 wahrscheinlich der Paralyse, sicher aber einem Gehirntod erlag. 1791 folgte ein totgeborener Knabe, 1793 ein Mädchen, das 10 Tage, 1795 ein Knabe, der etwa 14 Tage und 1802 ein Mädchen, das nur wenige Stunden oder gar Minuten alt wurde (S. 50–51) (Heinz[210]). Alkohol spielt bei der Degeneration der Goethefamilie eine wesentliche Rolle. Tod des Sohnes August an Herzlähmung im Gefolge des Alkoholismus (Cabanès[2061], S. 83; u. a. Vogel[2116], S. 22). Schwester eine durchaus pathologische Natur: manisch-depressive Psychose. Bei G.'s Nachkommenschaft „das Pathologische in furchtbarer Höhe“. Sohn schwer psychopathisch (Möbius[2089]). „Auf Grund neuer Ergebnisse auf dem Gebiet der Blutgruppenforschung könnte man daran denken, daß es sich bei der Totgeburt und den kurz nach der Entbindung gestorbenen Kindern der Christiane um sogenannte fötale Erythroblastosekrankheiten gehandelt hat. Man hätte in diesem Falle anzunehmen, daß der Vater G. und die fraglichen Kinder das Merkmal Rh aufwiesen, daß aber der Christiane dieser Faktor fehlte" (HÄUSSLER[2068], S. 22; u. a. KLEINE[2083]).

2. *Zur körperlichen Struktur Goethes:*

Dem Gesichtstyp nach nordisch-dinarisch (RAUSCHENBERGER[2097], S. 240; u. a. RAUSCHENBERGER[2098], S. 7, [2099], S. 79, [2100], S. 240, [324], S. 41). Der Gestalt, der Physiognomie, dem Schädel nach war er »reiner« Norde (HAUSER[2073], S. 38; vgl. a. WOLTMANN[2118]). Schiefgesichtigkeit (BAUER[2059], der G.-Maler, S. 12). „Könnte nicht vielleicht G.'s bis heute rätselhaft gebliebene Wesensspröde ihre Wurzel im Andeutungskrüppeltum des zu kurzbeinigen und daher übermäßig langrumpfig erscheinenden Dichters des Faust selber haben?" (WÜRTZ[2119], S. 4). Wies feminine oder effeminierte Züge auf, schon einmal dem Körperbau nach (er hatte sogar Frauenwuchs), besonders aber in psychischer Hinsicht. Das haben schon die Romantiker an ihm gesehen und gefeiert: sie haben ihn als Prototyp eines »Androgynen« im Sinne Baaders herausgestellt (WELLEK[190]).

3. *Zu den körperlichen Krankheiten:*

a) *Zur Frage der Tuberkulose:* Lymphatischer und asthenischer Habitus, deswegen 1786 Tbc. (KÜHN[2087], S. 90; s. a. KÜHN[2085] und KÜHN[2086]). Im gleichen Sinne äußern sich SARASIN[2105], S. 389, MOORMAN[693], KIRSTEIN[2082], HANSEN[2071] u. [2072], FRAENKEL[2063], USTVEDT[1869], GERBER[2066], S. 51). Der Leipziger Blutsturz im Jahre 1786, in G.'s 19. Lebensjahr ist heute noch rätselhaft (SPRINGER[623], S. 110).

b) *Zur Frage der Lues:* Bejaher der Lues: G.'s Krankheit mit Blutsturz eine Syphilis (FREUND[2065]). G. kann doch luetisch gewesen sein (SCHELENZ[2108]). SPRINGER[623] [der sonst geneigt ist, bei den meisten der von ihm beschriebenen Berühmten eine Lues anzunehmen] meint in diesem Fall, der Blutsturz beruhe auf einer Neurose; er vermerkt jedoch bei August v. G., daß sich sowohl an den Rat Goethe wie an G. selbst der Verdacht der Syphilis geknüpft habe (S. 110; s. a. SPRINGER[2112]). Lues nicht bewiesen noch gegenbewiesen (OBERHOFFER[2094], S. 25; hier auch Gegenüberstellung der einzelnen Autoren zu dieser Frage). Verneiner der Lues: Magenulcus. G. selbst habe von Gastralgien gesprochen, an denen er in Leipzig gelitten habe. Keine Syphilis (HAHN[2070], S. 322–324). Keine Syphilis, sondern Lungentuberkulose (KIRSTEIN[2082], HANSEN[2071] u. [2072], FRAENKEL[2063], GERBER[2066]). Nach Erörterung der Freund'schen Behauptung, daß G. in Leipzig an Syphilis erkrankt war, erklärt FUCHS[3581], es fehle nach seiner Überzeugung jede positive Tatsache (S. 32 ff.). VEIL[2114], der G. mit vielen neuropathischen, aber ohne jegliche psychopathischen Züge sah (S. 47), setzt sich ebenfalls mit Möbius und Freund auseinander und meint, „keiner von diesen beiden genannten Autoren nimmt eine ganz einfache medizinische Analyse vor". Ihre ausführliche Darlegung widerspreche der Annahme einer Syphilis, wobei die acquirierte Lues gemeint sei. Eine hereditäre, etwa vom Vater ererbte Syphilis stehe nicht zur Diskussion (S. 55). Veil fährt fort: „Seltsamerweise, aber bezeichnenderweise, kommt der Arzt W. A. Freund zu der syphilitischen Pathogenese des Jugendleidens G.'s überhaupt nicht auf Grund medizinischer, sondern auf Grund literarischer Erwägungen. Diese gehören zu den betrüblichsten Erscheinungen der talmudistischen Methode in der deutschen Literatur" (S. 59). MÖBIUS[2091] setzt sich mit FREUND[2065] auseinander. ESTAPÉ[2062] teilt die Meinung von Möbius.

c) *Sonstige Krankheiten:* Ab 1808 wahrscheinlich echte Gicht. Mit 56 und 57 Jahren Nierenkoliken, wahrscheinlich Nierensteine (EBSTEIN[1620], S. 56). Beschreibung der körperlichen Krankheiten auch durch HAGEN[2069], KÜHN[2085], [2086]). WELLEK[2117] zitiert Hellpach, der von einer „partiellen (?) Kurzsichtigkeit" bei G. spricht (S. 6).

d) *Zur Todeskrankheit:* VOGEL[2116] hält als Hausarzt G.'s einen Herzinfarkt nach Kranzgefäßverschluß für die Todesursache und beschreibt den dreitägigen Todeskampf (S. 13–16; s. a. BRION[2060], S. 481 ff.). VEIL[2115] nimmt zu der Diagnose Vogels Stellung (S. 531). GRÜNTHAL[2067] setzt sich mit Veil und Möbius auseinander.

4. *Zur Struktur der Persönlichkeits G.'s*

Nervöse Reizbarkeit, große Leidenschaftlichkeit, Zornmütigkeit, Hypochondrie, Neigung zu nervösen Verstimmungen, Intoleranz gegen Kaffee, Nikotin und andere Gifte (HEINZ[210], S. 50). Psychopathie bzw. Neurose (SOMOGYI[143], S. 281). Hysterie (S. 677). Zykloid (S. 675) (LENZ[646]). Zyklothym (DOVSKI[1443], S. 313, BRAIN[666], S. 19, MÖBIUS[3307], S. 39, GRÜNTHAL[2067], S. 431–454). Oft heftiger Zorn oder tiefe Melancholie (BAUER[2059]). G. trank in der Jugend ziemlich viel, konnte vom Wein nicht loskommen, später ein bis zwei Flaschen täglich (MÖBIUS[2089]). „In der Jugend hypochondrisch, nervös, reizbar, lebensmüde, und beinahe wäre er Alkoholist geworden. Er hatte wahre Erregungsperioden hinsichtlich seiner geistigen und künstlerischen Leistung, litt alle paar Jahre an „Zwangsdichten" (LOMBROSO[546]). G. aß reichlich und trank ein bis zwei Flaschen Wein täglich. „Wenn ich den Wein abschaffen könnte, wäre ich sehr glücklich" (1780) (SCHARPFF[2107]). Enormer Esser. Dichtung oraler Ausweg (BRILL[1217], S. 374). „Ich möchte an dieser Stelle noch mit Patrizi daran erinnern, daß G. einen »leichten aber deutlichen Fall von ästhetisch-wissenschaftlicher Kriminalität« darstellt. »Der Kaiser von Rußland«, erzählt Lewes (Vita di Goethe, Mailand, ital. von Pisa) hatte dem großen Chemiker Döbereiner eine Platin-Barre geschenkt, die von diesem an Goethe zur Untersuchung und zum beliebigen Experimentieren verliehen wurde. G., dessen Leidenschaft für Mineralien bekannt ist und der einen außerordentlichen Sammeleifer besaß, legte die Barre zu seinen besonderen Prachtstücken und schwelgte dergestalt bei ihrem Anblicke, daß er sich ihrer nicht wieder entäußern konnte. Wie oft sich Döbereiner an ihn wandte, es ging ihm nicht anders, als dem Prof. Büttner, der G. Prismen und andere optische Instrumente geliehen hatte und immer wieder vergeblich nach ihnen schrieb, bis er endlich seinen Diener schicken mußte mit dem Auftrage, sie mit Gewalt fortzuholen! G. gab die Platin-Barre nie wieder her. Es ist auch zur Kenntnis gekommen, daß G. aus der Sammlung Knebels ungefähr 100 Stiche Dürers des bequemeren Studiums halber mit nach Hause nahm, und daß Knebel diese Stiche nicht mehr wieder sah (LOMBROSO[546], S. 138). HELLPACH[2074] nennt G. den größten bürgerlichen Menschen, den das deutsche Volk der Menschheit als Dichter geschenkt hat. Die gleiche – etwas kritiklose – Heroisierung findet sich auch bei HIRTH[2076]. HOLZMANN[2078] dagegen zählt unter den ausgesprochenen G.-Gegnern die folgenden auf: Spaun, Span, Pustkuchen, Grabbe, Küllner, Glover, Schütz, Menzel, Hengstenberg, Knapp, Görres und Börne.

5. *Zum Sexus*

Offenkundig libidinöse Fixierung an die Schwester. Das ganze Liebesleben G.'s (an Rätseln reich) nur verständlich aus seiner niemals ganz überwundenen infantilen Fixierung an die Schwester, respektive Mutter (S. 505). Vorliebe für gebundene Frauen. Mutter und Schwester in Frau v. Stein für ihn vereinigt. Schwesternliebe vielfach in Werken (S. 501) (RANK[1320]). Als Kind Eifersucht auf einen jüngeren Bruder (FREUD[2064], a. HERMANN[2075]). „Was G. im tiefsten von Friederike abhielt, war die unbewußte Kastrationsangst" (S. 503). In späteren Mannesjahren wiederholt peinigende Angst vor sexueller Ansteckung, „in der wir in der Neurose immer wieder eine späte Form der infantilen Kastrationsangst erkennen" (S. 505) (REIK[2101]; s. a. HITSCHMANN[2077]). Als Jüngling Kampf mit übermäßiger Sinnlichkeit (SAITSCHICK[77], S. 76) Abspaltung des Sexus, des körperlichen Vorganges vom Eros als einem geistigen Vorgang (THEILHABER[2113]). Versuch, aus G.'s verschiedenen Werken eine homosexuelle Neigung herauszuarbeiten (FUCHS[3581], S. 32 ff.). MÖBIUS[1677] hingegen bestreitet homosexuelle Tendenzen (S. 10).

6. ***Zur Periodik des Schaffens***

Die Lebenskurve G.'s ist zugleich die typische Kurve einer manisch-depressiven oder zirkulären Persönlichkeit (KRETSCHMER[128], S. 122). Submaniakalische Zustände G.'s (SADGER[2102] u. [2103]). Längere endogene Perioden von Depression oder Erregung (mit vermehrter Produktion). Produktion oft fieberhaft, »zwangsmäßig«. In der Jugend Selbstmordgedanken. G. bezeichnete selbst seine Wertherstimmung als »pathologisch« (MÖBIUS[2089]). Übermaß von Erregbarkeit, oft Fehlen jeder psychischer Hemmung, große Zornmütigkeit, Tränenseligkeit ohne Grund; einmal eine Halluzination. Rascher Stimmungswechsel; oft verstimmt, reizbar, launenhaft. Höchste Empfindlichkeit gegen starke Sinneseindrücke. Das zwangsmäßige Schaffen G.'s in normaler Breite. Allerdings Berührungspunkte zwischen Dichter und Psychopathen (JACOBI[2079] u. [2080]). Die lebhaften visuellen Erlebnisse G.'s nähern sich manchmal Pseudohalluzinationen und überwertigen Ideen, und nur eine immer wache Selbstzucht hat ein Ausgleiten in hysteriformer Richtung verhindert (OSTENFELD[2095] zu SARAUW[2106]). Ein Erlebnis in „Dichtung und Wahrheit" beim Abschied von Friederike wird als eine optisch-kinästhetische Halluzination des Körperschemas geschildert, dessen Abspaltung durch seelische Vorgänge und einen an den Vestibularisapparat, Hirnstamm und die Parietooccipitalrinde gebundenen Mechanismus erfolgt (MENNINGER-LERCHENTHAL[2088]). Das Verhältnis von Natur und Ich in den Werken der verschiedenen Lebensabschnitte untersuchend, kommt MOOG[2093] zu der Feststellung, daß das Ich G.'s trotz gefühlsmäßiger Verbindung zu der Natur entschieden vorherrschend ist, ganz besonders in der späteren Schaffensperiode (S. 79). Mit 36 Jahren nach der italienischen Reise Abschied von der Jugend und der »gotischen« Epoche und Hinwendung zur Klassik (GOLDSCHMIT-JENTNER[206], S. 10; vgl. a. HAUFFE[1248]). G. ist ein eidetischer B-Typ im Sinne Jaenschs (s. a. JACOBI[2079], S. 29). Ausgehend von früheren Herausstellungen G.'s als einem leuchtenden Musterbeispiel extrem ganzheitlicher Auffassungsweise führt WELLEK[2117] die Typologie Jaenschs an, nach welcher Jaensch sowohl aus G.'s Dichtung wie auch aus seinen wissenschaftlichen Arbeiten, besonders seiner Farbenlehre, bei ihm den „basedowiden" (Schilddrüsenüberfunktions-) B-Typus nachweist mit folgenden Zügen: ganzheitlicher Schwung, Lebhaftigkeit und Frische, Bewegtheit, sinnliche Plastizität, blühende und leuchtkräftige Phantasie. Es kann sein, daß das von vielen G.-Bildern wohlbekannte starke Freilegen oder sogar Hervortreten der Augäpfel Beweis für die Richtigkeit dieser Typeneingliederung ist (S. 3–4). Aber G. ist nicht nur Eidetiker, sondern auch Synästhetiker, wenn auch nicht im ausgesprochenen Sinne des »Farbenhörens«, so doch mit einer ganz ursprünglichen Veranlagung für Synästhesie der übrigen Sinne (Waldhörner, aus der Ferne vernommen, wirkten auf ihn wie Balsamduft) (S. 4). Nach der Typeneinteilung Jungs wird G. allgemein zu den „Extravertierten" gerechnet (S. 14–15), wenn auch Wellek (S. 23) betont, daß irgendwelche Typologie die strukturelle Vielgestaltigkeit des Genialen nicht erfassen kann. Aus ähnlichen Gründen lehnt HEYER[184] die psychiatrischen Diagnosen bei G., „den der Genius nie verließ", ab (S. 278). Schließlich befaßt sich WELLEK[2117] mit der schon von Möbius inaugurierten und später von Kretschmer übernommenen Sieben-Jahr-Periodik in G.'s Leben und Schaffen und zeigt auf, daß die Wellenberge in G.'s Erlebens- und Schaffenskurve deutlich zusammenfallen. Auch Hellpach bekennt sich nach Welleks Darlegungen zur gleichen Anschauung, indem er G. „zur zyklothymen Gattung

(!) gehörig, mit gelegentlich ins Schizoide streifenden Abwandlungen" sieht und die siebenjährige Periodik G.'s „einen der gesichertesten Phasentatbestände" nennt (S. 16).

G. gemischt aus zykloiden und schizoiden Elementen. Extrem affektiv und sehr labil, von großer nervöser Reizbarkeit und Empfindlichkeit (im Sinne des Schizopathen, wie Bleuler es ausdrückte). Längere Perioden endogener Verstimmung weisen in Richtung einer ganz leichten Zyklophrenie. Leichter Alkoholismus entspringt aus bionegativem Unbehagen. Erstaunlich und ehrfurchtgebietend aber die erfolgreichen Versuche der Kompensation. G. stellte gleichsam die Gesundheit und das harmonische Gleichgewicht dar, das in ihm als dem »Olympier« und idealen Dichterfürsten von Generationen verehrt wird.

van Gogh, Vincent (1853–1890)
Niederländischer Maler

Selten sind um die Krankheit eines Berühmten so viele verschiedenartige Meinungen und Diagnosen geäußert worden wie bei G. Daher erscheint der Versuch gerechtfertigt und auch im Sinne einer besseren Übersicht vorteilhaft, die verschiedenen diagnostischen Auffassungen getrennt zu behandeln.

1. *Für Schizophrenie:* Keine Paralyse, sondern Schizophrenie. Keine echte Epilepsie, sondern Anfälle bei Schizophrenie (Vorberg[1701]). Schizothyme Anlage. In G.s Kindheit wurde besonderes Talent zum Zeichnen bei ihm nicht bemerkt. Beginn der Schizophrenie nicht erst 1887, sondern viel früher. Stetige Zunahme der Introversion und Regression zu infantilen Komplexen. Mit steigender Schizophrenie in der Malerei stark expressionistisch und Regression zum Ornamentalen [in Parallele zu Prinzhorns Franz Pohl, s. d.] (Westerman-Holstijn[2168] u. [2169]). Produktive Komponente bei schizophrenem Verfall (Prinzhorn[1407]). G. ist, dem schizothymen Formenkreis zugeordnet, ein „Formseher" (S. 135). Das Psychotische ist zugleich das Schöpferische (S. 137). Schilder und Prinzhorn werden zitiert (S. 138) (Hoffmann[2137] in einer sehr exakten Dissertation mit viel Literatur). Wahnsinn, der sich allmählich entwickelte (Scheffel[173], S. 282). „Wer die Schilderung Gauguins liest, welcher den Ausbruch der akuten Psychose bei G. miterlebte, wird wohl kaum an dem Vorliegen einer Schizophrenie zweifeln" (Winkler[1362], S. 161). Beginn einer Psychose um Ende 1887, bestimmt Frühjahr 1888. Weihnachten 1888 akute Psychose. Dann Wechsel zwischen Anfällen und ruhigeren Zeiten. 1889–1890 in der Anstalt. Mitte 1890 Selbstmord. Seit 1888 Stilwandlung in den Werken. Diagnose? – Keine Epilepsie, denn es fehlen Anfälle und die spezifische Verblödung. Paralyse (?) extrem unwahrscheinlich. Schizophrenie „ganz überwiegend wahrscheinlich" mit „Minimum von Unsicherheit" (Jaspers[2138]). An Schizophrenie denken auch: Minkowski[2147], Morselli[2148], Barison[2121], Roi[2159], Cogniat[2126], Coquiot[2127] (S. 218).

2. *Für Epilepsie:* Epileptoide Psychose ohne epileptische Anfälle (larvierte Epilepsie) (Doiteau et Leroy[2130], S. 124 u. 128). Episodische Dämmerzustände, der Epilepsie nahestehend (Goldbladt[1031], S. 67–68). Höchst fraglicher Natur waren die episodischen Psychosen G.'s, der allerdings aus stark epileptisch belasteter Familie stammte (Conrad[653], S. 1002–1003). Alle Autoren, außer Jaspers[2138] und Westerman-Holstijn[2168] u. [2169], sehen G. als Epileptiker an (Delay, Desclaux et Digo[2129], S. 1375, die ihre Behauptung mit reichhaltiger Literatur belegen). Anfallsweise psychotische Erkrankung, die ziemlich plötzlich ausbrach. Dauer der Anfälle Stunden bis Wochen. Enorme triebhafte Erregung, große motorische Unruhe, Trieb zur Selbstbeschädigung (l'oreille coupée), Verwirrtheit, namenlose Angst. Manchmal gänzlicher Bewußtseinsverlust, Halluzinationen, wahnhafte Erlebnisse, religiös ekstatische Offenbarun-

gen. Nur höchst unvollkommene Erinnerung an den Anfall. Allerdings keine echte Wesensveränderung, weder des Menschen noch des Künstlers; G. behält Distanz zur Krankheit. Die Diagnose der behandelnden Ärzte lautete Epilepsie; keine echte Epilepsie, da keine Krampfanfälle auftraten, und obwohl eine Schwester der Mutter und mehrere Mitglieder der Familie epileptisch waren, sondern episodische Dämmerzustände, ein der Epilepsie nahestehendes Krankheitsbild (im Sinne von KLEIST[2140], S. 614). Starke bisexuelle Prädisposition; auch die Epilepsie war vom affektiven Typus (SCHNIER[2163]). Nach GASTAUT[2134] handelt es sich um Temporallappenepilepsie (S. 172; s. a. MÜLLER[2149], S. 418). Für Epilepsie entscheiden sich ferner: BIRNBAUM[605] u. [2124], DOITEAU et LEROY[2132] (S. 190), NAVRATIL[2150] (S. 213), THURLER[2165] (S. 18), WACHSMUTH[2166] (S. 285) und WACHSMUTH[2167] (S. 101).

3. *Für Mischung zwischen Schizophrenie und Epilepsie:* Schizophrenie und Epilepsie zugleich (BRAUN[687], S. 68–69). KRAUS[2141] schwankt zwischen Schizophrenie und Epilepsie. Am Beispiel G.'s kritische Erörterung der pathographischen Methode unter Anführung einer reichhaltigen Literatur. Diagnose nach dem heutigen Stande der Psychiatrie anscheinend unmöglich. Kombination von schizoid und epileptoid in der Anlage nicht auszuschließen; auch in der Krankheit nicht. Es gibt nach BLEULER[1374] (S. 145) „Mischfälle beider Krankheiten" (Morawitz, Dissertation, Zürich, 1900). Auch SCHILDER[616] entscheidet sich für eine Psychose mit schizophrenen Zügen, ohne daß es möglich wäre, eine Epilepsie völlig auszuschließen (S. 283). Erster Eindruck zwar: Dementia praecox mit schleichender Entwicklung und langdauernden Remissionen. Aber: Malereien haben nichts typisch Schizophrenes. Kein Stilwandel. 1872 und 1890 dieselbe Persönlichkeit. Blieb kritisch der Krankheit gegenüber (was auch Jaspers als auffallend betont). Keine bloße Komplikation einer Dementia praecox mit epileptischen Anfällen; Kombination möglich von Epilepsie und Dementia praecox oder von Epilepsie und Paralyse, jedoch Paralyse oder Lues cerebri unwahrscheinlich. Wahrscheinlich Epilepsie mit psychotischen Zuständen (EVENSEN[2133]). AIGRISSE[2120] schließt sich im wesentlichen Jaspers an (S. 314; s. a. PRINZHORN[2153], S. 20, und PIÉRARD[2152], S. 99).

4. *Für zyklophrene Psychose:* Nach kritischer Besprechung der von den zahlreichen Autoren geäußerten verschiedenen Diagnosen hält PERRY[2151] die Diagnose „zyklothyme Persönlichkeit mit Perioden der Depression und Manie" für die wahrscheinlichste (S. 171).

5. *Für Alkoholismus:* Epilepsie nicht echt. Alkoholvergiftung mit Absinth (RUDOLF[2161], S. 32). Absinth-Mißbrauch bei Belastung mit Epilepsie von mütterlicher Seite her (VINCHON[1426], S. 143).

6. *Für Lues bzw. Paralyse:* Möglichkeit diskutiert von PIÉRARD[2152] und SPRINGER[623] (S. 232).

7. *Für Psychopathie:* MEERLO[2145] (S. 508).

8. *Keine eigentliche Krankheit:* Keine Schizophrenie. Kein Stilwandel. Das Ornamentale bei G. nicht neu, sondern nur freigelegt; nichts spezifisch Pathologisches, nichts spezifisch Schizophrenes. Der ornamentale Stil entsteht nicht mit Sicherheit unter dem Einfluß einer Psychose, G. ringt überhaupt um das Einfache, seine Entwicklung reift in sich. Die Bilder sind in Erregung, aber nicht in pathologischer Erregung gemalt. Der Stil reift vielleicht stürmischer, aber ohne Bruch. Es besteht ein ungeheurer Darstellungstrieb, dem die künstlerische Fähigkeit nicht absolut entsprach. Dieser Darstellungstrieb greift in der Erregung auch zu unkünstlerischen Darstellungsmitteln. Werk nicht durch die Krankheit entstanden, sondern in ihr (RIESE[2155]). RIESE[2154] sieht keinen psychotischen Bruch, sondern eine Entwicklung des Stils (s. a. RIESE[2156] u. [2158]). RIESE[2157] räumt allerdings der Epilepsie nahestehende Erscheinungen ein und

Erkrankungen in entscheidender Epoche seines Lebens (S. 67–68). G. war nicht nur ein großer Maler, sondern einer der größten religiösen Denker des neunzehnten Jahrhunderts (Dovski[1443], S. 287). Er starb, ehe seine Krankheit eine zerstörende Wirkung auf Persönlichkeit und Kunstschaffen entfaltet hatte (Stertz[1423]). „Die metaphysische Betrachtung seines Wahnsinns als göttliche Blendung existiert für die medizinische Behandlung nicht" (Nigg[1961], S. 373).

9. *Keine eigentlichen Diagnosen:* Reuter[1324] (S. 202), Hedenberg[2136], Rose u. Mannheim[2160] (S. 60), Ziegler[2170] (nur Anerkennung der großen Leistung noch kurz vor dem Tode).

10. *Zur Todeskrankheit:* Gauguin[2135] (S. 46–50), de Beuken[2123] (S. 69 ff.), Leroy[2143].

Vieles bleibt offen und vieles umstritten bei dieser bedeutenden, schwer bionegativen Persönlichkeit. Sehr zu denken ist auch an eine luetische Herausholung der schizoid-epileptoiden Anlage bis zur Psychose; G.'s Bruder starb ein halbes Jahr nach ihm an Paralyse (wie Maupassants Bruder). Das fieberhafte Schaffen ist vergleichbar der gesteigerten Produktion vor Ausbruch der luetischen Hirnerkrankung bei Nietzsche, Maupassant und Schumann. Gutes Beispiel, wie ein mäßiges Talent durch die Psychose und ihre Rätsel berühmt und dann als Genie allgemein anerkannt wird.

Gogol, Nikolaus (1809–1852)
Russischer Dichter

Instabil, disharmonisch. Vater Nichtstuer. G. träge, unbegabt, willensschwach, kränklich. Spaßmacher; boshafte Streiche. Mimische Nachahmungsfähigkeit, zeichnete Karikaturen, schauspielerte. Öfterer Berufswechsel. Als Universitätsprofessor unfähig, lässig, lächerlich. Onanie. Endete als Mystiker (Kaus[2172]). Schizoid; dann Schizophrenie. Produktion durch die Psychose zerstört (Gesemann[2171], der Kaus ablehnt). „Sein Mystizismus wächst ins Maßlose und wird chronisch (S. 25). G. beraubt sich des Schlafes, um die größtmögliche Zeit der Betrachtung und dem Gebet weihen zu können; daraus entsteht ein krankhafter Zustand, der krankhafte Unternehmungen hervorruft und schließlich den Tod nach sich zieht (S. 27) (Ossip-Lourié[1963]). Impotenz (Schloezer[2173]). Wandertrieb. Manisch-depressives Irresein (Braun[687], S. 70). Hatte immer Angst, lebendig begraben zu werden. Anscheinend geschah dies auch tatsächlich, denn als 1955 der Sarg geöffnet wurde, sprachen die Umstände für ein Lebendig-Begraben-sein (Kotsovsky[194], S. 222; s. a. Witsotzky[2174]).

Goldsmith, Oliver (1728–1774)
Englischer Dichter und Schriftsteller

Begabter, aber haltloser, in der Jugend vagierender Psychopath von zykloider Wesensart und hypomanischem Temperament. Ideenflüchtig, Verschwender, im persönlichen Umgang einfältig. Gegen Lebensende depressiv, möglicherweise larvierter Suicid. Lues (?) (Szirmay-Pulszky[2175]).

Goncourt, Jules de (1830–1870) und Edmond de (1822–1896)
Französische Schriftsteller

Beide G.'s nervös, überempfindlich, pflegten ihre Nervosität. Jules starb an Psychose [Paralyse] (Edmond de Goncourt[2177]). Halluzinationen bei Edmond d. G. (Cabanès[1830] u. Cabanès[1540]). Neurose bei beiden Brüdern (Grasset[572]). Neuropathie (Molinéry 1900; s. a. Gélineau[2176], S. 625 u. 626). Edmond de G. nicht mittelsüchtig, lediglich Tabak. Während der Arbeit isoliert von anderen, „dans une sorte de milieu sublunaire", schlechter Schlaf . . . Arbeit wie im Fieber (S. 109), jedoch keine Halluzinationen (S. 110) (Binet et Passy[1538], Arbeit zu Lebzeiten G.s geschrieben).

Gontscharow, Iwan Alexandrowitsch (1812–1891)
Russischer Schriftsteller

Halluzinationen, Verfolgungswahn (Kotsovsky[194], S. 306).

Gordon, Charles George (1833–1885)
Englischer Heerführer

Sohn eines Generals; zykloide Familie, aus der Lord Byrons Mutter, Catharina Gordon, stammte. Viele Selbstmorde in der Aszendenz. Ödipale Auflehnung gegen den Vater; später Konflikte mit Vorgesetzten. Als Leutnant depressive Phase. In späteren Jahren verschiedene politische Missionen. 1877–80 Gouverneur des Sudans. In dieser Zeit depressive Phasen, Trunksucht. Später wieder in Karthoum von Februar bis November 1884 in einer hypomanischen Phase gegen Rat der englischen Regierung als einziger Europäer. Tod im Gefecht mit den Truppen des Mahdi bei Einnahme Karthoums und Erstürmung des Palastes. Diagnose: zykloider Psychopath, jähzornig, unstet; in den depressiven Phasen zum Alkoholismus neigend (Szirmay-Pulszky[2179]).

Typisches Beispiel dafür, wie bionegative Struktur bei mittelmäßiger Begabung und ein tragisches Schicksal dauernden und großen Ruhm (Nationalheld durch seinen Opfertod) bei der Nachwelt hervorruft.

Gorki, Maxim (1868–1936) (eig. Alexej Maximowitsch Peschkow)
Russischer Dichter

Alkoholismus (Ossip-Lourié[1963], S. 406–407). Delirium (Galant[2180], S. 919). Gesichts-Gehörs-Halluzinationen, die ihn zu heftigen Ausschreitungen zwangen (Galant[2181], S. 531). 1887 Suicidversuch durch Erschießen in die Brust, dabei Herz nicht getroffen, sondern Lungenverletzung (S. 224). Zehn Jahre später Ausbruch der Tuberkulose (S. 225). Jagoda, Angeklagter im letzten der Moskauer Prozesse, legte 1938 das Geständnis ab, er habe G.'s Leibarzt gedungen, den Dichter und seinen Sohn „auf medizinischem Wege" zu ermorden. Im Frühjahr 1936 bot sich die Gelegenheit anläßlich einer Grippe. G. erhielt im Laufe von 24 Stunden 40 Kampferinjektionen. Dazu kamen 2 Digalen-, 4 Koffein- und 2 Strychnin-Injektionen. Der Tod trat ein (S. 230) (Rühle[2182]).

Gotthelf, Jeremias (A. Bitzius) (1797–1854)
Schweizer Volksschriftsteller

Körperlich Pykniker. Zyklothym, gelegentlich das Hypomanische streifend (v. Behr-Pinnow[2183]). Herzinsuffizienz bei pyknischem Körperbau, Stauungskatarrh, Tod durch Lungenembolie (Braun[687], S. 82).

Gounod, Charles François (1818–1893)
Französischer Komponist

Am 8. 10. 1857 schreibt Berlioz an Escudier: „Der arme G. ist verrückt geworden. Er ist jetzt im Maison de Santé des Dr. Blanche, man ist über seinen Geisteszustand verzweifelt." Die Krise war jedoch nur vorübergehend, obschon sie schon die dritte war (Haraszti[2184]).

Goya, Francisco de (1746–1828)
Spanischer Maler

Mit 15 Jahren schon ohrenleidend. Bärenstark, oft in Raufereien und Liebeshändel verstrickt. Wurde 1765 mit lebensgefährlichem Messerstich im Rücken gefunden (S. 228). 1781 offener Krach mit der Kirchenverwaltung. G. geriet zunächst in einen Zustand höchster Erregung und Reizbarkeit, dem eine schwere Depression folgte. Der Krankheitszustand dauerte mehrere Jahre und lähmte die Schaffenskraft G.'s (S. 229). Mit 47 Jahren völlig taub (el sordo, der Taube, für das Volk von Madrid). Diese Krankheit war indes kein bloßes Ohrenleiden, sondern ging mit einer Psychose einher ... Während dieser Psychose offenbar Phasen motorischer und geistiger Unruhe, abwechselnd mit Zeiten völliger Depression (S. 230). Viele der Gesichte dürften Halluzinationen eines Psychotikers gewesen sein (S. 231). 1820 schwere Krankheit unbekannter Diagnose, vielleicht chronische Bleiweißvergiftung, »Malergicht« (S. 232). G. hat im ganzen drei psychotische Schübe durchlaufen, die durch Depression, Verfolgungsideen und Halluzinationen gekennzeichnet sind. Neben Unfällen hat ihn aber vor allem eine progrediente Myopie belastet, noch mehr aber ein Ohrenleiden, das zu völliger Taubheit führte (S. 277). Von G.'s etwa 20 Kindern bleibt nur sein Sohn Javier am Leben (S. 232) (SCHARF[2185]). Schuf seltene Fresken an den Wänden seines Landhauses mit unheimlichen gespensterhaften Darstellungen (SZIRMAY-PULSZKY[2186]).

Eine umfassende Pathographie dieser schwer bionegativen Persönlichkeit wäre sicher sehr lohnend.

GRABBE, CHRISTIAN (1801–1836)
Deutscher Dichter

In der Beurteilung des Bionegativen in Anlage und Entwicklung G.'s sowie seiner verschiedenen Ursachen weichen die Autoren in der Betonung der Bedeutung der einzelnen Komponenten voneinander ab.

1. *Zur allgemeinen Charakteristik:* Lediglich für Psychopathie entscheiden sich PIEPER[2195], HEINZ[210], S. 3, SCHÖTTLER[2197]. Halluzinationen, Delirien, Wutanfälle. Impotenz, schlechte Ehe. Frau verließ ihn (GOLDSCHMIT-JENTNER[206], S. 232 u. 234). Neben oral-sadistischen, urethralen, Voyeur-, exhibitionistischen und koprophrenen Tendenzen auch Ödipuskomplex und prägenitale Ängste – vor allem die Angst vor Gefressenwerden –, mit dem Kastrationskomplex liiert [also fast alle psychoanalytisch feststellbaren Symptome] (BERGLER[2188], S. 147).

2. *Zur Frage der Lues:* Tabes nach Lues, die in der Studentenzeit aquiriert wurde (S. 337). Keine Schizophrenie und keine Paralyse. G. war lediglich ein schizoider, sehr infantiler Mensch (S. 351) (BERGLER[2187]). Luetische Infektion als Student in Leipzig zwischen Ostern 1820 und Ostern 1822 (authentisch); vielleicht in Berlin eine ärztliche Kur. Gastrische Magenkrisen, lanzinierende Schmerzen, ataktischer Gang, wahrscheinlich Impotenz. Keine Polyneuritis. Angeboren psychopathisch, haltlos; infolgedessen chronischer Alkoholismus. Fast sicher Tabes (EBSTEIN[2190] u. [2191]). Für Tabes auch BRAUN[687] (S. 64–65). Tabes kombiniert mit Alkoholismus erörtern auch NIETEN[2194] und SPRINGER[623], S. 121.

3. *Zur Frage des Alkoholismus:* Nicht Tabes, weil Lues nicht erwiesen, sondern Alkoholismus mit seinen körperlichen Verfallserscheinungen führte zum frühen Ende G.'s (DIMPFL[2189], S. 20). Eifersuchtsideen von wahnhafter Färbung. Eher Polyneuritis als Tabes (BIRNBAUM[605], S. 181). Gesteigerte Libido bei gleichzeitiger toxisch, durch chronischen Alkoholismus verursachten Herabsetzung der Potenz (MARGULIES[2193], ref. v. Balthasar). Halluzinatorische Erlebnisse der Fieber- und Alkoholdelirien (HILDEBRANDT[613], S. 194). Alkoholismus bestätigen weiterhin HILLEKAMPS[2192] (S. 36), SCHNEIDER[2196] und ZIEGLER[2199].

GRAF, URS (1485–1524)
Deutscher Maler

Sein liederlicher Lebenswandel brachte ihn mehrfach ins Gefängnis (SCHMITZ[2200], S. 635).

El Greco (Theotocopoulos) (ca. 1541–1613)
Spanischer Maler griechischer Herkunft

Astigmatismus von minus 10 Dioptrien (Rieber[697]). Hypermetropie, Astigmatismus (S. 1778). Kind seiner Zeit, der Zeit der Inquisition und Philipps II. (S. 1779) (Pestel[2202]). „Sitzt bei hellichtem Tag hinter verhängten Fenstern, um Dinge zu sehen, die ein Künstler der Renaissance wohl gar nicht, ein Künstler des Mittelalters aber, wenn überhaupt, auch bei Tageslicht zu sehen fähig gewesen wäre" (Hauser[2201], S. 408). Geisteskrank (Springer[623], S. 228).

Grieg, Edward (1843–1907)
Norwegischer Komponist

Spät- und Kurzblüher. Tuberkulose (S. 412). Uneindämmbare Unruhe (S. 413) (Bienenfeld[2203]). Tuberkulose (Ustvedt[1869]).

Grillparzer, Franz (1791–1872)
Österreichischer Dichter

Melancholiker (Lenz[646], S. 675). Erblich belasteter Psychopath von depressiv-hypochondrischer Grundstimmung (Hinrichsen[2207]; vgl. a. Stekel[588] u. Hinrichsen[594], S. 8). Hypochondrie (Hinrichsen[1255], S. 6; a. Eulenberg[2206], S. 136). Depressiv-sensitive Psychopathie (Decurtius[2204] u. [2205], S. 313). Mutter litt an „mania menstrualis periodica" (manisch-depressiv), starb durch Suicid. G.'s Bruder Karl hatte psychotische Anfälle mit Selbstbezichtigungen, sein Sohn endete durch Selbstmord. Ein anderer Bruder G.'s beging ebenfalls Selbstmord (Rau[2209], S. 7; a. Michael[2208]). Bei G. vorzeitige starke Sexualentwicklung; Entladung des Inzestkomplexes (Liebe zur Schwester) in der Phantasie (Rank[1320]). In den Jahren, die noch zur Periode des undifferenzierten Geschlechtstriebes gehören, homosexuell empfunden (Moll[592], S. 8). G. fühlte sich infolge weiblicher Denk- und Empfindungsweise weit mehr zum männlichen als zum weiblichen Geschlecht hingezogen (S. 63). Homosexualität: Beziehungen zu Bauernfeld und Karl v. Holtei (s. d.) (S. 177), besonders aber zu dem Dichter Otto Prechtler, der von seinem 16. Lebensjahr bis zum Tode G.'s mit ihm zusammenlebte (S. 141) (Rau[2209]). In seinem Schaffen mehrere größere Erschöpfungsperioden. Tod an Gehirnschlag (Braun[687], S. 19).

Schwer bionegative Persönlichkeit.

Grimm, Jakob (1785–1863) u. Wilhelm (1786–1859)
Deutsche Literarhistoriker

(Ahnentafeln berühmter Deutscher[2210], S. 88). „Alterswehmut" bei Jakob G. (Kehrer[2806], S. 75–76).

Grünewald, Mathis (Nithardt) (um 1460/70–1528)
Deutscher Maler

Über G.s Leben fast nichts bekannt, nur daß er im späteren Alter ein melancholischer Sonderling geworden ist, was in schizoider Richtung spricht (Kretschmer[609], S. 368).

Günther, Johann Christian (1695–1723)
Deutscher Lyriker

1716 kaiserlicher Poeta laureatus. Arzt, erwirbt aber nicht Doktorhut. Ärger mit dem Vater. Alkoholismus. Stirbt, ohne Dissertation beendet zu haben (Goldschmit-Jentner[206], S. 88–89). Alkoholismus (Braun[687], S. 76–77; a. Heinz[210], S. 5).

GUERRAZZI, FRANCESCO DOMENICO (1804–1873)
Italienischer Politiker und Schriftsteller

Paranoiker. Im Gefängnis (MONDOLFO[2211]).

GUTZKOW, KARL (1811–1878)
Deutscher Schriftsteller

Mit 53 Jahren „chronische Paranoia persecutoria". Verfolgungswahn (die Verfolger wechseln in drei Anfällen der Psychose). Hypochondrische Ideen. Lebensüberdruß. Remissionen. 1865 Selbstmordversuch, Anstalt. Tod durch Erstickung bei Zimmerbrand. Die ruhmbegründenden Werke vor der Psychose. Diese hat auf die späteren Dichtwerke nur mittelbaren und geringen Einfluß, dagegen starken auf die kritischen und Verteidigungsschriften (VLEUTEN[2212]; s. a. MÖBIUS[3307], S. 39, u. SPRINGER[623], S. 230).

HÄNDEL, GEORG FRIEDRICH (1685–1759)
Deutscher Komponist (lebte später in England)

Epilepsie (GÉLINEAU[1704], S. 553). In seinem 8. Lebensjahr bekannt als vorzüglicher Orgelspieler, die ersten Werke von Bedeutung stammen aus dem 11. Lebensjahr (RÉVÉSZ[3641], S. 10). Epilepsie wenig erwiesen (HEINZ[210], S. 35). 22 Jahre vor seinem Tode Schlaganfall, 8 Jahre vor dem Tod Erblindung (BRAUN[687], S. 30–31).

HÄUSSER, FRIEDRICH (UM 1920)
Deutscher Sektierer

Der neue Christus. Viele Anhänger [Gemeindebildung!]. Pathologischer Schwindler mit hypomanischem Temperament (REISS[2213]).
Psychologisch sehr aufschlußreich und wichtig zur Sektenbildung.

HALLER, ALBRECHT VON (1708–1777)
Schweizer Dichter

Verfolgungsängste infolge zu starken Opiumgenusses (LOMBROSO[455]). Religiöse Schwermut. Opium (REGNARD[526], S. 369–370). Zwei Jahre vor dem Tode religiöse Skrupel (BRAUN[687], S. 74).

HAMSUN, KNUT (1859–1952)
Norwegischer Dichter

Als Knabe Tagträume. Kastrationsangst (HITSCHMANN[2215], S. 324). Tagträumerisch, sogar halluzinatorisch, Ödipuserlebnis. Hypochonder, nennt sich selbst Neurastheniker (HITSCHMANN[2216], S. 363 u. [2217], S. 320; vgl. a. HEDENBERG[2214]). 1884 Lungenerkrankung mit Lungenbluten, die ausheilte (LANDQUIST[2218], ein dankbarer Verehrer H.'s, der Arbeit zu dessen Lebzeiten und nicht sehr kritisch geschrieben hat).
Politisch in seinem Heimatland umstrittene Persönlichkeit.

HANSJAKOB, HEINRICH (1837–1916)
Deutscher Schriftsteller

Zwangsvorstellungen (KANNGIESSER[2219]).

HARINGER, JAKOB (1898–1948)
Deutscher expressionistischer Dichter

Schizothymer Konstitutionskreis (FLINKER[2220], ref. v. Donalies).

HARTMANN, EDUARD VON (1842–1906)
Deutscher Philosoph

Sein äußerer Typ nordisch-osteuropid (RAUSCHENBERGER[2221], S. 32).

HAUFF, WILHELM (1802–1827)
Deutscher Dichter

Bionegative Struktur oder scheinbar gesund? Mutter Nachtwandlerin. Onkel mütterlicherseits psychotisch. Großmutter mütterlicherseits geistreich-poetisch, litt an Melancholie; deren Schwester psychotisch. Sohn einer anderen Schwester war Justinus Kerner.

HAWTHORNE, NATHANAEL (1804–1864)
Nordamerikanischer Dichter

H.'s letzte Krankheit scheint eine Depression gewesen zu sein (S. 374). Morbide ererbte Anlage, Zwangshandlungen und persönliche Charakterschwierigkeiten (S. 385) (OBERNDORF[2222]).

HAYDN, JOSEF (1732–1809)
Österreichischer Komponist

Mit 77 Jahren Tod an Entkräftung, in den letzten Jahren unproduktiv (BRAUN[687], S. 17).

HEARN, LAFCADIO (1850–1904)
Englisch-japanischer Schriftsteller

Ein anormal großes vorstehendes Auge (GOULD[550], IV, S. 234 [der die Berühmten als Augenarzt lediglich von diesem Standpunkt aus betrachtet].)

HEBBEL, FRIEDRICH (1813–1863)
Deutscher Dichter

H. wußte viel von neurotischen Zuständen und ihren Zusammenhängen mit der Sexualität. Sadismus (SADGER[2225]). H. verstand viel vom Unbewußten und dessen Beziehungen zur Dichtkunst und zum Liebesleben, auch viel vom Traumleben. H.'s Träume sehr wichtig. Bestätigt Freud (SADGER[2224]). Entartet; angeborene Verstimmung (hypochondrisch). Unlust, sein Ich dauernd mit Etwas zu verknüpfen; Selbstflucht, unstete Reiselust; maßlose Affektivität, Heftigkeit, Reizbarkeit, Empfindlichkeit, Unbeständigkeit der Gefühle. Starker Sadismus ein Hauptzug H.'s. Als Kind nervöse Angstzustände. Stark sexuell und erotisch. Zweifel- und Grübelsucht (infantile Zwangsneurose). Sehr grausam. Vorliebe für das Gräßliche. Pathologisch gesteigertes Selbstbewußtsein. Psychisch homosexuell. Tiefes Interesse für interessante Verbrecher (las Pitaval; war selbst ein „arger Phantasieverbrecher"). Gereiztheit. Paranoide Züge. Von Jugend auf Selbstmordgedanken. Große Tierliebe (Überkompensation für starken, verdrängten Sadismus usw.). [Sehr häufig bei Verbrechernaturen.] Auch masochistische Züge. In Dramen; sexuelle Rabulistik; Hervorkehren „sexueller Kniffigkeiten"; Grübelsucht; Grausamkeit und Sadismus; Interesse für Verbrechen. Was H. durchsetzte und zugleich unpopulär machte, war der übermächtige Sadismus und die Tatkraft daraus (SADGER[2226]). [Eine der besten psychoanalytischen Patho- oder Psychographien. Erschöpft das Problem H. in allem Wesentlichen.] Aus verschiedenen Träumen H.'s homosexuelle Komponente abzuleiten (STEKEL[1349], S. 195 ff.). Disposition zu Erkältungen und Rheumatismus (S.28). Sektion ergab eine vollständige Erweichung aller Knochen des Thorax von den zwei untersten Halswirbeln an, Rippen und Brustbein miteingeschlossen, während die übrigen Knochen ganz normal befunden wurden. Unmittelbare Todesursache war hypostatische Pneumonie (S. 29) (LEWIN[1461]). Neurose (LENZBERG[2223]). Osteomalacie. Charakterlich sehr empfindlich, eitel, selbstgefällig, Neigung zu Jähzorn, duldete keinen Widerspruch (BRAUN[687], S. 99–100).

Erheblich bionegative Persönlichkeit.

HEGEDÜS, ROLAND (1872–1943)
Ungarischer Schriftsteller

Vater Parlamentarier und reichgewordener Minister. Mutter, eine Nichte Jokais (s. d.), vererbte dessen zykloides Temperament auf den Sohn. Sie selbst „hausbacken-beschränkt", im Alter pathologisch geizig. H. körperlich Pykniker. Nach hypomanischem Dauerzustand bis Anfang der zwanziger Jahre nach politischen Mißerfolgen Nervenzusammenbruch mit Umschlagen in depressive Phase. Einweisung in geschlossene Anstalt in der Nähe Berlins. Dort Suicidversuch, indem er sich vor einen fahrenden Eisenbahnzug werfen wollte. Zeitweise verwirrt. Nach Abklingen der depressiven Phase nicht mehr Politiker, sondern nur noch Schriftsteller. Im Alter Diabetes. Tod in Heilanstalt, ohne erfahren zu haben, daß seine Frau und seine Tochter Doppelselbstmord begangen hatten. In der Descendenz Schwachsinn. Diagnose: zykloide bionegative Persönlichkeit (SZIRMAY-PULSZKY[2227]).

HEGEL, GEORG WILHELM FRIEDRICH (1770–1831)
Deutscher Philosoph

Das Vorhandensein einer geisteskranken Schwester besage nichts für die Degeneration eines großen Mannes, wenn bei ihm selbst kein geistiges Manko vorliege, ebensowenig wie die zufällige Anwesenheit eines Geisteskranken in der Familie (REGNARD[526], S. 362). Gehemmt. Mit 19 Jahren hat er bereits etwas Altes und Langsames in seinem Wesen (HERZBERG[622], S. 165–166).

HEINE, HEINRICH (1799–1856)
Deutscher Dichter

1837 Augenerkrankung: Mydriasis und Akkommodationslähmung rechts sowie Ophthalmoplegia interna. Seit 1846 ein Prozeß, der allmählich zur Lähmung sämtlicher Hirnnerven führte; dann Erkrankung des Rückenmarks mit progressivem Muskelschwund (MAUTHNER[2232]). Störungen des Persönlichkeitsbewußtseins (BIRNBAUM[605], S. 67). Vater starb mit 64 Jahren anscheinend an Erkrankung des Zentralnervensystems („Nervenschlag"), aber „nicht im Wahnsinn". H. von früh auf äußerst reizbar, weich, stark erotisch, schwermütig. Hang zum Unheimlichen und Grausigen. Träumerisch, starke Phantasie. Neigung zum Übersinnlichen und Visionären. Identifikation mit Großoheim. Frühreif, sehr begabt. Äußerst empfindlich gegen Sinneseindrücke, namentlich Geräusche. Als Student sehr nervös, viel Kopfschmerzen, sehr labile Stimmung, dauernd in ärztlicher Behandlung. Nervosität nahm zu; jahrelange Kopfschmerzen. Beginn der Erkrankung des Zentralnervensystems nicht 1837 (wie Mauthner will), sondern Sommer 1832 mit Lahmheit, Schwäche, Abmagerung der Hände, besonders der linken. Von früh auf hochgradig kurzsichtig. 1837 Augenerkrankung: selbständige Erkrankung des inneren Auges (Netzhaut oder Glaskörper), keine luetische Augenerkrankung. Vielfach Katarrh, Grippe, Magen-Darmstörungen, Gelbsucht. 1832–1848 sehr langsam fortschreitende Lähmung aller Muskeln des Körpers, langsame Entkräftung und Abnahme an Gewicht. 1848 beide Beine völlig gelähmt. 1846 Beginn bulbärer Symptome (akute Bulbärparalyse). Diagnose? Klein-Hattingen: Tabes. Mauthner: siehe oben. Rähmer: spinale progessive Muskelatrophie, zuletzt Bulbärparalyse (angeborene Disposition). Populäre Meinung: Rückenmarksleiden nach sexuellen Ausschweifungen. Lebensweise: nie geraucht, im Alkohol sehr mäßig (bekam Kopfschmerzen); liebte aber gut zu essen (häufige Darmstörungen). Sexuell sehr lockeres, oft ausschweifendes Leben. Durch Kontrakturen in Gliedern und Gelenken starke Schmerzen; nahm oft Morphium, Opium, zuletzt viel, 1848 schon 0,42 g Morphium täglich. „Schmerzhafte, akute Entzündungen der

Rückenmarkshäute." Starb nach heftigem Erbrechen an Schwäche. Werke durch Krankheit nicht geschädigt, vielmehr dauernd ansteigend (Rahmer[2234]). [Rahmer gewöhnlich zu apologetisch, obwohl sehr lesenswert.] Unheilbares Rückenmarksleiden (Kohut[2230], S. 420). Seit der Jugend Kopfschmerzen. Das Rückenmarksleiden auf erblicher Anlage beruhend (Klein-Hattingen[2229], S. 254). „Überstarke Sexualität H.'s an das Pathologische grenzend", sonst aber H." im Wesentlichen eine gesunde Natur. Gerade, daß er viel Gemeines in sich trägt, das gehört mit zur Gesundheit" (Möbius[2233], S. 153). Lues (Marcuse[2231], S. 132). Tabes (Springer[623], S. 140.) Paralyse (Della-Rocca[2228], S. 11). [Unwahrscheinlich] Wahrscheinlich angeborene spinale Form der progressiven Muskelatrophie (Scheuer[2235]). Lues (Robert[640]). Tabes. Bis zum letzten Augenblick geisteskräftig. Später Morphinismus (Braun[687], S. 66).

Bionegative Struktur, im wesentlichen auf dem Boden organischer Erkrankung; evtl. Lues.

Helmholtz, Hermann von (1821–1894)
Deutscher Physiker und Physiologe

Sehr schwächlich, häßlich. Wasserkopf. Häufige Ohnmachten [epileptoid?]. Wöchentlich einen Tag lang Migräne (Ostwald[398]). Leichter Grad von Hydrocephalus. Vielfach leichte epileptoide Anfälle (Hansemann[2236], S. 5 u. 11; a. Hansemann[89]). Hervorragende geistige Begabung mit mäßiger, selbst dürftiger Entwicklung des gesamten Körpers (Ostwald[1302], S. 50). Obduktion ergab Hydrocephalus geringen Grades (Heinz[210], S. 62). Anfälle meist nicht geklärter Art (Conrad[653], S. 1002–1003). Migräneanfälle. Tod an Hirnblutung nach zunehmender Verwirrtheit (Kotsovsky[194], S. 149).

Heraklit (ca. 540–480 v. Chr.)
Griechischer Philosoph

Unruhiges Wesen, Feindschaft gegen Mitbürger (Müller-Freienfels[881]). Gemütsart „trübsinnig" (Zeller[2237], S. 787).

Herbart, Johann Friedrich (1776–1841)
Deutscher Philosoph

Während seines Jenaer Aufenthaltes vom 18. bis 21. Jahr melancholische Phase (Herzberg[622], S. 168).

Herschel, Sir Friedrich Wilhelm (1738–1822)
Deutscher Astronom

Halluzinant (Heinz[210], S. 35, der Lombroso zitiert).

Hervieu, Paul (1857–1915)
Französischer Schriftsteller

Gesundheit zweiten Ranges: etwas zart, etwas traurig, ißt wenig, schläft viel, feminin, neigt zur Gicht (Binet[2238]).

Heseltine, Philip (Pseudonym: Peter Warlock)
Amerikanischer Liederkomponist

Als H. depressiv, schüchtern gehemmt, als W. schöpferisch, witzig, gern Feste feiernd, mit Erfolg bei Frauen. In späteren Jahren erstarrte die hypomanische Komponente zur dauernden Fassade (Coleman[2239], S. 456–466).

Heym, Georg (1887–1912)
Deutscher Dichter

Scheint als Kind schwermütig gewesen zu sein. Tod durch Suicid im Wannsee bei Berlin (Goldschmit-Jentner[206], S. 387–389).

HILL, CARL FREDRIK (1849–1911)
Schwedischer Maler

Vater bei Geburt H.'s schon sehr alt, wies paranoide Züge auf. Mutter feinfühlige Musikerin, aber unscheinbar, eitel und unzugänglich. H. sonderte sich früh ab (S. 212). 1875 schwere seelische Traumen: Tod der geliebten Schwester Anna, Tod des Vaters. 1876 erster schizophrener Schub; 1877 zweiter Schub; 1878 Einweisung in Anstalt. 1880 nach Schweden; dort bei Familie bis zum Tode. Zeichnete eifrig. Größen- und Verfolgungswahn. Halluzinationen. Stimmungsschwankungen. Schizophrenie steigert Produktivität und führt zu Stilwandel (S. 213) (VOLMAT[2240]).

HITLER, ADOLF (1889–1945)
Deutscher Diktator

1. *Zur Vorgeschichte und dem Erbe:* So nahe Verwandtschaft zwischen Vater und Mutter, daß kirchliche Dispens für die Eheschließung der Eltern notwendig wurde (KURTH, G. M.[2271], S. 16). Der wirkliche Großvater väterlicherseits, höchstwahrscheinlich Dienstherr der Großmutter, ist vielleicht Jude gewesen. Möglicherweise deswegen H.'s Ressentiment, das zum unersättlichen Judenhaß geführt hat (JETZINGER[2268]). Sonst aber keine erblichen Belastungen (RECKTENWALD[2279], S. 57).

2. *Zur psychischen Struktur:* Vater-Übertragung H.'s gegenüber seinem Arzt Dr. E. Bloch, einem „Edeljuden" (nach H.'s Ausspruch) (KURTH, G. M.[2271], S. 27). Ödipale Züge H.'s. Früh entwickelter antisemitischer Komplex durch Ambivalenz dem Vater gegenüber und Identifikation desselben mit dem jüdischen Hausarzt Dr. Bloch (KURTH, G. M.[2272], S. 81). In früher Wiener Zeit zum „Lumpenproletariat" gehörend. H. weist jede Möglichkeit zurück, ernster Arbeit nachzugehen, um seinen ungesunden Träumen nachzuhängen und den „Abfallhügel seiner Halbbildung" vergrößern zu können (BREHM[2247], ref. v. Sieburg). In der Schule versagte H. völlig. Sehr frühzeitig gab sich indessen ein starkes Geltungsbedürfnis zu erkennen, das als Kompensation auf die erstickende kleinbürgerliche Atmosphäre zu deuten ist (MÜLLER-HEGEMANN[1632], S. 63). „Ein primitiver, seinen Affekten ausgelieferter, partiell sehr begabter, partiell mit Blindheit geschlagener, ausgesprochen arbeitsscheuer, dabei aber immer wieder heftig tätiger Mensch" (BURCKHARDT[2250]). Aufschlußreich besonders hinsichtlich der Jugendentwicklung H.'s bis zur Machtergreifung sind zwei auf dem gleichen Material fußende Quellen, die – ein Zeichen für ihre objektive Güte – gänzlich unabhängig voneinander fast zu den gleichen Ergebnissen kommen, nach denen H. gleichsam selbst ein Opfer seines eigenen Hitlerismus wird: die Bücher von BULLOCK[2248] und von GÖRLITZ u. QUINT[2260]. „Ansatz und Trieb zur Weiterbildung waren bei H. ohne Zweifel vorhanden (S. 14). Beachtenswert ist einzig, daß seinen Anstrengungen kein gerichteter Wille zugrunde lag, kein zielweisender Kindheits- oder Pubertätstraum, noch die Ahnung einer Berufung. Kunstmaler zu werden, schwebte ihm vor, aber die Vorstellung war nur die Ausgeburt eines negativen Knabentrotzes, kein Beamter werden zu wollen. Er war zum Maler nicht geboren und brachte es auch in dieser Kunst zu nichts (S. 13). Seine äußeren Erfolge wären selbst in der innerlich kranken und faulen Zeit nicht möglich gewesen ohne die Wirkung seiner ureigensten Persönlichkeit" (S. 82) (GRAU[2261]).

Seine Nichte Geli habe er in einem Anfall von Leidenschaft ermordet (STRASSER[2283]). Im Hinblick auf Frauen sind die Berichte widersprechend (VERNON[2285], der S. 301 verschiedene Quellen dafür anführt). Vernon schließt sich zum Tod der Nichte Geli Strasser an, läßt aber die Möglichkeit offen, daß H. sie mißbrauchte und in solche Verwirrung brachte, daß sie Selbstmord beging (S. 301). In Sheldons System ausgedrückt, ist H. wahrscheinlich als 443 einzuordnen, mit einem beträchtlichen Grad von Gynandromorphie, das heißt: „ein im ganzen männlicher Körper, aber auch mit Zeichen von femininen Charakterzügen" (S. 304–305). Obgleich H.'s Persönlichkeitsstruktur noch in die normale Reihe fällt, kann sie dennoch als paranoider Typus mit Verfolgungs- und Größenideen bezeichnet werden. Dies kommt von einem sado-masochistischen Riß in seiner Persönlichkeit (S. 306) (VERNON[2285], mit vielen Quellen [allerdings nur bis 1941, also noch zu Kriegs- und H.'s Lebzeiten]). Sexuell abnorm. H., „in dessen Leben es keine andere Frau außer seiner Mutter gegeben hat" [was nicht stimmt] (COLLIN[2253], S. 77). „Irgend etwas verkehrt mit H.'s Sexualleben" (HEIDEN[2263]).

Paranoider Psychopath (ABRAHAMSEN[2241]). Gebrüllte Reden. Durch Vegetariertum wird die Verdrängung von ursprünglich aggressiven kannibalischen Tendenzen verborgen (wie bei Gandhi, der H. gegenübergestellt wird) (HITSCHMANN[2520], S. 208). Grausame, hysterische, von der Vorherrschaft besessene und die absolute Macht mißbrauchende Persönlichkeit (IMBERT[2267], S. 289). Verminderte oder überhaupt nicht vorhandene Zurechnungsfähigkeit. Paranoia oder paranoide Form der Schizophrenie (S. 141–142). Erlitt im Kriege als Meldeläufer eine sogenannte Granatkontusion, d. h. er war in den Raum einer springenden Granate geraten und in die Luft geworfen worden, ohne verletzt zu werden. Dieses Ereignis führte bei ihm, neben einer starken nervlichen Erschütterung, zu einer Erblindung, die zunächst nicht gedeutet werden konnte und H. dann auch in den zwanziger Jahren in die Behandlung der Irrenanstalt von Heidelberg führte, wo er plötzlich, von einer Stunde zur andern, wieder sehend wurde, so daß dann die Diagnose traumatische Hysterie gestellt wurde (S. 142). [Die Diagnose hysterische Blindheit wurde schon 1933 von dem Heidelberger Psychiater Wilmanns gestellt, der dadurch seines Amtes verlustig ging. Die Diagnose Paranoia war nicht ohne weiteres zu stellen. H. war jedoch ein in sich gekehrter Autist. Allerdings besteht die Möglichkeit, daß er in der Jugend einen schizophrenen Schub durchgemacht hat. Das genügt jedoch nicht, um darauf später eine klinische Diagnose auf Paranoia oder sogar auf Schizophrenie aufbauen zu können. K.] „Wenn wir hier überhaupt psychiatrisch diagnostizieren wollen, wäre nach dem heutigen Stande der Kenntnis ebensogut an einen schweren Psychopathen zu denken, der von der überwertigen Idee eines Großdeutschland besessen war, und der sein Land und ganz Europa dieser Idee opferte" (S. 146) (MORGENTHALER[2276]). „Ich glaube nicht einmal daran, daß dieser Mann von Hause besonders amoralisch veranlagt war – die Qualifikation eines großen Verbrechers täte ihm der Ehre zu viel an" (RECK-MALLECZEWEN[3104], S. XX). [Verf. wollte mit seinem Werk über Bockelson und über die von ihm und seinen Genossen ins Leben gerufene Massenpsychose in der Stadt Münster mehr als nur eine historische Studie geben; es stellt ein Dokument des innerdeutschen Widerstandes gegen das Nazi-Regime dar. Insofern ist die Arbeit bewußt als Folie gedacht für die Zeit des Dritten Reiches, wobei es dem Verf. darauf ankam, fast grotesk wirkende Entsprechungen zu ermitteln, wie sie psychologisch verständlich sind durch die gleiche, dem Massenwahn zu allen Zeiten ähnliche Grundstruktur und Mentalität. K.] „H. war von Hause aus eine nicht besonders begabte, in den allereinfachsten Verhältnissen aufgewachsene Persönlichkeit, die zudem noch über eine recht mangelhafte und beschränkte Bildung verfügte . . . Seine Jugend ist voll von unreifen und mangelhaften Versuchen, irgendwo im Berufsleben festen Fuß zu fassen. Die einzige Begabung, die man ihm zugestehen muß (neben gutem Gedächtnis), war die einer rednerischen Befähigung, andere, d. h. einfache Leute, auf demagogische Weise in seinen Bannkreis zu ziehen . . . Dem Höhergebildeten fielen die Reden immer auf durch ihre Einförmigkeit und ihre Ichsucht ... Eine erhöhte Reizbarkeit mit entsprechenden Wutanfällen sowie eine erhöhte Empfindlichkeit von Anfang an sind unbestreitbar ... Die Augenerkrankung hat sich für Kenner als eine hysterische, psychogene Erblindung herausgestellt, deren innerste Ursache Furcht vor dem Frontkampf gewesen sein muß; eine Gasvergiftung war es jedenfalls nicht. Äußerlich am auffälligsten waren die Wutanfälle bei den geringfügigsten Anlässen, die sich in krampfartigen Zuckungen an Armen und Beinen äußerten, sowie in einem Sichverbeißen in etwas, das gerade am Boden lag (Teppiche oder dergleichen). Nicht allgemein bekannt dürfte sein, daß H. bereits im Jahre 1932, als er auf einer politischen großen Konferenz vor Wut einen seiner bekannten Krampfanfälle bekommen hatte, auf Veranlassung der Konferenz durch einen Psychiater untersucht und begutachtet worden ist" (LANGE-EICHBAUM[2940], S. 82–84; vgl. a. DALMA[2254]). H.'s Handschrift banal und primitiv, „jedoch spricht aus ihr starke vitale Kraft, deren Verfall etwa acht Jahre nach der Niederschrift der vorliegenden Schriftprobe als unverständlich erscheinen muß, und nur dann verständlich wird, wenn man das sehr negative Urteil sehr kritischer Historiker über die Rolle, die der Leibarzt H.'s, Dr. Morell, gespielt haben soll, berücksichtigt ... Die »Teigigkeit« der Schrift verrät einen hohen Grad von Sinnlichkeit" (SEESEMANN[1636]). Unreifer begabter Psychopath (LOEWENBERG[2942], S. 7). „H. war ein abnormer Mensch, dessen Primitivperson ... seelisch erkrankt und dessen Ichperson dem manischen Streben derselben restlos und kritiklos verfallen war" (S. 517). Wenn er in die Faust oder in den Teppich biß, „so erkennen wir daran wiederum typische Praktiken der Primitivperson, die von dieser in unkritischer und hysterischer Weise angewandt werden, um ihre Geltung durchzusetzen, koste was es wolle, unbekümmert, ob sie dadurch in Wirklichkeit ihr Ziel erreicht oder aber das Gegenteil" (S. 518) (HOLZSCHUHER[800]). „Im Jahre 1932 habe ich in meiner Vorlesung, zwar ohne H.'s Namen zu nennen, aber mit deutlichem Hinweis auf ihn, geltungsbedürftige hysterische Psychopathen und schizoide autistische Fanatiker geschildert. An dieser Ansicht halte ich auch heute noch fest. Ich muß aber zwei Erwägungen machen: einmal, daß es sich um einen durch und durch amoralischen Menschen, und dann, daß es sich um einen Mann gehandelt hat, der eine ungeheure Suggestivwirkung auf viele einzelne sowie auf die Massen ausgeübt hat ... Daß er nach seiner Schulzeit viel gelesen hat, mag sein; verdaut hat er diese Lektüre sicherlich nicht, und gerade das macht ja das Wesen der Halbbildung aus, daß einer viel ungeordnetes Wissen in sich aufgehäuft hat, ohne große Zusammenhänge zu sehen und zu begreifen, und daß er sich nun zutraut, über alles und jedes zu reden und – von Hundeflöhen bis zum Kriegführen, sagt Bismarck – alles besser zu wissen. Keine von den Ideen, für die sich H. mit so großem Stimmaufwand eingesetzt hat, ist auf seinem Acker gewachsen; was immer er über geschichtliche und soziale Zusammenhänge, über Rassenfragen, die Ausrottung von Erbkrankheiten und so weiter gesagt hat, ist der Niederschlag von aufgegriffenen Schlagworten gewesen ... Damit habe ich mich schon über die höchste Leistung der menschlichen Intelligenz, über H.'s Urteil geäußert." [Diese Diagnose wird durch H.'s Verhalten selbst bestätigt, wie das aus seinen mit „Tischreden" bezeichneten Unterhaltungen mit Menschen seines täglichen Umgangs in ihrer ganzen Plattheit, Flachheit, dabei unechten Geschwollenheit, hervorgeht, K.] „Vor Jahren habe ich – auch dies mit deutlichem Hinweis auf H. – drucken lassen: »Es gibt Weltverbesserer aus Grundsatz, die für den einzelnen keinen Funken Güte besitzen.« Güte hat H. wohl zuweilen vorzutäuschen versucht, besessen hat er sie nie ... H. ist nicht nur ohne Güte gewesen, sondern überhaupt unzugänglich gewesen für jedes menschlich wahre Gefühl ... Alles an H. ist unecht gewesen. Seiner Stimme hat man schon am Radio anhören können, daß sie künstlich angenommen war; seine Haltung und Bewegungen sind, wie ich nach Wochenschaubildern urteilen darf, theatralisch, sein Leben ist verzerrt, seine Liebe zu Kindern geheuchelt, seine Schlichtheit Pose gewesen, und wenn er von dem »Allmächtigen« gesprochen hat, so hat er jedes religiöse Gefühl auf das tiefste verletzt. Selbst an Größenwahn, den H. zur Schau getragen hat, kann ich als alter Psychiater nicht glauben. Echt ist wohl nur die Energie gewesen, die wir bei H. wie bei vielen Hysterischen finden .... Daß er gelogen hat, wo es ihm irgendwie zweckmäßig erschienen ist, steht ebenso fest, weniger, ob er immer gewußt hat, daß er im Augenblick log ... H. hat körperbaulich und seelisch unzweifelhaft zu den Schizoiden gehört. Beinahe alles, was ich bisher über ihn berichtet habe, wird auf diese Weise erklärt, seine Gemütskälte und sein Mißtrauen, ebenso wie sein Fanatismus und seine Brutalität ... H. ist von jeher sadistisch veranlagt gewesen. Was ist Adolf H. gewesen? Schizoid und hysterisch, brutal, grausam, von Geltungsbedürfnis, Ehrgeiz und Machthunger besessen, halbgebildet, unbeherrscht und verlogen, ohne Güte, ohne Verantwortungsgefühl und überhaupt ohne jede Moral – aber unzurechnungsfähig, nein, dafür hätte ich ihn, außer allenfalls für die letzte Zeit, bestimmt nicht erklärt" (BUMKE[2249]). SCHRAMM-PERCY[2282] hebt den starken Willen H.'s hervor. Dieser Wille, mit dem Glauben an seine Sendung „verkoppelt", führte, wie Manstein es ausdrückte, dann zu einer nicht zu brechenden Starrheit (S. 46). [H. war deshalb uneinsichtig, nicht belehrbar und keinen Argumenten zugänglich bis zum „bitteren Ende", K.] H. ein Mensch der Jahrhundertwende seiner Geschichtsauffassung und Weltanschauung (Pseudodarwinismus, Monismus, antikirchlicher Vulgärliberalismus) sowie seinem Geschmack in Kunst und Architektur (Neoklassizismus) nach (S. 56). H. die unheilvollste Gestalt der deutschen Geschichte, weil er so vielschichtig, so hintergründig war. H. kannte nach seiner eigenen Aussage bei einem Gespräch mit Raeder drei Arten der Geheimhaltung: „die erste, wenn wir beide unter vier Augen sprechen; die zweite, die behalte ich für mich; die dritte, das sind die Probleme der Zukunft, die ich nicht zu Ende denke" (S. 59). Seine Gedanken sind als ein Sammelsurium verschiedenster Entlehnungen zu verstehen, in das er durch eigene Denkarbeit Ordnung und Logik hineinzubringen trachtete (S. 54). „Ununterbrochene Progredienz in dem Ausmaß der Aggressivität ... Zugleich ist bemerkenswert, daß H. in seinem äußeren Verhalten, abgesehen von bestimmten Ausbrüchen während seiner Reden, der Öffentlichkeit keine sicheren Anhaltspunkte für eine übermäßige Aggressivität bot. Vielmehr macht er eher einen persönlich hilflosen, gehemmten und sentimentalen Eindruck. Kennzeichnend dafür war seine typische Haltung mit den krampfhaft vor dem Unterleib verschränkten Händen (S. 58). H. blieb den anderen Menschen gegenüber in allen friedlichen Lebenslagen feindselig, verschlossen und abgewendet, der Prototyp eines Asozialen (S. 68). Was Krieg für ihn bedeutete, wußte H. Jetzt, wußte er, hatte er Luft, Freiheit für seine Aggressionen, Aussicht auf bürgerliche Geltung, sogar auf Orden und Ehrenzeichen. Es war alles andere als ein Wunder, daß der alte Asylant H. in die Knie fiel und seinem Herrgott dafür dankte, daß er diesen Krieg miterleben durfte. An diesem Tage setzte bei H. der Umschlag in die aggressive Aktivität ein, nachdem die gefürchteten Autoritäten seine Aggressionen nicht mehr beschränkten, sondern mobilisierten ... Im ersten Weltkrieg holte er alles das nach, was ihm infolge seines besonderes Lebensweges bisher entgangen war: den militärischen Formalismus und die sonstige autoritär organisierte Expansion, jetzt mit Schießen und Stechen, Hurrageschrei, Todesangst und Anstrengungen bis zu äußerster Erschöpfung (S. 70). Und dennoch, dieses gefügige Werkzeug war alles andere als ausgeglichen, war voller feindselig widerstrebender Bestandteile. In seinen antreibenden strukturellen Aggressionen hielten sich infolge ihres archaischen Charakters bis zuletzt noch unorganisierbare Energien. Von ihnen rührten die scheinbar ganz sinnlosen aggressiven Explosionen in Form tierischer Wutausbrüche gegen Untergebene, aber auch gegen Teppiche, Gardinen und so weiter her . . . (S. 73). Daher läßt sich sagen, daß die hier geschilderten Störungen sich am besten schweren Hysterien an die Seite stellen lassen, bei denen ja Charakterverbildungen im Zusammenhang mit versteckter hochgradiger Aggressivität häufig sind" (S. 70) (MÜLLER-HEGEMANN[1632]). Paranoider, hysterischer Typ, der in Überkompensation zu lebenslangen Gefühlen von Inferiorität einen Größenwahn entwickelte, der in dem Glauben gipfelte, daß er die besonders wirkende Kraft des Allmächtigen wäre. Er zeigte zahlreiche neurotische Symptome, hysterische Parese und Zittern des linken Armes, Obsessionen und Phobien (Furcht vor Schmutz, Krebs; übermäßige Waschungen), zunehmende Verfolgungstendenzen (KELLEY[2269]). „H. ist nämlich ein sozial-psychologisches Phänomen seltsamster Prägung darin, daß er je nach der Umwelt, in der er sich befindet, einen ganz anderen Menschen zeigt. In jede gebundene Umwelt, in jedes Zwangsmilieu, das die Subjektivität des Menschen darniederhält, fügt H. sich ohne Widerrede und Widerstand ein, mehr als das: er erscheint als ein bescheidener, gutwilliger, fügsamer und immer höflicher, niemals mürrischer oder gar aufsässiger »Untergebener«, ob er als gemeiner Mann beim kriegführenden Militär dient und in seiner Beförderung es über den Gefreiten nicht hinausbringt, oder ob er in der Festung zu Landsberg eingesperrt ist (S. 139 bis 140) . . . Er war ein sehr gesitteter Soldat und Gefangener, er mied jede Radaubelustigung, war weder für alkoholische Selbstbetäubungen noch für massive Sexualität zu haben; Saufen und Zoten blieben ihm in der Seele zuwider. Paranoide Züge wie Beschwerdesucht und Verstocktheit finden sich nicht bei ihm . . . Ein stiller, braver Soldat und Sträfling, dem man nichts Nachteiliges nachsagen kann (S. 140). Und dieser selbe Mensch ist umgestülpt, ein völlig Verwandelter, sozusagen sein eigenes Negativ, sobald er in ein freies Milieu hinaustritt, das ihm keinen Zwang und keine Eingeschlossenheit auferlegt . . . In der Wiener Jünglingszeit, »in völliger Ziel- und Haltlosigkeit«, entwickelt er wirre Pläne und Projekte, ist selbstherrlich, herrisch, ungebärdig, unduldsam, ja intrigant, ehrgeizig, beansprucht eine sei es zunächst noch so kleine Führerautorität, ist ein in jeder Hinsicht »schwieriger« und maßloser Geselle (S. 141). Diese Schizocharakterose, diese Gesinnungs- und Gesittungsspaltung, ist nun ein sehr eigentümlicher Wesenszug bei einer nicht geringen Anzahl von Kriminellen" (S. 142) (HELLPACH[2264]).

3. *Zur Suggestivwirkung H.s:* „Es gibt Beobachter, die ihm nicht nur die Fähigkeit des Massensuggerierens zugesprochen hatten, sondern zugleich die mediale Veranlagung, Suggestionen der Masse aufzunehmen und zurückzustrahlen (S. 82). Männergesellschaft war alles, was er benötigte. Dabei möchte ich nicht falsch verstanden werden: ich glaube nicht, daß man H. je der Homosexualität verdächtigen könnte. Aber er brauchte die Kräfte der Bewunderung, der Verehrung, der freiwilligen Unterwürfigkeit, die jedem Manne aus einer männlichen Gefolgschaft zuströmen (S. 150). Daß ihm der oratorische Schwung geschauspielerter Leidenschaft zur Verfügung stand, war für ihn als Beherrscher der Zauberkraft des gesprochenen Wortes selbstverständlich. Auf jeden Fall war sein Haß ein kalter Haß (S. 154). Geistig ein mittelmäßiger Mensch – seelisch ohne Größe – unter skrupelloser Ausnutzung seiner massenpsychologischen Demagogik zum Führer seines kranken Volkes aufgestiegen" (S. 228) (GRAU[2261]). Zur Situation der verbrecherischen Gefolgschaft H.'s, deren Treiben er kannte und deckte, vgl. a. MITSCHERLICH u. MIELKE[2275]. Mit der mystisch-hymnischen

Ausdrucksweise, deren sich H. gern bediente, wollte er sich religiöse Empfindungen zunutze machen – auch das war nicht schlecht kalkuliert. Es fiel ihm nicht schwer, die Tonart zu wechseln (DOMARUS[2255], ref. v. Reismüller). „Dieser Mediale besitzt pre-science, wittert Verfall ... Detektor des Morbiden" (GISEVIUS[2259]). Das Problematische und Unerklärliche ist es, was in der massensuggestiven Wirkung fast immer vordringlich mitspielt (HELLPACH[2264], S. 139). Wollte nur Trommler sein, der die Massen in Bewegung setzte (HOFMANN[2265]). Ein Meister der Improvisation, spekulierend auf die schwachen Nerven seiner Gegner (TAYLOR[2284]). Hatte die Augen eines Hypnotiseurs. Sein entscheidendes Machtmittel war die Sprache. Der Klang seiner Stimme trieb ihn und die Masse in Wut und Ekstase. Prof. Steer von der Purdue-Universität in Indiana hat H.'s Stimme analysiert und stellte dabei fest, daß in einem typischen Satz H.'s die Tonfrequenz 228 Schwingungen pro Sekunde betrug. Die normale Frequenz bei Wutausbrüchen liegt bei 200 Schwingungen pro Sekunde. „Diese hohe Tonlage und die damit verbundene Erregung versetzt die Zuhörerschaft in einen Zustand der Passivität" (Steer) (FABRICANT[2256]). Der Historiker SCHRAMM-PERCY[2282] stellte auf Grund verschiedenster Quellen, auch der „Tischgespräche", ein Bild H.'s zusammen und äußerte sich auch über die Suggestivwirkung H.'s: „H. faszinierte die Menschen durch seine knallblauen, immer schon leicht hervorstehenden strahlenden Augen, denen viele Besucher nicht standzuhalten vermochten" (S. 40). Früh entwickeltes Selbstbewußtsein. Meisterschaft der Beredsamkeit (QUATTLEBAUM[2278], S. 243). „H. hatte zuviel Gemüt, er war hyperechothym: d. h. er spürte und registrierte wie ein Seismograph die Gefühle der andern und machte mit dieser Fähigkeit Politik; er wußte jeweils genau voraus, auf was die Menschen, die er vor sich hatte, anspringen werden ... Hyperechothymie einer der Grundcharakterzüge der Hysterie ... Paranoide Züge als Ausdruck einer Psychopathie" (FOREL[22], S. 1031 u. 1032).

4. *Zur körperlichen Krankheit H.'s:* Zur Blindheit in der Pasewalker Lazarettzeit gibt es eine Quelle, die von dem Masseur und Medizinalrat Felix Kersten, dem Masseur des an spastischen Darmschmerzen leidenden Himmler, stammt. Kersten will durch Himmler die unter strengstem Geheimverschluß der SS bewahrte Krankengeschichte H.'s aus dem Lazarett Pasewalk eingesehen haben, wonach H. 1918 wegen einer Lues behandelt worden sein soll (vgl. a. BESGEN[2243]). In dem Streit der öffentlichen Meinung in der Tagespresse äußert sich auch der Augenarzt Dr. Neubauer am 23. 11. 1957 in der Frankf. Allg. Ztg.: Die angebliche Erblindung im Lazarett in Pasewalk war nichts anderes als die häufig im Sekundärstadium zu beobachtende Iritis bzw. Iridocyclitis syphilitica. H. trug eine starke Brille, von der die Öffentlichkeit nichts wissen durfte, und hatte sich eine Schreibmaschine mit ungewöhnlich großen Buchstaben anfertigen lassen. Deswegen auch 1933 die Vernichtung des Krankenblattes und die Anordnung, daß seine und Eva Brauns Leiche (evtl. luetisch infiziert) verbrannt werden sollten. [Die Frage, ob H. auch eine Lues erworben hat, woraus sich manche seiner psychisch abnormen Verhaltensweisen erklären ließen, ist nicht weiter zu beantworten. Möglicherweise liegt auch eine Verwechslung von seiten des Masseurs Kersten mit dem ähnlich lautenden Namen des ursächlich ganz verschieden zu beurteilenden Krankheitsbildes der Paralysis agitans vor. Diese hat mit einer Lues bzw. progressiven Paralyse nichts zu tun. Daß H. an Paralysis agitans litt, daran besteht heute kein Zweifel mehr, K.] Es gibt auch mehrere Quellen dazu. BRAUNMÜHL[2246] ist auf Grund von Augenzeugenberichten der Meinung, daß H. wenigstens seit 1942 an Paralysis agitans litt, deren Symptome sich nach dem 20. Juli 1944 verstärkten. Diese Paralysis agitans müsse auch als Teilursache der furchtbaren Erregungszustände H.'s angesehen werden. „Sein Händedruck ist schlaff und weich, ohne jede Kraft, sein Kopf wackelt

leicht. Dies ist mir später noch stärker aufgefallen, als ich mehr Muße hatte, ihn zu beobachten. Sein linker Arm hängt schlaff herunter und die Hand zittert stark. In seinen Augen liegt ein unbeschreiblich flackernder Glanz, der geradezu erschreckend und vollkommen unnatürlich wirkt. Sein Gesicht und die Partie um die Augen machen einen verbrauchten, völlig abgespannten Eindruck. Alle seine Bewegungen sind die eines Greises" (BOLDT[2245], S. 15; vgl. a. FABRICANT[2049] und CARTIER and CRANKSHAW[2252], die feststellen, daß H. zur Zeit der Invasion in die Normandie schon krank war). Die umfassendste Stellungnahme zu den Krankheiten H.'s, besonders zur Paralysis agitans, stammt von RECKTENWALD[2279] (dessen Arbeit Verf. zuerst im Manuskript, später im Original vorlag). Recktenwald führt GUDERIAN[2262] an, der H.'s Aussehen im Jahre 1943 folgendermaßen schildert: „Er war in den verflossenen Monaten sehr gealtert; sein Auftreten war nicht mehr so sicher wie damals, seine Sprache zögernd; seine linke Hand zitterte" (vgl. a. BOLDT[2245]). Während BULLOCK[2248] darauf hingewiesen habe, der Berliner Psychiater der Charité, de Crinis, habe H. niemals untersucht, habe BRAUNMÜHL[2246] mitgeteilt, daß de Crinis H. vermutlich Anfang 1943 doch untersucht habe. Recktenwald schließt sich dieser Auffassung an (S. 6). [Dazu ist zu sagen, daß es zur Diagnostizierung einer ausgesprochenen Schüttellähmung nicht mehr der Untersuchung eines Neurologen bedarf, da sie jeder Laie erkennen kann; und Boldt und Guderian z. B. waren ja auch medizinische Laien. Vermutlich haben die gleiche Beobachtung noch viel mehr Menschen aus H.'s Umgebung gemacht, sicherlich auch sein Kammerdiener; nur schwiegen eben alle über ihre Beobachtungen bzw. hatten zu schweigen, K.]. Recktenwald zitiert den früheren Leibarzt Dr. Morell, aus dessen Munde er ebenfalls die Diagnose um 1947 erfahren habe (S. 6). Es handelt sich bei H. um einen Spätparkinsonismus (Parkinson'sche Krankheit = Paralysis agitans, Schüttellähmung), in diesem Falle mit 52 Jahren aufgetreten (S. 9). Recktenwald macht sehr eingehende differentialdiagnostische Ausführungen über die Paralysis agitans (= Parkinson'sche Krankheit) und das sogenannte Parkinson-Syndrom bei epidemisch-postencephalitischem Folgezustand (S. 10). Er führt KELLEY[2269] an, der eine Schilderung Ribbentrops wiedergibt, nach der dieser einen Schauanfall (typisch für postencephalitischen Parkinsonismus) 1941 mit Schrecken erlebte. Auch v. MANSTEIN[2273] habe solchen rudimentären Schauanfall 1944 beobachtet. Manstein war offenbar von diesem Schauspiel sehr beeindruckt und erlebte es im Sinne eines fascinans-tremendum: „Er starrte mich an mit einem Blick, der in mir das Gefühl auslöste: jetzt will er deinen Willen, ihm weiteres zu sagen, niederzwingen. Ich kann mich nicht erinnern, jemals bei einem Menschen einen Blick wahrgenommen zu haben, der so die Macht seines Willens ausdrückte" (S. 21). Als kasuistische Besonderheit der Encephalitis sieht Recktenwald auch die spastisch-vegetative Neurose und die Hypochondrie, die später immer mehr zunahm (S. 44), sowie die von Dr. Morell polypragmatisch behandelte Libido-Schwäche H.'s (S. 48). Die chronische Schlafstörung, seit 1939 sicher nachgewiesen (S. 50), ist ebenfalls typisch für Encephalitisfolgen. Vieles spricht dafür, daß H. vielleicht 1900, z. Z. des Todes des Bruders, selbst auch an „Masern" (parainfektiöse Encephalitis ?) erkrankte (S. 84). Aus der Kindheits- und Jugendentwicklung werden Verhaltensweisen aufgezeigt, die ebenfalls für diese spezielle Symptomatik sprechen. Der Klassenlehrer, der H. in den Jahren 1901–04 betreute, beschreibt ihn als entschieden begabt, wenn auch einseitig. H. hatte sich aber wenig in der Gewalt, war widerborstig, eigenmächtig, rechthaberisch, jähzornig, fügte sich schwer in den Rahmen der Schule (S. 61). In den Wiener Jahren, seiner größten sozialen Abgesunkenheit, hatte H. tagelang dauernde Anwandlungen von Betätigungsscheu, Unzulänglichkeitsgefühlen und Versunkenheit in dumpfes Hinbrüten

(S. 72). Akkomodations- und Konvergenzschwäche wahrscheinlich (S. 76). Beginn der typischen Symptome im 12. Jahr mit einem versteckten „Unholdstadium". Dann Remission, die zu Ende des 3. Lebensjahrzehnts ihren Höhepunkt erlebte und eine Zeitlang mehr oder weniger stationär blieb (S. 87). Nach Kriegsende Entwicklung der spastisch-vegetativen Sonderkomponente des Leidens mit peinlichen Sonderdiätmaßnahmen durch die Polypragmasie des „scharlatanistisch-neuerungssüchtigen" Leibarztes Dr. Morell (S. 88 u. 90). Schlafverschiebung in der Jugend schon; verschlimmert sich in den späteren Jahren – Hofzeremoniell der „wunderlichen spätabendlichen Zwangs-Teegesellschaften bis zum Morgengrauen" und außerdem ein Schlafsuchtsphänomen, besonders auch am Tage in frischer Luft. Seit 1943 Auftreten von narkoleptischen Episoden [d. h. plötzlich auftretende, ganz kurz dauernde Schlafanfälle] (S. 89). 1937 Höhepunkt der paroxysmatischen Wutanfälle (S. 90). H. ließ sich nie genau untersuchen. 1939 von Dahlerus beobachtete Schauanfälle mit Stimmfortissimo und Ausbrechen in hysterisches (Zwangs-)Gelächter (S. 92). 1942, spätestens aber 1943 im Februar, Beginn der letzten Phase der parkinsonistischen Schüttellähmung. Früher schon Hinweise auf Steifhaltung des Armes, die auch von der Umgebung beobachtet wurde. [Verf. fiel im Jahre 1941 jene auffallend steife, starre, dabei etwas geduckte Haltung H.'s auf, als er ihn zufällig anläßlich eines inoffiziellen abendlichen Besuches in der Charité (um den verwundeten Sohn von Winifred Wagner zu besuchen) auf etwa zwei Meter Entfernung beim Zeremoniell des Aus- und Einsteigens in den Wagen und auf dem etwa fünfzehn Meter weiten Weg zum Klinikportal der Sauerbruch'schen Klinik beobachten konnte. K.] Rasantes Fortschreiten der Krankheit bis zu weitgehender körperlicher Hilflosigkeit in der letzten Lebenszeit (S. 93). Kopf- und Intestinalbeschwerden spastischer Art lösten Suicidgedanken aus. Hautverfärbung wurde auffälliger und auch die vorzeitige Alterung (S. 94). Mit voller Überlegung durchgeführter „Bilanzselbstmord", dem Motiv nach; der Ursache nach Ausfluß des organischen Nervenleidens (S. 95). Zur Frage der Geisteskrankheit H.'s äußert Recktenwald abschließend: Hysterie nur 1918 nach dem Kriege. Keine schizophrenen (Paranoia) Symptome. Keine Schizocharakterose im Sinne Hellpachs. Die psychischen, psychopathischen Verhaltensweisen sind Ausdruck der Encephalitisfolgen (S. 97) (RECKTENWALD[2279]).

Wenngleich es im allgemeinen schwierig ist, über noch nicht lange verstorbene Menschen, die im Brennpunkt öffentlichen Interesses standen, ein abschließendes Urteil zu bilden, dürfte an der Diagnose H.s kein Zweifel bestehen, obschon eine umfassende Pathographie noch nicht über ihn geschrieben ist. Den Quellen vor und während des Krieges ist dabei allerdings mit noch größerer kritischer Vorsicht zu begegnen als späteren. H. muß zwar die Fähigkeit eingeräumt werden, andere erheblich suggestiv zu beeinflussen, was ihm von Freund wie Feind bestätigt wurde. Aus seinem Buch „Mein Kampf" ist zu entnehmen, daß er die Gesetze der Massenbeherrschung wohl kannte und sie anwandte, indem er instinktiv die Mentalität dieses Menschenzeitalters erfaßte und der Masse den Mythos gab, den sie von ihm verlangte. Auch besaß er, wie aus dem objektiven Bild der Handschrift hervorgeht, eine ziemliche Willensstärke. Endlich lebte er auch in normalgeschlechtlicher, wenn auch wilder Ehe mit seiner Privatsekretärin. Dennoch spricht das alles nicht gegen die Diagnose Psychopathie bei einem schizoiden Fanatiker, wie sie am umfassendsten von Bumke auf Grund jahrelanger Beobachtung der Persönlichkeit H.'s dargestellt wurde. Sie trifft sicher den Kern der Problematik H.'s am besten. Durch die Encephalitisfolgen mit dem sich daraus später eindeutig entwickelnden Parkinsonsyndrom kommt weiterhin jene organische Grundlage hinzu, die ebenfalls geeignet war, die anlagemäßig bedingte Abartigkeit und Bionegativität H.'s zu vertiefen.

Högstedt, Arthur (1877–1942)
Schwedischer Maler

Vater Schuhmacher. Mutter starb an Tbc. H. trank wenig Alkohol, war aber starker Zigarettenraucher. 1901 erster schizophrener Schub, 1905 Katatonie. 1920, 1927, 1929–30 weitere schizophrene Schübe mit Katatonie, Negativismus, Halluzinationen (S. 262–263). Fünf bis sechs Jahre vor dem manifesten Ausbruch der Schizophrenie schizoide Züge, so daß leichter Schub (»mild attack«) möglicherweise bestanden hat (S. 287) (Jacobowsky[2288], der H. über mehrere Jahre behandelt hat).

Hölderlin, Friedrich (1770–1843)
Deutscher Dichter

Es wird auf die Originalarbeit (Lange-Eichbaum[586]) verwiesen[1]. Anlagemäßige ausgesprochene Psychopathie der schizoiden hyperästhetischen Form. 1800 oder 1801 Beginn einer Katatonie (Schizophrenie). Ab 1806 Endzustand. Hohe lyrische Leistungen vor der Psychose. Die Psychose fördert die Lyrik nur ganz vereinzelt zu Beginn; im wesentlichen schädigt sie das Werk, genau wie bei den alltäglichen Schizophrenen. Die Psychose nicht durch das Schicksal, etwa unglückliche Liebe, verursacht. Vererbung in der Familie; ein vollkommener Parallelfall bei einem Großneffen. Die Psychose wirkt aber als (scheinbarer) Opfertod tragisch (Lange-Eichbaum[586]; vgl. a. Noack[447], S. 252). Die „Nachtgesänge" und Hymnen zeigen ganz ausgesprochene schizophrene psychotische Störungen, nur daß diese von den Talentresten wie durch einen Schild gedeckt werden. Die psychoanalytischen Anmerkungen von Jung[2294] haben uns im ganzen nicht überzeugen können, ebenso ist Trummler[2299] nicht vertretbar. Psychisches Trauma [etwa Liebe zu Diotima] nicht Ursache der Schizophrenie, kann aber bei nachweislich oder latent Schizophrenen die Psychose manifest machen; aber nur, wenn der somatische Prozeß schon läuft (Jacobi[2293]). „Wie im Traume wechseln die Bilder in bunter Aufeinanderfolge, ohne in den Dienst eines zusammenhängenden Gedankenganges gestellt zu sein" [Optische Parallele zu H.'s „Nachtgesängen".] (Hassmann u. Zingerle[1389], S. 28–29). Der Krieg kein ursächliches, kein auslösendes, kein verschlimmerndes Moment für die Dementia praecox (Klieneberger[2295]). Zu den „Nachtgesängen" H.'s vgl. Bleuler[1374], S. 10–17: „das Denken zerfahren, bizarr, unrichtig, abrupt", oder der Gedankengang ganz unterbrochen; S. 26 über „Gedankendrängen" und Sperrungen; S. 53 über Autismus und Komplex; S. 61 über die Erschwerung der logischen Zusammenfassung unter einen Gesichtspunkt; S. 72–73: „Dichterisches Talent leidet natürlich schwer unter dem schizophrenen Ideengang, der Zerfahrenheit, der Gefühllosigkeit, der Geschmacklosigkeit . . ." usw. „Gute Beispiele geben die späteren Gedichte von H., unter denen Patmos am bekanntesten ist und den schizophrenen Gedankengang in selten schöner Weise illustriert"; S. 281: „psychische Ursachen der Schizophrenie . . . wahrscheinlich zu verneinen"; S. 294: „warum die Gedanken so leicht auf Nebenbahnen geraten" (Bleuler[1374]). „Durchlöcherung des Stils" bei H. (Kretschmer[609], 4. Aufl., S. 144; vgl. a. Morgenthaler[1404], S. 38, Wetzel[2303], Gesemann[2171], S. 87, und Seebass[2297], S. 598). In Frankreich war H.'s Psychose bereits vollkommen manifest. Ab 1801, nach Bordeaux-Reise umnachtet, offenbar dort schon gestört gewesen: er wollte im Zorn seinen Privatschüler aus dem Fenster werfen (Michel[2296], S. 454 ff.). „Wann die Psychose bei H. zuerst eingesetzt

1) Neu überarbeitete, mit ausführlicher Einleitung von Gaupp sen. versehene, bez. der Hölderlin-Literatur seit 1908 erweiterte Auflage liegt im Manuskript (Nachlaß Lange-Eichbaums) vor [K.].

hat, ist nicht so leicht zu entscheiden. Als er 1800 in die Heimat kam, erschraken seine Angehörigen über ihn, so sehr war er verändert (Vleuten[2300], S. 635). Dementia praecox (Möbius[3307], S. 39). Beschreibung des Zustandes H.'s durch Zeitgenossen und durch seinen Herbergsvater über 30 Jahre (Groethuysen[2291], S. 189–206). Wichtig Jaspers[2138], obwohl er neue, zum Teil befremdende Fragezeichen setzt, ohne Wesentliches zur Problemlösung beizutragen. Problem: stellt die Lyrik H.'s 1801–1805 eine kontinuierliche Entwicklung (Hellingrath[2292]) dar [dieselbe Meinung scheint Dilthey[2290] zu haben], oder eine Stilwandlung durch die Psychose? Jaspers „empfindet" ... [ab 1801] „durchaus auch im Sprachlichen, Formalen eine andere Atmosphäre", enthält sich aber eines Urteils. Ab 1805 bis 1806 nochmalige Wandlung. „Die Dichtungen werden nun einfacher, kindlicher oder auch leerer. Es entstehen zufällige Rhythmen und nur klingende Reime, und oft werden die Verse auch für größtes Bemühen schwer verständlich." Das Selbstbewußtsein als Dichter wird im psychotischen Prozeß fester, souveräner, erfährt einen Aufschwung, der „ebensosehr verstehbar, wie kausal auf die schizophrenen euphorisch-metaphysischen Erregungen beziehbar ist". Die frühere mythische Weltanschauung wird mythische Gegenwärtigkeit: Realität nicht mehr vom Göttlichen getrennt. [Deutlich archaisches Erleben: Gesetz der Partizipation usw.] Die innere Spannung beim Erlebnis des Krankwerdens zwischen diesem „bewegenden Leben" und einem disziplinierenden Willen zur Ordnung ist gewaltig. [Kampf der Ratio mit der Dissoziation und Ichschwächung.] Bei H. stärker als bei anderen, weil er auch vorher geistig und labil. Durch den psychotischen Prozeß Erlebnis der drohenden Überwältigung [des Ich] durch „göttliche Offenbarung", durch die der Dichter zertrümmert werden könnte. Dichtung als Rettung, als Blitzableiter gefühlt. Die Wandlung im Schaffen entweder Entwicklung trotz der Psychose (erst 1806 der Knick), oder nur durch die Krankheit. Es spricht mehr für das Zweite [durch die Psychose] (Jaspers[2138]). „Der edele Schiller hatte ihn äußerst lieb gewonnen, achtete sein Streben ungemein und sagte, daß er weit der talentvollste von seinen Landsleuten sei. Er suchte ihm Gutes zu tun und zu einer Professorenstelle zu verhelfen. Wäre das geschehen, so hätte H. einen bestimmten Wirkungskreis gehabt, er hätte sich beschränken lassen, er wäre gesund geworden, wäre nach und nach erstarkt, seine geistige Überspannung hätte nachgelassen, er wäre nützlich geworden, und ein Weib an seiner Seite hätte vollends jede unnatürliche Richtung seiner Gemütskräfte zerstört und ihn gelehrt, wie man leben, arbeiten und sich behelfen müsse, wenn man mit Menschen menschlich leben wolle. Aber H''s unglückliches Schicksal und die Mißgunst seiner Feinde lenkte es anders. Es wurde ihm ein anderer vorgezogen und er wurde hintangesetzt" (Waiblinger[2301], S. 34). [Waiblinger war ein persönlicher Freund H.'s; zu Waiblingers Biographie über H. meint Paul Friedrich in seinem Vorwort zum Neudruck, daß sie „nicht nur ein Zeichen schöner Pietät" sei, „sondern sie ist auch, von jenem Mythos von H.'s Ausschweifungen abgesehen, auch heute noch unübertroffen, namentlich ist das Krankheitsbild mit stupender Schärfe gezeichnet" (S. 22).] Klein-Hattingen[2229] beschreibt (S. 89) den gleichbleibenden, leerlaufenden Tagesablauf des geistig mehr und mehr zerfallenden H. Dazu Möbius[2233] (S. 153): „In der Tat gehört sowohl die Poesie H.'s wie die Lenaus zur Lazarethpoesie." „Psychopathen sind ja nun auch zweifellos viele Dichter", meint Hinrichsen[594] (S. 12) und führt als Beispiel H. an, „ehe er katatonisch wurde". „H. lebt als tragische Figur in der Literaturgeschichte fort ... Im Schatten der schizophrenen Psychose hat er in Tübingen im Hölderlinsturm am Neckar sein langes Leben bis ins 73. Jahr hingedämmert. Dort konnte man ihn, eine spitze weiße Mütze auf dem Kopf, unstet und gespenstig am Fenster hin und her irren sehen. Dieser Anblick hat in dem jungen Studenten Mörike die phantastische Romanze vom Feuerreiter wachgerufen: Seht ihr an dem Fensterlein dort die rote Mütze wieder" (KRETSCHMER[128], S. 170. „Leichtere schizophrene Phasen mit ihrer Erregung und ihren Traumgesichten scheinen dagegen das Feuer des Geistes unter Umständen anfachen zu können" (auf H. bezogen) (LENZ[646], S. 675; vgl. a. BRAUN[687], S. 67). Schizoid-psychopathisch (SOMOGYI[143], S. 281). „Im Sinne von Kretschmer (Körperbau und Charakter) wird die Psychopathie, der Zustand der seelischen Abnormität, als Vorstufe des eigentlichen Krankheitsprozesses behandelt, in diesem Falle als »latente Schizophrenie«, welche dann später von der manifesten unterschieden werden muß (S. 40). An Hand der Begriffe von Kretschmer soll hier die Psychose H.'s charakterisiert werden als sensitive, schizoide Psychopathie mit zyklothymer Komponente (S. 43) (TREICHLER[2298] in seiner Dissertation mit sehr viel neuerer Literatur, während er hinsichtlich der älteren auf Lange-Eichbaum und Seebass hinweist). „Schizophrenie ist nur aus Höflichkeit eine diagnostische Wesenheit. Die Deutlichkeit der präschizophrenen Persönlichkeit ist übertrieben worden; soweit dies angeht, könnte H.'s Psychose ebensogut benigne-affektiv gewesen sein" (WELLS[2302], S. 199). „Daß der Wahnsinn H. bereichert habe, wird niemand behaupten können" (DOVSKI[1443], S. 330). „Ein H., sagen die Psychiater (und sagt auch die alte Psychoanalyse), sei »schizophren« gewesen, und dabei ging er in die Umnachtung, weil er der Durchbruch von Mächten und Gewalten war, die ein einsamer Sterblicher allein nicht bei heilem Leibe bewältigen kann. Er ging persönlich an seinem Auftrage zugrunde, damit das Ewige in ihm und durch ihn hindurch werden konnte" (HEYER[184], S. 278 [Katathym grundierte, dichterische Vergeistung des psychotischen Prozesses]).

Die neuen Quellen seit L.-E.s Bearbeitung sind nur geeignet, die bisher geltende psychiatrische Auffassung über H. zu bestätigen und bringen, abgesehen von kleinen Differenzen, im einzelnen keine grundsätzlich neuen Gesichtspunkte. Auch die neue große kritische Stuttgarter H.-Ausgabe durch F. BEISNER[2289] ist im wesentlichen eine großartige philologisch-literarhistorische Leistung, die das gesamte vorhandene dokumentarische Corpus einer eingehenden Prüfung unterzieht, mit doppelt so umfangreichem Kommentar wie der eigentliche Text selbst.

HÖLTY, LUDWIG (1748–1776)
Deutscher Dichter

Mit 28 Jahren Tod an Schwindsucht (BRAUN[687], S. 44 f.; a. GOLDSCHMIT-JENTNER[206], S. 104).

HOFFMANN, E. T. A. (1776–1822)
Deutscher Dichter

Familiäre musikalische Begabung (SCHAEFFER[2317]). Alkoholismus hat sich bei H. „nicht auf rein zufällige Art entwickelt. Er war mit einem neuropathischen Erbgut schwer belastet und war selbst allezeit, trotz seiner bemerkenswerten intellektuellen Fähigkeiten, ein Anormaler, ein Psychopath. Der Alkohol wirkte auf seinen Geisteszustand in doppelter Weise: er verstärkte seinen schon vorher bestehenden Zustand der inneren Unausgeglichenheit, und er fügte noch die ihm eigentümlichen Stigmen hinzu, unter denen Wahnträume bei Tag und Nacht den ersten Platz einnahmen. Mehr noch als sein Geist wurde die physische Gesundheit H.'s angegriffen, und er erlag in fünf Monaten einer fortschreitenden Alkoholpolyneuritis. Die meisten Werke, die H. hinterlassen hat, wurden in den letzten fünfzehn Jahren seines Lebens geschrieben, d. h. in der Zeit, in der er regelmäßig trank. Das erklärt, daß ihnen der Stempel des

Alkohols aufgeprägt ist, und daß man überall die Spuren des Wahnsinns findet, deren Opfer er war" (KUENEMANN[2314], S. 74–75). Mutter war hysterisch. Er selbst nervös, exzentrisch und Stimmungen stark unterworfen, litt an Halluzinationen, Wahnideen, Zwangsvorstellungen (RANK[1319], S. 124). Von frühester Kindheit an nervöse Störungen, Halluzinationen (BARINE[2304], S. 327 u. [2305], S. 3–58; s. a. CABANÈS[1830] u. HEINZ[210], S. 4). Starke Inzucht. Daraus erklärt sich sein Genie, das durch übermäßigen Alkoholgenuß geschwächt, in einer pathologischen Erscheinung endete (Ahnentafeln berühmter Deutscher[2304], S. 198). Inzuchtkreis mit fremdländischem Einschlag, aus dem das körperlich zarte Kind erwuchs. Des weiteren die Schilderung der Erlebnisse der Jugend- und Entwicklungszeit (EYRICH[2308], ref. von Mayer-München). Verwandtenehe, die zur Trennung der Eltern führte. H.'s Vater war schon Fünfziger, als er die hysterische Mutter heiratete. H. von kleiner Statur, großer Lebhaftigkeit und Sensibilität. Von jeher Neigung zu Stimmungsschwankungen und zu Depressionen. Zweimal Typhus. Tabische Erscheinungen 11 Jahre später. Im letzten Lebensjahr voller Ausbruch der Krankheit. Bis zum Ende blieb sein Geist lebhaft und produktiv; als er nicht mehr schreiben konnte, diktierte er (BRAUN[687], S. 66–67). Nicht nur zeichnerische, sondern auch musikalische Begabung (SCHEFFEL[173], S. 51). Durchbruch des Schöpferischen nach erlebter Untergangsstimmung (EYRICH[2309]). Degeneriert und pathologisch, wäre aber ohne dies nicht so wertvoll geworden. „Chamäleonartig", zappelig, reizbar, empfindlich, schroffe Stimmungswechsel. Trank Rotwein. Gewisse Alkoholintoleranz. Kein Trinker [? apologetisch ?]. Halluzinationen, sah oft sein Spiegelbild. Angst, wahnsinnig zu werden. Zuletzt: Tabes? (vgl. a. SPRINGER[623], S. 96) Oder Chorea? Oder Alkohol-Polyneuritis? (KLINKE[2312]). H. schildert Psychiatrisches meisterhaft, z. B. in „Medardus" (Paranoia der Trinker) (KLINKE[2313]). Ziemlich schwere hereditäre Belastung. Unverständig erzogen. Schwach, klein, vielleicht arthritisch. Viele Krankheiten. Trank wenig, war aber alkoholintolerant. Disharmonisch, stark überempfindlich, ausschweifende Phantasie. Egozentrisch, „égotisme", stark affektive Leidenschaftlichkeit. Starb an Leberzirrhose und Alkohol-Polyneuritis (DEMERLIAC[2307]) ... „Er ging mit 47 Jahren an einer Nervenkrankheit zugrunde, die Klinke als Chorea diagnostiziert, die aber auch als Paralyse aufgefaßt wurde, und die jedenfalls auf seine neuropathische Konstitution schließen läßt" (RANK[1319], S. 124). Psychopath, halluzinatorische Erlebnisse der Fieber- und Alkoholdelirien (HILDEBRANDT[613], S. 194; a. KIERNAN[2311], S. 304). Synästhesien (MARGIS[2315] u. [2316]). War Eidetiker. Alkohol steigerte die Fülle und Deutlichkeit der Anschauungsbilder. Sah dann ungewöhnliche Bilder in unnatürlicher Bewegung. Zeichnete sich selbst oft, konnte sich selbst als Anschauungsbild sehen. Daher die quälenden Spekulationen über das Doppelich („Elixiere") (KROH[1276]). „In einem gewissen Dämmerzustande eine Anregung des Phänomens [der Doppelempfindungen, Synästhesien] zu suchen, sind wir allerdings befugt. Denn die Art, wie H. der Musik zu lauschen pflegte, scheint einem Delirium nicht unähnlich gewesen zu sein (S. 9). Am häufigsten gemahnen ihn die Klänge an Strahlen" (S. 15) (FISCHER[2310]). Aus dem Rausche schöpfte er seine phantastischen Gebilde, es sind die Traumgebilde des Trinkers, die er erlebt und als greifbare Figuren vor sich sieht, er sieht die Töne und hört die Farben und Gerüche, und indem er sie ausgestaltet, erhalten sie Form und Leben und bedingen durch das Plastische der Erscheinung ihren Erfolg. Im Gegensatz zu den andern Romantikern, deren Personen künstliche Erzeugnisse sind, hört und sieht er die Gespenster und zittert vor Schreck, wenn sie erscheinen, da er seiner Sache nicht gewiß ist, ob sie nur scheinbar oder gar wirklich sind. Der Rotwein löste bei ihm eine innere Stimme aus, die ihn weit über die Grenzen des Sinnlichen herausrief (PELMAN[587], S. 228).

Die große Pathographie dieser schwer bionegativen Persönlichkeit müßte noch geschrieben werden. Sie lohnte sich wegen des großen Materials, besonders von Margis und Eyrich (letztere allerdings nur mit umfassender Beschreibung der Jugend- und Entwicklungszeit H.'s).

HOLBEIN D. J. (1497–1543)
Deutscher Maler, lebte in der Schweiz und in England

Wahrscheinlich Astigmatiker (RIEBER[697]). Tod an Pest in London (BRAUN[687], S. 95).

HOLTEI, KARL VON (1798–1880)
Deutscher Dichter

Homosexuell (MOLL[592], S. 63).

HUGO, VICTOR (1802–1885)
Französischer Schriftsteller

Übersteigertes Selbstgefühl. Geltungsbedürfnis. Sehr empfindlicher Egoismus. „La maladie du moi" (CABANÈS[2319]). Bruder und Tochter geisteskrank (S. 134). Tod an Lungenödem nach Herzschwäche (S. 146) (CABANÈS[2318]). Abergläubisch. Spiritist (CABANÈS[2320]). Neuropathie (MOLINÉRY[1900]). Megalomanie (CABANÈS[1540], S. 235).

HUIZINGA, JOHAN (1872–1945)
Niederländischer Historiker

Noch in seinen Haarlemer Jahren bewegte sich sein »Klausnerleben«, wie er es selbst nennt, in einem Wechsel von aufgeweckten, leicht manischen Stimmungen, die dominierten, und unregelmäßig wiederkehrenden Depressionen von einigen Wochen Dauer (S. XIII). 1940 bei der Besetzung Hollands ins Konzentrationslager eingeliefert, dort mehrere Monate lang – 70 Jahre alt – anschließend Verbannung von seinem Wohnort Leyden nach De Sleeg in Gelderland bis zum Tode (S. XX) (KÖSTER[2321]).

HUME, DAVID (1711–1776)
Englischer Philosoph

Mit 18 Jahren Depression (S. 159). Vier Jahre lang neurasthenische Erschlaffung (S. 193) (HERZBERG[622]). Schüchtern im Umgang mit Frauen (HERZBERG[625], S. 72).

HUMPERDINCK, ENGELBERT (1854–1921)
Deutscher Komponist

Ertaubt (BIENENFELD[2203]).

HUTTEN, ULRICH VON (1488–1523)
Deutscher Dichter und Humanist

1508 oder 1509 in Italien infiziert (VIERORDT[514], S. 80). Vom 20. Jahre an krank (SPRINGER[623], S. 76). Durch gummöse luetische Prozesse Lähmung eines Fußes (BRAUN[687], S. 50–51). Tod an Hirnlues (VENZMER[2323], S. 43).

HUYSMANS, JORIS KARL (1848–1907)
Französischer Romanschriftsteller flämischer Herkunft (seit 1899 Benediktiner)

Krämpfe, Neuralgien (S. 6). Halluzinationen taktiler Art (S. 10–11). Depression (S. 16). Tabische Krise? (S. 17). Atypische Paranoia (S. 31). Tod an Zungenkrebs (S. 17) (ROLLAND[2331]; s. a. LAVALLÉE[2330], S. 39, u. COQUIOT[2326],

S. 224–229). Ängstliche und paranoide Konstitution (BAUDOUIN[2324], S. 380). H. in zwangshafter Weise von libidinösen Vorstellungen beherrscht (GELMA[2329], ref. v. Bodamer). „Audition colorée" (Farbenhören der Schule der „Décadents", der H. angehörte) (MARTIN[524], S. 145 ff.).

IFFLAND, AUGUST WILHELM (1759–1814)
Deutscher Schauspieler

Homosexuell (VIERORDT[514], S. 96).

JACOBSEN, JENS PETER (1847–1885)
Dänischer Dichter

Typischer Astheniker. Mit 38 Jahren Tod an Tuberkulose (BRAUN[687], S. 44 bis 46; s. a. USTVEDT[1869]).

JASCHWILI, PAOLO DŽIBRAELOVIČ (1895–1937)
Grusinischer Dichter

Selbstmord durch Erschießen kurz vor der Verhaftung (KOTSOVSKY[194], S. 229).

JAWOROW, PEJU (1880–1915)
Bulgarischer Dichter

Leidenschaftlich, eifersüchtig, hemmungslos. Des Mordes an seiner Frau verdächtigt, was jedoch nicht bewiesen werden konnte. Anschließend boykottiert und geächtet bis zum Tode durch Suicid. Bionegative Persönlichkeit (SZIRMAY-PULSZKY[2333]).

JEAN PAUL (FRIEDRICH RICHTER) (1763–1825)
Deutscher Dichter

Durch familiäre Not schwerst belastet. Ein jüngerer Bruder ging ins Wasser (MINDER[2334]). Angst, wahnsinnig zu werden. Doppelgängererlebnis (RANK[1319], S. 124–125). Frühzeitig verbraucht, mit 62 Jahren erblindet und kränkelnd. Tod an Altersschwäche (BRAUN[687], S. 11).

JEANNE D'ARC (1412–1431)
Französische Nationalheldin

Auf 1007 Seiten zitiert schon 1894 LANÉRY[2366] 2127 Werke (nicht Aufsätze), die sich wissenschaftlich oder künstlerisch mit J. beschäftigen. Darunter finden sich 600 Dichtungen, davon 200 Dramen. Außerdem gibt es 16 Opern (Verdi, Tschaikowsky usw.).

Aus Gründen der Raumersparnis müssen wir darauf verzichten, die Geschichte J.'s ausführlich wiederzugeben. Ausgezeichnete Schilderung bei ANATOLE FRANCE[2349]. Einen Auszug gibt PELMAN[587]. Aufschlußreich auch die sehr frühe Arbeit von LÉLUT[3411]. Es wird außerdem auf Mahrenholz, Hase, Hirsch und Wolfing verwiesen. Schon seit langem, sobald die Psychiatrie als wissenschaftliche Lehre erstand, haben sich Autoren gefunden, die in J. eine Geisteskranke, eine Psychotische sahen, aber auch viele, die anderer Meinung waren. Wir bringen in der Folge die Auffassungen der verschiedenen Autoren in 5 Gruppen geordnet, an die sich als 6. Gruppe eine kritische Würdigung der Quellen und der Persönlichkeit J.'s anschließt. GÖRRES[2350] gibt 1834 eine vorwissenschaftliche, nicht hinreichend kritische, dabei dichterisch ausgeschmückte Aufstellung bestimmter Prozeßakten, die inzwischen – 1963 – originaliter herausgegeben wurden (***[2390]). Die letzte große Monographie über J. – ebenfalls 1963 – von GUÉRIN u. PALMER-WHITE[2352] wird mit folgenden Worten eingeleitet: „Es gibt in Frankreich heute keine Gestalt, die so populär ist wie J., es sei denn Napoleon. Doch während die Tugenden und Verdienste des kleinen Korsen von vielen Seiten angezweifelt und herabgesetzt werden, bekundet niemand für das Mädchen aus Lothringen etwas anderes als Anerkennung und Ehrfurcht. Immer wieder beschwören Redner ihr Bild herauf, das Bild der Ersten Dame Frankreichs, der Inkarnation des Mutterlandes, des Symbols eines mächtigen Volkes. Armee, Adel und Klerus streiten erbittert um den Ausschließlichkeitsanspruch auf J. und um das Privileg, ihre Farben, Blau und Weiß, zu führen. Selbst die Kommunisten opferten noch vor einigen Fünf-Jahres-Plänen auf ihren Altären und gaben sie als ihre persönliche Entdeckung aus" (S. 28).

1. *Psychose:* Bereits 1839 finden wir bei dem Engländer Turner eine ganz überraschend gute Bemerkung: „Was der Jungfrau von Orléans zustieß, ist dasselbe, was wir im Schlafe erfahren. Der Unterschied ist nur der, daß die täuschenden Einbildungen ihr in wachem Zustand während des Tages kamen, und daß dieselben gleich einem dauernden Delirium sie bis zu ihrem Tode nie verließen. Hätte sie länger gelebt, so würde vielleicht die Geisteskrankheit augenscheinlicher zutage getreten sein" (Duhr[2346], S. 153). Obwohl es schwer zu glauben ist, war J. doch geisteskrank: „une théomane hallucinée, une veritable aliénée" (I, S. 128). „J. glaubte, daß ihre eigenen Gedanken ihr von anderen zugeflüstert würden. Ihre besonderen Leistungen sind auf den Glauben an ihre Halluzinationen zurückzuführen, die ihr den Anschein unerhörter Macht gegeben haben" (Calmeil[1000]). Halluzinationen das einzige Symptom ihrer »folie« (Moreau [de Tours][448]; s. a. Langlet de Frenois[2367]). Keine Hysterie; echte Halluzinationen (Ballet[3467], S. 170; a. Biottet[2336], S. 78, Butti[2342] u. Cabanès[1830]). Mit 13 Jahren nach übermäßiger Körperanstrengung erste Vision (ein Knabe, der sie zur Mutter rief; später Erzengel Michael und Heilige). Führte die Befehle ihrer Heiligen aus. Andere konnten die Heiligen nicht wahrnehmen, weil sie nicht würdig und tugendhaft genug waren. Sprach vom 13. bis 19. Jahre zu niemand von den Visionen. Von den Gespielinnen wegen Einsamkeit und Verkehr mit unsichtbaren Wesen mehrfach verspottet. Nach der Krönung meist kriegerische Mißerfolge, führte Krieg auf eigene Faust. In Gefangenschaft Sprung vom Turm, Selbstmordversuch [nicht ganz sicher, vielleicht Fluchtversuch]. Im Kerker halluzinierte J. Verheißungen, daß sie wunderbar gerettet würde und glaubte unerschütterlich daran. Mit 19¼ Jahren verbrannt. Die Halluzinationen meist Folge (nicht Ursache) J.'s eigener Gedanken; oft aber wurde sie auch von den Halluzinationen wie von etwas Fremdem überrascht. Außer den Halluzinationen typischer religiöser Größenwahn, z. B. im Ton ihrer Sendschreiben. Unermüdlichkeit, Heldenmut, Todesverachtung, Gottvertrauen, stolzes Selbstbewußtsein entsprechen durchaus dem Charakter ihrer Wahnideen. Vollständig systematisiertes Wahngebäude. Zähigkeit, unerschütterliche Konsequenz. Halluzinationen beginnen im Pubertätsalter. Gelübde, zeitlebens Jungfrau zu bleiben. Diagnose: Paranoia hallucinatoria chronica oder Paranoia religiosa. Wirkung infolge niedriger Kulturstufe jener Zeit: ein geisteskrankes Bauernmädchen entscheidet die Geschicke zweier Nationen und wird als Hexe verbrannt. Der Glaube an ihre Prophetengabe wird als Aberglaube verurteilt (W. Hirsch[2357]). Halluzinatorisch-ekstatische Zustände spielen zwar eine Hauptrolle, jedoch wie W. Hirsch eine gewöhnliche Paranoia hallucinatoria chronica anzunehmen, hat gewiß seine Bedenken (Vierordt[514], S. 84). J. geisteskrank. Pathoplastisch wirkten Zeit- und Dorfmilieu, nicht etwa bloß nationale Begeisterung eines einfachen Hirtenmädchens. Tritt 17jährig mit ihrer göttlichen Sendung hervor als „Tochter Gottes". Völlig unbeirrbare Überzeugung bis in den Tod, daß sie von Gott berufen, den König und Frankreich zu retten. Ihre Beweisführung ist immer ihre unerschütterliche Überzeugung. Mit Sicherheit Wahnideen anzunehmen. „Die Sinnestäuschungen

sind Bausteine eines gut systematisierten Wahnes geworden". Gelegentlich auch Erinnerungsfälschungen. Wahnhafte Selbsterhöhungstendenzen: „Tochter Gottes", Auserwählte, ihre Geschwister aus dem Paradiese; rühmte sich einmal, sie werde später drei Söhne haben: einen Papst, einen Kaiser, einen König. – Dies alles als gesunde Entwicklung eines Hirtenmädchens undenkbar. Auch nicht bloß Halluzinationen bei sonst intaktem Geist. Auch keine Hysterie; läßt ihre Person immer hinter ihrer Sendung zurücktreten, läßt sich unbeirrt verbrennen. Seit der Krönung nicht mehr zielstrebig [beginnender Zerfall?]. War geisteskrank, psychotisch, denn 1. Stimmen und Erscheinungen in großer Anzahl, 2. Glaube an göttliche Sendung und 3. „das starre Festhalten an dieser Idee". Dabei äußerlich geordnet und in ihrer Persönlichkeit komponiert; keine gröberen Zerfallsymptome. Diagnose: „eine dem schizophrenen Personenkreis zugehörige Erkrankung", „mit ziemlicher Wahrscheinlichkeit eine paraphrene Erkrankung" (Wölfing[2388]). – Eine paranoische Erkrankung, vielleicht aus dem schizophrenen Formenkreis. Schizophrenien kommen schon im Kindesalter vor (Voigt[2385]); nach Mönkemöller auch paranoide Formen von Schizophrenie. Vielleicht ist aber auch die erste Vision mit 13 Jahren eine Erinnerungsfälschung der Kranken. Das Krankheitsbild erinnert in vielem an Kraepelins[585] expansive Paraphrenie (Bd. 3, S. 995–1002); Kraepelin findet bei seinen Kranken (nur weibliche Fälle) manische Züge, auch hysterische. Man vergleiche dazu einen Fall von Gutsch[784] (S. 286); ebenso den Fall Mathilde Neu (Mauz[866], S. 113); Größenwahn, vorwiegend gehobene Stimmung, leichte Erregung. Die zyklothyme Komponente der Persönlichkeit verhindert den Zerfall, erhält das äußerlich geordnete und unverdächtige Verhalten. Gerade die volle Besonnenheit und Bewußtseinsklarheit spricht für Psychose (vgl. Jaspers[807], S. 102). Die Halluzinationen entsprängen einem hochintelligenten unbewußten Mechanismus. An anderer Stelle: Bei Schizophrenen spricht oft das Unbewußte aus ihren Halluzinationen und Wahnideen (Bleuler[728]).

2. *Keine übliche Schizophrenie, jedoch besonders geartete Psychose:* „Einige haben behauptet, daß Johanna von Theomanie besessen war, von Paranoia oder Wahnideen. Vielleicht müßte eine getrennte Abart für sie geschaffen werden, so wie eine besondere Naturregel für ein oder zwei Pflanzen geschaffen werden mußte, während andere Regeln tausende umfassen. Ich kenne keine geisteskranke Person, die wie sie war, aber sie war auch nicht ganz gesund" (Ireland[1706], S. 82–83; s. a. Ireland[2359]). Halluzinationen; aber auch Bereitschaft, die Hilfe Gottes anzunehmen. Ethik zu loben (Schoen[2380], z. n. Lanéry [2366]). Halluzinationen auf Grund einer organischen Störung der Blutzirkulation in der Pubertät. Beginn der Halluzinationen in einer Art Ekstase. Die intellektuellen Fähigkeiten blieben intakt. Eine geistig vollkommen gesunde Halluzinantin. Ihr »génie militaire« durch den Glauben zur höchsten Inspiration erhoben (Brierre de Boismont[2340], z. n. Lanéry[2366]; ebenso Jackson[2360] u. [2361]). Das psychologisch Frauenhafte ist zu betonen, die besondere Geistesdisposition wie Einbildungskraft, Neigung zu Träumereien, Ekstase, Enthusiasmus, Halluzinationen (Vergnaud-Romagnesi[2384], z. n. Lanéry[2366]). „J. est-elle une mystique, et ses visions une illusion de son esprit?" Ohne Antwort (Wallon[2386], II. S. 352). „J. fut une hallucinée, mais saine d'esprit". Besaß die Fähigkeit, Visionen und Stimmen hervorzurufen. Ihre Mission war keine Offenbarung; nicht von Gott inspiriert. Kann durch menschliche Vernunft erklärt werden. „Mais le peuple néanmoins les a inscrits dans un livre qui ne périra jamais: ce livre a pour titre »Gesta Dei per Francos'«!" [Taten Gottes durch die Franzosen] (Monchy[2372], z. n. Lanéry[2366]). J. geistig gesund; ihre Halluzinationen pathologisch (Hagen[2353]). Jede Idee eines Übernatürlichen auszuschließen (Sully[2382]). „Un cas positif d'hallucination" (L. M.[2370], z. n. Lanéry

[2366]). In Domremy merkwürdige alte kultische Dorfriten. Heilige Plätze (Buche, Quelle, Hain); uralte Prophezeiung des Zauberer Merlin: einst würde eine reine Jungfrau aus diesem Hain hervorgehen und die Krone und das Land erretten. J.'s Patin will die Feen selbst gesehen haben. „Daß die tiefste Ursache ihres Erfolges weniger in ihren strategischen Kenntnissen als in dem suggerierenden Zauber ihrer ganzen Persönlichkeit lag, und daß der zeitgenössische Aberglaube ihr fördernd zur Seite stand, tut ihrem Ruhm keinen Abbruch. Ihre Geschichte ist und bleibt die Geschichte des schöpferischen Genies, das sich seine Welt aus dem Nichts aufbaut ... geniale Geistesgröße. Ihr gewaltiges Selbstgefühl ... steigerte sich aber nie zum ausgesprochen pathologischen Größenwahn". – Seit Ostern 1430 weicher, zugänglicher, bestimmbarer. Ihre Stimmen weissagten ihr fast täglich, daß sie in englische Gefangenschaft geraten würde„ ... in der vollkommenen Identifizierung des Ichs mit der assimilierten Idee! Hier grenzt jeder große Pionier und Märtyrer einer Idee an den Hysterischen oder Paranoiker, ja, bei vielen verwischen sich die Übergänge völlig". Wortzwangsvorstellungen, oder zwangsartiges Denken. Heimatdorf und sein Kirchenheiliger durch fromme Tradition in Beziehung zur Krone Frankreichs. Hatte Erinnerungsfälschungen (z. B. im Verhör die phantastische Ausmalung der Krönungsszene). „Halluzinatorisches Gedankenlautwerden, wie wir es sonst mehr nur bei Paranoikern antreffen (S. 71). J. für pathologisch erklären im psychiatrischen Sinne? Nein, nicht unbedingt ... enorme Halluzinabilität und Autosuggestibilität bei ihr als pathologische Züge eines weiblichen Genies aufzufassen". Es lassen sich „Eigenschaften eines gewaltigen Genies nachweisen – jedenfalls das größte der bekannt gewordenen weiblichen Genies der Weltgeschichte". S. 89 f. ausführliche Parallele zwischen J. und Christus. „Durchaus nicht eine Geisteskranke – pathologisches Genie – die katholische Kirche erhebt die Märtyrerin zur Heiligen, zur Inspirierten, Gottgesandten". Muß aber zugeben, daß eine so kolossale Halluzinabilität, ein derartiges, zeitweise Größenwahn streifendes Selbstgefühl die Grenze des Gesunden, Normalen manifest überschreitet; weibliches Genie von hoher Sittlichkeit – originelle Autosuggestionärin, deren religiös-patriotische Begeisterung ihren Ausdruck in der habituellen halluzinatorischen Ekstase findet. Die Höhe dieser spontanen Halluzination gehört in die Pathologie des Genies (Zürcher[2389]). Natürlich können die Halluzinationen (d. h. ohne Vergiftung, ohne schwere organische Läsion wie im Fall J.'s) nichts anderes ausdrücken, als was in der Persönlichkeit schon begründet liegt (durch Konstitution, Milieu, Erfahrung, Zeitgeist). Man kann sagen, daß die Halluzinationen aus dem Unbewußten stammen, daß sie unbewußten Komplexen (z. B. der Selbsterhöhungstendenz) entspringen und vom bewußten Zentrum der Persönlichkeit abgespalten sind. Dies trifft aber auf die meisten Halluzinationen unserer Psychotischen überhaupt zu. Halluzinationen sind „... nicht absolut zufällig, sondern haben z. T. sinnvolle Zusammenhänge, Erlebnisbedeutung als Befehle, Wunscherfüllungen, Ärgern und Spotten, Quälen, als Offenbarungen. Freud nannte Halluzinationen in Bilder verwandelte Gedanken", sagt Jaspers[807] (S. 220). „Die tröstende Stimme des heiligen Michael hatte die Natur eines kompensierenden Phänomens ... Die Tatsache, daß sie, obgleich noch ein Kind, in den ersten Jahren ihrer Familie nie von ihren Stimmen und Visionen erzählte, daß sie sie niemals störend auf die Pflichten ihres täglichen Lebens einwirken ließ oder ihnen Eintritt in ihre Unterhaltungen gewährte, das ist der Unterschied zu den halluzinatorischen Phänomen der Hysterischen oder Psychotischen ... Die Beherrschung der Soldateska, ihr Geschick, den Hof zu beeinflussen, die Art, wie sie sich selbst bei der Gerichtsverhandlung verteidigte, deuten nicht nur auf Intelligenz, sondern auch auf eine überragende Persönlichkeit ... wir erkennen die Kombination von Soldat und Heiliger wieder, die auf der Basis einer psychosexuellen Unreife entsteht und durch einen schwer verständlichen inneren Konflikt" (HENDERSON[790], S. 116). „Das Eigenartige ist, daß ihre vielleicht geisteskranken Ideen, die uns so überaus eigenartig erscheinen, ihrer Zeit völlig entsprechen" (HILLIGER[2356], z. n. ÖSTERREICH[2374], S. 26). „Handelt es sich bei J. um eine geistige Störung, so ist sie von anderer Art gewesen, als sonst geistige Störungen sind. Von allen zur Zeit aufstellbaren Diagnosen scheint mir die wahrscheinlichste jene zu sein, welche eine psychische Spaltung auf der Grundlage eines stark männlichen Einschlages ihrer Psyche hypostasiert" (ÖSTERREICH[2374], S. 23). Nur partielles »délire«, d. h. nur Halluzinationen; der übrige Teil der Intelligenz war intakt. Keine strategische Begabung, verstand nichts von Strategie (REGNARD[526]). Halluzinationen bedeuten noch nicht Geisteskrankheit. Können auch Schöpfungen ihrer Einbildungskraft sein (KRAFFT-EBING[2365]). Besaß „une mentalité supérieure", war „un génie d'homme de guerre dans un corps féminin". Verdoppelung der Persönlichkeit: das unbewußte Ich erschien im Bewußtsein als Fremdes, als Halluzination „sans délire"; niemals „aliénée", Autosuggestion (J. DUMAZ[2348]). Keine Menstruation. Mit dreizehn Jahren „des hallucinations unilatérales droites de la vue et de l'ouie". Nach Charcot halbseitige Gesichtshalluzinationen häufig bei Hysterie. Ihre Halluzinationen sehr reell, oft ganz klein, was nicht dem klassischen Typ der Hysterie entspricht. Die geheimsten Wünsche ihres Herzens objektivierten sich in Form von Visionen und Stimmen. Intelligenz und Wille waren gesund (G. DUMAS[2347]). [G. Dumas hatte dieses Gutachten an A. France auf dessen Wunsch erstattet. France schien von Dumas' Urteil nicht recht befriedigt (Vorrede S. 34 f.) und versuchte selbst, das Problem zu lösen. Er verglich J. mit anderen Heiligen und Visionären, mit Cathérine de Sienne, Colette de Corbie, Yves Nicolazic, Suzette Labrousse, vor allem mit Martin de Gallardon und le maréchal de Salon François Michel, Bd. II, Anhang.] J. lachte beim Abschwören, was großen Tumult hervorrief [pathologisches Lachen] (France[2349], II, S. 368). „Mit Ausnahme ihrer Halluzinationen fehlt jede andere krankhafte Erscheinung. . ... wenn man wirkliche krankhafte, und zwar hysterische Züge bei ihr vermuten wollte, dann bleiben doch Vernunft und Wille gesund, und die Nervenpathologie würde nur einen kleinen Teil dieser großen Seele erleuchten" (PELMAN[587]).

3. *Keine seelische Störung:* Visionen von Gott, rein innere Gesichte (PRIBILLA [2376]). Ekstatisch-visionäre Begabung (WEIDEL[1178], S. 211). „Was von ihrem Seelenleben überliefert ist, spricht nicht für das Vorliegen eigentlicher psychotischer Störungen, sondern nur für eine Seelenverfassung, die in der Enge der mittelalterlichen Anschauungen befangen ist, fest an ihre Gedankenwelt gebunden ist und diese, wie viele ihrer gläubigen Zeitgenossen auch, plastisch verkörpert" (BIRNBAUM[605], S. 13). J. projizierte ihre Gedanken in die Wirklichkeit. Ihre Erscheinungen waren Phantome ihrer Einbildungskraft. Höchste Ekstase. Ihr Sieg kraft ihrer Visionen (HECKER[2355]). Ihm schloß sich HOPPE[2358] später an. Es fehlen auch nicht Stimmen, die bei J. hellseherische, mediale, spiritistisch-parapsychologische Erklärungen für ihr Verhalten anführen. Marins (1891) erklärt, nach den „Erfahrungen" von Crookes seien es bei J. wirkliche spiritistische Erscheinungen gewesen (LANÉRY[2366], S. 323). Parapsychologische Deutung der Verhaltensweise der Jungfrau bei DENIS[2354] u. LENGLET[2369]. „Wir müssen mediale, hellseherische Fähigkeiten bei J. annehmen und ordnen damit diese Vorgänge in ein Gebiet zwar noch ungeklärter, aber doch unbezweifelbarer Phänomene" (BÖHM[2337], S. 335). Wie wenig Verständnis Laien für psychiatrische Erkenntnis aufbringen können, zeigt SHAW[2381]. J. sei wegen „unausstehlicher Anmaßung" [Größenideen] verurteilt worden. „Johannas Prätensionen gingen weit über jene des stolzesten Papstes . . . maß-

lose Überhebung ... Aufgeblasenheit ... sie war dabei ein Genie und eine Heilige ... Ihre Stimmen und Visionen im Unterbewußtsein gezogene Schlüsse des Genies ... Lassen wir darum ein für allemal all den Unsinn über eine wahnsinnige J. fallen ... eine Hellseherin ... Sie war äußerst begabt ... ein geborener Meister" (SHAW[2381]). [Bei der Bühnendarstellung kommt das Pathologische unbewußt immer wieder zum Durchbruch. Teils wird J. als burschikose Emanzipierte, teils als psychotische Visionärin, teils (am Ende der Gerichtsszene) als eine Hysterica dargestellt. In dieser Zeichnung erscheint ihr Charakter völlig brüchig; es fehlt auch die historisch bezeugte ethische Höhe.]

4. *Zur körperlichen Struktur:* J. hatte nicht „tous les attributs et tous les sens de la femme" (BERTRAND DE SAINT-GERMAIN[449], z. n. LANÉRY[2366]). Vorliebe für körperliche Übungen, männliche Beschäftigung, Waffenübungen, Männerkleidung. Abnormität der Geschlechtsorgane, Impotenz, zeitlebens amenorrhoisch (W. HIRSCH[2357]). Zur körperlichen Anomalie der Amenorrhoe J.s, die z. T. in Verbindung mit ihrer psychischen Struktur gebracht wurde, äußerten sich verschiedene Autoren, davon eine Quelle schon im Jahre 1820 (OSIANDER[2375], S. 37–38). „Auch in physiologischer Hinsicht war sie abnorm. Sie hatte keine Menstruation, was nur äußerst selten vorkommt ... Ihre Virginität ist mehrmals nachgeprüft worden" (BRUGSCH u. LEWY[2341], z. n. ÖSTERREICH[2374], S. 24). Unregelmäßigkeiten der Menses als Grund für Halluzinationen (BRIERRE DE BOISMONT[2339], S. 505). Körperlich ziemlich groß, höchst kräftig, doch schlank und fein in der Taille. Gesicht anmutig; Nase gerade, ein wenig dünn; feine Lippen; Kinn klein. Niemals Menstruation: dysgenitale Entwicklungshemmung; anscheinend etwas derbknochiger und an männliche Proportionen erinnernder Habitus. „Diese menstruelle Anomalie nicht ganz selten bei Geisteskranken, und zwar fast ausschließlich bei Schizophrenen" (WÖLFING[2388]).

5. *Zur politischen Situation:* Umstritten ist nicht nur die Persönlichkeit J.s seit jeher, sondern auch ihre Herkunft. Wie vor mehr als 150 Jahren, so beschäftigt diese Frage auch noch Autoren unserer Tage. So behauptete CAZE[2343] u. [2344] schon 1805 und 1819, daß J. die Tochter der Isabeau von Frankreich und des Herzogs von Orleans sei. JACOBY[2362,2363,2364] griff diese Behauptung im Jahre 1900, 1932 und 1944 auf und meinte, daß die Tochter der Isabeau zwar offiziell stirbt, in Wirklichkeit aber 1412 nach Domremy in Pflege gegeben wird, um als das Bauernmädchen J. aufzuwachsen. Auch das 1953 erschienene Buch von GRIMOD[2351], das alle Behauptungen, die schon von THOMASSIN[2383] und auch von dem Oratorienpriester Guyan im 17. Jahrhundert widerlegt wurden, neu herausbringt, erregte in Frankreich erhebliches Aufsehen. Nach Grimod ist J. noch am 9. August 1436, also 5 Jahre nach ihrem historischen Tod, als Verwandte des königlichen Hauses am Leben gewesen. Die wissenschaftliche Welt Frankreichs wurde durch dieses Buch so erregt, daß der bedeutende Advokat Maître Maurice Garçon, Mitglied der Académie Francaise, das Buch Grimods mit eingehend und historisch unterbauten Beweisen ad absurdum führte. Aber die Stimmen um die fragliche Historie schwiegen auch jetzt noch nicht. WHITE u. GUÉRIN[2387] behaupteten im Jahre 1961, J. sei 1450 und nicht 1431 in Orleans gestorben und sicherlich nicht verbrannt worden. Und in einem neuesten Buch – 1963 – beziehen sich GUÉRIN u. PALMER-WHITE[2352] auf die Quelle von Jacoby und Caze usw. und nehmen an, daß J. als Tochter Isabeaus von Frankreich nicht 1412, sondern 1407 geboren sei. „In Rouen war. J. ebensosehr politisches Werkzeug, Mittel zu einem politischen Zweck, wie sie es in Chinon, Orleans und Reims gewesen war. ... Offiziell war der Sinn des Prozesses, die Unschuld oder Schuld eines Mädchens festzustellen, das der Ketzerei verdächtig war. In Wirklichkeit bezweckte er jedoch die Verdammung einer Handlangerin des Teufels, und damit sprach er dem König, dessen Krönung dieses Mädchen

erwirkt hatte, das Gottesgnadentum ab, machte ihn abermals zu einem falschen Prätendenten und bestätigte Heinrich VI. das alleinige Anrecht auf den französischen Thron. Im Grunde war Johannas Prozeß der Prozeß gegen Karl VII. (S. 141). Und schließlich weisen die gleichen Autoren (S. 158) darauf hin, daß in den sämtlichen Berichten über die Hexenverbrennungen in der Stadt Rouen für das Jahr 1431 kein Hinweis auf die Verbrennung der J. zu finden ist. 1432 wurden dort 400 Hexen verbrannt, aber auch hier fehlt der Name J.'s. Schließlich ist noch der von Guérin u. Palmer-White zitierte CAZE[2344] zu nennen, der schon 1819 ausführte: „Das Gericht beschloß, J. als ein wunderbares junges Mädchen auszugeben, und verschiedene Erwägungen von höchster politischer Bedeutung ließen diesen Ratschluß zweckmäßig erscheinen. Um eine solche Legende zu begünstigen, erstickte man jede indiskrete und gefährliche Nachforschung, die ihre Person betraf, im Keim und verlieh ihrer Jungfräulichkeit den Anschein der Heiligkeit, damit mögliche Nachkommen keinerlei Ansprüche geltend machen . . . oder auch nur den Schatten eines Verdachts auf königliches Blut werfen konnten". (GUÉRIN u. PALMER-WHITE[2352], S. 220).

6. *Kritische Würdigung:* Die Geschichte J.'s ist nach der offiziellen Version wohl eine der seltsamsten, die sich je auf Erden abgespielt hat. Ein 19jähriges Bauernmädchen, das bisher die Pferde und Kühe ihres Vaters gehütet hat und das weder lesen noch schreiben kann, empfängt eine Mission von Gott und den Heiligen; sie hört deren Stimmen, sieht ihre Gestalten. Sie soll Frankreich retten und ihren König krönen. Es gelingt ihr, sich endlich bis zum König vorzudrängen. Man ernennt sie, die Gottgesandte, zum obersten Feldherrn, und sie befreit im Sturm Orleans und damit Frankreich von den Engländern. Auch die Krönung ihres Königs setzt sie durch und wird zum Dank geadelt. In einer späteren Schlacht gerät sie in englische Gefangenschaft; die Engländer haben sie längst als vom Teufel gesandt, als Hexe verschrien. Man macht ihr den Prozeß wegen Gotteslästerung, Zauberei und Ketzerei. Die theologische Fakultät verurteilt sie zum Scheiterhaufen. Ihr letzter Schrei erstirbt in den Flammen. Zwanzig Jahre später wird ihr Prozeß revidiert, und man erklärt sie für unschuldig.

Die katholische Kirche hat J. 1894 selig, 1920 heilig gesprochen (vgl. ACTA APOSTOLICAE SEDIS[2335], S. 145, 220, 226). Und es wird uns nicht Wunder nehmen, wenn J. von sehr vielen Autoren als Genie bezeichnet wird. Genie ist ja das Heilige. In jedem Jahr feiert Frankreich für J. ein Nationalfest, und fast in jeder französischen Kirche findet man ihre Statue.

Soweit J.'s Persönlichkeit, ihre Lebensgeschichte und die so verschiedene Beurteilung, die sie erfahren hat. Wir wollen noch einmal die damals wie auch heute noch strittigen Punkte, wie sie der wissenschaftlichen Bearbeitung zugänglich geworden sind, im einzelnen betrachten. Schon THOMASSIN[2383] wandte sich gegen die Legende (Lesigne), daß J. gar nicht verbrannt worden sei, sondern eine andere für sie. In der Tat traten nach ihrem Tode mehrere Mädchen als J. auf, zumal viele Zeitgenossen nicht an den Tod der echten J. glauben wollten; es handelte sich um geltungssüchtige Abenteuerinnen, um Schwindlerinnen oder Hysterische. Ferner ist der Sage entgegenzutreten, daß J. eine Magd oder Kellnerin in einem Wirtshaus gewesen sei. Diesem historischen Irrtum fiel Voltaire zum Opfer, sonst hätte er wohl nicht das Spottgedicht »La Pucelle« geschrieben in dem er J. ihre Virginität an einen geflügelten Esel verlieren läßt. Das Werk wurde übrigens in Gent verbrannt, verbreitete sich aber trotzdem in zahllosen Exemplaren (mehr als 100 Auflagen) und Übersetzungen. Weiterhin stellt FRANCE[2349] fest, daß manche Autoren J. mit militärischen und polytechnischen Talenten ausstatteten; auch heute noch wird über ihr taktisches Genie diskutiert, das sie natürlich nie besessen hat. Die Kriegskunst war zur damaligen Zeit sehr einfach; eine wirkliche Feldherrnstellung hat J. niemals eingenommen, wie auch PRUTZ[2377] betont. Man schloß sie sogar von den engeren militärischen Beratungen aus. Sie gab lediglich ein Beispiel von heldenhaftem Mut. Auch war J. sehr temperamentvoll, wenn es um den Glauben oder die Gebote ging. Einmal tötete sie eigenhändig mit dem Degen eine Soldatendirne (FRANCE[2349], II, S. 84), ein andermal zerbrach ihr Degen, als sie damit eine Dirne schlug. Von J. gibt es kein authentisches Bild, sondern nur Beschreibungen. Danach soll sie schön gewesen sein; trotzdem habe sie nicht das Verlangen der Männer geweckt (FRANCE[2349], II, S. 204). Die theologischen Richter, die J. dem Scheiterhaufen überantworteten, weinten selbst bei der Verurteilung, und schon bald nach der Verbrennung hielten auch Geistliche das Urteil für ein Unrecht.

J. hat eine sehr verschiedenartige Beurteilung sowohl zu Lebzeiten wie auch im Lauf der Jahrhunderte erfahren. FRANCE[2349] hat die verschiedenen Urteile über J. zusammengestellt (I, S. 57 f.), und auch DUHR[2346] gibt eine kurze gute Übersicht. Danach widersprechen sich die Auffassungen der zahlreichen Autoren oftmals. Schon die Zeitgenossen J.s waren unsicher darin, wie sie ihr begegnen sollten. Auch das Werturteil über sie schwankte damals schon stark. Als J. zum König vorgelassen werden wollte, wurden Ratschläge laut, ihr einfach ein paar Ohrfeigen zu versetzen. Wenig später, als das Volk J.s Erfolge sah, erblickte es in ihr eine Heilige; in den Augen der unterlegenen Engländer dagegen erschien J. eine Hexe. Selbst Shakespeare hat in seinem Drama Heinrich VI., I. Teil, Schlußszene, die Gestalt der J. sehr ungünstig gezeichnet; wie Shaw es ausdrückt: aus Hurrapatriotismus. Das Gutachten des Erzbischofs Gélu von Embrun spiegelt die Ratlosigkeit selbst der höheren Geistlichkeit wider (die anfängliche Empfehlung wurde durch Bedenken und Warnungen stark abgeschwächt und nahezu aufgehoben). Die sehr viel spätere Auffassung der Rationalisten, J. sei eine Schwindlerin gewesen oder eine politische Intrigantin, die geheime Zwecke verfolgte, entbehrt jedenfalls jeglicher Begründung. J. war grundehrlich. Auch war es die orthodoxe Kirche – vielleicht nicht ganz frei von politischen Motiven – die sie hingerichtet hat und nicht etwa, wie der Jesuit Ayoles auf 2000 Buchseiten glauben machen möchte, irgendwelche satanischen Ketzer (THOMASSIN[2383]). Gegen jede natürliche Auffassung J.s wendet sich endlich entschieden BOURBON-LIGNIÈRE[2338] in der wichtigsten Arbeit derer, die diesen selben Glauben vertreten. J. sei weder ein Werkzeug der Politik noch ein Genie, weder eine erfolgreiche und enthusiastische Patriotin noch eine Halluzinantin (weder physiologisch noch pathologisch) gewesen, sondern eben übernatürlich und von Gott gesandt (z. n. LANÉRY[2366]).

Wie nun aber hat sich der numinose Akkord gebildet, der, wie wir gesehen haben (s. Hauptteil S. 125 ff.), für die Entstehung des Ruhmes beim Genie wie beim Heiligen unerläßliche Bedingung ist? Am Beispiel J.s, einem der typischsten Beispiele überhaupt, wollen wir die einzelnen Töne des Akkordes zusammenstellen.

Das mirum liefert J.s Besonderheit und Andersartigkeit, der seltsame und ungewöhnliche Gegensatz von Weiblichkeit und Kriegführen. J.s Männerkleidung und männliche Haartracht erregten natürlich ebenfalls größtes Erstaunen und Befremden. Ein mirum liegt auch in J.s Psychose: in der Größenidee, von Gott gesandt zu sein, in den Halluzinationen oder Pseudohalluzinationen, in den Stimmen und Gestalten, die für die einen göttlichen, für die anderen teuflischen Ursprungs erschienen und die für uns heute in das Gebiet der Psychiatrie gehören. Das fascinans besteht, abgesehen von dem Reiz der Jugend und Schönheit J.s, in der Befreiung Frankreichs von den Engländern und in der feierlichen Krönung des Königs. Das energicum bildet die zähe, nie erlahmende, mitreißende Energie, mit der sie den ihr gewordenen Auftrag ausführte und ihr

Schicksal in die Hand nahm in einer (wahnhaften) Selbsttreue bis zum Flammentode. Worin besteht nun die majestas? Wie wir gesehen haben, besaß J. keinerlei strategische Begabung und war niemals Führer und Feldherr der Truppen; überdies waren die Engländer vor Orleans ziemlich geschwächt (France[2349]). Die majestas liegt bei J. in ihrer Ethik, in ihrer ehrlichen und reinen Gesinnung, in ihrem persönlichen Mut, in der Virginität (die oftmals körperlich untersucht wurde), in der sittlichen Unantastbarkeit ihrer Persönlichkeit. Das tremendum endlich wird von Gefangennahme, Prozeß und Feuertod gebildet. Ein dunkles Schuldgefühl ließ den Menschen und der Kirche keine Ruhe. So kam es zur Prozeßrevision, zur Selig- und Heiligsprechung, zum Kultus in Frankreich. Als tremendum wirkten auch in etwa die Angriffe der Rationalisten, an ihrer Spitze das Spottgedicht Voltaires. N. J. Fabre nennt dieses Buch „crime de lèse-patrie, qui demeure la tâche de la mémoire de Voltaire". Auch Schillers Worte: „Es liebt die Welt das Strahlende zu schwärzen und das Erhabne in den Staub zu ziehen", waren gegen Voltaires »Pucelle« gerichtet. Ebenso trägt die spätere psychiatrische Durchleuchtung J.s zum tremendum bei. Als J. nach ihrer Verwundung den Pfeil selbst aus der Wunde zog, sagte sie: „Es ist nicht Blut, was aus der Wunde quillt, es ist Ruhm." Sie hat Recht behalten. Ihr Ruhm als Heldin und Heilige, das sanctum, in dem der numinose Akkord zusammenklingt, hat immer weitere Kreise gezogen. Selbst in England wird ein wahrer Kult mit ihr getrieben (Revue Nouvelle, 15. juin 1883, S. 883 bis 916). J. lebt unsterblich (man hat sogar Briefe veröffentlicht, die der Geist J.s. aus dem Jenseits einem Medium diktiert hat) durch die Jahrhunderte fort. Lanéry[2366] beginnt sein Vorwort: „Chaque jour, la figure de J., grâce aux études dont elle est, depuis un demisiècle, l'object, sort plus nette, plus resplendissante des voiles du passé pour monter sans cesse vers le zénith." Und er schließt: „Notre culte filial a voulu mensurer ce monument de réhabilitation et d'expiation qui, construit par mille mains pieuses, par mille coeurs enthousiastes, a élevé Jeanne jusqu'aux cieux, à une hauteur d'où, visible pour tous, elle rayonne comme la plus pure de nos gloires nationales!" Und Le Français[2368] sagt am Schluß seiner Biographie: „C'est ainsi que vécut et mourut la plus héroique, la plus pure, la plus divine créature qui ait jamais paru sur la terre, en aucun temps et chez aucun peuple." Solche Worte wecken notwendig den Vergleich mit Jesus, der in der Tat öfters gezogen wird. So nennt H. Martin (1856) J. „le messie de la France", den Messias Frankreichs. Schon Ravailhé[2378] hatte sie den Schutzengel, „l'ange gardien", von Frankreich genannt. J. wird ganz ausgesprochen in die Bezirke des Übernatürlichen und Heiligen erhoben. Aber gleichzeitig ist sie auch Nationalheldin und Banner ihres Vaterlandes. „Elle devint . . . le symbole de la patrie" (France[2349]).

Persönlichkeit und Schicksal dieser berühmten Bionegativen gehören zu dem Rührendsten, was die Geschichte kennt. J. geht wie ein wachträumendes Kind durch diese böse Welt. Ihr Schicksal und ihr Ruhm beweisen die ungeheure Fermentwirkung des Psychopathologischen. Auch lehrt ihre Geschichte, daß ein Mensch Genie und Heiliger werden kann ohne alle besondere produktive Begabung. Wissenschaftlich gesehen haben wir in solchen Fällen kein angeborenes Hochtalent und keinen Genialen vor uns, sondern ganz einfach eine Berühmtheit, eine Berühmtheit mit ungeheuren soziologischen Wirkungen. Der Ursprung des Ruhmes ist allein der numinose Akkord, dessen Töne durch die verschiedensten Instrumente angeschlagen werden können und der viele Variationen besitzt. Aus den vielen Einzelnen, bei denen der numinose Akkord ein Echo findet, entsteht die verehrende Gemeinde, deren innerer Gleichklang die sie solcherart ansprechende Persönlichkeit zum Genie und zur Heiligen kürt und erhebt.

In der neueren Literatur über J. scheint sich die Auffassung hinsichtlich der Diagnose etwas ändern zu wollen. Wenn man einmal von den ganz katathym gefärbten, vom Numinosen dieser Persönlichkeit gänzlich ergriffenen Quellen absieht (z. B. Nigg) und auch eine parapsychologische Deutung nicht als letzte Erklärung für diese fast schon legendär anmutende Gestalt annehmen will (Denis, Lenglet, Böhm), so gibt doch die Tatsache zu denken, daß einmal J. eine körperlich-physiologisch abnorme Frau war mit einer zeitlebens bestehenden Amenorrhoe, die mit anderen Virilismen, zum mindesten seelischer Art, als Ausdruck hormonaler Dysfunktion (Brugsch und Lewy, Henderson, Oesterreich) vergesellschaftet war, daß andererseits aber (darauf wies u. a. am eindruckvollsten Birnbaum hin neben Hilliger, Henderson und Oesterreich) die Stimmen, Halluzinationen, auch Visionen nicht gewöhnlichen psychotischen Symptomen im schulmäßigen Sinne entsprechen, wie auch das Vorhandensein einer zumindest hervorragenden praktischen Intelligenz über eine verhältnismäßig lang überschaubare Lebenszeit gegen einen typischen prozeßhaften psychotisch-schizophrenen Verlauf zu sprechen scheint. Es erhebt sich wirklich die Frage, ohne daß wir jetzt selbst uns auf ein numinos-katathymes Niveau begeben wollen, inwieweit unsere heutige psychiatrische Erkenntnis gerade bei einer Persönlichkeit wie J. imstande ist, eine umfassend-erschöpfende Diagnose zu stellen. Bei aller genauen Kenntnis des Prozeßverlaufes z. B. wissen wir doch zu wenig Objektives über manche Epochen aus J.s Leben. Vielmehr können wir sie, nach einem halben Jahrtausend, nur immer durch die Brille ihrer Zeit und als ein Kind ihrer Zeit sehen, denn gerade sie ist außerordentlich stark durch ihre Zeit geprägt worden. Und diese Zeit sah in dem Verhalten J.s nicht einmal etwas Krankhaftes, sondern setzte sich mit dem uns nach unseren heutigen diagnostischen Kenntnissen irgendwie krankhaft erscheinenden Phänomenen – den Visionen und Halluzinationen bei sonst im übrigen, soweit heute überschaubar, intakter, integrer, syntoner Persönlichkeit – ernsthaft als gegebener Tatsache auseinander.

Jessenin, Sergej Alessandrowitsch (1895–1925)
Russischer Lyriker

Exzessiver Trinker. Heiratete Isidora Duncan, die 20 Jahre älter war. Schlechte Ehe. Trennung nach Mißhandlungen. Tod durch Suicid (Szirmay-Pulszky[2391]). Verfiel, wie Kotsovsky[194] es ausdrückte, der Berufskrankheit der sowjetischen Schriftsteller, dem Alkoholismus. Kotsovsky zitiert dabei Pasternak über die Selbstmorde russicher Dichter (S. 229).

Bionegative Persönlichkeit bei Trunksucht.

DAS PROBLEM JESUS

Vorbemerkung zur Neubearbeitung

Die folgende Studie hat in ihrer früher vorliegenden Form Anlaß zu erheblicher Kritik, sogar zu Angriffen gegen den ursprünglichen Autor dieser, den Rahmen der übrigen Belege sprengenden, außerordentlich umfangreich angelegten Pathographie gegeben. Das, was Lange-Eichbaum nicht hervorhob, was ihm vielleicht nicht völlig bewußt war, war die Tatsache, daß er sich, auf seine Weise wacker kämpfend und seine ganze Persönlichkeit mit warmem Herzen einsetzend, so mit dem Problem des Glaubens auseinandersetzen wollte. Lange-Eichbaum hat bewußt nichts anderes getan, als nur Wissenschaft – die positivistische seiner Zeit – getrieben. Er glaubte, mit dem von ihm vorgefundenen Material eine Frage lösen zu können, die doch immer weiter offen bleiben wird und muß. Die vorliegende Problematik sprengt die herkömmlichen Kategorien, mit denen man sonst mit Hilfe unseres wissenschaftlichen Rüstzeuges und der üblichen logischen Schlüsse an die Beantwortung der Frage herangehen kann: wie ist die oder jene Persönlichkeit strukturiert. Es bleibt weiterhin die Frage offen, ob es möglich sein wird, trotz aller modernen historischen und textkritischen Erkenntnisse, wie sie vor allem die evangelische Theologie der letzten Jahrzehnte bietet, die Probleme in den Evangelien zu lösen, auf deren Kenntnis sich schließlich unser kritisches Urteil aufbauen muß, weil sonstige historische Quellen zwar die historische Persönlichkeit einigermaßen hinreichend sicherstellen, jedoch über ihre Besonderheit nichts Wesentliches aussagen. Es erhebt sich weiterhin schließlich die Frage, ob überhaupt diese Quellen die Absicht hatten, solche Anliegen, wie sie nach der menschlichen Persönlichkeit in diesem Buche gestellt werden, beantworten zu wollen. Man könnte deshalb auf dem Standpunkt stehen, daß eine Persönlichkeit, die des gewöhnlich Menschlichen entkleidet ist, in einem Rahmen, der sich die Aufhellung menschlicher Züge zur Aufgabe macht, nicht dargestellt werden sollte.

Dagegen spricht jedoch manches. Die Theologie selbst hat sich mit der Persönlichkeit Jesu, und gerade auch mit ihrer Menschlichkeit, zu allen Zeiten auseinandergesetzt. Das erkennt man aus dem umfangreichen Quellenmaterial bis in unsere Tage. Immer wieder hat die textkritische und die historisch-theologische Wissenschaft zu diesem Problem mit reichem Quellenmaterial selbst das Wort ergriffen. Viele der bisherigen, vornehmlich aus den alten Quellen schöpfenden Erkenntnisse beruhen auf einem positivistischen Materialismus einer vergangenen Epoche und haben deshalb weitgehend nur mehr historischen Wert. Aber auch sie sollen aus Gründen der Vollständigkeit aufgeführt werden, wenngleich nicht vergessen werden darf, daß sie auch und nur von ihrer Zeit her gesehen werden müssen. Der Mensch, der in seinem Glauben verwurzelt steht, wird niemals durch irgendwelche wissenschaftlichen, zeitgebundenen Betrachtungen über die historische Persönlichkeit, von der seine Religion ihren Ausgang nahm, in seinem Glauben erschüttert werden. Wie überhaupt die Frage des Glaubens hierdurch gar nicht berührt wird.

Daß natürlich kein Ärgernis erregt werden soll, indem an diese Fragen, die sich um die Persönlichkeit Jesu erheben, mit dem notwendig zurückhaltenden Takt herangegangen werden muß, dürfte selbstverständlich sein. Nach diesem Gesichtspunkt ist deshalb das Quellenmaterial neu geordnet, gesichtet und zahlenmäßig bedeutend vermehrt worden.

Einleitendes

Das Problem gehört aus zwei Gründen in den Rahmen der vorliegenden Arbeit: Jesus wird erstens von zahlreichen Autoren als Genie aufgefaßt, so von D. F. Strauß, von Carlyle und Renan, von Chamberlain und Erber (das Genie) und vielen anderen. Auch RUDOLF OTTO[2476] spricht im Hinblick auf Jesus von »heroworship« und Heldenverehrung (S. 73). Zweitens fällt das Problem unter unsere Aufgabe, weil schon Jesu Familie und viele seiner Zeitgenossen, z. B. die pharisäischen Schriftgelehrten, ihn für besessen, für geistesgestört hielten, ebenso wie ein Teil der kritischen theologischen Forscher des 19. Jahrhunderts. Die einen sagen Genie, die andern Irrsinn.

Nachdem von der Theologie her das Problem aufgeworfen wurde, ist es Sache der Psychiatrie, zu dem Problem wissenschaftlich Stellung zu nehmen. Es versteht sich von selbst: wir müssen scharf unterscheiden zwischen Jeschua, wie er wirklich gewesen, und zwischen Christus, dem gesalbten Messias und Gott. An der Darstellung dieses idealen göttlichen Bildes haben ungezählte Millionen der Menschheit seit fast 2000 Jahren ununterbrochen mitgewirkt. Dieses Christusbild ist allmählich zum Symbol eines höchsten sittlichen Ideals geworden: unendliche Güte und Menschenliebe, Wahrhaftigkeit, unnahbare Hoheit und Reinheit, höchste Weisheit und Opferwilligkeit verkörpern sich in ihm. Solches Idealbild ist, eben weil ihm das feste historische Rückgrat fehlt, einer beständigen Umwandlung unterworfen: jedes Zeitalter, jeder Volksstamm, jeder einzelne hat seinen Christus, so wie das Bild, das sich die Menschheit der letzten 2 Jahrtausende von Christus darstellerisch machte, immer verschieden, dem herrschenden Zeitgeschmack entsprechend, gestaltet wird. Dieser Christus kann und soll natürlich durch keine historische Forschung irgendwie angetastet oder herabgesetzt werden. Dieses Heiligenbild sei gänzlich unbetrachtet; wir lassen es behutsam auf seinem erhöhten Platz in der Kirche stehen.

Was aber die Erforschung der Persönlichkeit Jesu angeht, so gebührt der deutschen evangelischen Theologie der Ruhm, historisch-kritisch am weitesten vorgedrungen zu sein. Sie ging nämlich aus, einen höheren, reineren Jesus zu suchen, als Helfer im Befreiungskampf vom Dogma. Und die größte Tat der deutschen Theologie ist die Erforschung des Lebens Jesu, sagt einer der bedeutendsten Forscher, ALBERT SCHWEITZER[2492] (S. 1 f.). Sie stellt das Gewaltigste dar, was die religiöse Selbstbesinnung je gewagt und getan hat. Wir können es kaum mehr begreifen, in welch langen Wehen die historische Anschauung des Lebens Jesu geboren wurde. Und gerade der Haß, meint Schweitzer, hat die wissenschaftliche Erkenntnis am meisten gefördert. Denn auch mit Haß kann man das Leben Jesu schreiben, und die großartigsten sind mit Haß geschrieben. Schweitzer meint die von Reimarus und Strauß. Weil sie haßten, sahen sie am klarsten in der Geschichte. Sie haben die Forschung mehr vorwärts gebracht als alle anderen zusammen. Ohne das Ärgernis, das sie gaben, wäre die Wissenschaft heute nicht, wo sie ist. Die Erforschung des Lebens Jesu war für die Theologie die Schule der Wahrhaftigkeit, ein so schmerzliches und entsagungsvolles Ringen um die Wahrheit, wie es die Welt noch nie gesehen hatte.

In der Tat, wer Einblick in diese Forschungen gewonnen hat, muß der deutschen evangelischen Theologie uneingeschränkte Bewunderung darbringen für ihre ethische Höhe, wenn auch Adolf v. Harnack einmal warnend äußerte: „Ich sage Ihnen, daß dieses Unternehmen nicht zum Erbauen, sondern zum Auflösen führt." Und wer je an das Problem Jesu ernsthaft herangehen will, dem muß gestattet werden, durch diese Schule zu gehen. Er muß mindestens SCHWEITZER[2492] verarbeitet haben, um die Schwierigkeiten auch nur zu ahnen, die sich da auftürmen. Die Lösung, die Schweitzer gibt, halten wir, mit Kritik gelesen, von den theologischen für die beste; sie scheint uns der geschichtlichen Wirklichkeit am nächsten zu kommen. Daneben sind wir aber auch gezwungen, den unbefangenen Historiker zu befragen, und wir finden ihn in EDUARD MEYER[2464] in seinem dreibändigen Werk über Ursprung und Anfänge des Christentums. ED. MEYER[2464] sagt sehr treffend von der modernen Theologie (I, S. 153): „Die herrschende Auffassung steht, ohne es zu wissen, noch durchaus im Bann des Rationalismus; sie hat kein Verständnis für die anormalen, rational gar nicht zu fassenden Seiten des Seelenlebens, welche im Leben aller Religionen und vor allem bei der Entstehung einer neuen Religion oder Sekte eine so gewaltige Rolle spielen; sie möchte alle Propheten, Visionäre und Wundertäter in normale Sterbliche umwandeln, deren geistige Bedeutung zwar anerkannt wird, deren Denken und Handeln sie aber mit dem Durchschnittsmaß zu messen versucht."

Die Zeit seit damals ist nun 40 Jahre fortgeschritten, eine Zeit, die auf fast allen Gebieten der Wissenschaft viele neue Erkenntnisse, sich daraus ergebende andere Auffassungen und oft dabei auch weitgehende Umwälzungen mit sich brachte.

Verf. hat in seiner Neubearbeitung 1956 die Fassung Lange-Eichbaums aus dem Jahre 1928 (die, wie das übrige Werk, in den späteren Auflagen unverändert abgedruckt wurde) aus hoher Achtung vor dem selbst als genial zu bezeichnenden Autor bis auf kleine Redaktionen trotz mancher Bedenken bestehen lassen. Nun hat sich aber gerade in den letzten Jahrzehnten vieles in der neutestamentlich-textkritischen Auffassung geändert, was auch auf die historische Persönlichkeit Jesu in etwa reflektiert. Lange-Eichbaums damaliger impulsiv-enthusiastischer Wurf – dieses Kapitel war sein innerstes Anliegen und bedeutete auf seine Weise die Auseinandersetzung mit seiner Weltanschauung –, aus seiner Zeit eines positivistischen Weltbildes geboren, hat selbst schon mehr nur noch historischen Wert. Eine Umarbeitung dieses Kapitels war deswegen erforderlich.

Von den Religionsstiftern der heutigen großen, in der Welt herrschenden Religionen sind Buddha und Christus vergöttlicht. Hier handelt es sich aber nicht um die Erörterung des Göttlichen, sondern um ihre menschliche Persönlichkeit, wie sie auf dieser Welt unter andern Menschen lebten. Verf. als Nichttheologe und deshalb inkompetent, will in diesem Kapitel keine Erörterung des Religiösen und der Religion erblicken; er ist auch deswegen nicht in der Lage, in theologische Streitfragen, soweit es sich um die „Lehre" handelt, einzugreifen, zumal dadurch der Rahmen dieser Arbeit gesprengt würde. Vieles in der Literatur zu diesem Kapitel Angeführte wird der dafür Interessierte jedoch auch dazu finden, ohne daß hier die „Lehre" erörtert werden kann. Es bleibt: ein Mensch, ein Mann, der Dinge tat, die die Antike Wunder nannte – wir heute nicht mehr – oder bestimmte bedeutsame Worte sagte, der scheiterte, und um den sich schließlich eine Gemeinde bildete, die in ihm den »Sotér«, den Retter, sah.

Welche Quellen können wir benützen? Von vornherein auszuschließen sind: der Talmud, die außerbiblischen Evangelien, der sogenannte Bericht des Pilatus, auch das sogenannte Thomas-Evangelium, welches in letzter Zeit wieder im theologischen Gespräch bemerkenswert beachtet wurde. Dieses sogenannte 5. Evangelium ist keines im alten Sinne, sondern eine Spruchsammlung. Thomas kannte bereits die alten Evangelien und verwendete sie in gnostischem Sinne (Haenchen[2437]). Seine Spruchsammlung bietet im ganzen 114 Worte, „Logien", dabei manche Aussprüche Jesu in anderer Form als in den ursprünglichen Evangelien, was wichtig ist des Vergleichs mit den anderen Evangelien wegen; z. T. sind es auch bisher unbekannte Worte. Sie wurden 1945 bzw. 1946 in einer oberägyptischen Grabkammer als Teil einer gnostischen Bibliothek in koptischer Sprache entdeckt. Sie sind im 3.–4. Jahrhundert entstanden und beruhen auf älteren Unterlagen aus dem 2. Jahrhundert (Cullmann[2414], der der Auffassung ist, daß manche der Logien auf Quellen zurückgehen, die nur wenige Jahre nach der Kreuzigung Christi entstanden sind). Aland[2392] meint, man würde besser sagen, es handle sich um Aussprüche, die Jesus zugeschrieben werden, und zitiert in diesem Zusammenhang Joachim Jeremias[2447], der schon in seinem Buch „Unbekannte Jesus-Worte" nur 21 zusammenstellt, die sicher aus dem Munde Jesu stammen. In ähnlichem Sinne äußern sich Grant and Freedman[2434], daß das Thomas-Evangelium nicht bezeuge, was Jesus gesagt habe, sondern was die Menschen gern von ihm gehört hätten.

Auszuschließen ist auch als Quelle vom Neuen Testament das ganze Johannes-Evangelium, ferner alles, was über Jesu Abstammung, Geburt und Kindheit erzählt wird, also von Matthäus und Lukas je die zwei ersten Kapitel (Ed. Meyer[2464], I, S. 34). Auch Jesu Taufe und die Versuchung in der Wüste sind als Mythus wegzulassen. Endlich müssen die Reden Matthäus 24 und Markus 13 wegfallen. Dasselbe gilt im wesentlichen vom ganzen Lukas-Evangelium, das (auch nach Ed. Meyer[2464], I) ein Literaturwerk ist, eine wissenschaftliche

Bearbeitung der Überlieferung. Auch Schweitzer nennt Lukas, wo er nicht mit Matthäus und Markus übereinstimmt und darüber hinausgeht, zweifelhaftes Gut. Sicherlich steht Lukas, was Umformung, Verklärung und Verheiligung anlangt, in der Mitte zwischen Johannes und den beiden anderen. Dafür hat z. B. auch SHAW[2495] einen scharfen Blick gehabt, indem er das Romantische, das stark Künstlerisch-Literarische am Lukas-Evangelium kennzeichnete. So bleiben uns also in der Hauptsache Markus und Matthäus, die hinsichtlich des Menschlichen an Jesus mit einer geradezu monumentalen Naivität berichten und somit deutlich den Stempel der Echtheit tragen, namentlich Markus. Seine Quellen gehen (ED. MEYER[2464], I, S. 121, 146 f.) teilweise, auch schriftlich, bis in die Generation zurück, die Jesus noch persönlich gekannt hat; dazu kommen übernommene Erzählungen von Petrus an Markus. Über die Hinrichtung hatten die Frauen aus Jesu Gefolge berichtet[1].

BORNKAMM[2403], ein Bultmann-Schüler, betont, daß die Schwierigkeiten auf dem Gebiete der Überlieferung immer größer geworden seien. Das liege an dem Charakter der Quellen (S. 5). Wenn zwar die Evangelien von der Geschichte Jesu auch nicht im Sinne eines nachweisenden Lebensablaufes mit seinen Schicksalen und Stadien, seiner äußeren und inneren Entwicklung berichten, so doch von Geschichte als Geschehen und Ereignis; und von ihr geben die Evangelien überreichlich Kunde (S. 21, 22, 23; vgl. a. FUCHS[3581]).

Großes Aufsehen erregten in den letzten Jahren die sogenannten Qumran-Funde. Über sie existiert jetzt schon eine umfangreiche Literatur, die z. T. in den Quellen zum Jesuskapitel (gekennzeichnet und unterschieden von den andern Jesus-Quellen durch ein [Q]), erfaßt ist[2]. Es handelt sich bei Qumran um eine neben der christlichen Urgemeinde existierende Sekte der »Söhne des Lichtes«, die in einer Höhle am Toten Meer in Tonkrügen eine Handbibliothek verwahrt hatten (Zufluchtsort?, Ort des Versteckes?). Es handelte sich vielleicht um Essener. 150–140 v. Chr. war ihre Sekte vom »Lehrer der Gerechtigkeit« gegründet worden. ALFRED JEREMIAS[2446] sagt von ihnen: „Dort im Kloster am Toten Meer lebt die kleine Schar der Asketen, um höchste Reinheit bemüht, unnachsichtig sich absondernd von den Verlorenen, ja sogar den Lahmen und Blinden." KÜMMEL[2457] faßt die Literatur über Qumran folgendermaßen zusammen: „Auf einer Ebene, die sich wenig über das nordwestliche Ufer des Toten Meeres erhebt, hat in der Zeit von etwa der Mitte des zweiten vorchristlichen Jahrhunderts bis 68 n. Chr., mit einer kurzen Unterbrechung, eine jüdische Siedlung bestanden, in deren Nähe sich ein mehr als 1000 Gräber umfassender Friedhof und eine landwirtschaftliche Anlage befanden. Nicht weit von dieser Siedlung hat man in steilen Berghängen mehr als dreißig Höhlen mit Resten von Tongefäßen der gleichen Art wie in Qumran gefunden; elf dieser Höhlen

---

[1] Zu den Quellen vgl. auch ED. MEYER[2464], I, der alle vorhandenen Quellen sehr ausführlich und kritisch untersucht. Er selbst benutzt auch nur Markus und die Spruchsammlung Q, die in Matthäus enthalten ist. Für die textliche Unsicherheit gibt ein treffendes Beispiel etwa der Hebräerbrief 2,9. Hier liegen zwei Lesarten vor, die eine heißt χάριτι θεοῦ = durch Gottes Gnade oder von Gottes Gnaden; die andere Leseart (gut bezeugt nach F. BARTH[2397], S. 5) lautet χωρίς θεοῦ, was heißen würde: unter den Qualen der Gottverlassenheit (BARTH[2397]) den Tod schmeckte. χωρίς paßt sinngemäß besser zu den letzten Worten am Kreuz, aber eine katathyme Einstellung zieht χάριτι vor.

[2] Weitere wesentliche Quellen, die dem Qumran-Abschnitt zugrunde liegen, ohne im Text zitiert zu sein, sind folgende: ALLEGRO[2393], BARDTKE[2396], BRANT[2405], BURCHARD[2411], BURROWS[2412], DANIÉLOU[2415], DAVIES[2417], DUPONT-SOMMER[2423], ELLIGER[2427], FRITSCH[2429], GASTER[2432], MAIER[2461], MILK[2466], MOLIN[2468] und [2469], PLOEG[2478], RENGSDORF[2482], STENDHAL[2498], WILSON[2508].

enthielten überdies eine Anzahl mehr oder weniger vollständig erhaltener Lederrollen und Tausende von kleinen Leder- und Papyrusfragmenten mit hebräischen und aramäischen, vereinzelt auch griechischen Texten . . . Wir lernen darin eine jüdische Sondergruppe kennen, die sich vermutlich im zweiten Jahrhundert vor Christus vom Jerusalemer Tempelkult trennte, in der Steppe niederließ und hier durch zwei Jahrhunderte existiert haben muß. Seit die Texte bekannt geworden sind, ist mehrfach die Vermutung geäußert worden, daß die Gruppe von Qumran identisch sei mit dem religiösen Verband der »Essener«, deren Existenz in der Nähe des Toten Meeres im ersten christlichen Jahrhundert uns aus jüdischen und heidnischen Schriftstellern bekannt ist. Diese Vermutung gilt heute als weithin sicher . . . Essener und Qumrangruppe haben viel Gemeinsames: ordensartige Organisation mit Probezeit und Eintrittsgeld, strenge Gemeindezucht, gemeinsame Mahlzeiten, Gütergemeinschaft, Waschungen. Dennoch auch deutliche Unterschiede: in Qumran nichts von täglichen Waschungen, vom Morgengebet zur Sonne, von der Verwerfung des Eides und Krieges . . . Unzweifelhaft handelt es sich bei der Gruppe von Qumran um eine vom offiziellen Judentum der letzten vorchristlichen Zeit getrennte Gemeinschaft, deren es vermutlich mehrere gegeben hat, und zu denen auch die im ersten Jahrhundert bezeugten Essener gehört haben. Die Mitglieder dieser Gruppe bildeten eine sich vom übrigen jüdischen Volk und vor allem vom Tempeldienst in Jerusalem absondernde Gemeinde, die unter priesterlicher Leitung stand und in Ablehnung des als unrein erachteten Jerusalemer Tempelkultes das wahre Priestertum und damit den neuen Bund Gottes mit seinem Volk darstellen wollte. Diese Absonderung vollzog sich durch die Befolgung einer dem traditionellen Judentum gegenüber verschärften Gesetzesauslegung, die der »Lehrer der Gerechtigkeit« begründet zu haben scheint . . .“ Daß zwischen der Essener-Sekte und der Jesus-Bewegung keine Berührung bestand, darf jetzt, am Ende der Untersuchung, als ausgeschlossen gelten, ist die Auffassung Brauns[2407] (S. 135). Gemeinsam bei der Essener- bzw. Qumran-Gruppe und der Urchristengemeinde ist die Thora, d. h. die Gesetzeserfüllung des Alten Testamentes, das Metanoeite (tut Buße), die Besitzlosigkeit (Besitz ist geistlich gefährlich) und vor allem die eschatologische[1] Ausrichtung beider. Andererseits bestehen auch Unterschiede zwischen den Essenern, bzw. der Qumrangruppe und der christlichen Urgemeinde, die nach Auswertung und in Zusammenfassung des zahlreichen Quellenmaterials anschließend hier gegenübergestellt werden:

	Essener bzw. Qumran	*Jesus*
Thora-Gehorsam	absolut	freieres Verhältnis zur Thora, aber dennoch Verschärfung derselben im Hinblick auf die Endzeit und die Autorität Jesu.
Weltende	unmittelbar bevorstehend, aber nur Eingeweihte wissen davon.	unmittelbar bevorstehend, aber alle sollen es wissen.
Seligkeit	gerechter Lohn bei Befolgen der Thora.	Mensch auf Gottes Gnade angewiesen, kein Lohnanspruch.

[1] Eschatologie ist die Lehre von den sogenannten letzten Dingen: Geschick des Menschen nach dem Tode, Jenseits, Endgeschick der Welt und der Menschheit. Das bedeutet bei Jesus also: das Reich Gottes nach dem Weltuntergang, seine eigene Wiederkunft, sein Messias- und Weltrichtertum.

	Essener bzw. Qumran	*Jesus*
Existenz nach dem Tode	immerwährendes Leben; keine Totenauferstehung.	Totenauferstehung.
Verhältnis zum Nächsten	Liebe nur zu Sektenangehörigen. Haß gegen alle Andersgläubigen.	Nächsten- und auch Feindesliebe.
Ritus	strenger, auch zeitlich festgelegter Kultus.	freieres Verhältnis zum Ritus z. B. Sabbathtoleranz.

1. *Von der historischen Persönlichkeit Jesus zum kerygmatischen Christus*

Über die Frage, ob Jesus als historische Persönlichkeit wirklich gelebt hat, gibt es eine außerordentlich umfangreiche Literatur. Nach ihrer kritischen Bearbeitung und Sichtung kommt SCHWEITZER[2492] zu dem Ergebnis: die Leugnung des historischen Jesus sei eine „undurchführbare Hypothese"; er findet „... die Annahme, Jesus habe existiert, überaus wahrscheinlich, ihr Gegenteil aber überaus unwahrscheinlich". Schärfer drückt sich ED. MEYER[2464] (III, S. 219) aus: „Von hier aus (nämlich dem Märtyrertod Jesu und seiner Wirkung) wird vollkommen klar, wie kindisch die Versuche sind, Jesus aus der Geschichte zu streichen und »religionsgeschichtlich« in eine Idee zu verflüchten." Daß man bei planmäßiger Benutzung aller gegebenen Möglichkeiten wirklich und tatsächlich zu dem historischen Jesus gelangen kann – sicherer vielleicht, als die Paläontologie zu den damals existierenden Lebewesen, deren Kenntnis sie spärlichen Funden der Erdrinde entnimmt – wurde durch zielstrebige Arbeit und ausgedehnte Untersuchungen bewiesen, deren Ergebnis die Textkritik der Quellen zum Leben Jesu darstellt. Einige Quellen, wie sie z. B. die Evangelien darstellen, wurde schon in der vorausgehenden Einleitung kritisch gesichtet. Hier sollen nun noch Quellen, die nicht den Evangelien entstammen, erwähnt werden.

Die spärlichen profanen Quellen: Tacitus, Annal. XV, 44[1]; Josephus, Antiquitäten XVIII, 3, 3 und XX, 9, 1; Sueton, Vita Claudii c. 25, sowie auch Plinius sc. Ep. 10 (vgl. a. AUFHAUSER[2394]) bieten teils Unsicheres, teils zu wenig; höchstens ist die Nachricht brauchbar, daß Jesu Bruder Jakobus 62 n. Chr. wegen Gesetzesübertretung gesteinigt wurde, was auch ED. MEYER[2464] (I, S. 51 und III, S. 74) für historisch hält (vgl. auch SCHWEITZER[2492], S. 451). DURANT[2424] weist besonders auf Josephus (93 n. Chr.) hin, bei dem sich der früheste nichtchristliche Hinweis auf Jesus findet, indem er ausführt: „Um die Mitte des ersten Jahrhunderts vertrat ein Heide namens Thallus in einer Schrift, die uns fragmentarisch durch Julius Africanus überliefert ist, die Ansicht, die unnatürliche Finsternis, welche bei Christi Tod geherrscht habe, sei eine rein natürliche Erscheinung und dadurch zufällig. Die Existenz Christi zog er dabei nicht in Zweifel. Auch den eifrigsten heidnischen oder jüdischen Gegnern des werdenden Christentums scheint es nie in den Sinn gekommen zu sein, diese Existenz anzuzweifeln. Das christliche Belegmaterial beginnt mit den Briefen, die dem Apostel Paulus zugeschrieben werden. Einige Briefe sind in der Urheberschaft ungewiß; mehrere, die vor dem Jahr 64 entstanden sind, gelten fast allgemein als im wesentlichen echt. Noch niemand hat die geschichtliche Existenz des Paulus oder seine wiederholten Zusammenkünfte mit Petrus, Jakobus oder Johannes

[1] „Auctor nominis eius Christus Tiberio imperitante per procuratorem Pontium Pilatum supplicio adfectus erat; repressaque exitiabilis superstitio rursum erumpebat, non modo per Judaeam, originem eius mali, sed ..."; usw. „Dieses Zeugnis kann kaum beanstandet werden" (SCHWEITZER[2492], S. 452); exitiabilis = verderblich, unheilvoll.

angezweifelt, und Paulus beneidete diese Männer darum, daß sie Christus in Fleisch und Blut sehen durften. Die als echt erkannten Briefe enthalten viele Hinweise auf das Abendmahl und die Kreuzigung" (S. 631). Ein weiteres außerchristliches Zeugnis ist nach GRITSCHNEDER[2435] ein uns erhalten gebliebenes privates Mahnschreiben, in dem es sich um folgendes handelt: Der Syrer Mara bar Serapion, ein sonst nicht weiter bekannter Stoiker, schreibt an seinen in Edessa studierenden Sohn, die Athener seien für die Tötung des Sokrates mit Hunger und Pest bestraft worden, die Samier für die Verbrennung des Pythagoras mit einer plötzlichen Sandverschüttung, und fährt dann wörtlich fort: „Was haben die Juden von der Hinrichtung ihres weisen Königs, da ihnen von jener Zeit an das Reich weggenommen war ... der weise König ist nicht tot wegen der neuen Gesetze, die er gegeben hat." Daß auch eine bestimmte Textstelle in einer Kupferrolle, die in Zusammenhang mit den Qumran-Funden entdeckt wurde, ein Hinweis auf die historische Persönlichkeit Jesu sein könnte, nimmt ALLEGRO[2393] an. Nach seinem Bericht wird ein Grab und ein Garten unterhalb des Tempels von Jerusalem erwähnt, mit dem seiner Meinung nach das Grab Jesu und der Garten Gethsemane gemeint sein könnte. Auch jordanische Archäologen fanden ein in Fels gehauenes, aber noch unfertiges Grab, von dem sie annahmen, daß die Fertigstellung durch ein inzwischen stattgehabtes Erdbeben unterbrochen wurde.

Zur rassischen Herkunft Jesu sagt REIBMAYR[2480]: „Nicht nur der geniale Reformator, sondern die meisten seiner Jünger, mit Ausnahme des Judas, stammen aus diesem, infolge günstiger Vermischung noch geistig beweglicherem Lande [Galiläa]" (S. 284). Über Jesu Äußeres ist nichts Sicheres überliefert worden. Der römische Platoniker Celsus nennt ihn allerdings von Gestalt „unedel, häßlich und klein" (z. n. DULK[2422], S. 224). Dulk betont, daß dieser Überlieferung aus dem zweiten Jahrhundert nie widersprochen worden ist; wir fügen hinzu, Schönheit wäre sicherlich überliefert worden; das Verschweigen spricht eher für Unscheinbarkeit. Vom Leben Jesu kann als historisch gesichert gelten (SCHWEITZER[2492], S. 309 f., SCHWEITZER[2493], S. 16 f., ED. MEYER[2464], II): Geboren wahrscheinlich im Jahre 4 v. Chr. (ED. MEYER[2464], I, S. 51). Gestorben 29 n. Chr., bzw. am 30. April 30, wohingegen STAUFFER[2497] meint, am 16. März 32, mindestens 33 Jahre alt. In seiner Geburtsstadt Nazareth als Zimmermann tätig. Der Vater war gestorben, die Mutter, vier Brüder und mehrere Schwestern lebten noch, als Jesus anfing, öffentlich aufzutreten. Sein Wirken dauerte höchstens ein Jahr; davon sind aber noch Monate abzuziehen. Er lehrte in geistiger Gefolgschaft von Johannes dem Täufer (der von vielen Zeitgenossen für dämonbesessen, für psychotisch angesehen wurde; Matthäus 11, 18 und Lukas 7, 33). Ob Jesus Johannes den Täufer persönlich aufgesucht hat, ist historisch nicht mit Sicherheit zu entscheiden. Jedenfalls hatte er einen starken Eindruck vom Hörensagen bekommen. Johannes hat nichts von Jesus gewußt (ED. MEYER[2464], I, S. 82–83); beide waren auch nicht miteinander verwandt. Jesus heilte und lehrte umherziehend; seinen Lebensunterhalt bezog er von den Frauen aus seinem Gefolge (ED. MEYER[2464], I, S. 184). Er predigte bis zuletzt: „Das Reich Gottes ist herbeigekommen; tut Buße", Markus 1, 15; das „„messianische Reich" war unter anderem in der Henoch-Apokalypse beschrieben; dies „hat auf die Ideenwelt Jesu sehr stark eingewirkt" (SCHWEITZER[2493], S. 19), daneben auch das Buch Daniel: der Weltuntergang mit unerhörten Drangsalen sei nahe. Jesus erwartet dabei auch für sich viel Schmach und Verfolgung. Danach aber (nicht jetzt, sondern im Reich Gottes) ist er zur Würde des „Messias" oder „Menschensohnes" bestimmt, das ist seine felsenfeste Überzeugung.

Über den Prozeß Jesu sind die letzten Aussagen anscheinend immer noch nicht abgeschlossen. BLINZLER[2402], der sich mit der Legalität des jüdischen Prozesses gegen Jesus befaßt, behauptet: „Man hat insgesamt 27 Verstöße gegen die jüdische Prozeßordnung feststellen zu können geglaubt ... Hier setzt nun Lietzmann und die von ihm geführte Forschergruppe ein. Sie sagen sich: Es ist schlechterdings undenkbar, daß ein jüdisches Gericht sich in so offenbarer Weise über die Bestimmungen des eigenen Rechtssystems hinwegsetzen konnte; also müssen die evangelischen Berichte über diese Verhandlungen Fälschungen, antijüdische Erfindungen sein. So zuletzt wieder Hyman, E. Goldin und Pierre van Paassen. Gegen diese Ansicht hat der englische Jude Montefiore treffend eingewendet, daß es zu allen Zeiten illegale Prozesse gegeben habe und kein Mensch daran denke, die Berichte über solche kurzerhand zu verwerfen ... Die weniger radikale Forschergruppe nimmt an, das Synedrium sei zwar zusammengetreten, aber nicht, um einen Prozeß gegen Jesus durchzuführen, sondern nur, um in einer Voruntersuchung des dem Prokurator zu unterbreitende Anklagematerial zusammenzustellen. Bei einer bloßen Voruntersuchung war man nicht an die Prozeßregeln der Mischna gebunden. Diese vor allem von dem amerikanischen Philologen und Historiker Richard Wellington Husband mit viel Gelehrsamkeit verteidigte und nun auch von dem Katholiken Imbert übernommene Auffassung ist mit einem einzigen Satz aus den Angeln zu heben: In Mk. 14, 64 steht ein Todesurteil, also ist das Vorhergehende ein Prozeß ... Eine dritte Gruppe von Forschern, als deren Wortführer der italienische Rechtsanwalt Giovanni Rosadi gelten kann – sein 1904 erschienenes Buch »Il processo di Gesù« ist 1933 in 14. Auflage herausgekommen und in alle Kultursprachen übersetzt worden – betrachtet den Synedrialprozeß gegen Jesus als ein von Anfang bis Ende illegales Verfahren ... Ob diese Anschauung (gestützt auf weitere juristische) aber richtig ist, unterliegt schon von vornherein starkem Zweifel. Man darf nämlich nicht übersehen, daß das Synedrium bei der Zeugenvernehmung sich offensichtlich streng an die gesetzlichen Normen gehalten hat. Die Zeugenaussagen wurden verworfen, weil sie nicht übereinstimmten. Dazu kommt die einfache Überlegung, daß die Synedristen es nicht hätten wagen dürfen, einen derart gesetzwidrig geführten Prozeß an den römischen Prokurator zur Bestätigung oder Revision weiterzuleiten" (S. 352). Blinzler fährt fort: „Jesu Tod auf Golgatha war also geschichtlich gesehen nicht das unvermeidliche Ergebnis gewisser tragischer Umstände, nicht ein bloßer Justizirrtum, auch nicht, wie Rosadi meinte, ein förmlicher Privatmord, sondern ein klarer Fall von Justizmord" (S. 357).

Nach STAUFFER[2497] ist es in den letzten 50 Jahren um die Leben-Jesu-Forschung still geworden, weil „wir kein einziges christliches Jesuszeugnis besitzen, das völlig tendenzfrei über Jesus berichtet" (S. 7).

STAUFFER[2497] spricht im Zusammenhang mit den Wunderheilungen der Jünger im Namen Jesu davon, daß sie voraussetzen, daß Jesus selber Heilungswunder vollbracht hat. Stauffer fährt fort: Um die gleiche Zeit (95–110 n. Chr.) begegnet uns die Verdammungsformel: Jesus hat gezaubert und verführt und Israel abwendig gemacht. Die aus dieser Rabbinationsquelle stammende Äußerung spricht dafür, daß diese Formel aus dem amtlichen Exekutionsbericht des Großen Synedriums vom Jahre 32 stammt. Mit den Argumenten Stauffers sind andere Autoren, zumal die aus der Bultmann-Schule stammenden, als zu konstruktiv nicht einverstanden, besonders was die jüdische Jesuspolemik anbelangt im frührabbinischen Zeitalter (100–200) mit den Hauptzeugen Tannaiten, Justin, Celsus, Tertullian, dann im spätrabbinischen Zeitalter (200–500) und schließlich im Mittelalter (800–1500) (STAUFFER[2497], S. 147). Kritik an Stauffer übt auch ROBINSON[2483] mit der Behauptung, Stauffer habe die Forschung der letzten 50 Jahre nicht genügend berücksichtigt (S. 79).

Die pathologische Physiologie der Gekreuzigten allgemein und Jesu im besonderen schildert BINET-SANGLÉ[2401] in seinem dreibändigen Riesenwerk mit etwa 1400 Seiten folgendermaßen: Die Nägelwunden, nur wenig blutend, sind extrem schmerzhaft. Anfangs Sitzen rittlings auf einem Holzsteg, so daß die Zerrung an den Nägeln teilweise ausgeschaltet werden kann. Bei Erlahmung der Muskeln wieder Zerrung, und so fort. Rötung und Entzündung der Rutenwunden wie der Nägelwunden durch Infektion. Dadurch Fieber und namenloser Durst. Qual durch Myriaden von Fliegen. Maßloses Unbehagen durch die Unbeweglichkeit. Überanstrengung des Herzens, da auch die Arme gehoben. So Zirkulationsstauung und dadurch Starrkrampf in Anfällen (Muskeltetanus) von enormer Schmerzhaftigkeit. Durch Blutstauung in den Lungen Erstickungsangst. Der Körper bläulich, die Venen geschwollen, die Nägel bleifarben. Auch die Wundmale schwellen an. Schweiß rinnt am ganzen Körper. Der Hals schwillt an, das Gesicht ist gedunsen, voll bläulicher Flecken. Die Löcher der spitzen Nase blähen sich in Atemnot. Die Wangen sind schlaff, die Lippen blau, halbgeöffnet, voll venöser Flecken, die Zähne bleckend. Der Blick ist verschwommen und verloren. Kot und Urin gehen ab (Herodot). Aus Mangel an Sauerstoff Tod im Krampfanfall. So strafte man Gotteslästerung. Sein Leichnam wurde auf Befehl des hohen Rates vernichtet (BINET-SANGLÉ[2401], III). Das war Sitte bei allen Ketzern. Diese von den Persern über die Karthager zu den Römern gekommene Hinrichtungsart wird in einer modernen Quelle von KERNER[2452] fast noch ausführlicher beschrieben. Kerner sagt dazu im einzelnen: „Die am Gerichtsort erfolgte Geißelung war die gesetzliche Einleitung der Hinrichtung. Sie erfolgte mittels des »flagrum«, dessen Lederriemen am freien Ende Kugeln aus Blei oder Hammelknochen trugen und tiefe Kontusionswunden erzeugten. Nach hebräischem Recht lag die Zahl der Geißelhiebe nicht über vierzig." Danach die Krönung mit der Dornenkrone (das Königsspiel). Anschließend der Kreuzweg – ca. 600 m – mit Tragen des »Patibulums«, des bis zu einem Zentner schweren Querholzes. Jetzt schon hochgradige Erschöpfung, zum Teil auch durch die mit der Verspottung (dem Königsspiel) verbundenen Schädeltraumen und dadurch mehrere Ohnmachtsanfälle mit Zusammenbrechen unter der Last des Querbalkens (S. 73). Nach dem Kreuzweg Kreuzigung auf der Erde. Nagel durch die Handwurzel, nicht den Handteller, da sonst die Körperlast durch die Hände nicht zu tragen gewesen wäre. »Patibulum« dann an den »Stipses« befestigt, den Langbalken, die ca. 3 m lang, schon vorher in die Erde gerammt und dann T-förmig mit dem »Patibulum« verbunden wurden. Zuletzt wurde ein langer Nagel durch die Intermetatarsalräume der übereinander gelegten Füße (der linke über den rechten) geschlagen. Auf diesen stabil sitzenden Nagel konnte sich der Gekreuzigte stützen, wenn er sich aufrichten wollte, um den Zug an den Händen zu vermindern und die durch die Hängelage verursachte Atemnot herabzumindern. Der Todeskampf, welcher durchweg 12, mitunter auch bis zu 48 Stunden dauerte, bestand also in abwechselndem Sichsenken und Sichheben, aus Atemnot und Atemschöpfen. „. . . Durch das »Sedile«, d. h. einen Holzhaken, der an der Vorderseite des vertikalen Pfahles zwischen den Schenkeln und Damm zum Sitzen angebracht war, konnte der Todeskampf beträchtlich in die Länge gezogen werden. Das »Sedile« wird fast nie dargestellt, jedoch mitunter das »Suppedaneum«, die Fußstütze (immer auf den Kreuzen der orthodoxen Kirche) (S. 74). Den Tod am Kreuz bezeichnet Cicero als ein »crudelissimum terrimumque supplicium«, zumal er bei vollem Bewußtsein und langsam eintritt" (S. 75) (KERNER[2452]). Bei Jesu Kreuzestod im speziellen spricht SCHMITTLEIN[2488] von einem traumatischen Schock. Für den Schock ist charakteristisch 1. das Fehlen einer schweren Verletzung, die normalerweise zum Tode geführt hätte; 2. der unter dem Schock Leidende bleibt bis zum

Tode bei Bewußtsein; 3. der Todeskampf ist sehr kurz; 4. die innere Blutung und das Auftreten von Ödemflüssigkeit ist bei allen Schockautopsien festgestellt worden. – Zu dem Kreuzestod liegt schließlich noch eine französische Quelle aus der Feder des sehr frommen Chirurgen BARBET[2395] vor, der sich mit den letzten Akten der Leidensgeschichte ärztlich-chirurgisch auseinandersetzt. Nach ihm ist das »Suppedaneum« eine Erfindung von Künstlern, zum erstenmal im 6. Jahrhundert von Gregor von Tours erwähnt (S. 83). Die Gekreuzigten starben alle den Erstickungstod, also an Asphyxie, nicht an Fettembolie als Folge des »Crurifragiums«, des Beine-Zerbrechens durch Keulenschläge. Nur durch Aufrichten konnten die Delinquenten der Atemnot in etwa ausweichen; um so qualvoller dafür das Stehen auf den durchnagelten Füßen. Gebrochene Beine machten das Aufstehen unmöglich; die Erstickung trat dann in Bälde ein (S. 136). Schon weil der Todeskampf Jesu verhältnismäßig kurz war, ist das Anbringen des »Sedile«, des Holzpflockes zwischen den Beinen, unwahrscheinlich (S. 164). Eine seröse Perikarditis würde die außerordentliche Schwäche Jesu beim Aufstieg zum Kalvarienberge – 600 Meter vom Prätorium entfernt – erklären (S. 198) (BARBET[2395]).

„Wie himmelweit vom dogmatisierten Christus verschieden ist doch der geschichtliche Jesus! Wie unmittelbar ergreift seine Persönlichkeit und sein Denken auch den modernen Menschen! Er ist Fleisch von unserem Fleische und Bein von unserem Beine (S. 195). Nur über diesen echten Jesus der Geschichte kommt man zum Christus von heute" (S. 198) (NEUMANN[2471]). „Wir wagen zu behaupten, daß das Urchristentum nichts anderes war als ein von buddhistischen Missionaren nach Rom übertragener Buddhismus" (PLANGE[2477], S. 230). [Auf die weiteren unkritischen Schlußfolgerungen dieser Arbeit lohnt nicht mehr einzugehen, K.] „Daß die Römer so lange von Jesus schwiegen, ist nicht verwunderlich. Jahrzehntelang sind die Christen für sie Juden, nichts als Juden gewesen, wie ja tatsächlich die christliche Mission überall an die jüdischen Gemeinden und die jüdische Propaganda sich angelehnt hat. Erst mit dem Jahre 70 beginnt hier die klare Sonderung auch in den Augen der Welt, aber noch keineswegs sofort die Erkenntnis, daß hier eine neue, den Staat und die Öffentlichkeit aufregende Kraft sich entfaltet (S. 3). Sie (die Quellen) geben zunächst den Glauben der ältesten Christen wieder, einen Glauben, der im Laufe von Jahrzehnten gewachsen ist und sich auch gewandelt hat. Zwischen Jesus und uns steht immer noch der Glaube der Urgemeinde als nächstes Objekt der Forschung" (S. 83) (WERNLE-BASEL[2507]). Unter Zitierung der Quellen zum Leben Jesu (S. 291) wird eine positiv christliche Einstellung zu Jesus als historischer Persönlichkeit in göttlichem Licht gegeben (OLMSTEAD[2475]). Auch von SCHLATTER[2486] wird Jesu Geschichte vom Blickpunkt des Theologen her betrachtet, und nicht Jesus in der Geschichte als geschichtliche Persönlichkeit. DIBELIUS[2418] führt aus, daß wir also auf die christlichen Zeugnisse über Jesus angewiesen sind (S. 14), nachdem er die antiken Quellen als nicht für genügend hält.

Ursprünglich eröffnete DILTHEY[2421] die moderne Periode der Geschichtsschreibung mit der Frage nach der wissenschaftlichen Erkenntnis der Einzelpersonen, ja der großen singulären Formen menschlichen Daseins überhaupt. Und im besonderen war die Leben-Jesu-Forschung anfänglich – historisch gesehen – die Antwort auf die antikirchliche Tendenz, die in weiten Kreisen der Aufklärung herrschte, sagt ROBINSON[2483] in seiner Kritik (S. 91). Die deutsche Zurückweisung der Leben-Jesu-Forschung zu Beginn dieses Jahrhunderts fand ihren endgültigen Ausdruck in der Forschungsarbeit BULTMANNS[2409] u. [2410], wie KÄSEMANN[2450], Robinson zitierend anführt (vgl. DIEM[2419] [aus dem Kreise Karl Barths, der die Leben-Jesu-Forschung ebenfalls ablehnt]).

SCHNEIDER[2489] spricht in diesem Zusammenhang von einem Scheitern der 200 Jahre alten Leben-Jesu-Forschung. Und Schweitzer hielt ihr nach einem Ausspruch BORNKAMMS[2403] (S. 11) die Grabrede.

Die Frage nach dem historischen Jesus wird allmählich in der modernen Theologie verschoben zugunsten des »kerygmatischen Christus«, dem Christus der Verkündigung. „Ein vom Glauben freies Jesusbild hat es nie gegeben. Die geschichtliche Größe, auf die wir in der Überlieferung zuerst treffen, ist immer die Gemeinde. Wir sehen das Bild der geschichtlichen Gestalt Jesu zunächst immer nur in ihrem Spiegel. Und dieses Bild ist von dem Glauben bestimmt, daß Jesus der Christus ist" . . . Die Evangelien „sind nicht historische Berichte oder Biographien, sondern Glaubensurkunden, Zeugnisse von geschehener Verkündung, auf daß neu Verkündigung und also neu Glaube entstehe" (ZAHRNT[2509]; u. a. ZAHRNT[2510] in seinem „offenen Brief"). „Der wirkliche Christus ist der gepredigte Christus" (KÄHLER[2448], S. 40). Der Urgemeinde ging es um die Verkündigung – das ist auch BULTMANN's[2410] Anliegen – nicht um die historische Person Jesus. Diese war ihr selbstverständlich, darüber brauchte sie nicht nachzudenken, und es bedurfte keiner weiteren Beweise. Bultmann, der Jesus gänzlich als Sohn seines Volkes aus der Sicht der spätjüdischen Endzeiterwartung betrachtet, formuliert sogar in strengster Konsequenz zu dieser Vorstellung: Jesus war kein Christ, sondern ein Jude, und seine Predigt bewegte sich im Anschauungskreis und in der Begriffswelt des Judentums, wo dieses in Gegensatz zu der traditionellen jüdischen Religion stand. Bultmann weist nach, daß die markanten Daten des Lebens Jesu in der Vorstellungswelt der jüdischen Apokalyptik und dem gnostischen Erlösermythos in ähnlicher Weise vorhanden waren; sie seien somit zeitgebunden (BULTMANN[2410]).

„Die Persönlichkeit Jesu fordert beiderlei Betrachtungsweisen heraus, sie ist jüdisch und überjüdisch zugleich. Der Messias gehört auf jene, der religiös-sittliche Genius auf diese Seite", ist die Auffassung H. J. HOLTZMANN's[2445] (S. 99). Das Kerygma, sagt BUDDENBERG[2408], ist „nur im Zusammenhang mit der mythisch-metaphysischen Weltanschauung der ausgehenden Antike zu verstehen, das heißt einem Selbstverständnis, das zwischen Erlebnis und historischer Tatsache nicht zu unterscheiden vermag." Darin liegt das Bedeutsame der Urgemeinde. Und Buddenberg stellt fest: „Der historische Jesus wird von dem urchristlichen Kerygma verdrängt. Unter Anwendung der historisch kritischen Methode [der modernen theologischen Textkritik] wurde nun all das, was dem historisierenden Wahrheitsbegriff nicht standhalten konnte, aus der biblischen Offenbarung ausgeschieden. Dabei erwiesen sich die neutestamentlichen Schriften nicht als historisch verwertbare Berichte über das Leben Jesu, sondern nur als Glaubenszeugnisse (Kerygma) der frühen Kirche. Der christliche Glaube hat es demnach heute gar nicht mit dem historischen Jesus, sondern mit dem kerygmatischen Christus zu tun. Das Kerygma ist als die existentiale Interpretation des historischen Jesus zu verstehen, der im neutestamentlichen Kanon zunehmend mehr von dem kerygmatischen Christus verdrängt wurde" (soweit BUDDENBERG[2408]). Auch EBELING[2426] setzt sich (S. 300–318) mit dieser modernen »Frage nach dem historischen Jesus und dem Problem der Christologie« auseinander und faßt folgendermaßen zusammen: „Daß es vor allem um die kritische Unterscheidung von dem »dogmatischen Christus« geht, gibt dem Begriff »historischer Jesus« eine besondere Note (S. 304). Ebeling schließt nun insbesondere drei Elemente, die für die kerygmatisch-dogmatische Überlieferung wesentlich sind, als nicht zu Jesus gehörend, aus:

„a) Alles, was zur nachträglichen Interpretation des Lebens Jesu vom nachösterlichen Glauben an ihn hergehört [dies kritisch auszuscheiden ist selbstverständlicher Grundsatz historischer Leben-Jesu-Forschung];

b) diejenigen Überlieferungsaussagen, welche zwar den Charakter historischer Berichte zu haben scheinen, aber gar nicht als historische Aussagen über Jesus in Betracht kommen können, wie vor allem diejenigen über Auferstehung, Erscheinungen und Himmelfahrt [der Tod ist die Grenze historischer Aussagen; im übrigen kann das neuzeitliche Geschichtsverständnis auch nicht dem historischen Jesus gegenüber eine Ausnahme machen];
c) Bekenntnisaussagen über Person und Werk Christi, die als Aussagen sub ratione Dei nicht den Charakter historischer Aussagen haben" [wobei a) und b) zugleich zusammengefaßt und mit aufgenommen ist] (S. 304) (EBELING[2426]). Weitere Quellen zu dieser Problematik im Sinne einer Verschiebung des historischen Jesus zum kerygmatischen Christus bei KÄSEMANN[2449] u. [2451], EBELING[2425], MARXSEN[2463], BULTMANN[2409], BRAUN[2406] und v. LÖWENICH[2458]. Letzterer stellt folgende Prognose: „Die Enthistorisierung des Kerygmas wird zwangsläufig zur Entkerygmatisierung führen." Als letzte Quelle sei abschließend noch ROMANO GUARDINI[2436] genannt, der von katholischer Seite zu dieser Problematik Stellung nimmt, indem er ausführt: „Wie wenig die historische und psychologische Methode der liberalen Theologie der Gestalt Christi Genüge tut, wird jedem deutlich, der klar sehen will. Der Widerhall, den sie innerhalb des katholischen Bereiches als Modernismus erfahren hat, ist überwunden (S. 13). Die Psychologie, von welcher hier die Rede ist, besteht nicht in der Analyse einer am Anfang stehenden einfachhin menschlichen Persönlichkeit, die es in Wahrheit nie gegeben hat. Sie sucht vielmehr jene Gestalt zu verstehen, die durch das erste Jahrhundert hindurch aus der apostolischen Verkündigung hervortritt . . . (S. 20). Nach der höchsten Annahme hat die öffentliche Wirksamkeit Jesu etwa drei, nach der niedrigsten wenig über ein Jahr gedauert (S. 24). Jesu Lebensweise ist die des wandernden religiösen Lehrers (S. 27). [Zur Frage nach der äußeren Erscheinung:] Berichte sagen nichts Direktes. Es ist das Absolute in ihm, vor welchem alles Relative zurücktritt (S. 34). Die neuzeitliche Jesus-Deutung hat ihn zu »einer Persönlichkeit« machen wollen; damit hat sie aber sein Eigenstes aus dem Blick verloren (S. 48). Von Jesus gibt es keinen Begriff. »Begriff« ist der Ausdruck durchschauter Wirklichkeit (S. 127). Von Jesus gibt es keine Psychologie, keine soziologische oder historische Erklärung, keine Idee und keinen Mythos. Er steht anders in der Welt als die Wesen dieser Welt" (S. 132) (GUARDINI[2436]).

2. *Quellen zur Messias-Idee als Angelpunkt zur Frage nach der psychischen Gesundheit Jesu:*

Bei ED. MEYER[2464] (II, S. 337) ist »Menschensohn« ein verhüllter Ausdruck. »Menschensohn« ist der kommende Weltrichter – trotz seiner menschlichen Gestalt ein göttliches Wesen. Der präexistente Messias ist zugleich der Sohn Gottes. Unvermittelt daneben steht dann der messianische König aus Davids Stamm. Jesus selbst verwirft (Markus 12, 35), daß der Messias aus Davids Stamm sein müsse. Sohn des Menschen als Bezeichnung des Messias wird absichtlich ausgewählt, denn dieser Ausdruck hat einen geheimnisvollen, nicht allgemein verständlichen und verstandenen Sinn, sowohl sachlich wie sprachlich, da barnâšâ auch jeden gewöhnlichen Menschen bezeichnet. Darum gerade wählt ihn Jesus; er deutet die Messiaswürde an, ohne den Anspruch offen zu erheben (ED. MEYER[2464], II, S. 337–345). Dem Volke hat er sie also geheim gehalten, und bis zum Geständnis vor dem Hohenpriester bleibt er für das Volk immer nur der Prophet aus Nazareth. Jesus erwartet das Weltende zur Erntezeit, sendet seine Jünger zur Verkündigung aus [?] und wähnt, im Verlauf der Drangsal, während sie von ihm fort sind, in den Messias verwandelt zu werden (nach SCHWEITZER[2490]), während ED. MEYER[2464] allerdings die Aussendung der

Jünger – Markus 3, 14 und 6, 7 – für eine nachträgliche Einfügung hält (I, S. 278). Als er nicht Messias wird, zieht er sich, jedenfalls für den Herbst und Winter, auf heidnisches Gebiet zurück, ohne zu predigen und nur darauf bedacht, unerkannt zu bleiben (Schweitzer[2493], S. 23). Jetzt reift in ihm die Opferidee. Die Lehre vom leidenden Messias, also die eigenen Prophezeiungen über seine Hinrichtung usw. mit allen Einzelheiten, sind nachträglich vom Christentum hinzugefügt und nicht von Jesus selbst verkündet worden; trotzdem ist sein Gedanke, das Leben als Lösegeld für viele zu geben, also die Opferidee, als historisch anzusehen (Ed. Meyer[2464], I, S. 117–120). Auch nach Schweitzer[2493] legt die Henoch-Apokalypse das Engelwesen Menschensohn und den Herrscher der Zukunft, den Messias oder Gesalbten aus Davids Geschlecht, zusammen (vgl. a. Kraft[2455] und Tödt[2500]). „Von einer gewissen Bedeutung sind die Verschiedenheiten der Vorstellung vom Herrscher der Zukunft. Nach der prophetischen Auffassung ist dieser ein Sproß aus Davids Geschlecht, der zu jener Zeit von Gott mit übernatürlicher Kraft und Weisheit ausgerüstet und zum König der Herrlichkeit gesalbt wird. Daher heißt er der Messias (= der Gesalbte). Im Buch Daniel wird die Konsequenz daraus gezogen, daß es kein regierendes Geschlecht Davids mehr gibt, aus dem ein Herrscher zum »Messias« erhoben werden konnte. Darum erwartet der Verfasser, daß Gott die höchste Gewalt im kommenden Weltzustand einem Engelwesen, das menschliche Gestalt hat und aussieht »wie eines Menschen Sohn«, übertragen werde (Dan. 7, 13–14). In der späteren Apokalyptik, schon in der Apokalypse Henoch, wird dann der »Menschensohn« mit dem Messias zusammengelegt, obwohl beide ursprünglich nichts miteinander zu tun haben. Aus dieser Identifizierung ergibt sich ein merkwürdiges Problem. Der Menschensohn ist ein Engelwesen, das keine menschliche Abstammung hat. Wie kann es aber dann zugleich der »Messias« sein, welcher aus Davids Geschlecht natürlich geboren sein muß? Die zeitgenössische Schriftgelehrsamkeit hat sich, soviel wir wissen, nicht über diese Frage geäußert, wohl weil sie damit den inneren Zwiespalt in den Zukunftserwartungen aufgedeckt hätte. Jesus hingegen beschäftigt sich mit ihr. Seine Lösung ist somit von Bedeutung, als sie uns in Erwägungen Einblick gewährt, aus denen der Glaube, daß er zum Messias ersehen sei, hervorwuchs. Naheliegenden Mißverständnissen gegenüber sei bemerkt, daß Jesus nicht meint, daß er schon als natürlicher Mensch, zu seinen Lebzeiten, der Messias oder Menschensohn sei. Seine Überzeugung ist die, daß er zu dieser Würde bestimmt ist und in ihr beim Weltende geoffenbart wird. In diesem Sinne äußert er sich seinen Richtern gegenüber. Nachdem er die Frage des Hohenpriesters, ob er sich für den Messias halte, bejaht hat, fügt er hinzu: »Ihr werdet sehen den Menschensohn sitzend zur Rechten der Kraft (= Gottes) und kommend mit des Himmels Wolken« (Mk. 14, 62). In der natürlichen Weltzeit kann der Messias ebensowenig schon vorhanden sein als das Reich Gottes. Seine Überzeugung, zum kommenden Messias bestimmt zu sein, hat aber Jesus nicht in seine Verkündigung mithineinspielen lassen. Dies ist eins der gesichertsten Ergebnisse der modernen kritischen Forschung. Er stellt das baldige Kommen des Menschensohnes in Aussicht, redet aber immer von ihm in der dritten Person, so daß keiner von den Hörern auf den Gedanken kommen konnte, daß er erwartete, mit dieser Würde bekleidet zu werden. Für das Volk blieb er bis zum letzten Tag der Prophet aus Nazareth. Diesem, nicht dem Messias, gilt die Ovation beim Einzug in Jerusalem" (S. 20–21) (Schweitzer[2493]). Gerade als kommender Messias muß er für die anderen leiden und sterben. Er hält den eben gestorbenen Johannes den Täufer für Elias, denn dieser sollte ja für die letzten Tage der Welt wiederkommen, also die Drangsal einleiten. Außerdem hatte Jesaja von dem Knecht Gottes gesprochen, der für die Schuld des Volkes leidet. Jesus meint nun, die Drangsal wird den Menschen erlassen, wenn er stirbt (Markus 10, 45: sein Leben zum Lösegeld für viele). Im Tode wird er dann Messias und wird das Weltgericht und das Reich Gottes heraufführen; darum geht er nach Jerusalem, dort zu sterben. Die Mehrzahl der Jünger weiß erst wenige Wochen vor seinem Tode davon, daß er sich für den Messias hält; Petrus, der zuerst davon wußte, hatte es ihnen verraten. Jesus handelt oft (insgeheim nur für sich) als Messias. So zieht er als Messias in Jerusalem ein, um die Prophezeiung zu erfüllen. Judas verrät dann sein Messias-Geheimnis den Priestern, und so wird Jesus aus dem gefeierten Propheten in ihren Augen zum Wahnwitzigen und Gotteslästerer (SCHWEITZER[2491], S. 395). EDUARD VON HARTMANN[2439] faßt (nach SCHWEITZER[2491], S. 317) Jesus so auf: er „verfiel zuletzt in einen Zustand »abnormer Steigerung des Selbstgefühls«. Zuletzt bekennt er sich vor seinen Jüngern und dem hohen Rat als der Messias ... Seine Ethik ist uns fremd und anstößig ... Kein Genie, sondern ein Talent ... mit zahlreichen Schwächen und bedenklichen Verirrungen", ein „stiller Fanatiker und transzendenter Schwärmer". Auch z. B. SPENGLER[934] wird dem Problem keineswegs gerecht, wenn er Jesus als ein Kind auffaßt (II, S. 256 f.), ebensowenig wie der Philosoph BAUMANN[2398], der bei Jesus lediglich Nervenüberreizung annehmen will. DULK[2422] spürt ebenfalls das Größenbewußtsein Jesu (I, S. 96 f.; II, S. 273 f., 281). Wörtlich sagt er von dem Messias-Bekenntnis Jesu vor dem Hohenpriester (Markus 14, 62): „Mit dieser im Judentum unerhörten Gotteslästerung einer Gleichsetzung mit Gott, unter der der Hohepriester seine Kleider zerreißt, ist das Urteil des Beschuldigten besiegelt, ist das Christentum gegründet, und ist in seinem Träger Jesus auch die Umnachtung des Geistes vollendet! Nicht, daß sein äußeres Bewußtsein schlummerte (S. 281). Doch sein inneres Bewußtsein, sein Urteil gehört der Welt nicht mehr an. Sich nur hat er, die ganze Welt ist ihm sein Selbst geworden, die ungeheure Ichsucht des Geistes hat das Menschliche verschlungen (II, S. 282). Wehe dem, der sich abergläubisch dem Wahn ergeben hat, dessen Geist umnachtet ist von den Phantasiegebilden einer selbstgeschaffenen anderen Welt" (S. 286).

Fragen wir nun zur Messiasidee auch die Theologen. Als Einleitung dazu aber erst noch einmal die Auffassung eines Historikers. Nach ED. MEYER[2464] war es sehr begreiflich, daß die liberale Theologie den Wunsch hatte, die Überlieferung, daß Jesus sich offen als Messias bekannt hat, zu beseitigen (I, S. 193 f.). Hierin liegt ein fundamentales Problem für die Auffassung des geschichtlichen Jesus. ED. MEYER[2464] vertritt die Anschauung: Jesus hat sich für den Messias gehalten und sich als solchen bekannt; er ist als Gotteslästerer verurteilt worden. Auch bei der Sündenvergebung (Markus 2, 3–12) bekennt er sich als Messias, denn Menschensohn ist die Bezeichnung für den Messias (ED. MEYER[2464], I, S. 104; auch I, S. 299: Einsetzung der Zwölf als der Messias). Allerdings wird er bis zur Hinrichtung nur spärlich als Messias erkannt. Nur Petrus und die anderen Jünger, einige Anhänger beim Einzug in Jerusalem sowie in Jericho der blinde Bettler nennen ihn Messias (Markus 10, 46) (ED. MEYER[2464], I, S. 114). Sein Messiasanspruch tritt eben bis Jerusalem nur verhüllt und mit starker Zurückhaltung auf (ED. MEYER[2464], I, S. 87). ZAHRNT[2569] als Theologe weist allerdings darauf hin, daß wir in der Tat keinen sicheren Beweis dafür haben, daß Jesus einen der Hoheitstitel, die ihm von der späteren Tradition in den Mund gelegt worden sind, selbst gebraucht hat, weder den des Menschensohnes, noch den des Gottessohnes, noch den des Messias. Speziell zu den Ich-Aussagen meint DIETRICH[2420]: Einzelne Züge der Ich-Aussagen finden sich bei den Rabbinern wie bei den Ich-Aussagen Jesu (S. 308). Das Hervortreten eines Über-Individuums oder eines Jenseitigen im Individuum bedeutete bei den Juden Gotteslästerung, denn es gefährdete Gottes Transzendenz und damit die jüdische Frömmigkeit (S. 309). Die Ich-Worte Jesu hingegen wissen nirgends etwas vom Standesbewußtsein des Gelehrten; vielmehr tritt das Selbstbewußtsein in Jesus diesem Standesbewußtsein entgegen (S. 310). Der Würdename Messias sei unjesuanisch, sagt STAUFFER[2497]. Der Terminus Messias kommt in den vier Evangelien nur etwa 53mal vor und niemals in einem klaren unanfechtbaren Selbstbezeugnis Jesu. Dagegen finden wir ihn rund 280mal im Neuen Testament außerhalb der Evangelien (S. 120). In den Logien findet sich der Messiasbegriff überhaupt nicht (S. 121). Der Ausdruck Menschensohn wird in den Evangelien etwa 80mal gebraucht. Die Urkirche kannte noch keine Menschensohn-Dogmatik, fand sie aber in den ältesten Jesustraditionen vor (S. 122) (STAUFFER[2497]).

An dieser Messias-Idee nun entzündete sich die Kritik eines ganzen Jahrhunderts. SCHWEITZER[2493] sagt zum Jesus-Problem im allgemeinen: „Der Verdacht, daß die Psyche Jesu irgendwie krankhafte Züge aufweisen könne, wurde von der Geschichtsforschung ausgesprochen, lange, ehe sich die Psychiatrie mit der Person des Nazareners beschäftigte" (S. 2). Die kritischen Geschichtstheologen sind also als erste auf den Verdacht einer Psychose bei Jesus gekommen und nehmen sogar, wie Schweitzers Worte zeigen, das Prioritätsrecht für diesen Gedanken in Anspruch. Der erste war DAVID FRIEDRICH STRAUSS[2499] (1835). ZIEGLER[2511], Strauss' Biograph, meint von ihm (I, S. 194), er sei persönlich kein Revolutionär gewesen, und doch sei (I, S. 197) 1835 das große Revolutionsjahr der modernen Theologie. In seinem damals Aufsehen erregenden Buch „Das Leben Jesu für das deutsche Volk" bezeichnet STRAUSS[2499] Jesus als einen Schwärmer: „Wer nach seinem Tode wiederzukommen erwartet in einer Art, wie nie ein Mensch wiedergekommen ist, der ist uns – zwar nicht gerade ein Verrückter, aber doch ein arger Schwärmer" (1864, S. 236). In einem Brief an Wilhelm Lang (z. n. ZIEGLER[2511], II, S. 608–609) drückt er sich noch schärfer aus. SCHWEITZER[2493] berichtet die Stelle so: Strauss „empfand das »Abenteuerliche« in dem Wiederkunftsgedanken so stark, daß er die Idee »als dem Wahnsinn ganz nahe stehend« zu betrachten geneigt war." Es fällt auf, daß Schweitzer dann auf die Fortsetzung des Briefes (von Strauss an Lang) nicht eingeht, obschon hier Strauss' Auffassung am markantesten zum Ausdruck kommt, indem er sich über Jesu Wiederkunftsidee weiterhin äußert: „Dergleichen von sich selbst erwarten, ist noch etwas ganz anderes, als es im allgemeinen nur erwarten, und wer es von sich und für sich erwartet, der will uns nicht allein als Schwärmer erscheinen, sondern wir sehen auch eine unerlaubte Selbstüberhebung darin, wenn ein Mensch (und nur von einem solchen reden wir hier durchaus) sich einfallen läßt, sich so vor allen übrigen auszunehmen, daß er sich ihnen als künftiger Richter gegenüberstellt . . ." ZIEGLER[2511] (II. S. 609) fügt von sich aus hinzu: „Wer Schweitzers eschatologisches Jesusbild kennt, der wird Strauss recht geben müssen: das ist nicht die Ideenwelt eines gesunden, sondern eines pathologischen, geisteskranken Menschen."

Die psychische Unbegreiflichkeit eines Messiasbewußtseins, einer Wiederkunftslehre, auch für Theologen, findet sich unter anderem ausgedrückt bei HASE[2440] (S. 677) und bei JOHANNES WEISS[2504] (S. 52, 155), um nur zwei Beispiele anzuführen. Der Theologe H. WERNER[2505], der die psychische Gesundheit Jesu verteidigen will, fragt: „War Jesus geisteskrank? Schon in den Tagen der Vermittlungstheologie des vorigen Jahrhunderts ward diese Frage oft genug aufgeworfen. Es geschah in der damals beliebten Alternative: Entweder war Jesus der, für den er sich ausgab . . . oder er war ein geisteskranker Mensch" (S. 3). NAUMANN[2470], ebenfalls Theologe, sagt: „Auch in unserer Zeit hat man das hohe Selbstbewußtsein Jesu so zu erklären versucht, daß man ihn als einen unheilbar Geisteskranken beschrieb. Die Schriften sind wissenschaftlich unzureichend, aber sie haben doch den Punkt getroffen, auf dem die Entscheidung steht: entweder ist Jesus geisteskrank, oder es ist ein Geheimnis in ihm. Für die erstere Annahme ist nichts Begründetes vorzubringen, vielmehr fallen alle derartigen Darstellungen bei genauerer Prüfung in sich zusammen, so bleibt uns das Geheimnis. Aber kann ich jemandem beweisen, daß die Versicherung Jesu, mit Gott eins zu sein, keine Selbsttäuschung ist?"

Nach anderer theologischer Auffassung wurde zur Erklärung dieser abnorm erscheinenden Geisteshaltung bei Jesus der Begriff des Ekstatischen eingeführt, wie es O. HOLTZMANN[2444] getan hat, wobei bei Holtzmann ekstatisch entweder irgendwie als psychopathologisch oder archaisch-abergläubisch zu verstehen ist. O. Holtzmann gesteht die starke Leidenschaftlichkeit Jesu ein, „nur daß mit dieser Leidenschaftlichkeit hier und dort eine auffallende Härte, eine kalte, fast eisige Hinwegsetzung über menschliche Grundgefühle sich verbindet" (S. 7). Auch BOUSSET[2404] fragt: „War Jesus Ekstatiker? Lebte er nicht zu einem guten Teil seines Lebens in den Sphären jenseits des taghellen Bewußtseins? Wir dürfen doch nicht vergessen, daß Mutter und Geschwister Jesu einmal während seiner öffentlichen Wirksamkeit kamen, um ihn nach Hause zu holen, weil er »von Sinnen« sei, daß seine Gegner ihm den Vorwurf machten, daß er in der Kraft eines bösen Geistes, des Beelzebub, seine Heilungen vollbringe. Visionäre Erlebnisse finden wir auch in seinem Leben, wenn freilich nicht allzu häufig. In der Taufvision im Anfang seines Wirkens kam Jesus nach der evangelischen Überlieferung zur Klarheit über sich und seine Aufgabe" (BOUSSET[2404], S. 11). SCHWEITZER[2491] (S. 298) will nun nicht wie O. Holtzmann den Begriff des Ekstatischen so weit gefaßt wissen, sondern subsumiert darunter gewissermaßen alles eschatologische Denken und Reden Jesu. [Auch nach unseren Begriffsbestimmungen wäre für eschatologisch hier etwa archaisch, prälogisch, magisch oder auch abergläubisch einzusetzen.] Schweitzer sagt weiter sehr richtig: „Ekstatiker war Jesus etwa bei der Taufe und der Verklärung. Was aber Oskar Holtzmann gewissermaßen als bleibende Ekstase anführt, ist mehr eschatologische idée fixe." Letztlich kommt O. HOLTZMANN[2444] doch zu dem gleichen Ergebnis wie Schweitzer: „Inzwischen hat die ruhige geschichtliche Kleinarbeit an den Quellen die Unmöglichkeit dargetan, die phantastisch erscheinende Zukunftshoffnung und die schroffen Forderungen Jesu auszuscheiden" (S. 9). Sein Glaube an die Nähe des Himmelreiches und des letzten Gerichtes, sein Glaube, selbst der künftige Messias zu sein, sind nach O. Holtzmann historisch echt. Was Jesus in den Abendmahlsreden sagt, „greift über alles Maß menschlichen Selbstbewußtseins hinaus" (S. 113) (O. HOLTZMANN[2444]). Zahlreichen Theologen hat, von Strauss an, die Frage Kopfzerbrechen bereitet, ob das Eschatologische bei Jesus nicht schon Krankheit ist. SCHWEITZER[2493], der gerade das Eschatologische besonders herausgearbeitet hat, wurde von O. Holtzmann und anderen Theologen immer wieder darauf aufmerksam gemacht, daß er einen Jesus darstelle, dessen Anschauungswelt sich wie ein Wahnsystem ausnähme[1]. Aber Schweitzer hielt es doch für notwendig, die Ehrfurcht vor der Wahrheit über alles zu stellen (vgl. a. SCHWEITZER[2492], S. 366, 589). BARTH[2397] (S. IV) findet, daß bei solchen Darstellungen, in welchen Jesus hart an die Grenze des psychopathischen Schwärmens herangerückt wird, der psychiatrische Weg doch klärend und luftreinigend gewirkt habe. – Der theologische Verdacht, Jesus könne geistesgestört gewesen sein, gipfelt wohl in der Arbeit von H. WER-

[1] Inzwischen haben die Funde von Qumram gezeigt, daß gerade dieses Eschatologische nicht etwas Jesu Eigentümliches war, sondern das damalige Judentum (und darüber hinaus die heidnische Welt, vgl. Horaz) glaubte, in einer Endzeit zu leben und daß das Weltende nahe bevorstehe. Mindestens in der Qumramsekte, die Jesus nahestand, war das eine feste Überzeugung.

NER[2506]. Dieser sagt unumwunden von dem Lebensbild, wie es durch die liberale Theologie herausgearbeitet wurde: „Denn dieser Jesus ist, mag man sich auch dagegen wehren, wie man will, nicht psychisch gesund, sondern geisteskrank" (S. 349). Werner gibt noch einmal eine Übersicht der Aussagen der verschiedenen Forscher über Jesus wie folgt: Harnack: Jesus hat sich selbst für den Messias gehalten. Nach Bousset "... haben sich ihm die unerschütterlichen Grenzen zwischen menschlicher und übermenschlicher Existenzform verwischt, natürlich irrtümlich, wahnartig" (S. 354). Nach Hausrath (der übrigens Jesus ein Genie nennt) hat er sich für den Messias gehalten; er wollte von Jerusalem als Messias anerkannt werden. Auch Weinel läßt Jesus über die menschlichen Schranken weit hinausgehen. R. Otto: „Daß er »Messias« sei, war Jesu selber gewiß seit seiner Berufung ... Ein unerhört kühner Glaube." Schon Bruno Bauer hielt es für „undenkbar ..., daß ein Mensch unter den Juden aufgestanden und gesagt: »Ich bin der Messias«". David Fr. Strauss sah „eine unerlaubte Selbstüberhebung" an Jesus. Voll Verachtung habe sich darum Strauss in seinem letzten Buche „Der alte und der neue Glaube" von diesem hoffärtigen Schwärmer Jesus abgewandt. Anschließend nimmt WERNER[2506] nun selbst Stellung zu Jesu Messiasbewußtsein (S. 368): „Wahn aber ist es, sobald er es von sich selber glaubt. Das setzt ja ein völlig verändertes Selbstgefühl voraus, eine vermeintliche Umwandlung seiner Persönlichkeit [ins Göttliche], die nur auf pathologischer Basis entstehen kann. Derartige Wahnideen weisen, wenn sie dauernde sind, auf schwere psychische Erkrankung mit schlimmer Prognose hin ..." Die spätjüdisch-apokalyptische Weltanschauung könne Jesus nicht freisprechen. „Mochte Jesus in die antike, speziell die spätjüdisch-apokalyptische Weltanschauung noch so verstrickt sein, sie konnte ihn, wenn er gesunden Sinnes war, nimmer zu einer so verstiegenen, jeder realen Unterlage entbehrenden Selbstüberhebung treiben ... (S. 369). Spricht sich demnach die Theologie das Recht zu, Jesum nur für einen Menschen, sei es auch für einen Mensch in höchster Potenz, zu erklären, so haben wir das viel größere, ungleich begründetere Recht, ihn einen Geisteskranken zu heißen." Werner stellt schließlich, von sich aus, bei Jesus die Diagnose „Paranoia" wegen seines „Größenwahns" (S. 370), und zwar „exaltative chronische Paranoia" – immer vorausgesetzt, daß das theologische Bild des historischen Jesus richtig sei. „Man rede uns nicht von dem, was ein Orientale jener Zeit alles für möglich halten und glauben mochte. Auch die Israeliten jener Tage hatten ein lebhaftes Gefühl von dem, was den Menschen von Gott scheidet (S. 376). Der historische Jesus der liberalen Theologie ist und bleibt ein Geisteskranker" (S. 383). Werner kommt zu dem Schluß, entweder war Jesus gesund und wofür er sich ausgab [ein Gott] oder [als Mensch] ein Geisteskranker. Auch den Jesus, den SCHWEITZER[2491] schilderte, müsse man „den Geistesgestörten einreihen", fügt WERNER[2505] in einer anderen Schrift hinzu (S. 13). Jede Untersuchung würde „jede Theologie in die größte Verlegenheit setzen, die Jesum auf das rein menschliche Niveau herabdrückt" (S. 21), denn dann müsse man sagen: Paranoia.

„Ist ein Mensch", fragt SCHWEITZER[2491] (S. 306) [nebenbei in ganz anderem Zusammenhang], „mit einer weltflüchtigen Ethik, die sich zuletzt zu Reden wie in Mt. 19, 12 versteigt (wer es könne, möge sich verschneiden), nach unseren Begriffen »kerngesund« [wie Soden behauptet hatte]? Und bietet das Leben Jesu nicht genug Situationen, wo Jesus in Ekstase gewesen zu sein scheint?" „Für eine eventuelle Geisteskrankheit Jesu", führt SCHWEITZER[2492] (S. 306) aus, „können eine Reihe von Angaben in Frage kommen. Mk. 3, 21, 22, 30 (von Sinnen, besessen). „... Bei der Taufe hat er optische und akustische Sinnestäuschungen (Mk. 1, 10–11)." Vielleicht halluzinierte er auf dem „Verklärungsberg" ... „Das ablehnende Verhalten der Familie gegenüber wird auch bei gewissen Psychosen beobachtet." Abnorme sexuelle Anschauungen (Mt. 19, 12)? Die Beschwörung des Sturms (Mk. 4, 39), die Verfluchung des Feigenbaums (Mk. 11, 12–14) seien „auffällige Handlungen". Jesu sei „eine gewisse Unruhe und Unstetigkeit" eigen, die für Geisteskrankheit sprechen könnte. Auffällig sei auch das Entweichen in der Nacht aus Kapernaum und die Weigerung zurückzukehren (Mk. 1, 35–38). Er redete, ohne äußeren Anlaß, von nahe bevorstehenden Verfolgungen. Dann die Idee der Gottessohnschaft und der Berufung zur Würde des Menschensohnes. Steht die Überzeugung von der messianischen Würde in Analogie zu „größenhaften Wahnbildungen"? ... „Wenn ja, so gehört Jesus der Klasse der Geisteskranken an; wenn nein, so wird jeder Versuch, eine Psychose zu diagnostizieren, von vornherein der größten Skepsis begegnen müssen." H. J. HOLTZMANN[2445] spricht von der psychiatrischen Betrachtung Jesu und meint (S. 81): „Fast scheint es, als wolle sich die auf dem großen Weltmarkt geführte christologische Debatte zuletzt in dieser Richtung zuspitzen." Symptomatisch dafür war jedenfalls schon, daß etwa SHAW[2495] in dem Berliner Monatsheft „Die Neue Rundschau" das Problem ganz offen und unbefangen besprach und dabei die psychiatrische Lösung als selbstverständlich gar nicht einmal diskutierte. Er betrachtet Jesus so lange als gesund, bis Petrus ihn für Christus erklärt; er findet ihn seiner ursprünglichen Persönlichkeit nach „instinktiv immer etwas hochmütig ... äußerst unhöflich in Privatgesprächen ... jetzt anmaßend, diktatorisch und sogar beleidigend". Shaw vertritt die Laienauffassung (S. 980), daß ein „überarbeiteter Prediger schließlich krank" wurde und [durch die Überarbeitung] an einem „psychopathischen Wahn" litt. Nach der Christuserklärung durch Petrus ist Jesus für ihn ein Geisteskranker mit der „fixen Idee", bzw. dem „Wahn", ein Gott zu sein (S. 714), dessen Schicksal sei, getötet zu werden (S. 639). Jesus wurde „hingerichtet wegen der Blasphemie seiner Behauptung, ein Gott zu sein ... Daher behandelte er [der Hohepriester] Jesus als einen Betrüger und Gotteslästerer, wo wir ihn als einen Geisteskranken behandelt hätten ... Hätte Jesus vor einem modernen Gericht gestanden, so wäre er von zwei Ärzten untersucht worden, man hätte entdeckt, daß er von einer fixen Idee besessen sei, er wäre für unzurechnungsfähig erklärt und in eine Anstalt geschickt worden ..." (S. 484–485) (SHAW[2495]).

Nachdem die noch relativ junge Wissenschaft der Psychoanalyse ihren Einzug in die Psychiatrie gehalten hatte, wurde der Versuch unternommen, schließlich auch aus psychoanalytischer Sicht die messianische Idee Jesu und seinen Anspruch der Gottessohnschaft zu deuten und auf diese Weise zu einer Erklärung und Erhellung seiner Geisteshaltung zu gelangen. So erklärt DARROCH[2416] den Opfertod Jesu aus seinem Schuldgefühl den Eltern gegenüber. Dieses entspringe einem Konflikt zwischen Liebe zu den Eltern und zugleich feindlichen Impulsen gegen sie [Ambivalenz] (S. 79). In einer weiteren psychoanalytischen Studie beschäftigt sich FROMM[2430] mit den psychologischen Voraussetzungen der Entstehung des Christusdogmas. Auf jeden Fall müsse jeder solche Versuch mit der Untersuchung der wirtschaftlichen, gesellschaftlichen, geistigen und psychischen Situation seiner ersten Träger beginnen (S. 320). Fromm weist nach, daß die historisch bedeutungsvollste, messianisch-revolutionäre Bewegung der sozialen Schicht der armen, ungebildeten, revolutionären Masse entstammt (S. 330). Diese Schicht, aus der die Urgemeinde entstand und bei der das Christentum der ersten hundert bis hundertfünfzig Jahre große Erfolge hatte, konnte sich mit einem starken, mächtigen Messias nicht identifizieren; ihr Messias konnte nur ein leidender, gekreuzigter sein. Dabei wird (nach FROMM[2430]) die Gestalt des leidenden Heilands dreifach determiniert, einmal im eben besprochenen Sinn der Identifikation, zum zweiten dadurch, daß ein Stück der Todeswünsche gegen den Vater-Gott auf den Sohn verschoben wurde. In dem Mythos vom sterbenden Gott anderer Religionen (Adonis, Attis, Osiris) war Gott selber der, dessen Tod man phantasierte. Im frühen Christusmythos jedoch wird der Vater im Sohne getroffen und getötet. Die dritte psychoanalytische Deutung der Phantasie vom gekreuzigten Sohn besitzt folgende Funktion: Indem sich die gläubigen Enthusiasten, beseelt von Haß und Todeswünschen, bewußt gegen die herrschenden jüdischen und römischen Autoritäten, unbewußt gegen Gott-Vater, mit dem Gekreuzigten identifizieren, erleiden sie selber den Kreuzestod und büßen so für ihre Todeswünsche gegen den Vater.

Ein weiterer kritischer Faktor neben der Messias-Vorstellung Jesu ist sein Tun als »Wundermann«. DURANT[2424] äußert zu den Wundern: „Wahrscheinlich waren diese Wunder in den meisten Fällen das Werk der Suggestion – der Eindruck eines starken und vertrauenden Geistes auf beeindruckbare Seelen. Bereits seine bloße Gegenwart wirkte belebend; bei seiner glaubensstarken Berührung wurden Schwache stark und Kranke gesund" (S. 639). „Bei jeder Tatsache", führt HASE[2441] aus, „welche als Wunder überliefert worden ist, ziemt der Wissenschaft die Forschung nach ihren natürlichen Ursachen. Wo diese aber nicht mit historischer Sicherheit und Treue dargetan werden können, bezeichnet das Wunder entweder die Grenze unserer Naturkraft und Naturerkenntnis, oder nur die des Zeitalters, in welchem das Wunder aufgezeichnet ist" (S. 19). Und schließlich nimmt F. BARTH[2397] – im Zusammenhang mit den Totenerweckungen, dem Speisungswunder, der Stillung des Sturmes, dem Gang auf dem See – zum Wunder folgende positive Stellung: „Auch diesmal mußte die Natur dem Interesse des Reiches Gottes in ungewöhnlicher Weise zu Diensten sein (S. 139). Die Wunder sind das göttliche Erziehungsmittel, durch welches der Vater im Himmel die Menschen zu dieser Erkenntnis hat heranreifen lassen" (S. 118).

Der Messiasanspruch bei Jesus ist, wie wir gesehen haben, seit jeher für die Theologen, Philosophen und Historiker ein Kriterium für die seelische Gesundheit Jesu. Letzte Antworten können nicht gegeben werden. Auch SCHWEITZER[2493] endet mit dem Ausdruck »rätselhaft«: „Die letzten Jahre der Forschung haben gezeigt, auf wie schwachem Grunde eigentlich unsere historische Forschung des Lebens Jesu beruht. Es läßt sich nicht verkennen, daß wir bei einer schweren Antinomie angelangt sind. Entweder Jesus hielt sich wirklich selbst für den Messias, oder erst die urchristliche Auffassung hat ihm diese Würde beigelegt. In beiden Fällen bleibt das Leben Jesu gleich rätselhaft" (SCHWEITZER[2493], S. V, Vorrede).

Für die reine Theologie löst sich die Frage nach dem persönlichen Jesus von selbst, indem sie in Christus die Gottheit sieht. So sagt BECK[984]: „Jesus erlebte in dem Ewigkeitsbewußtsein nicht den Kern seiner Persönlichkeit, wie Schleiermacher meint, sondern das Kommen des Reiches der Himmel. Seine religiösen Erlebnisse waren ihm nicht integrierende Teile seiner Persönlichkeit, sondern das Herannahen eines neuen Äon und der Untergang des alten. Darauf beruht seine Nichtachtung alles Irdischen und das Gefühl der Überlegenheit über alle äußeren Zufälle" (S. 252).

3. *Ausschließlich pathographische Quellen zur Persönlichkeit Jesu*

Schon der Psychiater MÖRCHEN[2467] mahnt mit Recht zu Vorsicht und schärfster Kritik, mahnt, abnorm und pathologisch wohl zu unterscheiden, bekennt aber schließlich, „daß meiner Ansicht nach Naumann mit Recht das auffallende Selbstbewußtsein Christi als wesentlichsten Gegenstand einer psychiatrischen Betrachtung kennzeichnet. Ohne Zweifel liegt hier ein »abnormer Zug« vor. Ob es ein krankhafter Zug ist, wage ich . . . nicht zu entscheiden." Vorsichtig in seinem Urteil war auch der erste Pathograph Jesu, SOURY[2496], der Sekretär

Renans, der als Psychiater 1878 zu der Diagnose Paralyse gelangte, aber in späteren Auflagen alles zurücknahm und um Verzeihung bat (SCHWEITZER[2492]). Immerhin bleibt die Arbeit SOURYS[2496] bemerkenswert als einer der ersten wissenschaftlichen Versuche, die Persönlichkeit Jesu pathographisch zu erfassen. NINCK[2472] referiert Sourys Arbeit, indem er (S. 230 f.) sagt, er nenne Jesus „aliéné et halluciné ... hysterisch und exaltiert ... nervenleidend und gehirnkrank". Der Messianismus habe zu jener Zeit in der Luft gelegen und eine Reihe von Messiassen erzeugt. Die religiöse Bewegung, man könnte auch sagen Schwärmerei oder Überspanntheit, durch so abnorme Erscheinungen wie Johannes den Täufer und andere genährt, habe gleich einer Krankheit um sich gegriffen und in der strenggläubigen, altjüdischen Familie des Joseph von Nazareth einen günstigen Boden gefunden. Von diesem Feuer früh entzündet, sei Jesus teils durch seine gesundheitsschädliche Askese, teils durch seine überraschenden Erfolge immer weiter getrieben worden. Sein Gemüt sei mehr und mehr entgleist, sein Selbstbewußtsein habe sich ganz verstiegen, kurz, er gewährte zuletzt das Bild eines völlig aus dem Gleichgewicht gebrachten Geistes. Ferner äußert sich Ninck zu Soury (S. 346): „... Jules Soury hat das gleiche Prinzip [wie Moreau auf das Genie, wie Lélut auf Sokrates] angewandt und die Evangelien auf Andeutungen über seinen Geisteszustand untersucht. Die Ausbeute ist stattlicher, als man erwarten sollte." Und Ninck, der Sourys Auffassung ablehnt, findet die Bezeichnung psychopathisch „verwirrend", wenn man damit auch Sokrates, Pascal, Spinoza und Newton bezeichne. Ninck besitzt aber einen scharfen Blick für das Paradoxe, Rätselhafte, stark Widerspruchsvolle an Jesus, außerdem einen Blick für das Zeitbedingte und das Nicht-Vorbildliche. Ungewollt wird so auch Nincks Charakterzeichnung zur Pathographie.

In Deutschland haben die Pathographen schon 1859 einen frühen Vorläufer in NOACK[2474]. Er bespricht „das gehobene Größengefühl ..., vom Messiasgedanken der Gottessohnschaft getragen ..." (S. 6). Für ihn ist Jesus „der wache Träumer" (S. 10). Noack nimmt bei Jesus Selbstkastration an [vgl. a. S. 429 f.]. Er denkt auch an eine Spaltung der Persönlichkeit bei Jesus. „Der Mensch muß sterben, damit die höhere Persönlichkeit in ihm zur vollen, siegreichen Wirklichkeit komme, damit die Träume der Gottessohnschaft wahr werden, die das gesteigerte Selbstgefühl geträumt hat. Weil er lieber das Leben als seine Einbildungsvorstellung, der himmlische Menschensohn zu sein, aufgeben will, erscheint ihm die Hingabe des Lebens als eine ihm vom himmlischen Vater auferlegte Pflicht, der Tod als notwendiges Opfer. Ein Opfer war es in der Tat, das er seinem Größenwahn bringt und das ihm leicht erscheint, solange die Aufregung des Selbstgefühls dauert" (S. 11) (NOACK[2474]). Von den weiteren Pathographien sind vor allem bekannt und bemerkenswert RASMUSSEN[2479] (1905), LOOSTEN[2460] (1905), BINET-SANGLÉ[2401] (1908–1912) und W. HIRSCH[1052] (1910).

RASMUSSEN[2479], Däne, Dr. phil. und cand. theol., hinter dem aber beratend eine erste psychiatrische Autorität Kopenhagens stand, gibt eine „vergleichend-psychopathologische Studie", in der er zahlreiche Parallelen aus der Geschichte bringt, die aufzeigen, wie psychopathologische Struktur religiöse Größen schafft. Rasmussens Diagnose Epilepsie [offenbar unter Lombrosos Einfluß] ist sicher falsch, aber er korrigiert sie zum Schlusse eigentlich schon selbst mit Hilfe seines medizinischen Beraters in Paranoia um. Rasmussen geht auf Einzelheiten allerdings überhaupt nicht ein. Sein Hauptgesichtspunkt ist das Vergleichend-Religionspsychopathologische. Neben der Arbeit des Deutschen LOOSTEN[2460] steht die flammende, von tendenziösem Haß erfüllte Schrift des Amerikaners WILLIAM HIRSCH[1052], Psychiater in New York und Schüler Mendels. Womöglich noch leidenschaftlicher, noch haßerfüllter klingt die Stimme des

Franzosen CHARLES BINET-SANGLÉ[2401], Professeur à l'École de Psychologie de Paris. Seine Diagnose Paranoia mit hebephrener Jugendkrisis streift schon die Gebiete neuerer Psychiatrie, wenn die Jugendkrisis auch von ihm schwach begründet ist. In der Aufnahme des archaischen Gedankens vom leidenden Knecht Gottes, in dem Gedanken, „erst muß ich leiden, bevor ich Messias werden kann", könnte eine Selbstbestrafungstendenz liegen (vgl. RANK[1320], S. 130); entweder mit sexueller Wurzel [Selbstvorwürfe? Masochismus?] oder wegen seines ungeheuerlichen Machtanspruches für die Zukunft [negative Kompensation]. Es kann aber auch Ungenügen an der Welt, Todessehnsucht [hinüber in eine bessere Welt] darin enthalten sein, unbewußt ein Ausdruck des Mißlungenseins überhaupt. Fälle von krankhafter Selbstaufopferung führt auch BINET-SANGLÉ[2401] an. Der Trieb geht eben bis zum Tode, das »Opfer« ist Selbsttäuschung. Der Opfergedanke ist gleichsam eine intellektuelle Verbrämung der Todessehnsucht oder des Gefühls der Ich-Vernichtung, Ich-Veränderung, des Ich-Unterganges – eine Sinnsetzung durch den Verstand [ähnlich: den Tod suchen in der Schlacht]. Nach SCHWEITZER[2492] (S. 432–438) lag bei Jesus ja „kein natürlicher Grund zur Todesnotwendigkeit" vor; nach Schweitzer zwingt Jesus nur den Tod herbei, damit endlich »das Reich« komme. Nach Frazer (The Golden Bough, z. n. REIK[1132], S. 128) ist die Kreuzigung die jährliche Opferung oder Selbstaufopferung eines Gottesrepräsentanten, die bei den semitischen Stämmen allgemein gewesen zu sein scheint. Hier könnte die Paranoia eine alte Glaubensvorstellung aufgegriffen und dunkel fühlend argumentiert haben, wenn ich mich selbst opfere, bin oder werde ich der Gott. Das Weltuntergangsgefühl ist ja bei Paranoia wie besonders bei beginnender Schizophrenie ein häufiges Symptom[1], ebenso wie die Wahnstimmung der Unheimlichkeit in der gesamten Umgebung; sie braucht sich gar nicht zu klaren, rational geprägten „Verfolgungsideen" auszukristallisieren. Zeitweise (nach Kapernaum und besonders nach der Rückkehr der Jünger zu ihm) überwiegt bei Jesus die

[1] RASMUSSEN[2479] hat (wie vor ihm LOMBROSO[455]) in Lazzaretti einen ,,Christus aus unseren Tagen" geschildert in einer trefflichen Pathographie, die nicht bloß einseitig das Pathologische erfaßt. Auch bei Lazzaretti, der im ganzen viel syntone und zyklothyme Züge besaß, sehen wir die Opferidee, auch bei ihm findet sich ein völlig sinnloser, praktisch unverständlicher ,,Einzug" in ein Dorf. Übrigens ist die Gemeindebildung bei den Lazzarettisten noch besser zu studieren als etwa bei den Mormonen, deren Stifter mit Jesus keine Parallelen aufweist (eher vielleicht mit Mohammed, s. a. KALB[1065]). RASMUSSEN[2479] weist auf die psychopathologischen Züge vieler anderer Religionsstifter hin, wobei für uns weniger die Diagnose und besondere Eigenarten oder Varianten wichtig sind, sondern die Tatsache, daß das extrem Abnorme eher die Eindruckstöne des numinosen Akkordes darbietet als das Gesunde. Auch LOOSTEN[2466] bringt einen ähnlichen Parallelfall, den Fall des Antonio Maciel Conselheiro in Brasilien, der Paranoiker oder Paraphrener war. Und es ist gewiß kein Zufall, daß auch W. HIRSCH[1052] und BINET-SANGLÉ[2401] unabhängig voneinander eine lange Liste ähnlicher Fälle zusammengestellt haben. W. HIRSCH[1052] berichtet (S. 160 f.), daß in der Geschichte der Juden allein seit der Zerstörung Jerusalems 64 Messiasse aufgetreten seien, ferner noch Barchorab, Moses Cretensis usw. 1137 n. Chr. gab es in Frankreich und Persien gleichzeitig zwei Messiasse. Endlich sei auf den von BECHTEREW[982] beschriebenen Paranoiker Maljowanny um 1890 in Rußland hingewiesen (S. 79 f.). Weitere Beobachtungen ähnlich gearteter Persönlichkeiten werden von WEYGANDT[1182], HELLPACH[1047] und WEDEKIND[1177] beigesteuert, und zwar wurden alle diese Persönlichkeiten erste Keimzellen psychischer Epidemien. Zahlreiche Literatur zu diesem Gebiet findet sich besonders auch bei WOLLENBERG[1183] und SCHÖNFELDT[918]. Auch WITRY[1186] äußert in diesem Zusammenhang, daß alle modernen Messiasse in wechselndem Grade Psychopathen gewesen seien. PLATZHOFF-LEJEUNE[1314] stellt die Frage, ob es auch moderne Propheten gebe, denn Prophetentum setze niedere Bildung der Massen voraus. Auf die Frage nach dem Schicksal dieser Propheten gibt er die Antwort: ,,Gefängnis oder Irrenhaus".

Ängstlichkeitsstimmung. So kommt die planlose Unruhe, die Ziellosigkeit in seine Lebensweise; er weicht beständig nur scheu aus. Vielleicht ist diese Zeit als eine depressive Phase zu deuten, während Einzug und Aufenthalt in Jerusalem einer expansiven entsprechen würden. Merkwürdig ist die Furcht vor dem Dämonischen. Galt sie nur den Ausrufen „Sohn Gottes", und hatte er Angst, man könnte ihm sein Messiastum nehmen? Oder war es archaische Dämonenfurcht? Fürchtete er, der Dämon könne in ihn selbst fahren? Und war die Ursache dieser Angst vielleicht ein dunkles Gefühl der eigenen [pathologischen] Wesensveränderung? (vgl. a. BERGUER[2399]).

Nach SCHENKEL[2485] ist „das vierte Evangelium ... eine wirklich geschichtliche Quelle für die Darstellung des Charakterbildes Jesu, aber in einer höheren vergeistigten Bedeutung des Wortes. Ohne dasselbe mangelt uns im Bilde des Erlösers die unergründliche Tiefe und die unerreichbare Höhe" (S. 25). Daß er infolge dämonischer Besessenheit von Wahnsinn ergriffen sei, also selbst ein Besessener geworden sei, wurde ihnen (d. h. der Familie) eingeredet; sie ließen sich bewegen, zu ihrer und anderer Sicherheit ihn deshalb verhaften zu lassen. Diesen bemerkenswerten Vorfall hat uns die älteste Überlieferung aufbewahrt, die spätere hat ihn aus naheliegenden Rücksichten übergangen. Nur im vierten Evangelium hat sich eine Spur davon erhalten, jedoch mit der gegen die Verwandten rücksichtsvollen Veränderung, daß die „Juden ihn des Wahnsinns angeklagt hatten" (S. 75). „Es liegt sehr nahe, daß, als das echt geschichtliche Bild des Erlösers durch die spätere dogmatische Vorstellung von der Gottgleichheit seiner Person allmählich verdunkelt wurde, die bloße liebevollmenschliche Teilnahme an einem Hochzeitsmahle und das fürsorgerliche Herbeischaffen des mangelnden Weines als etwas an und für sich seiner persönlichen Würde Unangemessenes erschien, und daß man sich dieser Unangemessenheit durch die Vorstellung einer wunderbaren, durch Allmachtswirkung hervorgebrachten Verwandlung von Wasser in Wein zu entledigen suchte" (S. 266) (SCHENKEL[2485]). NIPPOLD[2473], der in seiner Studie sehr viel alte Literatur über Hexenglauben, Exorzismus, Mystiker, Heiler (wie die Blumhardts in Mödlingen, die Jungfer Trudel usw.) und Gebetsheilungen bringt sowie textkritische Literatur anführt, meint zu den Dämonenaustreibungen, „daß wir über den Heilungsprozeß selber, über die Mittel, wodurch Jesus denselben [die Austreibung] erzielt, schlechterdings keine Kunde haben. Das, was uns heutigen am interessantesten wäre, flößte unseren Berichterstattern eben gar kein Interesse ein. Wir modernen Menschen suchen, die Mittelursachen kennen zu lernen. Dem hebräischen Geiste genügt es, die höchste und letzte Ursache, Gott selbst, zu erkennen" (S. 28).

SCHWEITZER[2493] setzte sich in seiner umfassenden Dissertation aus dem Jahre 1913 (1933 unverändert erneut herausgegeben) gerade mit den älteren Jesus-Pathographien von RASMUSSEN[2479], LOOSTEN[2460], BINET-SANGLÉ[2401] und W. HIRSCH[1052] auseinander[1]. Wenn auch diese Erörterung schon mehr der Historie zuzurechnen ist, bleiben jedoch die sich daraus ergebenden Schlüsse Schweitzers von bleibender Bedeutung und folgen hier in einigen grundsätzlichen Einzelheiten zitiert: „Über die psychischen Erscheinungen und den Gesundheitszustand Jesu wissen wir nichts (S. 17). Bei der psychiatrischen Würdigung des vorliegenden Materials muß nochmals auf die ganz besonders

[1] In einer Kritik an Schweitzers Jesus-Forschung bemängelte Yohe (SCHWEITZER[2494]), Schweitzer würde wahrscheinlich besser getan haben, sein großes Wissen zur Schaffung einer Darstellung von Jesu Psychodynamik zu verwenden, anstatt seine ganze Arbeit (die Dissertation) nach den Thesen der Gegner zu orientieren. Er führt ein Wort Overholsers aus dem Vorwort zu diesem Neuabdruck der früheren Schweitzerschen Arbeit an, daß die Gefahren der Diagnose bei einer zeitlichen Entfernung groß genug seien.

gearteten Schwierigkeiten hingewiesen werden, die jedem Versuch zu einer »Diagnose« hier erwachsen müssen" (S. 25). Dabei Kritik an de Loosten und Binet-Sanglé, die den überlieferten zeitgenössischen Aussagen über den Geisteszustand Jesu großes Gewicht beilegen, besonders den Äußerungen der Pharisäer und der Familie Jesu über ihn, die ihn als „von Sinnen" von Kapernaum nach Nazareth heimholen will (Mk. 3, 21). Schweitzer bemerkt dazu: „Für die moderne Psychiatrie sind diese Laienurteile der Vergangenheit ohne Bedeutung. Die Mehrzahl der gleichzeitig aufgetretenen »Symptome« sind schriftlich nicht festgelegt, sondern vorzugsweise nur die sprachlichen Äußerungen. Werden also aus derartigem Material diagnostische Schlüsse gezogen, so sind sie notwendigerweise sehr hypothetischer Art (S. 25). Was die erwähnten Entstehungsarten anlangt, so sind sie durchaus nicht als gesichert zu erweisen, da wir über die vor dem öffentlichen Auftreten Jesu liegende Periode seines Lebens überhaupt nicht unterrichtet sind" (S. 28). Zum Selbstbewußtsein Jesu äußert sich SCHWEITZER[2492]: „Tatsächlich aber blitzt überall aus Jesu Reden und Tun das messianische Selbstbewußtsein heraus. Man kann geradezu von den Taten seines messianischen Selbstbewußtseins reden. Die Seligpreisungen, überhaupt die ganze Bergpredigt mit ihrem überall gewaltig durchbrechenden Ich sind eine Manifestation der Würde, die er sich zulegt. Hat sich denn das Volk über dieses Ich keine Gedanken gemacht?" Schweitzer erwähnt dann die Stellen Mt. 7, 21–23, Mt. 5, 11–12, Mk. 2, 5 als Äußerungen des Selbstbewußtseins. „In der Aussendungsrede tritt Jesu Ich noch stärker hervor", fährt Schweitzer fort und schildert darauf ausführlich jene Erhöhung des Selbstgefühls (S. 145). Widerspruchsvoll erscheint Schweitzers Meinung über die Verfolgungsvorstellungen Jesu (SCHWEITZER[2492], S. 367, 388): „Auffällig ist das Entweichen in der Nacht nach dem ersten Auftreten in Kapernaum und die Weigerung, vorerst in die Stadt zurückzukehren (Mk. 1, 35–38). Wie kam Jesus dazu, ohne sichtbarlichen äußeren Anlaß von nahe bevorstehenden Verfolgungen zu reden?" Oder, wenn Schweitzer von den Leiden spricht, die Jesus dem Volk, den Jüngern und sich selbst prophezeit: „Es handelt sich um Behauptungen, die der empirischen Grundlage entbehren, um Gewitterprophezeiungen unter blauem Himmel. Jesus und seine Anhänger wurden trotz Mk. 3, 6 [Feindschaft der Pharisäer] in Galiläa nicht verfolgt; und als man in Jerusalem plötzlich Hand an ihn legte, wurden nicht einmal die Jünger in die Katastrophe mit hineingezogen." Man könnte daraus folgern, Jesus prophezeite ohne reale Gründe Verfolgung. Hingegen stellt SCHWEITZER[2493] fest: „Jesus hat tatsächlich Feinde und Widersacher gehabt, weil er sich gegen die engherzige und äußere Frömmigkeit der Pharisäer aussprach. Diesen nicht wahnhaften, sondern wirklichen Gegnern gegenüber verhält er sich diametral anders wie ein verfolgter Geisteskranker" (S. 36). Zur Frage des Jordan-Erlebnisses sagt Schweitzer: „Vorausgesetzt, daß die Sinnestäuschung am Jordan historisch ist, so läßt sich vom psychiatrischen Standpunkt soviel sagen, daß es sich um kohärente gleichzeitige Sinnestäuschungen auf optischem und akustischem Gebiet handelt, daß der Inhalt der halluzinierten Rede expansiv gefärbt ist und daß er in seiner Fassung an ein Wort aus einem allgemein messianisch gedeuteten Psalm erinnert. Affektiv gefärbte Sinnestäuschungen finden sich nicht nur bei Geisteskranken. Sie kommen auch bei affektiv sehr erregbaren Individuen vor, die aber durchaus noch in die Gesundheitsbreite fallen können . . . Jedenfalls gestattet das Vorkommen dieses einen halluzinatorischen Ereignisses, wenn man es als historisch ansehen will, noch nicht den Schluß auf das Bestehen einer Geisteskrankheit" (S. 39). Die bekannte Stelle von den Eunuchen und denjenigen, die sich um des Reiches Gottes willen zu solchen gemacht haben (Mt. 19, 12), ist auch Schweitzer auffällig (S. 41). Die Pathographen, die aus ihr ein krankhaftes sexuelles Empfinden ableiten wollen, sind jedoch nach Schweitzer im Irrtum. Sie bemerken nicht, „daß Jesus sich kurz vorher (Mt. 19, 3–9) über die Ehe sehr natürlich und bejahend geäußert hat" (S. 42). Allerdings sagt SCHWEITZER[2491] selbst an anderer Stelle: „Ist ein Mensch mit einer weltflüchtigen Ethik, die sich zuletzt zu Reden wie in Mt. 19, 12 versteigt [dem Eunuchenwort], nach unseren Begriffen »kerngesund«?" (S. 306). Jesus selbst antwortet den Pharisäern, ausweichend wie öfters, mit Moses-Zitaten. Die Jünger meinen nachher, es sei in der Tat gut, nicht zu heiraten. Ja, sagt Jesus, Eunuch zu sein, ist am besten; er denkt sich wohl dabei, daß diejenigen im Reiche Gottes obenan sein werden, die, von Natur oder künstlich asexuell, ungeschlechtlich gelebt haben (SCHWEITZER[2493], S. 41–42, über Spät-Jüdisches). Abschließend betont Schweitzer, es sei „in erster Linie zu berücksichtigen, daß alle religiösen Vorstellungen, die Jesus mit seinen Zeitgenossen teilt und als Tradition übernommen hat, nicht als Krankheit bezeichnet werden dürfen, selbst wenn sie unseren modernen Anschauungen durchaus fremdartig und unbegreiflich erscheinen. Die messianischen Erwartungen gehören zum Bestandteil des spätjüdischen Dogmas" (S. 32). Der einzige im vorliegenden Fall mögliche Beweis, daß es sich bei dem Messiasanspruch Jesu um einen krankhaften Bewußtseinsinhalt handle, könnte nur durch das weitere Schicksal dieser Idee, mit anderen Worten durch den Nachweis eines sich daraus anschließenden Wahnsystems erbracht werden (S. 35) (SCHWEITZER[2493]).

4. *Lange-Eichbaums persönliche Stellungnahme*

Es sei nun auch noch in der Reihe der Psychiater, die zu dem Problem Jesus Stellung genommen haben, Lange-Eichbaum selbst angeführt. Seine etwa aus dem Jahre 1926 stammende Meinung, die er in den weiteren Auflagen bis 1942 unverändert abdruckte, und die – vielleicht selbst unter Berücksichtigung der neu hinzugekommenen umfangreichen Literatur – auch in einer Neubearbeitung, wenn ihm diese zu schreiben vergönnt gewesen, möglicherweise die gleiche geblieben wäre, da sie für ihn einen Teil seiner Weltanschauung darstellte, faßt er im wesentlichen wie folgt zusammen: Das Gesamtbild, das wir nie aus dem Auge verlieren dürfen, zeigt uns einen einfachen, ungebildeten, aber bibelfesten Handwerker, der noch tiefer als seine Zeitgenossen in ein abergläubisches, archaisch denkendes Milieu eingebettet ist. Dieser Mann erscheint in der Geschichte als Anhänger von Johannes dem Täufer, den viele für dämonbesessen hielten, den er selbst aber für den wiedergekommenen Elias ansah; dieses Wiederkommen sollte das Weltende ankündigen. Alte Prophezeiungen bezieht er auf sich selbst; er fühlt sich berufen zum Menschensohn und kommenden Messias, zum Herrscher und Weltenrichter im Reiche der Herrlichkeit und handelt danach. Einzelne ekstatische Erlebnisse mit Visionen und Stimmen haben ihm die Erleuchtung und Berufung, die Begnadung angekündigt. Wir sehen diesen Mann fast ausschließlich in einem Zustande von hochfahrender Reizbarkeit und starker Egozentrizität. Seiner Familie, auch der Mutter, steht er fremd, ablehnend, sogar schroff gegenüber. Sein Leben kennt keine Frauenliebe; Geschlechtslosigkeit preist er als Ideal. Die Seinen und seine Genossen halten ihn für verändert gegen früher und nehmen Anstoß an seinen Reden. Man nennt ihn „von Sinnen", dämonbesessen. Aber er bleibt teils eindrucksvoll, zum Staunen, teils undurchsichtig, geheimnisvoll, ein Rätsel für seine Umgebung. Eine Wolke von Heimlichkeit und Unheimlichkeit schwebt um ihn. Er spricht dunkel, er verhüllt absichtlich. Menschen und Welt kommen ihm zeitweise unheildrohend vor; das Weltende naht, Verfolgungen stehen bevor. Die Dämonischen muß man fürchten; sie sollen schweigen. Unruhiges Umherwandern, unstete, arbeitsfremde Lebensweise. Scheues Entweichen bei Nacht. Unheimliches Leiden wird kommen, muß sein; der eigene Tod muß sein, denn sonst kommt das Reich nicht, das Messiastum nicht. Leidensbereitschaft und doch angstvolles Zittern davor. Traumhaft gleitet das Leben dieses Mannes dem Abgrund zu. Todesbereit, denn der Tod gibt die göttliche Messiaswürde, das Weltrichtertum. In gewaltiger Erregung klingt das Leben aus: Einzug in die Hauptstadt, Drohreden, Tempelaustreibung, alles ohne Ziel und Vernunft für diese irdische Welt. Endlich fällt die Maske. Ich bin der Messias! Ich bin ein Gott. Ans Kreuz mit dem Lästerer! Pilatus zwar: Ecce homo – das da? Doch nur ein Mensch wie wir, ein Armseliger, kein König, kein Gott. Gerade deswegen ans Kreuz mit ihm, heult die Menge. Der rohe, aber gesunde Menschenverstand der römischen Soldaten kostümierte den Armen, der König der Juden und Messias sein wollte, brutal und hart als Narrenkönig im Purpurmantel. Und er stirbt mit einem Wort reizbarer Ungeduld, warum ihn sein Gott verlassen und noch nicht endlich zum Messias gemacht. Das Rätselvoll-Meteorhafte dieses Lebens erscheint auch schon in der Geographie des Auftretens: im Sommer weg aus der Heimatstadt Nazareth, weil er dort sogleich Anstoß erregte – dann zum See Genezareth und seinen Dörfern – im Herbst Entweichen nach dem Norden, nach Phönizien, bis über den Winter – dann im Frühling Zug nach Jerusalem, auf dem östlichen Jordanufer, unter Umgehung des gefährlichen Samaria – Einzug in Jerusalem und Ende. Im ganzen ein Hin- und Herflackern und Verlöschen. – Vom Einzug in Jerusalem an bis zum Kreuzestod ist fast alles als historisch anzusehen, wie es Markus berichtet.

Als Belege für das Expansive und die Größenvorstellungen kommen bei Markus folgende Stellen in Betracht (Neues Testament, Übersetzung von Weizsäcker, Ausg. A, 10. Aufl., Mohr, Tübingen 1922 – Novum Testamentum graece et germanice. E. Nestle, 11. Aufl., Stuttgart 1921). 1, 10–12 (Berufung). 1, 22 (das Expansiv-Hochfahrende, mit „Vollmacht"). 2, 5–12 (Sündenvergebung – Anmaßung göttlicher Rechte als Sohn des Menschen; ähnlich Matthäus 9, 2, auch Lukas 5, 20–24, 7, 48–49). 2, 28 (Sohn des Menschen, Herr über Sabbat). 3, 21 (von Sinnen; Beelzebub). 8, 29–38 (Christus, Sohn des Menschen). 9, 12 (Sohn des Menschen). 9, 31 (Sohn des Menschen). 9, 37 (mich gesandt hat). 10, 29 (um meinetwillen). 10, 33 (Sohn des Menschen). 11, 15–18 (Austreibung aus dem Tempel; Erstaunen im Volk ἐξεπλήσσετο). 12, 6 („einzigen geliebten Sohn"). 13, 1–2 (Tempelabbrechen; ist nur Weltuntergang gemeint? Oder aktive Größenidee? aus Ressentiment?). 14, 21 (Menschensohn). 14, 61–65 (bin Messias). 14, 60 und 15, 4 (auch Matthäus 26, 62 und 27, 14): antwortet dem Hohenpriester und Pilatus nicht. Hochmut? Göttlichkeitsbewußtsein? 15, 23 (schlug Betäubung aus, wollte Reich Gottes erleben).

Für Größenbewußtsein spricht bei Matthäus: 4, 16–17 (Berufung). 7, 29 (Vollmacht). 8, 20 (Menschensohn). 8, 22 (Vater begraben? folge mir). 8, 26 (schilt Wind und Wellen). 9, 15 („Bräutigam", d. h. Hauptperson). 9, 34 (Pharisäer: oberster der Dämonen). 10, 25 und 12, 40 und 13, 37 und 17, 9 (Sohn des Menschen). 12, 8 (Sohn des Menschen, Herr über Sabbat). 16, 16 (bin Christus; sagt es aber niemand). 16, 28 (Sohn des Menschen). 19, 28 (Weltrichter). 21, 4 (Beziehungsideen – Füllen). 21, 12 (Austreibung aus dem Tempel). 21, 19 (Fluch über Feigenbaum). 22, 13 (Ausstoßen, weil ohne Hochzeitskleid). 24, 2 (Tempel soll abgebrochen werden). 24, 27–44 (Sohn des Menschen, auf Wolken des Himmels). 25, 31 (Sohn des Menschen). 26, 24 (Sohn des Menschen, wie von ihm geschrieben steht). 26, 53 (Zwölf Legionen Engel). 26, 64 (bin der Messias). 27, 11 (König der Juden).

Als Belege für die Unheimlichkeitsstimmung (teils Verfolgungsideen, teils unbestimmtes Ahnen von Unheil, teils Gefühl, leiden oder sterben zu müssen) können folgende Stellen bei Markus dienen: 1, 35 (heimliches Entweichen bei Nacht, ohne zurück zu wollen). 1, 45 (einsame Orte). 3, 12 (will geheim bleiben, nicht Sohn Gottes genannt werden). 7, 24 (will verborgen bleiben). 9, 30 und 10, 33 (Menschensohn wird getötet werden). 10, 45 und 14, 24 (Leben zum Lösegeld für viele). 11, 19 (abends immer aus Jerusalem heraus). 14, 25 (nicht wieder Wein trinken – Weltende naht). 14, 33 (Zittern und Zagen in Gethsemane). Bei Matthäus: 10, 21–22 (Weltuntergangsstimmung). 16, 21 (man muß leiden als Christus). 17, 22 (Sohn des Menschen wird getötet werden). 20, 18–19 (Sohn des Menschen wird verurteilt und gekreuzigt werden) [spätere Einschiebungen?]. 20, 28 (Leben geben als Lösegeld). 26, 2 (Sohn des Menschen ausgeliefert zur Kreuzigung). 26, 27 (Gethsemane). Mit Vorsicht heranzuziehen ist auch Johannes 7, 20 (wollte mich töten, haßt den Dämon). Ferner bedeutsam die Angst vor dem Dämonischen: 1, 24–25 und 3, 11–12 und 5, 19.

Eng verflochten mit dieser Unheimlichkeitsstimmung, teilweise aus ihr gewachsen, ist seine Geheimnistuerei. Einige Belege noch aus Markus: 4, 10–12 und 4, 34 (Geheimnis des Reiches Gottes; Gleichnisse sollen verhüllen). 5, 43 (niemand soll von Jairi Töchterlein und ihrer Heilung erfahren). 8, 30 f. (Messias und Leiden soll geheim bleiben). 9, 10 und 10, 32 (unverständlich für die Jünger; überwältigt ἐθαμβοῦντο). 11, 33 (will Vollmacht nicht nennen). Beleg aus Matthäus: 16, 16 (Christus; niemand soll es wissen).

Ungemein wichtig ist der Umstand, daß mit Jesus eine Veränderung gegen früher vor sich gegangen war, als er begann, öffentlich aufzutreten. Dies bezeugt Markus 6, 1–6 und Matthäus 13, 54–58. Man nimmt Anstoß an ihm in seiner Vaterstadt und glaubt nicht an ihn (bei Lukas bis zum Steinigen-Wollen transformiert und gesteigert; auch Markus 3, 21–30). Jesus ist keineswegs ruhig und selbstsicher, sondern sehr gereizt bis zum Verfluchen, wenn man ihm unreinen Geist vorwirft.

Die Persönlichkeit während der Psychose (wir kennen sie nur in ihr) wird überhaupt durch hochfahrende Reizbarkeit und durch Ichsucht besonders gekennzeichnet. Ichsucht nicht als Egoismus (für sich etwas haben zu wollen), sondern als Egozentrizität. Autismus (sich als Mittelpunkt fühlen, nur die eigene Welt kennen). Für seine Reizbarkeit und sein übersteigertes Selbstgefühl (wir meinen hier also nicht die ausgesprochenen psychotischen Größenideen) sprechen die Stellen bei Markus: 1, 43 (fuhr ihn an). 5, 5 (Zorn). 5, 39 (schilt den Wind). 7, 27 (Fremde sind Hunde). 9, 42 (wer Gläubige ärgert: Mühlstein). 11, 12 (Verfluchung des Feigenbaums). 11, 15 (Tempelaustreibung). Bei Matthäus die Stellen: 9, 30 (fuhr sie an). 11, 30 (Fluch über ungläubige Städte). 12, 34 (Otternbrut). 16, 27 (Heiden sind Hunde). 23 (Zorn gegen Pharisäer). 25, 30 (wer nicht mit Talent wuchert, in die Hölle). Was nicht mit ihm ist, wird verflucht. Er liebt alles, was unter ihm steht, was sein Ich nicht demütigt: die einfachen Jünger, die Kindlein, die Schwachen, die Armen, die Kranken, die Zöllner und Sünder, die Mörder und Dirnen. Dagegen droht er allem, was anerkannt, mächtig, reich ist – deutliche Ressentiment-Stimmung. Dabei aber alles kindlich-autistisch, naiv, traumhaft. Für diesen weltfremden Autismus sprechen die Stellen: Markus 3, 33 und Matthäus 12, 48 (wer ist meine Mutter), Matthäus 8, 22 (Vater nicht begraben) und viele Stellen aus der Bergpredigt Matthäus 5–7.

Zum Grundstock der Persönlichkeit gehört nun noch ein Zug, der ganz deutlich herausfühlbar ist: Jesus war auch geschlechtlich ein abnormer Mensch. Dafür sprechen, außer seinem ganzen Lebenslauf, die Stellen Matthäus 19, 12 (das Eunuchen-Ideal), Markus 12, 25 und Matthäus 22, 30 (im Himmel wird nicht gefreit; Asexualität als Wunschtraum), sodann Markus 9, 43 und Matthäus 5, 29 sowie Matthäus 18, 8 (das Abhauen des Gliedes, das einen ärgert – gemeint sind gewiß nicht Hand und Fuß und Auge). Hier kann demnach sexuelle Triebschwäche vorgelegen haben wie fast bei allen Paranoischen

(BLEULER[607], S. 399, und BLEULER[736], S. 144). Oder abnorme Triebstärke bei inneren Hemmungen, jedenfalls Triebunsicherheit (vgl. KRETSCHMER[609], S. 90 bis 92). Manches könnte auch als homosexuelle Ader gedeutet werden, rein psychisch verstanden, unbewußt.

Damit sind wir schon bei Zügen der ursprünglichen Persönlichkeit angelangt. Diese kennen wir der Kunde nach nicht, sondern müssen sie erschließen. Man geht gewiß nicht fehl, wenn man sich Jesus in seiner angeborenen Konstitution als einen extrem schizoiden Psychopathen vorstellt: überempfindlich, reizbar, ausfallend, zwischen autistischem Traumdenken und Rühr-mich-nicht-an einerseits und pathetischem Welt-Ich-Gegensatz hin und her pendelnd. Mangel an Wirklichkeitsfreude, tiefer Ernst, Humorlosigkeit, Überwiegen des Depressiven, Verstimmten, Gespannten; kühl gegen andere, sofern sie seinem Ich nicht schmeicheln, kühl gegen die Mutter und Familie. Unausgeglichenheit: bald weich und ängstlich, bald gewaltsame Zornexplosionen, affektive Maßlosigkeit. Grübler über Büchern, ohne Arbeitsfreude, voll innerer Unruhe. Die fanatische Unduldsamkeit des Schizoiden gegen die Andersgläubigen. Dabei war er, nach antiken und modernen Begriffen, wissenschaftlich oder philosophisch fast ganz ungebildet, wie Binet-Sanglé ausführlich nachweist; er verfügte jedoch über ein gutes Gedächtnis und war ein visueller Typus, wie aus seinen Gleichnissen hervorgeht. Binet-Sanglé betont den Mangel an Schöpferischem. Aber eine gewisse Phantasiebegabung, Beredsamkeit, Fähigkeit zu bildhaft-symbolischem Denken und Ausdruck wird man immerhin annehmen müssen.

Alles in allem: ein zwiespältiger, neurotisch gespannter Charakter, innerlich zerrissen und disharmonisch. Wie bei allen paranoischen Anlagen erhebt sich auch hier die Frage: Welcher Zug war konstitutionell der primäre? Das gesteigerte Selbstgefühl? Oder das Gefühl von Ohnmacht und Schwäche? Wir glauben, daß das Expansive primär war; daraus dann Konflikte mit sich selbst und mit der Umgebung, die beide das gesteigerte Ichgefühl herabgesetzt haben könnten. Also Selbstvorwürfe und Demütigungen. Und daraufhin dann wieder Überkompensation, Übersteigerung des Ich-Bewußtseins, der Ich-Darstellung vor sich selbst. Nach Masturbation und Selbstniederlagen, die dem expansiven Stolz widerstritten, dann das Ideal der Geschlechtslosigkeit. Auch Selbstkastration zu Beginn der Psychose anzunehmen, wäre durchaus keine unbegründete oder gewagte Hypothese; nämlich gerade auf altjüdisch-apokalyptischen Vorstellungen fußend.

Was von den Halluzinationen im einzelnen zu halten ist, kann heute nicht mehr festgestellt werden. Auch nicht, ob dem Mythus von der Taufe im Jordan und der Wüsten-Versuchung vielleicht doch Visionen, Erleuchtungs- oder Begnadungserlebnisse zugrunde liegen. Einzug in Jerusalem zweifellos das Ergebnis gesteigerter Erregung; Jesus steht psychotisch in Flammen. Auch für Laien und sogar Theologen hat dieser Einzug etwas Peinliches, Unsinniges. BINET-SANGLÉ[2401] zitiert MICHON[2465], I, S. 234: „Un catholique, l'abbé Michon, s'est efforcé de montrer que cette tentative de coup d'état ne pouvait être que d'un fou ou l'oeuvre d'un Dieu.“ HIRSCH[1052] nennt die Szene auf dem Esel „absurd und lächerlich“; auch SCHWEITZER[2493] findet sie peinlich. Nur um die Messiasweissagung aus Sacharja IX, 9 zu erfüllen, und auch nur insgeheim für sich selbst und die Jünger. Nirgends zeigt sich das Planlose, Ziellose des Psychotischen deutlicher als in Jerusalem; es fehlt in seinem Handeln jegliche Logik. Was will Jesus eigentlich? Es zerrt ihn bald dahin, bald dorthin. Weltliche Macht? Ja und nein. Messiasanspruch? Ja und nein. Herausforderung und Sterbenwollen? Nein und ja.

Ein weiteres Problem: Warum antwortet Jesus weder dem Hohenpriester noch dem Pilatus? Hochmut und Größenidee? Todessehnsucht und Herausforderung des Leidens? Ungeduldige Erwartung des Reiches? Oder feindselige Stimmung und Trotz? Auch Affektstupor aus Ängstlichkeit kommt bei dem Kranken sehr in Frage, der aus seinen Träumen heraus plötzlich mit dem Staats- und Gruppenwillen hart zusammenprallt und aufschreckt. In Jesus kämpfen ganz deutlich zwei Tendenzen: die biologische Todessehnsucht und die biologische Todesangst (Gethsemane), das Gefühl, „mein Ich muß sterben", und die Angst, nur nicht leiden. Ich-Untergangsgefühl, hinausprojiziert als Weltuntergangsgefühl, Opferidee, Größenwunsch und Messiastraum verschmelzen in eigenartiger Weise zu dem Schicksalsgefühl: du mußt dich opfern. Es zwingt ihn, ihm selber unheimlich, nach Jerusalem. Die Diagnose paranoische Psychose – das muß uns genügen. Vielleicht echte Paranoia, vielleicht auch Schizophrenie, noch ohne Zerfall, in der Form einer Paraphrenie. Beginnende Schizophrenie wäre ebenfalls stark zu erwägen. Der Zug der Größenidee ins Metaphysische, Unirdische könnte dafür sprechen (EYRICH[754], S. 682), ebenso die Stärke der Weltuntergangsgefühle, vielleicht auch noch das starke Befremden der Jünger, das Nicht-Einfühlbare an Jesus, das öfters auftaucht; doch könnte dies ebenso für das Psychotische allgemein gelten. Wenn man Schizophrenie annähme, so hätte eine zyklothyme Konstitutionskomponente (erkennbar im Hypomanischen) vor raschem Zerfall bewahrt.

Das Resümee aus dieser Betrachtung Lange-Eichbaums zur Persönlichkeit Jesu ist das Folgende: Daß die Lehre so vielen Jahrtausenden standgehalten hat, liegt an den Gesetzen des Eindrucksvollen und der Ruhmbildung. Die starke innere Widersprüchlichkeit wirkt immer wieder als ewig neues mirum. Außerdem aber entwickelte sich die Ethik auch allein weiter und gliederte sich immer jeweils an das Vieldeutige des Neuen Testamentes an. Ohne das energische Aposteltum des Petrus und Paulus wäre Jesus nur einer von den aberhundert Messiassen gewesen, wie sie die Geschichte kennt. Jesus war, das muß immer wieder betont werden, nicht der Stifter einer neuen Sekte oder Schule, noch weniger der Stifter einer neuen Religion. So lehrt eindringlich der Historiker ED. MEYER[2464] (II, S. 445). Jesus war nur der Vollender des Judentums. Das Christentum verdankt zwar der Verkündigung Jesu als Messias und kommender Weltrichter „in erster Linie seine gewaltigen Erfolge" (II, S. 440). Aber „Petrus und seine Genossen sind die Schöpfer der christlichen Religion, Paulus ist der Schöpfer der christlichen Theologie" (III, S. 348). Auch sie beide haben jeder noch ein Märtyrer-tremendum hinzugefügt: Petrus wurde gekreuzigt, Paulus enthauptet, denn den Römern war das Christentum noch ein „abscheulicher Aberglaube". (Sueton: „superstitio nova ac malefica" – Tacitus: „exitiabilis superstitio" – ED. MEYER[2464], III, S. 501, 506). Nur selten auf Erden ist einmal eine solche Dynamik von Religionsbildung und Verheiligung gelungen wie im Falle Jesus. So ist in diesem Falle wieder letzten Endes das „Werk" des „Genies" gar nicht von ihm. Im Gegenteil: das Werk der Gemeinde, der Apostel schuf erst den Schöpfer Jesus. Und der numinose Akkord mit dem ausgeprägten sanctum entstand erst nach Jahrhunderten aus einer ungeheuer verwickelten Konstellation.

5. *Abschließende Würdigung des Jesus-Problems*

Die Betrachtung der sehr kritischen Quellen zur historischen Persönlichkeit Jesu gestattet den Schluß, daß an dieser historischen Persönlichkeit (a) nicht gezweifelt werden kann. Zur Frage der Messiasidee und der Wunder Jesu (b) werden, wie seit jeher, vernunftgemäße Gründe herangetragen, um hier den Akzent im wesentlichen auf die psychologischen Faktoren der Wunder zu legen, wie der das Wunder Erlebende dieses Erlebnis verarbeitet. Mitunter wird auch die relativ einfache Auffassung diskutiert, daß es sich hier um suggestive Vorgänge handelt. Zur Persönlichkeit Jesu selbst vom Blickpunkt der Pathographie her (c) gibt Schweitzers Arbeit wesentlichste Aufklärung und dürfte modernster Auffassung dieser Problematik entsprechen, so daß Veranlassung besteht, sich dieser anzuschließen. Die Anführung der übrigen Quellen zu dieser Frage soll eigentlich nur die Buntheit und Vielfalt der möglichen Auffassungen illustrieren. Hundert Jahre ist nun etwa die Bibelkritik alt, vornehmlich ausgehend vom protestantischen England und den entsprechenden französischen theologischen und philosophischen Kreisen, in Deutschland religionshistorisch und geschichtskritisch von Semler zuerst begründet und bis in unsere Tage hinreichend bis zu Bultmann und seiner Schule. Dem Historizismus mit seiner Kritik an der Bibelform und deren Inhalt scheinen Grenzen gesetzt bei dem Versuch, wie ihn die liberale Theologie machte, den biblischen Christus vom historischen Jesus zu unterscheiden. Dies aufzuzeigen war die Aufgabe der Leben-Jesu-Forschung vor allem um die Jahrhundertwende und in den ersten Jahrzehnten dieses Jahrhunderts bis zu Ernst Troeltsch, der sein Werk nicht bis zur letzten Konsequenz durchführen konnte. Hierin lagen auch die Voraussetzungen für Karl Barth und die dialektische Theologieepoche.

Es fehlte natürlich nicht an Kritiken zu den Pathographien über die Persönlichkeit Jesu. Dazu wurde schon in den früheren Auflagen Stellung genommen, denn die Gegenschriften waren zahlreich. KNEIB[2454] wendet sich gegen die Pathographien von Loosten, Binet-Sanglé, Hirsch, Rasmussen; SCHAEFER[2481] nur gegen Loosten; WERNER[2505] gegen alle zusammen (außer gegen Hirsch und Binet-Sanglé, die in Deutschland ziemlich unbekannt sind). Auch später noch erfolgte durch HALL[2438] eine Auseinandersetzung mit den Pathographen. „Die Widerlegungen, mit denen Kneib, Schaefer und Werner . . . auf den Plan treten, sind nicht geeignet, der Diskussion ein Ende zu setzen. Sie sind ausschließlich apologetisch gehalten und gehen nicht auf den wissenschaftlichen Kern der Frage ein", urteilt sie SCHWEITZER[2492] (S. 365) ab, „Kneib muß ganz außer Betracht bleiben". Von Schaefer sagt SCHWEITZER[2493] (S. 27): „Er beherrscht das historische Material nicht besser als seine Gegner." Die Auseinandersetzung Schweitzers mit Werner trägt zur Aufhellung der Problematik ebenfalls nicht wesentlich bei, so daß auf die Detaillierung dieser Auseinandersetzung hier verzichtet werden kann. SCHWEITZER[2493] (S. 10) will Hirsch widerlegen und gibt aus dessen Werk folgenden Auszug: „Alle seine [Jesu] Reden, Lehren und Predigten kulminieren in dem einen Wörtchen »Ich«. Hirsch führt für diese Ansicht eine Reihe von Stellen aus dem Johannes-Evangelium an . . . Auch erwähnt er in diesem Zusammenhange Sprüche über den »Menschensohn« aus den beiden ersten Evangelien, ohne zu bemerken, daß dort Jesus nicht von seinem »Ich« redet, da er die Identifizierung seiner Person mit dem Menschensohn in diesen Reden überhaupt nicht vollzieht." Diese Widerlegung soll doch heißen: bei Jesus kulminiert nicht alles im Ich, denn das Johannes-Evangelium ist unbrauchbar und Jesus meint mit Menschensohn gar nicht sich selbst. Die drei psychiatrischen Pathographien (Loosten, Binet-Sanglé, Hirsch) haben nämlich den einen gemeinsamen großen Fehler, daß sie von vornherein zu gläubig sind. Sie glauben an das Johannes-Evangelium als an eine historische Quelle und sehen nicht das schon stark Transformierte, das wir auch schon bei Lukas wahrnehmen können. So verlieren alle drei Arbeiten an wissenschaftlichem Wert und sind in den Einzelheiten veraltet. Das erkennt auch SCHWEITZER[2492], der allerdings die Grundidee von der Krankhaftigkeit Jesu im Sinne einer Geisteskrankheit bei diesen Pathographien ablehnt. SCHWEITZER[2493] äußert sich aber auch über seine eigene Arbeit (Dissertation): „Es kann nicht die Absicht dieser Studie sein, sich für oder gegen das Bestehen einer bestimmten Form von Geisteskrankheit bei Jesus zu äußern, also eine klinische Diagnose zu erörtern." Auf diese Äußerung hin wirft KRAUS[2456] Schweitzer „Unentschiedenheit", Mitleid und Angst vor allem „Grausigen" vor und meint – etwas ironisch –, zum Schluß „wird aus dem Skeptiker ein Mystiker" (S. 320). Trotzdem waren und sind gerade Schweitzers theologische Darstellungen Jesu die besten Pathographien, die es gibt (vgl. SCHWEITZER[2492], S. 366, 390–443, und SCHWEITZER[2493]). Das Wesentliche bei Jesus hätten die Pathographen viel einfacher und prägnanter herausgearbeitet, wenn sie Schweitzers Werk zur Hand gehabt hätten. Denn die Grundzüge sind psychiatrisch überhaupt nicht zu verkennen. Allerdings resigniert SCHWEITZER[2492] (S. 6): „Eine klare Methode aber, das Problem in seiner Komplexität zu lösen, gibt es nicht, sondern es handelt sich um ein fortgesetztes Experimentieren unter bestimmten Voraussetzungen, wobei der leitende Gedanke zuletzt auf einer historischen Intuition beruht." Neben diesen kritischen Quellen zum Leben Jesu, vorwiegend aus dem Lager der sogenannten liberalen Theologie stammend, wurden auch andere Stimmen laut, die lediglich gläubig heroisierten. So charakterisiert FLOURNOY[2428] ausführlich (S. 29–56) „den Heroismus, die Intelligenz und die Generosität Jesu". HESS[2442] stellt fest: „Normal war vor allem seine körperliche und geistige Gesundheit. Wir vermögen uns Jesus weder krank noch launisch noch sentimental zu denken. Sein Wesen war klar und frei von aller Einseitigkeit und Überschwenglichkeit . . . Es liegt im Wesen dieses Lebensgenies, daß die innerlich klarste Persönlichkeit in der Welt auch die unerklärlichste ist" (S. 4). RENAN[2481] sieht bei Jesus sein übermäßig leidenschaftliches Temperament, welches ihn in jedem Augenblick über die Grenzen der menschlichen Natur trug (S. 279).

Als man im letzten Jahrhundert begann, Jesus als Genie, als Heros zu feiern und in ihm weniger die Gottheit erkennen wollte, blieb es VORBRODT[2501] schließlich vorbehalten, ihn als eine biologische [?] Zwischenstufe zwischen Mensch und Gott zu erfassen. „Die Persönlichkeit Jesu kann annähernd allein unter dem psychobiologischen Gesichtspunkt ausgedrückt werden, d. h. eine neue psychische Lebensform ist in die Psyche der Menschheit eingetreten, eine Zwischenstufe zwischen Mensch und Gott in der Stufenskala aller Lebensformen" (Schleiermacher). Demnach erfolgt eine biologische Hinaufzüchtung des Menschen zum Gott, und Jesus ist der erste geglückte Versuch.

An der Persönlichkeit Jesu läßt sich der hochverwickelte Prozeß von numinoser Wirkung, Ruhmbildung, Verheiligung, Umformung, Ruhmerhaltung, Idealbildung, Umdeutung und Transformierung auch der Lehren sehr gut studieren. Alles, was wir früher über diese Dynamik gesagt haben, findet auf Jesus in besonders hohem Grade Anwendung. Aus R. OTTOS[2476] (S. 176 f.) „Divination" im Urchristentum ist zu ersehen, daß das ganz Fremdartige, das Unverständliche bei den Jüngern das Gefühl des Numinosen erweckt hat. Schon Lukas und Johannes sahen Jesus in numinosem Lichte, sie verklärten und formten um. Und diese Arbeit haben später zwei Jahrtausende in ungezählten Generationen ständig fortgesetzt. Wie weit sich das ideale Gottesbild von der historischen Wirklichkeit allmählich entfernen kann, dafür zuletzt nur ein Beispiel: „Von Visionen, die Jesus geschaut, hören wir nichts; von solchen außerordentlichen Momenten, in denen die Schauer Gottes ihn ergriffen, wußte er nichts; sein klares gottinniges Leben floß in schönem Gleichmaß dahin und bedurfte momentaner Erregungen nicht" (B. WEISS[2503], I, S. 288). Das historische Bild des Gequälten und oft innerlich zerrissen Scheinenden, das Bild des manchmal Zurückweichenden, fast Fliehenden paßt nicht ganz zu dieser Auffassung. WEIDEL[2502] hingegen findet eine Synthese dieser Widersprüche.

Die moderne Theologie der Zeit nach dem ersten Weltkrieg läßt das Zünglein an der Waage nun wieder zur andern Seite schwingen. Wortführer ist Bultmann, der das Mythologische im Neuen Testament nicht „kritisch eliminieren, sondern existential interpretieren“ will, was er „Entmythologisierung“ nennt. Für ihn müssen der biblische, der kerygmatische Christus und der historische Jesus nicht zwei Wesen sein, wie damals in der Auffassung der liberalen Theologie; Bultmanns Anliegen ist die Verschmelzung beider. Mit ihm ist das 19. Jahrhundert der Leben-Jesu-Forschung überwunden.

Wir haben gesehen, daß alles, was über Jesus gesagt werden kann, mit menschlichen Augen gesehen ist und mit menschlichen Maßen gemessen wird, und daß menschliche Vergleiche gezogen werden. So verschieben sich die Maßstäbe, und darin liegt die Schwierigkeit des Problems Jesus überhaupt, indem unter menschliche Gesetze ein Wesen gestellt werden soll, welches das Menschliche sprengt, ein Wesen, das allerdings als historischer Mensch für kurze Zeit auf dieser Welt wirkte. So verbindet sich Historisches und Mythisches zugleich in einer Person, und darin liegt etwas Geheimnisvolles um diese Persönlichkeit. Deshalb lassen sich die Probleme um Jesus, wie es den Anschein hat, mit menschlicher Logik allein nicht lösen. „Er steht anders in der Welt als die Wesen dieser Welt“, sagte GUARDINI[2436] (S. 132). Und so soll die abschließende knappe kritische Stellungnahme zu den Quellen der Jesus-Forschung mit dem Wort SCHWEITZERS[2490] beschlossen werden: „Wir müssen vor dieser geheimnisvollen Persönlichkeit, die in der Form ihrer Zeit weiß, daß sie auf Grund ihres Wirkens und Sterbens eine sittliche Welt schafft, welche ihren Namen trägt, in den Staub gezwungen werden, ohne es nur zu wagen, ihr Wesen verstehen zu wollen.“

JOHANNA VON CASTILIEN (1479–1554), „DIE WAHNSINNIGE“
Mutter Karls V.

Anscheinend Schizophrenie (paranoid) (CUYLITS[2513]). Melancholie, übergehend in „Blödsinn“, wie schon 1848 BIRD[2512] ausführt. Krankhafter Kult mit der Leiche ihres Mannes Philipp, gen. der Schöne, die sie jahrelang mit sich führte (BIRD[2512], S. 156). Thanatophilie (MERSEY[2514], ref. v. Stekel; s. a. WINNING[2517] u. PFANDL[2515]). Zu einem ganz anderen Ergebnis kommt eine neue Arbeit von PRAWDIN[2516]. Hier erscheint J. als eine von ihrem Vater und ihrem Mann, an den sie der Vater sozusagen verkaufte, als verratene und betrogene Gesunde, die für verrückt erklärt wurde, um sie ihres Erbes und Thrones zu berauben und sie unter Kuratel stellen zu können, was auch gelang. Sie wurde interniert und jahrelang gefangen gehalten, so daß sie völlig von der Welt abgeschlossen war (S. 79–110). Vier Jahre später erklärt J., wenn sie erfahren hätte, daß ihr Vater gestorben wäre, wäre sie herausgegangen und hätte die Regierung ergriffen (S. 245). „Das Geheimnis (um J.) entschleierte sich: Es formte sich das Bild einer Frau, hemmungslos in ihrer Liebe und in ihrem Haß, hingebend bis zur Selbstaufopferung, eine passive Natur, aber in ihrer Passivität von unüberwindbarer Widerstandskraft; verraten und entrechtet um ihres Erbes willen, das sie gar nicht haben wollte, und dichterisch verklärt vom Volksempfinden, das Legenden um ihre Gestalt webt und ihren Namen zum Symbol der Freiheit macht, als es sich im Kampfe gegen die verhaßte Fremdherrschaft erhebt . . . Historisch gesehen handelt es sich nicht darum, ob sie durch die ihr widerfahrene Behandlung und Einkerkerung in den Wahnsinn getrieben wurde, oder ob sie die Keime zum Wahnsinn bereits in sich trug“ (S. 246). Prawdin führt noch zwei weitere Quellen an: N. Sanz y Ruiz de la Peña, dessen „Donna Juana de Castilla“ in Spanien erschien, glaubt an die hereditäre Grundlage ihres Wahnsinns, aber er bestätigt Prawdins Feststellung, daß Karl V. alles über die Behandlung seiner Mutter wußte (ohne zu helfen); und der andere, Georges Imann-Gigandet, meint in seiner in Frankreich erschienenen „Jeanne la Folle", daß über ihrem Leben ein Geheimnis liege, und die Frage, ob sie wahnsinnig gewesen sei, offen bleibe (S. 246) (PRAWDIN[2516] mit viel Literatur).

JOHNSON, SAMUEL (1709–1784)
Englischer Schriftsteller

Anscheinend zyklothyme Natur (Allers, n. ROGERS[2522]). Halb tot geboren, schwermütig, sensitiv, arm. Häufig absonderliches Gebaren, seltsame Gestikulationen. In späteren Jahren melancholisch, Asthma und Wassersucht (KRUTCH[2521]). Trinkgier auf Tee; ursprünglich Weintrinker, später abstinent (S. 211). „Als Prädisposition zu seiner Zwangsneurose und dem Tic finden wir Aggression und Analität in gleich hohem Grade" (S. 212). Seine Sexualität durch Ejaculatio praecox charakterisiert (S. 215). Bisexuell (S. 216) (HITSCHMANN[2520]). Seine seltsamen Gesten hielten die Zeitgenossen für choreatisch bzw. psychisch bedingt. Affektive Schwankungen und Einbrüche, ein ausgesprochenes schweres Schuldgefühl mit Depressionszuständen und motorischer Unruhe kontrastierten mit geradezu perverser Vitalität („Horror of the Last") (BRAIN[669]). Masochistischer Psychopath (BERGLER[2518], S. 53).

JÓKAI, MAURITIUS (1825–1904)
Ungarischer Romanschriftsteller

Zykloide Natur, leicht psychopathisch, mit einer Phase von deutlicher Hypomanie im Alter (v. SZIRMAY-PULSZKY[642], S. 68–69). Tuberkulose (USTVEDT[1869]).

JOSEPHSON, ERNST (1852–1906)
Schwedischer Maler

Die Psychose zerstört in der Hauptsache seine malerische Intelligenz, aber durch den Fortfall von Hemmungen Erscheinen der früher unterdrückten Phantasie. Die Technik allerdings litt (FORSTER[2525]). Schizophrenie. Aus den ersten Jahren der Krankheit sind keine Werke veröffentlicht. Spätwerke von morbidem Reiz in der ornamentalen Sonderexistenz des Strichgefüges, trotzdem etwas lahm. Nur bei „Erschaffung Adams" starker Zuwachs an Gestaltungsintensität gegenüber gesunden Werken. Ferner durch gewisse Lockerung der Mittel und Neigung zu ungewöhnlichen Raumverhältnissen befremdende und unheimliche Bildwirkung (PRINZHORN[1407], S. 341; s. a. JASPERS[2138], S. 126, und CHRONHOLM[2523] u. [2524]).

JOYCE, JAMES (1882–1941)
Englischer Schriftsteller

„Der geborene Ire, Jesuitenschüler und spätere Agnostiker von geradezu fürchterlichem, fanatischem Ausmaß, hochmütig wie ein gefallener Engel und höflich wie ein Chinese, sein ganzes Leben lang von Frauen unterstützt und seelisch bei ihnen geborgen, dabei ein echter Trink- und Zechgenosse antikischer Färbung, schroff, selbstversessen, apolitisch bis zum Banausentum, gleichzeitig hilfsbereit und human gegen alle, die sich ihm bittend nahten, ein Libertin in früher Jugend und später der beste Gatte und hingebendste Vater, in ewiger Geldnot, großzügig und verschwenderisch . . . Sohn eines Arztes; hat selbst Medizin studiert (S. 196). 1907 rheumatischer Anfall und Iritis. In den späteren Jahren viele Male operiert. „Sklave meines Augenleidens". 1941 in der Nacht nach dem Durchbruch eines Zwölffingerdarmgeschwüres gestorben (S. 199) (FLESCH-BRUNNINGEN[2527]).

JÓZSEF, ATTILA (1905–1937)
Ungarischer Dichter

Schizophrenie, Suicid durch Werfen vor Eisenbahnzug (n. SZIRMAY-PULSZKY[1521]).

JUHÁSZ, JULIUS (1883–1937)
Ungarischer Lyriker

Zyklophrenie bzw. Anfälle von Melancholie. Tod durch Suicid nach dem 12. Versuch dazu (v. SZIRMAY-PULSZKY[1521]).

JUNKER, KARL (1850–?)
Schizophrener Kunsttischler

Tischlerlehre. Kunstakademie. Erbte reich. Errang Rom-Preis, Reise nach Italien. Mit etwa 30 Jahren zurück, richtet Haus für seine Braut ein, die ihn nicht heiratete. Phallische Symbole aus Rosetten hervorgehend, die wieder aus einem männlichen Körper herauswachsen. Das ganze Haus in Lemgo übersät mit Schnitzereien (MEIER[2528], u. a. KREYENBERG[1393], BÜRGER-PRINZ[1377], RENNERT[1410]; vgl. S. 288).

KAFKA, FRANZ (1883–1924)
Deutscher Schriftsteller

Sein Leben lang im Schatten eines robusten, der Wirklichkeit zugewandten Vaters stehend, von dem er glaubte, in seinen wesentlichen Impulsen verkannt und gehemmt geworden zu sein (S. 90). Die Beamten, die in seinen Büchern ihr Unwesen treiben, sind als Gestalt gewordene Selbstvorwürfe anzusehen (S. 91). (POLITZER[2532]). „Er war in vielfachem Sinne ein Fremder. Er gehörte nicht zur christlichen Welt, aber als indifferenter Jude auch nicht zum Judentum. Für ihn als Versicherungsbeamten machte es weiterhin etwas aus, daß er als Deutschsprechender nicht zu den Tschechen, als Jude aber auch nicht zu den böhmischen Deutschen gehörte. Zum Büro gehörte er auch nicht, weil er sich als Schriftsteller fühlte. Aber da begann erst recht seine interne Misere: Er weiß sich als Schriftsteller in der Familie, der er seine ganze Kraft widmete, nicht anerkannt. Er lebt nach seinen eigenen Worten aus einem seiner Briefe zwar in der Familie, aber fremder als ein Fremder“ (KUHR[2530], S. 223). K. war eine Persönlichkeit, bei der die starke Empfindsamkeit von seiten des Auges und Ohres mit ihrer Koppelung an die Thalamus-Erregbarkeit (ein Hirnteil) und an die Sympathikusfunktionen eine Voraussetzung für die Beweglichkeit ihres Seelenlebens bildet. Persönlichkeiten mit dieser Anlage neigen zu Projektionen des eigenen Körperschemas im Sinne des Doppelgängererlebnisses und des Gliedmaßen-Phantomerlebnisses. K. anläßlich der Erzählung „Die Verwandlung“: „Er fand sich beim Erwachen in seinem Bett zu einem ungeheuren Ungeziefer verwandelt (KLAGES[821], S. 561). Ödipuskomplex und Kastrationskomplex, verbunden mit analmasochistischen Tendenzen (KAISER[2529]; vgl. a. MOUNIER[2531], S. 81–82). Mit 34 Jahren an Tuberkulose erkrankt (MOUNIER[2531], S. 72). Tod an Kehlkopftuberkulose mit 41 Jahren (POLITZER[2532], S. 90).

KAISER, GEORG (1878–1945)
Deutscher Bühnendichter

Psychopathische, haltlose Persönlichkeit, mit kriminellen Zügen (BRAUN[687], S. 78–79).

KAMBYSES (529 v. Chr.)
Persischer Großkönig

Nach Herodot litt K. an der „heiligen Krankheit". Er war unerhört roh und grausam-gewalttätig. Cäsarenwahnsinn. Epileptisches Genie mit ethischem Defekt (LOMBROSO[546], S. 144, u. a. LOMBROSO[2533], S. 557).

Die bekannte Verwechslung von Genie oder genial mit Berühmtheit; der Oberbegriff ist eben Berühmtheit.

KANDINSKY, WASSILY (1866–1944)
Russischer Maler und Graphiker

Von K. bemerkt WINKLER[1362], man dürfe keineswegs den Schluß ziehen, daß dieser eine schizophrene Psychose durchgemacht habe, vielmehr zeige die Bühnenkomposition nur soviel, daß sich K. „ganz entschieden im schizothymen Formenkreis bewegt, und daß bestimmte spezifisch schizothyme Merkmale bei extremer Übersteigerung, die hier von K. offenbar bewußt angestrebt wird, zu einer direkt schizophrenen Symptomatik führen" (S. 225–226).

KANT, IMMANUEL (1724–1804)
Deutscher Philosoph

In jüngeren Jahren Herzbeklemmung mit Verstimmung bis zum Lebensüberdruß (HERZBERG[622], S. 196). KINAST[1871] analysiert bei dem Charakter K.s dessen synthetische Kraft und Sachlichkeit, den Kampf um Selbstgestaltung und Selbstdisziplinierung, der aus ängstlichen Hemmungen und Selbstmißtrauen herauswächst, und der in einer autonomen, auf Freiheitsgefühl gegründeten Religiosität und im Bewußtsein einer ethisch-pädagogischen Sendung zur Ruhe kommt (wie das Storch in seinem Referat zum Ausdruck bringt). BROAD[2534] beschreibt in seiner Studie die Einstellung K.s zu Swedenborg von einer zuerst positiv interessierten, dann aber überlegen ablehnenden Haltung. Abkömmling der nordisch-germanischen Rasse (WOLTMANN[2541], S. 419, der dabei meint, „daß die Kleinheit seiner Gestalt und die Form seines Schädels durch krankhafte Veränderungen entstanden ist", S. 422 [überdies jedoch fast alle bedeutenden Menschen der nordischen Rasse zugehörig hält, K.]). K. ist das „hellfarbigste Genie, das Deutschland hervorgebracht hat". Körperlich Hinweis auf ostbaltische Rasse; auf seelischem Gebiet ganz überwiegend nordisch (RAUSCHENBERGER[2538], S. 458). K. hatte nicht, wie häufig behauptet werde, einen rachitischen Kurzkopf, sondern einen breiten Langschädel (RAUSCHENBERGER[2539], S. 246). „Andeutungskrüppel" (WÜRTZ[2119], S. 29). 1740 ccm Schädelinhalt, d. h. 200–300 ccm mehr als der Durchschnitt europäischer Schädel (KUPFFER u. BESSEL-HAGEN[2537]). K. war ein liebenswürdiger Gesellschafter. „Gegenüber Damen zeigte er eine altväterliche Galanterie. Er hat höchstwahrscheinlich niemals ein Weib berührt" (RAUSCHENBERGER[324], S. 174). Möglicherweise lebenslängliche sexuelle Enthaltsamkeit (HERZBERG[625], S. 69). In den letzten Jahren zwangshaftes Aufdrängen von Scherzversen aus seiner Schulzeit (S. 220). In seinem 75. Jahre erst Nachlassen der Geisteskräfte. Seit 1802 wurde diese arteriosklerotische Schwäche bzw. der Marasmus senilis manifester. Er fiel im Gehen und Stehen, sogar vom Stuhl. Verwechslung von Münzen, Desorientierung im eigenen Garten. Schreckhafte nächtliche Halluzinationen bzw. Angstträume. Am 3. Oktober 1803 Schlaganfall (S. 221) (KANNGIESSER[2536]). Schizoider Sonderling (HOLZHAUSEN[2535]; s. a. WASIANSKI[2540], SOMOGYI[143], S. 283, LENZ[646], S. 676). In den letzten Jahren Dementia senilis oder arteriosklerotisches Irresein (HOLZHAUSEN[2535], SOMOGYI[143], S. 283, MALTZAHN[3483], S. 47). Seit jeher Angst vor Krankheit (S. 1098). Mit 75 Jahren Nachlassen des Gedächtnisses und „intellektueller Verfall". Ungeduld, zunehmende Reizbarkeit (S. 1099). Mit 78 Jahren häufig Halluzinationen, nächtliche Todesangst vor Meuchelmördern.

Gehirnblutungen als Ursache für seinen Kollaps. Typisches Beispiel für fortschreitende Gehirnarteriosklerose (S. 1100) (***[2542]).

Schizoider Bionegativer mit Altersdemenz.

Karinthy, Friedrich (1888–1938)
Ungarischer Verfasser phantastischer Erzählungen

An Gehirntumor von Olivecrona operiert (v. Szirmay-Pulszky[1521]).

Keats, John (1795–1821)
Englischer Dichter

Freund Shelleys. 1820 Tuberkulose, Blutsturz, 1821 Tod (Goldschmit-Jentner[206], S. 200). Kehlkopftuberkulose (Kotsovsky[194], S. 184). Das tuberkulöse Gift war geeignet, die Schaffenstätigkeit anzuregen (Moorman[693], S. XVIII; s. a. Pitfield[2544]). K. hat in seinem kurzen 25jährigen Leben nichts getan als sein Krankheitsschicksal verzweifelt und vergeblich bekämpft. Niederen Standes, aber keineswegs arm. Vater starb durch Unfall, Mutter an Tuberkulose (consumption). Der Vormund bestimmte, daß K. Medizin studierte. Bruder starb an Tuberkulose, K. ein Jahr später nach Blutsturz (Flesch-Brunningen[2543], S. 33 u. 34).

Keller, Gottfried (1819–1900)
Schweizer Dichter

K. vorwiegend schizothym, vom Vater her zyklothym-realistische Züge (v. Behr-Pinnow[2183]). K.s Vater unstete Natur. Mutter sprachgewandt, humorvoll, aufgeweckt, klug. Beide Eltern geistig regsam und ausgesprochen begabt (Hoffmann[296], S. 689). K.s mütterliche Familie war anscheinend manischdepressiv (Kretschmer[609], S. 358, persönliche Mitteilung Bleulers). Impotenzträume (S. 41), psychische Impotenz. Es liegt nahe, K.s nachweisbare intensive Inzestfixierung an die Mutter als Hauptursache seiner Einstellung gegen andere weibliche Wesen anzusehen (S. 43) (Hitschmann[2545]). Infantile Sexualität, Züge von Masochismus (S. 246). Schautrieb (S. 313). Neurotische Liebesunfähigkeit und soziale Abkehr (S. 316) (Hitschmann[2546]). Liebe zur Mutter unbewußt größer, als K. verriet. Fixierung im Gefühl, Kritik und Enttäuschung im Verstand. Äußere Lieblosigkeit gegen Mutter zwanghaft, unbewußt (Hitschmann[2547]). Zuletzt senile Psychose (Wille[2548]; vgl. a. Birnbaum[605], S. 283). Potator. Tod an Influenza (Braun[687], S. 89).

Ausgesprochen Bionegativer. Ethisch wenig hochstehend. Zur Mutter auffallend lieblos. Alkoholiker aus Depression heraus.

Keller, Helen (geb. 1880)
Amerikanische Schriftstellerin

Über das Phänomen der taubstummen und blinden, dabei sonst geistig so hochstehenden Helen K. berichtet William Stern[2549] u. [2550]. Stern schildert seine persönlichen Eindrücke. Bei ihm findet sich auch Literatur von und über Helen K.

Kepler, Johannes (1571–1630)
Deutscher Astronom

Geradezu hilflos den Ausbrüchen seines heftigen Temperamentes ausgeliefert (S. 122). Im Dezember 1604, als er wieder einmal durch Todesgedanken bedrückt war, gedachte er, sein Manuskript, soweit es bis dahin gediehen war, bei der Universität Tübingen zu hinterlegen. Er erholte sich aber bald wieder von dieser Depression und gab diesen Gedanken auf. Der Enderfolg war nahe, um Ostern

1605 entdeckte er seinen Ellipsensatz (S. 159) (CASPAR[2551]). Lebte sein ganzes Leben in dürftigsten Verhältnissen. Tod an Grippe (BRAUN[687], S. 90).

KERNER, JUSTINUS (1786–1862)
Deutscher Arzt-Dichter

Großvater mütterlicherseits Vogt bzw. Oberamtmann in Ludwigsburg. Großmutter geisteskrank nach kurzer Ehe bis zu ihrem Tode. Weitere erhebliche Belastung mit Psychose: 1. Mutters Schwester melancholisch, gebar einen Sohn, der geisteskrank bis zum Tode blieb. 2. Mutters Schwester in frühen Jahren Nachtwandlerin, sonst unauffällig. Mutter Wilhelm Hauffs. 3. Mutters Schwester unverheiratet, geisteskrank, starb im Elternhaus in Ludwigsburg. K. selbst sagt dazu (in Bilderbuch meiner Knabenzeit, 1849): „ich führe diese psychischen Zustände einzelner Glieder meiner Familie auch besonders deshalb an, weil daraus hervorgeht, wie Wahnsinn, Somnambulismus und Dichtkunst miteinander verwandt sind und oft eines aus dem andern hervorgeht“ (MEYER-ROTERMUND[2553]). Über 3000 Sitzungen hat er allein mit der „Seherin von Prevorst“ (Friederike Hauffe) abgehalten (RATH[2554], S. 89). In zwei Jahrzehnten aus dem von Lenau geschenkten Becher 21 000 Liter Wein getrunken, jeden Tag ungefähr 2,5 L. (***[2555], S. 88). In seiner Jugend ständig nervöse Magenbeschwerden, die nach »magnetischer Kur« durch Dr. Gmelin abklangen. Im höheren Alter Augenleiden mit Sehstörungen. Vorgänger Rorschachs mit den Klecksographien. In der Nachfolge Mesmers, dessen Lebenswerk K. intensiv studierte und bearbeitete, Tod im Gefolge einer Grippe (KERNER[2552], S. 369 bis 374).

Psychotisch belastete, bionegative Persönlichkeit, die darum sehr wohl wußte.

KEYSERLING, GRAF EDUARD (1855–1918)
Deutscher Schriftsteller

„Melancholischer Novellist trüber dunkler Menschenschicksale, ein edler herbstlicher Geist“; von SPRINGER[623] zweifelhaft für syphilitisch verdächtig gehalten (S. 231).

KIERKEGAARD, SÖREN (1813–1855)
Dänischer Religionsphilosoph

Vater relativ depressiv, nachdem er in der Zeit von zwei Jahren drei seiner Kinder und seine Frau verloren hatte (LOWRIE[2562], S. 59). „Sein Vater war schwermütig . . . ja die ganze Familie war schwermütig“ (HAECKER[2560], S. 81). Dieser Autor lehnt mit anderen Autoren die öfters vorgebrachte Vermutung ab, daß es sich bei K. um eine sexuelle Impotenz gehandelt habe. Sie pflege mit dieser Art Mißgestaltetheit nicht verbunden zu sein (S. 81). Außerdem referiert Haecker zwei Arbeiten von MAGNUSSEN[2564] u. [2565], nach welchen als das „besondere Kreuz“ K.s sein Buckel angesehen werden muß. SCHÖNINGH[2570], in einem Referat zum Buch Haeckers, bezweifelt allerdings, daß eine Buckelbildung K.s der Grund für seine Schwermut gewesen sei. Von Schöningh wird die Gestalt K.s zeitgenössisch folgendermaßen geschildert: „K. glich nahezu einer Karikatur. Unter dem niedrigen breitrandigen Hut sah man den großen Kopf mit dem starken dunkelbraunen Haar, die blauen ausdrucksvollen Augen, die gelbbleiche Gesichtsfarbe und die eingefallenen Wangen mit den vielen tiefen Falten die Wangen hinab um den Mund, der redete, auch wenn er schwieg. Den Kopf hielt er etwas schief nach der einen Seite. Der Rücken war ein bißchen krumm. Unter dem Arm hielt er einen Stock oder einen Schirm, der braune Rock war knapp und straff um den dünnen Leib geknöpft, die schwachen Beine schienen ihre Last nur unsicher zu tragen (S. 385). Körperlich asthenisch geistig sthenisch und unermüdbar. Sein Leben lang in neurotischer Fixierung an seine Eltern gebunden (ESSER[2529], S. 166). „In K.s Leben spielt seine Beziehung zu einer Frau, Regina Olsen, eine zentrale Rolle. Er war mit ihr verlobt, hat aber die Verlobung gelöst. K. ist mit dieser Beziehung offenbar nie richtig fertig geworden. Seine bekanntesten Schriften haben in einer Weise, die ebensoviel aufdeckt wie verhüllt, sein Verhältnis zu Regina Olsen zum Gegenstande. Die wirklichen Hintergründe dieser seltsamen »Liebe« sind nie bekannt geworden. Die K.-Forschung bemüht sich, das Geheimnis dieser merkwürdigen Persönlichkeit ... zu enträtseln. Es ist fraglos, daß zum Verständnis von K.s Persönlichkeit die Beziehung zu Regina Olsen eine Schlüsselstellung einnimmt" (S. 242). Impotent (S. 243). Nicht nur zwangsneurotisch, sondern auch schwer depressiv (S. 244) (LOWTZKY[2563], ref. v. Gerö). Auch NEUMANN[2567] u. [2568] leitet das Minderwertigkeitsgefühl und die Schwermut aus dem Konflikt ab, der sich aus den Beziehungen K.s zu Regina Olsen ergab. In einer anderen Arbeit sagt NEUMANN[2566], K.s „Pfahl im Fleisch" sei „die depressive Gestimmtheit als Verarbeitung seiner doppelten Organminderwertigkeit" (S. 11). „Auf Kopenhagens Straßen scheint Sören schon während seiner ersten Studienjahre eine allgemein bekannte Figur gewesen zu sein ... er wurde als »Flaneur« angesehen, als ein Müßiggänger, der nur seine Zeit totschlüge. Während seiner ersten vier Universitätsjahre zeigten sich keine Symptome von Schwermut bei ihm. Er hat sie später wohl seiner Kindheit, kaum aber dieser Periode seines Lebens zugeschrieben (LOWRIE[2562], S. 53). Schizoide melancholische Persönlichkeit (SOMOGYI[143], S. 153; vgl. a. BRANDENSTEIN[2557], BJÖRKHEM[2556], CASTILLA DEL PINO[2558], S. 37). PASCHE[2569] wendet das moderne psychoanalytische Weltbild auf die Pathographie K.s an, kommt jedoch nicht zu neuen Ergebnissen. Schließlich sagt JASPERS[2561]: „Auf K. haben sich begründet die dialektische Theologie und die sogenannte Existenzphilosophie aller Schattierungen. Die Herkunft ihrer Grundbegriffe ist offenbar" (S. 1058). „Die Last des Nein legte sich auf K.s Leben: Seine Verlobung löste er auf, die Ehe war ihm verwehrt – K. selbst trotz zahlreicher Deutungen im Grunde unbegreiflich – aber der Getrennten blieb er treu auf einzige Weise. Er ergriff keinen Beruf; jedesmal, wenn er, der die Examina längst gemacht hatte, Pfarrer werden wollte, war etwas dagegen, was es ihm verwehrte. Jedoch gerade aus dem Negativen heraus erwuchs ihm der Gedanke und die Dichtung. Jedes Nein löste einen Rausch des Schaffens aus" (S. 1062/63).

Bionegative, familiär mit Depression belastete Persönlichkeit.

KLEIST, HEINRICH VON (1777–1811)
Deutscher Dichter

Pathologische Labilität (S. 90); um 1800 Impotentia coeundi (S. 63). Krankhafte Vorliebe für das Nackte (S. 128) (RAHMER[2578], der das Bild des Dichters von den Schlacken befreien will, d. h., daß man ihn als pathologisch ansieht). Keine Homosexualität (RAHMER[2579], S. 382) [Viel zu apologetisch. Aus dem Buch spricht sehr klar, ein wie starkes tremendum der Selbstmord, die Verkennung, die Nicht-Pflege des einsamen Selbstmördergrabes und die Bezeichnung „pathologisch" abgibt.] Verwandtschaft mit Familie Bismarcks (BANNIZA VON BAZAN[2571], S. 83). Halbschwester väterlich Ulrike: Reisedrang, innere Unruhe, zuletzt Psychose. Ein Vetter mütterlich jung melancholisch; Tod durch Selbstmord. K. chronisch schwermütig, Todessehnsucht, Assoziationswiderwille (Wandertrieb, Unbeständigkeit, Heiratsabneigung), ungeheure Maßlosigkeit in allem, pathologischer Ehrgeiz. Homosexuell, aber nur rein psychisch und unbewußt. Sexuell früh geweckt, bisexuell, und zwar gesteigert erotisch. Äußerlich kindlich, mädchenhaft. (Auch Ulrike homosexuell, maskulin, virago, Abneigung gegen Heirat, trug monatelang Männerkleidung.) Onanie mit Selbstvorwürfen. Wegen der Masturbation Überkompensation der eigenen Unreinheit zu Sittenstrenge; Verlangen nach wahrer Offenherzigkeit, nach Achtung, nach »reiner« Wissenschaft. Ferner: Schüchternheit, Verlegenwerden, Stottern, Erröten, Terminsetzen, Geheimniskrämerei. – Rätsel der Würzburger Reise: homosexuelle Liebe zu Brockes. – Bot Freunden oft an, gemeinsam zu sterben. Gemütskrankheit (S. 48). Sadger erwägt Dementia praecox, entscheidet sich für protrahierten hysterischen Anfall. K. oft sehr zerstreut; murmelnde Selbstgespräche. Viel Pseudologia phantastica. Sehr seltsam-bizarr (S. 49–52). Selbstmord: Sterben als Sexualgenuß; die Vogel erfüllte die Liebesbedingung (SADGER[2581]). In Mainz monatelang eine dunkelgebliebene Krankheit (SADGER[593]). Lues (?) (SPRINGER[623], S. 229). Psychopath (HINRICHSEN[594], S. 12, und HEINZ[210], S. 58). Ödipuskomplex (KAISER[2575], S. 124; a. JONES[2574]). Wühlte in sexuellem Wahnsinn (SCHMIDT[2582]). Genial, aber zweifellos nicht normal (KRAFFT-EBING[2576]). Homosexuell (WITTELS[2583], S. 30). Melancholie (LENZ[646], S. 675). Verschlossen, überspannt, wunderlich (BRAUN[687], S. 33). GOLDSCHMIT-JENTNER[166] zitiert K.s Zeitgenossen v. Armin: „Eine sehr eigentümliche, ein wenig verdrehte Natur, wie das fast immer der Fall ist, wo sich Talent aus der alten preußischen Montierung durcharbeitete. Er ist der unbefangenste, fast zynische Mensch, der mir lange begegnet, hat eine gewisse Unbestimmtheit in der Rede, die sich dem Stammeln nähert und in seinen Arbeiten durch stetes Ausstreichen und Abändern sich äußert. Er lebt sehr wunderlich, oft ganze Tage im Bette, um da ungestörter bei der Tabakspfeife arbeiten zu können" (S. 192–194). Zum Selbstmord K.s äußert RIESE[2580]: „Es entspricht durchaus der verstiegen-schwärmerischen Natur der Henriette Vogel und der Art, wie sie diesen gemeinsamen Tod vorbereitete, daß ihm alles Sinnlich-Erotische fehlte. Das ist um so bemerkenswerter, als sich dieses Moment im Doppelselbstmord liebender Paare erfahrungsgemäß oft und stark in den Vordergrund drängt" (S. 304). Schon früh Todessehnsucht. Der Doppelselbstmord wird zum Liebeserlebnis. Bei überwiegend heterosexueller Veranlagung doch eine homoerotische Komponente. Gleichsetzung von Liebe und Tod auch in seinen Werken (Penthesilea) (LINTZEL[2577]). Dominierende Ursache für den Selbstmord lag nicht in seiner damaligen Geldnot und dem Unglück seines Vaterlandes begründet, sondern in der Tatsache, daß er Stotterer war (FINGER[2572], S. 59). K. starb mit einem Gefühl der Genugtuung, einem Glücksgefühl, daß er jemanden gefunden hatte, der bereit war, mit ihm gemeinsam zu sterben, als er die (nach dem Sektionsbefund an Genitalcarcinom leidende) Henriette Vogel auf deren Verlangen tötete (GHYSBRECHT[2578], ref. v. Donalies).

Schwerst abnorme, bionegative Persönlichkeit.

KLOPSTOCK, FRIEDRICH GOTTLIEB (1724–1803)
Deutscher Dichter

Vorwiegend schizoider Psychopath (HOLZHAUSEN[2584]). Tod an Altersschwäche (BRAUN[687], S. 19).

KNIGGE, ADOLF V. (1752–1796)
Deutscher Schriftsteller

In jedem Frühjahr und Herbst brachte ein bösartiges Nerven- oder Gallenfieber sein Leben in unmittelbare Gefahr. Im 43. Lebensjahr im Anschluß an Gesichtsrose Tod. Während des Lebens Nierensteinleiden (EBSTEIN[2585], S. 52).

KÖNIGSMÖRDER

Es gibt eine Reihe in der Weltgeschichte berühmt gewordener Mörder von Fürsten und anderen regierenden Häuptern, deren Lebensgeschichte wie ihr

Tatmotiv gelegentlich bemerkenswerte Züge an sich tragen. RÉGIS[2590] faßt diese charakteristischen Züge in seinem Werk über die Königsmörder in Geschichte und Gegenwart in folgenden Punkten zusammen:

1. Alter: 20 bis 25 Jahre.
2. Herkunft: Selbstmörder oder Epileptiker in der Aszendenz.
3. Natur: krankhafte Instabilität, religiöser, politischer oder sozialer Mystizismus.
4. Geisteszustand: Wahn, der sich durch den Glauben, eine Mission zu erfüllen, verrät. Zuweilen bestehen traumhafte Halluzinationen.
5. Attentat: keine Komplicen, lange Planung, Benutzung eines schneidenden Gegenstandes, festes Zuschlagen, kein Fluchtversuch nach dem Attentat.
6. Prozeß: sie versuchen nicht, ihre Schuld zu leugnen, im Gegenteil rühmen sie sich ihres Verbrechens.
7. Bestrafung: wird mit Mut, Unempfindlichkeit und in theatralischer Pose ertragen.
8. Haltung der untersuchenden Ärzte: Beeindruckt von der Schwere des Attentates schließen sie auf Verantwortlichkeit, trotzdem der Königsmörder ein nicht verantwortlicher Geistesgestörter ist.

PELMAN[587] kommt zu ganz ähnlichen Ergebnissen: „Der typische Königsmörder, wie er uns bisher entgegengetreten ist, war ein halb unzurechnungsfähiges Individuum; ein Entarteter, bei dem sich die Stigmata mit einer Reihe von anderen Zügen zu einem mehr oder weniger einheitlichen Ganzen, zu einer Art von Typus verbinden. Von Jugend auf unstet, reizbar und eitel, wechselt er Beruf und Aufenthalt, wie andere Leute ihren Rock. Er ist von dem impulsiven Drange erfüllt, mit eigner Aufopferung eine große Tat zu vollbringen, und er ist davon überzeugt, daß er mit dieser Tat eine ihm von Gott übertragene Mission erfüllen werde. Daher die Anrufung Gottes um Beistand, daher sein Stolz über seine Tat und sein Mut in der Ertragung von Martern. Fügen wir noch die Abwesenheit von Mitschuldigen hinzu und berücksichtigen wir das meist sehr jugendliche Alter der Verbrecher, dann haben wir die typischen Königsmörder der vergangenen Zeiten (S. 88–89). Nicht als ob das Opfer in jedem Falle ein König sein müßte, das ist nicht der Fall, und unter 197 Attentaten, die in den Jahren 1800–1900 zur Ausführung kamen, und die von 155 Personen in 89 Fällen den Tod des Opfers zur Folge hatten, zählen wir 9 Präsidenten von Republiken, 2 Könige, 1 Kaiser, 2 Fürsten, 1 Sultan und 1 Schah. Immerhin aber war das Attentat gegen Personen gerichtet, die an der Spitze eines Staates standen oder sonst eine hervorragende politische Stellung einnahmen, und bei denen die gewöhnlichen Motive eines Mordes nicht in Betracht kamen, denn von diesen, von Raub und Rache, kann hier wohl kaum die Rede sein" (S. 74) (PELMAN[587]). Besonders beschrieben ist das Schicksal der Königsmörder Damiens (ENDTZ[2587]), Ravaillac (GENDREAU[2588]), Guiteau, der auf den amerikanischen Präsidenten schoß (IRELAND[1640], S. 160), Louvel (PIGOT[2589]), Caserio, der den Präsidenten Carnot ermordete (RÉGIS[2591]), und Clément, der Heinrich III. ermordete (CABANÈS[2586]). Für alle diese treffen nach den hier angeführten Quellen die oben geschilderten Charakteristika zu.

KÖRNER, THEODOR (1791–1813)
Deutscher Dichter

Unbändiges, wildes, ungestümes Naturell. Tat alles, was der (sehr gute) Vater nicht wollte. Sein Patriotismus stark sexualisiert. Suchte als Selbstbestrafung wegen der Auflehnung gegen den Vater freiwillig den Tod. Unbewußter Selbstmörder (RANK[1320], S. 631).

KOPERNIKUS, NIKOLAUS (1473–1543)
Deutsch-polnischer Astronom deutscher Herkunft

Kurz vor Weihnachten 1542 Schlaganfall mit rechtsseitiger Lähmung (FERNAU[2592], S. 123).

KOSSUTH, LUDWIG (1802–1894)
Ungarischer Staatsmann

Gesundes Hochtalent (v. SZIRMAY-PULSZKY[642], S. 32 ff.).

KOSZTOLÁNYI, DESIDER (1885–1936)
Ungarischer Lyriker und Romanschriftsteller

Psychopath. Giftsüchtig, Mißbrauch von Kaffee; vor seiner Erkrankung an Krebs Morphinist. Tod an Kehlkopfkrebs (v. SZIRMAY-PULSZKY[1521]).

KOTZEBUE, AUGUST v. (1761–1819)
Deutscher Lustspieldichter

Reizbarkeit und Charakterfehler als Folge chronischen Darmleidens. Lues (?) (SPRINGER[623], S. 229).

KOWALEWSKY, SOPHIE (1850–1891)
Russische Mathematikerin

Enkelin des Astronomen und Mathematikers Friedrich Theodor Schubert (S. 88). Sie wurde 1883 Privatdozent und 1884 Professor der Analysis in Stockholm. Für eine ihrer Arbeiten erhielt sie einen Preis der Pariser Akademie. Dann aber brach sie zusammen, fühlte sich elend und lebte freud- und ruhelos. Frühzeitig erschöpft, konnte sie sich nur noch stoßweise mit der Mathematik beschäftigen. Nach 1883 alterte sie rasch. „Ihr Geist hatte an Klarheit eingebüßt" (Biographie von Anna Charlotte Leffler, S. 89–90) (MÖBIUS[235]).

KRUPP
Deutsche Industriellenfamilie in Essen

Begabung für technische Erfindungen kann in der Familie Krupp in Verbindung mit hervorragendem Organisationstalent durch drei Generationen männlicher Linie verfolgt werden. Aber auch schon die Großmutter Friedrich K.s (1787–1826), des Begründers der Essener Werke, war eine ganz ungewöhnlich begabte und tatkräftige Frau. Ebenso war die Gattin Friedrichs von hervorragender Tüchtigkeit und Willensstärke. In ihrem Sohne Alfred (1812–1887), der bei dem Tode des Vaters erst 14 Jahre alt war, war ihre Tatkraft mit der Erfinderphantasie des Vaters so glücklich vereinigt, daß er trotz seiner Jugend das Werk weiterführen und auf eine ungeahnte Höhe bringen konnte. Auch in seinem Sohne Friedrich Adolf vereinigten sich Erfindungsgabe und Organisationstalent in selten glücklicher Weise (LENZ[646], S. 668).

KUBIN, ALFRED (1877–1959)
Deutscher Maler und Graphiker

Neurotische Merkmale (BACHLER[2593], S. 65). WINKLER[2595] spricht im Zusammenhang mit K. von einem Oneiroid im Sinne einer schizophrenen bzw. zirkulären Randpsychose. K. erwies sich im Ablauf der Psychose mehr zyklothym mit reichhaltiger Anschaulichkeit der Innenerlebnisse. Die Inhalte der Psychose wurden dem schizothymen Formenkreis entlehnt. In der präpsychotischen Persönlichkeit überwogen schizothyme Elemente. Seit der Kindheit neurotische Fehlhaltung mit schizoidem Autismus. Als Voraussetzung für das Zustandekommen des Oneiroids erblickt Winkler bei K. eine schon präpsychotisch vorhandene Neigung zur Phantastik. – „K. machte verschiedene psychotische Schübe von ausgesprochen schizophrener Symptomatik durch. Die pathologischen Inhalte beschreibt er selbst in der Autobiographie eingehend (S. 160) . . . Bemerkenswert ist bei K., daß die schizophrenen Schübe zwar zu einer Verschiebung in der Persönlichkeitsstruktur, aber nicht zu einem eigentlichen Defekt geführt haben. Man sieht daraus, wie wichtig das Erhaltenbleiben der Persönlichkeit für die künstlerische Produktion ist. Formal bleiben die Gestaltungen K.s durchaus geordnet, nur die schizophrenen Inhalte (Halluzinationen) gehen in das Werk ein" (S. 163) (WINKLER[1362]). MÜLLER[2594] meldet Bedenken gegen Winklers Auffassung (oneiroide Schizophrenie, schizophrene Randpsychose) an (S. 10). Vielmehr: „Die bei K. abgelaufenen abnormen Erlebnisreaktionen sind keine Halluzinationen im eigentlichen Sinn, keine schizophrenen Depersonalisationen — es kann keine Rede sein von psychotischen Denkstörungen oder echten Wahnideen (S. 11). Die von K. sehr genau und ausführlich beschriebenen bildhaften Erlebnisse können überwiegend den Pseudohalluzinationen und vereinzelt auch Pareidolien (im Jasperschen Sinne) zugeordnet werden" (S. 12). Mit 11,5 Jahren durch ältere Frau in „sexuelle Spielereien", wie K. selbst sagt, verwickelt und jahrelang davon psychisch belastet. Konstitutionell-psychopathische Persönlichkeitsgrundlage (S. 3). Intensiv ambivalente, libidinös-aggressive Vaterbindung. In der Folge in den Jugendjahren charakteristische Auflehnung gegen die Ordnung und einen zum Vaterimago gewordenen strengen Lehrherren. Mit 18–19 Jahren alkoholische Exzesse. 1897 nach eigenen Angaben „schweres Delirium", jedoch handelte es sich möglicherweise um eine neuropsychopathische Reaktion mit lang andauerndem hysteriformen Dämmerzustand als Antwort auf schwere psychische und physische Belastungen (S. 4). Als Resumée: Alfred K. war familiär belastet, von neuropathisch-psychopathischer Konstitution; er machte eine schwere neurotische Entwicklung durch, suchte und fand infolge glücklicher Umstände aber den Weg zur Selbstverwirklichung. An den Knotenpunkten seiner künstlerischen Laufbahn traten psychopathische Ausnahmezustände schizoid-hysteroiden Gepräges mit illusionären und visionären Erscheinungen auf. Für eine Psychose besteht kein Anhalt, alle Vorgänge und Denkinhalte sind noch einfühlbar und schizophrene Denkstörungen zu keiner Zeit nachzuweisen (S. 13 u. 14) (MÜLLER[2594]).

LAFONTAINE, JEAN DE (1621–1695)
Französischer Fabeldichter

Neuropathie (MOLINÉRY[1900]). Neurasthenie, schnell ermüdend und erschöpfbar (CABANÈS[1540], S. 31).

LAMB, CHARLES (1775–1834)
Englischer Schriftsteller

Alkoholiker. Manisch-depressiv (WEIR[504], S. 132).

LAMENNAIS, HUGUES F. ROBERT DE (1782–1852)
Französischer relig. u. polit.-soz. Schriftsteller

Neuropath (MOLINÉRY[1900]). Depressiv (CABANÈS[1540], S. 133).

LANGBEHN, JULIUS (1851–1907)
Deutscher Schriftsteller

Während BÜRGER-PRINZ[2596] L. 1932 als beispielhaft schizophren darstellt — verschrobene Handlungen, flüchtig, scheu, ruhelos, verschroben, manieriert, übersteigertes Selbstbewußtsein, zeitweilig auch ausgesprochen Größenideen — (S. 683), will er in einer späteren Arbeit (BÜRGER-PRINZ u. SEGELKE[2597]) 1940 den Begriff des Kretschmerschen Schizoids auf L. angewandt wissen. Die Diagnose Schizophrenie sei damals auf Grund unzulänglichen Materials gestellt worden; der Schluß, es habe sich um eine derartige ausgesprochene Psychose gehandelt, sei bei Überschau der gesamten heute vorliegenden Biographie L.s nicht mehr ohne weiteres möglich (S. 177). „Trotz aller Beziehungen, die sich von einzelnen Elementen des Stiles zu psychotischen bzw. schizophrenen Denkweisen und sprachlichen Produktionen ergeben, läßt sich doch das Gesamtbild Stil und Persönlichkeit bei L. geschlossen und klar einsichtig machen; wobei der Rahmen, den Geschichte und Artung der Persönlichkeit bilden, nicht gesprengt wird. Damit ist gezeigt, daß die einzeln aufgeführten Stilelemente als solche, das heißt als einzelne Symptome, keinen Rückschluß auf eine Psyche erlauben (S. 190). Die letzte Möglichkeit wäre schließlich eine Form menschlicher Entwicklung, die wir mit dem in der Charakterologie und Neurosenlehre verwendeten Begriff: Persönlichkeits- bzw. Charakterneurose umschreiben wollen. Mit Neurose ist gemeint eine abnorme Daseinsform, die der Erfolg der Auseinandersetzung mit sich und der Welt ist“ (S. 193) (BÜRGER-PRINZ u. SEGELKE[2597]).

LASSALLE, FERDINAND (1825–1864)
Deutscher Politiker

„Der Schöpfer der deutschen Arbeiterbewegung in einem lächerlichen Zweikampfe gefallen, erschossen von einem unbedeutenden Halbeuropäer wegen eines jungen Mädchens“ (S. 157). Lues (S. 164) (SPRINGER[623]; a. BRAUN[687], S. 48). Mutterfixierung an die Gräfin Hatzfeld, an die sich der 21jährige L. anschloß (S. 56). Psychosexueller Infantilismus, Ödipuskomplex (S. 70). Homosexuelle Konstitution: Element des Führers (S. 72). Homosexualität und Narzismus (S. 74). „Der schönste Mann zu sein, das lobe ich mir, das gefällt mir. Diesen Ausspruch soll man mir einst auf das Grab setzen“ (S. 76) (KOHN[2599]).

LAVATER, JOHANN CASPAR (1741–1801)
Schweizer Philanthrop

Aus dem Sektionsbericht: „Die Lungen befanden sich voller kleiner Knötchen und eiterricht . . . Auf der linken Seite hatte der Beinfraß noch größere Zerstöstörungen angerichtet usw.“ (LAVATER-SLOMAN[2600], S. 435).

LAWRENCE, THOMAS EDWARD (1888–1935)
Englischer politischer Abenteurer

Hochfahrender und großspuriger Vater. Mutter strenge Calvinistin und geborene Asketin, eine Frau von Charakter, scharfem Verstand, harter Entschlossenheit und bezaubernd, wenn sie wollte (S. 10). L. ein Romantiker mit außerordentlichem Freiheitsdrang und Sehnsucht nach außergewöhnlichen Erlebnissen. Er studierte arabische Dialekte, durchwanderte ganz allein die arabische Wüste und organisierte später im Einvernehmen mit Emir Feisal den arabischen Kleinkrieg (LIDDEL HART[2601]). HENDERSON[790] sieht in L. den Prototyp des 20. Jahrhunderts dessen, was Johanna im 15. Jahrhundert war (S. 116). Ambivalenter Charakter mit Parallelen zu Nietzsche und Carlyle. Mischung von Mystizismus und Militarismus ergibt den charakteristischen heroischen Vitalisten (BENTLEY[1822], S. 248). NUTTING[2602] gibt in seiner Betrachtung „Lawrence of Arabia, the Man and the Motive“ folgendes Bild von L.: L. hielt sich für einen neuen Messias, vor allem auf Grund seiner Fähigkeit, Leiden zu ertragen und wegen seiner Geringschätzung körperlicher Bedürfnisse. Nach Nutting macht der Wüstenheld bei seiner Auspeitschung die Entdeckung, daß er Masochist sei. Sein Sendungsbewußtsein sei durch die Auspeitschung vernichtet und er dadurch in die Anonymität getrieben worden. Intimen Umgang mit Frauen lehnte er zutiefst ab, „ein gequälter Homosexueller". Später ein „besessener Masochist", „gnadenloser Türkentöter". Von unbändigem Machtstreben getrieben, verfiel er schließlich in einen Blutrausch. Er änderte seinen Namen in John Hume Ross, ein halbes Jahr später wiederum in T. E. Shaw. Er trat in die Luftwaffe ein und lehnte bis zu seinem Tode im Jahre 1935 jegliche Beförderung ab. Der Masochist in ihm war entzückt, daß seinem Geist von brüllenden und brutalen Unteroffizieren Gewalt angetan wurde. In einem Brief an seine Mutter äußerte er: „Es gibt nichts Beruhigenderes, als Befehle von Idioten auszuführen" (alles nach Nutting[2602]).

Schwer bionegative, homosexuelle, aktiv und passiv algolagnische Persönlichkeit.

Lazzaretti, Davide (1834–1878)
Italienischer Sektierer

Religiöse Wahnideen mit der Vorstellung: »der große Monarch«. Er nennt sich »des Menschen Sohn« und fühlt sich als der wiedergekommene Christus. Auch die Opferidee machte er sich zu eigen (S. 162, 199). Als politisch gefährlich im Gefängnis; später freigesprochen (Rasmussen[2603]; vgl. a. Lombroso[1399] u. [455], S. 278).

Typische Paranoia.

Leibniz, Gottfried Wilhelm (1646–1716)
Deutscher Philosoph

Sparte als Philosoph 6000 Dukaten zusammen (Bonucci[458], S. 5). L. getraute sich wegen seiner Schwerfälligkeit und Ungeübtheit in den Formen der vornehmen Welt nicht, einen Sekretärposten beim dänischen Minister anzunehmen (Herzberg[622], S. 85). Pedant des Alltags (Luxenburger[1760], S. 344).

Leistikow, Walter (1865–1908)
Deutscher Maler

Lues. „Um ihr (seiner Frau) den Anblick seiner Auflösung zu ersparen, war seine letzte Liebestat die Kugel in die eigene Stirn" (Springer[623], S. 202).

Lenau, Nikolaus (Edler von Strehlenau) (1802–1850)
Deutscher Dichter, in Südungarn geboren (der kein einziges Gedicht in ungarischer Sprache verfaßte)

1. *Zur erblichen Belastung und prämorbiden Persönlichkeit:* Die Eltern: ein ruheloses Wanderleben trieb das junge Paar von Ort zu Ort. Vater leichtsinnige Natur, Verschwender (Häckel[2608], S. 264). Von beiden Eltern belasteter, willensschwacher Hypochonder (Somogyi[143], S. 281). Neurasthenie, Veranlagung zum Irrsinn vererbt (Klein-Hattingen[2229], S. 180). Schon als Kind schwermütig (Schneider[2619], S. 4). Psychopath. Häufige, lange Depressionen, Entschlußlosigkeit (Jentsch[2610]; s. a. Heinz[210], S. 49, und Hinrichsen[594], S. 12). Dissimulierte vor Ausbruch der progressiven Paralyse (Kerner, Th.[2611], S. 341). Verhältnis zu Sophie Löwenthal: bestimmt kein Coitus, aber Küsse, Umarmungen; Sophie frigide (Hysterica). Starke Liebe L.s zur Mutter. Sehr eitel, ichsüchtig, herrschsüchtig, launenhaft, anmaßend, stolz; mußte unbestrittene Zentralsonne sein. Verzärtelte sich, war sehr bequem. Zorn- und Wutanfälle. Sadistisch, grausam, zerstörungssüchtig. Angeborene Schwermut, Maßlosigkeit (Sadger[2617] u. [2618]). Hingegen Rahmer[2614]: Kein Psychopath [?], keine Vererbung [? Vater Psychopath, Mutter Hysterica, Schwester Gefängnis]. Unstet. Früh Masturbation. Sehr sinnlich. Neurose durch Unbefriedigung. Roustan[2616]

weist auf die prädisponierenden Faktoren der erblichen Belastung und der Melancholie L.s hin (s. a. VLEUTEN[2621], S. 149).

2. *Zur luetischen Infektion bzw. progressiven Paralyse:* Lues wahrscheinlich von Bertha aquiriert (S. 136). Beginn der Paralyse 1844 (S. 135) (SPRINGER[123]). Lues vermutlich in Bremen, nach der Amerikareise. 1834 Depression. Mindestens April 1844 Paralyse (SADGER[2617] u. [2618]). Luetische Infektion 1831. April 1844 Beginn der Paralyse (agitierte Form) (RAHMER[2614]). Die Paralyse L.s wird auch beschrieben bei BRAUN[687], S. 60, SOMOGYI[143], S. 281, SCHURZ[2620], HEINZ[210], S. 49, NOACK[447], S. 260, HINRICHSEN[594], S. 12, JENTSCH[2610] und VLEUTEN[2621], S. 146. Ruheloser Geist und Hypochonder. Schlaflosigkeit. Seit 1844 Kopfschmerzen, Schweißausbrüche, große Schwäche, erste Symptome von Paralyse (LOMBROSO[455]). Beginn der Paralyse mit Facialislähmung. Beschreibung der Paralyse in der Anstalt (VORBERG[1721]). Als Ergänzung zum paralytischen Krankheitsbilde L.s macht LEIBBRAND[2612] auf den Besuch Bauernfelds bei dem geisteskranken Dichter in der Anstalt Winnental aufmerksam. „Bei L. wirft das dichterische Genie noch einige späte Schimmer, selbst als die Geisteskrankheit schon vollauf ihr Werk getan hat" (ANTHÉAUME et DROMARD[574], S. 428).

3. *Spezifische Krankheit nicht erkannt:* „Ein wesentlich organisch materielles Lokalleiden des Gehirns ist nicht vorhanden gewesen; allgemeine anomale Verhältnisse des Stoffwechsels im Gehirn mögen die Geisteskrankheit begleitet haben" (MECKEL[2613], S. 622). WENTSCHER[2623] meint: „Die deutsche Misere hielt den Edlen von Niembsch in ihren Klauen, bis sie ihn erdrückt hatte." — Ein durch Vererbung Entarteter mit Willensschwäche, Stimmungsschwankungen, Hypochondrie, Heftigkeit usw. (MÖBIUS[2233]). Als Kind Onanie. Cholerisch-melancholisches Temperament (FRANKL[2607], S. 108 [in einer wertlosen, unkritisch verhimmelnden Studie, K.]). Ungezügelte Lebensweise, grenzenlose Spielwut. Exquisit hereditär ist sein Herumvagabundieren von einer Wissenschaft zur andern. 1844 „Gesichtslähmung nach schwerer Gemütssorge". Klinische Todesdiagnose: „Embolie einer Hirnarterie. Das Schlußstadium unter dem Zeichen einer floriden Tuberkulose mit begleitender Rippenfellentzündung . . . Die erbliche Belastung aber ist die tiefste Wurzel seiner lebenslangen Schwermut, sie verschuldet das ewig fruchtlose Studium und den unbezähmbaren Reisedrang, seine Impressionabilität und seine geistige Frühermüdbarkeit, und sie hat vor allem den Ausbruch des Wahnsinns auf ihrem Kerbholz, der als Manie mit sekundärem Blödsinn betrachtet werden darf" [Darunter kann man sich psychiatrisch nichts vorstellen, K.] (WEILER[2622], S. 971, in der Arbeit von ROUSTAN[2616], der die gleiche Meinung wie W. vertritt).

4. *Zum Sektionsbefund:* „Die Autopsie ergab nichts als etwas Eiweiß im Liquor der Ventrikel und Spuren einer Pericarditis progressiva" (LOMBROSO[455]). ROSENSTOCK[2615] weist auf den Sektionsbefund mit typischem paralytisch veränderten Gehirn hin (S. 50). Gleichzeitig charakterisiert er L. wie folgt: „Pyknisch-athletisch, zirkulär mit Disposition zur psychogenen Depression, das war der Konstitutionstyp L.s, mit dem die Paralyse sich auseinandersetzen mußte. Die Paralyse selbst trug zirkulären Charakter, der seelischen Anlage ihres Trägers gemäß" (S. 56) (ROSENSTOCK[2615]). Paralyse auch durch die Sektion bestätigt (WEILER[2622], S. 791, in der Arbeit von ROUSTAN[2616], der sich ihm anschließt).

Durch Erbe und Konstitution stark bionegative Persönlichkeit, deren letzte Jahre durch die Paralyse geprägt sind.

LENIN, WLADIMIR ILJITSCH ULJANOW (1870–1924)
Russischer Politiker

L. ist aus unproletarischem, bürgerlichem Milieu hervorgegangen. Die Mutter, eine geb. Blank, stammt aus deutscher Arztfamilie. Der Vater, Sohn eines Schneiders, war geadelter Oberschulrat, zarentreu mit liberalen Neigungen; dessen Mutter war Kalmückin, daher L.s mongoloide Züge. 1895 wird der Bruder Alexander gehängt wegen Studentenverschwörung gegen den Zaren ... „L. ein biederer, bescheidener, pedantisch-korrekter Privatmann, ohne Spur von Eitelkeit, ein lebenslang anhänglicher Sohn seiner Mutter, ein liebenswürdiger, etwas professoraler Ehemann, der, wenn er geistig erschöpft ist, gern auf Berge steigt, Rad fährt, schwimmt" (STEHLE[2627]). „Ein kleiner, untersetzter Mann mit spöttischen und verachtungsvollen Zügen ... Das Attentat der Dora Kaplan hat sein Ende wohl nicht verschuldet. Eine Anzahl Moskauer Ärzte hat das Gehirn L.s untersucht. In dem amtlichen Bericht heißt es: L. sei schon lange vor seinem Tode ein rettungslos verlorener Todeskandidat gewesen. Die Gehirnwindungen waren stark eingefallen, die graue und die weiße Gehirnsubstanz hatten eine abnorme, orangegelbe Färbung angenommen. Beide Halbkugeln wiesen zahlreiche Herde der Erweichung auf. Besonders schwer in Mitleidenschaft gezogen war in der linken Kugelhälfte jenes Zentrum, von dem das Sprachorgan abhängig ist. Daraus erklärt sich auch, weshalb L. in den letzten Monaten vor seinem Tode die Sprache verloren hatte" (SPRINGER[623], S. 217–218). MINGAZZINI[2626] berichtet von einer Untersuchung des Gehirns von L. durch Oskar Vogt, der von einem Assoziationsathleten bei L. spricht (z. n. LEBERT[2625]). Danach war die dritte Schicht der Pyramidenzellen kräftiger als in anderen Gehirnen, die einzelnen Zellen größer und entwickelter. „Auch ein Reichtum an Assoziationsbahnen wurde festgestellt, der der großen Anzahl und Vielfältigkeit der Ideen und der Schnelligkeit der Gedankenauffassung entspreche" (ref. v. Wohlwill). Über die Diagnose progressive Paralyse äußerte man sich offiziell nicht gerne zu damaliger Zeit, so daß Strümpell und Bumke am Krankenbett L.s 1923 als Bulletin: Abnützung nach Arteriosklerose bekannt gaben (LEBERT[2625]). Für Paralyse auch: BRAUN[687], S. 48, ROBERT[640] und LEBERT[2625].

LENZ, JAKOB (1751–1792)
Deutscher Dichter

Vor, in und nach Weimar ein »dégénéré supérieur«. Erst November 1777 psychotisch. Von Riga 1779 ab schwachsinnig (MÖBIUS[2089], S. 115). 1776 auffallend, 1777 Erregungszustand (psychotisch) bis 1779. Bis 1786 Remission, doch wenig leistungsfähig. 1786 neuer Schub, verblödete rasch. 1792 plötzlicher Tod auf der Straße. Katatonie (WEICHBRODT[2630]). Hinzuweisen ist auf Büchners Novelle „Lenz", in der während der schon beginnenden Schizophrenie trotz deren hirnanatomischer Grundlage die Zusammenhänge verständlich bleiben (MAYER[2629]). Wichtig erscheint BLEULER[1374] besonders für Definition und Aufgliederung der Schizophrenie als solcher (S. 132, 239). Die Psychose L.s eine Dementia praecox (MÖBIUS[3307], S. 39). Psychopathie (HINRICHSEN[594], S. 19). „Goethes Jugendfreund, der schon als Kind durch seine große Begabung auffällt, mit 24 Jahren in seiner schaffensreichsten Zeit steht, mit 25 Jahren sich unheimlich verändert, mit 26 Jahren in schwere Erregungszustände fällt, mit 35 Jahren vollständig verblödet, mit 41 Jahren plötzlich auf der Straße tot hinfällt, als katatonisch gedeutet" (SPRINGER[623], S. 228). Schizophrenie (MOOS[1678]; a. BRAUN[687], S. 68).

LEONARDO DA VINCI (1452–1519)
Italienischer universaler Künstler

Unehelich als Sohn eines Notars geboren. Tod an Schlaganfall in den Armen Franz I. von Frankreich, der ihn eingeladen hatte (BRAUN[687], S. 29). Letzterem stimmt VALLENTIN[2647] nicht zu; meint vielmehr, L. starb allein, nicht in Gegenwart Franz I., möglicherweise in Gegenwart seines Lieblingsschülers Melzi (S. 506; s. a. BRION[2633]). BERKEFELD[2631] weist in erster Linie auf das konstruktive Talent L.s als Maschineningenieur und Konstrukteur im Dienste von Cesare Borgia und dem Mailänder Herzog Sforza hin. Körperliche Stigmata: athletischer Körperbau und Linkshänder (EVLACHOV[2640]). Zur Linkshändigkeit L.s a. SEIDLITZ[2646], I. Bd., S. 86 f., S. 398 b, VIERORDT[514], S. 72, CABANÈS[2634], S. 382, LOMBROSO[546], S. 22, BONVICINI[2632]; letzterer weist besonders darauf hin, daß L. echter Spiegelschrift-schreibender Linkshänder und nicht Ambidexter war. Zur Handschrift: alles klar und abgemessen, große leidenschaftliche Kraft (WASER[957], S. 184). Kurzsichtig (VIERORDT[514], S. 72). Frühzeitig gealtert. Wirkte mit 64 Jahren wie ein Mann von 70 (WECHNIAKOFF[1491], S. 50).

Psychisch homosexuell. Narzißmus. Sexuell nicht bedürftig, nicht aktiv. Liebe zur Mutter verdrängt. Lächeln der Mona Lisa das wiedergefundene Lächeln der Mutter. Er blieb zeitlebens teilweise kindlich (spielte gern). L. in der Nähe des neurotischen »Zwangstypus«, sein Forschen nahe dem »Grübelzwang«, seine Hemmungen deren Abulien. Hemmungen im Sexualleben und in der künstlerischen Arbeit. Seine spezielle Begabung durch Schautrieb verstärkt. Regression; Pubertätsentfaltung zum Künstler wird überholt durch die frühinfantile zum Forscher. Anfang 50 noch weitere Regression; überwindet die Hemmung in der Kunst. Seine Neigung zur Triebverdrängung und seine große Fähigkeit zur Sublimierung der primitiven Triebe organisch-biologisch bedingt (FREUD[2641], 2. Aufl.; auch REITLER[2644]). Die Neigung des Künstlers, unbewußt sich selbst abzubilden, Ausdruck von Narzißmus (DALMA[2638], S. 21, viel Literatur). L. ist ein Leben lang ein Fremdling unter den Menschen geblieben (SCHULTZE[2645], S. 631). Zu L.s Geierphantasie zeigt HARNIK[2643] Parallelen in der ägyptischen Religion. L. ist unstet in seinem Leben, zerstreut in seiner Arbeit (ARRÉAT[487], S. 248). Das Leben und die psychophysische Struktur L.s bieten uns das Beispiel einer zyklothymen syntonen Persönlichkeit; auch seine Genialität ist von der Art der Zykloiden, welche zum Konkreten neigen und frei von Abstraktionen sind (S. 40). Unfähig, seine Werke zu vollenden. Vertragsbrüche. Neue, nicht haltbare Techniken. Fehlen der Unterschriften, Signa unter seinen Werken. Für uns liegt eine Erklärung dafür in seiner Neigung zur Selbstquälerei und Selbstvernichtung, was erstaunt, wenn man bedenkt, daß er in einem Zeitalter von übersteigertem Individualismus und Selbstverherrlichung lebte, wie es die Renaissance war (S. 39) (DALMA[2639]). „Er war persönlich mild und verdammte Krieg, Blutvergießen und Männer, schlimmer als die wilden Tiere; er aß kein Fleisch und kaufte Vögel im Käfig, um sie in Freiheit zu setzen. Dies sind feminine Züge, die als Gegensatz erscheinen zu Tatsachen wie, daß er Cesare Borgia als militärischer Ingenieur diente, grausame Angriffswaffen entwarf und verurteilte Gefangene zu den Galeeren begleitete, um ihre verzerrten Gesichtszüge zu zeichnen (S. 153). Er wählte seine Schüler mehr nach gutem Aussehen als nach dem Talent aus; trotzdem zwar niemand schlecht von ihm dachte, wurde aber keiner von ihnen ein großer Maler (S. 154). Sein Erwachsenen-Leben zeigt eine Regression zum Sexus, er neigt zu idealer Homosexualität" (S. 155) (CHRISTENSEN[2636]). Homosexuell (CABANÈS[2634], S. 382, LOMBROSO[546], S. 22). „Es wird angeführt, daß er im Jahre 1476, d. h. als er doch schon 24 Jahre alt war, in eine Sodomieklage verwickelt wurde . . . Die nach der damaligen Form geübte zweimalige Verhandlung endete jedesmal mit Freispruch (S. 57) . . . Es wird aber weiter zur Begründung der Homosexualität L.s angeführt, daß er sich später sehr gern mit auffällig schönen Knaben und Jünglingen umgab" (S. 58) (MOLL[592], der außerdem auf CARPENTER[2635] in gleichem Sinne hinweist). L. ist der Maler der Androgynie (Bisexualität). „In seinen eigenen Gesichtszügen wie in seinem Lebenswandel hat er die Neigung zur Androgynie hinter strengen zwangsneurotischen Linien verborgen. Die Jünglinge aber, die er malte, sind wieder und wieder feminine Männer" (Wittels[2648], S. 316).

Epileptoides Temperament [obschon sonst Epilepsie im Zusammenhang mit L. niemals irgendwo biographisch erwähnt] aus folgenden Gründen: 1. außergewöhnliche Pedanterie, Exaktheit, Sparsamkeit, mit Hang zum Systematisieren. 2. detaillierte Denkweise, die Schritt um Schritt vorangeht, auch das Nebensächliche nicht außer acht läßt und zur Weitschweifigkeit führt. 3. seine Affektiertheit, die in oft schwülstigem Pathos zum Ausdruck kommt. 4. seine Neigung zu moralisierenden Sentenzen und Fabeln. 5. seine Grausamkeit einerseits und seine süßliche Milde und frömmlerische Religiosität andererseits. 6. seine infantile Sexualität oder Homosexualität. 7. die körperlichen Stigmata, insofern er von athletischem Körperbau und Linkshänder war (Evlachov[2640], ref. v. Ederle [unter dem Einfluß Freuds hinsichtlich der Sexualität L.s]).

Bionegative Persönlichkeit mit homosexuellen narzistischen Tendenzen.

Leopardi, Giacomo (1798–1837)
Italienischer Dichter

In der ganzen Familie (in 18 Generationen) ungewöhnlich viele Geisteskranke. „Heilige und Kriminelle, Irre und Geniale". Äußerlich viele Stigmata. Ausgesprochener Psychopath. Der Weltschmerz seiner Dichtung psychopathisch, dadurch Ruhm (Lombroso[546], S. 148, u. Lombroso[521], S. 47, der auf Patrizi[2651] u. [2652] fußt). Pessimismus (Puglisi[2653] und Bellazza[2649]). Von Jugend auf krank und körperlich verbildet. Lues bisher nicht nachweisbar (Springer[623], S. 229). Spondylitis mit Pottschem Buckel, später Lungentuberkulose. Er erkrankte im Alter von 16 Jahren; die sekundäre Kompression der Medullarzentren hatte eine Reihe von körperlichen Störungen beim Urinieren und bei der Defäkation usw. zur Folge. Nicht zuletzt machte sie ihn impotent (Magri[2650], ref. v. Liguori-Hohenauer). Mit 39 Jahren Tod an Tuberkulose (Braun[687], S. 44). Erblicher Wahnsinn (Saponaro[2654]). Wunder an Frühreife (Saitschick[1986], S. 178).

Lermontow, Michail Jurjewitsch (1814–1841)
Russischer Dichter

L. nach außen kalt, verschlossen, autistisch, disharmonisch, hochfahrend und unverträglich. Von einem seiner Kameraden im Duell erschossen (v. Szirmay-Pulszky[2656]; a. Kotsovsky[194], S. 191) und nicht, wie Braun[687] (S. 44) irrtümlich annimmt, an Tuberkulose gestorben. Aus der Selbstschilderung in „Ein Held unserer Zeit" ist die schizoide Kälte und Zwiespältigkeit L.s sehr deutlich erkennbar.

Lessing, Gotthold Ephraim (1729–1789)
Deutscher Dichter

„L.s Eigenart setzte sich aus Kraft, Schärfe und Helligkeit zusammen" (Saitschick[77], S. 59). Depressiv-hypochondrische Art (Luxenburger[1760], S. 344). Gehstörung L.s als Dysbasia angiosclerotica zu deuten, in den letzten Jahren Verkalkung der Kranzarterien des Herzens. Lues (?) (S. 108). Rascher Herztod (S. 111) (Ebstein[2657]). Pleuritis exsudativa oder ein Hydrothorax führte zum unmittelbaren Tod; vorher Asthma (Braun[687], S. 89).

Leuthold, Heinrich (1827–1879)
Schweizer Dichter

Haltloser, unberechenbarer Psychopath. Lungenkrank. Paralyse (VORBERG[1701]). Mutter Psychopathin. L. sehr begabt, eckig, schüchtern, träumerisch, haltlos, wankelmütig, unentschlossen. Innere Unzufriedenheit, Bitterkeit. Kein Examen. Neidisch, boshaft, kaustisch. Wildes Bohemien-Leben. Alkoholiker. 1865 fast immer betrunken. Lungentuberkulose, Lebercirrhose. 1875 Beginn einer Paralyse, Charakterveränderung. 1877 psychotisch: Tobsucht, dann demente Form (WEICHBRODT[2658]). Haltloser, wetterwendischer, von einem Studium zum andern springender Mensch, angeblich wegen seines Lungenleidens sich dem Trunke ergebend, mit 39 Jahren am Ende seiner Kraft, mit 50 Jahren in der Irrenanstalt schnell verblödend, Lues (?) (SPRINGER[623], S. 231). „In ärmlichen Verhältnissen geboren, brachte er es zu nichts Rechtem. Dichterische Produktion läßt mit 39 Jahren nach und versiegt mit 49 Jahren gänzlich. In diesem Jahr der erste Tobsuchtsanfall. Selbstmordversuch . . . Die paralytische Verblödung, die bald einsetzt, wird durch den fortschreitenden und zum Ende führenden Krankheitsprozeß abgekürzt. Er war auch dem Alkohol sehr ergeben" (BRAUN[687], S. 49).

LEYDEN, JOHANN VON, gen. Bockelson (1509–1536)
Niederländischer Sektierer in Münster

Hysteroepileptiker (FREIMARK[1023], S. 94; s. a. RECK-MALLECZEWEN[3104]).

LICHTENBERG, GEORG CHRISTOPH (1742–1799)
Deutscher Physiker und Schriftsteller

Als letztes Kind eines Pfarrers geboren. Mutter hatte 17 Schwangerschaften mit 8 Totgeburten; 4 Geschwister starben früh. Seit dem 8. Lebensjahr idiopathische Kyphoskoliose. Tod an Brustfellentzündung (NAVRATIL[2660], S. 3; vgl. a. BRAUN[687], S. 90). „Zusammentreffen von Talent und psychopathischen Ambivalenzspannungen" (LOEWENBERG[2659]). „Satirischer Buckelkrüppel" (WÜRTZ[2119], S. 29). Hypochondrie und Zwangsneurose (NAVRATIL[2660], S. 4; s. a. WINTERSTEIN[2661], S. 213, u. WITZEL[2662], S. 75). Die Sexualität im Leben L.s von einer alles durchdringenden Gegenwärtigkeit (WITZEL[2662], S. 266).

LIEBIG, JUSTUS (1803–1873)
Deutscher Chemiker

Depressionen (OSTWALD[1302], S. 89). Tod an Pneumonie (WILLMS[704], S. 594).

LILIENCRON, DETLEV VON (1844–1909)
Deutscher Dichter

Alkoholismus. Tod an Bronchopneumonie. „Anfänglich Offizier, später ein problematischer und schließlich entlassener Beamter, kam erst spät zur Dichtkunst" (BRAUN[687], S. 91).

LINCOLN, ABRAHAM (1809–1865)
Präsident der USA

Periodisch depressiv. Weich. An Mutter fixiert. Daraus später Kampf gegen Sklaverei (CLARK[2663]). Nur durchschnittlich begabt (WITTY and LEHMAN[636]). Perioden von Melancholie (BASSO[3189]).

LINGG, HERMANN VON (1820–1905)
Deutscher Dichter

Nervös, depressiv, asthenisch, schüchtern, Neuropath. Mit 30 Jahren Psychose (Verwirrtheit, Angst, Beziehungs- und Verfolgungsideen, Selbstanklagen, Depression). Keine Zyklothymie. Psychische Verursachung auf dem Boden psychopathischer Wesensgrundlage. „Neurasthenisches Irresein" (JENTSCH[2664]).

In den dreißiger Jahren „schweres neurasthenisches Irresein", in den letzten Lebensjahren Altersschwachsinn, der auf Arterienverkalkung zurückzuführen war (Heinz[210], S. 5).

Zuletzt Dementia arteriosklerotica senilis. Die psychotische Erkrankung der dreißiger Jahre wahrscheinlich doch wohl Schizophrenie.

List, Friedrich (1789–1846)
Deutscher Nationalökonom

Blutandrang. Wetterfühlig. Drückende finanzielle und Zukunftssorgen. Melancholische Stimmungslage. Tod durch Suicid (Michael[2208]).

Liszt, Franz (1811–1886)
Ungarischer Komponist

Bezeichnete sich selbst in einem Brief, datiert vom 7. 4. 1873, an einen ungarischen Freund, den Baron Anton Augusz, als Magyar (Szirmay-Pulszky[2669]a). Zyklothyme Konstitution, passionierter Idealismus, artistisches Proselytentum. Disharmonie in der Proportion der verschiedenen Kompositionen, entsprechend der Disharmonie seiner Persönlichkeit (Quero[2668], S. 132). Mit 19 Jahren in Paris schwere Depression, die ihn monatelang untätig ans Bett fesselte. Im Alter Cognactrinker. 1881 beträchtliches Anschwellen der Füße. Wassersucht. Nicht imstande, Diät durchzuführen und auf den Cognac zu verzichten; er bedeutete für ihn ein unerläßliches Reizmittel. Nach Sturz von der Treppe nur sehr langsame Erholung. Abnahme der Kräfte. Entzug des Cognacs bekam ihm nicht. 8. Juli Pneumonie, 31. Juli Todeseintritt (Pourtalès[2667]). Die neueren Ansichten über das Merkmal des musikalischen Talentes erkenntlich am Schädel (Möbius, Schwalbe, Auerbach, Tandler) gehen dahin, daß dieses durch stärkeres Volumen vorzüglich der Schläfengegend seinen morphologischen Ausdruck finde (S. 291). Lineae temporales treten bds. hervor (S. 279) (Jentsch[2666]).

Ljesskow, N. S. (1831–1895)
Russischer Dichter

Tod an Herzleiden (Braun[687], S. 84).

Loewe, Karl (1796–1869)
Deutscher Komponist

12. und letztes Kind seiner Eltern. Pykniker von aufgeschlossenem Wesen. 1864 Schlaganfall. Nach 6 Wochen erholt. Mit 72 Jahren Tod an erneutem Schlaganfall (Braun[687], S. 26).

Lorrain, Claude (1600–1682)
Französischer Maler und Radierer

Ganz einseitige Begabung. Weich, gewissenhaft, ohne Initiative, ungesellig, ledig. Neigung zum Depressiven, zu Kleinheitsideen. — Sah jemand vom Gerüst abstürzen. Phobie. Schreckneurose (Jentsch[2670], ref. v. Haymann: latente Schizophrenie ?).

Schizoider Bionegativer.

Loyola, Ignatius von (1491 oder 1495–1556)
Stifter des Jesuitenordens

Typischer Ritter und Weltmann wird Heiliger. Schwere Verwundung treibt zu weltfremdem Mystizismus. Schwere Hysterie, Verzückungen, einmal Stupor. Ekstatische Euphorie. Wille zur Macht. Durch Exerzitien künstliche Hysterie erzeugt, um Macht über Adepten zu gewinnen (Lomer[2672], vgl. die Referate von

W. Maier, Schrecker, besonders Sadger). Schizothymer Organisator. L. war Baske; dort gab es viele Organisatoren. L. Genie der Organisation, der auch die Kontemplation in den Dienst der Tat stellte (BOEHMER[2671]).

Diese beiden Quellen allein dürften zur pathographischen Charakterisierung L.s nicht ausreichend sein, K.

LUDWIG II. (1845–1886)
König von Bayern

1. *Zum Erbgang:* In der Aszendenz mehrfach Schizophrenie. Schwere Belastung durch den schizophrenen Stammvater Wilhelm d. J. von Braunschweig-Lüneburg (geb. 1535). Ahnenschwund führt dabei zu einer Zunahme der krankhaften Erbkräfte (HOHLFELD[2680]). Ein Erbgang seltsamster Sonderlinge mit eingestreuten schizophrenen Psychosen, der sich dann zu den schizophrenen geisteskranken Bayernkönigen Ludwig II. und Otto weiterspinnt (KRETSCHMER[128], S. 162–163; s. a. MÜLLER[2687], S. 11, und STROHMAYER[2691]).

2. *Zur Wesensart und zur Frage der Geisteskrankheit:* „Seine Abneigung gegen das weibliche Geschlecht war jedenfalls so groß, daß er nicht einmal Frauen in seiner Nähe zu sehen wünschte. Andererseits war über seine Neigung zu Männern vieles schon vor seiner Geisteskrankheit bekannt" (MOLL[592], S. 34). Narzistisch-exhibitionistischer Trieb (JONES[2682], S. 318). L. der Typus eines zielbewußten königlichen Narzißten. Sein Verfolgungswahn ist Ausdruck der homosexuellen Objektwahl des Narzißten (LIERTZ[2685], ref. v. Birnbaum). Schwere narzißtische Psychose. Onanie, Homosexualität. Schizophrenie (LANDAUER[2684], S. 268–269). „Auch trifft zu, daß der König unter diesen jungen Menschen, mehr oder weniger kurzfristig, einzelne Günstlinge hatte, die er verwöhnte, von Arbeiten befreite, mit Geschenken wie Ringen, Uhren, kostbar geschnitzten Meerschaumspitzen überhäufte, sie die Separatvorstellungen besuchen ließ, ja, daß es ihnen ergehen konnte wie Antinous, dem Liebling Kaiser Hadrians, daß nämlich auf königlichen Befehl ein Bildnis ihrer imposanten Körperlichkeit als antikische Plastik hergestellt wurde. (Diese Skulpturen sollen als schwer kompromittierend nach dem Tode L.s sämtlich vernichtet worden sein.)" (RICHTER[2690], S. 338). „Eine besondere Abneigung hegte er gegen den späteren Kaiser Friedrich, und ihm ist ein großer Teil des Tagebuches gewidmet. Nach dem Vorbilde des Monte Christo hatte er den Kronprinzen in Italien durch Banditen aufheben und in einer Höhle einsperren lassen, wo er einem langsamen Tode durch Verhungern geweiht war. Zur Erhöhung seiner Leiden befiehlt er, ihm die Zähne einzeln auszuziehen und ihn andern Mißhandlungen zu unterwerfen, und er läßt sich täglich über die Ausführung seiner Befehle und von dem Verhalten des unglücklichen Kronprinzen Bericht erstatten, während er aus den Zeitungen wissen mußte, daß der Kronprinz in München sei, wo er die Bayerische Armee inspizierte. Um der immer drohenderen Geldnot zu entgehen, organisierte er Banden, welche die großen Banken berauben sollten, und er plant, sein Land zu verkaufen . . . Was Bismarck über die Mäßigkeit des Königs im Trinken gesagt hat, trifft für die spätere Zeit nicht mehr zu. Seine zunehmende Verrohung und Grausamkeit legen den Verdacht des Mißbrauches geistiger Getränke nahe, und dieser Verdacht wird durch bestimmte Angaben bestätigt, wonach sich der König dem Genusse schwerer Weine und Liköre hingab. Er mißhandelte seine Diener, die ihm zuletzt nur kniend nahen durften, und bei seiner Verhaftung fanden sich 32 Personen seiner Dienerschaft verletzt" (PELMAN[587], S. 111). Neuschwanstein: Mischung von Nibelungenburg und Louis XIV., Ausdruck seines Autismus, platt, unoriginell. In Linderhof Vignette: L'état c'est moi (S. 182). Sadistische Fantasien, den deutschen Kaiser zu foltern (S. 183). Bastonade an Ministern (S. 184) (VINCHON[1426]). „Neigung zum Phan-

tastischen und mangelnder Sinn für Realität stürzten L. als Bauherrn in untragbare Schulden. Am 10. Juni 1886 wurde er des Thrones entsetzt und am 12. Juni nach Schloß Berg am Starnberger See gebracht. Am folgenden Tag fand er zusammen mit dem ihm so unsympathischen Psychiater v. Gudden den Tod im See. Man barg die Leichen beider Personen nahe beim Ufer. Ob ein Selbstmord vorliegt, ist nicht erwiesen, um so weniger, als der König schwimmen konnte und nur 40 Jahre alt war. Erst jetzt publizierte Dokumente (HAUSNER[2679]) legen den Schluß nahe, daß ein unbekannter Dritter auf höhere Weisung im Park den König chloroformierte, dann den einzigen Zeugen v. Gudden liquidierte und beide in den See warf." Diagnose: Paranoia, die allerdings vom Leibarzt energisch bestritten wurde (KERNER[2683], S. 1168). Kerner führt auch Tagebuchstellen, das Verhältnis L.s zu Richard Wagner betreffend, an: „In dem Tagebuch des erotisch abartig-veranlagten und psychisch stets alterierten Königs . . . finden sich immer neue verzweifelte Keuschheitsgelübde zur Überwindung der Homosexualität, wie auch die Eintragungen auf Blatt 19 bezeugen, worin sich L. an sein Bekanntwerden mit dem Meister (1864) erinnert: »10 (Jahre), seit Richard so gesehen und ihn kennengelernt. Definitives letztes Streifen an Fall! — jour de St. Louis 77 entsühnt durch Versailles! Rheims! Keinen Kuß mehr, gar keine Aufregung, nicht im Sprechen, nicht im Schreiben, nicht in Werken . . .« Unterschrieben ist diese Seite mit den Worten »Ludwig« und »Richard«; nicht weniger intime Eintragungen folgen auf dem nächsten Blatt (KERNER[2683], S. 1168; vgl. a. GREIN[2677] u. [2678] sowie VINCHON[1426], S. 184). Unmittelbar nach dem Tode, z. T. schon einige Tage danach, erschienen einige Quellen, die infolge katathymer Färbung kaum brauchbar sind, dafür aber jener aus Untertanengeist und Herrscherverehrung erwachsenden Schönfärbung Ausdruck verleihen (vgl. MORIN[2686], CARL[2674], MUNDY[2688]), die geneigt war, der heroisierten und im bayerischen Volk fast schon legendär gewordenen Gestalt L.s ein Denkmal zu setzen [K.]. Wahnideen und Sinneshalluzinationen. Pflegte sich vor besonderen Bäumen und Büschen zu verbeugen; ließ seine Begleiter vor einer Statue niederknien, die er für Marie Antoinette hielt (IRELAND[1640], S. 147). Hergang des Unglückes mangels von Tatzeugen nicht festzustellen. Selbstmord sehr wahrscheinlich, da schon vorher Selbstmordgedanken vorhanden waren (REHM[2689], S. 570–571). Lues (ROBERT[640] [nicht wahrscheinlich, K.]).

Es bleibt aller Vermutung nach bei der schwer bionegativen, sexuell-abnormen, homosexuellen, exaltierten und verschrobenen Persönlichkeit L.s bei der Diagnose paranoide Schizophrenie, der sich auch GRASHEY[2676], IRELAND[2681] u. [1747], S. 107, KOWALEWSKIJ[1756], S. 135 ff., STROHMAYER[2691] und BÖHM[2673] anschließen.

LUDWIG, OTTO (1813–1865)
Deutscher Dichter

Aus wohlhabender Familie stammend, starb in Armut. Von Jugend auf schwächlich und schüchtern, komponierte in der Jugend . . . Möglicherweise organische Erkrankung des Nervensystems (BRAUN[687], S. 75–76). Zart, schwächlich. Stimmungsschwankungen. Hohe Erregbarkeit. Muskelzuckungen. Neuropathisch, d. h. Psychopath (vgl. a. HINRICHSEN[594], S. 12). Psychogene Neigung zur Konvulsion. Chorea electrica. Zuckungen des Kopfes, hieß „der Schüttler". Rheumatose, Herzbeutelentzündung, Augenentzündung, Gallensteine, Skorbut, Gelenkrheumatismus; alles überlagert von Neurose mit Krämpfen. Akinesia algeria. Oft Depressionen. Gesichts-Tics. Morelsches Ohr. In der Jugend oft Lebensüberdruß. Abnorme Erregbarkeit des ganzen Wesens. Starker Raucher. Alkohol in Gesellschaft. Leicht erschöpfbar (JENTSCH[2693]; u. a. AYRER[2692]). Globus hystericus. Hysterische Respirationskrämpfe (SADGER[2694]).

Bionegative Persönlichkeitsstruktur.

LUKREZ, TITUS CARUS († 55 v. Chr.)
Römischer Dichter

Intermittierende Psychose. Selbstmord mit 44 Jahren (STAMPINI[2695], z. n. LOMBROSO[591], S. 148). Wahrscheinlich Zyklophrenie.

LUTHER, MARTIN (1483–1546)
Deutscher Reformator

1. ***Zum Erbe und der Vererbung:*** Belastet. Mutter: erregt; Vater: zähe Energie, große Reizbarkeit (Totschlag), Zornmütigkeit (GRISAR[2706]). L.s ältester Sohn nicht Theologe, sondern Jurist, der zweite Theologe, jedoch sehr schwächlich, übte sein Amt nie aus, starb früh, kinderlos. Der älteste Sohn hatte nur eine Tochter, die in kinderloser Ehe verheiratet war (S. 450). Zwei Töchter starben ein- und elfjährig. Das fünfte Kind, der Sohn Paul, war 13 Jahre alt, als L. starb. Er wurde Professor für Medizin in Jena, war Leibarzt mehrerer sächsischer Fürsten. Keine genialen Züge. Hatte sechs Kinder, aus diesen die »Lutheriden«, 1255 lebende Nachkommen allein namentlich festzustellen, z. T. in Holland und in USA. Seit der 7. Generation aber nur noch Nachkommen in der weiblichen Linie; kein Name Luther mehr bei den Lutheriden. Fast ein Drittel der Nachkommen sind Akademiker; unter den Handwerkern fehlt nur der Schornsteinfeger. Allgemein tüchtige Leute, aber kein Genie, auch keine künstlerische Begabung (S. 451) (RABE[322]). WOLTMANN[2730] schließt sich Chamberlains Meinung an, nach welcher L. im wesentlichen der germanischen Rasse zugeordnet werden müsse (S. 685). [Familie starb im Mannesstamm 1759 mit dem Advokaten Martin Gottlob L. aus. Träger des Namens L. sind Nachkommen von dessen Bruder Jakob L. in Mansfeld oder von dessen Onkel in Möhra. Mehrere von deren Nachkommen sind nach Amerika ausgewandert und haben den dortigen Zweig der Familie L. begründet. K.]

2. *Auffassungen, die L. für geisteskrank halten:* Periodische Verrücktheit (KERZ[2715]). „Aus Haß verrückt", „von Gemütskrankheit befallen" oder „von bösen Geistern besessen" (Erasmus). Sprache des Tollhauses. Verwirrte Phantasie (PRECHT[2723], katholisch). Verschiedene Arten von Wahnsinn (SCHOEN[2727]; vgl. a. RIVARI[2726]). „... un état de nervosisme outré, analogue à l'hystérie et frisant la folie proprement dite" (REGNARD[526]). L.s Tätigkeit unter Einfluß anormaler Geistesrichtung. Krankhafte Angstzustände, Sinnestäuschungen, besonders Teufelserscheinungen (GRISAR[2705]). SMITH[2728] gibt in einer frühen psychoanalytischen Arbeit eine Deutung der Teufelsvisionen L.s (S. 89). Visionen sowie Geruchs- und Gehörshalluzinationen als teuflische Belästigung von L. empfunden (FREIMARK[1023], S. 94). „Krankhaft ist jedenfalls die infolge geistiger ascetischer Überspannung eingetretene Attaque, wo er, als im Kloster der Abschnitt von den Besessenen gelesen wurde (Matth. 17, V. 14), auf dem Chore, auf dem er sich befand, wie ein Besessener tobend niederfiel und schrie: »Ich bin's nicht, ich bin's nicht«, was seine Gegner, diese tiefreligiöse exzentrische Gemütsstimmung mißkennend, für »eine epileptische Attaque oder für ein Besessensein von Dämonen« ausgaben" (KÜCHENMEISTER[2718], S. 16). „Es gibt keinen Beweis, daß die Sinnestäuschungen und Halluzinationen des deutschen Reformators seine religiösen Ansichten geändert oder modifiziert hätten" (IRELAND[2811], S. 572). Psychose sei nicht bewiesen. Daß L. an Epilepsie gelitten hätte, beruhe auf ganz unsicheren Quellen; dabei sorgfältige Mitteilungen über L.s dämonische Ansichten und Zustände (KÖSTLIN[2716]; vgl. a. EBSTEIN[2700]). KANKELEIT[2713] weist auf das Wandlungserlebnis bei L. hin, ohne das er niemals der große Reformator geworden wäre (ähnlich bei Augustinus und Bismarck).

3. *Quellen, die Neurose oder Psychopathie annehmen:* L. unter allen großen Männern vielleicht der nervöseste (EULENBERG[2206], S. 17). Durch körperliche

und geistige Überanstrengung nervös geworden (KAWERAU[2714]). In neurotischer Krisensituation werden deutliche Zeichen verdrängter Kindheitserlebnisse (patriarchalisch, finster, abergläubisch) erlebt; auch der wachsende Papsthaß sei ein Hinübernehmen kindlich-neurotischer Komplexe in seine Reformatorenzeit (REITER[2724], ref. von Leibbrand). Bei einem analytischen Deutungsversuch des jungen L. weist ERIKSON[2702] auf das Schema der sog. Identitätskrise bei L. hin. Die Flucht aus einem harten Vaterhaus ins Kloster wird als Versuch gedeutet, den irdischen Vater gegen den himmlischen einzutauschen. Das empfindliche, bis zur Verfolgungskrise gesteigerte Unrechtsbewußtsein des jungen L. wird als die Spannungsschwelle beschrieben, aus der sich explosiv die neue religiöse Formel der Rechtfertigung durch den Glauben löst. Weil L. bei seinem strengen Vater-Gott keine Ruhe und keine Versöhnung finden konnte und sich auch durch Leistungen der mittelalterlichen Frömmigkeit nicht zu befreien vermochte, fand er seine neue Formel vom gnädigen Gott. LOHSE[2720] allerdings wirft der Arbeit von Erikson vor, daß von ihm Legenden und notfalls Hypothesen beigebracht würden, um das Fehlende zu ergänzen. So entstehe ein scheinbar genaues Bild von L.s Elternhaus, dem nur eines fehle: die historische Zuverlässigkeit. Tatsächlich weise alles, was wir über L.s Elternhaus wissen, darauf hin, daß es sich weder im Guten noch im Schlechten von zahlreichen anderen Familien jener Zeit unterschieden hat. An L.s Jugend ist gerade dies das Auffällige, daß nichts aus dem damals üblichen Rahmen herauszufallen scheint. Lohse bemerkt dazu: Wenn man, wie Erikson, in der Religion lediglich die Projektion kindlicher Elternbilder auf Gestalten des Himmels sieht, dann muß sich der Versuch, L.s Entwicklung von einer Identitätskrise her zu verstehen, geradezu aufdrängen. Freilich dürfte ein solcher Versuch nicht konsequent die von der historischen und theologischen Forschung erbrachten Ergebnisse außer acht lassen, sondern müßte gerade besonders sorgsam nur mit gesicherten Quellen arbeiten. Die bewußt L. z. T. verleumdende Quelle Cochäus z. B. gehöre dazu. — L.s Werk zeigt Systemlosigkeit, Widersprüchlichkeit des Gedankenbaues (MÜLLER-FREIENFELS[881], S. 213 f.). Zahlreiche Gegensätze in seiner Natur, unbeständig, unberechenbar. Leidenschaftlichkeit, überlebhafte Phantasie, Übertreibungen im Wort, hohe Reizbarkeit, Kampf- und Streitsucht. Verstimmungen periodisch, aber gewöhnlich fortwährende Stimmungsschwankungen. Hypochondrisch. Zahlreiche Körpermißgefühle. Kopfsummen und Schmerzen. Ohrenbrausen, Schwindel- und Ohnmachtsanfälle, Herzbeklemmungen; zeitweise Zorn, Unwille, Wüten. Stark sexuell. Glaubte an eine besondere Offenbarung Gottes an ihn, L.; aber ziemlich verschwommen, ohne Größenidee. Viele »Lügen« [d. h. katathyme polemische Übertreibungen]. In den letzten Jahren bleibende Verdüsterung; feste Erwartung des nahen Weltendes. Staunenswerte geistige Gaben und Arbeitskraft. L. meist depressiv. Traumatische Neurose nach Blitz-Schock [?], keine zirkuläre Psychose, überhaupt keine Psychose, sondern nur Psychopathie. Illusionen, Halluzinationen auf der Wartburg. Visionen unbezweifelbar (starkes Phantasieleben, Mißdeutung von äußeren und inneren Erlebnissen von jenseitiger Belästigung oder Bestärkung). Tintenfaß nach dem Teufel: Legende. Kein Trinker, aber liebte und erlaubte guten Trunk gegen Depressionen aller Art (GRISAR[2706]; vgl. a. MÖNKEMÖLLER[2722], der sich Grisar anschließt).

4. *Für Zyklothymie bzw. Zyklophrenie* [*die wahrscheinlichste Diagnose, K.*]: Zyklothymie, nicht manisch-depressive Psychose (Zyklophrenie) (GROSSMANN[2708] u. [2709]). „Dicht neben den schroffsten Insuffizienzgefühlen, neben Depressionen, schwerer Angst, schwankender Unsicherheit des Entschlusses und fast zwangsneurotischer Anklammerung an gewisse traditionelle Symbole — dicht daneben Symptome einer fast bäuerisch robusten Vitalität, von großer Schlag- und

Stoßkraft des sprachlichen Ausdrucks, siegreichem Humor, Festigkeit in schweren persönlichen Gefahren und einer schon rein physisch imposanten Leistungsfähigkeit im Tempo der literarischen Produktion" (KRETSCHMER[128], S. 162). Mischung von expansiv-sensitiven Charakterzügen (KRETSCHMER[2717], S. 140). „Starke, zum Teil endogene Gemütsschwankungen und einzelne, sicher rein ärztlich zu bewertende Schwermutsanfälle mit starken körperlichen Begleitsymptomen (z. B. 1527) ... das derb Natürliche, Saftige, rasch Herauslachende und Herauspolternde, die augenblicksgeborene Form- und Systemlosigkeit der literarischen Produktion ... Die bildhaft-volkstümliche, sinnliche Sprachkraft erreicht den höchsten Gipfel" (KRETSCHMER[609]). „Dieses Gemütsleiden ist die Qual und die Kraft seines Lebens gewesen ... Sein Leben und Lebensglück stand und fiel mit dieser Lehre [d. h. Rechtfertigung allein durch den Glauben], denn sie war die Arznei, die sich Luther gegen seine qualvollen Krankheitszustände verschrieben hatte. Als Medizin für einen Gemütskranken ist diese Lehre durchaus verständlich und berechtigt. Manisch-depressives, zirkuläres Irresein, zirkuläre Psychose" (GERDTELL[2704], S. 13 f. u. S. 218). Bei L. das Pathologische überaus bedeutsam. Leichtere Form des manisch-depressiven Irreseins [besser Zyklophrenie, K.]. Melancholische Phasen. Maniakalische Perioden mit gesteigertem Selbstgefühl und zorniger Erregung. Phantastische Deutungen kein Wahn, sondern aus dem herrschenden Gedankenkreise aufzufassen. Keine Halluzinationen (MÖBIUS[2721] u. [3307], S. 39). Zirkuläre Psychose mit Angstanfällen (BAUMANN[2398]). Körperlich begründetes Gemütsleiden. Pathologische Zustände. Depression, Schreckhaftigkeit. Religiöse Anfechtungen ein pathologischer Zustand. 1527 schwere Depression mit Selbstvorwürfen wegen eigener Heftigkeit und Streitsucht. Seelische Verstimmung nicht etwa eine Folge der geistigen Kämpfe. Ohnmachten, Weinkrämpfe. Später verlegte L. die Sündenangst nach außen: der Teufel (HAUSRATH[2710]). „Unter allen großen Männern ist L. der paradoxeste." Gemütskrankheit, Melancholie. Seine alten Gemütsleiden (Träume) wieder auf der Wartburg. Humor und Melancholie durcheinander. Zunehmende Reizbarkeit (I., S. 110). Zirkuläre Psychose. Den ganzen Prozeß darum für Geisteskrankheit zu erklären, wäre dennoch verkehrt (I., S. 574) (HAUSRATH[2711]; vgl. HAUSRATH[2712], I., S. 1–4, 17–21, 30–41, 52–53, 108–110, 475–476, 573–575; II., S. 184, 264, 430–440, 495). Für Zyklophrenie a. LENZ[646], S. 675, KIRCHHOFF[1068], S. 675, BERKHAN[2698], KÜCHENMEISTER[2718], S. 133). „An einer organischen Psychose hat L. nun zwar nicht gelitten, aber es muß für wahrscheinlich angesehen werden, daß das frühzeitige Senium und vielleicht auch der Alkoholismus doch, und zwar zunehmend in den letzten zehn Lebensjahren, wenn auch nicht in einer eigentlichen Demenz resultiert haben, so doch in einer gewissen Verknöcherung, Argwöhnischkeit, Unverträglichkeit, einer leicht erkennbaren Schwäche und einer Vergröberung gewisser unschöner Charaktereigenschaften, nämlich seines Zornmuts, seiner Derbheit in der Polemik und seiner Vorliebe für obszöne Ausdrücke. Gleichzeitig wurden dadurch auch die im voraus bestehenden paranoiden Züge noch weiter verstärkt. Dagegen läßt sich keinerlei Einfluß einer eventuellen früheren Syphilis nachweisen. Es ist jedenfalls so gut wie ausgeschlossen, daß eine solche sein Zentralnervensystem infiziert hätte" (REITER[2725], S. 553–554). Reiter erörtert auch die Möglichkeit epileptoider Artung — unbeherrschter, explosiver Jähzorn, »Luther-Zorn«, Reizbarkeit, Eigensinn —, lehnt jedoch eigentliche epileptische Demenz ab und kommt schließlich zu der abschließenden diagnostischen Feststellung einer manisch-depressiven Psychose (S. 566). Reiter schließt: „So raubt ihm die Psychose keineswegs den Glorienschein des Genies, sondern ist als wesentlicher Bestandteil der äußeren und inneren Konstellation zu bewerten, die ihn erst zum eigentlichen Gründer und größten Führer der Reformationsbewegung machte. Ohne diese Psychose wäre er kaum ein Genie geworden" (S. 574). WERNER[2728] (S. 17) schließt sich den Ausführungen Reiters und Kretschmers an.

5. *Zu den körperlichen Krankheiten L.s, die auch zum Tode führten:* Als Kind schwächlich und zart (S. 5). Schon als Knabe an geistiger Befähigung den Altersgenossen weit überlegen (S. 114). L.s Statur bei mittlerer Größe weder schwächlich noch unansehnlich. Viele nannten ihn von Gliedmaßen schön. Von Hause aus eine hinlänglich gesunde, mittelmäßig kräftige und feste Konstitution (S. 115). Erstes Auftreten der Symptome des Steinleidens nicht genau bekannt (S. 125). Das Leiden zeigte gewöhnlichen Verlauf. Stationen 1518, 1521, 1526, die heftigste Attaque 1537 (S. 126). Neben dem Nierenleiden Gicht und fieberhafter Rheumatismus (S. 128). Tod an Übermattung und Erschöpfung des Herzens. Keine Apoplexie (S. 133) (KÜCHENMEISTER[2718]). Im Anschluß an eine Selbstbeschreibung L.s von störenden Sensationen während der Arbeit spricht IRELAND[1706] von einer »Reizbarkeit des Gehirns« (S. 49). Gicht, Obstipation. Beiderseitiger chronischer Mittelohrkatarrh. Folgen davon die nervösen Symptome. Tod an Herzleiden (EBSTEIN[2700]). Arthritiker (Steine, Hämorrhoiden, Gicht). Obstipation, Schwindel, Ohnmachten, Ohrgeräusche, Gesichts- und Gehörshalluzinationen. Tod an Pneumonie (CABANÈS[2699]; s. a. VIERORDT[514], S. 56, u. BERKHAN[2698]). AUGUSTIN[2697] hält die Ohnmachten für ein Symptom von Hypertonie (S. 1587). Zuletzt müde und abgelebt, hatte er auf einem Auge die Sehkraft verloren und litt seit 1530 an Unterschenkelgeschwüren; häufig Ohnmachtsanfälle, die wohl arteriosklerotischer Art waren. Kopfschmerzen steigerten sich, wenn sich das Unterschenkelgeschwür schloß. Tod sanft nach vorausgegangenen Beklemmungsgefühlen, wohl an Herzschwäche (BRAUN[687], S. 18). Während GROSSMANN[2708] u. [2709] Tod an Hirnblutung annimmt, äußert GRISAR[2707]: Tod an Coronarsklerose; keine Apoplexie, kein Katarrh [d. h. keine Pneumonie], kein Selbstmord. LAURENT[2719] wiederholt und erläutert verschiedene Berichte über L.s Tod.

6. *Luther in und nach seiner Zeit:* L. nach dem Tode verherrlicht. Wirkung seiner Abfallspredigt sehr groß, aber im Grunde ein Ergebnis der Umstände durch mancherlei Faktoren der Zeitgeschichte. L. trat „mit seiner Sturmnatur . . . an die Spitze einer schon lange angewachsenen Strömung im Welt- und Ordensklerus". Es herrschten kirchliche Mißstände und tiefe Unordnungen im öffentlichen Leben. Zug der Zeit nach Freiheit, Individualisierung, Neuerung. Auch politisch war das Reich gelockert; überall befanden sich Gärungsstoffe. L.s Ruf nach Reformation, die alle wollten, bezauberte und erschreckte zugleich. L. fand Unterstützung 1. bei den gelehrten Humanisten, die mit der katholischen Autorität zerfallen waren; 2. bei den Bauern, die sich erheben wollten; 3. bei den Städten, die gegen den Druck der Bischöfe etwas für sich erhofften; 4. beim Adel, der unter der Fahne des Evangeliums auf Revolution hoffte; 5. bei den Fürsten, die auf Kirchengüter hofften und ihre Machtsphäre gegenüber Papst und Bischöfen erweitern wollten. Erfolgreich war sein Ton sicherster Überzeugung. Viel sehr Verlockendes lag in der Lehre (nur der Glaube, Abschaffung des Zölibats usw.) für Geistliche, Mönche, Nonnen. Ruf nach Freiheit fand Erfüllung. L.s Bild in ständiger Wandlung entsprechend den eigenen Idealen der verschiedenen Richtungen, wurde auch heilig und göttlich genannt. Modernes Streben, ihn als »Heros der neuen Kultur«, als ihren Begründer zu stempeln; alles eben »Heroenmalerei« (GRISAR[2706]). „L. war kein Träumer, er hatte nicht einmal Vertrauen zu den Visionen, obgleich er an Gespenster und die Offenbarungen des Teufels glaubte. Das wirkliche in dem inneren Erleben ist das Gewissen. In der Wirklichkeit des Gewissens lebte L. tief und ernst und kämpfte innerhalb der Mauern des Klosters seine großen Kämpfe" (ALANEN[2696], S. 13). Ein von Gott gebrochenes Genie (FLÜGEL[2703], S. 68). Genie des Gewissens (RABE[322], S. 452).

7. *Zusammenfassende Beurteilung:* Zykloider Bionegativer von maßloser Affektivität in der Richtung auf eine leichte Zyklophrenie hin, wobei gelegentlich (so 1527) die Grenzen des Psychopathischen zur Gemütskrankheit hin überschritten werden. Viele hypomanische Charakterzüge, auch wohl leichte Phasen. Manchmal Illusionen, phantastische Verkennungen, Pseudohalluzinationen (stark visuell, außerdem ohrleidend). Stark rationale und stark archaische Schichtung zugleich. Fühlte seine überwältigenden Stimmungsanomalien (nach außen projiziert) als Teufel oder Gott; so seine Lehre (De servo arbitrio 1525), daß Gott und Teufel miteinander kämpften als Reiter auf dem Tier Mensch, der selbst keine Entscheidung habe! Sein Werk spiegelt ihn wider. Sein Hauptgedanke der Rechtfertigung nur durch den Glauben ist eine Verallgemeinerung seiner eigenen seelischen Bedrängnis und zugleich Ausdruck seiner Selbstheilung. Auch L. ein Beweis für die welthistorische Bedeutung des Bionegativen.

Madách, Imre (1823–1864)
Ungarischer Dichter

Schizoider Psychopath (v. Szirmay-Pulszky[642], S. 59 ff.).

Mahler, Gustav (1860–1911)
Amerikanischer Komponist und Dirigent deutscher Herkunft

1907 akute Coronarinsuffizienz, neurovegetative Beschwerden (S. 183). Tod an septischer Angina, vermutlich nur als Symptom einer Leukämie; drei Monate vorher erkrankt (S. 186) (Kerner[2731] u. [1614], S. 610).

Majakowsky, Wladimir Wladimirowitsch (1893–1930)
Russischer Dichter

Bürgerliche Herkunft, schon mit 15 Jahren politische zarenfeindliche Betätigung, Verhaftungen, Gefängnisstrafen. Abbruch der höheren Schulausbildung. Malte unter dem Einfluß David Bürluks in futuristischer Manier. Zykloides hypomanisches Temperament. Erfinder neuer Rhythmen und neuartiger Versformen für die russische Dichtung. Wortneuschöpferisch. Dichter der russischen Revolution. Sehr betriebsam, zahlreiche propagandistische Auslandsreisen mit Vorträgen bis zum Eintritt eines Halsleidens; anschließend Depression. Tod durch Suicid, nachdem er früher Jessenins Suicid verurteilt hatte. Diagnose: zykloide psychopathische Persönlichkeit mit Tod in depressiver Phase (v. Szirmay-Pulszky[2733]).

Makart, Hans (1840–1884)
Österreichischer Maler

Paralyse (Springer[623], S. 167).

Malebranche, Nicola (1638–1715)
Französischer Philosoph

Verrücktheit, Verfolgungswahn (Cabanès[2735], S. 752). Völlig asexuelles Leben als Folge einer Operation nach Steinleiden (Herzberg[622], S. 73).

Malibran, Maria (1842–1898)
Spanische Sängerin französischer Herkunft

Epilepsie (Gélineau[1704], S. 557).

Mallarmé, Stephane (1842–1898)
Französischer Dichter

Klassisches Beispiel von Regression zu der sado-analen Stufe als Abwehr gegen die verbotenen Wünsche des Ödipusfühlens (Kucera[2736], S. 622).

MANCINI, ANTONIO (1852–1930)
Italienischer Maler

Schizophrenie (MORSELLI[2053], S. 185; a. SCIUTA[2737]).

MANET, EDOUARD (1833–1883)
Französischer impressionistischer Maler

Paralyse (SPRINGER[623], S. 166).

MANN, THOMAS (1875–1955)
Deutscher Romancier

Thrombose als Folge von Verkalkung der großen Beinarterien, erläutert durch den finalen Befund von Löffler-Zürich (POLITZER[2738], S. 36).

MANSFIELD, KATHERINE (1888–1923) (Kathleen Beauchamp)
Englische Erzählerin

Frühreif, begabt. 1917 Pleuritis. 1923 Blutsturz (MOORMAN[693], S. 114). Ihr ganzer Ruhm ist auf drei kleine Novellenbände gegründet, die zu ihren Lebzeiten erschienen (S. 129). „Ihre Krankheit war die Lungentuberkulose, die »romantische« Krankheit des 19. und beginnenden 20. Jahrhunderts; ähnlich wie die Syphilis die »romantische« Seuche des 16. Jahrhunderts war und wie der Krebs unserer Zeit mehr als bloßes pathologisches Geschehen bedeutet" (S. 130) (FLESCH-BRUNINGEN[2739]).

MANZONI, ALESSANDRO (1785–1873)
Italienischer Dichter

Mit Epilepsie, Schwachsinn, Schizophrenie belastete Familie (S. 1–23). Claustrophobie, Suicidideen (S. 29). Religiöse Skrupel, Halluzinationen (S. 60). Paranoia (S. 240) (BELLEZZA[2740]). Schwerer Psychopath. Labil, zerstreut, vergeßlich, unentschlossen, suggestibel. Empfindlich und kühl. Ironiker. Mutlosigkeit, Ängstlichkeit. Viele Phobien (vor Ohnmacht, Platzangst). Erlebnisse der eigenen Angst und Furcht gehen in vielen Varianten ins Werk ein (LOMBROSO[546], S. 127 ff.). Angst, ein Hauptfaktor in den Werken M.s (BERTANI[2741]). Anormale Schüchternheit (CARRARA[2742]).

MARAT, JEAN PAUL (1744–1793)
Französischer Revolutionär

Wirklich krank. Wahrscheinlich Arthritiker. Schlechte hygienische Verhältnisse. Diabetes. Ekzem an Scrotum und Damm [daher das Arbeiten in der Badewanne] (CABANÈS[2744]). Psychopath, exzentrisch, grausam (MAMLOCK[2745]).

MARK TWAIN (Samuel L. Clemens) (1835–1910)
Amerikanischer Humorist

Nikotinabusus — 40 Zigarren täglich (BRAUN[687], S. 61, Anm. 10). Wutausbrüche, Verzweiflung, Flucht aus tiefem Pessimismus in den Humor (BOWERMAN[661], S. 182).

MARLOWE, CHRISTOPHER (1564–1593)
Englischer Dramatiker

Homosexuell (BRAUN[687], S. 87).

Mathematiker: NIELS ABEL (1802–1829), AUG. LOUIS CAUCHY (1789–1857), F. D. MITCHEL, SIMÉON DENIS POISSON (1781–1840).

Zu ABEL: Tod an Tuberkulose, ehe er Berufung als Professor an deutscher Hochschule nachkommen konnte (v. SZIRMAY-PULSZKY[2746]).

Zu CAUCHY: Ausgesprochen autistisch, sehr fleißig — 789 Arbeiten —, bigott fromm und reaktionär, folgte dem letzten Bourbon, Charles X., 1830 ins Exil (v. SZIRMAY-PULSZKY[2747]).

Zu MITCHEL: Fähigkeit gut zu rechnen, Übung, nicht auf Talent beruhend (FARIS[140], S. 543).

Zu POISSON: Angstneurose. Abscheu vor jeder Ortsveränderung, unternahm nur einmal im Leben auf Anraten eines Arztes eine Reise. Diagnose Psychopathie (MÖBIUS[235], S. 43).

MAUPASSANT, GUY DE (1850–1893)
Französischer Dichter

1. *Für Paralyse:* Beginn der Paralyse 1883–1884. Zerstörende Wirkung der Psychose: La manie d'écorche, Sur l'eau, Lui, Le Horla, Qui sait? Stimmungsänderung (LAGRIFFE[2757]). 1879 luetische Infektion, 1880 Iritis, 1883 Pupillendifferenz und -Trägheit. Zehn Jahre günstiges Latenzstadium: melancholische Verstimmung und Reizbarkeit bei scheinbarer Gesundheit. Pessimismus gesteigert. 1891 plötzlicher geistiger Verfall; vorher Werk unberührt. Progressive Paralyse außer Zweifel (LACASSAGNE, A.[2754]). Luetische Infektion 1873. Augenleiden kein paralytisches Zeichen. Litt vor 1890 nicht an Vorstadium von Paralyse, sondern an Epilepsie (Migräne [?]). 1890 Paralyse (PILLET[2765]). Vererbte leichtere Psychopathie; nervöse Störungen durch Lues, Alkohol und Erschöpfung verstärkt. 1879, richtig wohl 1873, luetische Infektion. 1880 Augenleiden, Iritis, 1882 Ophthalmoplegia interna. Migräneanfälle (echte? oder Vorläufer der Hirnkrankheit?). Wurde depressiv. Nahm Alkohol, Chloroform, Morphium, Opium, Kokain, Haschisch — gelegentlich. 1883 Halluzinationen (Gesicht, Gehör, Geruch, Tastsinn); durch Alkohol? Oder beginnende Psychose? Oder beides? 1885 Charakteränderung, wird weicher. Zweiter Stil (weicher und wärmer). 1882–1885 rapides Ansteigen der Produktion (durch pathologische Störungen), 1886 Sinken. Seit 1885 schwer krank. 1887 »Le Horla«: tiefkrank. Zunehmende Symptome bis 1890: Zusammenbruch (»Qui sait?«). Anfang 1892 Anstalt. Tod 1893. Diagnose? Ab 1885 Paralyse (absolut sicher seit 1887 »Le Horla«); Hirnlues? Luetisches Vorstadium, und ab 1885 Paralyse. Der tiefe Pessimismus der Werke pathologisch. Die Krankheit gab Schein der Tiefe, hat aber Werk nur geschädigt. Werk trotz Hirnkrankheit. Parallele zu Nietzsche. Werke durch das Pathologische (Stimmung, Halluzinationen usw.) interessanter, origineller, d. h. nur inhaltlich; formal bis spät ungeschädigt. 1885 Stiländerung durch die Paralyse. Zur Differentialdiagnose: Paralyse oder Hirnlues? Vgl. Spielmeyer (Zbl. ges. Neurol. 97, S. 323): Es gibt unvollständige Paralysen, unvollkommen ausgebildete Paralysen, »forme fruste« wie bei Tabes, es gibt, klinisch wie anatomisch, Übergänge zwischen Paralyse und Hirnlues. Dergleichen könnte bei M. jahrelang vorgelegen haben (vgl. auch Nietzsche) (LANGE-EICHBAUM[2760]). Hünengestalt, Kraftmensch, gestählter Sportsmann. Ein Bruder und mehrere Verwandte im Wahnsinn gestorben (SPRINGER[623], S. 170, außerdem auch Beziehungen zur Arbeit L.-E.s). „Er war wohl der rühmenden Nachrede wert, die ihm Zola hielt: M. ist die Gesundheit, die Kraft der Rasse selbst. Sein Wahnsinn ist nur die Folge einer Krankheit, die jeder andere auch hätte haben können. Die Vererbung spielt keine Rolle" (LUMBROSO[2762], S. 103). Für Paralyse ferner: GABEL[2751], S. 35, LOMBARD[2761], S. 33–40, MICHAUT[2764], S. 734, THOMAS[2773], S. 336.

2. *Autoren, die an der zu Recht bestehenden Diagnose progressive Paralyse vorbeigehen, dafür aber meist andere Krankheiten annehmen:* Als Kind frühreif. Zu Melancholie neigendes Temperament, manchmal unmotivierte Angstzustände (BRAUN[687], S. 54). Ursprüngliches Talent; im 9. Jahr erster Aufsatz

(Reik[2768]): Lues mit 23 Jahren [1873], wie zwei Ärzte zugeben. Kopfschmerzen und Augenmuskellähmungen nicht ohne weiteres als Vorboten der Paralyse aufzufassen, sondern M. litt an Hemikranie (Migräne von der Mutter geerbt), daher die Augenmuskellähmungen (Vorberg[2774] u. [1701]). Keine Paralyse, sondern »délire systématisé progressif« [?] (Rémond et Voivenel[2769]). Landolt hat ab 1883 M. oft untersucht. Nie Iritis gefunden. Lues von M. nie zugegeben, also nicht erwiesen (Landolt[2759]). Physisch sehr gesund, psychisch »Nervosisme«. Endkrankheit: »La leucoencéphalite, substratum anatomique du délire systématisé progressif, délire chronique progressif«. Krankheit der weißen Hirnsubstanz [?]. Psychose durch Exzesse [?] (Lacassagne, Z.[2755]). Follia idiopatica, Morphium, Opium, Ausschweifungen aller Art und geistige Überarbeitung (Bianchi[488]). Wenn nicht Alkoholiker, so doch stark alkoholisiert (S. 15). Sein pathologisches Leben begann 1872. In dieser Epoche Neurasthenie, sexuelle und Trinkexzesse (S. 16). Migränen Leitmotiv in den Klagen M.s (S. 21) (Terrier[2772]). In der Anstalt von Dr. Blanche (Cabanès[2749]). Halluzinationen (Cabanès[1830]). Halluzinationen, Illusionen, Größen-Verfolgungsideen, Selbstmordversuch, Kampf gegen den »inneren Feind«, wie er ihn im »Horla« dargestellt hat (Rank[1319], S. 126). Lagriffe[2758] betont, besonders in Auseinandersetzungen mit Hollier[2753] (S. 91), die Angst im Werk M.s (S. 191–192). Suicidversuch am 1.1.1892 (Maynial[2763], S. 215; vgl. a. Francois[2750] für die Jahre 1883–1893).

3. *M. als Epileptiker gedeutet mit Tod an Paralyse:* Stekel[2771] (S. 625 ff.) meint sogar bei M. kannibalistische bzw. nekrophile Tendenzen nachweisen zu können, indem er die sonst nicht näher bezeichnete Quelle Dr. Pillet und dessen eingehende Studien unter seinen Ausführungen zu dieser Thematik anführt. Stekel zitiert Pillet: „M. bot zwar den Anblick eines schönen, großen und starken Mannes, aber der Schein täuschte gewaltig. Der Schriftsteller litt entsetzlich und war sehr krank. Einer seiner Gäste konnte mit Recht sagen: »Im Hause M.s riecht es beständig nach Äther.«." Stekel ist dabei der Meinung, daß M. in die Kategorie der Epileptiker gehört (S. 626) und beruft sich dabei wieder auf Pillet: „Bei M. treffen wir tatsächlich eines der charakteristischen Symptome jener Krankheit: die beständige Migräne." Stekel führt weiter aus: „M. war das Opfer schwerer erblicher Belastung. Sein Vater hatte ein wüstes Leben geführt, die Mutter, eine kluge und gebildete Dame, litt ihr ganzes Leben an Nervenanfällen. Der Bruder starb just wie Guy auch mit 34 Jahren an allgemeiner Paralyse. Schon mit 15 Jahren litt Guy de M. an schwerer Nervenschwäche. Nach dem Verlassen des Lyzeums trat er in das Heer ein und kämpfte im deutsch-französischen Kriege. 1871 wird er Beamter im Marineministerium. Nach den Erfolgen seiner berühmten Novelle »Boule de Suif« verläßt er das Ministerium und stürzt sich Hals über Kopf in die Arbeit und das Vergnügen. Mit 30 Jahren ist er erschöpft und »fertig« ... Er trinkt Kokain, Äther, berauscht sich an Haschisch. Dabei sah er äußerlich brillant aus und zeigte nichts von den Anzeichen, die den von schwerer Migräne geplagten Menschen kennzeichnen, und doch litt er furchtbar. Er litt an Schlaflosigkeit, an Kopf- und Augenschmerzen, was aber nicht hinderte, daß er zwischen 1880 und 1890 seine besten Werke schuf. Die Augenstörungen, die ihn hinderten, am Abend zu arbeiten, steigerten sich allmählich zu fortschreitender Lähmung des Augennervs. Das macht seine Anfälle von Schwermut und seinen seltsamen Zynismus nur zu sehr verständlich. Was diese Verirrungen anbetrifft, denen er zuletzt unterlag, so wird erzählt, daß er sich eines Tages ein Stück Menschenfleisch von einer Leiche, die seziert worden war, holen ließ und es in rohem Zustande aß. Er konnte deshalb auch aus eigener Erfahrung feststellen, daß Menschenfleisch durchaus fade schmecke" (Alles zitiert nach Pillet) (Stekel[2771]).

Bionegativer, dessen Leben durch die Paralyse geprägt wurde.

MAYER, ROBERT JULIUS (1814–1878)
Deutscher Arzt und Physiker

Sehr reizbar. Rasch und intensiv emporschnellende allgemeine Erregbarkeit. Gutartig, religiös, ethisch verfeinert, grundehrlich, witzig, wunderlich. Aufbrausen, Begeisterungsaffekt, Gereiztheit, Mißtrauen. Geborener Neuropath. Manische Disposition. Nichts Hysterisches. Trank manchmal gern im Übermaß. In psychotischen Depressionen Skrupel, Versündigungsideen. 1850 Selbstmordversuch. April 1852 bis September 1853 in Anstalt. Tod an Lungentuberkulose. War kein irgendwie besonders begabter Mathematiker. Gedankenblitze, als er erfuhr, daß Meer nach Sturm wärmer, und sah, daß Venenblut in Tropen hellrot. Nichts Pathologisches in M.s Literaturwerk. Begabung und Leistung unterstützt durch das Pathologische, d. h. durch hypomanische Anlage und innere periodische Erregungen, die Interesse, Vertiefung, Ausdauer, Kampfesfreudigkeit bei Geltendmachung gaben. Genie (JENTSCH[2777]). Außer Gesetz der Erhaltung der Energie M.s Schriften nicht hochwertig, sondern dilettantisch. M. nicht verkannt, kein Märtyrer, sondern viel geehrt. Zwischen dem Psychopathischen und der Leistung (Entdeckung) ein innerer Zusammenhang: Bedingung der Leistung eine seelische Übersteigerung (S. 120). Auf Java glückliche euphorische Stimmung mit Inspirationen. Erster Entwurf 1841 unklar, verschwommen, pathologisch (S. 26–28). Trotz alles Irrigen erstaunliche Divinationsgabe. M. später recht konfus, sinkendes Intellektniveau (TIMERDING[2780]). 1852 nach geringeren periodischen Anfällen Gehirnhautentzündung (OSTWALD[1302], S. 40; a. BRUGG[1939], S. 246). Lues [?] (SPRINGER[623], S. 231). „Es spricht alles dafür, daß sich das große geistige Ereignis seines Lebens in ihm ganz unbewußt vorbereitete, um ihn dann mit einer plötzlichen Gewalt zu überfallen, welche an die blitzartigen Erscheinungen der religiösen Erweckung, etwa die Bekehrungsgeschichte des Apostels Paulus bei Damaskus, erinnert" (OSTWALD[2779], S. 462). „Nach seiner Heimkehr und Verheiratung machte er sich als praktischer Arzt in Heilbronn alsbald an die literarische Ausarbeitung seiner Idee, die in Abständen von je drei Jahren in den vier Arbeiten: »Bemerkungen über die Kräfte der unbelebten Natur«, 1842, die »organische Bewegung in ihrem Zusammenhang mit dem Stoffwechsel«, 1845, »Beiträge zur Dynamik des Himmels«, 1848, und endlich der zusammenfassenden Arbeit: »Bemerkungen über das mechanische Äquivalent der Wärme«, 1851, erfolgte. Über M.s Geisteszustand während dieser entscheidend wichtigen Lebensperiode erzählt seine Frau, daß er seiner Umgebung auffällig war, und zwar besonders durch seine Neigung zu plötzlichen, maßlosen Erregungszuständen. Dabei seien, wie sie es zart ausdrückte, auch »kleine Unvernünftigkeiten« vorgekommen, indem er z. B. Möbel zerschlug oder Kleidungsstücke zerriß (S. 146). Endlich nach einer schwülen, schlecht durchwachten Frühlingsnacht ergriff ihn am 28. Mai 1850 ein heftiger Anfall von plötzlicher Geistesstörung. Noch unangekleidet sprang er vor den Augen seiner eben erst erwachten Frau durchs Fenster zwei Stockwerke hoch auf die gepflasterte Straße hinunter, wo er schwerverletzt liegen blieb. Seine geistige Genesung hielt nach jenem Fenstersturz nicht lange an. Schon in den letzten Jahren seines Entdeckerkampfes, also in der Zeit vor 1850, hatte sich M. mit plötzlicher Wendung einer streng bibelgläubigen Religiosität zugewandt, die mit der alle Mystik vernichtenden kühlen Kausalität des von ihm gefundenen Energiegesetzes in einem auch von ihm zuweilen empfundenen seltsamen Widerspruch stand (S. 148). Der hier von M. ausgesprochene Widerstreit zwischen erbittertem, hochgespanntem Forscherselbstgefühl und skrupulös verzagten religiösen Versündigungsideen, in denen sich das Seelenleben M.s in der zweiten Hälfte seiner genialen Produktionsperiode aufspaltet, ist als der Schlüssel zum tieferen psychiatrischen Verständnis dieser ganzen Genieperiode festzuhalten. Die manisch-depressive »Zwischenphase«, der hier entstehende gespaltene »Mischaffekt« mit seiner Neigung zum »paranoischen« überwertigen Denken ist früher schon wissenschaftlich genau studiert worden. Daran schloß sich eine längere Periode schwerer Geisteskrankheit, die bis zum Herbst 1853, also insgesamt 2 Jahre anhielt ... Von 1851 bis 1862 blieb er der wissenschaftlichen Welt verschollen" (S. 149–150) (Kretschmer[128]). „Psychopathische Persönlichkeit von leidenschaftlichem Temperament und zähem Willen. Von Vaters Seite her hat er zyklothyme Wesenszüge, von Mutters Seite einen leicht schizoiden Einschlag. Im hypomanischen Stadium seine große Entdeckung. Kein einfacher unkomplizierter Fall von manisch-depressivem Irresein; schizoide und paranoide Züge traten bisweilen hervor" (Gaupp[2775]; vgl. a. Braun[687], S. 71, Glatzel[2776], Lenz[646], S. 675, Somogyi[143], S. 280, Brain[666], S. 19). Bruno Lenz[2778] hält in Anknüpfung an Gaupp[2775] die Psychose M.s ebenfalls für nicht typisch, da sie sowohl zyklophrene wie paranoide Züge zeigt. Die zirkulären Schwankungen reichen bis in die Jugend zurück. Dabei Gleichartigkeit der Psychose M.s mit der seiner Tochter.

Vorwiegend zykloider und zyklophrener Bionegativer, vielleicht mit schizoider Beimischung. Starke archaische Schaltung. M. ist ein gutes Beispiel dafür, daß »Genie« keine besondere Art oder Höhe der Begabung voraussetzt, sondern Wertbringer ist.

Meilhac, Henri (1831–1897)
Französischer Dramatiker

Nervosität (Binet et Passy[1905], S. 105; Arbeit zu Lebzeiten M.s geschrieben).

Meissonier, Ernest (1815–1891)
Französischer Maler

Siehe bei Menzel, S. 465 (Kusenberg[2785]).

Mendel, Gregor (1822–1884)
Deutscher Abt, Biologe

Neigung zu Fettleibigkeit wie viele seiner Familienangehörigen; später Brigthsche Nierenkrankheit. Die Sektion ergab neben den vorgenannten Krankheiten eine Herzhypertrophie (Braun[687], S. 87; a. Brugg[1939], S. 277).

Mendelssohn, Moses (1729–1786)
Deutscher Philosoph

Wirbelsäulenverkrümmung (Würtz[2119], S. 14). Von seinem Zeitgenossen Rinck auf dessen Studienreise 1783–1784 folgendermaßen geschildert: „Ein kleiner, unansehnlicher Mensch, schlecht gekleidet, ein sehr erhabener Rücken, ein unförmlicher Kopf, die Haare in Unordnung, ein eingefallenes schwarzes Gesicht, die Augen weit im Kopf liegend, an seinem Kinn noch einige Löckchen, weißlicher Barth" (Ebstein[2781], S. 189). Äußere Erscheinung kontrastierte sehr mit seinem inneren Wesen (Kayserling[2784], S. 477). „Mit psychischen Einflüssen, insbesondere geistiger Überanstrengung, stehen auch jene eigenartigen nervösen Störungen im Zusammenhang, die den von Natur schwächlichen jüdischen Philosophen Moses M. im Jahre 1772 beherrschten und ihm alle geistige Arbeit unmöglich machten. Es waren Anfälle von eigenartiger körperlicher Hemmung mit Sprach- und Bewegungsunfähigkeit, die mit Ängstlichkeit, Depression, Kopfschmerz, Ohrensausen, Herzklopfen einhergingen. Sie traten bei jeder geistigen Beschäftigung auf, um unter strenger Diät allmählich zur Heilung zu kommen (S. 269). Die Nervenanfälle führen auf ein Gebiet hinüber, an dem zahlreiche hervorragende Menschen aus allen Sphären des Lebens teilhaben. Vor allem als Träger hysterischer Anfälle heben sie sich vielfach aus der Geschichte und Kulturgeschichte heraus und zumal unter den religionsgeschichtlichen Persönlichkeiten stoßen wir im Überfluß auf sie" (S. 270) (Birnbaum[605]). M. sechs Jahre nervenkrank (Eulenberg[2783]). Tod an Apoplexie durch Schwäche (Ebstein[2782], S. 471).

Mendelssohn-Bartholdy, Felix (1809–1847)
Deutscher Komponist, Enkel Moses M.s

Komponierte mit 11 Jahren eine Fuge, mit 12 Jahren seine erste Oper (Révész[3641], S. 11). Litt zweimal während seines Lebens an vorübergehendem Taubsein (Schweisheimer[1603]). Tod an Schlaganfall (Braun[687], S. 82).

Menzel, Adolph von (1815–1905)
Deutscher Maler

Zwergfigur, Asexualität: beides hypophysär bedingt, wohl durch die Einwirkung eines Hydrocephalus internus. Dadurch weiterhin durch Rindenbeeinflussung die manchen Epileptischen eigene Neigung zur Akribie: M.s Genauigkeit im Schaffen. Ferner: „ambidexter oder wohl ursprünglich Linkshänder, was sich vielfach auf epileptischer Grundlage findet" [?] (Weygandt[1430]). Leichter Grad von Hydrocephalus. Anfallsweise auftretende Ohnmachten wurden sowohl von den Verwandten, als von dem behandelnden Arzt als epileptoide gedeutet (Hansemann[89]). Wasserkopf (Heinz[210], S. 62). „M. hat, als er in Paris war, Meissonier auf dessen Besitztum besucht. Als M. mit dem Sohn seines Freundes Meyerheim in Poissy ankam, saß Meissonier auf einem ausgestopften Schimmel in einem riesigen Atelier, dessen Wände mit Spiegeln ausgekleidet waren. Nach einem kleinen Fachgespräch, das an sprachlichen Schwierigkeiten krankte, begab man sich in den Park, wo die Modelle spazieren gingen: Männer und Frauen in historischen Trachten und Uniformen, denn Meissoniers Kunst haftete an der »Wirklichkeit«, am lebensechten, wirklich historisch getreuen Modell. Dann führte der kleine Franzose dem kleinen Deutschen den Clou des Anschauungsgeländes vor — eine Liliputbahn, die es ihm gestattete, mit seinen Modellen, den marschierenden Soldaten, den trabenden Reitern, Schritt zu halten und sie in der Bewegung zu zeichnen. Über das Törchen des zierlichen Schuppens, in dem die Miniaturlokomotive stand, hatte ein boshafter Freund Meissoniers »Aux Gnomes« geschrieben, worüber sich M. sehr entrüstete; er war der empfindlichere Halbzwerg . . . Meissonier wurde mit seinem Zwergwuchs vermutlich besser fertig als sein deutscher Zunftbruder, weil er Franzose war und zudem körperlich besser proportioniert war als M., der auf einem auffallend kleinen Leib einen auffallend großen Kopf trug und dadurch sehr viel drolliger wirkte. Von M. weiß man, daß er in den neunzig Jahren seines Lebens bitter daran litt, ein Zwerg zu sein; er maß bloß 137 Zentimeter" (Kusenberg[2785]).

Merck, Johann Heinrich (1741–1791)
Deutscher Kritiker

„Dieses bekannte Urbild des Mephistopheles war groß und hager an Gestalt. Aus seinem Gesicht sprang eine verhältnismäßig große, kühn geschwungene Nase hervor" (Würtz[2119], S. 12).

Méricourt, Théroigne de
Berühmte Kurtisane des 18. Jahrhunderts

Starb mit 55 Jahren, nachdem sie fast 10 Jahre in völliger geistiger Verblödung in einer Irrenanstalt zugebracht hatte (Cabanès[2786]).

Méryons, Charles (1821–1866)
Französischer Maler

Unehelicher Sohn einer offenbar schizophrenen Tänzerin und eines englischen Arztes. Mehrmals in Charenton interniert. Schnelle künstlerische Reife und Perfektion im Jahre 1854. Ein Jahr später, mit 35 Jahren, eindeutige psychische Veränderung im Sinne eines depressiv-paranoiden Zustandsbildes mit Halluzinationen und Verfolgungsideen. Vor Ausbruch der Psychose (mehrere Schübe) bot er deutliche Merkmale einer spröden und introvertierten, schizoiden Persönlichkeit. Körperbaulich fragil, leptosom mit dysplastischen Zügen. Scheint es doch durchaus so, als ob die größten Schöpfungen M.s ihren Glanz und ihren Zauber, ihren Stimmungsgehalt und das Visionäre in ihnen dem Herandrängen des durch die paranoide Psychose sich verändernden Weltbildes verdanken (S. 229). Tod an kavernöser Lungen-Tuberkulose, kam aus der Anstalt nicht mehr heraus (S. 205 ff.) (Panse[2787]).

Messerschmidt, Franz Xaver (1736–1783)
Hofbildhauer der Kaiserin Maria Theresia

M., der offenbar halluzinatorisch fühlte, daß er von Geistern geplagt würde, speziell auch auf sexuellem Gebiete, wehrte sich mimisch vor seinen Verfolgern, kontrollierte seine Physiognomie vor dem Spiegel und bildete sie künstlerisch nach. Um das Rot der Lippen als Reiz für die Geister, von denen er sich sexuell attackiert wähnte, auszuschalten, kniff er die Lippen zusammen und wechselte zwischen gewaltsamem Aufreißen und festem Zukneifen des Auges. Besonders eigentümlich sind die beiden Schnabelköpfe, bei denen er das Gesicht geradezu in die Form eines Schnabels bringen wollte, offenbar in größter Angst, um den schrecklichen Anforderungen der Geister Abwehr zu bieten. Die Büsten sind meist lebensgroß, in Marmor und Blei ausgeführt. Im Zentrum des Wahns steht der Gedanke, daß ihn die Gottheit um seiner Meisterschaft in seiner Kunst, vor allem um seine Kenntnisse der »göttlichen« Proportion willen verfolge, ein Gedanke, der sich leicht als Projektion jenes anderen erkennen läßt, nachdem der Künstler mit der Gottheit ringt (Prometheisches Schicksal). M. wollte seine Skulpturen vor seinem Tode vernichten; verlangte unsinnige Preise für seine Arbeiten (Kris[2788]). Jakab[1390] schließt sich der Arbeit von Kris an: „Wir sehen hier, daß nicht die Halluzinationen als solche dargestellt werden, sondern das Verhalten des Kranken selbst, das durch die Halluzinationen veranlaßt wurde" (S. 152).

Bionegative Persönlichkeit an paranoider Schizophrenie leidend.

Meyer, Conrad Ferdinand (1825–1898)
Schweizer Dichter

Rassisch nordische Züge im Vordergrund. Schizophrenie mit melancholischem Einschlag. Seine schizothyme Mutter endete mit großer Wahrscheinlichkeit durch Selbstmord. Seine dichterische Begabung von der mütterlichen Familie (Behr-Pinnow[2183], ref. von Bluhm). „Mutter Sonderlingsnatur, hatte ein religiöses Gemüt und neigte zur idealistischen Schwärmerei. Später trat bei ihr eine Melancholie auf verbunden mit schizophrenen Symptomen. Sie fand in einem See den Tod, und man muß annehmen, daß sie ihn gesucht hat" (Hoffmann[296], S. 689). In der Jugend Astheniker, im Alter Pykniker. „In der Jugend zweifellos autistisch eingestellt; er schloß sich ganz von der Welt ab und führte ein Einsiedlerleben. Mitte seiner dreißiger Jahre fängt er, nachdem er inzwischen in einer Heilanstalt behandelt worden war, zu produzieren an. Bis zu seinem 67. Jahr vermag er rüstig zu schaffen; dann muß er wegen erneuter geistiger Störung für ein Jahr in die Heilanstalt. Mit 72 Jahren erliegt er einem Schlaganfall“ (Braun[687], S. 70). „Das arme Herz, das seinen Jugendtag versäumt, flüchtete sterbenswund in die Irrenanstalt Préfargier — aber wofern ihm Zeit und Ruhe gegönnt wurde, war es zu retten. Und es wurde gerettet (S. 18–19) (Bodmer[2789] [sonst nur ganz allgemein gehaltene Gegenüberstellung von M.s Persönlichkeit in fast kleinbürgerlicher Enge zu seinem Werk, in welchem er sich erhebt bis zum „Firnlicht“, K.]). Psychopath (Hinrichsen[594], S. 12). Konstitutionelle Verstimmung bis zum 35. Jahre. Verspätete Reife. 1892 Rückbildungsmelancholie, Heilung mit Defekt. Kein manisch-depressives Irresein (Hess[2793]). Belastung. Die späte geistige Entwicklung aus erotischen Motiven zu erklären (unbefriedigte sexuelle Liebe zur Mutter). Durch ihren Tod und die finanzielle Unabhängigkeit die verspätete Produktivität. 1887–1888 Hysterie. 1892 senile Melancholie mit schließlicher Defektheilung (Sadger[2795]). Dementia praecox (Möbius[2579], S. 39). Von Kind auf manisch-depressiv. Wechselnde Schwankungen der Stimmung. Längere Depression (20. bis 27. Jahr). 1858 Hypomanie: M. wird produktiv. 1887–1888 Depression mit hysteriformen Zügen. 1892 tiefe Melancholie. 1898 Hypomanie. Tod an Herzschlag (Lange-Eichbaum[2794]). Manisch-depressiv, Zyklopath, allerdings vielleicht unter „Garnierung mit anderspsychotischen Arabesken“ (Hellpach[2792]; s. a. Lenz[646], S. 675). Dahme[2791] stellte Forschungen über Beziehungen M.s in der Rolle des Sohnes, Bruders, Gatten, Vaters und Freunds zu 19 Frauen an, wobei „nicht bestätigt werden kann, daß die Frauen, die M. am leidenschaftlichsten liebte, am häufigsten in seiner Kunst dargestellt werden“ (S. 402). Bressler[2790] berichtet über einige z. T. in den Werken M.s nicht aufgenommene Gedichte aus den letzten Lebensjahren und weist dabei auf die Beziehungen zur Psychose hin, an der M. zu dieser Zeit litt.

Bionegative, dabei psychotische (manisch-depressive), erblich belastete Persönlichkeit.

Michelangelo, Buonarotti (1474–1564)
Italienischer Maler, Bildhauer und Architekt

Bei M. und noch eindeutiger bei seinem Vater finden sich Anwandlungen von Verfolgungswahn, die dem schizophrenen Formenkreis zum mindestens nahestehen (Kretschmer[609], 22. Aufl., S. 380). Hauste „wie ein Zyklop, wie Polyphem in seiner Höhle, tagelang nur von einem alten Weib oder einem Tölpel von Bedienten umgeben, der ihm das Bett machte, aufwusch und kochte. Wie Beethoven seine Taubheit, so machte ihn seine Häßlichkeit menschenscheu. Als Jüngling hatte ihm, als er im Atelier von Ghirlandajo in Florenz studierte, ein Mitschüler, den er durch irgendein spöttisches Urteil verletzt hatte, mit einem Stück Marmor die Nase zerschmettert. Das brachte einen Zug sklavenhafter »malaiischer« Häßlichkeit in sein Gesicht und trieb ihn immer wie einen Geächteten aus dem Kreise der Menschen fort“ (Eulenberg[2206], S. 10). Sklave seines Schaffensdranges (fast wie Zwangsneurose). Rastlose Unruhe. Stark motorischer Typ. Depressiv; Klagen über (eingebildetes) Elend. Adelstic. Geizig. Aß wenig, schlief wenig. Viele schwere Krankheiten. Vater hatte zeitweilig Anfälle von Verfolgungswahn. M. selbst sehr mißtrauisch, paranoid, in ewiger Angst. Liebte das Leiden: „Ein Meer von Lust wiegt eine Pein nicht auf“ (W. Lange-Eichbaum, frei nach Rolland). Der Moses von Ästhetikern und Historikern wechselnd gedeutet. Freuds Deutung: Moses in Ruhe nach einer Affekthandlung des Zornes; hat in den Bart links gegriffen, die Tafeln drohten zu fallen, die rechte Hand ist zurückgefahren, um die Tafeln noch zu halten. Darstellung des Niederringens der eigenen Leidenschaft zugunsten und im Auftrage einer Bestimmung, der man sich geweiht hat (Freud[2796]; s. a. ***[2800]). M.s Handschrift: „große rücksichtslose, aber nicht frei sich auslebende, sondern kraftvoll gebändigte Kraft mit leidenschaftlicher Tendenz zur schroffen Abwehr nach außen und zur eigenen Verinnerlichung" (WASER[957], S. 182). Manche Künstler verleihen ihren Gestalten Eigenschaften, die erstrebenswert sind, die sie aber selbst nicht besitzen. Der David M.s zeigt die Kraft, die Schönheit und den Stolz der Jugend. Moses ist eine führende Herrschernatur, Eigenschaften, die dem Künstler abgingen (MANDOLINI[618], ref. von Ganter). Reizbar, Wutanfälle. Äußerste Empfindsamkeit, Wankelmut in der Zuneigung, plötzliche Sympathien, hochauflodernder Enthusiasmus, tiefe Beängstigungen, Mißtrauen, viele Unbegreiflichkeiten und Inkonsequenzen, Kälte gegen das Weib. Hauptwerke: Männer. Pathologische Befürchtungen. Krankhafter Trübsinn (LOMBROSO[1916] u. [503]; s. a. LOEWENFELD[552], S. 86). Am »Bachanten« die psychische Anomalie M.s zu sehen: Virago mit maskulinen Muskeln und weiblicher Sensitivität (LOMBROSO[2797], S. 331; s. a. VIDONI[2799]). Homosexuell (VIERORDT[514], S. 96, FUCHS[3581], MOLL[592], S. 54, PRAETORIUS[2798]).

Große Pathographie fehlt; wäre leicht möglich, da das Pathologische klar auf der Hand. Depressiver, stark schizoider Bionegativer mit paranoiden Zügen bei homosexueller Anlage.

MILL, JOHN STUART (1806–1873)
Englischer Philosoph

Mit 20 Jahren Depressionszustand, neurasthenische Erkrankung, Dauer von einem halben Jahr; dann endgültige Heilung (HERZBERG[623], S. 172 u. 199). 20 Jahre währende Beziehung zu seiner späteren Frau (HERZBERG[625], S. 70). Geistige Krise hauptsächlich durch die Verdrängung seiner Haß- und Todeswünsche gegen seinen Vater James Mill ausgelöst. Melancholischer Zustand aus dem Unterbewußten (LEVI[2801], S. 100).

MILTON, JOHN (1608–1674)
Englischer Dichter

Albinismus und Augenschwäche (GREENWOOD[2802], ref. v. Storch).

MIND, GOTTFRIED (1768–1814)
Schweizer Maler, gen. der „Katzenraffael"

Ausgesprochener Kretin, der auf dem Gebiet der Tiermalerei Erstklassiges leistete (HEINZ[210], S. 19, und GRUHLE[171], S. 331).

MIRABEAU, GABRIEL DE PIQUETI (1749–1791)
Französischer Revolutionär

Keine Arsenvergiftung, sondern natürlicher Tod (CABANÈS[2803], S. 345). Lues (BRAUN[687], S. 53).

MODIGLIANI, AMADEO (1884–1920)
Italienischer Maler

Als Kind deliranter Typhus. Mit 16 Jahren Tuberkulose, arbeitet in tiefer Armut (GOLDSCHMIT-JENTNER[206], S. 362). Als Kind kränkelnd: Lungenentzündung, Typhus, Tuberkulose. Verschwendungssucht, tagelange Trinkereien. Rauschgiftsucht. Tauchte Croissants in unverdünnten Absinth (anstatt in Kaffee). 1917 Heirat; Streit und Prügel in der Ehe. Nach Trinkexzessen Bewußtseinsverlust; aus einem dieser Zustände nicht mehr erwacht. Ehefrau stürzte sich anschließend aus dem 5. Stock des Hauses auf die Straße, erwartete ihr 2. Kind. Eltern verboten die Bestattung neben dem jüdischen Ehemann ***[2804]).

MÖRIKE, EDUARD (1804–1875)
Deutscher Dichter

Zeitloser Romantiker, Hang zum Wunderbaren (FRIEDMANN[2805] [gut über Romantik, Zeitgeist]). Ein Bruder Querulant, ein Bruder verbummelte, ein Bruder starb mit 17 Jahren an Gehirnschlag, ein Bruder war leidlich bürgerlich. M. nicht sehr begabt, schlechter Schüler, Träumer. Seltsame kindische Eigentümlichkeiten. Flüchtige Depressionen. Wenig Urteilskraft. Oft Karzerstrafen. Weichlich, hypochondrisch. Lässig, träge im Beruf, bequem, ewig kränkelnd, energielos. Psychogene hypochondrische Beschwerden. Scheiterte im Beruf. Ehe unglücklich. Tod an Unterleibsentzündung. Konstitutionelle Neurasthenie. Eng begrenztes einseitiges Talent (Stimmungsschilderung, Farbigkeit, Sprachgewandtheit, Kleinmalerei, grausige Phantasie), sonst schwach begabt (MÜLLER, AUG.[1631], S. 88 ff.). „Alterswehmut" (KEHRER[2806], S. 75–76). Psychopath (HINRICHSEN[594], S. 12). Psychopathisch-schizoid (SIEVERS[2807], S. 46).

MOHAMMED (570–632)
Religionsstifter des Islam

„Bei M. sehen wir, wie er unmittelbar hinterher in ekstatischem Zustande seiner Umgebung Offenbarungen verkündet, und zwar tut er dies in einer Sprache, deren poetischer Schwung und dämonische Gewalt heute noch unsere Bewunderung erregen . . . Ein derartiges Verhalten ist bei der Epilepsie einfach ausgeschlossen . . . Wohl hat aber M. an ausgebildet ekstatischen Zuständen gelitten, und zwar schöpft er, wie Sokrates und Johanna, aus dem Borne seines genialen Innern, er verkündet die Aufgabe, und er ist es, der sie löst" (PELMAN[587], S. 262–263). Kräftig, zuverlässig, ethisch hochstehend, sanft, etwas ängstlich. Mit 40 Jahren erste Begnadungserlebnisse; fürchtete selbst, „Weissager" zu sein oder „Wahnsinn in mir". Später vor jeder Entscheidung bestimmter Zustand mit Schweißausbruch; sprach dann die Offenbarung. Tod an Infektionskrankheit (MOHARREM BEY[2813]). „Gerade durch . . . seine unerschütterliche Selbstsicherheit übt er einen dämonisch ergreifenden Einfluß auf seine Umgebung aus" (RASMUSSEN[2479], S. 86). „Weder Joseph Smith noch Mohammed sind überragende Persönlichkeiten gewesen" (ED. MEYER[1099], S. 4). Einige hielten M. für einen Epileptiker: REGNARD[526], S. 22, BINSWANGER[2809], S. 314, GÉLINEAU[1704], S. 547, und HOWDEN[2810]. Das ist sicher nicht richtig, und viel mehr Stimmen sprechen sich dagegen aus: MOHARREM BEY[2813], LIEPMANN[2812], S. 545, HEINZ[210], S. 35, GOLDBLADT[1031], S. 67, der sich PELMAN[587] anschließt. Überdies ist Vorsicht am Platze bei Diagnosenstellung nach so langer Zeit: „Bei geschichtlich dämmerhaften Personen, wie M., wird sich der Arzt nicht auf den Versuch einer festen Beurteilung einlassen" (KRETSCHMER[128], S. 173). Epilepsieähnliche Äußerungen hysterischer Veranlagung (LENZ[646], S. 677; so auch FREIMARK[1023], S. 94, VIERORDT[514], S. 84, BIRNBAUM[605], S. 272, ARNDT[1708], HELLPACH[1045]). Anfälle ungeklärter Art (CONRAD[653], S. 1002). Psychogene, aber keineswegs epileptische Mechanismen (WEITBRECHT[1180], S. 62). „Es ist eine Frage von großem Interesse, wie SIR WILLIAM MUIR[2814] bemerkt, ob die ekstatischen Perioden M.s einfach Träumereien in tiefer Versenkung waren oder Ohnmachten aus einer krankhaften Sensibilität der geistigen oder physischen Konstitution heraus. Gibbon berichtet, daß es eine absurde Verleumdung der Griechen sei, daß M. epileptisch gewesen sei. Wenn wir glauben, daß M. in eine Art Trance fiel, die von Halluzinationen begleitet war, so ist das etwas anderes als gewöhnliche Epilepsie. Ein Epileptiker verliert völlig das Bewußtsein, und wenn er zu sich kommt, ist er völlig verwirrt und benommen, ganz anders als M., der stets die gereimten Verse des Korans nach einer Offenbarung bereit hatte (S. 565). Wenn wir alle Zeugnisse, die uns bleiben, gegeneinander abwägen, scheint es wahrscheinlich, daß M. zu Beginn seiner Sendung Gehörs- und Gesichtshalluzinationen hatte“ (S. 566) (IRELAND[2811]; vgl. a. IRELAND[1706], S. 37). Anfälle, Paroxysmen bei Bewußtsein, keine Epilepsie, sondern Hysterie. Nach dem 50. Jahr unersättliche Wollust. Zeitweise optische und akustische Halluzinationen. Hielt sich für besessen. Andere hielten ihn für dämonbesessen (SPRENGER[2816]). Sehr nervös. Krampfanfälle. Träumer. Ganz ungebildet. Visionen. Gesichtshalluzinationen (BINET-SANGLÉ[2401]). Paranoiker (HIRSCH[1052], S. 161).

Übrig bleibt: Geltungsbedürftige Persönlichkeit. Anfälle darstellerisch (unbewußt): Gotterfülltheit. Viel Pseudologia phantastica. Visionen? Echte Halluzinationen unwahrscheinlich. Autosuggestive Zustände (psychogene Ekstasen auf archaischem Boden): stellte die heilige Krankheit, die Gotterfülltheit dar.

MOLIÈRE, JEAN BAPTISTE (1622–1673)
Französischer Lustspieldichter

In der Familie erbliche Schwächlichkeit. M. rachitisch. Große Empfindlichkeit; litt an der Wirklichkeit. Viel Unglück, Kummer, Überbürdung. Magen-Darm-Störungen, Misanthrop: Bild eines psychischen Neurasthenikers. Malade imaginaire: Züge eines gastro-intestinalen Neurasthenikers (VIALARD[2820]; s. a. CABANÈS[1540], S. 117, HITSCHMANN[2818]). Hypochondrisch und melancholisch (LARROUMET[2819]; s. a. FAUCONNEAU-DUFRESNE[2817], S. 100). Hysterisch (LENZ[646], S. 677). Convulsionen (MOREU [DE TOURS][448], S. 555). Epilepsie (GÉLINEAU[1704], S. 552), während HEINZ[210] (S. 35) diese Diagnose für weniger erwiesen hält. Zwei Söhne starben als Kinder an Miliartuberkulose. Als der zweite Sohn starb, litt M. an fortgeschrittener Tuberkulose, an der er in weniger als sechs Monaten starb (MOORMAN[693], S. 170; s. a. VIALARD[2820], USTVEDT[1869] und CABANÈS[1540], S. 124). Blutsturz auf der Bühne, eine Stunde später tot (FAUCONNEAU-DUFRESNE[2817], S. 100).

Bionegative neurotische, dabei zum Lebensende tuberkulöse Persönlichkeit mit Neigung zu psychogenen Anfällen.

MONTESQUIEU, CHARLES DE SECONDAT (1689–1755)
Französischer Rechtsphilosoph

Erblindete gegen Ende seines Lebens (BONUCCI[458], S. 5–8)

MOORE, THOMAS (1779–1852)
Englischer Dichter

Gleichmäßig zyklothymes Temperament, gesellig, liebenswürdig, heiter. Im Schaffen nicht sehr tief. Zum Lebensende Zusammenbruch nach Tod seines letzten Kindes. 1854 Demenz bis zum Tode nach sieben Jahren. Paralyse (?) (v. SZIRMAY-PULSZKY[2821]).

MÓRICZ, SIEGMUND (1879–1942)
Ungarischer Roman-Schriftsteller und Novellist

Geistig gesund. Typischer Pykniker. Mit 63 Jahren Tod an Apoplexie, dem zweiten Schlaganfall, den er erlitt (v. SZIRMAY-PULSZKY[1521]).

DE LA MOTTE-FOUQUÉ, FRIEDRICH (1777–1843)
Deutscher Dichter

An Hand von frühkindlichen, psychoanalytisch gedeuteten Träumen M.s wird von LORENZ[2822] über das Vatererlebnis bei M. berichtet sowie eine an den Tod der Mutter sich anschließende Angstneurose des Elfjährigen.

MOZART, WOLFGANG AMADEUS (1757–1791)
Österreichischer Komponist

1. ***Zur körperlichen und seelischen Anlage:*** Das 7. und jüngste Kind seiner Eltern, von denen nur er selbst und seine Schwester groß wurden (S. 261). M. ist die vollendetste Gestalt einer Rassenmischung überhaupt: nordisch-dinarisch-mediterran (S. 267) (RAUSCHENBERGER[2841]). Soll schon vor dem 6. Jahre Klavierstücke komponiert haben. Im 8. Lebensjahr schon 8 Sonaten für Klavier und Violine und 3 Symphonien für kleines Orchester geschrieben (RÉVÉSZ[3641], S. 12). Frühreif: „extrêmement nerveux", empfindlich. Fiel um ein Nichts in Ohnmacht oder legte sich zu Bett. Todesahnungen (Requiem) (BARRAUD[2823], S. 737). Mozarts äußeres Ohr auf einer tieferen Entwicklungsstufe stehen geblieben — ein zurückgebliebenes und mißbildetes äußeres Ohr [deutlicher Atavismus] (GERBER[2828]). „M.s äußeres Ohr läßt nicht unerhebliche Abweichungen von der Norm (fehlender Tragus und Antitragus, fehlendes Ohrläppchen, Auftreten eines Wulstes in der Choncha mit konsekutiver schlitzartiger Verkleinerung der äußeren Gehöröffnung) erkennen; man neigte früher zu der Auffassung, daß es auf einer tieferen Entwicklungsstufe stehen geblieben sei" (KERNER[2834], S. 477).

Zu den „Bäsle-Briefen": Zu den Briefen von der Mannheim-Paris-Reise an das „Bäsle" nach Augsburg, „deren Originale noch immer nicht in extenso veröffentlicht" sind: „Es scheint uns ziemlich unverständlich, daß ein Mensch von zwei- oder dreiundzwanzig Jahren, und obendrein ein Mozart, solche kindlichen Unflätigkeiten, solche ‚skatologischen' Blütenlesen an ein junges Mädchen schreibt. Aber wir müssen uns abfinden mit der Tatsache, daß es eben M. innigen Spaß gemacht, sie zu schreiben. Man darf nicht vergessen, daß im 18. Jahrhundert auch alle menschlich-animalischen Funktionen sich mehr in der Öffentlichkeit abspielten als in unseren mehr zivilisierten sanitären Tagen, und daß die ungenierliche Anspielung auf Intimitäten nicht auf die unteren oder mittleren Stände beschränkt war" (EINSTEIN[2826], S. 46–47). „In der Fülle von Briefen, die der leidenschaftliche Komponist versandt hat, finden wir auch ein oder zwei Dutzend, die auf gut deutsch gesagt, so unanständig sind, daß die betreffenden Bände in den öffentlichen Bibliotheken nicht ohne weiteres ausgeliehen werden. Bisher haben die meisten Biographien M.s diesen Umstand verschwiegen" (v. BRENTANO[2824]).

2. *Diagnosen, die zweifelsohne nicht stimmen:* „Ewig heiterer Rachitiker" [!] (WÜRTZ[2119], S. 30). Nicht immer frei von homosexuellen Episoden (FUCHS[3581], S. 56). Zarte Gesundheit. Viele Ohnmachten und Schwächeanfälle. Zügellose Liebe für das Vergnügen. Zuletzt Todesahnen, Depression, dabei Arbeitswut (DROSTE[446]). Tieftrauriger Mensch (ZILSEL[109], I, S. 15; s. a. LENZ[646], S. 675). Halluzinationen und Epilepsie (GÉLINEAU[1704], S. 553). Psychoanalytische Deutung M.s nach der Schule Freuds ohne Berücksichtigung der körperlichen Krankheit. Künstlerische Vollkommenheit werde erreicht durch eine symbolhafte Darstellung eines ambivalent besetzten Objektes in überhöhter idealisierter Form (ESMAN[2827] [Verf. ist sich der Begrenztheit seines Deutungsversuches bewußt]). M. habe im Jahre 1782 an Basedow gelitten und sei an dieser Krankheit auch verschieden. Bewußtseinsverluste nie langdauernd wie bei Urämie; auch bei Morbus Basedow Bewußtseinsverluste durch Blutdruckschwankungen. Ödeme in den letzten Tagen seines Lebens könnten genauso gut von der geschwächten Herztätigkeit herrühren (SEDERHOLM[2894], S. 228).

3. *Zur Krankheit bzw. Todeskrankheit Mozarts:* Zwei Affektionen haben M.s Ende beschleunigt: eine ernste chronische, die aus den ersten Lebensjahren stammte und sich jeden Tag verschlimmerte; sie setzt sich aus übermäßiger Arbeit, fortgesetzter Übermüdung und tiefstem Elend zusammen. Dazu kommt

die Affektion, die ihn hinweggerafft hat, Nephritis (Nierenentzündung) (BARRAUD[2823], S. 737). Tödliche Krankheit oder Nierenentzündung, sicher keine Vergiftung (S. 15). M. litt an einer Kreislaufpsychose, die im Beginn, seiner Veranlagung entsprechend, ein paranoisches Bild zeigte (S. 18) (SZAMETZ[2845], der weitere Literatur bringt). Allgemeiner Hydrops (Wassersucht), der ihn gänzlich unbeweglich machte. Erbrechen als urämisches Symptom stellte sich ein (BRAUN[687], S. 87–88). Am Lebensende häufige Ohnmachten, Anschwellen der Hände und Füße mit der Folge fast völliger Unbeweglichkeit. Erstickungsanfälle (PFEIFFER[2840], S. 247). Für Nierenkrankheit auch GREITHER[2829] und JUHN[2830], S. 194. Nierenerkrankung mit Blutdruckerhöhung (REINHARD[2842], S. 321 u. [2843]). KÖNIG-AROLSEN[2839] ist der Auffassung — unter Berücksichtigung der Symptomatik Kerners —, daß es sich bei M. um eine chronische Pankreatitis gehandelt habe; dafür sprächen auch die Anämie, die Hypotension und die dadurch bedingten Ohnmachts- und Schwindelanfälle.

Auf der anderen Seite steht KERNER[2831–2833] u. [2835–2838] mit zahlreichen Arbeiten, z. T. zusammen mit DUDA[2825]. KERNER[2833] zählt die verschiedenen Diagnosen zu M.s Todeskrankheit auf, die bisher zur Diskussion standen: 1. hitziges Frieselfieber, 2. Hirnhautentzündung, 3. Tuberkulose, 4. Herzinsuffizienz, 5. Urämie, 6. rheumatische Erkrankung, 7. Vergiftung (S. 184). [Die Diagnose Vergiftung will Kerner gelten lassen. Wir führten noch einige weitere Diagnosen auf, die allerdings z. T. aus alten Quellen stammen, wie Rachitis, Basedow, Depression, Epilepsie, Pankreaserkrankung, s. o., K.] „In der Folgezeit hat man die Frage der Täterschaft des Salieri immer wieder öffentlich diskutiert ... Im Jahre 1823 hat der greise Komponist versucht, aus obigen Gründen Suicid zu begehen" (S. 186) (KERNER[2833]). Im Jahre 1832 hat sich Salieri — damals geisteskrank — auf dem Todesbett selbst des Mordes an M. bezichtigt (KERNER[2831]). „Alle Krankheitssymptome sprechen für einen Giftmord, der im Herbst 1791 zunächst mit unterschwelligen Quecksilberdosen systematisch eingeleitet wurde, bevor M. schließlich in der zweiten Novemberhälfte die tödliche Restdosis erhielt und Arme und Beine infolge des toxischen Nierenversagens schlagartig anzuschwellen begannen ... Während der letzten Jahre vor seinem Tode war M. nie ernstlich krank! Kaum ein Jahr seines arbeitsreichen Lebens war so fruchtbar gewesen wie das letzte ... Am Begräbnistage herrschte nicht das legendäre Schnee- und Regentreiben, das die Begleiter schon am Stubentor auseinandergetrieben haben soll, sondern das Wetter war strahlend schön" (DUDA[2825]). „M. ist sicher nicht an einer fieberhaften Infektionskrankheit gestorben, auch nicht an einer Meningitis oder einer Herzinsuffizienz. Die Diagnose Tuberkulose konnte auf Grund langfristiger medizinisch-historischer Forschungen mit an Sicherheit grenzender Wahrscheinlichkeit ausgeschlossen werden. Die Diagnose echte stille Urämie auf der Basis einer chronischen Nierenerkrankung ist anamnestisch und klinisch unbefriedigend. Eine Vergiftung (Hg) wäre nicht undenkbar" (KERNER[2832], S. 12). „Schon als Kind sehr blaß und von pastösem Habitus. In der Kindheit mehrere schwere Krankheiten: Erythema nodosum, Gelenkrheumatismus, Typhus abdominalis und Pocken. In der Anamnese nicht der geringste Anlaß für eine chronische Nephropathie (S. 47). Jedoch hat M.s Todeskrankheit eine geradezu tragische Ähnlichkeit mit dem uns heute bekannten Bild der chronischen Quecksilbervergiftung (Schwindel und Ohnmachtsanfälle) ... Wir können zurückblickend nur feststellen, daß M. in Wien in der Tat während der letzten Jahre seines Lebens viele Feinde hatte und gesellschaftlich mehr und mehr kaltgestellt wurde. Außerdem war zu seiner Zeit die Kenntnis von der detaillierten Wirkung eines Giftes viel weiter verbreitet als heute und überhaupt der Giftmord keine Rarität" (S. 48) (KERNER[2836] [auch in der Antwort auf Anfrage in der Med. Welt

Nr. 7 vom 17. 2. 1962]). „Während der letzten vier Wochen seines Lebens litt M. an Wahnideen. Es traten wiederholt Schwindelanfälle, Ohnmachten, Erbrechen und eine fortlaufende Gewichtsabnahme auf, außerdem Weinkrämpfe. Immer mehr bildete sich eine progrediente Kachexie heraus . . . um den 20. November endgültig zu Bett legte. Hände und Füße begannen nun anzuschwellen, später trat plötzliches Erbrechen hinzu, jedoch verließ ihn die Besinnung nie. Da M. unförmig anschwoll, verfertigte man besondere Nachtgewänder . . . Das merkwürdige Aussehen der Leiche sowie weitere postmortale Schwellungen ließen bald Gerüchte eines Giftmordes aufkommen (S. 446). Die chronische Quecksilbervergiftung aber führt zu all den vorgenannten klinischen Symptomen, und nach der Lage der Dinge kann nicht daran gezweifelt werden, daß M. einer solchen zum Opfer fiel" (S. 448) (KERNER[2837]). KERNER[2835] stellt verschiedene weitere Betrachtungen über recht merkwürdige Häufungen des Merkurs (die Gottheit Merkur, der „graue Bote", auf Abbildungen des ersten Zauberflötentextbuches wird dabei in Analogie zu dem Metall Quecksilber = Mercurius — Quecksilber ist grau — gesetzt) in M.s Leben an (vgl. a. KERNER[2838]: Das Gift stand auf der Sondermarke, s. d.). Die Erwägungen Kerners entbehren nicht einer gewissen Überzeugungskraft bei Betrachtung dieser im letzten Lebensjahr so dunkel beschatteten Persönlichkeit M.s, der ursprünglich kaum bionegative Züge aufwies. Unbeantwortet allerdings bleibt die Frage, weshalb und von wem M. nun ermordet sein sollte. War er eine so wichtige Persönlichkeit? Offenbar hat sogar Goethe, der den Tod M.s ja noch erlebt hat, darüber einiges gewußt, wie aus seinen verschlüsselten Versen anzunehmen ist. Die von Kerner vertretenen Auffassungen werden allerdings von DEUTSCH[2824a] nicht ohne Widerspruch hingenommen. Deutsch schließt sich im wesentlichen GREITHER[2829] an und lehnt die Theorie, daß M. einer Quecksilbervergiftung zum Opfer gefallen sei, völlig ab, ebenso wie die weiteren Schlußfolgerungen Kerners zur Persönlichkeit M.s.

Im wesentlichen handelt es sich bei den Pathographien M.s um Schilderungen körperlicher Störungen fast nur in den letzten Jahren bei einer sonst weitgehend syntonen Persönlichkeit.

MÜLLER, JOHANN VON (1752–1809)
Deutscher Historiker

Homosexuell (KARSCH[2846], S. 353).

MULTATULI (ED. DAWES DEKKER) (1820–1887)
„Holländischer Nietzsche", Gesellschaftskritiker

„M. träumt von großen Taten, er möchte ein Kolonialreich nach neuen menschlichen Gesetzen regieren . . . Als verhinderter Politiker flüchtet M. schließlich in die Literatur" (DOVSKI[1443], S. 287).

MUNCH, EDVARD (1863–1944)
Norwegischer Maler und Graphiker

„Der Tod der Mutter und seiner Schwester Sophie, die im Jahre 1877 ebenfalls einer Lungentuberkulose erlag, erschütterte den jungen Edvard auf tiefste und hinterließ bleibende Spuren in seiner Seele und in seinem späteren Schaffen . . . Außer den Anzeichen einer Agarophobie, an der M. zweifellos gelitten hat, kehren auf diesem Bild [Frühlingsabend auf der Karl-Johan-Straße in Oslo, 1892] Symptome einer Depersonalisation wieder, der wir auch auf anderen Bildern M.s begegnen" (REUTER[2848], S. 9). „Im Alter von 41 Jahren erkrankt er an einem Verfolgungswahn und muß sich in eine Nervenklinik zur Behandlung begeben. Die lange Krankheitsdauer (1904–1908) und das Auftreten paranoider

Inhalte als das am meisten hervorstechende Symptom gestattet es, die Psychose in die weiteren paranoiden Randgebiete der Schizophrenie einzureihen. Zu bleibenden Defektsymptomen kam es bei M. allerdings offenbar nicht, was freilich gegen einen schizophrenen Prozeß sprechen könnte. Andererseits ist hinlänglich bekannt, daß es bei den paranoiden Formen der Schizophrenie, im Gegensatz zur Hebephrenie und Katatonie, nicht selten zu einer Ausheilung ohne erkennbaren Defekt kommen kann" (WINKLER[1362], S. 160). „Über den Zusammenbuch im Sommer 1908 und den Aufenthalt im Sanatorium des Dr. D. Jacobsen sind keine Einzelheiten bekannt (S. 13). Die während des Aufenthaltes im Sanatorium in Kopenhagen gemalten Arbeiten zeigen gleichzeitig den neuen Stil und die veränderte seelische Verfassung: die Gesundung des Künstlers vollzieht sich in seinem Werk" (S. 15) (HUGGLER[2847]). WEITBRECHT[2849] hat M.s »Nervenzusammenbruch« als psychischen Schub gedeutet. „Überaus selten dürfte es sein, daß ein Maler wie M. aus der flüchtigen Psychose unversehrt hervorgeht" (z. n. REUTER[2848], S. 12)

Bionegativer mit fraglicher Psychose.

MUNKÁCSY, MICHAEL (1844–1900)
Ungarischer Maler

Lähmung der unteren Gliedmaßen, Blindheit (CABANÈS[2850], S. 15). Von Hause aus psychopathisch, zykloide Natur. Tod an Paralyse (v. SZIRMAY-PULSZKY[642], S. 116 f. u. v. SZIRMAY-PULSZKY[1521]).

MUNTHE, AXEL (1857–1949)
Schwedischer Arzt und Schriftsteller, auf Capri lebend

1913 auf einem Auge erblindet, das andere vom grauen Star befallen. Hastig, wie er geht, ißt und trinkt er; dabei sehr mäßig.

In ständiger innerer Erregung, wie von unsichtbaren Augen beobachtet, schlaflose Nächte, nächtliches Umherwandern. 8 Jahre nach Krankheitsbeginn wurde das rechte Auge entfernt. 1934 Staroperation, erhielt ihm die Sehkraft. 1. Ehe geschieden. 2. Ehe scheiterte, 2. Frau drei Jahrzehnte jünger als M., 2 Söhne. Kein echtes Familienleben. Trotz aller Herzlichkeit immer eine Zone der Kälte um ihn. Tod in friedlichem Einschlafen (KERNER[2851]).

MUSSET, ALFRED (1810–1857)
Französischer Dichter

Kein Epileptiker. Starker Trinker mit alkoholischen „crises". Délire (CABANÈS[2853]). Einfache affektive Exaltation (ANTHÉAUME ET DROMARD[574], S. 288). Übersensibel, „audition colorée". Unruhe. Visionär. Halluzinationen (sah sich selbst). Mit 20 Jahren Alkoholiker. Toxikomane (GRASSET[572]). Bei Beschreibung des Verhältnisses von M. zu George Sand äußert DU CAMP[1546]: „M., 23 Jahre alt, war die Frau, und welche Frau! Nervös, launisch, kapriziös, seinen Phantasien folgend, jede Sache mißbrauchend und besonders die Geduld seines Nächsten. Er wehrte sich gegen die gleichsam mütterliche Beherrschung durch die Sand, er entschlüpfte ihr, machte tausend Dummheiten, um sie zu provozieren und kam schließlich wieder zurück, erschöpft, demoralisiert und Hilfe von den Händen erbittend, die er zugleich verfluchte und anbetete" (S. 251). Schilderung der letzten zum Tode führenden physischen Krankheit, enthält keine charakteristischen Züge (***[2860]). Glich der Mutter mit einem femininen Einschlag in Charakter und Figur (S. 14–15). Besaß das „Farbenhören" (l'audition colorée) (S. 14). Gesichts- und Gehörshalluzinationen (S. 87 ff.). Dipsomanie (Zwangstrinken) (S. 107) (LEFÉBURE[2855]; S. a. CABANÈS[1540], S. 221). „Er war ein extrem neugieriger Erotiker. In seiner Jugend verbrachte er sein ganzen Leben in öffentlichen Häusern, müßig, lasciv und außerordentlich faul" (S. 427). Weiter wird berichtet, daß er stets das betreffende Opfer nachher mißhandelte. Anschließend stellte sich beim ihm ein Weinkrampf ein (Michaut[2858]). Von Geburt an unruhig. Visionär, maniakalisch, epileptischen Krisen anheimgegeben (Maurras[2857], z. n. Cabanès[2854], S. 142). Nicht so sehr Freude am Trinken, als um daraus seine Inspirationen zu schöpfen. Schon während des Verhältnisses mit George Sand Trunksucht, nicht erst nach dem Bruch mit ihr (Cabanès[2854], S. 144). Hysterischer Typ mit der Neigung zu telepathischen Erscheinungen und Visionen (Lefébure[2856], S. 129–130). Schon in frühen Jugendjahren eifriger Klient von Bordellen niederen Genres. Er gehörte zum Kreis seines Jugendfreundes Tattet, „Bande Tattet", später zu dem des Fürsten Belgiojoso (Bloch [2852], S. 144). Neuropath (Molinéry[1900]; s. a. Odinot[2859], S. 192).

Schwer süchtige, abnorme, bionegative Persönlichkeit.

Mussolini, Benito (1883–1944)
Italienischer Diktator

Syphilis. Er leidet an Anfällen und bösen Geschwüren (Springer[623], S. 233). Ohne Sinn für Humor. An seine Stelle setzte er eine äußerst grobe Art von Witz (S. 29). „Heute, (1942) im Alter von 58 Jahren, ist M. ein alter und einsamer Mann. Er befindet sich nicht, wie Sehnsüchtige geflüstert haben, im letzten Stadium einer Paralyse, obgleich es den Anschein hat, daß er 1938 einen leichteren Facialisschlag erlitt" (S. 30) (Thomas[2861]). Morgenthaler[2276] bringt zuerst Zitate der „Basler Nachrichten" vom 11. Mai 1945: „Schweizer Ärzten ist nicht unbekannt, daß M. in den Jahren anfangs des Jahrhunderts, da er in Lausanne und Genf weilte, sich syphilitisch angesteckt hat und an beiden Orten ärztlich behandelt wurde, aber vor Beendigung der Behandlung davongelaufen ist. Sowohl in der Poliklinik in Lausanne wie in der Poliklinik in Genf war diese Tatsache auch später noch, hauptsächlich in Arztkreisen, bekannt, bis dann bei seiner Machtübernahme in Genf die Krankengeschichte auf Verlangen des italienischen Staates zum Verschwinden gebracht werden mußte. Nun aber zeigt die politische Tätigkeit M.s ganz deutlich das Bild der progressiven Paralyse (Gehirnerweichung), und der Sachkenner konnte gerade in den Bildern der letzten Jahre den sogenannten paralytischen Zerfall deutlich herauslesen." Morgenthaler kritisiert dann: „Wir wissen nicht, wo der Schreiber seine hirnanatomischen und klinisch-psychiatrischen Kenntnisse her hat. Sicher ist aber, daß er keine Erfahrung in der Beobachtung beginnender Paralysen und auch keine richtige Kenntnis der Literatur hat (S. 144). Wenn M. an einer Paralyse gelitten hätte, auch an einer leichten, stationären Form, so wären sicher sogar die Italiener selber schon viel früher mit ihm fertig geworden. Mehr noch, er wäre auch der kritiklosesten Umgebung gegenüber niemals imstande gewesen, den Umsturz durch lange Zeit planvoll vorzubereiten und dann die Macht an sich zu reißen, noch viel weniger aber, sich jahrelang zu behaupten" (S. 144–145) (Morgenthaler[2276]).

Noch fehlen grundlegende Pathographien. Die meisten vorliegenden Quellen stammen noch aus Lebzeiten M.s, so daß es schwierig ist, bei relativ kurzem zeitlichem Abstand schon ein abschließendes Bild sicher umschreiben zu können.

Mussorgsky, Modeste Petrowitsch (1839–1881)
Russischer Komponist

Trunksüchtig und nervenkrank (Braun[687], S. 77). Extravagant in Sprache und Benehmen. Früh schon, vor dem dreißigsten Lebensjahre, Alkoholismus. Später Epilepsie und schließlich als Todesursache Erysipel (Leyda and Bertensson[2863]).

Napoleon Buonaparte (1769–1821)
Kaiser der Franzosen

1. *Erbanlagen, Familie und Jugend:* Vater: maßloser Ehrgeiz (in hochgradiger neurotischer Spannung), unermüdliche Aktivität, unruhiger Geist, Mangel an Beharrlichkeit, ungeheure geistige Beweglichkeit, Abwechslungsbedürfnis, stets voll von Projekten (hypomanische Züge?). Ewig projektierender Illusionist; schlauer Diplomat. Großsprecherei, Verlangen, große Rolle zu spielen. Unbedenklich, skrupellos. Ausgesprochen egoistisch. Mutter: ernst, beständig, praktisch-nüchtern, streng, gut, moralisch hochstehend, ängstlich-unsicher. Unheimlichkeitsgefühle. N.s Bruder Ludwig ausgesprochen psychopathisch. Schwester Pauline hypomanisch-degenerative Persönlichkeit. Jerôme haltlos-unbeständig (Hoffmann[798]). Besonders eindrucksvoll gehäuft sind Psychopathen hysterischer Färbung in der nächsten Verwandtschaft N.s, wie Vater, Bruder, Schwestern, Söhne (Lenz[646], S. 680). Vater Alkoholist, ethisch fast defekter Intrigant. Schwestern sittenlos. Paolina hysterisch. N.s Körperlänge 1,51 Meter. Mächtiger Unterkiefer mit „Halbaffenfortsatz"; bedeutende Asymmetrie des Gesichts; Beine zu kurz. Sehr häufig Kopfweh. Sehr empfindlich gegen Wettereinflüsse – Muskeltics. Mußte einmal in der Jugend wegen Ungehorsams schlechten Rock anziehen und kniend essen; bekam Krämpfe [psychogen], so daß Strafe eingestellt wurde. Als Kind „bösartiger Wildling", log von Jugend an. Als Schüler versteckt und falsch; „Meister der Lüge", widersetzlich, skrupellos, vertrug keine Rivalität. Schon in der Schulzeit stilistisch von „bizarrer Größe der Übertreibungen" (Dumstrey[2878]). In seiner Kindheit verschlossen, exzentrisch, abergläubisch mit bizarrer Phantasie (Somogyi[143], S. 282–283). Psychogene Familiendisposition: zwei Schwestern schwer hysterisch, Bruder Louis wohl paranoisch, N.s unehelicher Sohn ein schwerer Psychopath, der Herzog von Reichstadt ein störrischer, widerwärtiger, eingebildeter und lügenhafter Phantast. Bei N. pathologische Reaktionen (Haberkant[2883]). In der Jugend klein, zart, ungesunde Gesichtsfarbe, mager. Schlechte, vornübergebeugte Haltung. Gelb, eingefallen. Gesten und Gang linkisch, unsicher. Oberkörper zu groß. Augen in Ruhe melancholisch. Lächeln und Blick faszinierend. Große Hast in allem. Nervöse Lippen. Wutausbrüche sehr heftig. Kameraden hatten heimliches Grauen. Kalt, schroff, rücksichtslos, hart bis zur Grausamkeit, ohne Rücksicht gegen Schwächere (Dumstrey[2878]). Bei N. starke Fixierung an die Mutter; ganz ungewöhnliche Sohneszärtlichkeit. N. unsicher, ob nicht Marboeuf sein Vater war. Beim Tod des Vaters kühl oder übertrieben. Sorgte später für Familie wie ein Vater. In der Jugend düster, nachdenklich, melancholisch, einsam für sich, ein „Wilder", ein „Triebmensch", asozial; gewaltiger Nervenanfall mit Erbrechen bei Abbüßung einer empfindlichen Strafe. Scheu, apart, verschlossen, finster. Anfälle von Wut und Raserei. Ungestüm der Gedanken. So nervös, daß die Mutter ihn für krank hielt (Jekels[2884]). „Es mangelte ihm aus erbbiologischen Gründen die Hemmung eines differenzierten Persönlichkeitsgefüges, das nötig ist, um die stürmische Kraft der Expansion vor dem Abgrund des Sinnlosen zu bewahren" (Hoffmann[296], S. 690).

2. *Bionegative Züge in N.s Wesensart:* Aus dem Korsen wurde nie ein Franzose; liebte Frankreich niemals, diente ihm nie, trug stets Maske. Frankreich durch Zufall sein Sprungbrett. Nach Flucht Paolis nach England ging N.s Vater wegen materieller Vorteile sofort zu Frankreich über. N. suchte unbewußt die Rolle der Mutter zu spielen: ihre unbeugsame Maske der Ruhe, ihre Forderung unbedingten Gehorsams; sorgte, wie sie, für seine Familie. Ersatz für Mutterliebe: die Liebe seiner Amme, zu der er wahrhaft herzlich war; er sprach noch auf dem Sterbebett von ihr. Gegen Vater eher Groll. Protestiert gegen Welt, ist

introvertiert. Ich-Gegensatz zur Welt. Mit 17 Jahren Selbstmordgedanken. Mohammed sein Ideal. Las vom Propheten Hakem, der maskiert war (entstellt durch Krankheit), und der alle seine Feinde vernichtete. Schrieb darauf mit 19 Jahren eine Novelle „Le masque prophete". Der Prophet, anfangs siegreich, verliert die Schlachten und tötet seine Anhänger und sich selbst. Prospektive Funktion des Unbewußten. N. rächte sich später an seinen Soldaten und Frankreich (Waterloo). Er besaß das von der Mutter ererbte Naturell; dabei niemals Liebe zu Frankreich (VODOZ[2901]). N. besaß maßlos übersteigerten Geltungsdrang. Starke motorische Unruhe. Hatte viel vom Vater; von der Mutter (als wichtige „Steuerung" der väterlichen Eigenart) Beharrungstendenz, nüchtern-praktische Überlegung; aber auch Aberglauben, geboren aus ihrer Schicksalsangst. Charakterantinomien (darin vielfach kriminellen Typen ähnlich): maßloser Machthunger, rücksichtsloser Egoismus, wilder, brutaler Triebmensch; daneben ungemein reizbare Nerven (las Werther, weinte oft leidenschaftlich, höchst gesteigerte Empfindsamkeit). Die Empfindsamkeit kommt dann zum Durchbruch, wenn der Machttrieb einmal ruht (HOFFMANN[798]). Schilderung der maßlosen Herrschgier unter dem Titel „Kaiserwahnsinn" (bei SCHERR[2897]). Seine Cäsaromanie kannte keine Grenzen (SOMOGYI[143], S. 282–283). Nur durchschnittliche Begabung. Leistung als Kompensationserscheinung unterdrückter Triebe und Affekte, zugleich Ergebnis und begünstigt durch äußere Umstände (WITTY and LEHMAN[636] [deren Beweisführung vom Ref. Campbell für oberflächlich gehalten wird, K.]). N.s Schlachtgenie versagte zweifellos bei Übermüdung (LUFFT[858]). Abergläubisch. Rudimentäre Zwangsvorstellungen (Fensterzählen) (LOMBROSO[591], S. 95). Mangel an moralischem Gefühl (LOMBROSO[2890], S. 62). Kriminelle Züge (ROSSI[1144], S. 94). „Irritabilité excessive . . . constitution névropathique . . . une nervosité excessive". Fürchtete selbst, „fou" zu werden. Ungeheure Wutanfälle (schlug, peitschte, trat). Ausgesprochene Zerstörungswut, die sich gegen Möbel, Kinder, Kunstwerke, Tiere, seltene Pflanzen richtete. Terrorisierte alle. Innere Unrast, äußerste Ungeduld. Wälzte sich auf der Erde vor Wut (CABANÈS[2847]). Unmusikalisch (LANG[2868]). Sonderlichkeiten und Aberglaube (BOUGON[2869]; s. a. THYREN[2900]). Ehrgeiz seine Haupttriebfeder. Unverträglich. Schwere Last für seine nächste Umgebung. Überstürzung in allen Dingen. „Der Kaiser ist vollständig verrückt", sagte ein Anhänger (TAINE[2899]). Tics. Sehr abergläubisch (CABANÈS[2872] u. [2873]). Schicksalsglaube an seinen Stern. Prophezeite selbst. Erzählte Gespenstergeschichten (CABANÈS[2873]). Auf der Reise nach Elba erbärmliches, über alle Maßen feiges Benehmen, bei weitem nicht der Übermensch der Geschichtsdarstellung (HABERKANT[2882]). Wie wurde N. als glühender korsischer Patriot, zum Franzosen? Im Grunde haßte er die Franzosen, wollte Korsika von Ihnen befreien. Paoli war sein Gott. Juni 1793 Bruch mit Paoli, Anklageschriften gegen ihn. Motiv? Nur Ehrgeiz? Nein. „Bonaparte fut l'immense somnambule d'un rêve écroulé" (V. Hugo). Enorme Libido. Zum Vater ambivalent. Erst nach Todesurteil gegen Louis XVI. 1793 (der Vater getötet) Anschluß an Frankreich, das zur »mère patrie« wird. Paoli (einst Vaterideal) mußte nach Louis' XVI. Hinrichtung auch gestürzt werden als letzte Vater-Imago. Zweites Motiv für Paolis Sturz war seine Englandfreundlichkeit. Bei N. nicht gewöhnlicher Ehrgeiz, sondern Sublimierung sexueller Motive; nimmersatte Suche nach Ersatz, getrieben von inzestuösem Verlangen nach der Mutter und schrankenlosem Trotz gegen den Vater [?] (JEKELS[2884]). Unstillbares Verlangen nach dem Besitz der Mutter (BERGLER[2188], S. 64). Homosexuelle Beziehung zum Bruder Joseph (S. 357). Ödipuskomplex, unter dem Aspekt des unbewußten Strafbedürfnisses stehend, wodurch er seinen Untergang selbst provozierte und herbeiführte (S. 365) (BERGLER[2867]). Es entstanden Gerüchte einer unerlaubten

Liebschaft N.s mit seiner Schwester Pauline. Pauline, „la reine des colifichets", eine der zügellosesten Amoureusen, die es je gegeben hat, war in ihren Bruder leidenschaftlich verliebt und auf seine Gattinen höchst eifersüchtig (RANK[1320], S. 436). Maßlos in allem, kalt, unbeteiligt, denkt nur an sich. Der „kleine Tiger" weckte bei allen Furcht; wirkte fremd, achtete nichts. Schaffende Phantasie. Abergläubisch. Ungeheure Leidenschaftlichkeit (wie ein Italiener 1300–1500). Zornausbrüche, zum Teil halb berechnet. Reizbare Ungeduld höchsten Grades. Ohne Moral. Verführte alle seine Schwestern. „Ich habe ungemein reizbare Nerven, und wenn mein Puls dabei nicht mit solcher Langsamkeit schlüge, liefe ich Gefahr, wahnsinnig zu werden". Weinte öfter bei Gemütsbewegungen. Anfälle (S. 44). Verlor zweimal den Kopf (Am 18. Brumaire und nach seiner Abdankung). Überaus starker Egoismus. Wenn sexuell gesättigt, sehr rücksichtslos gegen Frauen. Urteil und Arbeitskraft staunenerregend. Großer Schauspieler und Meister in der Menschenausnützung. Durch Glück Übermut bis zum Wahnbilde der Unbesiegbarkeit und Unfehlbarkeit. Merkwürdige Schlafzustände: 1) Mai 1809 nach Aspern [erste Niederlage], schlief 36 Stunden [Flucht in Narkose?]; 2) Juli 1809 bei Wagram: schlief mitten in schwieriger Schlacht eine halbe Stunde [Erschöpfung]; 3) 15. Juni 1815 vor Ligny: Schlaf im Reisewagen, war nicht zu wecken. Epilepsie? Vielleicht psychische, larvierte [?]. Äußere Ruhe und Kälte waren Maske. Papst 1813: „comédiante", „tragédiante". (DUMSTREY[2878]). Von solch eigenartigen Anfällen berichtet auch TAINE[2899]. 10. September 1804 Anfall mit mehrstündiger Unbesinnlichkeit. 1805 nach Abweisung durch Josephine: Stöhnen, Krämpfe eine Viertelstunde. Geistesabwesenheiten und Entschlußunfähigkeit bei Borodino, Bautzen und an der Moskwa. Angriff auf Rußland ohne genügende Vorbereitungen aus Gereiztheit und Wut über das Ausbleiben der Antwort des russischen Kaisers. Vollständiges Fehlen jedes ethischen Gefühls. „Ich bin nicht wie ein anderer Mensch, und die Gesetze der Moral und der Schicklichkeit können für mich nicht in Betracht kommen", war sein eigener Ausspruch. Schrankenloser Egosismus und Ehrgeiz. Fiel als Sklave seines maßlosen Ehrgeizes. Hemmungslosigkeit, Reizbarkeit, rohe Akte (Fußtritte, Faustschläge, oft Reitpeitsche). Höchste Ungeduld. Phantastische Pläne. „Künstler" (TAINE[2899]). Zur Abrundung des Charakterbildes zuletzt noch die graphologische Beurteilung von N.s Handschrift: „Beachtliche Unregelmäßigkeit verrät einen außerordentlichen Grad von Gefühlserregbarkeit. Überdurchschnittlicher Ehrgeiz ..., starker Herrschertrieb ..., außergewöhnlicher Geltungsdrang ..., Gestaltungsvermögen weit zurückbleibend ..., von starken Minderwertigkeitsgefühlen beherrscht, die sein Tun und Lassen wesentlich bestimmten" (SESEMANN[1636]).

3. *Für Epilepsie:* Litt an momentanen Bewußtseinsverlusten, ungeheurer, grundloser Heftigkeit, Krämpfen mit Schwinden des Bewußtseins und nachfolgender Benommenheit (TAINE[2899]). Zwei epileptische Anfälle: 1) 22. Mai 1809 nach der Schlacht bei Aspern; 2) August 1813 in Sachsen (KRENKEL[3006]). Muskelzuckungen, wie bei Epilepsie häufig, im Zorn Wadenkrämpfe (LOMBROSO[2890], S. 61). Seltene epileptische Attaquen (RECKITT[2896], S. 1730). Epilepsie bei N. beschreiben auch IRELAND[1706], S. 42, CABANÈS[1703], KIERNAN[478], S. 727, HEINZ[210], S. 35 u. 62 und HANSEMANN[89], S. 14. Die beiden letzteren erwägen als Ursache der Epilepsie geringgradigen Wasserkopf, den sie bei N. festzustellen glauben.

4. *Keine Epilepsie:* K. SCHNEIDER[917] (S. 86) hält die Frage der Affektepilepsie noch nicht für spruchreif; sie stehe nicht fest, liege jedoch im Bereich der Möglichkeit. Er bestreitet nicht, daß es Gehirne gibt, die auf starke Erregungen epileptisch reagieren. Positiver spricht sich BUMKE[2871] aus [dem wir uns eher anschließen möchten], indem er feststellt, daß es sicher Psychopathen gibt, die

vereinzelt epileptische Insulte im Leben durchmachen, ohne daß sie deshalb der eigentlichen Krankheit Epilepsie zugerechnet werden dürfen; sowie ferner, daß diese Psychopathen in der Tat fast immer hysterische Charakterzüge aufweisen (S. 426), [was auf N. wie auf Dostojewsky und Flaubert durchaus zutrifft]. Auch die berühmten »Epileptiker« der Geschichte, die in das Bild der genuinen Epilepsie so gar nicht passen wollen, werden leichter verständlich, wenn diese nicht verblödeten Fälle allgemein aus der genuinen Epilepsie ausgeschieden werden (S. 462). Affektepilepsie ist eine Neurose (S. 819) (BUMKE [2871]). Keine Epilepsie. Anfälle von Schlafsucht durch dringendes Schlafbedürfnis (SEELIGMÜLLER[3010]). Eine Sammlung von Urteilen in der Epilepsiefrage bei N. gibt KANNGIESSER[2885]. N. nicht epileptisch im gewöhnlichen Sinne; keine echten Anfälle [überzeugend]. Aber psychisch ein epileptischer Charakter. Zuletzt „Cäsarenwahnsinn" durch Milieu (CABANÈS[2874]). Armseliger Geist, nur Feldherrntalent; kein echtes Genie. Epilepsie in keiner Weise bewiesen, bloß Hitzkopf, Jähzorn. Keine Epilepsie oder „folie" (REGNARD[526]). „Un arthritique de génie"; keine Epilepsie (ANDREW[2864]). Anfälle meist nicht geklärter Art (CONRAD[653], S. 1002). Gegen Epilepsie sprechen sich auch GÉLINEAU[1704], S. 554, HEYER[184], S. 278, NOIR[2892], S. 421 und KIRCHEISEN[2886] aus.

5. *Keine Epilepsie, aber epileptoid bzw. epileptische Äquivalente:* „N. sah von Zeit zu Zeit, zumal vor wichtigen Entscheidungen, »seinen Stern«. Es war die Halluzination eines sternartigen Gebildes, das er über und vor sich in einiger Höhe zu erblicken vermeinte, wobei es gleich war, ob er sich im Freien oder im geschlossenen Raum befand. Seine zeitweise tiefen Schlafzustände sehen verdächtig nach epileptischen Äquivalenten aus" (FREIMARK[1023], S. 94). Persönlichkeiten, die sich gern ins Motorische entladen oder die bei Unlustaffekten große psychogene Anfälle bekommen, sind meist energische, robuste, ja brutale Charaktere; rein seelische Unlösbarkeit schwieriger Konflikte wird ins Motorische abreagiert. „. . . auch von N. kann man mit großer Bestimmtheit aussagen, daß er nicht an Epilepsie litt" (GRUHLE[781], S. 131). Epilepsieähnliche Äußerungen hysterischer Veranlagung (LENZ[646], S. 676–677). Keine genuine Epilepsie, sondern epileptoide Entartung. Affekt-epileptischer Psychopath. Dämmerzustände, Krämpfe, Absencen durch Affekterregungen ausgelöst. Besonnenes Delir (HABERKANT[2883]). Normaler Angstzustand und absichtliche Amnesie sprechen für das besonnene Delirium eines epileptoiden Psychopathen (HABERKANT[2882], ref. v. Kahn; man vgl. dazu a. BRATZ[2870], STALLMANN[2898] und OPPENHEIM[2893]).

6. *Andere nicht epileptische Krankheiten:* „Le dos excessivement voûté ou . . . de dos rond . . . habituellement un mouvement de la bouche de gauche à droite". Im Zorn Zittern in der linken Wade. 1806 eine Halluzination (MOREAU[448]). Unaufhörliche Krämpfe der rechten Schulter und der Lippen, im Zorn auch Krämpfe der Wadenmuskeln (LOMBROSO[455], S. 7). „N. hatte einen auffallend langsamen Puls von durchweg 48 Schlägen in der Minute. Dies kann hinweisen auf eine geringe Tätigkeit der Schilddrüse, oder — richtiger wohl — des schilddrüsengerichteten (thyreotropen) Hormons des Hypophysenvorderlappens. Ebenso ist auch das Wachstumshormon dieser Drüse nicht stark aktiv gewesen, denn N.s Körperlänge betrug nur 152 Zentimeter (»kaum 5 Fuß«). Zu erwähnen ist in diesem Zusammenhang ferner das Fehlen des äußeren Drittels der Augenbrauen, das wir als Zeichen geringer Schilddrüsentätigkeit kennen (S. 53). Man möchte meinen, daß das Drüsensystem N.s sich vor der Zeit erschöpft, sich gleichsam in Übersteigerung selbst verzehrt habe. Eindeutig tritt das Bild des vorzeitigen hormonalen Niedergangs auf einem Portrait N.s auf St. Helena zutage. Jetzt ist die Minderleistung von Hypophyse und Schilddrüse unverkennbar; der ganze Körper ist verfettet. Doppelkinn und dicker Bauch lassen an der Schwäche der Schilddrüsenfunktion keinen Zweifel" (VENZMER[259], S. 53 bis

54). Ab 1814 nicht mehr auf der früheren Höhe: schlaff, bequem, resigniert. Bei Belle-Alliance sehr schmerzhafte Hämorrhoiden und Harnverhaltung. Auf St. Helena nicht sehr gesund. Femininer Habitus der Körperformen; Haut haarlos, glatt, weich (DUMSTREY[2878]). Bei Waterloo ohne Zweifel körperlich unpäßlich, dadurch Energie gelähmt. Dysurie? Vaulabelle: Hämorrhoiden (CABANÈS[2876]). „Wuchs- und Mißwuchskrüppel" (WÜRTZ[2119], S. 15). Paludismus in St. Helena (S. 100). 1797 Fieberattacken mit Anämie. Frage: Ist N. nicht an Paludismus gestorben? (S. 101) (OUY-VERNAZOBRES[2894] [Sicherlich nicht, s. u., K.]). Syphilis (SPRINGER[623], S. 13; s. a. LEYST[2889] [Sicher keine Lues, K.]). Über körperliche Krankheiten s. a. BARRAL[2866], CALLAMAUD[2877], ***[2902].

7. *Zur Todeskrankheit N.s, der Magen-Lebererkrankung* (*Ulcus, bzw. Carcinom*): CABANÈS[2875] gibt eine Schilderung des körperlichen Endzustandes N.s und seiner damit verbundenen Lebensweise (S. 209 ff.). Auf Grund der Korpulenz N.s, des guten Appetits und einer umfangreichen Speisekarte der letzten 17 Jahre vor dem Tode glaubt Verf. an die Diagnose: perforiertes Magenulcus, das man allerdings damals noch nicht diagnostizieren konnte (?), sondern erst zehn Jahre später durch Cruveilhier (GODLEWSKI[2881], S. 99). N. starb, trotz anderer Behauptungen, doch an Magenkrebs (VIERORDT[514]). Er starb an hypertrophischer Leberverhärtung; Magenkrebs bestand nur nebenher (DUMSTREY[2878]). Die Todesursache N.s bewegt immer wieder von Zeit zu Zeit die Interessenten. BORMANN[2868] nimmt in einem Leserbrief Stellung zum Werk des Leibarztes N.s, ANTOMMARCHI[2865], der ausführte: N. starb nicht an Magenkrebs, obschon der mit der Leber verwachsene Magen zerfressen und durchlöchert war, sondern an endemischem Fieber (2. Bd., S. 163). Später schwächte Antommarchi allerdings seine Behauptung nicht unwesentlich ab. ANTOMMARCHI[2865] selbst zitierte aus dem Sektionsprotokoll (2. Bd., S. 163 u. 164): „La face concave du lobe gauche adhérait immédiatement et fortement à la partie correspondante de l'estomac, surtout le long de la petite courbure de cet organe, ainsi qu'au petit epiploon. Dans tous les points de contact, le lobe était sensiblement épais, gonflé et durci . . . L'estomac était percé de part en part dans le centre de cette petite induration" (2. Bd., S. 163–164). Die Leserbriefe zu der Todeskrankheit N.s wurden angeregt durch die Untersuchungen von FORSHUFHUD[2879] u. [2880], der allerdings die Auffassung vertritt, N. sei schleichend vergiftet worden. Strahlenchemische Analysen der Haarprobe aus dem Besitz Major Lachouques, die vom Gerichtsmedizinischen Institut der Universität Glasgow und von Wissenschaftlern des Kernforschungszentrums Harwell vorgenommen wurden, ergaben den starken Arsengehalt von 10,38 Mikrogamma, d. h. eine Menge, die 13mal größer ist, als sie sonst im menschlichen Haar gefunden wird (S. 272). Schweißausbrüche, Sprechschwierigkeiten und Überempfindlichkeit gegen Licht sind Symptome einer Arsenvergiftung. Außerdem verweste die nicht einbalsamierte Leiche N.s. nicht, woraus der Autor folgert, daß Arsen konservierend wirkt. Ursache dieser Arsenvergiftung könnte nach Forshufhud Mord aus Eifersucht durch den Brigadegeneral Graf Charles Tristan de Montholon gewesen sein, dessen Frau auf St. Helena zwei Kinder gebar. die angeblich N. zum Vater hatten. Daneben könnte Geldgier eine Rolle gespielt haben, denn N. hatte dem Grafen zwei Millionen Goldfranc vermacht. Allerdings sollte das Testament nicht geändert werden (FORSHUFHUD[2879] u. [2880]). Auch KOLLATH[2887] nimmt in einem Leserbrief in der Frankf. Allg. Zt. dahingehend Stellung, daß auf Grund einer chemischen Untersuchung auf Arsen das Haar N.s statt 0,8 Teilen auf eine Millionen 10,38 Teile enthielt. Die Möglichkeit wiederholter Giftaufnahme sei damit nicht auszuschließen, wie es Frank Adam in der »Weltwoche« vom 3. 11. 1961 aus der Krankengeschichte N.s mitteilte; wie und warum die Giftaufnahme erfolgte, geht aus der Krankengeschichte nicht hervor.

8. *Zusammenfassende Beurteilung:* N. hatte vom Vater her die Erbmasse politisch-diplomatischer Begabung, die Aktivität, die Beweglichkeit und innere Unruhe im Blut, das Projektemachen, den Ehrgeiz, gesteigert zur Machtgier; von der Mutter her das Zielstrebig-Sthenische, die Zähigkeit der Energie. Wie ein ungeheuer beweglicher Reiter auf einem stetigen schweren belgischen Gaul wurden jene Eigenschaften auf diesen getragen. Der ungeheure Machttrieb suchte ein würdiges Ziel. Die Wirklichkeit konnte das viel zu hoch gegriffene Ziel nicht erfüllen. Die neurotische Spannung zwischen Wunsch und Nicht-Erfüllung steigerte die angeborene innere Unruhe, die Reizbarkeit zur äußersten Ungeduld. Die maßlose Spannung überschlug sich in ungeduldiger Reizbarkeit, heftigsten Zornausbrüchen, Wutanfällen, neurotischen, Krämpfen Weinkrämpfen und motorischer Zerstörungssucht. Manches mutet bei N. an wie Primitivreaktionen (im Sinne von Kretschmer) (vgl. BLEULER[607]). N. hat stark archaische Züge neben hoher Intelligenz: die Wildheit und Maßlosigkeit der Triebe, der phantastisch-mystische Zug mit dem starken Aberglauben. Die Grundzüge der bionegativen Struktur sind außerordentlich stark ausgeprägt: die maßlose Affektivität, die egozentrische Ichsucht, die nagende Unruhe im Blut, das Depressiv-Unzufriedene. Körperlich wäre an endokrine Störungen zu denken: die Kleinheit (1,51 m), die Disproportioniertheit des Körpers, das Feminine im Habitus des Körpers sowie der Haut und Behaarung, das Hypoplastisch-Infantile der Genitalien.

Auch bei N. sind die Einzeltöne des Genieakkordes klar zu analysieren. Die innere Widersprüchlichkeit, die Fremdheit und Unverständlichkeit des Charakters war ein ständiges mirum für die Umgebung (teils auch ein mirum-tremendum). Die militärisch-politische Begabung, die Arbeitskraft und Überlegenheit als majestas schufen das fascinans: die Siege, den Ruhm Frankreichs. Die eiserne Herrschsucht ergab ein zwingendes, mitreißendes energicum, während die ungeheuerliche Explosibilität, die ständig wie eine schwere Gewitterwolke über der nächsten Umgebung wie über den Völkern Europas hing, zu N.s Lebzeiten ein äußerst wirksames tremendum bildete. N. wurde mit Grauen und als Dämon erlebt. Nach seinem Tode wurde das tremendum durch den Sturz von glänzendster Höhe in den Abgrund der Verbannung von St. Helena nur in eine andere Richtung transformiert. Das sanctum war Ausfluß des Erfolges. Begünstigend für den Erfolg war die Zeitkonstellation, denn dieser meteorhafte Aufstieg war nur möglich in einem Zeitalter stärkster Umwälzungen. N. versetzte zwei Jahrzehnte die Welt in Schrecken, bewirkte aber auch überall „den Anlauf zu einer höheren sozialen Ordnung“ (Fournier), als blutiger „Anwalt ... eines Kulturprozesses von größter Bedeutung“. Auch bei N. wird für uns wieder der Kulturwert des Psychopathologischen durchsichtig. Ein N. etwa als ruhiges Hochtalent mit nur militärischer oder politischer Intelligenz erscheint auch uns undenkbar. Erst die Maßlosigkeit und Disharmonie des Bionegativen konnte ein soziologisches Phänomen hervorbringen wie das Genie N.s. Das fascinans im Genieakkord ist bis heute darin gegeben, daß N. ein Symbol des Erfolges, das Ideal und Sinnbild der Größe einer Nation darstellt. Der historische Glanz seines Lebenslaufes grenzt auch heute noch ans Wunderbare und bleibt ein dauerndes mirum.

Viel Kopfzerbrechen hat die Epilepsiefrage gemacht. Wir können wohl heute mit Sicherheit sagen, daß N. kein echter, kein genuiner Epileptiker war. Viele seiner Anfälle sind leicht erkenntlich als Primitivreaktionen oder neurotische Entladungen; man kann sie als hysterische Anfälle bezeichnen. Sie sind psychisch und nicht rein körperlich ausgelöst. Das gleiche besagt auch die Diagnose von Haberkant »Affektepilepsie«, die für einzelne seiner Zustände zu diskutieren wäre. Daß N. schließlich an einem Magenkrebs litt und ihm erlag, ist überaus wahrscheinlich. Hinzu kommt, daß die Todeskrankheit aller Vermutung nach durch Arsen-Vergiftung beschleunigt wurde.

NATIONALSOZIALISTISCHE DEUTSCHE PARTEIFÜHRER, insbesondere J. GOEBBELS

„Gemeinsam waren all diesen Personen die Anzeichen einer Verkümmerung des gesellschaftlichen Bewußtseins. Entweder als Zwerge einer bürokratisch-militärischen Maschinerie oder als abenteuernde oder schon gescheiterte Existenzen waren sie in den faschistischen Parteiapparat gelangt, um gerade deswegen einen kometenhaften Aufstieg durchzumachen. Die zunehmende Asozialität zeigte sich nicht nur an den beispiellosen politischen Aggressionen, auch in der verkümmerten persönlichen Sphäre, in der nach cäsarischen Schemata mit Kleider- und Palastluxus eine individuelle Note vorgetäuscht wurde. Wenn man beide Gruppen nebeneinander hält: HESS, ROSENBERG, SCHIRACH, DARRÉ, LUTZE, GÖRING, FRICK, RÖHM und andererseits HIMMLER, GOEBBELS, HEYDRICH, BORMANN, LEY, SAUCKEL, so werden auch gewisse strukturelle Unterschiede erkennbar. Die erste Gruppe zeigt noch die Reste einer bürgerlichen Lebensart, einer billigen Jovialität, einer sentimentalen Gefühlshaftigkeit, verbunden meist mit einer feisten Weichheit der Körperformen, die darauf hinwies, daß ihre Träger nicht nur von einer Aggressivität, sondern auch von einer Genußsucht beherrscht wurden. Die zweite Gruppe läßt auch die letzten formalen Reste einer früh vorhandenen menschlichen Lebensart vermissen. Eine eiskalte roboterhafte Gefügigkeit und eine alle Lebensphasen durchsetzende tierhafte Aggressivität kennzeichnen deren Vertreter. Die sentimentalen Züge und Ergüsse der Aggressoren lassen sich bei ihnen nur ahnen, treten kaum in Erscheinung. Sie wirken daher weniger gegensätzlich, wirken robuster und (mit Ausnahme von Goebbels) primitiv bis zum äußersten" (MÜLLER-HEGEMANN[1632], S. 75–76).

GOEBBELS, JOSEF: „Die einzige Ausnahme (zu obigem) bietet G. Was ihn aus der Reihe der übrigen faschistischen Führer heraushebt, ist ein scharfer, wendiger und großenteils verselbständigter Intellekt. Die mangelhafte Entwicklung der Gefühlssphäre ist auch bei G. in die Augen fallend (S. 76). Wirft man einen Blick auf die äußeren Körperformen von G., so klären sich damit auch viele Einzelheiten der psychischen Struktur auf. Die körperlichen Defekte sind so schwer, daß unter wenigen günstigen Lebensumständen die ganze Lebensentwicklung dadurch beeinträchtigt werden mußte. Im Zusammenhang mit dem ebenso hervorstechenden Intellekt erkennt man in G. einen bislang übernationalen und überzeitlichen Typ, der seine körperlichen Mängel und die darin begründete Hemmung seiner Expansion durch eine Überkompensation in intellektueller Richtung auszugleichen sucht (S. 77). Hätte bei G. der kühl abwägende Verstand die Oberhand gehabt, so würde er sich nicht vornean samt seiner auffallend großen Familie in seine eigene Katastrophe hineingestürzt haben. Erklärt wird dieses Verhalten nur durch ein Dominieren einer strukturellen Aggressivität bei passivem Verharren in der Kandare des Führers, das eine kritische Stellungnahme zur allgemeinen Lage verhinderte. Der kühle Intellektuelle G. kann demnach nicht der ganze G. gewesen sein, sondern nur die in die Augen fallende Oberfläche. Darunter muß sich in den entscheidenden Lebensphasen die strukturelle Angst und Aggressivität dominierend ausgewirkt haben. Das Moment der körperlichen Insuffizienz mit der intellektuellen Überkompensation kann nicht das bestimmende gewesen sein, daneben muß die autoritäre Unterdrückung frühzeitig auf ihn eine tiefgehende Wirkung ausgeübt haben, so daß eine Kombination von ungewöhnlicher Seltenheit zustande kam (S. 78 bis 79) (MÜLLER-HEGEMANN[1632]). Poliomyelitis Ursache seines Beinleidens. [Nicht Klumpfuß, der sich vererbte. K.] G. fühlte sich körperlich untauglich und aus der gesund und robust empfindenden Gemeinschaft seiner Altersgenossen verstoßen. Fortan war das Bewußtsein seiner Abnormität nur durch gesteigerten Geltungsdrang im Geistigen zu übertäuben. G. wollte Hitler zum Separatfrieden mit Stalin 1943 bewegen ... Aber auch seine Intelligenz war ohne Standhaftigkeit. Hitler vermochte selbst seinen Propagandaminister zu bezwingen; ihm gegenüber schwor auch G. jede kritische Regung ab (FRAENKEL[2903]).

Zu HIMMLER: Ein verkrampfter, ängstlich-abergläubischer Neurotiker, der sich von seinen [seelisch bedingten, K.] Magenkrämpfen durch den Masseur Kersten immer wieder befreien lassen mußte. [Dieser vermochte anläßlich seiner schmerzlösenden Behandlung H. immer wieder dabei mehr oder minder zahlreiche KZ-Opfer dem Untergang zu entreißen, K.] (KESSEL[2905]).

Zu dem Personenkreis um Hitler s. a. KREBS[2906] und GILBERT[2904].

NERO (37–68)
Römischer Kaiser

Geisteskrank (WIEDEMEISTER[1799] und IRELAND[1706]; s. a. KAUFMANN[1752]). Mit 17 Jahren Kaiser. „Sein Vater Domitius ein roher und wüster Geselle, ein Betrüger und Blutschänder, und von der Mutter sagte man, daß sie ihren ersten Gatten vergiftet habe (S. 98). Schauspielernatur. Zuerst beschränkte sich sein Tatendrang vorzugsweise auf Raufhändel, und er war als Maler, Sänger, Versemacher, als Wagenlenker und in allen Arten von Sport und Jagd eigentlich nur seinen Intimen gefährlich geworden. Das wurde nach dem Tode der Mutter, die er ermorden ließ, anders. Um diese Zeit scheint eine psychische Erkrankung eingesetzt und ihn bis zu seinem Tode nicht mehr verlassen zu haben, zum wenigsten lassen sich von nun an Perioden der Erregung nachweisen, die mit Zeiten einer melancholischen Verstimmung abwechseln, in denen er seine tote Mutter sah und sich, von innerer Angst gequält, rastlos herumtrieb. In den Zeiten der Erregung schleppte er alle Kunstgegenstände zusammen, deren er habhaft werden konnte, und errichtete Paläste von fabelhafter Pracht und Ausdehnung (S. 99). Am 8. Juni 68 rufen die Prätorianer Galba zum Kaiser aus und N. plant, wie er in Trauerkleidung das Volk anreden und seine ganze schauspielerische Kraft aufbieten will, um die Masse zu seinen Gunsten umzustimmen. Aber während er noch seine Rede aufschreibt, findet er sich in der Nacht allein und seinen Palast von Wachen entblößt. Diesmal bleibt ihm nur die Flucht. Auch jetzt noch, in der Todesnot, überwiegt der Komödiant. Er ergeht sich in klassischen Zitaten und rhetorischen Wendungen. Und doch muß etwas in seinem Wesen gelegen haben, das auf die große Menge wirkte, denn noch lange erwartete das Volk seine Wiederkehr, da er nicht umgekommen sei, sondern in Persien lebe, und wiederholt traten falsche Neros auf, die Anhang und Unterstützung fanden. Mit N. endet die Familie der Julier; das Geschlecht der Cäsaren verschwindet von der Erde. N. hatte zu gründlich für den Untergang seiner Familie gesorgt und nicht weniger als 24 Mitglieder eines gewaltsamen Todes überliefert. Dem Cäsarenwahnsinn hat er damit kein Ende gemacht" (S. 101–102) (PELMAN[587]). „Daß aber auch über die Homosexualität N.s nicht alles glaubwürdig ist, was berichtet wird, sei erwähnt" (MOLL[592], S. 21). „N.s Eltern waren entfernt verwandt und N.s Mutter war schon aus einer entfernten Verwandtschaft hervorgegangen. Möglicherweise, daß diese doppelte Blutsverwandtschaft in der Ascendenz die absonderliche Psyche des N. und seine schwache Sehkraft mitbedingt hat (S. 95). Auch litt er an Gehörs- und Gesichtshalluzinationen (S. 96). Es ist nicht leicht zu entscheiden, ob bei N. Epilepsie oder Paranoia vorlag. Für Epilepsie spräche die Ähnlichkeit der Psychose mit der des Caligula. Auch die grausame Erotik und die Brandstiftung sind vielleicht in diesem Sinne zu deuten" (S. 97) (KANNGIESSER[1707]). Epileptische Äquivalente zur Erklärung der Impulsivität N.s wahrscheinlich (MÜLLER[1767], S. 73). Schwerst belasteter Bionegativer mit anscheinend psychotischen Zügen.

NERVAL, GÉRARD DE (LABRUNIE) (1808–1853)
Französischer Dichter

Vater Militärarzt Dr. Labrunie. N. weiß nichts von der Mutter, die früh starb, als daß sie sehr schön sang und hübsch war. Heimweh nach dieser entschwundenen mütterlichen Figur beherrschte ihn sein ganzes Leben lang (BAUDOUIN[2908], S. 9). Von Jugend auf Mystiker, Okkultist, Nachtwandler. Sehr früh reif. Nomade, Trinker, Bohème. Phantastische Ideen, Halluzinationen. Periodisch psychotisch. Öfters Anstalt. Tod an Selbstmord. Die besten Werke als Kranker; nur dann Dichter (BARINE[2305] und GRASSET[572]). Hochbegabt. Überstarke Phantasie, Träumer. Schizoider Psychopath. Dreimal Psychose. Mit 33 Jahren erster Anfall von Schizophrenie (paranoid). Im dritten Anfall Größenideen. Gewisser Alkoholismus. Keine Alkoholpsychose (wie BARBIER[2907] meinte). Seine Psychose hatte etwas Schöpferisch-Aufbauendes (HOLZHAUSEN[2912]). „Auf dem Diwan im Atelier von Theophile Gautier sah ich bisweilen einen kleinen, halb kahlköpfigen Mann, der mit einem Plaid zugedeckt war und schlief. Es war Gérard de N., der sich von seinen nächtlichen Wanderungen ausruhte. Er war ein Nachtwandler. Nachts irrte er durch Paris wie ein verlorener Hund (S. 307, 1 Teil). In Kairo hatte er sich verheiratet. Er hatte billig eine Abessynierin vom Plateau von Gondar gekauft und hatte sie geheiratet (S. 309, 1. Teil). Seine Anfälle, Depressionen bis zum Koma und Erregungen bis zur Raserei, dauerten kaum sechs Monate. Er ging daraus langsam, wie ein schlecht aufgewachter Mensch unter dem Eindruck seines Traumes, hervor" (S. 116, 2. Teil) (DU CAMP[1546]). Ging mit einem Hummer, den er an blauem Bande führte, spazieren (S. 256). Mit 33 Jahren zum ersten Mal in der Anstalt (S. 259) (HOCHDORF[2911]).„Am 21. März 1841 kam er zuerst in eine Irrenanstalt, wo er bis zum 21. November 1841 blieb. Es scheint eine von Halluzinationen begleitete Erregung gewesen zu sein; er ist seitdem noch verschiedene Male in Irrenanstalten gewesen, und da wir darüber genaue Zeitangaben besitzen, können wir feststellen, daß er seine besten Werke gerade in diesen Zuständen geschrieben hat, wo er auch allein die Gabe des poetischen Ausdrucks besaß" (S. 218). Tod durch Erhängen mit einem Strick, den er für den Gürtel der M. de Maintenon hielt (S. 219) (PELMAN[587]). Okkultist, noctambul, Nomade, Alkoholist, Halluzinant (GRASSET[587], der sich Barine anschließt). Litt unter dem Gefühl der Verdoppelung der Persönlichkeit (CABANÈS[2910], S. 298; vgl. a. CABANÈS[2909]). Zyklothymisch (MÖBIUS[3307], S. 39). Wahnsinn. Suicid (ANTHÉAUME ET DROMARD[574], S. 410; s. a. BARINE[2306], S. 265–362). Größenideen mit ängstlicher Erregung vermischt (S. 272–273). Beschreibung der mutmaßlichen Umstände des Selbstmordes durch Erhängen (S. 335 ff.) (MARIE[2913]).

Vorwiegend Schizophrenie in Schüben, wahrscheinlich aber Mischpsychose mit zyklophrenen Einschlägen. Psychose deckte Ratio und Hemmungen ab und macht dadurch ein schon vorhandenes dichterisches Talent produktiv und inhaltlich reicher.

NEWTON, ISAAC (1643–1727)
Englischer Mathematiker

Nach dem 50. Jahre Psychose. Unzusammenhängende, bizarre Reden. Depression. Paranoide Züge, Verfolgungsideen. Sein Werk „Chronologie" zeigt psychotische Symptome (GRASSET[572], S. 175). Anscheinend Spätschizophrenie (KRETSCHMER[609]). Geisteskrankheit im Alter mit Verfolgungswahn, ängstlicher Erregung, religiös gefärbten Wahnvorstellungen, stellen auch LOMBROSO[455],

Nisbet[485], Norman[3490], S. 288, Somogyi[143], S. 281 und Lenz[646], S. 675 fest. Epileptiker. Tod in seniler Demenz (Gélineau[1704], S. 552). Nervöse Störungen nach Influenza. Meint, die Psychose N.s sei von andern in der Schilderung möglicherweise übertrieben worden. Nach 1687 allerdings kein neues wissenschaftliches Werk mehr (Möbius[235], S. 146; s. a. Regnard[526], S. 369).

Nicolai, Otto (1810–1849)
Deutscher Komponist

Schwächlich, sehr lebhaftes Temperament. Kränkelte viel, oft erkältet. 1846 Lues; homöopathische Behandlung. „Lustige Weiber" zum großen Teil vorher komponiert, Ende 1847 vollendet. Kurz darauf Tod mit 39 Jahren an Gehirnblutung. Rupturiertes Aneurysma der Arteria basilaris (Michelsen[2914]).

Nietzsche, Friedrich (1844–1900)
Deutscher Philosoph

Es gibt kaum eine bedeutendere Persönlichkeit des 19. Jahrhunderts, über welche die Meinungen der forschenden Wissenschaft so auseinandergingen und sich so divergent gegenüberstanden wie bei N. Der Fall N. ist somit ein treffliches Beispiel, wie Heroisierung, katathyme Verfärbung bzw. Verdunkelung und nicht zuletzt auch grobe Lügen, ebenfalls mit dem Wunsche zu verdunkeln und irrezuführen, herangezogen und benutzt wurden, um ein angebetetes Idol nicht antasten zu lassen. Über die Diagnose progressive Paralyse bei N. besteht heute kein Zweifel mehr, nicht zuletzt dank Lange-Eichbaums grundlegender, alle forscherischen Ergebnisse kritisch zusammenfassender Monographie über N[2940] (s. u.). Im Folgenden soll aber noch einmal der ganze Fall als, wie gesagt, klassisches Beispiel (s. o.) aufgerollt werden, wobei im einzelnen die verschiedenen diagnostischen Auffassungen über N. getrennt dargestellt werden sollen:

1. *Zur Vorgeschichte der prämorbiden Persönlichkeit N.s:* Vater Pfarrer, starb infolge eines Sturzes an Gehirnleiden (Pelman[587], S. 222). N.s Äußere ist vorwiegend nordisch. N. ist aus dem thüringisch-obersächsischen Volksstamm hervorgegangen. Die Vorfahren N.s sind fast ausnahmslos Obersachsen und Thüringer. N. hatte unter seinen Ahnen viele Pastoren, aber nicht so viele, wie gewöhnlich angenommen wird (im ganzen 12, davon 11 in der väterlichen Ahnenreihe) (S. 60). Unnordisch ist das maßlos Leidenschaftliche, Fanatische seiner Denk- und Schreibweise, sein Haß . . . Dinarisch ist das Prophetische seines Wesens (S. 62). Dazu kommt ein slawischer Zug (S. 64). Demnach N.s Rassenzusammensetzung nordisch-dinarisch-ostbaltisch (S. 66) (Rauschenberger[2958]; s. a. Rauschenberger[324]). [Für Rauschenberger als einen an sich klugen und belesenen, jedoch nazistisch-tendenziös eingestellten Gelehrten kam es immer wieder darauf an, seine „Helden" in einem möglichst rassisch-„nordischen" Licht zu sehen, entsprechend der verfehlten Rassentheorie einer vergangenen Ära, K.] Scheuer[2962], der N.s Universitätszeit dokumentarisch erforscht hat, kommt zu dem Ergebnis, daß N. sein Studentenleben richtig ausgekostet habe, nichts weise auf Pathologisches, nichts falle aus der Denk- und Lebensweise eines begabten Jünglings heraus. Eher fänden sich derartige Züge in N.s Kindheit. — N.s Sexualleben ist uns fast völlig unbekannt. Wir wissen nur, daß er eine Syphilis hatte. Wir wissen außerdem, daß er wahrscheinlich erblich syphilitisch war (Moussa[2949], S. 23, der auch weitere Literatur bringt). Schwere Anfälle von Kopfschmerzen mit Erbrechen und Sehstörungen, die ihn bereits mit 35 Jahren nötigten, seinen Beruf als akademischer Lehrer aufzugeben (Herzberg[622], S. 200).

2. *Verschiedene Diagnosen psychischer Erkrankung, jedoch nicht Lues- oder Paralyse-spezifische:* Funktioneller Astheniker. „Weibernerven". „Meteoro-

pathie". Wahrscheinlich „keine echte Paralyse", sondern „Haschischparalyse" [?] (COHN[2920] u. [2921]). Unbewußte homosexuelle Komponente in N.s Liebe zu Wagner. Hysteria virilis mit Übergang in Paranoia [?]. Gewollte Flucht in die Krankheit (STEKEL[2966]). Gegen Stekel. Keine Homosexualität, keine Flucht in Psychose, keine Paranoia. N.s Sehstörungen vielfach psychogen, funktionelle Neurose; das schließt echte Migräne nicht aus. Paralyse beginnt nicht 1881; Inspirationsschilderung nicht paralytisch (SAALER[2961]). Geborener Psychopath (SOMOGYI[143], S. 281). Zur Sprache des Zarathustra (GROOS[2928]). METTE[2946] hebt die Darstellung des Dionysischen bei N. hervor. — Clairvoyante (VIALLE[2969], S. VIII). Keine exakte Diagnose, sondern: verwirrtes Hirn (IRELAND[2934] [allerdings im Todesjahr N.s erschienen]). NORDAU[495] erkennt das Psychopathologische vielfach sehr richtig, wenn auch seine Darstellung ans Pamphletische grenzt. Psychoanalytisch (JUNG[811], S. 44; a. MOXON[2950] [nach Prinzhorn allerdings verfehlt]). Sexuell und sozial frustriert (BENTLEY[1822], S. 155). Oscillationen zwischen Vitalitätssteigerung und Depression in den Jahren 1876–1880 seien nicht Wetterleuchten der Paralyse, sondern Ausdruck der Vitalschwankungen (LOPEZ-IBOR[2943]). „Es ist eine Art germanischer Prahlerei in diesem lebhaften Redestrom ... Sein Denken wie sein Stil zeigen ihn als Kind der Romantik" (DURANT[2923], S. 408, der sich mehr mit dem Werk als der Persönlichkeit N.s direkt auseinandersetzt). Zur Frage, ob N. Haschisch gebraucht habe, zitiert HOFMILLER[2932] eine Äußerung Maria von Bradkes über N. 1886: „Er sprach mir von seinen furchtbaren Kopfschmerzen, und daß ihm ein Bekannter — ich glaube aus Indien — ein Gift dagegen gegeben habe, nach dessen Einnehmen er wie tot liegen geblieben sei. Auch andere starke Gifte habe er gebraucht" (S. 115–116) [Zweifelsohne absichtliche Täuschung, K.]. Bei N. eine in die Gruppe der Schizophrenien gehörige Krankheit. Schon lange vor Ausbruch der eigentlichen Geisteskrankheit hätten sich zahlreiche Zeichen schizoider Psychopathie mit hysterischen Zügen gefunden. Schließlich entwickelte sich auf dem Boden schizoider Veranlagung eine Schizophrenie paranoider Prägung mit Ausgang in Verblödung (LENZ[646], S. 560). N.s Feindschaft zum Christentum sei nur aus der Krise seines Zeitalters zu verstehen, führt JASPERS [2937] aus. N. hat sich mitunter mit Jesus identifiziert. Diese Selbstidentifizierung mit dem Gegner charakterisierte N.s tiefstes Wesen. Er sah sich selbst in den Gegensätzen verkörpert. Auf N.s Krankheit wird hier nur noch andeutungsweise eingegangen, sein Werk liege im Schatten der Krankheit (JASPERS[2937], zu dessen Arbeit DEICH[2922] Stellung nimmt). N. schäumt heidnischen Haß gegen den Gekreuzigten (KRONER[1957], der N. mit Dostojewsky und Strindberg vergleicht).

3. *Meinungen, diktiert von katathym gefärbter Verehrung bzw. kritiklos:* Nachdem NIGG[1961] den Ärzten die Kompetenz einer Diagnosestellung abspricht, meint er: „N.s Versinken in den Wahnsinn muß mit behutsamer Vorsicht metaphysisch betrachtet werden ... Der Ausbruch von N.s Wahnsinn war eine innere Notwendigkeit; man kann solche Dinge nicht sagen, wie er es getan hat und dabei ein ruhiges Alter in aller Gottseligkeit erreichen. Entweder gehen solche Worte in Erfüllung, oder der Mensch geht an ihnen zugrunde" (S. 283). GOLDSCHMIT-JENTNER[166]: „Wir wissen auch heute noch zu wenig über N.s Krankheit und werden wohl immer im unklaren bleiben. Und das ist gut so" (S. 296). HEYER[184] zweifelt an der Diagnose Paralyse: „N., den sie einen Paralytiker nennen — als ob Paralytiker üblicherweise einen Zarathustra austrügen" (S. 278). Schließlich in diesem Abschnitt noch STEINER[2964] u. [2965]. Bei N. mangelnde Selbstzucht, mangelnde Selbstkritik (S. 621). Steiner vergleicht N. mit Leopardi (s. d.) hinsichtlich der großen Wetterfühligkeit beider. Vater starb an Gehirnkrankheit (S. 739). Verdoppelung des Selbstbewußtseins [?]: „Zwei See-

len wohnen, ach ..." (S. 740) [s. d. pathographischen Abschnitt über Steiner selbst, S. 534].

4. ***Zur Lues, bzw. progressiven Paralyse:*** Einige Quellen, die eine Lues congenita annehmen: AUDRAIN[2915], S. 754–156, BRUSQ[2919], S. 102, der außerdem eine psychopathische Konstitution bei N. annimmt. Keine Lues, meint MÜLLER [1631], sondern Neurasthenie schwerster Art und angeborene Disharmonie, um jedoch dann zu bemerken: Paralyse erst 1888. [Jedoch: ohne Lues keine Paralyse]. Lues-Gift für N. ein Rauschmittel, seine Krankheit chronischer Rausch. Lockerung, Auflösung [des Rationalen] durch die Psychose günstig für Kultur (BJERRE[561]). Atypische Paralyse mit langen Stillständen. Belege: Medizinische Klinik 1920, S. 1124. Jakob, Zschr. Neurol., Berlin, 54 (VORBERG[1701]). KESSELRING[2938] erörtert die differentialdiagnostischen Möglichkeiten zwischen Schizophrenie und manisch-depressivem Irresein bei N. Dennoch: z. Z. der Abfassung des »Zarathustra« auf jeden Fall krankhafter Zustand; als Ursache dafür als erstes progressive Paralyse als Folge luetischer Infektion (S. 14). [Die übrigen Quellen sprechen sich eindeutig für progressive Paralyse aus, wenn auch z. T. wie Hildebrandt[2930,2931] offensichtlich ungern (s. u.). Nur über den Beginn der ersten Störungen wird zwar noch diskutiert; das erscheint aber eigentlich nicht sehr wichtig, K.] Aus dem grundlegenden Werk von MÖBIUS[2947] nur das ganz Wesentliche: Angeborene Psychopathie. „Maßlosigkeit ... das eigentlich Krankhafte in N.s geistiger Konstitution ... eine im tiefsten Innern unruhige, bestandlose Natur, welche es nicht ertrug, lange bei einer Sache zu bleiben". Vom 14. Jahr ab Migräne [?]. Beginn der Paralyse etwa 1881–1882 (MÖBIUS[2947]) „Es ist nicht genau bekannt, wann der große paralytische Anfall aufgetreten ist: an einem Tag zwischen dem 28. Dezember 1888 und dem 3. Januar 1889. Die Schwester N.s sagt Folgendes (»Zukunft« vom 6. Januar 1900): An welchem Tag nun äußerlich die Störung seines Geistes ausgebrochen sein mag, kann nicht mehr genau festgestellt werden, jedenfalls war es in den letzten Tagen des Monats Dezember 1888. Plötzlich ist er bei einem Ausgang in der Nähe seiner Wohnung niedergestürzt, ohne daß er sich selbst wieder zu erheben vermochte. Während dieser Zeit unterzeichnete er alle Briefe mit »Dionysos« oder »der Gekreuzigte«. In den ersten Jahren nach meines Bruders Erkrankung sind diese Blätter zum größten Teil vernichtet worden" (MÖBIUS[2948], S. 98). Über N.s Aufenthalt in Turin berichtet IK.O.[2934], indem er die Kutscherszene schildert, anläßlich deren N. das von dem Kutscher geschlagene Pferd umarmte, so daß man ihn einem Arzt zuführte. — Im Sommer 1865 plötzlich krank. 2. bis 6. Juni 1865 Musikfest in Köln, N. im Bordell. Beginn der Erkrankung? 1870 Ruhr, Diphtherie. Ab 1873 ein Symptomenkomplex, der nur aus Zentralnervensystem verständlich: Sehstörungen, Magenkrisen. Ab Ende 1875 so schwere Krisen, daß wahrscheinlich Bewußtseinstrübungen und vereinzelte krampfartige Anfälle. 1877 heftige periodische Kopf- und Augenschmerzen. 1879 furchtbare Krisis: Anfall über Anfall. 1880–1881 Höhepunkt schwersten körperlichen Leidens (Kopf, Augen, Allgemeinbefinden). Frühjahr 1881 Beginn eines neuen Selbstgefühls. Wendepunkt; Freundschaften zerbrechen. 1882 bis 1888 neue Epoche: Aufgabe, Ziel. „Zweites Dasein" (N.). Ungeheure Produktivität und Lebensfülle. Euphorie. Völlige Vereinsamung. Steigerung des Denkens, Zuwachs an Intensität, Verfeinerung, vor allem in der Problemstellung; Antworten oft vorschnell. 1888 völlig veränderter Ton. Oktober 1888 unheimliche Euphorie. Um 1. Januar 1889 Katastrophe. Psychiatrische Klinik Jena: weitestgehende Verblödung; Paralyse, die wohl heute als völlig feststehend betrachtet werden kann. Die ersten Jahrzehnte keine Migräne, sondern Lues cerebri, denn intermittierend und plötzlich 1868 beginnend. Sommer 1865 die Meningitis einer luetischen Infektion, die vielleicht einige Wochen vorher in Köln (solche Meningitis oft

Abschluß des primären Stadiums). Dann cerebrale Lues und Übergang in eine Paralyse, die wirklich manifest Ende 1888. (Das gleiche nimmt auch JASPERS [2936], S. 100 an). Chronischer Chloralmißbrauch vielleicht kausal für Katastrophe (BENDA[2916] u. [2917]; vgl. a. die Parallelsetzung zu Maupassant, LANGE-EICHBAUM[2760]). Alle Werke gesund bis September 1888. Dann Paralyse. Götzendämmerung und Antichrist andeutungsweise paralyseverdächtig. Ecce homo Oktober-November 1888: die erste paralytische Welle mit großer Wahrscheinlichkeit nachweisbar. Kein Intelligenzdefekt bis Herbst 1888. August 1881 expansive Stimmung, Februar Handschrift etwas zittrig. 1877–1879 tiefe Depression oder nervöser Zusammenbruch (HILDEBRANDT[2930]). Psychopathische Züge nicht sicher nachweisbar [?]. War maßlos, aber gesund. Schwacher, aber normaler Geschlechtstrieb. Geistigkeit überwog zu stark sein körperliches Leben. In hohem Grade sensitiv. Mehrjährige Neurose erinnert an die Reaktionen der Psychopathen, aber N. war gesund, weil [?] er die krankmachenden Erlebnisse überwand. Kein schizothymer Autismus [?]. Angeboren nur der Trieb des Predigers zur Gemeindebildung; Hingabe an sein Ziel. Nicht eitel [? Rasierte sich in Venedig die Stirn höher! Verleugnete die Kenntnis Spittelers!]. Nennt sich »ein gutes Stück Schauspieler« (S. 138). Innige Mischung von schizothym und zyklothym [weit überwiegend schizothym!]. Sensitiv und expansiv [beides aus gesteigertem Selbstgefühl]. Verwandtschaft mit Kampfneurose (im Sinne Kretschmers), aber ohne psychopathische Struktur. 1873–1880 Neurose, wesentlich durch seelische Konflikte genährt (Kriegserlebnisse, Verleihung des Professorentitels, psychogene Überlagerung der Migräne [wollte Pension], innerer Konflikt um Wagner). 1879 schwerer seelischer und körperlicher Zusammenbruch. 1881 Migräneanfälle, starke Stimmungsschwankungen, im Sommer Todessehnsucht, August Zarathustra-Inspiration als Glücksrausch der Genesung. Anfang 1882 Gesundheitsgefühl. Chloral seit 1883 wegen Schlaflosigkeit; am nächsten Morgen falscher Aspekt von Menschen und Dingen [auch zur Selbstbetäubung gegen seelische Empfindlichkeit genommen; gab »heitere Träume«]. Psychose wahrscheinlich eine progressive Paralyse. Seit 1882 Gesundheitsgefühl, Schlaflosigkeit, expansive Stimmung. 1885 starker Stimmungswechsel. 1887 immer noch Migräneanfälle; Depression durch Schicksal der Vereinsamung. 1888 krassere Stimmungsübergänge, Reizbarkeit, Verwundbarkeit. Ende September 1888 verdächtige Euphorie. Wann Beginn? Kein Zusammenhang der Migräne mit der Paralyse [?]. Handschrift gibt keinen Anhaltspunkt; Februar 1881 etwas zitterig, bessert sich aber (psychogene, funktionelle Störung [aber möglich auch organische Irritation]). August 1881 expansive Stimmung bei Zarathustra-Inspiration: »Tränen des Jauchzens, wobei ich sang und Unsinn redete, erfüllt von einem neuen Blick, den ich vor allen Menschen voraus habe« (N.); seitdem fühlt er sich als Prophet. Genesungseuphorie [möglich; kann aber auch organisch bedingt sein]. Zarathustra IV nichts Paralytisches [der Humorlose versucht erfolglos, zu lachen und zu tanzen; Ungeschicklichkeit, außerdem durch Vereinsamung sozial nicht mehr ganz angepaßt]. März 1885 Brief an Schwester: Größenbewußtsein. Kein Intelligenzdefekt bis kurz vor Katastrophe Dezember 1888. Trotzdem vorher Paralyse (S. 140 f.), denn Mitte Oktober bis Anfang November in »Ecce homo« euphorische Stimmung, Hemmungslosigkeiten, also manische Züge sind als paralytisch anzusehen [wenn damals, warum nicht schon, in schwächerem Maße, jahrelang vorher? Vielleicht schon 1881 bis 1882?] Diagnose? Gegen echte Migräne Bedenken, auch gegen Lues cerebri, aber will Möglichkeit der frühen Lues cerebri nicht leugnen. Keine Haschisch-Psychose (wie COHN[2920] annimmt; s. d.). Hirnarterienverkalkung? Tumor? Keine Hysterie, keine Schizophrenie. Wille, Binswanger, Ziehen, Gutjahr: Paralyse. Sehr wahrscheinlich syphilogene

Gehirnerkrankung: atypische Paralyse oder Hirnlues [es muß nicht »oder« heißen; auch »und«, auch »Übergang« möglich]. Lues nicht mit voller Sicherheit erwiesen; Beweis fehlt. Möglichkeit einer extragenitalen Infektion im Krieg. Contra BENDA[2916]: N. ahnungslos ins Bordell, auch Konflikt mit der Verbindung aus ethischen Forderungen [vielleicht gerade, weil er schon, verführt oder aus Wißbegier, hereingefallen; diese Möglichkeit besteht, trotz aller hohen Ethik N.s., gerade]. Werke: paralyseverdächtig einige Stellen der »Götzendämmerung«, des »Antichrist«, noch mehr »Ecce homo«, manisch-euphorische Stellen in Briefen seit Ende September 1888; aber kein Intelligenzdefekt darin. Alles Frühere bisher ohne Anhaltspunkt für Geisteskrankheit (HILDEBRANDT[2931]). Zu N.s Schrift: „Von 1959 bis Dezember 1888 (exclusive) bemerken wir an jeglicher Schriftprobe edelstes Maß und vollendete Selbstbeherrschung bei ausgesprochenem Intellektualismus und lebendiger, künstlerischer Phantasie" (UNGERN-STERNBERG[2968], S. 143). EBSTEIN[2924] zitiert Theodor Ziegler (1900), der die ersten Zeiten der Geisteskrankheit in die Entstehungszeit des »Zarathustra« verlegt (S. 572). Produktionskraft empfing kurz vor Ausbruch der Krankheit eine ungemeine Steigerung, auch die Originalität seiner Schöpfungen wuchs mit der Annäherung an die Katastrophe (BRAUN[687], S. 59). Für Paralyse a. PEYROUX[2951], ROBERT[640], SPRINGER[623], S. 182–188. LOEWENBERG[2942], in Besprechung von Lange-Eichbaums letzter Monographie (s. u.) über N., weist auf den Ton N.s in der psychiatrischen Klinik in Turin hin, der dem eines jungen preußischen Leutnants entsprochen hätte (S. 5). LOEWENBERG[181] in einer weiteren Arbeit: N. „war äußerst eitel. Er führte niemals die Quellen seiner Hauptideen an. Er kannte nur das Bordell oder völlig platonische Freundschaften mit Frauen. Bis zu seiner späten Psychose war er ein sehr mitleidiger Mensch, im Gegensatz zu seinen geschriebenen Angriffen gegen Barmherzigkeit. Am meisten enthüllend jedoch sind seine Wunschträume von Größe bei dem Ausbruch seiner Psychose. Er plante Deutschland zu einem Verzweiflungskrieg aufzureizen" (S. 927–928; vgl. a. EIFER[2925]).

Die letzte und umfassendste Quelle über N. stammt von Lange-Eichbaum selbst aus dem Jahre 1948 (LANGE-EICHBAUM[2940]). Hier auch im zweiten Teil der Arbeit eine Erörterung der Auswirkungen von N.s Werk und Persönlichkeit, besonders auch auf Deutschland unter Hitlers Herrschaft. Aus dieser ausführlichen Pathographie das »Schema der luetischen Erkrankungen N.s« (S. 37–38):

Mitte Juni 1865	Luetische Infektion. Primärstadium.
Juli 1865	Frühluetische Meningitis. Sekundärstadium.
(1868) 1873	Vorboten des Tertiärstadiums. Tertiäre Hirnsyphilis (basale meningitische Form). Bis 1885 nachweisbar.
Januar 1880	Höhepunkt der (rein neurologischen) Hirnsyphilis.
Februar 1880	Beginn der Paralyse (Euphorie, Expansion)
1880–1883	Erster paralytischer Schub (Expansion und paranoisch-halluzinatorischer, schizophrenieartiger Komplex in milder Form).
1884	Paralytische Remission.
1885	Hirnsyphilis (Augenleiden) und Paralyse nebeneinander.
Ende 1887	Ende der Remission. Beginn des zweiten Schubs mit Exazerbation (Expansion) und Progression der Paralyse.
Ende Dez. 1888	Schwerste Progression. Zusammenbruch.

1889–1890	Zweiter Schub der Paralyse mit Demenz. Symptomenkomplexe: 1. Expansion: Größenwahn, maßlose Euphorie. 2. paranoid-halluzinatorisch: Verfolgungsideen, Gehörs-, Gesichts-, Geschmacks- und Tasthalluzinationen.
März 1890	Ende des akuten Schubs und der Erregung.
1890–1900	Endzustand mit Dauerdefekt und Verblödung. Endgültige Diagnose: Schizophrenieartige und expansive Form der stationären Paralyse.

Zur Frage, wie es möglich war, daß jemand 8 Jahre lang an einer Paralyse gelitten habe und dies ohne jede deutlich erkennbare, ohne jede greifbare Einbuße an Intelligenz, wie es der Einwand der Gegner der Paralyse bei N. war, bemerkt LANGE-EICHBAUM[2940]: „Durch den milden Verlauf zu Beginn und durch die Remission wurde der Intellekt geschützt. Allerdings läßt sich heute doch eine affektive Betäubung der Intelligenz und eine Abnahme der echten Produktionskraft seit 1883 deutlich nachweisen“ (S. 36–37). Die Auffassung Lange-Eichbaums über die Ursachen der Krankheit N.s wird auch von BLUNCK[2918] in seiner 1953 erschienen Kindheits- und Jugendbiographie N.s geteilt. Blunck, der ebenfalls auf die nicht völlige Bestimmbarkeit des Datums des Primäraffektes — 1865 in Köln oder 1866 in Leipzig – hinweist, dabei einen Brief N.s vom 4. August 1865 an Gersdorff zitierend („. . . heftiger Rheumatismus, der aus den Armen in den Hals kroch, von da in die Backe und in die Zähne . . . die stechendsten Kopfschmerzen . . . sehr abgemattet und meistens ganz apathisch . . .“), sieht darin mit Benda und Lange-Eichbaum die Symptome einer frühluetischen Meningitis. Er weist dabei allerdings auch auf den gewissen Widerspruch hin, der sich aus den Quellen ergibt, die den Zeitpunkt der Erstinfektion nach Leipzig in das Jahr 1866 verlegt wissen wollen. Über die spätere Paralyse N.s und die merkwürdige Tatsache, daß zwischen luetischer Infektion und Ausbruch der Paralyse ein so langes Intervall liegt, bemerkt BLUNCK[2918]: „Das die spätere Paralyse N.s nur in einer Syphilis ihre Ursache haben kann, müssen wir nach dem heutigen Stand der medizinischen Forschung wohl als gesichert annehmen und ebenso aufgrund dieser Bekundung von Lange-Eichbaum als Tatsache, daß N. in Leipzig gegen Syphilis behandelt worden ist. Es liegt aber nahe, anzunehmen, daß die behandelnden Ärzte N. über den bösartigen Charakter seiner Krankheit und ihre späteren Folgen nicht aufgeklärt haben; denn sonst ist es nicht erklärlich, daß wir bis 1890 nicht eine einzige Bekundung von ihm darüber finden, es sei denn, daß im Nietzsche-Archiv alle Spuren verwischt und vernichtet worden sind oder eines Tages noch erst auftauchen müssen. Eine ernste Erschütterung kann diese Behandlung in Leipzig kaum in N. hinterlassen haben. Er wird sie, wie das bei der damaligen bürgerlichen Heuchelei und Unzulänglichkeit der medizinischen Einsicht so häufig geschah, als eine belanglose Episode ohne weitere Folgen angesehen und hingenommen haben, zumal er in der nächsten Folgezeit keine ernstlichen gesundheitlichen oder geistigen Störungen erlitt“ (S. 160–162). Hildebrandt war zu apologetisch. Unterscheidet »Geisteskrankheit« (i. e. S.) und Psychose (auch als vorwiegende Stimmungsanomalie) zu wenig. N. kann, obwohl er nicht geisteskrank (i. e. S.) und obwohl ohne Intelligenzdefekt, ja mit Intelligenzsteigerung, doch seit August 1881 ganz leicht psychotisch (manisch-euphorisch) gewesen sein. Psychotisch nur im ganz streng wissenschaftlich-theoretischen Sinne gemeint. Vieles spricht für eine organische Stimulierung seit 1881 (Lues-Gift-Wirkung ?), die gerade die psychopathischen Züge noch mehr herausholte (das große ursprüngliche Selbstgefühl usw.). Obwohl es (außer Möbius) die wirklich brauchbare Pathographie von Benda gibt, wollten immer wieder Autoren von der Paralyse wegsehen und eine Schizophrenie annehmen. Diese erscheint ihnen bei ihrem Heros immer noch erträglicher als die Verblödung und Vertierung im Endstadium der Paralyse, wie sie vor der Malaria-Ära allgemein war.

Auf die 1930 erschiene Arbeit LANGE-EICHBAUMS[2939] erfolgte damals ein sehr lebhaftes Echo. Sehr wichtig erschien Lange-Eichbaum hier die Zuschrift eines bekannten Berliner Nervenarztes, der über zahlreiche persönliche Beziehungen verfügte. Er teilte Lange-Eichbaum mit, daß über N.s syphilitische Infektion durchaus Authentisches bekannt sei. N. hat sich als Student in einem Leipziger Bordell mit Lues angesteckt und ist von Leipziger Ärzten antisyphilitisch behandelt worden. Die Namen dieser Ärzte sind bekannt (auch Möbius, der ja in Leipzig wohnte, muß sie gekannt haben). Lange-Eichbaum hat angenommen, daß nach dem Tode der Schwester N.s von anderer Seite vielleicht eine Veröffentlichung erfolgen würde. Dies ist nicht geschehen. Aus der Mitteilung folgt, daß man N.s eigener Angabe, er habe sich 1866 (also mit 22 Jahren) syphilitisch infiziert, durchaus Glauben schenken dürfe. Natürlich könnte die Infektion auch 1865 erfolgt sein. Damit gewinnen auch die Vermutungen von Benda (gegenüber denen von Kurt Hildebrandt) greifbare Gestalt, daß nämlich ab 1873 eine Lues cerebri bei N. vorgelegen hat.

1930 war plötzlich zufällig die Krankengeschichte über N. aus der Klinik von Jena wieder aufgetaucht. Zuerst erschien sie nur im Auszug (PODACH[2954]). Wesentliche Tatsachen gingen damals nicht daraus hervor [katathyme Gründe ?]. Lange-Eichbaums Initiative ist dann die Herausgabe der ungekürzten Krankengeschichte zu verdanken (vgl. PODACH[2953]), sowie ein Bericht über den Krankheitsbeginn (PODACH[2952]). Auf Einladung der Deutschen Medizinischen Wochenschrift hatte Lange-Eichbaum kurz vorher noch einmal das ganze psychiatrische Problem des Falles N. aufgerollt. An der Paralyse war nunmehr nicht zu zweifeln. Wer nun noch die ungekürzte Krankengeschichte gelesen hat, müßte ein schlechter Psychiater sein, hier keine Paralyse, sondern eine Schizophrenie anzunehmen. [Verf., der den letzten noch lebenden Arzt, der N. behandelt hat (als damaliger Oberarzt von Binswanger in Jena), Geheimrat Th. Ziehen († 1950) im Zusammenhang mit N. mehrfach sprach, erfuhr von diesem 1948, daß er ebenfalls nicht an der Diagnose Paralyse zweifele, K.] Über eine zweifellos unechte angebliche Schrift N.s — nach Ausbruch seiner Krankheit geschrieben und diese simulierend und als eine Art Racheakt gegen seine Schwester gedacht — „My Sister and I", die von einem Dr. Oscar Levy, einem anerkannten Herausgeber der englischen Nietzscheausgabe, gefunden und herausgegeben sei, schreibt LUDWIG MARCUSE[2944], daß es sich um eine grobe Fälschung handle (Neue Zeitung, 25. April u. 5. Juli 1952, unter dem Titel: Nietzsche-Skandal).

In den letzten Jahren kam es zu weiterer Klarheit über den Fall N., vor allem wurden eindeutig die groben Täuschungen und Fälschungen der Schwester N.s, Frau Elisabeth Förster-N., aufgedeckt. Sie log bewußt, um die Krankheit ihres Bruders zu verschleiern; das Idol durfte nicht zerstört werden. So äußerte sich SCHLECHTA[2963] in einer Auseinandersetzung mit Rudolf Pannwitz, der sich 1920 anläßlich seiner „Einführung in Nietzsche" als der heutige Regierende der unsterblichen Dynastie Nietzsche fühlte. In einem dritten Band der von SCHLECHTA[2963] zwischen 1954 und 1956 herausgegebenen Werke N.s äußert dieser, die Schwester N.s habe etwa 30 Briefe ihres Bruders gefälscht. Dazu auch HARTWICH[2929]: „Daß in den zehn Jahren, in denen N. dem Tode entgegendämmerte, seine Schwester alles aufbot, um die Zeitgenossen über seine Krankheit zu täuschen und der Nachwelt ein verfälschtes Bild des großen, nie verstandenen Bruders zu überliefern, darauf wurde schon hingewiesen. Was sich da abgespielt hat, muß uns ganz einfach grotesk erscheinen; auf die knappeste Formel gebracht, könnte man sagen, daß die Ärzte, die N. beobachtet und betreut haben, ausnahmslos eine progressive Paralyse diagnostizierten, während die Ärzte, die N. nie zu Gesicht bekommen haben, diese Diagnose in Wort und Schrift bekämpften und um ihretwillen Psychiater von so hohem Rang wie Wille (Basel), Binswanger und Ziehen (Jena) als fachlich unfähig, böswillig, ja verleumderisch bezeichneten. Durchaus im Vordergrunde stand die klinisch zu beobachtende Veränderung der Gesamtpersönlichkeit, und sie war es denn auch, die in Basel und in Jena zur Diagnose progressive Paralyse geführt hat. Soweit sich das rekonstruieren läßt, hat es sich bei N. wohl um eine Kombination der manisch-expansiven mit der dement-euphorischen Form gehandelt, die schließlich in einen der senilen Demenz ähnlichen Zustand übergegangen sein dürfte. Es darf allerdings nicht unerwähnt bleiben, daß bei N. weder Sprache noch Schrift Störungen aufwiesen (vgl. Podach[2957], s. d.), jedenfalls nicht während des verhältnismäßig kurzen Aufenthaltes in der Jenaer Klinik. Über den Verlauf, den seine Krankheit in den neun Jahren des Verdämmerns nahm, ist nichts bekannt, dieses hat seine Schwester völlig verdunkelt. Man weiß nicht einmal, ob oder von wem der Kranke während dieser Zeit ärztlich betreut wurde, und man kennt ebensowenig die aktuelle Todesursache" (Hartwich[2929], S. 155). Podach [2955] hat nun auch kürzlich darauf hingewiesen, daß C. A. Bernoulli die Exzerpte seit 1908 dazu benutzt habe, dem N.-Archiv grobe Manipulationen und Irreführungen nachzuweisen (S. 398). „Frau Förster-N. hat gefälscht. Man hat ihr das ermöglicht und leicht gemacht, sie ermuntert und unterstützt. Andere haben auch gefälscht, manche schlimmer als sie. Unter ihren Anklägern von heute gibt es Leute, die ihre Helfershelfer von gestern waren oder ihr nur übel nehmen, daß sie die Wahrheit nicht in die ihnen genehme Richtung bog. N. ist die nach Leben und Werk am stärksten verfälschte Erscheinung der neueren Literatur- und Geistesgeschichte" (S. 430). Und schließlich nimmt Podach[2957] noch einmal Stellung zum Beginn und Krankheitsverlauf N.s: „Noch einmal wird aufgegriffen, daß es nicht einzusehen ist, warum N. sich 1865 oder 1866 in Köln oder Leipzig luetisch infiziert haben soll. Die Infektion könnte ebensogut später in der Schweiz, in Italien oder in Nizza erfolgt sein" (S. 45). Aber: ein letzter Einschnitt beginnt deutlich Ende 1887. Das ist die abschliessende Geisteskrankheit, die Paralyse (S. 100). Es steht fest, daß N. noch zu einer Zeit geschrieben hat, in der er bereits geisteskrank war. Das ist die Zeit spätestens vom Herbst 1888 bis zum akuten Zusammenbruch im Januar 1889. In dieser Zusammenbruchszeit entstand zuletzt der Torso, aus dem Peter Gast »Ecce homo« gemacht hat (S. 103; vgl. a. Podach[2956]).

Bis auf wenige Quellen wird nunmehr die Diagnose progressive Paralyse bei N. heute nicht mehr bezweifelt, wenn auch N. als »Zeichendeuter«, wie er sich selbst bezeichnete, dabei imstande war, die Katastrophe des 20. Jahrhunderts vorauszusehen und diese geistig mit vorzubereiten, indem er mit seinem Pathos Unreife, Kritiklose wie z. B. Hitler zu entzünden verstand. Nur wenige katathym gefärbte Quellen sehen an den Realien, die der N.-Forschung zugrunde liegen, vorbei. Das Bild hat sich gerundet.

Nightingale, Florence (1820–1910)
Englische Krankenpflegerin

Die erste Krankenpflegerin, die Kriegsdienste geleistet hat. Schriftstellerin und Sachverständige für öffentliche Hygiene. Aus bürgerlicher Familie stammend, mit 25 Jahren Wunsch, Kranke zu pflegen. Familie versagte ihr das. Anschließend Neurose mit Versündigungsgefühlen. 1850 Erlernen der Krankenpflege unter Theodor Fliedner im Kaiserswerther Diakonissenhaus. 1854 Teilnahme am Krimkrieg als Leiterin einer Gruppe von Schwestern. 1857 nervöse Erschöpfung, verließ jahrelang das Zimmer nicht, schrieb jedoch fachlich viel. Weigerte sich, Mutter und Schwester zu sehen. 1861 Vorschlag für hygienische Reformen der Krankenpflege in Indien. Im Alter Einseitigkeit, Übereifer, Herrschsucht ihrer engeren Umgebung gegenüber. Bis 1897/98 aktiv geistig tätig, dann — wie bei ihrer Mutter — einsetzender Altersschwachsinn. Körperlich pyknisch. Diagnose: zykloide Psychopathie mit neurotischen Zügen (SZIRMAY-PULSZKY[2970]).

NIJINSKI, VACLAW (1890–1950)
Russischer Tänzer und Choreograph

Seit 1919 in geistiger Umnachtung. Tod im Irrenhaus (KOTSOVSKY[194], S. 261).

NODIER, CHARLES (1780–1844)
Französischer Schriftsteller.

Anscheinend stark psychasthenischer Psychopath, hypochondrisch (n. BAUDIN[2971]).

NOPCSA FRANZ v, (1877–1953)
Ungarischer Geologe und Paläontologe

Politischer Abenteurer, wollte für albanischen Königsthron kandidieren. Spionagetätigkeit. Ernst zu nehmender Forscher. Periodische Depressionen, streitsüchtig. Homosexuell — Verhältnis zu trunksüchtigem Sekretär, den er 1953 erschoß, um dann selbst Suicid zu begehen. Körperlich leptosom. Diagnose: zykloider Psychopath mit schizothymen Einschlag (SZIRMAY-PULSZKY[2972]).

NOVALIS, FRIEDRICH GRAF HARDENBERG (1772–1801)
Deutscher Dichter

Hysterische Melancholie. „Dégénéré“. Frühreif. Prädisponiert zu Tuberkulose, an der er 29jährig starb (SPENLÉ[2973], S. 95; vgl. a. BRAUN[687], S. 44, MOORMAN[693], S. XIII und GOLDSCHMIT-JENTNER[206], S. 136).

O'NEILL, EUGÈNE (1888–1953)
Amerikanischer Dramatiker

Das Gift der Tuberkulose regte den geistigen Schaffensprozeß an (MYERS[2974]; a. MOORMAN[693], S. XIV).

OVERBECK, FRIEDRICH (1789–1869)
Deutscher Maler

Lues (?). In Geistesstörung gestorben (SPRINGER[623], S. 229).

PAGANINI, NICCOLO (1782–1840)
Italienischer Geiger

Epilepsie (GÉLINEAU[1704], S. 555; s. a. FEIS[589], S. 72). Tod an Kehlkopftuberkulose. Viele Schulden, viele Neider. Übertriebener „Stolz vor Fürstenthronen“ (KOTSOVSKY[194], S. 277). „P. war ein Wunderkind, ausgestattet mit einem unwahrscheinlich scharfen Gehör, und er rettete sein Talent, was andere selten erreichen, ins spätere Leben hinüber . . . Der dreizehnjährige P. erntete beim Publikum bereits die ersten Lorbeeren (S. 348). P.s eigentliches Erscheinen hatte immer etwas Gruseliges an sich. Vor jedem Konzert befand er sich in seltsamer innerer Erregung (S. 350). Einer Heirat wich P. zeitlebens aus; einmal war er kontaktschwach, und zweitens verfolgte ihn das Gerücht, er habe seine erste Frau ermordet (S. 353). P. war viel krank in seinem Leben. Wann sich die Lungentuberkulose bei ihm manifestierte, dürfte schwer zu ermitteln sein“ (S. 356). Syphilis (S. 356) (KERNER[2974a]).

PAILLERON, ÉDOUARD (1834–1899)
Französischer Dramatiker

Frühreif (BINET ET PASSY[1905], S. 98 [Arbeit zu Lebzeiten P.s geschrieben]).

PANIZZA, OSKAR (1853–1921)
Deutscher Schriftsteller und Arzt

Paranoide Schizophrenie. Als Psychotischer ein Jahr im Gefängnis (LIPPERT [2976]). „Wegen evidenter Gotteslästerung fast ein Jahr lang Gefängnis. Als er die Freiheit wieder erlangte, senkten sich die Schleier der Nacht dunkel über seinen luciden Geist. Nach achtzehnjähriger Irrenhausdämmerung starb sein verlorener Schatten in Bayreuth" (LEINERT[2975], S. 83).

PARACELSUS, THEOPHRASTUS, BOMBASTUS VON HOHENHEIM (um 1494–1541)
Deutscher Arzt und Philosoph

Abusus von Schwermetallen (Quecksilber, Aurum, Antimon), möglicherweise auch von Alkohol (S. 318). Zu den vorgenannten Schäden dürfte noch das unruhevolle ständige Wanderdasein und die hiermit verbundene unregelmäßige Lebensweise hinzukommen. So entwickelte sich mit der Zeit sicher ein Kombinationsschaden im Bereich der großen parenchymatösen Organe, in erster Linie der Leber und sekundär vielleicht auch der Nieren, die ja erfahrungsgemäß durch die toxische Wirkung der Schwermetalle, des Alkohols und der Alkaloide besonders in Mitleidenschaft gezogen werden (S. 302) (KERNER[2978], viel Literatur). Leberkrebs (SUDHOFF[2981]). Chronische Nephropathie, also Schrumpfniere als terminales Leiden (VOGT[2982]). Läsion am linken Schläfenbein sicher post mortem — wohl durch die Spitzhacke des Totengräbers entstanden (ABERLE[2977]; vgl. a. STREBEL[2980] und STICKER[2979]).

PARKMAN, FRANCIS (1823–1893)
Amerikanischer Historiker

Psychoneurose, die mit Augensymptomen begann, erst nach dem Tode diagnostiziert. Versagte im Leben auch außerhalb des Berufes (CASAMAJOR[2983], S. 751–752). Nach dem Tode seiner Frau, Winter 1858/59, in Paris depressiv-suicidal (S. 29). Sensitiver Blumenzüchter (S. 32). Tod an inoperabler Peritonitis (S. 40) (FARNHAM[2984]).

PARMENIDES (um 515 v. Chr.)
Griechischer Philosoph

Von gesunder Erotik. Lehre: in der Welt verkörperte sich ihm seine Erotik. Aber P. lehnte diese Welt ab. Die wahre Welt wäre ein Sächliches, das »Seiende«. Suchte also in der wahren Welt Befreiung vom Erotischen. Erklärung? (GOMPERZ[2986]).

Extrem Schizoider mit sehr starkem Sexualtrieb? Und ebenso starken Hemmungen? Ablehnung etwa wie bei Schopenhauer?

PARMIGNIANO, FRANCESCO MAZZOLA (1503–1540)
Italienischer Maler und Radierer

Beschäftigt sich in den letzten Lebensjahren mit Alchemie, wird melancholisch und trägt ein vollkommen verwahrlostes Äußeres zur Schau (HAUSER[2201], S. 408).

PARNELL, CHARLES STEWART (1846–1891)
Englischer Staatsmann

Sohn bedeutender Familie (Dichter, Politiker) mit teilweiser Belastung;

Doppelselbstmord in der Aszendenz. Schizoider Psychopath; in der Kindheit »Nachtwandeln«, später in der Nacht schreckhaft. Zwangsneurose, Thanatophobie. 1886 »Nervenzusammenbruch« mit völliger Arbeitsunfähigkeit, die monatelang dauerte (leichter schizophrener Schub?). Machte in Irland 1891 in seinem Todesjahr den Eindruck, als ob er »krank, nervös und halbverrückt« (Thursfield) bei (SZIRMAY-PULSZKY[2987]).

PASCAL, BLAISE (1623–1662)
Französischer Mathematiker, Philosoph

Sehr großes Gehirn. Fontanelle hatte sich nicht geschlossen. Frühreif. Äußerst schwächlich, nervös, Ohnmachten. Sah seitlich von sich einen Abgrund. Ständig Kopfschmerzen. Verdauungsstörungen (LÉLUT[2996]). Ausgesprochene Psychopathie und Kränklichkeit. Viele Phobien (LOMBROSO[546], REGNARD[526], BINET-SANGLÉ[2989]). Zwangsvorstellung des Abgrundes aus Kindheitserlebnissen (LARGUIER DES BANCELS[2993]). Phobien (Hermann[2292]). Schwester religiöse Fanatikerin (vgl. a. COUSIN[2991]). P. schon mit 12 Jahren ungewöhnlich intelligent, mit 15 Jahren immense geistige Tätigkeit. Übermäßige Anstrengung untergrub seine psychische und physische Gesundheit. 6 Jahre später schon schwach, energielos, trübsinnig und leidend. Mit 23 Jahren beginnt seine Religiosität die Grenzen des Natürlichen zu überschreiten. Mit 24 Jahren Paraplegie, dauernde Cephalgie, Ösophaguskrämpfe, Nachtschweiß und Schlaflosigkeit. Mit 30 Jahren religiöser Fanatiker. Nur noch Verkehr mit Geistlichen, asketische Lebensweise. Mit 31 Jahren Halluzinationen (LEGGIARDI-LAURA[2995], der Binet-Sanglés und Regnards Arbeiten bespricht). Religiöse Familienepidemie in der Familie P.s (BINET-SANGLÉ[3129], S. 430 und [2989]). Kinderlähmung. Mit 20 Jahren „Visionen, die er niederschrieb und bis zu seinem Tode in seinem Kamisol eingenäht bei sich trug. Dieses Amulett sollte ihn fernerhin in Zweifeln stärken und schützen, und er gewann hierdurch Mut im Ertragen seiner Leiden. In Wirklichkeit erwies es sich als ein konfuses Nebeneinander religiöser Phrasen und Bibelstellen, die er auf ein Pergament geschrieben hatte. P. war Mystiker und Jansenist, und seine Krankheit hinderte ihn, sein volles Genie zu entwickeln" (PELMAN[587], S. 211). Halluzinationen (CABANÈS[1703] u. [1540], S. 87; vgl. a. BINET-SANGLÉ[988], S. 289–298). 1654 seelisches Trauma nach einem Wagenunfall, was ihn gänzlich verwandelte und zu übertriebener Religiosität und zur Askese führte (BRAUN[687], S. 74–75). Gab jansenistischer Bewegung radikale Richtung (SAITSCHICK[1986], S. 83). Inmitten dieser proteusartigen Leiden hatte Descartes die Güte, ihn aufzusuchen, um ihn zu pflegen. Descartes war kein Arzt, aber er kannte die Physiologie. Er verordnete Bett und Bouillon. Das ist heutzutage die klassische Behandlung der Neurastheniker [1909!] (***[2998], S. 392; s. a. BARRÈS[2988]). Hysterie (LENZ[646], S. 677). Epilepsie (GÉLINEAU[1704], S. 553 [sicherlich nicht, K.]). P. kam mit schwachem Körper zur Welt. Er wurde „von unaufhörlichen Krankheiten »bearbeitet«, die sich ständig verschlimmerten. Unerträgliche Kopfschmerzen und Brennen in den Eingeweiden" (DEZWARTE ET JANNIN[1515], S. 341–342). „Der Gürtel mit den Eisenspitzen, den man bei seinem Tode auf seinem nackten Leibe fand und die zunehmenden asketischen Tendenzen, die in den letzten Jahren hervortraten, mögen darauf hinweisen, daß er bis zum Schluß innere Kämpfe mit sich auszufechten hatte" (SPOERRI[2997], S. 27). Die Sektion ergab eine noch offene Medio-Frontalnaht, was für viele Anthropologen ein Charakteristikum für geistige Überlegenheit darstellt, daneben noch „reiche Fülle an solider und verdichteter Hirnsubstanz" (LE DOUBLE[2994], S. 672). Auch MÖBIUS[235] fand eine auffallende Größe des Gehirns sowie ein asymetrisches Gesicht zugunsten der linken Seite (S. 146–147).

Schwer neurotische bionegative Persönlichkeitsstruktur.

PAULUS († 64 n. Chr.)
Apostel

„Schwächlich und häßlich, schielend, glatzköpfig und klein" (Renan, Akademierede 1879, z. n. DULK[2422], S. 224). Körperlich klein, schwächlich, zart, dabei schroff und abweisend, heftig und leidenschaftlich, was in Richtung eines körperlich schwächlichen asthenischen Neurotikers weist. Vielleicht erklären sich hierdurch seine Anspielungen auf seine „Schwachheit im Fleisch" und seinen „Dorn im Fleisch" (STERN[3012], ref. v. Funk). „Es ist sicher, daß P. Hysteriker war" (S. 269). Sexuelle Not, Insuffizienzgefühl, Schuldgefühl und Angstgefühl: Steigerung des Sündendrucks. Zwangsneurotiker. Sein Eifer in der Christenverfolgung eine Kompensation für das Gefühl der eigenen sexuellen Unzulänglichkeit. Demonstrative (hysterische) Überkompensation. Vor Damaskus Flucht in die Vision; Regression auf infantile Stufe: unbewußte Erinnerung an das sterbende und auferstandene Gottwesen der Mysterien (Mithras usw.). Vergottung Jesu aus unbewußter Erinnerung an Cäsarenkultus. Drang nach Leben und Liebe (fand in Jesu Lehre Befreiung und Befriedigung). Dadurch Erlösung, Komplexumdichtung: viele Vorstellungen der jüdischen Periode kehren mit negativen Vorzeichen und sublimiert wieder. P. nicht absolut erlöst. „Er blieb der kranke Hysteriker". Litt unter Anfällen; blieb Ekstatiker. Es blieben: der Gedanke der nahen Parusie, die Angststimmung, der Glaube an die ewige Verdammnis Vieler, die asketische Ehetheorie. P. ein „Genie". Die ungeheure werbende Kraft des Paulinismus liegt in der Erlöseridee von innerer Not (Sexualnot und Todesnot) (PFISTER[3008]). Psychopath. Abenteuerliche Energie. Infantiler Egoismus. Homosexualität (MOXON[3007]). „Diese »Bekehrung« ist dem, was man sonst unter Bekehrung versteht, sehr unähnlich" (BRUNNER[2999], S. 15–16). Unmittelbare persönliche Berührung mit Jesus vor Damaskus (DAUSCH[3002], S. 42). „Le grand poète de l'Invisible" (BRUNOT[3000], S. 20). Religiöse halluzinatorische Ekstase, wobei es sich um eine spezifische, cerebral-organische Manifestation in Beziehung zur Epilepsie handelt: „paulinoide Halluzinose" (SJÖGREN[3011]). Manche Autoren entscheiden sich bei den »Anfällen« P.s für echte Epilepsie, halten zum mindesten eine echte Epilepsie für sehr wahrscheinlich: KRENKEL[3006], BINSWANGER[2809], RASMUSSEN[2479], S. 79, GÉLINEAU[1704], S. 547, REIBMAYR[2480], S. 285–286, DURANT[2424], Bd. 3, S. 658, JAMES[1060] und BRYANT[3001], S. 22. Andere Autoren lehnen Epilepsie ab, nehmen dafür aber „Paranoia hallucinatorica chronica" mit „paranoischen Halluzinationen" [?] an (KANNGIESSER[3005]; a. HIRSCH[1052]). Die Stellungnahme theologischer Kreise: P. Epileptiker, denn 2. Korinth. 12, 7–9. Galater 4, 12 f. P. kein Epileptiker. „Pfahl im Fleische?" Am wahrscheinlichsten Augenmigräne oder Malaria (SEELIGMÜLLER[3010]; vgl. a. GRIMBERT[3003]). Weitere Autoren halten Epilepsie für unwahrscheinlich, zum mindesten für nicht erwiesen: „Ist es zuweilen schon für den sachverständigen Beobachter eines Anfalles schwer, eine sichere Diagnose zu stellen, so wird es schier zur Unmöglichkeit, eine Persönlichkeit der Geschichte daraufhin zu beurteilen, ob sie an Epilepsie litt. Die Zeugen jener historisch beglaubigten Anfälle waren ja meistens nicht sachverständig und wußten nicht, worauf es bei der Beschreibung ankam" (GRUHLE [3004], z. n. GOLDBLADT[1031], S. 67, der auch andere psychiatrische Ansichten referiert; vgl. a. GRUHLE[781], S. 131). WEITBRECHT[1180] zitiert Birnbaum, der psychogene, aber keineswegs epileptische Mechanismen am Werk sieht (S. 62 bis 63). Endlich sieht FAMILLER[1015] in dem Zustand P.s vor Damaskus überhaupt keine Ähnlichkeit mit einem epileptischen Anfall. Er stellt fest, daß kein Dämmerzustand bestand und fährt weiter fort: „Und sofort erhebt er sich wieder, wie seine Begleiter es schon vorher getan, und geistig völlig klar, wenn auch von der übernatürlichen Erscheinung seelisch erregt, geht er an der Hand seiner

Begleiter zur nahen Stadt. Von Krämpfen und Zuckungen ist mit keinem Worte die Rede, die Intelligenz ist vollkommen gewahrt, und nicht bloß Saulus sieht den Glanz und hört die Stimme, die ihm zuruft und wiederholt antwortet, sondern auch alle seine Weggenossen, und nicht er allein sinkt bloß zur Erde, sondern auch die Reisegefährten, also ein gemeinsames und gleichzeitiges Zubodenfallen, das jede Suggestivwirkung ausschließt" (FAMILLER[1015], S. 192–193). „P. schrieb die Anfälle seines noch immer nicht sicher gedeuteten Körperleidens einem Satansengel zu, während der Römer Festus kurz und trocken zu ihm sagte: »Du bist verrückt, Paulus, die große Gelehrsamkeit macht dich verrückt!«" (BARTH[2397], S. 125). Wahrscheinlich Hysteroepileptiker (FREIMARK[1023], S. 94). Epilepsieähnliche Äußerungen hysterischer Veranlagung (LENZ[646], S. 677). Anfälle nicht geklärter Art (CONRAD[653], S. 1002). Gegen Epilepsie stimmen auch REGNARD[526], S. 22, KRETSCHMER[128], S. 173 und HEINZ[210], S. 35).

Schizoider fanatischer Typ mit stark hysterischen Zügen und Neurose. Keine Epilepsie. Auch die neueren Quellen ergeben überwiegend die Tatsache, daß es sich bei dem Damaskuserlebnis nicht um eine Epilepsie gehandelt hat; am überzeugendsten FAMILLER[1015].

PERGOLESE, GIOVANNI BATTISTA (1710–1736)
Italienischer Komponist

Verarmt und verschuldet. An Tuberkulose gestorben und im Massengrab bestattet (GOLDSCHMIT-JENTNER[206], S. 92).

PETÖFI, ALEXANDER (1823–1849)
Ungarischer Dichter

Psychopath, unstet und maßlos in seinen Gefühlen (v. SZIRMAY-PULSZKY[642], S. 47 ff.).

PETRARCA, FRANCESCO (1304–1374)
Italienischer Dichter

Depressiver, unsteter, widerspruchsvoller Psychopath mit Wandersucht, Entschlußlosigkeit, Unbeständigkeit, Unruhe, großer Eitelkeit, Gefühlskälte gegen andere. Sehr große vielseitige Begabung (LOMBROSO[546], S. 123–124). Melancholie, Abulie, Epilepsia ambulatoria (FINZI[3014]). Epilepsie weniger erwiesen (HEINZ[210], S. 35). Epilepsie (CABANÈS[1703]). CESAREO[3013] beschäftigt sich mit der Einfalt, Unschuld und Lauterkeit der Liebe zu Laura de Sade. [Keine medizin. Arbeit, K.].

PFITZNER, HANS (1869–1949)
Deutscher Komponist

Väterliche Ahnen alle aus dem musikalisch hochbegabten obersächsisch-thüringischen Volksstamm hervorgegangen. Die Mutter das Ergebnis einer ausgesprochenen Mischung (RAUSCHENBERGER[3015], S. 30). „Der Romantiker P. mit seiner Inspirationslehre ist ein Musterbeispiel für jenes »pseudo-geniale«, d. h. unwissenschaftliche Schein- und Totalwissen, das mit seiner dogmatischen und fanatischen Phantastik, seiner mangelnden Kritik und Selbstkritik sich in bloß subjektiven Meinungen und Überzeugungen ergeht (S. 54–55). Zusammenfassend können wir feststellen, daß P. sowohl hinsichtlich seines Menschentums als auch hinsichtlich seines Entwicklungsganges und seiner Schaffensweise die idealen Voraussetzungen eines genialen Komponisten bzw. Künstlers nicht erfüllt. Unter den Gesichtspunkten und Wertmaßstäben genialer Künstler erscheint uns P. vielmehr als ein Talent und zwar als ein epigonaler Inspirationstypus völkisch-romantischen Gepräges" (S. 113) (BAHLE[174]).

Weitere eingehende, kritisch ernsthafte Quellen sind nicht bekannt — P.s Tod ist ja auch noch nicht allzulange her —, um dieser äußerst vernichtenden Kritik an Werk und Persönlichkeit eines auch heute noch gern gehörten Komponisten irgend etwas entgegenstellen zu können. Der zeitliche Abstand scheint noch gar zu gering, den es seit P.s Tode zu gewinnen galt, um hier endgültig die Möglichkeit zu geben, Spreu von Weizen eindeutig scheiden zu können.

PITT, WILLIAM (EARL OF CHATHAM) (1708–1778)
Englischer Staatsmann

Zänkische, reizbare, psychopathische Familie. Gicht von der Mutter her (Fam. Villiers, vgl. a. KIERNAN[478], S. 727: akute Gicht), extravagante Züge. 1746–55 Generalzahlmeister der Armee, 1757–60 Staatssekretär. 1754 Heirat mit 46 Jahren. 1755–61 Psychose. Vier Töchter, halbverrückt. Autistisch kühl, sein Auftreten steif verschlossen, körperlich leptosom; großartiger Redner, improvisierte alles; zu Hause liebevoller, aufmerksamer Gatte, zärtlicher Vater. Theatralisches Auftreten im Parlament — »Show« — mit Bandagen und Binden wegen seiner Gicht: trotz schwerer Krankheit Dienst am Gemeinwohl demonstriert, pathetischer Poseur (n. EYCK, S. 57). Bei zunehmendem Autismus und übertriebener Dünkelhaftigkeit bahnt sich die spätere Psychose an: Verschwendungssucht, zunehmende Geräuschüberempfindlichkeit. Ab 1767 untätig, zurückgezogen, apathisch. Noch im Jahre 1777 letzte Oberhausrede. 1777 erster Schlaganfall, 1778 erneuter Schlaganfall (n. Macaulay u. Rowse). Diagnose: Spätschizophrenie (v. SZIRMAY-PULSZKY[3016]).

PLATEN, AUGUST GRAF VON (1796–1835)
Deutscher lyrischer Dichter, Diplomat

Homosexualität zweifellos konstitutionell bei P. (FREY[3017]). In der Jugend schüchtern, ungewandt, linkisch. Als Offizier unmöglich. Als Student absonderlich. Früh alternder Astheniker mit femininem Einschlag. In fremder Gesellschaft später immer noch scheu, steif, wortkarg, gleichgültig, kalt, »tot«, dabei aber nervös und reizbar. Jung vorwiegend Romantiker; später vorwiegend Pathetiker (LECHLER[3018]). Homosexuell (VIERORDT[514], S. 96, FUCHS[3581], S. 45 ff., SADGER[3019], S. 103, damit verbunden ein vorzeitiges Senium, S. 17). Ebenso MOLL[592] (S. 49)., der dazu von unstetem Wanderleben spricht (s. a. BRAUN[687], S. 87, KIERMAN[478], S. 727 und EULENBERG[2702], der darauf hinweist, daß P. unter geringer Anerkennung litt, S. 141).

PLATON (427–347 v. Chr.)
Griechischer Philosoph

Nach dem Bericht des Aristoteles Melancholiker (S. 153). Übernormale Hemmungsintensität (S. 154) (HERZBERG[622]). Homosexualität (?) (HERZBERG[625], S. 69).

POE, EDGAR ALLAN (1809–1848)
Amerikanischer Dichter

Vater Psychopath (s. a. BONAPARTE[3021]). Mutter fahrende Schauspielerin (Tod an Phtise). Ein Bruder P.s halbverrückter Trinker, eine Schwester Idiotin. P. sehr begabt. Verkehrt erzogen (BARINE[3020], ref. v. Pelman). Starke Blutmischung vererbt: Iren, Italiener, Franzosen (VLEUTEN[3048]). Eltern: Tod an galoppierender Schwindsucht (MOREAU[3039], S. 7–8). P. geboren mit einer zu frühen Obliteration (d. h. Schließung) der Sagittalnaht (am Schädel), wodurch eine kraniale Deformität entstand, die als Scaphocephalie bekannt ist: eine große Stirn mit breiten Schläfen und ein relativ flacher Kopf (s. a. PROBST[3043]).

Die Heirat mit der 13jährigen Kusine Virginia stellt das weltliche Optimum seiner Sublimierungs- und Liebeswünsche dar; aus Nachsicht für ihre Jugend und Schwindsucht bleibt er keusch; nach ihrem Tode bricht er ganz zusammen; durch Opiumsucht erhält er die künstliche Keuschheitsneigung (Mutterkomplex), durch Alkohol gelingt ihm die jedesmalige Flucht vor dem Weibe (gleichzeitige Vateridentifikation), daneben spielen auch schwesterliche Bindungen eine Rolle. Im Werk sublimiert er die sadonekrophilen Triebe (Bonaparte[3021], ref. v. Leibbrand). Durch die Treue zur zärtlich geliebten Mutter wurde P. ein Nekrophiler (S. 105). Augenscheinlich ist der homosexuelle Charakter der phantastischen Geschichte von der Pendeluhr. Der Pendel ist hier das durchsichtige Substitut für den Phallus des Vaters, mit seiner Bewegung des Kommens und Gehens beim Koitus (S. 729, 2. Bd.) (Bonaparte[3022]; auch Bonaparte[3023]), Nach Überstehen eines schweren Anfalls von Delirium Eintritt in Abstinentenbund in bestem Glauben; in suchtfreien Intervallen Ekel vor dem Alkohol (S. 489–490). Unter dem Druck unerträglichen Angstzustandes wieder alkoholsüchtig (S. 490). Alkoholismus Ersatz für orgiastische Befriedigung (S. 491) (Sachs[3046]). Paranoide Ideen, „man hat den Eindruck von Schizophrenie"; dazu kommen sadistische und nekrophile Phantasien (Dovski[1443], S. 332, 1. Bd., sehr viel Literatur). »Déséquilibré« (Barine[3020], ref. v. Pelman). Psychopath (Heinz[210], S. 3). Bizarrer, schlecht ausgewogener Charakter (Moreau[3039], S. 9). Entarteter. Depressiv, oft längere Zeit. Erregungsperioden. Sehr gewissenhaft-umständlich; Grübelsucht. Zwangsvorstellungen (Verbrechen). Unstete Rastlosigkeit. Anfälle von Angst und Grauen (Probst[3043]). Folie (Anthéaume et Dromard[574], S. 369). Manisch-depressives Irresein (Braun[687], S. 71).

Für Epilepsie: Lombroso[591], S. 127. Jedoch: Kein Beweis existiert darüber, ob er in seinem Leben epileptische Krampfanfälle gehabt hat (***[3051], S. 9). Anfälle nicht geklärter Art (Conrad[653], S. 1002). Ganz selten epileptische Anfälle [Alkohol ?]. Reise nach Griechenland in langem epileptischem Dämmerzustand (Probst[3043]).

Zum Alkoholismus speziell: Mit 17 Jahren Trinker, periodisch. Als Soldat gut gehalten. Sonst Scheitern im Beruf. Delirium tremens (Barine[3020], ref. v. Pelman und [2306], S. 255: 1849). Eine traurige Mischung von Gegensätzen. Opfer der Trunksucht (Lewis[567], S. 5). „Goß die schweren Getränke so hinunter, dabei stets periodisch (S. 225). P. war ein kranker Mensch, der an der Schuld seiner Eltern zugrunde ging. Er war ein »déséquilibré«, und seine Neigung zum Trunk war ein Stigma der Erblichkeit" (S. 227) (Pelman[587]). Neben den typischen alkoholischen und epileptischen Charakterzügen weist P. Angstvorstellungen (besonders vor dem Lebendig-begraben-werden) und zwangsneurotische Grübelsucht auf. Mit 27 Jahren Heirat der kaum 14jährigen Kusine, die einige Jahre später an der Schwindsucht starb. Nach dem Tode der ersten Frau erstes Delirium (Rank[1319], S. 125–126). Halluzinatorische Erlebnisse der Fieber- und Alkoholdelirien (Hildebrandt[613], S. 194). Trank besonders gern Kirschwasser. Keine Alkoholepilepsie. Delirien mit Sinnestäuschungen. Großer Teil der Werke: Erinnerungen an Delirien. Seit 1837 auch Opium und Morphium gegen trübe Stimmungen. Keine Abnahme der Intelligenz. Ganz egozentrisch, unsozial. Novellen asexuell (Alkohol-Opium-Wirkung). Werke total pathologisch (Probst[3043]; vgl. a. Mauclair[3035], S. 117, Petit[3040], S. 93, Robertson[3044], S. 67, Woodberry[3050]). Alkoholist. Zuletzt Anfälle von Delirien, gestorben im Delirium, wahrscheinlich an Lungenentzündung. Echte Dipsomanie, d. h. Epilepsie [?]; Krämpfe nicht sicher nachgewiesen. Kern seiner Erzählungen immer deliröses Erlebnis, das künstlerisch verarbeitet wird (Vleuten[3048]). Dipsomanie, Alkohol und Opium (Royer-Dupouy[3045]). Alkohol, Opium, periodische Verstimmungen.

Kunst vom Pathologischen durchsetzt (Opium- und Alkoholdelirien) (BIRNBAUM[605], S. 32 u. 153). Dipsomanie (a. PROBST[3043], LOMBROSO[455], LAUVRIÈRE[3032, 3033, 3034], BRILL[1217], S. 374, KRUTCH[3031], S. 3, CARRÈRE[3025]). Trank, um zu vergessen, denn Geschmack und Geruch des Alkohols blieben ihm sein ganzes Leben lang widerlich (S. 4). Trinken, um Depressionen zu überwinden, besonders Brandy und Absinth (***[3051], S. 8). P. habe nur selten Alkohol getrunken, wenn er einmal die Fremdheit gegen seine Mitmenschen niederreißen und Mensch unter Menschen sein wollte. Tod an Delir nach Einnehmen von Laudanum (Opium) (EHRENSTEIN[3027], ref. v. Storch; s. a. GILL[3028], S. 237–238). Tod im Delirium tremens (MOREAU[3039], S. 14). MORAN[3038] gibt einen Bericht über die letzten Stunden des Dichters im Delirium, von HARRISON[3029] (S. 332) abgelehnt. „Der Arzt John J. Moran stellte fest, daß der Dichter an einem Delirium tremens starb, was er aber später widerrief" (***[3051], S. 11).

Schwerste bionegative Struktur mit Depressionen und Giftsucht. Ob Epilepsie, sehr fraglich. Vielleicht schwere Alkoholvergiftungen mit Epilepsie verwechselt.

POINCARÉ, HENRI (1854–1912)
Französischer Mathematiker

(TOULOUSE[3052] (O).)

PONTORMO, JACOPO DA (1494–1557)
Italienischer Maler

Neuropathie, Geiz (ARRÉAT[487], S. 251, Fußnote). Leidet an schwersten Depressionen seit seiner Jugend und wird mit den Jahren immer menschenscheuer und verschlossener (HAUSER[2201], Bd. I, S. 408).

PRÉVOST, D'EXILES, ANTOINE FRANÇOIS (1697–1763)
Verf. des Romans „Manon Lescaut"

Tod an Schlaganfall (BRAUN[687], S. 26).

PROPHETEN, HEILIGE, EKSTATIKER, MYSTIKER, VISIONÄRE, SEKTIERER

Heutige Erkenntnis psychopathologischer Persönlichkeitsstruktur sollte zu einer Revision der Religionsgeschichte führen. In vielen Fällen lassen sich bionegative Züge aufweisen (siehe Haupttext und Lit.-Verz. Nr. 3053–3120).

PROUST, MARCEL (1871–1922)
Französischer Erzähler

Als Kind kränklich, an Mutter erheblich fixiert, homosexuell (MAUROIS[3121]). Homosexuell (PICKFORD[3122], S. 165). Lebenslange Fixierung im ungelösten Ödipuskomplex (WIJSENBEEK[3124]). Asthma und Homosexualität (USINGER[3123], S. 125)

PUCCINI, GIACOMO (1858–1924)
Italienischer Komponist

Tod an Kehlkopfkarzinom (KOTSOVSKY[194], S. 268).

PUSCHKIN, ALEXANDER SERGEJEWITSCH (1799–1837)
Russischer Dichter

Ein Vorfahre mütterlicherseits Nubier, Sohn eines schwarzen Häuptlings, den Peter der Große als Geschenk erhielt (SPRINGER[367]; a. DOVSKI[1443], S. 12). Ein bekannter Hasardspieler, notiert die russische Geheimpolizei in ihren Akten. Mit 30 Jahren Wunsch, eigenes Heim zu gründen (DOVSKI[1443], S. 26). Neigung zu stürmischen Zornausbrüchen. Starke Sexualität. Periodische Stimmungsschwankungen: endothyme hypomanische Konstitution (KAMENEFF[3125]; s. a. BRAUN[687], S. 33). Im Duell von seinem Schwager tödlich verwundet (SAITSCHICK[1986], S. 249). Das stimme nicht, sondern von einem französischen Baron Hekkeren Dantès, einem Verehrer seiner Frau, beim Duell getötet. Zum Stammbaum P.s: ein Urgroßvater sowohl väterlicher- wie mütterlicherseits irrsinnig, ein Urgroßvater mütterlicherseits Maure, eine Urgroßmutter eine Deutsche. Großvater väterlicherseits kriminell veranlagter Psychopath. Großvater mütterlicherseits ausschweifend, maßlos, Bigamist. Mehrfache Rassenkreuzung, Abnahme der Ahnenzahl infolge Verwandtenehe der Eltern. Schwere erbliche Belastung mit Psychopathie (nach Selbstbiographie P.s, erschienen in Budapest 1949) (SZIRMAY-PULSZKY[3126], n. Bonkáló).

QUINCEY, THOMAS DE (1785–1859)
Englischer Schriftsteller

Enorm belastet. 6 Geschwister starben jung, zum Teil geisteskrank. Kränklich, sonderbar. Mit 19 Jahren Opium. Ängstlich. Zwangsvorstellungen. Ungeordnet in der Lebensführung. 1842 täglich 5000 Tropfen Opium (BARINE[2305] u. [2306]). Vater tuberkulös (BARINE[2306], S. 65). Menschenscheuer, seltsamer Sonderling. „Bekenntnisse eines Opiumessers" belehrend, moralisierend. Willenlos, apathisch, Sinnestäuschungen, Zwangshandlungen. Opiumkunst (bei Baudelaire, Gautier, Shelley, Musset, Coleridge): 1. Fülle von Helligkeit, Glanz. 2. Unfaßbare unterirdische Angst. 3. Traumhaftes Darüberschweben, ohne Raum und Zeit, ohne Körper (auch Heine zuletzt jahrelang Morphinist und Opiophage, dichtete in schlaflosen Nächten unter Opium-Wirkung „seine wunderbarsten Lieder") (VLEUTEN[3128]). Hat 55 Jahre lang Opiummißbrauch getrieben (PELMAN[587], S. 224–225), der sich sonst Barine anschließt). Aus seelischer Not, nicht wegen physischer Schmerzen Opiumesser (STEKEL[1349], S. 236).

RAABE, WILHELM (1830–1910)
Deutscher Dichter

Sensibel, Asthma, sonst immer gesund (BRAUN[687], S. 19).

RABELAIS, FRANÇOIS DE (1494–1533)
Französischer Dichter

BINET-SANGLÉ[3129] schildert den Einfluß der religiösen Suggestion auf R. Mit 14 Jahren Eintritt in den Franziskanerorden. Später Benediktiner (S. 52 ff.).

RACINE, JEAN BAPTISTE (1639–1699)
Französischer Dichter

Bei zwei Familienmitgliedern verbindet sich die Frömmigkeit mit Neuropathie (Hysterie, Migräne), bei zwei anderen mit dichterischem Talent oder Genie (BINET-SANGLÉ[3130], S. 430). Tod an Leberabszeß (BRAUN[687], S. 99). Sexueller Zwangsneurotiker (JURY[3131], S. 1486).

RAFFAEL, SANTI (1483–1520)
Italienischer Maler

Der germanischen Rasse zugehörig mit femininem Typ und leichter Beimischung des dunklen Pigmentes (WOLTMANN[3133], S. 173 [der fast alle bedeutenden Menschen, die er kennt, der »germanischen Rasse« angehören läßt (!), K.]). Handschrift: außerordentliche Klarheit (S. 185). „Man könnte R.s Linie die Linie des glücklichen, alle Kräfte freibetätigenden Spieles nennen" (S. 186)

(WASER[957]). Immenser Fleiß (S. 354). „An inveterate and incorrigible imitator" (S. 335) (SPILLER[130]).

RAIMUND, FERDINAND (1790–1836)
Österreichischer Dichter

Psychopath (HINRICHSEN[594], S. 12). Schwere Verstimmungen, Melancholie und hypochondrische Befürchtungen, die ihn schließlich zum Selbstmord trieben. Schon in den Jünglingsjahren abnorme Züge: Reizbarkeit, Jähzorn, Mißtrauen, Selbstmordimpulse und -Versuche (RANK[1319], S. 130). Syphilis (?) (SPRINGER[623], S. 229). Wahn, Tollwut zu haben, trieb ihn zum Selbstmord (S. 650). 1824 überfiel den Hypochondrischen und Unzufriedenen eine längere, wahrscheinlich echte Melancholie (S. 651). „Aus solcher Zerrissenheit wuchs R.s Unzulänglichkeitsgefühl, in dem er vergeblich nach dem hohen Kothurn Schillers strebte, in dem er Grillparzer als unerreichbaren Gott bestaunte . . . Nicht die vergrößerte Leber (wie sie bei der Sektion gefunden wurde) hatte die Melancholie erzeugt, sondern das Unvermögen, sich aus diesen Zwischensituationen der dreißiger Jahre zu erlösen" (S. 651–652) (LEIBBRAND[3134]). Suicid durch Erschießen in Depressionszustand (BRAUN[687], S. 34; s. a. ***[3136], S. 752).

RASPUTIN, GREGOR J. (1871–1916)
Berater der letzten russischen Zaren

(AUFFENBERG-KOMAROW[3137] (O).)

RAVEL, MAURICE (1857–1937)
Französischer Komponist

Aphasie (ALAYOUANINE[1537]).

RECHENKÜNSTLER

Nr. 3138–3156 des Literaturverzeichnisses enthält Arbeiten über Berühmte, teilweise auch geniale Rechenkünstler, speziell z. B. über Inaudi, Diamandi, Rückle u. a., über deren Begabung ganz allgemein, sowie über die verschiedenen (visuellen und autitiven) Begabungstypen, über Zahlengedächtnis usw.

REGER, MAX (1873–1916)
Deutscher Komponist

Typischer Pykniker, frühreif. Gelegentlich Alkoholabusus. Schlaflosigkeit durch übermäßige Arbeit. 1894 waren Depressionen am stärksten (BRAUN[687], S. 80–81). „R.s Vorliebe für kulinarische Genüsse ist mehr gewesen als die Befriedigung irdischen Hungers und Durstes — diese oft ins Animalische übertriebenen Exzesse waren der Ausdruck einer seelischen Not und erschreckenden inneren Ruhelosigkeit; das rein somatische Verlangen wurde zum Blitzableiter einer ans Pathologische grenzenden geistigen Hochspannung. Alles, was R. trieb, das betrieb er, mithin auch das Essen!" Prof. Lommel, welcher R. von Jena her kannte, bezeichnete ihn als „dyshormonal" (Brief an den Verf. vom 25. 3. 1961) (S. 4). 3 Jahre vor seinem Tode — 1911 — Entschluß „vollständiger Abstinenzler" zu werden, und bleibt es auch bis zum Jahre 1912 . . . Schwindelanfälle, sich steigernde Nervosität als Ausdruck exzessiver Hypertonie, als Krankheitsbild sui generis wie im Gefolge seiner Hypophysenstörung; worauf auch R.s Korpulenz und eine sich ständig steigende Nervosität hinweisen (S. 5). Nach zweijähriger absoluter Abstinenz wieder Rückfälle (Brief von Prof. Stein an Herzog Georg, R.s Mäzen, am 11. 5. 1914) (S. 6). Sektion verweigert, jedoch nach Ansicht aller, die R. kannten: Tod an Herzinfarkt als Endglied in der Kette einer chronischen Abnutzung des Gefäßsystems im Rahmen eines Hochdruckleidens (S. 8) (Kerner[3157]). Max R. war keineswegs Pykniker, sondern fettleibig-dysplastischer Athlet von etwa 190 cm. Er hatte sicher eine schwere Hypophysenstörung, die sich außer in einer Insipidus-Polydipsie (hypophysärer Diabetes mit Neigung viel zu trinken — mehrere Liter irgend einer Flüssigkeit pro Tag), in einer grotesken Bulimie (36 Bratwürste auf einem Jahrmarkt nachmittags und anschließend reichliches Abendessen!) verriet. Psychisch warmherzig, explosiv-reizbar, maßlos wechselnd eu- und dysphorisch. Daher Neigung zu Alkohol, zumal die Schwankungen an zyklothyme Unbeständigkeiten erinnerten und sicher depressive Momente enthielten. Extrem weich, gemütstief, hervorragend allgemein intelligent, so daß er bei allen Gesprächen beliebiger Art sofort den Kern erfaßte. Virtuose humoristischer Anekdoten. Genial (I. H. Schultz[3158]).

Rembrandt (Harmensz van Rijn) (1606–1669)
Niederländischer Maler

Nach 8jähriger Ehe gebar Saskia endlich einen zarten Knaben, Titus. Bei Titus starker Verdacht auf congenitale Lues: vorgestreckte Kieferbildung mit ausgezackten Schneidezähnen (Hutchinson'sche Zähne). Drei vorher geborene Kinder wurden alle nicht älter als zwei Jahre, Titus selbst erreichte ein Alter von 27 Jahren. Saskia stirbt an Erschöpfung bald nach der Geburt, noch nicht 30 Jahre alt. „Das ist die Ehegeschichte eines Paares, bei welcher der Mann im infektiösen Stadium seiner Syphilis heiratet und die Krankheit auf Frau und Nachkommen überträgt" (S. 111). Der vorzeitige Verfall R.s kann in den Selbstbildnissen leicht verfolgt werden. Die Selbstbildnisse um 1650 wirken bereits greisenhaft. Es entwickelte sich bei R. ein im tertiär luetischen Stadium nicht seltenes sogenanntes Rhinophyma, ein schwammiges Anschwellen der Nase . . . „Bei R. sind Merkmale wie Sorglosigkeit, Neigung zu Verschwendung, Mangel an wirtschaftlichem Denken, Gleichgültigkeit gegenüber materiellen Werten, Sammelmanie, Verträumtsein, Verschlossenheit, Ungeselligkeit und ähnliches beschrieben worden" (S. 113). Kein Gram und keine Zeichen einer Katastrophe sind in seiner Kunst zum Ausdruck gekommen. Sie wird, im Gegenteil, mit zunehmendem Alter immer ruhiger, abgeklärter, und aus seinen letzten Werken strahlt das für den Paralytiker charakteristische euphorische Glücksgefühl. Wir spüren in allen späteren Werken R.s, in krassem Gegensatz zu seinen tragischen Lebensbedingungen, einen heiter-zufriedenen Unterton. „Es ist nirgends verzeichnet, an welcher interkurrenten Krankheit R. mit 63 Jahren starb, und die Annahme ist durchaus berechtigt, daß es Alterserschöpfung war, woran er litt, bis er, einsam und verlassen, allmählich hinsiechend erlosch . . . Der Ablauf der Syphilis in R. ist keineswegs typisch, denn sie führte niemals zu einer völligen geistigen Umnachtung; sicher aber hatte er an Perioden von Melancholie, an Depressionen und Überreizbarkeit zu leiden. Zyklisch haben arbeitsreiche Zeiten mit weniger aktiven abgewechselt, wie das im Verlauf der Paralyse vorzukommen pflegt . . . Die Produktion eines paralytisch veränderten Gehirns kann sich in mannigfaltigster Weise äußern, wofür R. ein Musterbeispiel darbietet. Das Produkt ist immer das Resultat einer überreizten Gehirntätigkeit; als solches müssen wir die Nebenfiguren auffassen" [Nebenfiguren in den Zeichnungen R.s, auf die der Verf. besonders in seiner Arbeit hinweist] (S. 114 bis 115) (Plesch[3159]).

Reni, Guido (1575–1642)
Italienischer Maler

Höchst empfindlicher Psychopath. Paranoid, zuletzt Verfolgungsideen (Magri[3160]).

RENOIR, AUGUSTE (1841–1919)
Französischer Maler und Graphiker

„Dadurch, daß er nicht auf eine dauernde Inaktivität schaltet, sondern durch Cézanne ein neues Lebensgefühl findet, überwindet er die depressive Phase" (REUTER[1324], S. 204). Verlust des Augenlichtes, vorübergehende Gesichtslähmung, dann äußerst schmerzhafter Rheumatismus. Die Finger bekommen das Aussehen von Vogelkrallen. 1910 zwingt ihn die zunehmende Gelenkversteifung auch auf die Krücken zu verzichten. Die letzten Jahre seines Lebens verbringt er im Rollstuhl, arbeitend wie immer (***[3161]).

RETHEL, ALFRED (1816–1859)
Deutscher Maler

Paralyse; „suractivité intellectuelle" (V. Parent)? Steigerung der Leistung zu Beginn? Wie hypomanische Erregung. Wegfall von Hemmungen (VORBERG [1701]). Syphilis (?). Mit 36 Jahren unheilbar geisteskrank (SPRINGER[623], S. 299). Asthenisch-nervöse Konstitution, 5 Jahre vor seinem Tode erste Anzeichen der Paralyse, schon vorher gemütskrank (BRAUN[687], S. 49).

RÉTIF DE LA BRETONNE, NICOLAS EDMONDE (1734–1806)
Französischer Schriftsteller

Neuropath (MOLINÉRY[1900]). Nosophobie (S. 78). Paranoische Konstitution (S. 80). Sexuell exaltiert (S. 86). Fußfetischist (S. 95) (CABANÈS[1540]; zu letzterem a. LOUIS[3162]).

REUTER, FRITZ (1810–1874)
Deutscher Dichter

Haltloser Psychopath. Stimmungsanomalien, sekundär Alkoholismus und pathologischer Rausch. Epileptische Dipsomanie allein auszuschließen (LANGE-EICHBAUM[3165]). Als Student wüstes Leben. Mit 24 Jahren auf der Festung Trunksucht, kommt davon nicht mehr frei, alle Monate »Säuferwut«, trinkt mehr als 30 Flaschen hintereinander. Syphilis (?) (SPRINGER[623], S. 230). Dipsomanie (a. HEINZ[210], S. 3–4, BRAUN[687], S. 76, BROCK[3164], S. 312, ALBRECHT[3163]). Gicht (BROCK[3164], S. 312). Delirium tremens, Alkoholneuritis, Arteriosklerose, Herzleiden, Apoplexie (ALBRECHT[3163]; vgl. a. BRAUN[687], S. 76).

Zykloider Bionegativer mit Verlangen nach Depressionsbetäubung oder Steigerung von Gefühlsüberschwang durch Alkohol; keine Alkoholepilepsie.

RICHELIEU, ARMAND-JEAN DU PLESSIS (1585–1642)
Französischer Kardinal und Staatsmann

Epilepsie, Melancholie (GÉLINEAU[1704], S. 552). Psychopathie, Manie-Melancholie bei Vorherrschen eines melancholischen Elementes. Belastung von der mütterlichen Seite (MINOT[3168], S. 115–116). Fallsucht weniger erwiesen (HEINZ [210], S. 35). Hypersensitiver, zu depressiven Schwankungen neigender Neurotiker (ROGUES DE FURSAC[3169], S. 537 ff.). Mit 35 Jahren Malaria. Cephalgie (S. 258). Extrem reizbar, verletzlich, impulsiv. 2 Jahre vor seinem Tode noch drei Maitressen, darunter seine Nichte (S. 264). Gutes Beispiel für „dégénéré supérieure" (S. 267). Starke familiäre Belastung (S. 285 ff.) (CULLÈRE[3167]).

RILKE, RAINER MARIA (1875–1926)
Deutscher Dichter

Starke Hemmungen, zwangsneurotische Haltung (LAIGNEL-LAVASTINE ET BERLIOZ[3174], ref. v. Eyrich). NICOLA[3176] bezweifelt, daß R. eine „obsessive Psychose" hatte. Ängste, Phobien, Obsessionen, Schlaflosigkeit, Schwindel, Tic

(S. 56–58). September 1925 Stomatitis aphtosa, Leukämie (S. 63) (CARRASCO [3170]). Das Interesse und die offensichtliche Anteilnahme an einem sog. Spring-Tic, den R. in den „Aufzeichnungen des Malte Laurids Brigge" ausführlich bei einem Straßenpassanten schildert, werden aus der Persönlichkeit des Dichters und als Zeitphänomen gesellschaftlicher Auflösungserscheinungen zu erklären versucht (MÜLLER[3175]). Seine Hyperästhesie wie seine Gefühlsstumpfheit sind Erscheinungen derselben inneren Haltung: seiner passiven Ichbezogenheit. Die näheren Verwandten des Vaters, der selbst ein oberflächlicher, liebenswürdiger Österreicher war, zeigen eine ausgesprochen unsichere Lebenshaltung. Wir sehen einen Selbstmörder, unklare problematische Persönlichkeiten und Sonderlinge. Die Mutter war eine hysterische anankastische Psychopathin. Das Verhältnis zwischen Mutter und Sohn war zwiespältig. R. hatte ein ausgesprochenes Winkelprofil, war leptosom, stark schizoid und in manchen Lebensphasen direkt krankheitsbedroht. Auf seine Schaffensperioden mit allgemeiner sensibler Überempfindlichkeit folgten depressive Zeiten, während denen die aktive Teilnahme an der Umwelt stärkstens abgeschwächt war. Durch seine Kontaktschwäche und Gefühlsarmut war er liebeunfähig, trotz seiner Sehnsucht nach Liebe: „Alle Liebe ist Anstrengung für mich, Leistung, surmenage". Die Angst, von der er schon als Kind überflutet wurde, weicht nie mehr von ihm und wächst zeitweise ins Riesengroße: sie wurzelt in dem Bedrohtsein durch ein Chaotisches. Mit dem Gefühl der inneren Zerrissenheit, des Gespaltenseins in ein Doppelwesen, dem Verschwimmen seiner Ich-Grenzen und halluzinatorischen Erlebnisse nähert sich der Dichter stets mehr der Grenze des Psychotischen und überschreitet sie sogar (KRIPPENDORF[3172]), ref. v. Österreicher; s. a. KRIPPENDORF-KLAGES[3173]). „R.s eigentliche, unendlich rührende Leistung war es, wie Münchhausen sich an seinem eigenen Haar aus dem Sumpf einer gehemmten Jugend und einer armen Sprache emporgezogen zu haben" (DEMETZ[3171]). Im Zusammenhang mit der Thalamussymptomatik, einem neurologisch-cerebralen Syndrom, weist KLAGES[821] (S. 561) auf R.s Schilderung in den „Aufzeichnungen des Malte Laurids Brigge" hin, wie er die plötzliche Verselbständigung und Verdoppelung seiner Hand als ein ihn erschreckendes Ereignis erlebt. In den späteren Jahren berichtet R. auch einmal über ein Doppelgängererlebnis. SIMENAUER[3177] durchleuchtet R.s Leben und Dichtung von derKindheit bis zu seinem Tode. Er zeigt die Phänomene der Unrast und Hypochondrie und weist auf das zentrale Problem in R.s Leben, den Narzismus, hin.

Schizoide, übersensitive, lebensschwache, bionegative Persönlichkeit, z. T. in deutlicher Psychosennähe.

RIMBAUD, ARTHUR (1854–1891)
Französischer Dichter

Geisteskrank (ANTHÉAUME ET DROMARD[574], S. 359). Farbhören (CLAVIÈRE[744] und SEGALEN[1341]). Unstetes Bohèmeleben, homosexuell (MOLL[592], S. 52–53). Frauenfeind, jedoch kein konstitutionell Invertierter (S. 31). Sein Vater ein Abenteurer (S. 35). Seine Mutter von hartem Charakter und nervösem Temperament; in der Kindheit somnambul (S. 56). Bigott und übermäßig geizig, tyrannisierte sie ihre Kinder in unvernünftiger Weise (S. 57) (DELATTRE[3179]). Kriminell (LANGE[1836]). Homosexuelle Beziehungen zu Verlaine, der auf R. zweimal schoß (BRAUN[687], S. 77). Homosexuell. Bewußte Halluzinationen als Ausdruck einer mystischen Haltung des Dichters (WYSS[1365]). Mit 17 Jahren der homosexuelle Gefährte des Dichters Verlaine. „Mit 20 Jahren hatte er ein glänzendes dichterisches Werk geschaffen und berechtigte mehr denn je zu den größten schöpferischen Hoffnungen. In diesem Augenblick schwor er der Dichtkunst für immer ab. Er wanderte zur Levante aus, ging weiter nach Aden, trat in ein Kaffeexportgeschäft ein, wurde nach Harar geschickt und verbrachte die folgenden Jahre als Handelsmann, Globetrotter und Sklavenhändler. Er war einer der ersten Europäer, die Abessynien erforschten, und hier zog er sich auch die tödliche Krankheit zu, die ihn nach Frankreich zurückbrachte, wo er mit 37 Jahren starb" (STARKIE[3181], ref. v. Morris). Sarkom des Oberschenkels führte trotz Amputation zum Tode (AUBIN[3178], S. 338).

Künstlerische Frühreife bei einer erheblich belasteten bionegativen Persönlichkeit mit eindeutig perversen Neigungen.

ROBESPIERRE, MAXIMILIAN (1758–1794)
Französischer Revolutionär

Sohn einer schwindsüchtigen Mutter und eines später geisteskranken Vaters (Verstimmung mit unstetem Reisedrang). Er selbst war schlank, das Gesicht gelblich blaß, mager, scharf geschnitten, von kränklichem Aussehen, die Stirn nieder, die Nase frei und gebogen; er litt bei Erregung an ticartigen Schulterzuckungen, sein Lachen wirkte grimassierend, seine Körperbewegungen waren steif und maschinenmäßig (KRETSCHMER[609], 22. Aufl., S. 380). „Wenig über dreißig Jahre alt, machte er bereits den Eindruck eines eingetrockneten Hagestolzes (S. 165). Vollständig ist das psychologische Rätsel, das sich an den Namen R. knüpft, niemals gelöst worden" (S. 164) (KRETSCHMER[128]). Während der Revolutionsphase führte R. ein bürgerliches Leben, wahr und gutartig. Er aß gern, trank gern und war der Familie freundschaftlich gesonnen (CABANÈS[3182]). „Weil die Zeit ihre Sehnsucht darin verkörpert fand, wuchs es vom Wahn eines einzelnen zum Glauben einer Gesamtheit" (FREIMARK[3183] [gute Psychographie]). Vorehelich konzipiert [erklärt teilweise Kompensationsverlangen]. Musterkind, fleißig. Konstitutionell unzufrieden. Als Anwalt wenig Erfolg. Puritanisch moralisch. Betonte äußerste Sorgfalt. Infantiler Habitus, feminine Züge. Alkoholabstinenz. Timide, unangepaßt. Sehr reizbares Selbstgefühl; Furcht, schlechten Eindruck zu machen. Krankhafter Geltungsdrang. Konnte während der Revolution aus lauter edlen Motiven Böses tun. Ganz ungebildet, nach der Schulzeit stehengeblieben. Mystischer Zug, frömmelnd. Körperlich schwächlich, angeboren feige. Unüberwindliche Sexualfurcht, daraus aggressive Moral. Weltverbesserung aus empörtem Neid. Asexuell, eunuchoid. Ob homosexuell, unbewiesen, aber anscheinend »Bahnungen«. Ob Epileptoider? Ließe sich begründen. Schizophren? Jedenfalls deutliche Veränderungen mit 32 Jahren. Beginn einer Psychose? Nicht zu entscheiden. War das Haupt einer fanatischen Sekte von älteren unglücklichen Frauen mit Ressentiment (HENTIG[3184]). Eitel, neidisch, schwermütig, mißtrauisch; im Privatleben korrekt, dabei aufrichtiger Eifer für sein eigenes politisches und moralisches System (KIERNAN[3089], S. 128). „Blinder Ideologe, hartnäckiger Träumer ohne eigenen Ehrgeiz, in fieberhafter Arbeit für das Volk, das er vergöttert; scheuer, schüchterner, ungeselliger Melancholiker, der vom Leben nur wahrnahm, was sein Mitleid erregte, und der lustvoll im Schmerz wühlte, ein Tugendhafter, der männlich-tapfer, christlich-asketisch und schulmeisterlich-pedantisch zugleich, dabei leer an Gefühl für das Individuelle, für Persönlichkeit, fleischgewordenes Prinzip, ein Utopist, der über der Zukunft, die er gestalten wollte, die Gegenwart vergaß" (MARGIS[1466], S. 155). Paranoia (STEINDAMM u. ACKERMANN[3185]).

Vermutlich nicht echt psychotische, jedoch erheblich schizoide, fanatische, bionegative Persönlichkeitsstruktur.

ROLLINAT, MAURICE (1840–1903)
Französischer Dichter

Illusionen und Halluzinationen (S. 60–61). Neuropathie, Melancholie mit

Neigung zum Selbstmord (S. 63–64). Erbliche Belastung mit Neuropathie (S. 98–99, FRUGIER[3186]).

ROMAKO, ANTON (1832–1889)
Österreichischer Maler

Geboren 1832 in Wien, war er ein Schüler von C. Rahl und später von Kaulbach in München. In den Jahren 1857–1874 lebte er in Rom, wo er ein gesuchter Portraitmaler war. Nach Jahren des künstlerischen und gesellschaftlichen Erfolges wurde er von einer Reihe von Unglücksfällen betroffen: seine Frau trennte sich von ihm, der Sohn verfiel in Geistesumnachtung, zwei Töchter begingen Selbstmord. Nach seiner Rückkehr nach Wien konnte er sich Makart gegenüber nicht durchsetzen. In seinen letzten Lebensjahren war er bedrängt von Krankheit und Nahrungssorgen. Er starb 1889 durch Selbstmord. Seine Produktion sehr ungleichwertig und von den verschiendsten Richtungen beeinflußt (***3188).

ROOSEVELT, FRANKLIN DELANO (1882–1945)
Präsident der USA

„In dem ganzen Geschlecht der R. ist nicht ein einziger großer Musiker, Maler, Bildhauer oder anderer Künstler und nicht ein einziger Geisteskranker. Kein R. starb als Märtyrer für eine große Sache und keiner wurde erschossen in einem Streit um ein liederliches Weib. Bis zur achten Generation gibt es kein sichtbares Beispiel, in welchem ein R. sich weigerte, seine Pflicht zu tun und keines, wo einer mehr als seine Pflicht tat. 250 Jahre lang war das Geschlecht bemerkenswert frei sowohl von Skandal wie von Ruhm" (JOHNSON[3191]). Dieser teilt weiter mit, daß dann plötzlich außerhalb dieser geschilderten Linie gleich zwei der außerordentlichsten Männer, die das Land jemals hervorgebracht hat (Theodore und Franklin R.) erschienen. Jede Laufbahn war tief beeinflußt von einem physischen Leiden — beim einen war es das Asthma, beim anderen die Kinderlähmung (JOHNSON[3191]). Im Anschluß an die Besprechung verschiedener Biographien R.s meint BASSO[3189]: „Die Tatsache, daß R. kein intellektueller Riese war, wird nicht gegen ihn vorgebracht; brillierend kluge Männer werden niemals populäre Helden in diesem Lande". FABRICANT[2049] beschäftigt sich mit den körperlichen Erkrankungen R.s. R. war der am häufigsten behandelte Schnupfenpatient in der Geschichte des Weißen Hauses. Fabricant schließt aus der Veränderung der Unterschrift im Sinne einer Verschlechterung, daß R. verschiedentlich leichte Schlaganfälle überstanden hat, ehe ihn am 12. 4. 1945 ein massiver Hirnschlag (nach dem amtlichen Communiqué) traf. Es wird gerügt, daß nach dem Tode R.s keine Obduktion vorgenommen wurde, um allerlei unwahre Gerüchte über R. entkräften zu können. Nach ELIASBERG[3190] gab es in R.s Leben, neben der Poliomyelitis, mehrere depressive Phasen, die sich in seiner Handschrift niederschlugen. Während die Handschrift um das 51. Jahr einen »monumentalen« Charakter zeigte, trat zwischen dem 52. und 54. Jahr eine depressive Phase auf, ebenso um das 61. Jahr. Um das 63. Jahr (Jalta-Konferenz) war die Schrift zittrig wie bei einem Parkinsonkranken.

Soweit bekannt, sind die bionegativen, depressiven Phasen R.s in seinem Leben und Handeln nicht zum Ausdruck gekommen.

ROSSETTI, DANTE GABRIELE (1828–1882)
Englischer Maler und Dichter

Sein Vater Schriftsteller, der Milton ins Italienische übersetzte. Großmutter mütterlicherseits Engländerin. Vater als politischer Flüchtling in England. Schwester Christina: bedeutende englische Dichterin. Demnach Rassenkreuzung und vererbte dichterische Anlage. Vom 40. Jahr an litt R. an Schlaflosigkeit; deswegen Chloral und Morphium. Paranoide Vorstellungen, meinte, eine Verschwörung sei gegen ihn geplant. Diagnose: paranoider Psychopath (PISSARRO [3192]). Phantastischer, verschwommen denkender Psychopath (NORDAU[495], I, S. 157–170).

Legte sein Gedicht-Manuskript der Frau mit in den Sarg: „Für ewig." Grub es aber nach 7 Jahren wieder aus und desinfizierte es.

ROSSINI, GIOACHINO (1792–1868)
Italienischer Komponist

Ausgesprochener Psychopath, Vagabund und Lebemann (ROSSI[1144], S. 62). Hatte mit 19 Jahren 36 „opéras" geschrieben; hörte mit 38 Jahren plötzlich auf. Vom 55. Jahre an schwere neurasthenische Störungen, vom 58. Jahre an körperliche und cerebrale Symptome. Mit 60 Jahren Verschlimmerung: weinte viel, Verzweiflung, Selbstmordgedanken, Schlaflosigkeit (FILIPPI[3194]). Erworbener Zustand von Neurasthenie; in der Familie keine nervöse Belastung (CABANÈS[3193], S. 225).

ROSSO, GIOVANNI BATTISTA gen. FIORENTINO (1494–1550)
Italienischer Maler

Tod durch Selbstmord (HAUSER[2201], Bd. 1, S. 408).

ROUSSEAU, JEAN JACQUES (1712–1778)
Französischer Philosoph

1) *Zur (bionegativen) Persönlichkeit R.s allgemein:* R. selbst ein femininer Charakter (RITTER[3247], S. 153; s. a. RITTER[3246]). R.s Mutter intelligent und reizvoll, aber nicht makellos; psychisch wenigstens instabil (LOMBROSO[546], S. 146). Vater Psychopath, trank. Unstabiles Temperament (KLIGERMAN[3225], S. 239). R. war geistig normal (DUHRING[3215], z. n. MÖBIUS[3234], S. 63). R.s Verhältnis zur Naturwissenschaft, insbesondere zur Botanik und der geistige Austausch mit den führenden Wissenschaftlern seiner Zeit, wird von JANSEN[3222] dargestellt. R.s Ethik und Philosophie aus seinen Charakterschwächen (Schüchternheit, linkisches Wesen usw.) erwachsen. Bedingung für seine Ethik eine erträumte Welt, in der alles nach seinem Wohlgefallen eingerichtet ist. R. machte aus seiner Schwäche und aus seiner inneren Not eine Tugend. Er war ein Feind der »Sozialität«. Die Gesellschaft war für R. die Masse fremder, ihm überlegener Menschen und Konkurrenten in Paris. Sein neuer Gedanke und ethischer Fund (Natur, Freiheit, Sittlichkeit gegen Gesellschaft, Sklaverei, Unsittlichkeit) aus dem Leiden seines Erlebens [Demütigungen] aus Trost und Rache geboren (WEXBERG[3257]). In R.s Äußerem unverkennbar etwas Weibliches (VORBERG[1702], S. 64). „Ich bin anders geartet wie alle Menschen . . ." (R., »Confessions«). „Moral insanity" (DONSKERLOOT[3210]). Typischer psycho-sexueller Infantilismus. Masochismus, Urinsexualität, Hang zum Stehlen, Unrast. Die »Confessions« als Exhibitionismus. Narcissmus. Homosexualität (als eine der Komponenten des Infantilismus) (STEKEL[3251]). MÖBIUS [3233] lehnt Homosexualität ab (S. 187). „Merkwürdig genug ist, daß es dem Masochismus R.s gelungen ist, sein Jahrhundert mit dieser Form der Liebe zu vergiften" (WITTELS[1919], S. 239). Masochismus, Exhibitionismus (KRETSCHMER [128], S. 188). Flagellomanie nach der ersten Züchtigung mit 8 Jahren durch die Lambercier (S. 328). Angst vor direkten Kontakten, deswegen Onanie und Verlangen nach Exhibitionismus, um anschließend geschlagen zu werden. Edmond de Goncourt besaß eine Sammlung geheimer Briefe R.s aus dem Jahre 1783 (Goncourt: La maison d'un artiste. S. 18–19), worin sich die Bemerkung findet,

daß sich R. im Haus der Rue Maubuée für einen Taler peitschen ließ (S. 329) (Vorberg[3255]). Mit 17 Jahren Exhibitionismus (Herzberg[625], S. 69). Als Kind masochistische und exhibitionistische Neigungen. Während des ganzen Lebens Onanie (Herzberg[622], S. 74; s. a. Fuchs[3581], S. 54, Jury[3224], S. 168, Möbius[3233], S. 7, Kligerman[3225], S. 247, Brunetière[3197]). Kriminell (Lange[1836]). Neuropath (Molinéry[1900]). Hysterisch (Lenz[646], S. 677). Psychopath (Somogyi[143], S. 280). „Demifou“ (Grasset[572]). Exhibitionist (S. 59). Neurasthenie (S. 62) (Joly[3223]). Neurasthenie, Arteriosklerose, 1763 Arthritis, Nosophobie (Régis[3245], S. 769). „Timidité“ (Dugas[3214]). Zeichen der Neurasthenie: geistige Adynamie, Misanthropie, Hypochondrie, überstarke Sensibilität. Übermäßige Sensibilität die erste Quelle aller Zwangsideen R.s, der Zwangsantriebe wie der Zwangshemmungen. Die triebhaften Handlungen R.s: »fuges« (»dromomanie neurasthénique«), Diebstahl, Exhibitionismus (S. 139). Onanie als Folge von sexueller Schüchternheit (S. 176–177). R. war ein „mélancholique persécuté“ (S. 356). Melancholische Grundhaltung, aber kein Irrsinniger im eigentlichen Sinne des Wortes (S. 395) (Régis[3242]). Latente Homosexualität mit Zwangshandlungen und hysterieartigen Reaktionen (Laforgue[3227], S. 328; s. a. Laforgue[3228], S. 171). Gesteigerte Empfindsamkeit (Hildebrandt[613], S. 194). Eitle und egozentrische Persönlichkeit (Mandolini[618], ref. v. Ganter). Psychästhesie, Hypochondrie, exzessive Furcht, hyperästhetische Sensibilität, morbide Erregbarkeit (Cabanès[1540], S. 70). Degeneration (Morel[3236], z. n. Starobinski[3250]). Psychasthenie (Janet[3221], z. n. Starobinski[3250]). Menschenhaß, Stolz, Heuchelei (Morin[3237], S. 499). Präsenilität; in dieser Phase eines seiner besten Werke: „Rêveries d·un promeneur solitaire“ (Régis[3244], S. 250). „Das Wesentliche von R.s Werdegang und Schicksal ist, abgesehen von der persönlichen Veranlagung, als Beantwortung der ihm erwachsenen Schwierigkeiten, wie vordem der für ihn sich ergebenden Versuchungen und Verführungen, zu verstehen“ (Betzendahl[1827], S. 330 [in diesem sehr originalen und eigenständigen Werk eine Fülle von Anregungen und detaillierten Beobachtungen aus profundem Wissen, K.]). „1743 begann er ein Verhältnis mit Therese la Vaseur, und er heiratete sie kurz vor seinem Tode. Sie war Kellnerin in einem Wirtshaus gewesen, war anscheinend ohne Schönheit, Erziehung noch Intelligenz und war hoffnungslos vulgär und unmoralisch. Mit ihr hatte R. 5 Kinder, die er alle, nach seiner eigenen Erzählung, unmittelbar nach der Geburt dem Findelhaus übergab“ (Drinkwater[1545], S. 499). „Ob die 5 Kinder, die dann ins Findelhaus kamen, aus der Verbindung mit Therese la Vaseur stammten, ist ungewiß, R. war impotent. Möglicherweise hat die L. die Kinder von einem andern Mann bewußt empfangen, um die Impotenz R.s zu verschleiern. Um so leichter für ihn, die Kinder, die nicht die seinen waren, ins Findelhaus zu geben“ (Vorberg[3245], S. 332).

2) *Zur Frage der Geisteskrankheit R.s:* Erster Depressionszustand mit 24 Jahren (S. 162). Paranoischer Verfolgungswahn (S. 194) (Herzberg[622]). „Die angeborene Krankhaftigkeit R.s war die Quelle sowohl seiner Genialität wie seiner Paranoia“. Entarteter von Geburt an; Paranoia aus der Entartung gewachsen. Kombinatorische Paranoia (systematisierter Verfolgungswahn) ohne Halluzinationen, ohne Größenideen (Möbius[3235]; s. a. Möbius[3307], S. 39 u. Möbius[3233], S. 187). Monomanie (Esquirol[3217], z. n. Starobinski[3250]). Für Paranoia auch Cabanès[3198], Vorberg[1701], Vierordt[514], S. 88 f., Sibiril[3249], S. 160–161, Somogyi[143], S. 280, Lombroso[455], Laforgue[3227], S. 328 u. [3228], S. 171, Victor-Pauchet[3254], Bougeault[3196], S. 148, Hawkes[3218], S. 70, Brunetière[3197], Regnard[526], S. 385–398, Kligerman[3225] und Joly[3223], S. 61. Melancholiker (Pinel[3238], z. n. Starobinski[3250]). Verfolgungswahn. Zwangshafter Wandertrieb (Cabanès[3200], S. 545). Argwöhnisch, mißtrauisch, extreme Schüchternheit. Mit 40 Jahren Beginn der Wahnbildung. (Cabanès[3201], S. 711). „Seit 1766 war er

unzweifelhaft geisteskrank. Grimm sagt von den »Discours«, die von 1773–1776 erschienen: »Ohne Zweifel war R. verrückt, als er dieses Werk schrieb; aber es scheint nicht minder gewiß, daß R. der einzige Mensch auf der Welt war, der es schreiben konnte«. R. war schon vom 23. bis 26. Jahre neurasthenisch gewesen und später, bis 1765, hatte ihn ein langjähriges Blasenleiden heruntergebracht und gequält" (PELMAN[587], S. 220). Vagabundierendes Leben. Paranoische Wahnvorstellungen. Ererbte übermäßige Sensibilität (S. 275). Zahlreiche psychologische Seltsamkeiten R.s aus masochistischer Passivität erklärbar (S. 285). „Die »Konfessionen« stellen ein psychiatrisches Dokument von unschätzbarem Wert dar, ein Werk paranoischer Rechtfertigung. Als solches führen sie zum entgegengesetzten Ziel, als ihr Autor vorgehabt hatte. Anstatt seine geistige Intaktheit zu zeigen, enthüllen sie den eigentlichen Grund seines Unglückes. Die einzelnen Etappen seiner Krankheit werden aufs genaueste beschrieben: die krankhaften kindlichen Anlagen (überstarke Ansprechbarkeit des Gefühls, Originalität und plötzlicher Stimmungswechsel), die pathologischen Symptome in der Zeit des Heranwachsens (Autismus, Negativismus, Ambivalenz, Fugues, Vagabundieren, Amoralität, sexuelle Perversion), eine Periode der Wahnvorstellungen mit 37 Jahren (Veränderungen der Persönlichkeit, Größenideen, Mißtrauen, Furcht, Verdächtigungen). Diese Periode führt im Verlauf von einigen Jahren zur Bildung eines Wahnsystems" (S. 301) (DEMOLE[3208]). Schizophrenie, mit 40 Jahren in die chronische paranoide Form übergehend. Seine Wahnideen in festen Beziehungen zu seinen Theorien. Beginn der Psychose: die Inspiration (la crise de 1750) [?] (DEMOLE[3209]). Versuch, auf Grund von Kretschmers Lehre vom sensitiven Beziehungswahn psychologisch tiefer einzudringen. Bei R. ausgesprochen sensitive Charakteranlage: weich, zart, eindrucksfähig, dabei typischer »Leitungsdefekt« mit Schüchternheit, Befangenheit, Verhaltung. Autistische und zugleich allotrope Strebungen, die sich in der Jugend die Waage halten; bei Milieuwechsel Überwiegen der autistischen Komponenten. Langer innerer Kampf bei dem moralisch feinfühligen R. Eine Weltanschauung eigens zu diesem Zwecke ausgebaut, die erlaubt, alle wertvollen sozialen Strebungen in den Hintergrund zu drängen und sich in die Einsamkeit (autistisch) zurückzuziehen. Weltanschauung jedoch nicht tragfähig genug: aufs neue Bedenken wegen des Rückzuges, die auf dem Wege der Inversion sensitiver Verhaltungen zum Beziehungswahn führen: vermeintliche Hinweise seiner Umgebung auf seine Menschenfeindlichkeit, Gefühllosigkeit, Härte. Der Konflikt führt zum Verfolgungswahn, der die Schlechtigkeit der Welt beweist (nicht R.s). Auf diese Weise das Streben nach Einheit und Geschlossenheit der Persönlichkeit befriedigt. Wahngebäude wird durch Masochismus begünstigt. Keine Schizophrenie, keine Größenideen. Für Sinnestäuschungen kaum Anhaltspunkte. Keine Paraphrenie, sondern Paranoia. Kein vollständiger prozeßhafter Bruch der Lebenskurve. Biologischer Prozeß und psychologische Entwicklung der Paranoia zu gleicher Zeit, mehr aber Entwicklung (HEIDENHAIN[3219] [ein wesentlicher Fortschritt über Möbius hinaus]). Keine Schizophrenie, keine Paraphrenie, sondern Paranoia [die von Schizophrenie zu unterscheiden ist]. Bei Paranoia auffallend gute Begabungen häufig. Geht mit Heidenhain vielfach nicht mit. „Vor allem scheint mir das Paranoische gerade in R.s Wesen nicht gefaßt" (J. LANGE[3229]). Zusammenhang zwischen R.s Homosexualität und seiner echten Paranoia, mit echten Halluzinationen (Gesicht und Gehör). [?]. „Ein ewiges Kind" (STEKEL[3251]). Wandertrieb. Unstetheit in der ganzen Familie. Pathologischer Stehltrieb. Keine Lues oder Gonorrhoe. Impotent. Keine Paranoia, sondern Psychopathie und wirkliche Feinde ergaben den Verfolgungswahn. Traurige Verstimmung mit paranoiden Bildern (Verfolgungswahn verbunden mit gesteigertem Selbstgefühl), keine Sinnestäuschungen, namentlich keine Gehörstäuschungen. Wahn blieb in

Grenzen, wandelte ihn nicht um, verblaßte später (Vorberg[3256]). Wahn aus Anlagen heraus entwickelt (Vorberg[1702]). Toxischer Beziehungswahn (Starobinski[3250]; s. a. Elosu[3216] u. Sérieux et Chapgras[3248]). Nicht R. der ideologische Vorläufer der Revolution, sondern Voltaire (religiös) und besonders Montesquieu (politisch). R. hatte die große Anhängerschaft der Unzufriedenen. Seine Ideen wirkten sich erst sekundär in der Revolution aus, besonders seit 1793; er hat sie gemildert. Natürlicher innerer Gegner der philosophischen Enzyklopädisten, denn R. war empfindsamer gottgläubiger Idealist. Zwischen 1760 und 1789 wurde R. vielfach für »verrückt« erklärt, seit der Revolution bewundert. Im Anschluß an die Restauration wurde er als schuldig an der Revolution gebrandmarkt. Bei R. hereditäre Belastung. Neuropathische Konstitution, Hypochondrie. »Förmliche Geistesstörung« seit 1766, »primäre Verrücktheit mit Verfolgungswahn« (S. 44). Überwiegen der Phantasietätigkeit. Einseitige Begabung. R. wurde oft als beschränkt und unbrauchbar angesehen (Hildebrand[3220]).

3) ***Zur Frage der weiteren Krankheiten, insbesondere des Blasenleidens und der Todeskrankheit bzw. Problem des Suicids:*** Schwerhörigkeit mit 24 Jahren. Ursache weder Arteriosklerose noch Otosklerose (S. 93). Mit größter Wahrscheinlichkeit Menière'sche Krankheit (S. 96) (Courtade[3206]). Ursache des Gehörleidens von R. eine Kombination von Arteriosklerose und Neurasthenie (Régis [3241], S. 5). Arteriosklerose und vorzeitige Senilität (Ponchet et Leriche[3239], S. 615). Von Jugend auf litt er an Blasenschwäche, auch an einer Harnröhrenverengung, die er mit Sonden behandelte (Braun[687], S. 26–27). Angeblich Bildungsfehler der Blase (Möbius[3233], S. 3). Jugendsünden psychologische Folgen einer Mißbildung seiner Harnröhre (Starobinski[3250]). Wertung des Harnleidens aus psychoanalytischer Sicht (Christoffel[3204]). Blasenleiden nicht körperlich, sondern psychasthenisch bedingt. Hypochonder (Brunetière[3197]). Während seines ganzen Lebens Harnretention; möglicherweise Ureterspasmus oder entzündliche Schleimhautschwellung oder angeborene Prostatahypertrophie (Victor-Pauchet[3254], S. 1061). Blasenlähmung und Spermatorrhoe (Lombroso[455]). „Seit 20 Jahren habe ich unter Harnverhaltung zu leiden, die bis auf meine Kindheit zurückgeht, und die ich lange für Steinkrankheit gehalten habe" (S. 322). „Man suche nicht die Ursache in irgendeinem früheren Geschlechtsleiden; ich erkläre, niemals an einer solchen Krankheit gelitten zu haben" (aus R.s Testament aus dem Jahre 1763) (S. 323). Weil alle organischen Symptome im uropoetischen Apparat fehlen, ist als Ursache der Störungen ein Krampf des Blasenhalses anzunehmen; Neurasthenie, Hysterie, keine angeborene Verengung des Blasenhalses (S. 324). Tragen armenischer Tracht durch Zufall, da ein armenischer Schneider in Monmorency war, der diese Tracht anfertigte. Sie war bequemer wegen des dauernden Katheterisierens (S. 325). Furcht vor Steinleiden nicht die einzige hypochondrische Vorstellung R.s; auch Atemnot, Herzklopfen, Schlafstörung nach Lesen eines medizinischen Werkes (S. 326) (Vorberg[3255]). R. an einem Schlaganfall gestorben (Chatelain[3202], S. 215). Zuletzt Arteriosklerose, chronische Nephritis, Urämie (mit Krampfanfällen). Im urämischen Anfall schlug R. mit dem Kopf auf Steinfliesen; dadurch Gehirnerschütterung und Tod (Vorberg[3256]). 1733 oder 1734 möglicherweise Lungenentzündung (S. 75), vielleicht auch Tuberkulose, jedoch bei Sektion Lungen intakt. Möglicherweise auch hysterische Blutungen (S. 80) (Möbius[3234]). Dubois[3211] kritisiert die beiden Chirurgen, die eine „feuchte Apoplexie" diagnostizierten, ohne eine Sektion vorgenommen zu haben. Suicid (Lenz[3230]). Kein Selbstmord, Apoplexie (Berville[3195]). R. Opfer von Verleumdungen (Chereau [3203], S. 10, 13). Kein Selbstmord, auch keine Vergiftung durch andere. Tod an Apoplexie (Cabanès[3199]). Die Obduktion ergab zwischen Gehirn und Hirnhäuten

beträchtliche Mengen von Blutwasser, was eine Apoplexie nahelegt. Am Herzen kein abnormer Befund. Seine Gegner allerdings verbreiteten, R. habe Selbstmord begangen (BRAUN[687], S. 26–27). Unter dem Titel „Le mystère de la mort de J.-J. Rousseau" befaßt sich auch RASPAIL[3240] mit der Todesursache R.s wie folgt: Die Verwundung hat die Schädelkapsel verletzt und auch das Gehirn getroffen. Die Hirnsubstanz lag in der Ebene der Verletzung, so daß eine innere Blutung daraus resultierte. Diese Läsion allein genügte, den rapiden Tod R.s zu erklären (S. 473–474). Eingehende differential-diagnostische Erörterung der verschiedenen Todesursachen: seröse Apoplexie, Urämie, Ödeme und Hydrops des Bauches (S. 474–475), „Résumée", welches sich Dr. Achard anschließt: „Wir können wohl sagen, woran R. nicht gestorben ist, aber wir können nicht sagen, welche Krankheit ihn getötet hat" (S. 480). Bei Betrachtung der „Moulage von Houdon" wächst die Annahme, daß R. durch einen Pistolenschuß in die Stirn umkam (S. 481). Vergiftung unwahrscheinlich (S. 480). Studium der Totenmaske R.s legt den Schluß nahe, daß er ermordet wurde; dafür spricht die Art der drei Wunden. Die Totenmaske erweist die Unwahrscheinlichkeit der anderen Hypothesen (S. 482). Therese La Vaseur verlor den Kopf, und es entwickelte sich mit extremer Schnelligkeit eine heftige Szene. Sie nahm den ersten besten Gegenstand, den sie fand und brachte damit R. drei Wunden bei. Bei der ersten war er verwirrt; eine der beiden letzten war tödlich (S. 486). Bei der Öffnung des Sarges im Pantheon — 1897 — fand man einen anderen Schädel; die Leiche R.s war mehrmals (1794, 1821, 1830) umgebettet worden (S. 487).

An der schwer bionegativen Struktur R.s besteht sicher kein Zweifel. Zu vermuten sind auch psychotische Elemente auf der Basis einer prämorbiden hypochondrisch-sensitiven Persönlichkeit; daneben erhebliche neurotische Ursachen im Sinne abnormsexueller Verhaltensweise. Als körperlicher Befund, der sicher auch die Psyche R.s beeinflußte, kommt dazu jenes Harn- bzw. Blasenleiden, wobei es fraglich bleibt, ob es sich um angeborene Mißbildung oder Folge neurotischer Verkrampfung handelt. Schließlich bleibt der Tod bzw. die Todesursache R.s in etwa in Dunkel gehüllt.

RUBENS, PETER PAUL (1577–1640)
Niederländischer Maler

Nach dem 60. Lebensjahr trauriger Blick. Finger deformiert und kontrakturiert durch Gicht. R. litt viel, hatte heftige Schmerzen und qualvolle Anfälle, war zuletzt an den Händen gelähmt. Ziemlich wahrscheinlich echte Gicht (EBSTEIN[1620], S. 50; s. a. EULENBERG[2206], S. 41).

RUSKIN, JOHN (1819–1900)
Englischer Kunstschriftsteller und Sozialreformer

Aus belasteter Familie. Eltern waren Vettern ersten Grades, sein Vater Verbrecher, Verschwender und Selbstmörder (S. 677–678). Es fehlte mehr ein maskulines als ein viriles Element. Ein wenig hatte er von einer alten Jungfer an sich. Seine Stimme war voll und weich mit einer Neigung, in einen weinerlichen Ton zu verfallen (S. 680). Temperamentvoll, anmaßend, herrschsüchtig und zutiefst autistisch (S. 681). Sozial unausgeglichen und mangelhaft angepaßt. Die meiste Zeit depressiv, sein Lebensende geistesgestört (S. 682) (NELSON[3260]). Trübsinn seit 1883 (SAITSCHICK[1986], S. 219). Häufige depressive Phasen mit Ideenflucht, Verkennungen und Zwangsvorstellungen. Durch ungelösten Ödipuskomplex und Mutterbindung zeitlebens impotent. Er liebte kindhafte Frauen, zuletzt ein 9jähriges Mädchen. Die Katastrophe (Erkrankung) trat dann jedesmal ein, wenn diese Frauen heranreiften und er ihnen keine Erfüllung geben konnte. Seine Ehe wurde bald für nichtig erklärt. Masturbation, die sein

Gewissen stärkstens belastete. Im späteren Lebensalter hatten die Krankheitsphasen das Bild einer gereizten Manie. Seit 1877 fast jährlich Krankheitsphasen. Nympholeptisch und impotent. Manisch-depressiv, „complicated by an infantosexual neurosis" (Allen[3258]). Gegen seinen Willen verheiratet. Sein Freund, der Maler Millais, nahm ihm die Frau. „Endlich beim Herannahen des Alters fast der Wahnsinn, wilde Anfälle von Erotik, die ihn jedem Unterrock nachlaufen ließen" (***[3261], S. 113–114). Impotent, wie auch aus Briefen von R.s Vater an den Vater seiner Frau „Effi" hervorgeht. Diese heiratete 1854, nach Lösung ihrer Ehe mit R., den Maler Millais (Bergler[3259], S. 182).

Sacher-Masoch, Leopold (1836–1895)
Österreichischer Schriftsteller

Schilderung der Vorfahren, Eltern, Jugend und des Verhältnisses zu verschiedenen Frauen: Anna v. Kattowitz, Baronin Fanny Pistor, Baronin Reitzenstein und schließlich der Selterwasserbuden- und Tabaktrafik-Inhaberin Aurora Rümelin aus Graz, seiner späteren „Wanda von Dunajew" („Venus im Pelz"), die ihn auch in seiner mit Hulda Meister geschlossenen Ehe weiter verfolgte (Eulenburg[3262]).

Sade, Donatien Alphonse François Marquis de (1740–1814)
Französischer Schriftsteller

Entstammte einer zerrütteten Familie des Hochadels, verwandt mit dem Königshaus, verhältnismäßig reich (Gorer[3268], S. 265). Mutterhaß, welcher sich in Vatermachtidentifikation übersteigert. In seinem Referat zu dieser Arbeit kritisiert Leibbrand diese Annahme als historisch nicht hinreichend belegt. S. kam nämlich bereits mit vier Jahren von Hause fort zur Großmutter und später zum Oheim, der ihn sehr sorgfältig erzog (Klossowski[3272]). Nicht geisteskrank (Dühren[3264]). Schilderung der Kantharidenaffaire und der Affaire mit der Prostituierten Keller, die als Gründe für seine Inhaftierung angegeben wurden (Jacob[3270], S. 136–137). Starb nicht als Geisteskranker. Mehr ein „satyrographomane" als ein „érotomane". Mehrfach im Gefängnis. Flucht. Glühender Adept von Marat. Als politisches Opfer in Charenton interniert (Cabanès[3263]). Größenwahn (S. 18). Schilderung der Kantharidenaffaire. In der Anstalt Charenton erscheint S. „als ein kräftiger, die Gebrechen des Alters nicht an sich tragender Greis mit schönem weißen Haar, von würdevollem Aussehen, liebenswürdigem und überaus höflichem Benehmen, der dabei auf jede Anrede mit sanftester Stimme schmutzige Worte hervorsprudelte und bei seinen Spaziergängen im Hofe obszöne Figuren in den Sand zeichnete" (S. 30). Angeborener Schwachsinn auf degenerativer Grundlage. „Es spricht manches dafür, daß ein derartiger Zustand bei de S. vorgelegen haben mag: die schweren Perversitäten des Geschlechtslebens, die Lügenhaftigkeit, der anscheinend nicht fehlende Hang zu herumschweifendem Leben, auch die immerhin auffällige Urteilslosigkeit hinsichtlich der Folgen, die so unverhüllt, gleichsam am hellen Tageslicht sich abspielenden Skandalaffairen, wie die früher erwähnten, für ihn dann doch bei aller Protektion nach sich ziehen mußten" (S. 42). In den letzten Lebensjahren Demenz durch Rückbildung des Gehirns nicht ausgeschlossen. „Ganz gewiß aber war er eine mit schwerer degenerativer Veranlagung, mit perversen, zumal nach der sexualpathologischen Seite gerichteten Neigungen und Antrieben behaftete anomale Persönlichkeit und wegen dieser nicht auszurottenden, vielleicht auch periodenweise gesteigerten perversen Neigungen und Antriebe eine eminent antisoziale Erscheinung" (S. 42–43) (Eulenburg[3265]). Homosexuell, zum mindesten latent, wie Guillemain[3269] an der Hauptfigur eines der Romane de S.s, Justine, ermitteln will, denn de S. identifiziere sich mit dieser Figur.

Ginisty[3267] gibt liebenswürdige Briefe der Frau von de S. während der Zeit der Inhaftierung an ihn heraus, auf die er meist in unfreundlicher, ironischer und herrischer Weise antwortet.

Viel später — nach Eröffnung des de S.schen Familienarchivs — war die Veröffentlichung von weiteren Briefen de S.s möglich. Diese und moderne Arbeiten, die auf ihnen fußen, lassen de S. in einem andern Lichte erscheinen, als es bisher der Fall war. So zitiert Schindler[3276] Simone de Bouvoir, welche darlegt, daß de S. versuchte, den grausamen Gott durch einen irreligiösen Sozialismus zu ersetzen. Weiter zitiert Schindler Apollinaire (gest. 1918), der de S. zum freiesten Geist, der je existierte, erklärte. Bedeutungsvoll ist auch die Erkundung, die Praz[3275] auf den Spuren de S.s anstellt, dessen Nachwirkung er auf Grund unwidersprechlicher Zeugnisse bei Shelley, Baudelaire, Flaubert und — im Bannkreis des „göttlichen Marquis" — bei den lykanthropen Petrus Borel und Lautréamont nachweisen kann (s. a. Gear[3266]). Lély[3273] gibt eine Übersicht über die literarische Produktion von de S.: 9 literarische Werke, 8 politische Schriften (meist aus der „Section des Piques", deren Sprecher S. war), 14 posthum herausgegebene Werke, 24 unveröffentlichte Manuskripte und Briefe (im Familienarchiv) und 36 unveröffentlichte, nicht auffindbare oder zerstörte Manuskripte. Gorer[3268] war das Familienarchiv zugängig, soweit es nach der Plünderung durch die deutsche Invasion des zweiten Weltkrieges noch vorhanden war, denn damals waren die Archive der Witterung preisgegeben und wurden zum großen Teil vernichtet. Gorer ist deshalb die ausführlichste und für eine neue Beurteilung de S.s die wesentlichste Quelle. Zum Leben von de S. bringt Gorer folgende Details: S. reiste zusammen mit Louise de Montreuil, seiner Schwägerin, auf sein Schloß La Coste und anschließend nach Italien, etwa 18 Monate kreuz und quer. Inzwischen war seine Frau schwanger (S. 34). Madame de Montreuil (die Schwiegermutter) war bereit, ihrem Ziel (die Lieblingstochter Louise unter die Haube zu bringen) alles zu opfern: Geld, Leben und Freiheit ihres Schwiegersohnes, ihre älteste Tochter, ja selbst die Enkelkinder. Sie brachte dieses Opfer aber vergebens; Louise starb 1779 an den Pocken (S. 35). Madame de S. begann, ihre Mutter wegen Verfolgung ihres Gatten gerichtlich zu belangen. Inzwischen hatte de S. sein Schloß La Coste festungsartig ausbauen lassen und hauste dort vier Jahre lang mit seiner Frau (S. 45). Ihre Mutter verlangte von ihr, sie solle ihrem unmöglichen Gatten entsagen, doch Renée reiste sogar nach Chambery (dem Gefängnis, in dem sich de S. befand), um alle Einzelheiten seiner Flucht vorzubereiten. Am 1. Mai 1773 brach de S. sein Ehrenwort und flüchtete durch das Fenster eines Klosetts, ein ironisches Beileidsschreiben mit guten Ratschlägen an den Gouverneur hinterlassend. Er floh in die Schweiz, wohin ihm die Gattin Renée folgte. Im Dezember entschlossen sie sich, bei Nacht und unter falschem Namen nach La Coste zurückzukehren. Unter den vielen Rätseln, die es so schwierig machen, de S.s Leben zu deuten, ist keines so dunkel wie der Charakter Renées ... sie unterwarf sich nicht nur ihrem Gatten ... manches scheint sogar darauf hinzuweisen, daß sie ihm Kupplerdienste leistete" (S. 42). 1774 starb Ludwig XV., womit der Haftbefehl gegen de S. automatisch erlosch (S. 44). Im Februar 1777 reiste de S. nach Paris, wo ihn seine Schwiegermutter verhaften ließ (S. 47). Er war Gefangener im Gefängnis Vincennes „ohne Luft, ohne Papier, ohne Tinte" (S. 48). In jener Zeit war er nicht weit davon entfernt, den Verstand zu verlieren (S. 49). 1778 wurde das Urteil aufgehoben und in eine Strafe von 50 Francs und ein dreijähriges Aufenthaltsverbot für Marseille umgewandelt. Von diesem Jahre an bis zum Ende seines Lebens (mit Ausnahme einiger Monate des Jahres 1793) wurde niemals mehr eine formelle Anklage gegen ihn erhoben. Dennoch verbrachte er von den ihm verbleibenden

37 Jahren ganze 27 Jahre in strenger Haft durch ein „Lettre de cachet“, das seine Schwiegermutter erwirkt hatte (S. 50). 1790 trat de S. von neuem in die Welt und in die Gesellschaft, ein Mann von 50 Jahren, der dreizehn Jahre fast unausgesetzt in Einzelhaft verbracht hatte. Er war krank und auf einem Auge seit 1784 fast blind (S. 56). Sein Vermögen war durch die Inflation entwertet, so daß er in Not geriet. Er führte einen Kampf mit den Advokaten um sein Vermögen. Die Briefe an die Advokaten offenbaren seine übelsten Charakterzüge. „Bald ist er reizbar, bald schmeichlerisch; hier erfinderisch bis zur Unredlichkeit, dort unverhältnismäßig geizig. Sobald es sich um Geld handelt, offenbart de S. alle Laster seiner Familie und vieler seiner Landsleute. Seine einzige Entschuldigung ist sein Alter, seine Krankheit und die Tatsache, daß er lange Zeit wirklich Not litt“ (S. 57). 1791 stand er auf der Proskriptionsliste ehemaliger Adeliger, obwohl er für die Revolution arbeitete: Sekretär, Sprecher und schließlicher Präsident der „Section des Piques“ (früher Vendôme). Er hielt die Leichenreden für Marat und Pelletier, die auf öffentliche Kosten gedruckt und in ganz Frankreich verteilt wurden (S. 59). Er erhielt die Inspektion über die Spitäler. 1791 wurden seine Schwiegereltern hingerichtet. De S. war durch Zufall Vorsitzender des Gerichtes; er stimmte gegen die Hinrichtung. Darauf wurde er selbst wegen „Moderantismus“ eingekerkert. „Mehr als 1800 Menschen wurden während des einen Monats von de S.s Haft vor seinem Fenster hingerichtet und im Garten verscharrt“ (S. 60). Im Jahre 1800 veröffentlichte er den Schlüsselroman „Zoloe et ses Acolythes“ auf eigene Kosten. Dieser war gegen Napoleon, Josephine und ihre engsten Freunde gerichtet, die er lächerlich machte, und erregte einen lebhaften Skandal (S. 67). De S. und sein Verleger wurden verhaftet, weil sie beabsichtigten, ein „unsittliches und revolutionäres Werk“ zu veröffentlichen, nämlich „Juliette“, das seit fünf Jahren in allen Buchhandlungen auslag. Der Verleger wurde bald von der Anklage befreit. De S. kam zunächst ins Gefängnis St. Pélagie und dann nach Bicêtre. 1803 wurde er für geistig unzurechnungsfähig erklärt, ohne jemals von einem Richter verhört worden zu sein, und wurde — nach 15 Monaten Haft — ins Irrenhaus von Charenton gebracht. Dies war eine beliebte Methode Napoleons, denn de S. war nicht geisteskrank. Der Direktor von Charenton ließ ihn Theaterstücke, Aufführungen und allegorische Feststücke schreiben, zu denen auch Kardinal Maury erschien, z. B. anläßlich der Aufführung zu Ehren seines Geburtstages 1812. Die Gedichte de S.s waren nicht anders, als wie sie jeder Hofdichter zu ähnlichen Gelegenheiten verfaßt hätte und blieben unberührt vom Hauche echter Dichtung. 1808 appellierte er vergeblich an Napoleon, um die Freiheit zu erlangen. Er hatte auch in der Anstalt unter Verfolgungen und Schikanen zu leiden. Berichte aus jener Zeit beschreiben ihn „als erregbar wie je, als ausnehmend höflich, als graziös in seinen Bewegungen, als stark korpulent und weißhaarig“. Es existiert kein zu Lebzeiten gemaltes Portrait (S. 68). De S. starb am 2. Dezember 1814, 74 Jahre alt. Todesursache: Blutandrang in den Lungen. Zeuge seines Todes war sein jüngerer Sohn (S. 72). Gorer, der sich sehr um eine Ehrenrettung de S.s bemüht, stellt nicht ohne Schärfe fest: „Fast ein Jahrhundert nach de S.s Analyse der geschlechtlichen Instinkte und Perversionen begann ein deutscher Professor namens Krafft-Ebing de S.s Arbeit von neuem und wählte, aus einer Mischung von Taktlosigkeit und Ignoranz, de S.s Namen zur Bezeichnung einer der von ihm beschriebenen Perversionen und definierte den »Sadismus« als sexuelle Empfindung, die sich mit dem Wunsche, Schmerz zu verursachen oder Gewalt anzuwenden, verbindet; mit noch größerer Unverfrorenheit wählte der Gelehrte den Namen eines noch lebenden zweitrangigen Schriftstellers, Sacher-Masoch [s. d.], und bezeichnete den Wunsch, grausam behandelt, gedemütigt und genötigt zu werden, als »Masochismus« (S. 230). Weiter äußert

sich Gorer zu de S.s Werken: „Man darf sogar behaupten, daß de S. in den Greuelszenen in »Justine et Juliette« weniger als Romanschriftsteller denn als Kompilator erscheint. Obwohl man gewöhnlich in der Beschreibung der Morde und Martern de S.s größte Originalität sehen will, enthält sein Werk doch eigentlich recht wenig, das nicht auch in Foxes oder Wrights »Buch der Märtyrer« seine Analogie hätte; die Schrecknisse, die dieses fromme Buch beschreibt und im Bilde zeigt, sind um nichts weniger entsetzlich als jene im Werke de S.s; er brachte diese Tatsachen bloß in Romanform und ordnete sie zu einem Crescendo" (S. 234). Und Gorer zu der Schuldfrage bei de S.: „Die einzige Anklage, die man je zu Recht gegen ihn erhob, stützte sich auf die Tatsache, daß er einmal eine Frau auspeitschte und zwei anderen Übelkeit verursachte, indem er ihnen selbstgemachte Pillen verabreichte; die Pillen waren nicht giftig, sondern enthielten lediglich lusterregende Ingredienzien. Das groteske Mißverhältnis zwischen de S.s Strafe (27 Jahre Kerkerhaft) und den ihm nachgewiesenen Vergehen macht uns geneigt, ihn als Märtyrer der Justiz zu betrachten und zu behaupten, seine Leiden hätten die Nachwelt des Rechtes beraubt, irgendein Urteil über ihn fällen zu dürfen" (S. 270). Zum Schluß wirft Gorer die Frage auf, ob de S. in der Freiheit ein Lustmörder geworden wäre, nachdem er sich im Kerker so innig mit Morden und Martern beschäftigt hatte und gibt selbst die Antwort: „De S.s Charakter barg wahrscheinlich manchen Zug, der sich auch bei Lustmördern wiederfindet, aber seine scharfe Intelligenz und sein strenges Gewissen bewahrten ihn gewiß davor, seine Mordphantasien zu verwirklichen" (S. 272). Während der Herrschaft des „Terrors" jedenfalls nutzte er die gebotene Gelegenheit in keiner Weise aus, er stimmte gegen die Hinrichtung seiner Schwiegereltern, die ihn in den Kerker gebracht hatten, und schrieb gegen die Todesstrafe.

De S. typisches Beispiel für die Wandelbarkeit des Urteils über eine historische Persönlichkeit bei Vorhandensein allerdings eindeutiger bionegativer Züge.

Sainte-Beuve, Charles-Augustin (1804–1869)
Französischer Schriftsteller

Neuropathie (Moliléry[1900]).

Saint-Pierre, Jacques Henri Bernhardin de (1737–1814)
Französischer Schriftsteller

Verfasser von „Paul et Virginie" 1789. Freund Rousseaus, teilt dessen paranoisches Wahnsystem. Die ganze Familie pathologisch. Sein Bruder Dutailli gleich ihm auffallend, starb aber, im Gegensatz zu ihm, ohne Erfolg im Leben im Spital. Bei beiden „délire d'interprétation" (Libert[3278] u. Saint-Pierre[3280]). Polyphobie, Verfolgungsideen (Sainte-Beuve[3279], S. 465). Neuropath (Molinéry[1900]).

Saint-Simon, Claude Henri de Rouvray (1760–1825)
Französischer Sozialreformer

Fühlte angeblich Berufung durch Gott. Pathologisches Selbstgefühl (Dumas[1897]).

Sand, George (Aurore Dupin, verehelichte Dudevant) (1804–1876)
Französische Dichterin

Mutter-Kind-Verhältnis zwischen S. und Musset [s. d.] (Maurras[2857]). Frigide und ohne wirkliches Gefühl; sexuell pervertiert (Michaut[3283], S. 488). Mangels physischer Liebe Flucht in die Exaltation der intellektuellen Produktion (S. 427). „S. gehörte zu jener Kategorie von aktiven Frauen, die niemals fühlen, was sie so gut beschreiben" (S. 428) (MICHAUT[2858]). „Maternité amoureuse" (CABANÈS[3281]). Klassischer Typus des Mannweibes (S. 335–336). Ihre Liebeswahl fiel auf sogenannte feminine Männer, sie richtete viele Männer zugrunde (S. 336). Ihr Vater war Maurice Dupin, Sohn der Aurore de Saxe, Enkel des Prinzen Maurice de Saxe. Dieser aber war der natürliche Sohn des Polenkönigs Friedrich August II. und der Prinzessin Aurora von Königsmark. Die Mutter der S. war die Tochter eines Vogelhändlers vom Seineufer (S. 339–340) (DEUTSCH[3282]). Frigide infolge ihres Dianakomplexes (MICHEL[1853], S. 493).

SARDOU, VICTORIEN (1831–1908)
Französischer Bühnendichter

Gleichzeitige auditive und visuelle Begabung (S. 69). Fähigkeit der „audition colorée" (S. 73) (BINET ET PASSY[1905], [Arbeit zu Lebzeiten S.s geschrieben]).

SARTO, ANDREA DEL, gen. VANNUCCHI (1486–1531)
Italienischer Maler

Tod an Pest (BRAUN[687], S. 95). Warum ist Sarto kein Künstler allerersten Ranges geworden? Werke als Talentwerke unübertrefflich, „senza errori" für Kenner. S. ein einfacher Charakter, der nichts übertrieb. Es fehlte das Großartige, Geheimnisvolle. „Fehler der Fehlerlosigkeit". Mangel an Kühnheit und Kraft, an Seele und tiefer Gemütsbewegung, an Fähigkeit zum Ausdruck großer Gedanken; läßt dadurch kalt. Grund: 1) Mangel an Genie, 2) unseliger Einfluß der Frau des Künstlers. S. stark an die Frau gebunden wie ein Weib an den Mann. Flucht vor verdrängter Homosexualität [?]. S. sanft, bescheiden, schüchtern, passiv (JONES[3287]). „Homosexuell, wie Jones aus der Kunst S.s ableitet, aus den stilistischen Besonderheiten seiner Gemälde (S. 266). S.s reifer Stil leitet sich aus seiner unbewußten infantilen Kastrationsangst ab, die zur Fixierung an die Mutter treibt, und einer daraus resultierenden unbewußten Homosexualität. Beide mögen sich entwickelt haben als Folge der Tatsache, daß sein Vater Schneider war" [?] (S. 267–268) (CHRISTENSEN[3285]).

S. fehlte Intelligenz- und Ausdruckstalent sowie Aktivität, vor allem aber die heftige Affektivität und Labilität eines Bionegativen; ein noch so hervorragendes Formtalent allein genügt nicht zum »Genie«.

SAVONAROLA, GIROLAMO (1452–1498)
Italienischer Dominikaner, Bußprediger

Streng, düster, Weltverächter [Selbsthaß]. Halluzinationen [Pseudohalluzinationen?] (BINET-SANGLÉ[2401]). Paranoiker (LOMBROSO[546], S. 142 f.). Paranoia mystica mit Halluzinationen (S. 184). Vision vom göttlichen Schwert (S. 187) (PORTIGLIOTTI[3288]).

Extrem schizoider Bionegativer, Typus des Fanatikers.

SCARRON, PAUL (1610–1660)
Französischer Dichter

„Krüppel ohne Beine" (cul-de-jatte). Durch Kurpfuscherbehandlung Lähmung. Chronischer deformierender Gelenkrheumatismus und Wirbeltuberkulose (CABANÈS[3290]). Beginn der Krankheit 1638 nach schwerer Erkältung, die er sich zuzog, als er erhitzt und verkleidet während des Karnevals in einen Fluß sprang, um Verfolgern zu entgehen. Es entwickelten sich durch den Gelenkrheumatismus allmählich Gelenkdeformierungen und Ankylosierungen bis zur schwersten Verkrüppelung (S. 89). Seine Witwe wurde von Ludwig XV. als Madame Maintenon zur linken Hand geheiratet (S. 88) (SEIDLER[3291]).

Schach und Schachspieler

Das Schachspiel ist eine kulturelle Konvention, eine Erfindung oder Übereinkunft, mit bestimmten Symbolen unter Beobachtung verabredeter Spielregeln eine Art Kampf zwischen zwei Parteien durchzuführen. Es wird häufig im Schachspiel eine Kombination wissenschaftlicher, psychologischer und künstlerischer Faktoren gesehen. Vielleicht könnte man eher von einer erfinderischen und produktiven Technik sprechen, die vielfach künstlerische Formen annimmt. Jedenfalls verlangt dieses Spiel eine solche Summe von Geist, Berechnung, Gedächtnis, Kombinationsvermögen, Phantasie, Erfindungsgabe, produktivem Denken usw., daß man mit guter Berechtigung bei überragender Schachbegabung von genial (im Sinne des Hochtalentes) sprechen kann.

Schach als die mehr intellektuelle Konkurrenzform menschlichen Spieles wendet sich, wie Cleveland[3296] ausführt, ursprünglich an kämpferische Triebe, aber es wendet sich auch an ästhetische Interessen und an die Lust zum Rätsellösen (S. 305). Es soll nicht unerwähnt bleiben, daß nach konservativ psychoanalytischer Auffassung die Figuren des Schachspiels Symbole der Familie darstellen, also Vater, Mutter und Kind (König, Dame, Bauer). Die sonstigen Figuren entsprechen Attributen des Königs (Vaters). Der Ausgang des Spieles, die Schachmattsetzung des Königs, symbolisiert in dieser Deutung die endgültige Auseinandersetzung mit der Autorität des Vaters (Davidson[3297], ref. v. Higier). Im gleichen Sinne äußert sich auch Pfister[3304]).

Als ein Hauptelement des Schachspiels, besonders des Blindspielens, wird die Fähigkeit zu visueller Vorstellung angesehen. Sie ist jedoch nicht unerläßlich und kann durch motorische, verbale oder auditive Vorstellungsgabe ersetzt werden. Die geistigen Eigenschaften, die beim Schachspiel vorwiegend zur Anwendung kommen und gebraucht werden, sind nach Cleveland[3296]: ein ausgezeichnetes Schachgedächtnis, Schnelligkeit der Auffassung, Fähigkeit zu analytischem Denken, konstruktive Vorstellungskraft und die geistige Kapazität zu weitplanenden, umfassenden und schöpferischen Kombinationen. Dies sind spezifische Eigenschaften, die den hervorragenden Schachspieler kennzeichnen, sog. spezielle »Schacheigenschaften«. Trotzdem kann Geschicklichkeit im Schachspiel als solche nicht als universaler Gradmesser hoher geistiger Begabung angesehen werden. Cleveland beschreibt sogar einen schwachsinnigen Anstaltsinsassen mit auffallender Schachbegabung sowie die Art seines Spiels und folgert daraus, daß Geschicklichkeit im Schachspiel noch nicht einmal einen Wertmesser für Allgemeinintelligenz darstellt (vgl. a. Baumgarten[3292]). In diesem Zusammenhang erscheint auch der Hinweis Binets[3295] wichtig, daß Schachtalent ebenfalls nichts mit dem speziellen Rechentalent zu tun habe (vgl. a. Möbius[235], der Binet referiert).

Das Schachtalent erwacht schon sehr früh, wie auch am Beispiel lebender Schachwunderkinder zu ersehen ist. Anthony Putnam, jetzt 5 Jahre alt, Sohn eines Werbeleiters aus Port Elisabeth in Südafrika, begann mit 3 Jahren zu spielen und besiegte sehr bald seinen Vater, der schon seit 20 Jahren Schachspieler ist, trotzdem das Kind noch nicht lesen und schreiben konnte. Ähnlich verhält es sich mit dem Schachwunderkind Sammy Reshevsky, das inzwischen im Schulalter steht (***[3305]). Das Schachtalent erlischt allerdings auch relativ früh, wie Becker[3294] mitteilt. Jeder Schachmeister muß nach einer gewissen Zeit seinen Titel mit absoluter Sicherheit an einen Jüngeren abtreten, da schon bald nach dem 40. Lebensjahr Gedächtnis und Reaktionsvermögen nachlassen (vgl. a. Kerner[3302]).

Letztlich kann zur Abrundung der Studie über das Schachspiel im Hinblick auf die Schachturniere nicht verschwiegen werden, daß der Blick hinter die Kulissen manchmal vielleicht bedenklich stimmen könnte (wie der US-Schachmeister Bobby Fischer im „Spiegel", Nr. 11, 1, 1962 mitteilt), weil er möglicherweise zeigt, daß das Schachspiel — gleich manchen anderen Sportarten — nicht immer frei ist von Schacher sowie Praktiken und „faulen Touren", die dem Sieger im Großkampf zum Erfolg verhelfen sollen, wenn auch an der Integrität der Größen des »königlichen Spieles« selbst nicht gezweifelt werden soll.

Nach der allgemeinen Betrachtung dieses Sondergebietes geistiger Betätigung, wie sie das Schachspiel darstellt, wenden wir uns nun einzelnen bekannten und berühmten Schachspielern zu, wobei wir uns ausschließlich nur mit den ganz großen (Weltmeistern) befassen wollen. Sehen wir von den beiden Schachgrößen Philidor und De la Bourdonnais aus dem 18. Jahrhundert bzw. dem Anfang des 19. Jahrhunderts, als es noch keine Weltmeisterschaften gab, ab, so ergibt sich folgende Liste (n. KERNER[3302]):

1. Anderssen
2. Morphy
3. Steinitz
4. Lasker
5. Pillsbury
6. Capablanca
7. Aljechin
8. Dr. Euwe (EUWE[3298])
9. Botwinnik (derzeitiger Weltmeister)

Bei einer psychopathologischen Betrachtung dieser Schachgrößen fällt folgendes auf. Unzweifelhaft gesund (auch ohne eine Spur von Psychopathie) waren Anderssen, Lasker, Capablanca, ferner Dr. Euwe und Botwinnik (KERNER[3302]; s. a. HANNAK[3300]).

Bei *Anderssen* könnte der geschärfte psychiatrische Blick vielleicht leichtere psychopathische (bionegative) Züge vermuten; etwas Genaues ist aber nicht bekannt. Auch würde es sich höchstens um Züge handeln, die im Rahmen des rein Charakterologischen liegen würden, so daß wir ihn noch als gesund betrachten können (Lange-Eichbaum).

Nach Anderssen trat *Morphy* die Herrschaft über die Schachwelt an. „Wenn wir uns jetzt der Idealgestalt der tausendjährigen Geschichte des Schachspiels nähern, dem Lieblingssohn der Götter, so wollen wir die Schuhe von unsern Füßen tun, denn es ist heiliger Boden, den du betrittst, wenn du in den Tempel eingehst, wo Paul Morphy wohnt. Um den strahlenden Genius dieses einzigartigen Künstlers ist ein wahrer Legendenkranz gewunden worden, der unverwelklich ist. . . . Morphy . . . der ein paar Jahre danach in die ewige Nacht stillen Wahnsinns hinüberdämmerte. Der wahrhaft geniale Morphy wurde mit 26 Jahren schizophren" (HANNAK[3299]). Morphy war ein Schachwunderkind, welches mit 12 Jahren seinem Lehrmeister überlegen war und ein Jahr später in Amerika anerkannter Schachmeister wurde (BECKER[3294], S. 274; s. a. BECKER[3293]). „Ganz allmählich bildet sich bei ihm eine Dementia praecox, anscheinend paranoides, heraus, der er, vereinsamt, abgeschlossen von der Außenwelt, ein schwer zufriedenstellender Pflegling von Mutter und Schwester, 1884 erlag (BECKER[3294], S. 274; vgl. a. HEINZ[210], DAVIDSON[3297] und LENZ[646], S. 675). Über Einzelheiten des Krankheitsbildes und Krankheitsverlaufes sowie über die Familie Morphys gibt die Arbeit von JONES[3301] Hinweise.

Morphy wurde von *Steinitz* abgelöst. Von diesem „Titanen" schreibt der österreichische Gelehrte Joseph Popper-Lynkeus in seiner Selbstbiographie: „Einer meiner Freunde war der große Schachspieler — und zugleich das größte Genie, das ich in meinem Leben kennenlernte — Wilhelm Steinitz" (S. 47). „Am 11. Februar 1897 wurde Steinitz auf die psychiatrische Klinik von Moskau zur Beobachtung überführt (S. 73). Er hatte schon vordem hier und da ähnliche Anfälle erlitten . . . London 1899 . . . Unmittelbar nach seiner Rückkehr von London erleidet er wieder einen Anfall von Geistesstörung. Er bildet sich ein, daß elektrische Ströme von ihm ausgingen, durch die er die Figuren auf dem

Schachbrett beliebig lenken könne ... Am 11. Februar wird er in eine geschlossene Anstalt gebracht... Am 12. August ist er tot"... (HANNAK[3299]; s. a. KERNER [3302]). Lues (HEINZ[210], S. 42–43). Steinitz war zweifellos eine der größten Schachbegabungen. Seinem ganzen Wesen nach muß er ein schizoider Psychopath gewesen sein. Die Psychosen waren zum Teil psychogen ausgelöst. Schizopathie?

„Hastings 1885! Es ist jenes Turnier, das bis zum heutigen Tage als das größte und bedeutsamste der ganzen Schachgeschichte gilt. Zum erstenmal ... gelang es, sämtliche Meister der Welt ohne eine einzige Ausnahme in der Teilnehmerliste zu vereinigen. Es kam der neue Weltmeister, es kam der alte Weltmeister usw. (S. 67). Nicht weniger als zweiundzwanzig Männer. — Den ersten Preis gewann ein junger Mann ... *Pillsbury.* Wie ein Meteor war der zweiundzwanzigjährige Amerikaner aufgetaucht ...; seit den Zeiten Morphys stärkstes Genie Amerikas ... Cambridge Springs 1904 ... Es ist sein letztes Turnier ... Wenige Zeit danach sinkt er in eine Geisteskrankheit, durch die sein Leben ein Jahr später erlischt. Ob es ein vererbtes Leiden war oder ein durch das Übermaß von Blindproduktionen erworbenes [Bis dahin weitaus der bedeutendste und genialste Blindspieler. 22 Partien gleichzeitig] hat sich nicht nachweisen lassen" (S. 89) (HANNAK[3299]). Ätiologisch handelte es sich bei Pillsbury um erworbene Lues, genau so wie bei Steinitz (HEINZ[210], S. 42–43 [Lues und Schizophrenie schließen sich gegenseitig nicht aus, K.]). 1904 erster schizophrener Schub; Tod in der Klinik (KERNER[3302]). Nach allem dürfte es sich höchstwahrscheinlich um eine Schizophrenie gehandelt haben.

Der Weltmeister *Aljechin* bildete in seinem genialen Spiel eine Klasse für sich. Von seiner Vor- und Familiengeschichte ist folgendes bekannt: Mutter rauschgiftsüchtig, starb 1913 geisteskrank. Vater Spieler an der Riviera. Aljechin selbst war Dr. jur. und beherrschte 10 Weltsprachen fließend. Es bestanden gesicherte finanzielle Verhältnisse. Aljechin rauchte bis zu 100 Zigaretten täglich. Vermutlich war er auch sonst abhängig von Stimulantien und Drogen, was er aber selbst stets verneinte. 1927 und 1937 Weltmeister (KERNER[3302]; s. a. MÜLLER-PAWELCZAK[3303]). Im Blindspielen übertraf Aljechin den glänzenden Blindspieler Pillsbury noch um 50%, denn er vermochte gegen 32 sehr starke Gegner gleichzeitig blind zu spielen und gewann dabei fast alle Partien. Nur Meister Reti vermochte die gleiche Zahl von Gegnern zu halten, jedoch nicht solche von derselben Stärke. Von Aljechin sagt HANNAK[3299]: „Und Unrast, Sturm, das bedeutet Alexander Aljechin ... dämonisch ..., ein unergründliches Rätsel für den Menschendurchschnitt ... Aljechin wird vom Dämon beherscht .. Mit Narkotika betäubt Aljechin die inneren Hemmungen, mit Gift peitscht er die erschlaffenden Energien immer wieder hoch" (S. 111). Nach Verblassen seines Sternes nach dem zweiten Weltkrieg beging Aljechin in Lissabon Selbstmord (KERNER[3302]; s. a. MÜLLER-PAWELCZAK[3303]). Aljechin wird allgemein als ein Mann beschrieben, der sich dauernd in einer äußeren und inneren nervösen Unruhe befand. Wir können nicht daran zweifeln, daß hier neben der überragend hohen Schachbegabung — und einer großen Allgemeinbegabung und umfassenden Weltbildung — eine sehr deutliche bionegative Struktur vorliegt.

HEINZ[210] ergänzt die Zahl der hier beschriebenen psychotischen, bzw. stark bionegativen Schachgrößen durch Hinzufügen einiger, wenn auch nicht ganz so bekannter Namen: Der Ungar L. Fleischmann stirbt nach Jahren völliger Zurückgezogenheit unter sehr nach Selbstmord aussehenden Umständen (S. 41 bis 42). Tschigorin wird als starker Alkoholiker geschildert, während man sich bei Zuckertort das plötzliche Nachlassen in der Spielstärke auch nicht anders als mit geistiger Erkrankung erklären kann (S. 41–42). Tarrasch, selbst Nervenarzt und deutscher Schachmeister, nennt nach HEINZ[210] in einer Liste der geisteskranken Schachgrößen außer Morphy und Steinitz den Russen Schiffers (Alkoholiker), Minckwitz (Dementia praecox paranoides) und Pillsbury („fortschreitende Hirnlähmung"). Heinz selbst fügt zu dieser Reihe noch die Namen der ebenfalls geistig erkrankten Schachmeister Fahrni und Carlos Torre (S. 42) hinzu. Von den 9 in der Liste (s. o.) zusammengestellten ganz Großen des Schachspiels, den aufeinanderfolgenden Weltmeistern, sind also 3 psychotisch (Morphy, Steinitz, Pillsbury); einer ist schwer bionegativ (Aljechin) und einer fraglich oder angedeutet bionegativ (Anderssen).

Scheffel, Victor von (1826–1886)
Deutscher Dichter

Ein Bruder gelähmt, geistig gestört; eine Schwester ebenfalls pathologisch. Sch. redlich, zuverlässig, übermäßig gewissenhaft, wenig erotisch. Mit 28 Jahren im „Ekkehard" den Höhepunkt erreicht, dann schnelles Nachlassen und im 30. Jahre schon ein „kranker Mann". Leichte Form von Dementia praecox [?]. Keine zirkulären Symptome. Diagnostische Schwierigkeiten bereitet der Alkoholismus (Möbius[3307]). Starke familiäre Belastung. Sch. sehr begabt und sehr gewissenhaft; arbeitete unsinnig. Alkohol. Zahlreiche nervöse Beschwerden, Depressionen, unstet. 1860 Angstanfall mit Verfolgungswahnideen. Vom 37. Jahr an nur noch Gelegenheitsdichtungen. Tod an Herzwassersucht bei Arteriosklerose. Schwere Neurasthenie. Konstitutionelle Reizbarkeit und Arbeitsunfähigkeit, trotzdem starke geistige Anstrengung. Konflikt zwischen Wollen und Können (Müller[1631]). Syphilis (?). Mit 34 Jahren eine Geisteskrankheit durchgemacht und nie seine richtige Höhe erreicht (Springer[623], S. 231). „Plötzlich, wie man eben erst die erste Blüte erwartet, ist das Genie weg". Sch.s Geisteskrankheit in Beziehung zur Schizophrenie (Kretschmer[128], S. 134). Leichtere schizophrene Phasen (Lenz[646], S. 675). Alkoholiker (Somogyi[143], S. 283). Schizophren. Mit 60 Jahren Tod an Arteriosklerose und Herzwassersucht. Erbliche Belastung; seine Geschwister geistig anormal (Braun[687], S. 69). Entstammt einer „Kontrastehe" (schizothym: Vater, zyklothym: Mutter). Sch. von pyknischem Habitus (S. 120–121). Manisch-depressive Psychose (S. 121) (Seige[3308]).

Etwas haltloser, depressiver Bionegativer, daher Alkohol. Produktiv früh versandet. Neurotiker, fast Zwangsneurose. Einmal paranoider Symptomenkomplex (Zwangsbefürchtungen ?). Schizophrenie ?

Schelling, Friedrich Wilhelm (1775–1864)
Deutscher Philosoph

Ängstlichkeit, Depressionen, hypochondrische Launen (Herzberg[622], S. 167). Periodische Geisteskrankheit (Kiernan[478], S. 727). Ständige Aufmerksamkeit auf seine Gesundheit, hypochondrische Verstimmungen, eine gewisse egoistische Note sogar in den Akten der großen Liebe, pessimistische Trübungen, falsche Großartigkeit und Mangel an echten Brüchen und Konversionen ein unruhiges, unerfülltes, egozentrisches Dasein (Jaspers[3309]).

Schiller, Friedrich von (1759–1805)
Deutscher Dichter

Sch. hatte rötlich-blonde Haare, blonde Augenbrauen, große blaue Augen und sehr helle Haut. Seine Gestalt war sehr groß (ca. 1,79 m) und hager (S. 259). Nordisch mit dinarischem Einschlag (S. 264) (Rauschenberger[3321] u. [324], S. 170). „Das Kleingehirn war weniger entwickelt. Wie es bei süddeutschen Köpfen oft der Fall ist, war auch der Sch.s kurzschädelig, mehr Rundkopf als Langkopf, gleich den meisten Genies des Gedankens und auch der Tat" (Bauer[3310], S. 11). Epileptische Anfälle (Gélineau[1704], S. 553, der Lombroso dafür anführt [Stimmt mit Sicherheit nicht, K.]). Joh. Friedr. Schiller, ein Onkel des Dichters, war ein Projektemacher und Phantast (Berger[3311], S. 614; zitiert dabei Weltrich: Schillers Ahnen, S. 102). Vor dem Verlassen der Akademie Depression bis zum Lebensüberdruß. Öfters aus unbewußten Motiven körperlich krank, um etwas Bestimmtes zu erreichen; später auch neurotische Krampfanfälle. Abwehr von Konflikten durch Flucht in die Krankheit. Krankhafte Anfälle mit Erstickungen ohne Beteiligung der Lungen; angstneurotische Symptome (Asthma, Atemnot, Störung der Herztätigkeit, Schwindelanfälle, Schlaflosigkeit), keine Überanstrengung. Ödipuskomplex deutlich (Teller[3325]). Gab poetische Produktion auf, weil er das Inzestmotiv nicht bewältigen konnte. Erst nach dem Tode des Vaters setzte die Produktion wieder ein (Sachs[3322]). Liebte seine Schwester Christophine sehr. Diese liebte ihn noch stärker und bekam in unglücklicher Ehe hysterische Anfälle (Rank[1320]). Auf die Schwierigkeiten Sch.s, seine Dissertation — es waren schließlich drei Umarbeitungen notwendig — herauszubringen, weisen verschiedene Autoren hin: Rath[3320], C. B.[3312], Schmitz[3324], Theopold[3326]. Zum Schaffen Sch.s äußern sich Heid[1249], Hauffe[1248] und Gropp[3316], S. 357–362. Die optischen Qualitäten in der Lyrik Sch.s im Unterschied zu Goethe behandelt Groos[3315] und bringt dazu entsprechende Tabellen. Zum Schaffen Sch.s und zur Wirkung des Werkes auch Ludwig[3319].

Zur Krankheit Sch.s: Vom 22. Jahr an krank. Ruhr, Grippe, Malaria („gallichte Seuche"). 1791 Tuberkulose. Darmkoliken als Ausdruck der Darmtuberkulose (Hoffmann[3317]; s. a. Vorwahl[3329] und Schmitt[3323], der 1791 drei Schübe von Tuberkulose vermerkt). Tuberkulose (a. Moorman[693], S. 51, Braun[687], Ustvedt[1869]). In den Jahren vor 1804 Fokaltoxikosen, sonst keine schweren Krankheiten (S. 220). Ab 1804 Koliken. Man dachte an eine umschriebene Peritonitis. Bis zum 6. Tag seiner letzten Krankheit glaubte Sch. an keine nahe Gefahr; an den Tod dachte er nicht. Erst vom 6. Mai an überfiel ihn jene tödliche Krankheit, die auf Grund ihres ungewöhnlichen Verlaufes mit Delirien und Krämpfen mehr als eine klinische Interpretation zuläßt (S. 221). Ein Protokoll über die Sektion ist nicht vorhanden. Es existiert nur ein dürftiger Bericht des behandelnden Arztes Dr. Huschke an den Herzog Karl August (S. 222). Symptome der Todeskrankheit weisen sowohl auf Pneumonie wie auch auf akute Intoxikation (Aconitum Napellus) hin (S. 223) (Duda u. Kerner[3314]; a. Kerner[3318]). Veils[3328] Auffassung bezüglich des Sektionsprotokolles geht dahin, daß dieses ohne die klinischen Daten nicht zu deuten sei (S. 93). „Die Gesamtdiagnose der Krankheit Sch.s, die schließlich nach 14jährigem Leiden zum Tode führte, lautet: Altes rechtsseitiges postpneumonisches Pleuraempyem (Rippenfellvereiterung infolge der 1791 durchgemachten, schnell und heftig verlaufenden Lungenentzündung) mit Durchbruch durchs Zwerchfell, organisierter subphrenischer Abszeß (verschwartende Eiterhöhle unter dem Zwerchfell), chronischer Ileus durch peritonitische Strangbildungen und Verlötungen (Darmverengung bis zum Darmverschluß infolge Bauchfellverwachsungen), akute Bronchopneumonien, vielleicht miliare Lungenabszeßbildungen, eitrige Bronchitis (frische kleine Lungenentzündungen oder zahlreiche verstreute kleine Eiterhöhlen in der gesamten linken Lunge), Atelektase und Bronchiektasen der rechten Lunge (Aufhebung des Luftgehaltes der Lungenbläschen, Bronchialerweiterungen und Hohlraumbildungen in der rechten Lunge), chronische Myocarditis (Herzmuskelentartung), chronische Nephritis (Nierenentzündung), septische Milzschwellung, chronischer Schnupfen. Chronisch eitrige Sinusitiden der Kiefer- und Keilbeinhöhle (Vereiterung der Kopfhöhlen)" (S. 96–97). Und Veil folgert: „Wir staunen heute noch darüber, daß er die Krankheit, die schwere Lungenentzündung, den eitrigen Erguß, den subphrenischen Abszeß, die Bauchfellentzündung, die Herzerkrankung, die chronische Nierenentzündung so lange Zeit hindurch überwinden konnte" (S. 97) (VEIL[3328]; vgl. a. DÖRFLER[3313], S. 169 ff. und WILLMS[3330], S. 212). Neueste Untersuchungen zum bisher immer etwas umstrittenen Schiller-Schädel konnten nunmehr zu endgültiger Klarheit führen. ULLRICH[3327] setzt sich mit Untersuchungen von FRORIEP[3314a] (1911) und WELCKER[3329a] (1883) auseinander und führt schließlich Gerasimov an, der an Hand der im Jahre 1959 im Museum für Urgeschichte in Weimar hergestellten erstklassigen Kunstharzabgüsse »beider« Schillerschädel sofort den »Froriep-Schädel« ausschied (S. 201). Dieser war der Schädel einer jungen Frau. Weiterhin erbrachten die Untersuchungen der aufgefundenen Skelettknochen, daß das von Schröter und Färber 1826 geborgene Skelett das Skelett Sch.s sei (S. 202).

Auch bei dieser unzweifelhaft, besonders in der Jugend erheblich konstitutionell bionegativen, körperlich asthenischen und schwer neurotischen Persönlichkeit (vgl. a. Palleske), die zudem noch mit Tuberkulose belastet war, breitet sich offenbar ein gewisser geheimnisvoller Schleier über die letzte, die Todeskrankheit (politische Gründe? Sch. war gelegentlich zu geheimnisvollen Botschaften z. B. nach Berlin ausersehen).

SCHLAF, JOHANNES (1862–1941)
Deutscher Dichter

1892–1896 erheblich nervenkrank, so daß zeitweilig Anstaltsbehandlung notwendig war (MEYER-ROTERMUND[3331]).

SCHÖNBERG, ARNOLD (1874–1951)
Österreichischer Komponist

Untersetzt, neigte zu Adipositas, leichter Exophthalmus strumöser Genese. 1891 Angestellter einer Privatbank. 1895 nur noch Musik als Beruf. 1950 Autobiographie (S. 97). Nach Angaben des Hausarztes 1944–46 chronische Bronchitis, Asthma, fortgeschrittene Arteriosklerose. August 1946 Herzinfarkt mit anschließender Herzinsuffizienz, die 1951 zum Tode führte (S. 101) (KERNER[3332]).

SCHOPENHAUER, ARTHUR (1788–1860)
Deutscher Philosoph

1. *Erbe und Konstitution:* Vater der Großmutter nach dem Tode des Mannes entmündigt (S. 267). Vater vermutlich durch Suicid gestorben. Die Mutter heiratete den Vater nur der Stellung wegen, liebte ihn nicht (S. 268) (KIERNAN [584]). Belastung vom Vater her (Suicid) (CORNET[3335], S. 657). Die gesunden Seiten seines Wesens ganz überwiegend den mütterlichen Ahnen zu verdanken (S. 7). Von väterlicher Seite leichtere Psychopathie (S. 9). Gänzlich unmotivierte Angstzustände, z. B. 1833 (S. 43) (RAUSCHENBERGER[3348]). Melancholische, hysterische und leicht paranoide Züge von väterlicher Seite ererbt (RAUSCHENBERGER[324], S. 223). Körperlich nordische und ostbaltische Züge, daneben fälischer Einschlag (RAUSCHENBERGER[3347], S. 215 u. 216). Mißverhältnis zwischen Rumpf und Beinen (WÜRTZ[2119], S. 18). 1823–1824 Hämorrhoiden, Fistel, Gicht und „Nervenübel" und zu Anfang der dreißiger Jahre an leichten Anwandlungen von Melancholie erkrankt (SAITSCHICK[77], S. 260). Angeborene Nervosität, Entartung, Nervenschwäche, Heftigkeit, Schwarzseherei, Angstzustände, periodisch schwere Depressionen (MÖBIUS[3345] [eine der besten Pathographien]). Neurotische und verschrobene Züge. Stets Angst. Sehr ernst und grüblerisch. Pathologisches Selbstgefühl, fast Größenwahn. Autismus. Beeinträchtigungsideen (Welt, Philosophieprofessoren). Mit 35 Jahren rechts taub. Mit 64 Jahren auch auf dem linken Ohr schwerhörig. Angst-krank; konstitutionelle Verstimmung. Auffallender Aberglaube, Grübelsucht, Zweifelsucht und

Unentschlossenheit erinnern an zwangsneurotische Züge (Hitschmann[3341] [ausgezeichnete Ergänzung zu Möbius]). Starkes Selbstbewußtsein (S. 6). Aufbrausende Heftigkeit. Sch. mußte 20 Jahre lang jedes Vierteljahr 15 Thaler an eine Näherin als Schadenersatz zahlen, weil er sie eigenhändig mit Brachialgewalt aus der Wohnung entfernt hatte (S. 16). Große Empfänglichkeit für sinnliches Wohlleben und als Gegenstück große Empfindlichkeit gegen körperliches Leiden (S. 23). Starker Besitztrieb (S. 25). Mißtrauen (S. 28) (Paulsen [3346]). Ängstlichkeit, übertriebene Vorsicht, krankhaftes Mißtrauen (S. 170). Mit 43 Jahren Depression. Im späteren Alter diese Zustände seltener (S. 171) (Herzberg[622]). Zeitweise Verfolgungswahn (Gwinner[3340], S. 249 f.). Das gesteigerte Selbstgefühl als „Größenwahn" anzusehen [?] (Seidlitz[3350]). Hypochondrische Ängste, z. B. er könnte scheintot beerdigt werden. Nachts geladene Pistole am Bett. Angst, mit Schnupftabak vergiftet zu werden (Marschall[3343], S. 326). Zyklothymisch (Möbius[3307], S. 39). Depressiver Charakter Boden für Philosophie (Kollarits[3342]). Intermittierende Melancholie (Lombroso[546], S. 137, im Anschluß an Möbius). Melancholie (a. Lenz[646], S. 675; Dietsch[3336], S. 151 und Cornet[3335], S. 657).

2. *Zur Frage der Homosexualität:* „Der tiefste Grund von Sch.s Unglückseligkeit war seine Abkehr vom normalen Leben — seine Ablehnung von Weib, Ehe und Kind" (Durant[2922], S. 326–327). Unbewußte Homosexualität (Wisdom[3351], S. 49–50). Ästhetisch Homosexueller (Friedländer[3339]). „Ideell gleichgeschlechtlich" (Freud) (Hitschmann[3341]). Latent homosexuell, aber starke ethische Hemmungen. Angstneurose mit Schuldgefühl. Kannte nur die infantile Onanie; das Weib eine Sache für ihn. Sein Ding an sich (der Wille) ist die Wollust beim Coitus. Welt ist gleich Sexualität. Schlechtsein der Welt ist Schlechtsein der Sexualität. Weltschmerz eine Zwangsneurose (Eichler[3338]). Weiberhaß, weil seine Mutter in den neuen Umarmungen eines Hausfreundes den geliebten Vater vergessen hatte (Eulenberg[2206], S. 132). „Sch., der Weiberhasser, hat in seinem Leben die Frauen nicht konsequent gemieden. Drei illegitime Verhältnisse sind bekannt. Während er 1819 zum erstenmal in Italien ist, schenkt ihm eine Dresdener Kammerzofe einen Sohn, der allerdings frühzeitig stirbt. . . . In Venedig hat er eine Geliebte . . . In Berlin steht er einer Schauspielerin so nahe, daß er sie dreißig Jahre später in seinem Testament bedenkt" (Dietsch[3336], S. 152).

3. *Zur Frage der Lues:* Bloch dachte an Lues (Dietsch[3336], S. 153). 1823 Syphilis. Völlig geheilt. Syphilis trug bei zu seiner pessimistischen und asketischen Weltanschauung (Bloch[3333]). Springer[623] zitiert ebenfalls Bloch (S. 152). Durch Syphilis Pessimist [?] (Mehler[3344]). Kein Zusammenhang zwischen Lues und Pessimismus; schon vorher pessimistisch (Wolf[3352]). Lues von Bloch nicht bewiesen. Hg (Quecksilber) konnte auch gegen Gicht angewandt sein. Keine echte Gicht. Zuletzt herzkrank, wahrscheinlich Herztod (Ebstein[3337]). Zuletzt Coronarsklerose. Lues nicht erwiesen (Braun[687], S. 85). Syphilis nicht erwiesen (Cornet[3335], S. 657; ebenso Cabanès[3334], S. 521, der sich mit Blochs Behauptung tertiär luetischer Manifestationen bei Sch. 1823 auseinandersetzt und sie bezweifelt).

4. *Auswirkung der Persönlichkeitsstruktur Sch.s auf seine Philosophie:* Inniger Zusammenhang zwischen Philosophie und Persönlichkeit. Lehre vom Primat des treibenden Willens: aus eigener überstarker Triebanlage. Zweiteilung in Wille und Vorstellung: aus Zwiespalt und Duplizität des eigenen Wesens (Konflikt starker Triebanlage und deren Verdrängung durch den geistigen Gegentrieb, d. h. Verneinung des Willens sowie Gegensatz Bewußt-Unbewußt). Verehrung für Asketentum und Heiligkeit: aus schwer bekämpfbarer Sinnlichkeit. Pessimismus: aus eigener Stimmung. Mitleidsmoral: als Reaktion gegen

sein boshaftes, grausames Wesen. Sehnsucht nach reiner Erkenntnis: aus Verzweiflung über den quälenden Dämon der Leidenschaft. Sein Werk demnach ein Bild seines eigensten Wesens (HITSCHMANN[3341]).

Bionegativer, dessen neurotische Struktur sich in seiner Philosophie widerspiegelt.

SCHUBART, CHRISTIAN (1739–1791)
Deutscher Dichter und Musiker

Haltloser Psychopath. Alkoholiker. Leichtsinnig. Depressiv-hypochondrisch. Das Depressive machte ihn produktiv (BIRNBAUM[605], S. 143 u. 175). Zyklothymes Temperament. Syphilis. Zeitweilig Vagabundieren. Tod an Lungenentzündung (BRAUN[687], S. 91–92; vgl. a. THORN[3353]).

SCHUBERT, FRANZ (1797–1828)
Österreichischer Komponist

Soll schon vor seinem 10. Lebensjahr eine Reihe von Liedern und Klavierstücken komponiert haben. Erstaunlich rasche kompositorische Entwicklung und ungeheure Produktivität. Schon im Jahre 1815 verfaßte er eine Anzahl Bühnenstücke, Messen, Klaviersonaten, etwa 170 Lieder usw. (RÉVÉSZ[3641], S. 12). „Ungewöhnliche innere Harmonie und Rundung (S. 110). Er war das größte aus dem Volk hervorgegangene Genie der Deutschen, der eben deshalb das tiefste Verständnis zur deutschen Volksseele hat" (S. 114) (RAUSCHENBERGER [324]). In seinem Wesen still, schüchtern, hilflos und in sich gekehrt, naturschwärmerisch, aber auch frohsinnig und gesellig (S. 287). „Die geringe Aktivität im Liebesleben Sch.s, das sich teils idealen, teils erniedrigten weiblichen Gestalten zuwendet, wäre durch die unbewußten Fixierungen mit erklärt" (S. 290). Ödipuskomplex (S. 292) (HITSCHMANN[3354]; a. HITSCHMANN[3355]). Krankhafter Zug zum Alkohol schon beim 15jährigen Sch. (FEIS[589], S. 49–50). Alkoholismus (SOMOGYI[143], S. 283). Als Todeskrankheit nahm SCHWEISHEIMER[3357] Febris nervosa versatilis = Typhus, charakterisiert durch starke Delirien, an (S. 136). Dagegen spricht nach KERNER[1588] das bis zuletzt erhaltene Bewußtsein, das Fehlen des Fiebers (welches erst final beobachtet wurde), das Fehlen der Durchfälle und die Schlaflosigkeit (S. 98–99). „So gesehen, gleicht Sch.s Todeskrankheit weitgehendst jenem klinischen Zustandsbild, das durch den spezifisch bedingten Verschluß einer Hirnarterie (basal oder im Bereich der Fossa Sylvii) verursacht wird. Zweifelsohne hat es sich hierbei um eine Spätfolge der früher durchgemachten venerischen Infektionskrankheit gehandelt, und sicher ist Paumgartner mit seinen Worten der Wahrheit näher gekommen, als viele ahnen: »Gleich zu Anfang des Jahres 1823 wurde Sch. von einer schweren Krankheit befallen. Sie war nicht mehr aus seinem Körper zu bringen, wenn sie auch seinen Tod nicht unmittelbar verschuldet hat«" (S. 99) (KERNER[1588]). „Sch.s Erkrankung wird von dem Musikhistoriker L. Schiedermair auf Grund hinterbliebener eindeutiger Rezepte bezeugt. Die Verheimlichung der Syphilis, unterstützt durch unsere Schweigepflicht, wird mit allen Mitteln geübt; das erschwert den historischen Nachweis ungemein. Beseitigung von Briefen, Rezepten und anderem Beweismaterial muß aber den Verdacht des Kenners wachrufen" (HOFFMANN[3356], S. 285).

Hervorragendste Begabung bei bionegativer Struktur, die sicherlich zum größten Teil durch venerische Erkrankung bedingt wurde.

SCHUMANN, ROBERT (1810–1856)
Deutscher Komponist

Vorfahren Sch.s waren Landwirte und Gutsbesitzer. In der Ascendenz Suicid (S. 57). Eine Schwester litt an Schizophrenie (S. 58). Keines der 8 Kinder erbte die Begabung des Vaters. Ein Sohn Ludwig mit 28 Jahren in der Anstalt (S. 59) (BIENENFELD[3358]; s. a. BLASCHKE[581]). Ob Sch.s zweifellos psychotische Erkrankung durch Zyklophrenie, durch Schizophrenie oder durch Paralyse verursacht wurde, darum geht schon seit jeher der Streit der Meinungen.

1. *Für Paralyse nach vorausgegangener Zyklophrenie:* Keine Dementia praecox, sondern Zyklothymie [d. h. leichte Zyklophrenie] bis 1850; dann (nicht ganz sicher) Paralyse oder doch vielleicht andere schwere organische, etwa luetische Hirnerkrankung (GRUHLE[3360]). Dupré und Nathan schließen sich Gruhle an: Zyklothymie, in den hypomanischen Perioden Produktivität. Nach NUSSBAUM[3366] reicht manisch-depressives Irresein für die Diagnose nicht aus. „Zahlreiche schizoide Züge waren Sch. ohne Zweifel eigen. Hauptsächlich das Unvermögen der meisten Bekannten Sch.s, mit ihm irgendwie in ein innerliches Verhältnis zu kommen, macht stutzig. Seine »guten« Zeiten haben nicht diese Merkmale des Manischen an sich. Schnauzkrampf, Mutismus, merkwürdig steife Haltung der Arme und des Kopfes, gänzliches Unvermögen bei der Leitung eines Orchesters, den künstlerischen Kontakt herzustellen, sind Symptome einer bestehenden Schizophrenie (S. 80). Von vielen Werken Sch.s kann man ohne weiteres sagen, daß sie ein Kranker gemacht hat. Aber daß sie von einem schizophrenen Geisteskranken stammen, das unvoreingenommen zu zeigen, halte ich für unmöglich und unerlaubt (S. 81). Es ist geradezu unverstehbar, daß Sch. den Aufstieg zur Meisterschaft erst antrat, nachdem er bereits den ersten angreifenden Wirkungen eines psychotischen Prozesses ausgesetzt war. Die Werke aus dieser Zeit tragen, wenn man so will, ganz besonders die Merkmale des Femininen an sich" (S. 82) (NUSSBAUM[3366], der sich mit seiner Diagnose im wesentlichen auf Gruhle stützt: Ins Krankhafte gesteigerte Zyklothymie, zu der sich etwa ab 1850 eine organische Erkrankung, vielleicht ein luetischer Prozeß hinzugesellt habe). Keine Zyklothymie, keine Dementia praecox, sondern „psychasthénie constitutionelle" oder „psychonévrose" vom 23. bis 41. Jahre. Affektiv sehr erregbar, überempfindlich. Unruhe, Ängstlichkeit, lange Depressionen, starke Überarbeitung. Angstneurose mit Phobien, nichts Manisches. Die Werke entspringen der Gesundheit; Psychasthenie und Schaffenskraft nebeneinander. Die Psychose vernichtet das Schöpferische. Zuletzt „une variété sensorielle de la paralysie générale"; Schwierigkeit, die Diagnose zu sichern (PASCAL[3367]). Vom 23. bis 42. Lebensjahr konstitutionelle Psychoneurose. Manisch-depressive Krisen. 1850 Einsetzen der Paralyse (FEIS[589], S. 77–78). Erlag organischer Hirnerkrankung auf syphilitischer Basis (LEIBBRAND u. BALET[3634], S. 617). Sehr seltenes musikalisches Halluzinieren (LEIBBRAND[3362], S. 147–148). Melancholie im engsten Zusammenhang mit Gehörshalluzinationen (WASIELEWSKI[3378], S. 301). Paralyse (a. SPRINGER[623], S. 144, RICHARZ[3371] und ROBERT[640]). Schwierige Abgrenzung zwischen Schizophrenie und progressiver Paralyse (VORBERG[3377], S. 25).

2. *Für Schizophrenie:* Keine Paralyse (wie Möbius auch früher meinte), sondern Dementia praecox mit Verschlimmerung. Tuberkulose? Gestorben an Nahrungsverweigerung? (MÖBIUS[3365]). Sch. endogen krank; es gebe Übergänge zwischen Dementia praecox und manisch-depressiver Psychose (MÖBIUS[3307], S. 33). „Hin und wieder von Remissionen unterbrochener schwerer Depressionszustand. Er soll an Schizophrenie gelitten haben, an der der auch seine Schwester zugrunde ging" (BRAUN[687], S. 73–74). KERNER[1588] setzt sich mit Richarz (dem behandelnden Arzt Sch.s) auseinander und stellt fest: „Keine Anisokorie, keine Miosis der Pupillen, keine Entrundung, allerdings weitgeöffnete Pupillen. Die seit 1846 beobachtete zunehmende Schwerfälligkeit der Sprache kann auch durch eine Denkhemmung — und nicht durch eine artikulatorische Sprachstörung (wie bei der progressiven Paralyse) — bedingt sein. Was die Hand-

schrift anbetrifft, so wird diese mit zunehmenden Jahren sogar deutlicher, aber gleichzeitig starrer, was wiederum gegen Paralyse spricht. Ferner fehlt in Sch.s Krankengeschichte jeglicher Hinweis auf eine fortschreitende Zerstörung der geistigen Fähigkeiten; ein Zerfall der Persönlichkeit, wie er in den Spätstadien der Paralyse beobachtet wird, ist nie eingetreten" (S. 118–119). Sch.s Krankheit: eine klassische arteriosklerotische Psychose aus dem schizophrenen Formenkreis (S. 122) (KERNER[1588]). Gegen Paralyse spricht sich auch REINHARD[2842] aus: „Jedenfalls zeigen die immer wieder auftretenden nervösen Störungen, die bereits in der Adolescenz beginnen und bei dem Mann in der Vollkraft der Jahre in immer kürzeren Intervallen wiederkehren, daß es sich mit Bestimmtheit nur um eine endogene geistige Erkrankung gehandelt haben kann . . . Paralyse kann heute bei Sch. nach allem, was wir heute von ihm wissen, nicht mehr ernsthaft aufrecht erhalten werden" (S. 322) (REINHARD[2842]). „Ausschließen aber können wir heute eine Paralyse ebensowenig wie sie beweisen. Wir nehmen nach Verlauf, Symptomatologie und hereditärer Belastung — Suicid der 29jährigen Schwester nach Jahren von »stillem Wahnsinn«, Krankheit des Sohnes Ludwig, der nach zunehmender Absonderung von seiner Umgebung die letzten 20 Jahre seines Lebens in einer Anstalt zubrachte — eine in Schüben verlaufende Schizophrenie an, die nach einem pseudoneurasthenischen Vorstadium 1844 mit einem ersten akuten Schub ausbrach, der unter Hinterlassung deutlicher Persönlichkeitsveränderungen »sozial« heilte, bis nach schleichendem Beginn im Verlaufe des Jahres 1853 ein zweiter akuter Schub folgte, der zur schizophrenen Demenz und schließlich zum Tode führte. Als Todesursache käme, wie schon Möbius annahm, am ehesten eine Kachexie nach Nahrungsverweigerung, die nach Richarz sicher bestand, oder eine Tuberkulose in Frage; für letztere lag vielleicht eine gewisse Dispostion vor, starben doch 3 Kinder an Tuberkulose (S. 94). Wir glauben nicht, daß die Angaben über den Sektionsbefund genügend Grund zur Annahme einer Paralyse geben" (S. 93). Schon Möbius hatte darauf hingewiesen, daß die Krankengeschichte aus Endenich verschwunden sei. Nur das Sektionsprotokoll von Richarz ist vorhanden (S. 91 [Parallele zu Nietzsche, dessen Krankenblatt vermutlich aus katathymen Gründen verschwunden war, K.]) (LINDNER[3363]). Bei Sch. eintöniges Festhalten an liebgewordenen Floskeln (REHBERG[3368]). Am verflachenden Werk Persönlichkeitsverfall zu erkennen (REISSMANN[3370], S. 169 ff.). In dichterischer, dabei schwülstiger Form wird der Suicidversuch und die Melancholie von REIMANN[3369] verniedlicht (S. 56 [Wertlos, K.]). Die Frage, ob bei Sch. eine Schizophrenie vorlag, ist nicht eindeutig zu beantworten (SCHWEISHEIMER[3373], S. 840). Seit dem 14. Lebensjahr auffallende seelische Veränderung: scheu und verschlossen (ERNEST[3359], S. 1129). LEIBBRAND[3362] möchte zu dem Aufsatz von Ernest noch nachtragen, daß das Gutachten von Richarz „nicht frei von der Befangenheit der früheren Erschöpfungstheorie" ist. Leibbrand bespricht die verschiedenen Diagnosen der Autoren und stellt dann fest: „Folgendes Problem, schon früher von mir angedeutet, stößt gerade bei Sch. auf besondere Schwierigkeiten: Ist unter pathographischer Leitung das Krankhafte im Werk nachweisbar? Insbesondere lassen sich größere Defekte im Kompositionsbau etwa von 1850 an feststellen? (die letzten Variationen?) . . . Sch. ist ein typisches Beispiel dafür, daß nur die Arbeitsgemeinschaft des Musiktheoretikers mit dem Psychiater zusammen Fruchtbares leisten wird" (LEIBBRAND[3362], S. 1273; vgl. a. SEIDL[3374], S. 276 und SPITTA[3375], S. 26 ff.). Die Rolle des Temporallappens bei pathologischen musikalischen Wahrnehmungen (Halluzinationen), wie sie auch Sch. zeigte, beschreiben MICHAUX, KOUPERIK ET LABET[1594] (S. 151).

3. *Andere Diagnosen und Sektionsbericht:* Schließlich erklären einige Autoren die Krankheit Sch.s als auf Arteriosklerose bei essentueller Hypertonie beruhend

(Kleinebreil[3361] u. a. Sutermeister[3376]). Aus dem Sektionsbericht von Richarz gibt Wasielewski[3378] folgenden Auszug: „Ein nicht unbedeutender Schwund (Atrophie) des Gehirns im Ganzen, indem das Gewicht desselben beinahe 7 Unzen weniger betrug, als es nach Sch.s Alter sollte" (S. 298–299). Die Annahme einer Atrophie des Gehirns, wie Richarz feststellte, wird von Schaaffhausen[3372] nicht bestätigt: Das Verhältnis des Gehirngewichtes (1475 g) zum Schädelvolumen (1510 ccm) gebe zu dieser Annahme keine Veranlassung (S. 149).

Ausgesprochen bionegative Struktur, die nicht leicht auf eine Formel zu bringen ist (Mischung von Schizoidem, Zykloidem, Psychasthenischem, Femininem). Stimmungsanomalien, namentlich Depressionen. Ab 1850 Paralyse oder ähnliche exogene Hirnerkrankung (Hirnlues usw.) wahrscheinlich. Vielleicht die enorme Produktionssteigerung (wie bei Nietzsche) etwa 1845–1850 durch pathoiden Reiz des luetischen Giftes, durch eine Art hypomanischer Vorphase. Eine gewisse Problematik der Krankheit Sch.s wurde auch früher schon aufgezeigt, sie scheint nicht völlig gelöst.

Scott, Sir Walter (1771–1832)
Englischer Dichter und Schriftsteller

Realistischer Erzähler von pyknisch-zyklothymen Typus und ausgesprochen hypomanischem Temperament. Nach mehreren Schlaganfällen im Alter von 60 Jahren an Dementia arteriosclerotica erkrankt (Szirmay-Pulszky[3379]).

Segantini, Giovanni (1858–1899)
Italienischer Maler

Stark phantastisch. Taugenichts, mit 12 Jahren in Korrigendenanstalt. Sehr selbstbewußt. Maßlose Zornanfälle. Heftigste Affektivität. Entzog sich dem Militärdienst. Zeitweise depressiv [anscheinend leicht zyklophren?]. Große Reizbarkeit. Häufige Stimmungsschwankungen. Stark visuell [fast Eidetiker]. Größenphantasien: malte sich als Christus. Sehr abergläubisch, Hang zur Mystik, Spiritist (Abraham[3380]).

Semmelweis, Ignaz Philipp (1818–1865)
Österreichischer Arzt, „Retter der Mütter"

Pykniker mit gewissen zykloiden Zügen. Grundrichtung seines Charakters schizoid. In wissenschaftlicher Überzeugung unbeirrbar, heftiger Kämpfer, zielsicher und unbeugsam; dabei seelisch überempfindlich. Nach Infektion bei gynäkologischer Operation Phlebitis; als weitere Folge Lymphangitis, Pleuritis, sowie Pericarditis und anschließend symptomatische sekundäre Psychose, in deren Verlauf er in einer Anstalt bei Wien verschied (Schaffer[3381], ref. v. Ilberg). Mit dem Stadium der Erregung bei einem heftigen, keinen Widerspruch duldenden Wesen, wechselten Zustände tiefster Depression und schmerzlicher Melancholie ab. Dann wieder litt er unter Zwangsvorstellungen, von denen er tagelang nicht loskam (Brugg[1939], S. 231). „Verlacht und verhöhnt wegen seiner Lehren, die heute Allgemeingut ärztlichen Denkens geworden sind [Antisepsis im Wochenbett], konnte er sich nicht durchsetzen. Er verfiel in Geisteskrankheit" (Heinz[210], S. 55). Paralyse; Tod jedoch an Blutvergiftung (Sizrmay-Pulszky [1521]).

Serembe, Guiseppe (1843–1891)
Italienischer Dichter

Der kalabrische Dichter war Paranoiker (Zuccarelli[3382]).

SHAKESPEARE, WILLIAM (1564–1616)
Englischer Dramatiker

Schädel besonders groß. Wasserkopf? (HEINZ[210], S. 62). Psychopathie (ZIINO[3393]). In sexueller Hinsicht hemmungslos, jedoch ohne asoziale oder psychopathische Tendenzen (BAKER[3384]). In einer psychologischen Betrachtung deckt WOLLENBERG[3392] die Gegensätzlichkeiten in Sh. auf (ref. v. Göppert). Falstaff ist der andere Pol in Sh.s Persönlichkeit (ALEXANDER[3383], S. 170–171). 1601, im Todesjahr des Vaters, schwere Depression mit Reue und Schuldgefühlen. Wunsch nach Stammhalter, nach Ehrenrettung in Stratford, nach Kontinuität der Generationsfolge (JEKELS[3386]). In „Hamlet", „Julius Cäsar" und „Macbeth" starke Betonung des Vaterkomplexes als Vatermord. In allen dreien verschärft sich der Konflikt in neurotischer Weise. „Hamlet" entstand unmittelbar nach dem Tode des Vaters. Die künstlerischen Äußerungen des Komplexes sind den Traum- und Neurosenbildungen überraschend ähnlich. Hier ist auch eine Wurzel für des Dichters homosexuelle Neigungen zu finden: Abkehr vom Weibe (Enttäuschung an der Mutter), Weiberhaß und Verachtung (unglückliche Ehe). Die Libido ist zum eigenen Geschlecht hingewendet auf der Basis des ursprünglich zärtlichen Vaterkomplexes. Unmittelbar nach dem Tode der Mutter entstand „Coriolan", der das Aufleben „exquisit homosexueller Regungen" zeigt (RANK[3389]; vgl. auch RANK[1320] und SACHS[3390]). Homosexualität (a. VIERORDT[514], S. 96, FUCHS[3581] und MOLL[592], der sich mit früheren Autoren auseinandersetzt, S. 39). LÜTH[3387] stellt Mußmaßungen und Hypothesen auf, die er mit Sh.s eigenen Aussagen in seinen Dramen und Gedichten belegt. Er wirft dabei vor allem die Frage auf, ob Sh. ein Psychopath war und beantwortet sie dahingehend, daß die Frage bei der Ungesichertheit der Forschungsergebnisse nicht zu beantworten sei. Sh. litt zeitweise an Depressionen, die gegen das Ende seines 5. Lebensjahrzehntes in eine tiefgreifende Krise ausliefen (S. 1825). Verf. zitiert einen Brief von Bennhold, der Tod an Leberzirrhose vermutet (auf Grund der Unterschrift unter das Testament); überdies könnte „eine tiefe seelische Depression" vorgelegen haben (S. 1829) (LÜTH[3387]). „Eines der wenigen sicheren Daten aus Sh.s rätselhafter Existenz ist die Handschrift aus seinem eigenhändig geschriebenen Testament, dessen Unterschrift zu der Vermutung Anlaß gegeben hat, er könnte an Leberzirrhose gestorben sein" (STEPHAN[3391], S. 134). Sh. scheint eine Spätpubertätskrise durchgemacht zu haben, in der er nichts Wesentliches arbeitete, mit anderen Gleichaltrigen kleine Wilddiebereien beging und 18jährig eine acht Jahre ältere Frau schwängerte, so daß er sich eine Notheirat gefallen lassen mußte. Die Ehe mit der primitiven und pietistischen Frau war unglücklich. Spätestens 1586 floh Sh. nach London, um 25 Jahre seinem Heimatort und seiner Familie fern zu bleiben (S. 1466). Nach 1600 Krise? Depression? (S. 1467). Nach seiner Rückkehr nach Stratford distanziert er sich von der Bühne, setzt sein heute noch vorhandenes Testament auf und stirbt an unbekannter Krankheit im Jahre 1616 (S. 1468). „Der Mann Sh. gehört sicher nicht zu den »störenden« Psychopathen im Sinne von Schneider, eher zeitweise zu den »leidenden«" (S. 1470) (PÖNITZ[3388]).

Bei großartiger geistiger Fruchtbarkeit unverkennbar schwere bionegative Strukturierung.

SHAW, GEORGE BERNARD (1856–1950)
Englischer Dramatiker

„Zwischen 50 und 60 Jahren dachte Sh. nicht nur über den Tod nach, sondern fürchtete auch die Möglichkeit, verrückt zu werden. Nach 60 erreichte er das, was er selbst seine zweite Jugend nannte, bekam den »7. wind«, bekam ein herrliches Gefühl der Freiheit und wurde abenteuerlich und verantwortungslos" (PEARSON[3394], S. 426).

SHELLEY, PERCY BYSSHE (1792–1822)
Englischer Dichter

Auffallend rasche Auffassungsgabe (NEWMAN[3398]). Visuell-auditiver Typ (MOORE[3397]). Hervorragendes Gedächtnis, reichhaltiger Wortschatz. Reichtum und Differenziertheit des Gedankens (BRAIN[666], S. 14). Tuberkulose (USTVEDT [1869]). Tuberkulose nicht auszuschließen (MOORMAN[693], S. 205). Tod durch Ertrinken (CABANÈS[1540], S. 258). Glühender Haß gegen Vater. In seinen Werken vielfach mit Leidenschaft Geschwisterliebe dargestellt. Schwesterinzest-Motiv fruchtbar für sein Schaffen (RANK[1320], S. 538). 1812 nach Opiumgenuß halluzinant (JEAFFRESON[3396], S. 78; s. a. HEINZ[210], S. 35, der Lombroso zitiert). Schizothym mit hysterischem Einschlag (MOORE[3397]). Disharmonischer Psychopath voll stärkster Widersprüche (LOMBROSO[503]).

SHERIDAN, RICHARD BRINSLEY (1751–1816)
Irischer Lustspieldichter

Erfuhr in der Kindheit eine sehr schlechte Behandlung vom Vater. Schlechte Ehe. Wirtschaftlicher Ruin nach dem Brand seines Theaters (KOTSOVSKY[194], S. 191). Trunksucht (BRAUN[687], S. 77).

SIEMENS, FAMILIE
Deutsches Erfindergeschlecht

Die idioplasmatische Grundlage der Erfindergabe der Familie S. stehe außer Zweifel (S. 190). „Als ganz ausgesprochene Erfindernaturen kommen mit Bestimmtheit eigentlich nur sechs in Betracht: drei in der Ohlhofer und drei in der Weddinger Linie" (S. 191). Dabei könne es sich möglicherweise bei den beiden Linien um zwei ganz verschiedene Anlagen handeln, zwischen denen ein erblicher Zusammenhang nicht bestehe. Verf. schließt damit, daß man bei dem heutigen Stande der Vererbungswissenschaft zu keinem klaren Resultat komme (S. 192) (SIEMENS[3399]). 3 oder sogar 4 Brüder unter 14 Geschwistern waren bedeutende Erfinder und erfolgreiche Unternehmer. Überragend Werner v. S. (LENZ[646], S. 668).

SMART, CHRISTOPHER (1722–1771)
Englischer Dichter

Zyklothym mit Perioden von Geisteskrankheit (BRAIN[666], S. 19; s. a. BRAIN[669]).

SMETANA, BEDRICH (Friedrich) (1824–1884)
Tschechischer Komponist

Ertaubt (BIENENFELD[1571]). Von Intrigen gequält. 1874 Schwindelanfälle, Hörstörungen („verlegte Ohren"), Hyperakuasmen. 1875 völlige Taubheit. 1878 Schmierkur. 1882 Larynxkrisen mit stechenden Kehlkopfschmerzen, aphasische Störungen, optische und akustische Halluzinationen. Suicidal. 1884 nach Tobsuchtsanfall Einweisung in Irrenanstalt. Paralytische Sprachstörungen. Tod unter dem klassischen Bilde einer Tabo-Paralyse, d. h. in geistiger Umnachtung mit Gesichtsnervenlähmung bei hochgradiger Kachexie. Bei der Sektion: Chronische Entzündung der weichen Hirnhaut, insbesondere oberhalb des Stirnlappens ... Gehirnschwund ... Paralyse des Gehörnerven ... Hirngewicht 1250 g. Diagnose später geändert in Hirnarteriosklerose, doppelseitige Menièresche Krankheit mit Innenohrblutungen (KERNER[3403]). An Hand neuer Quellen, besonders des neu aufgefundenen Tagebuches S.s wird die luetische Genese des Gehörleidens nachgewiesen sowie der typische Verlauf einer unbehandelt abgelaufenen Lues: 1874 Primäraffekt. Anschließend Exanthem und Angina specifica. Wenig später Beginn der Ertaubung auf Grund einer spezifisch-entzündlichen Reaktion im Bereich des 8. Gehirnnerven mit nachfolgender degenerativer Entartung. Jahre später passagere Sprachstörungen, Larynxkrisen, Kältegefühl, Erregungszustände, Ataxie. Zehn Jahre nach Beginn der Erkrankung von 1874 Tod an Paralyse bzw. Tabo-Paralyse (Feldmann[3400]). Paralyse (a. Feis[589], Braun[687], S. 49, Schweisheimer[1603] und Haškovec[3401], ref. v. Wiener). Heveroch[3402] dagegen glaubt auf Grund der psychiatrischen Symptomatik nachweisen zu können, daß es sich bei S. um eine schwere Zerebralsklerose gehandelt habe. Die Ertaubung führt er auf eine Blutung in das innere Ohr zurück [was nicht stimmt, K.]. In deren Folge sei es zu Taubheit, später transitorischer Aphasie und Alexie und anschließend zu Gesichts- und Gehörshalluzinationen gekommen (ref. v. Wiener). Lhotsky[3404] berichtet über die letzten Tage der jüngsten Tochter S.s (geboren 1863, gestorben 1941), die an arteriosklerotischen Verwirrtheitszuständen litt und deswegen in eine Heilanstalt eingeliefert werden mußte. Aus der Ähnlichkeit der Symptome ihres Zustandes mit dem ihres Vaters schließt Lhotsky auch auf die gleiche Ätiologie, und er nimmt eine familiäre Disposition zur Arteriosklerose an.

Während der letzten zehn Lebensjahre fortschreitende luetische Erkrankung bei einer Persönlichkeit, die, soweit bekannt ist, keine sonstigen wesentlichen bionegativen Züge zeigte. Trotz zunehmender Behinderung durch die Krankheit und trotz Taubheit kein Rückgang der Produktivität.

Smith, M. Jos. (1805–1844)
Begründer der Mormonensekte

Der Begründer des Mormonentums stammte aus religiöser und zugleich trunksüchtiger Familie. Er war ungebildet, träge, scheu und schmutzig. In der Beschäftigung mit Träumen, Visionen und Hellsehen zeigt sich eine Parallele zu Mohammed (S. 67). Sein Märtyrertod war entscheidend für die Gemeindebildung (Ed. Meyer[1099]).

Völlig ungebildeter und unbegabter Bionegativer. Aus religiös-archaischem Milieu stammend, war er ein autosuggestiver Pseudologist und hysterischer Phantast. Für die Gemeindebildung war entscheidend, daß er numinos erlebt wurde, keineswegs, daß er »geniale« Begabung hatte. Er war der Wertbringer der „Offenbarungen". Nicht der individuelle Wert der Persönlichkeit schafft die Gemeinde, sondern die historische Konstellation.

Sodoma, Giovanni Bazzi (1478–1549)
Italienischer Maler

Seine Kunst wurzelt in seiner femininen Homosexualität (Kupffer[3405], der mitteilt, daß ihm sein Beiname Sodoma zu Unrecht von Vasari vorgeworfen wurde, S. 71 ff.). Fraglich, ob homosexuell (Moll[592], S. 59). Homosexualität (Vierordt[514], S. 96).

Söderblom, Nathan (1866–1931)
Protestantischer Religionsgeschichtsforscher, Erzbischof von Schweden

„Ebenso wenig war irgend ein einzelnes Gebiet bei ihm das ausgeprägte Geniale. Als Philosoph und Forscher, als Musiker, Homilet, Organisator und Beherrscher von Fremdsprachen — auf allen diesen Gebieten war er genial. Es arbeitete in ihm keine dieser Fähigkeiten für sich, er war allezeit ein Ganzes (S. 36). Dazu kam das Führende, die orchestrale Disziplin im Ganzen, — das, was wir Charakter nennen" (S. 37). Tod an Ileus mit anschließender Herzkrise (S. 41–42) (Berggrav[3406]).

Sokrates (470–399 v. Chr.)
Griechischer Philosoph

Zweifel, ob S. an Schierling gestorben ist, sind unbegründet (Cabanès[3407]). Der »Dämon«, das »Daimonion«, waren echte Halluzinationen. S. psychotisch (Lélut[3411] [erste Pathographie überhaupt]). Halluzinationen (a. Cabanès[1830], Réja[1409], S. 11 und Despine[3408], S. 326). Keine Halluzinationen, sondern das »Daimonion« dem „sprechenden Gewissen" vergleichbar. S. geistig gesund (Knauer[3410]; s. a. Ribbing[3412], S. 19). Das »Daimonion« nicht die Stimme des Gewissens, auch nicht innerer Takt, „sondern es sind die verschieden bedingten Hemmungen" (Herzberg[625], S. 72). Sattelnase (Springer[623], S. 61). Melancholisches Temperament [?] (Herzberg[622], S. 153). Absencen bei Epilepsie? (Gélineau[1704], S. 546 [was zweifellos nicht richtig ist, K.]). Außergewöhnlich häßlich. Zustände tiefster Versunkenheit (stundenlang). Hörte im Traum Stimmen, auch am Tage, schrieb sie der Gottheit zu. Trank gelegentlich. Homosexuell, verkehrte aber auch mit Dirnen. Dauernde Verliebtheit in Jünglinge; sublimierte seine Knabenliebe zu erzieherischer Leidenschaft. Seine Hauptlehre war Selbstbeherrschung; sie hatte die Überwindung des Verlangens nach schönen Knaben zum Hauptziel (wollte inneren Stolz bewahren, außerdem Einfluß des Elternhauses). Ethisches Interesse aus solchen Kämpfen gewonnen. Hörte eines Gottes Stimme (kurze Zurufe). Wollte mit seinem Fragesystem die anderen niederringen. S. war gegen alle Autoritäten, gegen alle Väter (auch die seiner Schüler); daher die Anklage, daß er unheilvollen Einfluß auf die Jugend ausübe. Letzten Endes wurde er aus politischen Gründen verurteilt. — Das Charakteristische bei S.: leidenschaftlicher Erkenntnisdurst und außerordentlicher Unabhängigkeitsdrang. Seine Forderung: innere Freiheit von allem Äußeren und allen Äußerlichkeiten. Dieser Gedanke beeinflußte Griechenland auf Jahrhunderte und beeindruckte bis zur heutigen Zeit (Gomperz[2986]). Homosexuell (a. Moll[592], S. 19 und Kiernan[478], S. 727). S. „zum mindesten bisexuell". Er huldigte aber dem homosexuellen Triebe nicht, sondern übersetzte ihn ganz ins Geistige, da er selbst stark geistig war. Er stellte das ethische Ideal der größtmöglichen inneren Freiheit auf (Kiefer[3409]).

So wuchs aus bionegativer Schwäche eine hohe Ethik und ein Zeitideal.

Solowjew, Wladimir Sergejewitsch (1853–1900)
Russischer Philosoph und Dichter

Religiöser Skrupulant, bis zum Lebensende religiöse Zweifel (S. 175 u. 176). Optische Halluzinationen (S. 306) (Kotsovsky[194]).

Southey, Robert (1774–1843)
Englischer Dichter und Schriftsteller

Zyklothymes Temperament, haltlos, leicht beeindruckbar. In der Jugend unstet und labil, zu Übertreibungen neigend, phantastisch. Mit 66 Jahren progressive Paralyse, drei Jahre später Tod, Frau vermutlich infiziert, starb in Psychose (Szirmay-Pulszky[3413]).

Spee, Friedrich v. (1591–1635)
Deutscher Dichter

Tod an Flecktyphus (Braun[687], S. 94).

Spencer, Herbert (1820–1903)
Englischer Philosoph

Neurasthenie, Schlaflosigkeit. Ende der sechziger Jahre längere Zeit Depressionen (Herzberg[622], S. 199). Bleibt ehelos (Herzberg[625], S. 72).

Spengler, Oswald (1880–1936)
Deutscher Geschichtsphilosoph

Habe als Erkenntnistheoretiker „völlig versagt ... Gerechtigkeit und Liebe, die im Zentrum unseres deutsch-christlichen Ethos stehen, finden bei ihm keinerlei Würdigung. Hochbedeutsame sittliche Forderungen, die aus diesen beiden Ideen sich ergeben, werden von ihm in einer frivol anmutenden Weise hochmütig abgelehnt. Ihm fehlt noch das innere Organ für den Wert der Liebe, und so bleibt seine künstlerische Sprache und Darstellung doch im Grunde ein »tönendes Erz und eine klingende Schelle«. Die Überschätzung des Technischen, unter der die deutsche Seele schon längst litt, findet bei ihm einen warmen Fürsprecher, ebenso die Richtung auf das Äußere, auf Expansion, auf Machtausdehnung, auf Militarismus und Imperialismus jeder Art" (Messer[3414], S. 206 bis 207). Bereitete den Weg für den Nazismus, selbst kein Nazi, sondern heroischer Vitalist (Bentley[1822], S. 213). Tod durch Suicid.

Spinoza, Baruch de (1632–1677)
Niederländischer Philosoph

Bedürfnislos, lebt vom Schleifen von Linsen. Trotz Armut lehnt er Berufung als Professor nach Heidelberg ab (Herzberg[622], S. 54). Ehelos, wahrscheinlich lebenslänglich enthaltsam (Herzberg[625], S. 69 u. 72). Lungentuberkulose 20 Jahre lang (Braun[687]).

Spitteler, Carl (1845–1924)
Schweizer Dichter

Durchs ganze Leben fortwirkende Ödipuseinstellung (Sachs[3416], S. 73–74). Viktor, eine Romanfigur Sp.s, ein Quäler. Die Quällust scheint ein besonderes Problem der Erscheinung Sp.s zu sein (Aeppli[3415], S. 30).

Spontini, Gasparo (1774–1851)
Italienischer Komponist

Syphilis (?). Zeitweise taub. Als Sohn eines armen Schusters geboren und als päpstlicher Graf gestorben (Braun[687], S. 49).

Stalin, Josef Wissarionowitsch Dschugaschwili (1879–1953)
Russischer Staatsmann

Zu seinen Liquidierungsprozessen durch Hitlers Säuberung der SA (Röhm) inspiriert. Dieses Schauspiel roher Brutalität gegenüber Parteigenossen machte auf St. einen gewaltigen Eindruck. Erstes Opfer war Kirow; dann folgten die Militärs durch die NKWD Jechows, in deren Mitarbeit, ohne es zu ahnen, auch Heydrich eingespannt wurde: Opfer Tuchatschewski (Kennan[3418]). Der markanteste Charakterzug St.'s war seine Wortkargheit und seine Verschlossenheit. Er hat seine Opfer immer freundlich empfangen, um sie nachher gewaltsam fortschaffen zu lassen. Paranoide Züge als Ausdruck einer Psychopathie (Forel [3417], S. 1032). Aus der Handschrift St.s: „Starke Vitalität ... erheblichen Belastungen gewachsen ... ein sehr klares und logisches Denken ... eine überdurchschnittliche Organisationsbegabung ... starkes instinktives Einteilungsvermögen ... Reichtum an unvermittelten Einfällen ... geistige Initiative ... praktisch ... Findigkeit und Schlagfertigkeit ... erhebliche Sinnlichkeit ... starke Instinktsicherheit ... starke Bildhaftigkeit der Phantasie und des Vorstellungsvermögens ... Gemüt nicht abzusprechen ... strenge Kompromißlosigkeit ... Züge eines persischen Satrapen oder asiatischen Despoten ... Instinktsicherheit in allen praktischen Fragen der Politik" (Seesemann[1636]).

STAUFFER-BERN, KARL (1857–1891)
Schweizer Maler

St. Sohn eines Hilfsgeistlichen (S. 77). Vater war zweimal in der Anstalt wegen manisch-depressiven Irreseins. St. erblich belastet (S. 90). Wie Rousseau und Byron war St. ein Selbstquäler. Er nörgelte an seinen Bildern herum; trotz allen Beifalls hatte er an jedem etwas auszusetzen (S. 81). St. ist voller Unruhe und faßt die abenteuerlichsten Pläne. Er denkt an eine Weltreise, die der griechischen Kunst huldigen soll — zusammen mit einem Reisesekretär, der alles Geschäftliche für ihn erledigt. Er plant einen Tempelbau in Paestum mit Bildsäulen von dem Baumeister Stauffer und Malereien von Max Klinger. Im Innern des Tempels soll ein Götterbild stehen mit diamantenen Augen, die im Dunkeln leuchten. Die Tempelbesucher haben ein Festgewand anzulegen. Paestum soll nach seinen Plänen ein Wallfahrtsort, ein zweites Bayreuth, werden. Klinger meinte, St. sei nicht mehr seiner Sinne mächtig (S. 81). Seine Krankheit brachte ihn ins Gefängnis. St. wird wegen Unterschlagung in den berüchtigten Carceri nuovi eingekerkert, später wegen Vergewaltigung einer Geisteskranken in das Gefängnis von Florenz gebracht. Auf Lydia hatte der Zustand St.s „abgefärbt". Seine Wahnideen gingen auf diese Psychopathin über. Man brachte sie in ein Irrenhaus, aus dem sie anschließend „heiter" mit ihrem Gatten weiterreiste. Am 5. Januar 1890 wurde St. gegen eine Bürgschaft von 300 Lire freigelassen. Bald darauf brach der Verfolgungswahn aus. St. glaubte, daß man ihm auflauere. Er verschloß die Türen seiner Zimmernachbarn und bekam Tobsuchtsanfälle. Er wurde daraufhin ins Florentiner Irrenhaus San Bonifazio geschafft (S. 84). Am 3. Juni 1890 im botanischen Garten in Bern sich selbst in die Brust geschossen. Im Januar 1891 an einer Überdosis Chloral gestorben. Versehen? (S. 89) (VORBERG[1702]). Nachdem der erste Selbstmordversuch durch Erschießen mißlang, führte der zweite durch Vergiftung mit Chloralhydrat den Tod herbei (BRAUN[687], S. 71; s. a. DOVSKI[1443], S. 279 und GOLDSCHMIT-JENTNER[206], S. 311 u. 314). Manisch-depressiv. Suicid (VORBERGL[701]). Manie mit echter Produktion (BIRNBAUM[605], S. 310; s. a. BINSWANGER[3419]). Syphilis (?). Mit 34 Jahren im Irrsinn gestorben (SPRINGER[623], S. 231).

STEINER, RUDOLF (1861–1925)
Begründe der anthroposophischen Bewegung, in Kroatien geboren

Werke St.s ab 1900 Produkte eines Geisteskranken. Schizophrene Symptome eindeutig (S. 3). „Wie unzählig andere Schizophrene vor und nach ihm hat Rudolf St. in seiner Psychose das Erlebnis des Sterbens gehabt. Es unterscheidet ihn von vielen Kranken, daß ihm die Kraft blieb, dieses Erlebnis darzustellen und so zu objektivieren, daß gerade der davon handelnde Teil seiner Werke die größte Anziehungskraft auf seine Anhängerschaft ausübte (S. 5). Er erlebt ja seine höheren Welten wirklich, er steht offenbar in offener (halluzinatorischer) Sinnenverbindung mit ihnen und erfährt daher fortwährend etwas Neues (S. 8). St. litt an jener besonderen Verlaufsform der Schizophrenie, deren verschiedene Varianten Emil Kraepelin unter dem Namen Paraphrenien zusammenfaßte: Paraphrenia expansiva, confabulans und phantastica. Alle drei Untergruppen erfüllt St. in ihren Merkmalen" (S. 15) (TREHER[3420]).

STENDHAL, HENRY BEYLE DE (1783–1842)
Französischer Schriftsteller

Sonderling (S. 9). Als echter Sohn des 18. Jahrhunderts war St. Atheist (S. 34). Geistvoll, witzig, ironisch (S. 36) (SCHURIG[3436]). Ödipuskomplex (?). Von überaus starker Sensibilität, sexuell frühreif, fiel von einem Extrem ins andere (MÉLIA[3433]). Sensibilität (a. ARBELET[3421], S. 377, BLEI[3423], S. 250, BLEI[3424],

S. 80, COLOMB[3425], S. IX, DELACROIX[3427], S. 235 ff., DUGAS[3214], S. 113–161, HAZARD[3430], S. 66 und MARTINO[3431]). Ödipuskomplex, Narzißmus (a. BERGLER [2188], S. 82–83, GREEN[3429], S. 6 und BAUMGÄRTEL[3422]). Komplexe: Eros und Vaterhaß (OPPELN-BRONIKOWSKI[2035], S. 324–325). „Häßlichkeitskrüppel", körperlich plumper „Faun" (WÜRTZ[2119], S. 30). Schon in der Jugend als Hysteriker angesehen. Eitelkeit. Später Gicht, Neurasthenie, hypochondrisch-depressive Verstimmungen. 1841 erster Schlaganfall, dem 1842 der zweite, zum Tode führende, folgte. In der Zwischenzeit anfallsweises Versagen der Worte (EBSTEIN[3428], S. 1100–1101). Keine „geschlossene charaktervolle Persönlichkeit. Auch auf Seiten der Mutter Feinsinn mit degenerativen Zügen gepaart" (HOFFMANN[296], S. 688–689). Ehelos. Viele Frauen geliebt, aber bei den meisten Schiffbruch erlitten (PAULUS[3434], S. 434). Anomalien der Vernunft und des Willens. Intellektuelle Bizarrerien (SEILLIÈRE[3437], S. 345).

Körperlich und geistig bionegative Persönlichkeitsstruktur trotz aller differenzierten Intelligenz und Gefühlsqualität.

STEPHAN, HEINRICH V. (1831–1897)
Generalpostmeister des Norddeutschen Bundes und der Reichspost

Beispiel des schnellen Aufstiegs aus ganz einfacher Familie (wie der Physiker Abbé). Begabung anscheinend vom Vater her, der Schneidermeister war. Ungewöhnlicher Aufstieg und ebenso schnelles Erlöschen der Familie (Ahnentafeln berühmter Deutscher[3438], ref. v. Behr-Pinnow).

STEPHEN, LESLIE (1832–1904)
Englischer Schriftsteller

(VINOGRADOFF[3439] (O).)

STERNE, LAWRENCE (1713–1768)
Englischer Dichter

Skurril. Tod an Tuberkulose. Seine Leiche wurde gestohlen und an die Anatomie der Universität Cambridge verkauft, wo sie dann identifiziert wurde (BRAUN[687], S. 44–46).

STIEGLITZ, CHARLOTTE, geb. WILLHÖFL (1806–1834)
Berühmte Selbstmörderin der Romantik

Manisch-depressive Psychopathin. Ihre Todessehnsucht und ihr Selbstmord seien allerdings Ausdruck der speziellen Mentalität der Romantik (LEIBBRAND [3441], ref. v. Donalies; s. a. BRION[3440], S. 297–377).

Vermählte sich 1828 mit dem Dichter Heinrich Stieglitz (1801–1849). Um durch einen tiefen Schmerz heilend auf sein verdüstertes Gemüt zu wirken und seine dichterische Schaffenskraft zu beleben, gab sie sich im Dezember 1834 selbst den Tod.

STIFTER, ADALBERT (1805–1868)
Österreichischer Dichter (und Maler)

Typischer Fall von zirkulärem Irresein (S. 10). Dem Körperbau nach Pykniker (S. 38). Manische Phase außer in der Jugend kaum aufzeigbar (S. 33) (HÄMMERLE[3444]). Der Schmerz über den Selbstmord der Nichte und Ziehtochter Juliane Mohaupt, damals 17 Jahre alt, im Jahre 1859 löst keinerlei hypochondrische Zustände aus, an denen die Beschreibung seiner Depressionsperiode so reich ist (WINTERSTEIN[3446], S. 338, HÄMMERLE[3444], S. 13 und MICHAEL [2208]). Im höheren Alter Hypochondertum, Eigenbrödlerei und Sammlermanieren (Kakteensammlung), Weltflucht, Menschenscheu und Zurückgezogenheit

(S. 37). „Der Kranke wird kaum mehr allein gelassen, doch glückt es ihm in einem unbewachten Augenblick in der Nacht vom 27. auf den 28. Januar 1868 kurz nach Mitternacht, sein Dasein mit einem Rasiermesserschnitt mitten durch die Kehle zu beenden (S. 32) (HÄMMERLE[3444]; vgl. a. BAHR[3443], S. 17, WINTERSTEIN[3446], S. 344 und MELL[3445]). Ein Sektionsbericht liegt nicht vor. Ein organisches Leiden erscheint ausgeschlossen (HÄMMERLE[3444], S. 32). Der ärztliche Befundbericht stellte als Todesursache „Zehrfieber infolge chronischer Leberatrophie" fest (WINTERSTEIN[3446], S. 344). Koma infolge Leberzirrhose. „Einen Selbstmord zu publizieren zeugt von Unkenntnis des wahren Sachverhalts" (AUGUSTIN[3442]). Litt an Leberkrebs, schnitt sich in einem heftigen Schmerzanfall mit dem Rasiermesser die Kehle durch (BRAUN[687], S. 34).

STIRNER, MAX (1806–1856) (Geburtsname WAGNER)
Deutscher Philosoph, Anarchist, ursprünglich Hauptlehrer in Berlin

„Bei St. hören wir von einem merkwürdigen Erlebnis. Er sah einmal, wie er berichtet, daß seine Frau sich im Schlaf unbewußt entblößt hatte, und dieser Anblick übte auf ihn eine so abstoßende Wirkung aus, daß es ihm unmöglich war, sich von da ab ihr wieder erotisch zu nähern" (HERZBERG[625], S. 72, und dasselbe HERZBERG[622], S. 173).

STRACHWITZ, MORITZ GRAF V. (1822–1847)
Deutscher Dichter

Tod an Tuberkulose mit 25 Jahren (BRAUN[687]).

STRAUSS, JOHANN (1825–1899)
Österreichischer Komponist

Angst vor Krankheiten, aber verhältnismäßig selten krank. Tod an Grippepneumonie. Sein Vater, ebenfalls Musiker und Komponist, starb an Scharlach (BRAUN[687], S. 93).

STRESEMANN, GUSTAV (1887–1929)
Deutscher Politiker und Außenminister

Nierensteinleiden, Schrumpfniere, Kreislaufstörungen (VENZMER[3448]; s. a. HENRY[3447]).

STRINDBERG, AUGUST (1849–1912)
Schwedischer Dichter

1. *Zur allgemeinen Charakteristik:* „Malte nicht übel". Doppelbegabung (SCHEFFEL[173], S. 52). Sonderbarkeiten und Exzentrizitäten werden von TAUB[3463] als „Begleiterscheinungen des Genies" gedeutet (S. 58). FRITSCHE[3453] äußert zum Seelenzustand St.s: „Die Psychiatrie und Psychotherapie unserer Zeit verwechselt in tragischer metaphysischer Tatsachenblindheit mystische Erlebnisse und Wegstadien mit Neurosen und Psychosen" [?] (S. 33–34). Melancholie [?] (RAHMER[3457]). ESSWEIN[3452] schließt sich Rahmer an. St. sei Opfer der okkultistischen Bewegung in Paris geworden, „sich in wirre Gedankenlabyrinthe zu verlieren" (S. 146). „St. zeigt das von Christus entleerte makabre Ich" (KRONER[1957]). „Alle seine Sinne metaphysizieren. Die Nase geht dem »Sellegeruch« und dem Duft von »Räucherwerk« bis in die Hinterwelt nach. Und wie später Döblin (vor allem in der autobiographischen »Schicksalsreise«) verband St. Beziehungswahn mit einem kindlichen Christentum, erwachsen aus dem Willen zu einer »Hypothese«" (MARCUSE[3456]). Gelegentlich Trunksucht. Genial großzügiger Dichter neben kleinlich-sonderbarem Sado-Masochisten (DOVSKI[1443], Bd. 1, S. 332). Syphilis (?). Hasser des weiblichen Geschlechtes. Alkoholischer Melan-

choliker (SPRINGER[623], S. 231). Eifersucht teilweise begründet. Ehefrau wurde mehrmals bei homosexuellen Neigungen von ihrem Mann überrascht (BACHLER [3449], S. 380). Anstreben einer masochistischen Märtyrerrolle hängt mit Verfolgungswahn gegenüber seiner Frau aufs engste zusammen (KRETSCHMER[128], S. 45–46). In der Frühzeit jähe Stimmungsumschläge, frühe Selbstquälereien; beim Bruder Erstickungsanfälle als Antwort auf Erziehungsschwierigkeiten (S. 21). Verlangen nach Mutterbindung. Protest gegen Elternhaus. Latenter Krieg gegen Eltern erweckt Schuldgefühle (S. 22) (SCHULHOF[3458]).

2. ***Zur Frage der Geisteskrankheit, bzw. der Paranoia:*** Schizoide, paranoide Züge (DOVSKI[1443], Bd. 1, S. 332). Ständige aggressive Unruhe im Wesen, stets subjektiv, ungleichmäßig in den Werken. Starker Geist, großer Charakter. Gestorben an Karzinom. — „Délire à base de fausses interprétations". Paranoia. Unerschütterliches System, das aus Persönlichkeitszügen gewachsen ist. St. dabei klar, geordnet, denkfähig (LAGRIFFE[3455]). Als Student in Upsala durch Halluzinationen verwirrt. Vor dem 30. Jahr Aphasie [?]. Angst, geisteskrank zu werden, so daß er mit 30 Jahren um Aufnahme in eine Anstalt bat (SPRIGGE [3459], ref. v. Rhodes). Paranoide und hysterische Veranlagung (S. 50–51). Allmählich klassische Paranoia. „Er liebte seinen Absinth" (S. 61) (SQUIRES[3460]). Eifersuchtswahn, Beziehungswahn. Paranoia simplex chronica (HIRSCH[502], S. 236–241). Letzte Krankheit Mastdarmkarzinom, daneben Spätschizophrenie (BECKER[3450], S. 1880). Schizophrenie (COLEMAN[3451]; s. a. UPPVALL[3464], S. 107, HINRICHSEN[1259], S. 351 und LENZ[646], S. 675). Oft Zwangsvorstellungen, Selbstmordgedanken, Verfolgungsideen, Angstzustände; hysterisch-psychopathische Veranlagung (BRAUN[687], S. 41). Grundzug der Persönlichkeit: schizoider Kern (abnorm verletzbares Persönlichkeitsgefühl, autistisch-empfindsame Absperrung oder harte Verteidigung in paranoider Abwehr). Im Charakter zahlreiche Gegensätze. Autistisch-phantastisches Größenbewußtsein, maßloser Geltungsdrang aus Kampf gegen eigene Schwäche. Konflikte zwischen egozentrischem Genußtrieb, rigoroser ethischer Selbstkontrolle und religiösem Suchen nach metaphysischem Halt. Während Pubertät und Entwicklung extreme pathologische Zustände. Drei schizophrene Schübe: 1870 [psychopathische Reaktion ?], 1872, 1873 [psychopathisch ?]. 1885 heftige religiöse Krise. Liebesleben: Sehnsucht sich hinzugeben, Angst, sich selbst zu verlieren. Aus idealisierender Vergöttlichung wird paranoische Entwertung; Haß, Eifersucht. Beginn der Psychose Mitte 1893, ausgesprochen 1894. Beziehungs- und Beeinträchtigungsideen, dann Verfolgungswahn; Abkehr vom Materiellen und Sexuellen; Abkehr in phantastische, wahnhafte Welt; Größenwahnideen, religiöse Auserwähltheit. Sucht nach Entsühnung. Aufbau eigenartiger Metaphysik: besonderes Werkzeug unsichtbarer Mächte. Endzustand: Beruhigung, Wirklichkeitsabwendung, Autismus, Gefühl ständiger Bedrohung, autistische Metaphysik; dabei große Produktivität. Diagnose? Schizophrenie, jedoch abweichende Form; große psychologische Durchsichtigkeit; kein Zerfall, keine Demenz, nur zunehmende Unfähigkeit zur Wirklichkeitsanpassung (STORCH[3462] [feinsinnige Analyse]). Ursprüngliche Artung: große Empfindsamkeit, gesteigerte reaktive Zustände. 1873 nicht geisteskrank bei Krisis (Wald), wollte sich selbst so erscheinen. Von früh an phasische Schwankungen. 1872 Depression (endogen und reaktiv untrennbar). Maßlos empfindliches Selbstgefühl, enorme Reagibilität auf Druck, weich, nachgiebig, suggestibel, schwankend, wandelbar, fanatisch, eigensinnig. Doppeltheit. Unbeständigkeit. Rauschbedürfnis (Alkohol), Schauspielertrieb. Eifersuchtswahn (Höhepunkt um Anfang 1888, Beginn wohl 1885). Beginn der Psychose? 1882 leichter Schub, 1886–18887 erster heftiger Schub. Fluchtartiges Fortdrängen. Verfolgungswahn. Reaktion oder Prozeß untrennbar. 1893 Verfolgungsideen. Zweiter Schub 1896. Phasischer Verlauf (periodisches Wohlbefinden).

Endzustand seit 1897. Gestorben an Magenkrebs. Diagnose? Prozeß (schizoparaphren, Paranoia?). Gipfel des 1. Schubes 1887, des 2. 1896 (wandelt seit 1894 Weltanschauung um). Keine Verwirrung, keine Zerstörung, sondern Verrückung im Endzustand. Über Weltanschauung vgl. Original. Werke: während Prozeß (1892–1897) kein dichterisches Schaffen. Ab 1898 sehr auffallende Produktivität. Dramatische Produktion phasisch. Wandlung der Werke durch Prozeß? Technisch-artistisch-formal nicht; dagegen inhaltlich: beim ersten Schub Frauenhaß („Vater", „Kameraden"); beim zweiten Schub später die ganze Stoffwelt der schizophrenen Erfahrung in den Werken, das Traumartige des Geheimnisvollen, die weltanschaulichen Probleme, die Pseudowissenschaft usw. Die Brutalität seiner Offenheit z. T. durch Prozeß (Verlust an »Takt«). Stoffliche, Material gebende Bedeutung der Krankheit. Besondere Kraft des Materials, sich zur Geltung zu bringen (JASPERS[2138] [umfassendste Studie über St.]). Jedoch neuerdings HEDENBERG[3454]: „Die Auffassungen über die Schizophrenie haben sich seit den Arbeiten von Jaspers und auch Storch über St.s Krankheit doch so weit gewandelt, daß man nicht mehr mit der damals ausgedrückten Bestimmtheit eine solche Erkrankung diagnostizieren kann. Vor allem, wenn damals etwas mehr über die letzten 10 Lebenjahre St.s bekannt gewesen wäre, hätte man nicht so leicht eine Schizophrenie festgestellt. St. lebte zwar zurückgezogen und ließ kaum Fremde zu sich, arbeitete aber intensiv mit August Falk und dem »Intimen Theater« zusammen. Für dieses Theater war er ständig die Quelle der Inspirationen. In dieser Zeit schrieb er Schauspiele wie »Gustav Vasa«, »Schwanenweiß«, »Die Kronprinzessin« und »Ein Trauerspiel«. In seinem Heim ging es oft recht munter zu, und er kegelte manchmal bis zum frühen Morgen in seinem Stammgasthaus. Für die Entstehung seiner Psychose sind eine Reihe von schweren Belastungen bedeutungsvoll gewesen: von Hause aus war er mißtrauisch und psychisch sehr labil; in Berlin lebte er unter den denkbar ungünstigsten Verhältnissen (hatte Schulden, konnte seine Frau und die Kinder nicht ernähren), von den meisten wurde er ignoriert. Dazu kamen seine nächtlichen Ausschweifungen und Trinkereien und seine intensive Beschäftigung mit den Richtungen der damaligen Psychiatrie (Hypnose und Suggestion). Es kam zu einer Reaktion, die den Stempel seiner außerordentlich phantasiebegabten und zum Mystischen neigenden Persönlichkeit trug. — Einer der von Jaspers als primäre Wahnvorstellung bezeichneten Gedanken betraf die Verfolgungsangst vor einem in Kopenhagen lebenden Freund. St. gab diese Idee in dem Augenblick auf, als er erfuhr, daß dieser Mann seine Frau und die beiden Kinder verloren hatte. Wenn es eine primäre Wahnvorstellung gewesen wäre, so hätte er sie nicht korrigiert. Die Ähnlichkeit mit primären Wahnerlebnissen war hierbei sehr groß. Daß es sich nicht um ein solches handelte, zeigt die Erleichterung, die St. empfand, als er sich von der Wirklichkeit überzeugt hatte. Schon dieses Beispiel zeigt, wie vorsichtig man mit der Diagnose einer Schizophrenie sein muß, wenn es um einen Mann mit einer so lebhaften Phantasiewelt geht wie St." Schizothyme und etwas paranoide Persönlichkeit; keine Schizophrenie, sondern eine Variante von Kretschmers »sensitivem Beziehungswahn« (HEDENBERG[3454], ref. v. Carrière u. Jacobowsky). STAUDACHER[3461] zitiert Karl Ludwig Schleich, der sich — im Gegensatz zu Jaspers Urteil über St. — „nach einem einjährigen, fast täglichen Zusammensein" mit St. über seinen Freund St. wie folgt äußert: „Man glaube garnicht, daß St. jemals geistesgestört gewesen ist. Er war stets klar, logisch, denksicher und respektierte alle Einwände mit größter Seelenruhe. Vielleicht neigte er etwas zu Verfolgungsideen, aber die hatten nie etwas Zwangshaftes, sondern waren stets der Ausfluß eines, wo ich ihn kontrollieren konnte, nur allzu berechtigten Mißtrauens" (STAUDACHER[3461], S. 91).

Trotz aller diagnostischen Problematik des Falles St. bleibt eine schwer angeschlagene bionegative Persönlichkeit zurück. Bemerkenswert ist sicher noch die zyklothyme Komponente, die den phasischen Verlauf bedingt und den Zerfall verhindert. Außerdem handelt es sich mehr um Paraphrenie als um echte Schizophrenie. Die Darstellung der Wirkung St.s, hauptsächlich durch das Eindrucksvolle des Psychopathologischen, harrt noch einer großen Bearbeitung.

STYKA, TADE (Thaddaeus) (1889)
Polnischer, in Amerika lebender Portraitmaler

Mit 10 Jahren frühbegabt (BINET[3465], S. 316, der den damals 20jährigen Hochbegabten beschrieb; s. a. BINET[1214], S. 304).

SUDERMANN, HERMANN (1857–1928)
Deutscher Dramatiker

Eidetiker (LEUX[3466], ref. v. Gruhle, der diese Studie für wenig wertvoll hält, da „ohne Biographie, ohne kennzeichnende Anekdote, ohne Wertungen kein Portrait zustandekommen" kann). Leux führt ein Urteil von Oskar Vogt über S. an, nach welchem S. „an einer Mischung von Neurasthenie, Hysterie, Nosophobie und vor allem Psychasthenie litt".

SUE, EUGÈNE (1804–1857)
Französischer Arzt und Schriftsteller

Arzt wie sein Vater, der Leibarzt von Josephine Beauharnais, der Gemahlin Napoleons I., war. Zuerst Chirurg, ging dann zur Malerei und von dieser zur Schrifstellerei über. Tod an Tabes (BRAUN[687], S. 49).

SWEDENBORG, EMANUEL (1688–1772)
Schwedischer Naturforscher, Theosoph

„S., der 1688 in Stockholm geboren wurde, war durch ein krankhaftes Erbgut belastet. Seine mütterliche Großmutter wurde infolge einer langen und schweren Krankheit geisteskrank und beging 1672 Selbstmord" (NORMAN[3490], S. 289, der TAFEL[3495] zitiert). „Es lebt zu Stockholm ein gewisser Herr S., ohne Amt oder Bedienung von seinem ziemlichen ansehnlichen Vermögen. Seine ganze Beschäftigung besteht darin, daß er, wie er selbst sagt, schon seit mehr als zwanzig Jahren mit Geistern und abgeschiedenen Seelen in genauestem Umgange steht, von ihnen Nachrichten aus der anderen Welt einholt und ihnen dagegen welche aus der gegenwärtigen erteilt, große Bände über seine Entdeckungen abfaßt und bisweilen nach London reist, um die Ausgabe derselben zu besorgen. Er ist eben nicht zurückhaltend mit seinen Geheimnissen, spricht mit Jedermann frei davon, scheint vollkommen davon, was er vorgibt, überredet zu sein, ohne einigen Anschein eines angelegten Betrugs oder Charlatanerie. So wie er, wenn man ihm selbst glauben darf, der Erzgeisterseher unter allen Geistersehern ist, so ist er auch sicherlich der Erzphantast unter allen Phantasten, mag man ihn nun aus der Beschreibung derer, welche ihn kennen, oder aus seinen Schriften beurteilen. Doch kann dieser Umstand diejenigen, welche den Geistereinflüssen sonst günstig sind, nicht abhalten, hinter solcher Phantasterei noch etwas Wahres zu vermuten" (KANT[3479], S. 80–81). „Was Halluzinationen oder Geisteskrankheit betrifft, so sind seine reichen und lehrhaften Gedanken weit entfernt von allen Zuständen der Seele, die Verwirrung oder Umstoßung der normalen Funktionen herbeiführen. Man tut der Geschichte der Menschlichkeit unrecht, wenn man ein solches Leben mit so häßlichen Worten bedenkt" [!] (MATTER[3484], S. 233). MAUDSLEY[3485] steht auf dem Standpunkt, es bestehe nicht länger die Notwendigkeit, „auf der morbiden Psychologie S.s zu beharren" (z. n. NORMAN[3490]). S. körperlich „Wuchskrüppel" (WÜRTZ[2119], S. 31). „S. erfreute sich bis zum letzten

Augenblick eines ebenso lebendigen wie klaren Geistes" [!] (Maltzahn[3483], S. 47). Der ganze moderne Spiritismus hat „nachweislich seine wichtigsten Lehrsätze von ihm entlehnt" (Lehmann[1081], 1. Aufl., S. 216). Geymüller[3471], der in S.s Erlebnissen solche okkulter und parapsychologischer Art erblickt, stellt fest, es sei „ein Glück, daß im Leben S.s gewisse Erlebnisse vorgekommen sind, von denen man mindestens das sagen kann, daß sie unbestreitbar dartun, daß er wirklich im Besitz außerordentlicher Fähigkeiten war" (S. 316). Außerordentlich hohe Begabung und Bedeutung als Naturforscher und Techniker. Mit 57 Jahren plötzlich Halluzinationen und Wahnideen (Lombroso[546], S. 118 f.). Paranoiker. 4 Millionen Anhänger in Amerika, England und Schweden (Pelman[587]; vgl. a. Binet-Sanglé[2401], Bd. 2, S. 433–442, Hoffmann[3477] und Norman[3490]). Regression zum Infantilen. Paranoia (Hitschmann[3476]). Paraphrenie (Kleen[3480]). Théomanie raisonnante (Form der Folie raisonnante) (Ballet[3467]). Motorische-, Tast-, Geschmacks- und Geruchshalluzinationen (S. 112). "Er gelangt durch eine typische Angstphase, wie es scheint auf erotomaner Grundlage, in einen latenten chronischen Wahn, der mit typischem Systematisieren der allerdings nicht verworrenen, aber primitiven Phantasien einhergeht" (S. 121) (Lagerborg[3481]). „Bewußtseinsklare schizophrene Anfälle mit vielfach doppelter Orientierung und anschaulichen Inhalten, die sich der Form nach zwischen echten Halluzinationen (selten) über Pseudohalluzinationen (innere Bilder und Stimmen) zu bloßen gemachten oder zu vernommenen Gedanken bewegen". Verlauf: Beginn mit 48 Jahren; mit 55–57 Jahren akute Phase (beängstigende Phänomene, große Unruhe, Krisen); dann Beruhigung, wird selbstbewußt und harmonisch, hat zahllose Offenbarungen und Visionen, aber ohne erschütternden Charakter. Schizophrenie gewiß; keine Hysterie, keine normale Mystik (Jaspers[2138], 2. Aufl., S. 75 f.). Seit Lamm[3482] Streit um die Diagnose: Schizophrener Prozeß oder Mystik? Es wird in Erwägung gezogen: Mystik in der Jugend vorbereitet, natürliche Entwicklung, psychogene ekstatische Zustände, pseudohalluzinatorische Versinnlichungen, lebhaft affektbetonte Vorstellungskomplexe, mystisches Erleben; nicht bloß Auswirkung psychotischer Kräfte. Keine Schizophrenie jedenfalls nicht zu beweisen. S. wird mit 49 Jahren Mystiker (Gruhle[3475]). S. war Psychopath. Er hatte Ekstasen, selten echte Halluzinationen, hauptsächlich Pseudohalluzinationen. Keine Schizophrenie, aber Möglichkeit nicht zu bestreiten (Gruhle[3474] u. [3473], S. 318–320; s. a. Lamm[3482]). Keine Psychose, sondern mediale Begabung (Hoffmann[3477]). „Seine Augen hatten eine magnetische Kraft, selbst für solche, die nicht mit ihm sympathisierten" (Trobridge[3497], S. 298). Anfälle von Träumerei oder Trance (Ireland[2811], S. 569). Ekstatische Zustände, Visionen (Ireland[1706], S. 47; vgl. a. Beck-Block[3468], Byse[3470] und Schlieper[3492], S. 6). Häufig Zahnschmerzen, die er auf den Einfluß der Hölle zurückführte (Mittnacht[3486], S. 16). Sprachfehler, durch den er manchmal stotterte (S. 65). Kein epileptischer Anfall (S. 126) (Ireland[1640]). Goldbladt[1031] (S. 67) zitiert Howden[2810], der bei S. epileptische Delirien annimmt. Winterstein[3501] unterstellt S. in einer analytischen Studie Kastrationskomplexe und latente homosexuelle Tendenzen (S. 295–338). Benz[3469] nimmt mehr zu den Auswirkungen des Werkes S.s in Deutschland Stellung als zu S. selbst. Auch Sewall[3494] nimmt nur Stellung zu der Lehre S.s. und ihrem Verhältnis zum Christentum, ohne die Persönlichkeit S.s zu berücksichtigen (vgl. a. Neuburger[3488] u. [3489] sowie Vismara[3498]). Bis zum Tode Halluzinationen (2. Bd., S. 579). Weihnachten 1771 Apoplexie mit Halbseitenlähmung; Sprache blieb erhalten (2. Bd., S. 583). Kurz vor dem Tode Nachlassen der „Gesichte". S. beklagt sich darüber in seinen Gebeten, weil er sich daraufhin von Gott verlassen glaubt (2. Bd., S. 586). Bis zur Todesstunde klar und orientiert (2. Bd., S. 588) (White[3499]). In einer sehr gründlichen Dissertation mit umfassender Literatur erörtert SCHAEFER[3491] die verschiedenen Ansichten der Autoren, die sich über S. geäußert haben, und stellt sie in folgender Liste zusammen:

JASPERS: Schizophrenie.

GRUHLE: Schizophrenie nicht ausgeschlossen, jedoch unwahrscheinlich. Die Persönlichkeit S.'s kann weitgehend oder völlig verstanden werden als psychopathischer Charakter.

LOMBROSO: Megalomanie mit religiösem halluzinatorischem Irresein, die offenbar auf die frühe Jugend zurückgeht.

LANGE-EICHBAUM: Halluzinatorische Paranoia originaria.

PHILIPP GOLDBERG: Schizophrenie, zum Ausdruck gekommen durch Kongestionszustand.

EMIL KLEEN: Paraphrenie.

BALLET: Théomanie raisonnante.

HITSCHMANN: Paranoia.

NORMAN: schildert die psychopathischen Eigentümlichkeiten S.'s, ohne sich zu einer definitiven Diagnose zu entschließen.

LEHMANN: S.'s Nervensystem sei durch sexuelle Ausschweifungen völlig zerrüttet gewesen.

R. A. HOFFMANN: Keine Geisteskrankheit, sondern mediale Begabung.

Daß bei S. ein psychotischer Prozeß vorgelegen hat, ist mit Sicherheit nicht auszuschließen. Daß sich die Inhalte aus der Persönlichkeit und der damaligen Zeit erklären lassen, spricht durchaus nicht gegen eine Psychose (vgl. den psychiatrischen Streit um die Diagnose bei Jeanne d'Arc.) Wichtig für die Wirkung und den Dauerruhm ist wiederum die Mischung aus hoher gesunder Begabung und schwer bionegativer Struktur.

SWIFT, JONATHAN (1667–1745)
Englischer Dichter, Verfasser von „Gullivers Reisen"

In gesunder Zeit geniales Schaffen (JACOBSON[3506]). Manisch-depressiv (REID [3508]). Epilepsie? Geistige Krankheit mit dem Rückbildungsalter zusammenhängend (BRAUN[687], S. 74). Fallsucht weniger erwiesen (HEINZ[210], S. 35). Ohrgeräusche und Taubheit sicher als Folge von Migräne (GOULD[550], Bd. 6., S. 42). Labyrinthärer Schwindel. Menière'sche Erkrankung (S. 493). Nachlassen des Gedächtnisses nach einem Anfall von Gürtelrose. Klagte über Melancholie und zunehmenden „Stumpfsinn" (S. 497). Später geisteskrank und apathisch. Mit 74 Jahren linksseitige Apoplexie wahrscheinlich (S. 505). Die Behauptung der Impotenz ist nicht bewiesen (S. 506) (BUCKNILL[3502]). Syphilis (?) (SPRINGER[623], S. 228). 1713 erstes Symptom der Psychose (S. 15–16). 1740 Sehstörungen, Exophthalmus (S. 45). „Epileptischer Schwindel". Paralytische Veränderung mehrere Jahre vor dem Tode (S. 68) (WILDE[3510]). Menschenhaß (HEIDENHAIN [3504] u. [3505]). Neurotische Erotik. Mangelnder Mut zur Beziehung zu charaktervollen Frauen und vielleicht aggressive Tendenzen bei Frauen vom Prostituierten-Typ (S. 34). Psychosexueller Infantilismus; dabei Koprophilie verbunden mit Misogynie, Misanthropie und Mysophobie (S. 182) (KARPMAN[3507], der sich der analytischen Studie von FERENCZI[3503] anschließt). Analoraler Typus nach Freud (BRAIN[669], S. 692). Kriminell (LANGE[1836]). Orale und sadistische Tendenzen. Alkoholismus (BRILL[1217], S. 374). Schon vor der Psychose voller Widersprüche. Misanthrop. Zeitweise Nahrungsverweigerung. Starb umnachtet (LOMBROSO[455]). Latente, verdrängte homosexuelle Anlage. In den Gedichten S.s derbe koprophile Betrachtungen. S. selbst war extrem reinlich. Hypochondrische Ängste. Bei der Sektion fand sich ein starker Hydrocephalus (HEIDENHAIN[3505], ref. v. Ilberg).

Physisch wie psychisch erheblich bionegative Persönlichkeit. Eine zureichende Pathographie fehlt noch.

SZÉCHÉNYI, STEFAN (1791–1860)
Ungarischer Dichter

In der Familie Melancholie. S. selbst 12 Jahre in der Anstalt (SCHAFFER[3512, 3513, 3515]). Durch schwermütigen Vater erblich belastet. S. selbst im Anschluß an die Revolution von 1848 drei Jahre lang geistesgestört. Später sehr menschenscheu, blieb freiwillig in der Anstalt (JAKAB[3511]). Schon in jungen Jahren ein schwärmerischer Hypochonder. Verfolgungswahn. Krankhafte Selbstvorwürfe. In Anstalt bei Wien Suicid (SOMOGYI[143], S. 281). Staatsmann, zykloide Natur, erblich schwer belastet. Schwer psychopathisch und neurotisch, hat eine psychotische Phase im Involutionsalter durchgemacht. Tod durch Selbstmord (SZIRMAY-PULSZKY[642], S. 29 ff.).

TALLEYRAND, CHARLES MAURICE, DUC DE (1754–1838)
Französischer Staatsmann

Hatte einen anormalen Fuß (BONUCCI[458], S. 5; s. a. BRIEFS[3517], der dieses Krüppeltum u. a. für die Charaktermängel verantwortlich macht, S. 159). EBSTEIN[3518] zitiert Gustav Parthey, der sich um 1820 ein halbes Jahr lang in Paris aufhielt und öfters Gelegenheit hatte, mit T., der damals etwa 66 Jahre alt war, in Berührung zu kommen. Er hat folgende Charakteristik von T. gegeben: „Zwar kannte ich Kupferstiche von ihm und wußte, daß er einen lahmen Fuß habe, doch erschien er ganz anders, als ich ihn mir gedacht. Er schleppte seinen unförmlichen, seitwärts etwas verschrobenen Oberkörper auf zwei lahmen Füßen in den Salon. In seinem zusammengeschrumpften erdfarbenen Gesicht lagen zwei kleine nichtssagende Augen; überaus ekelhaft zeigte sich der zahnlose, breitgeschlitzte Mund . . . (S. 414 bei Parthey). Daß ein Gesicht, auf dem der Stempel der niedrigsten Gemeinheit unverkennbar ausgeprägt war, nicht der Spiegel einer hohen, idealer Richtung zugewendeten Seele sein könne, mußte jedem auf den ersten Blick einleuchten. Es gibt anziehende Häßlichkeiten, die ein Ausdruck von Gutmütigkeit lindert. T.s Häßlichkeit bekundete ein eingefrorenes Gemüt, in dem weder Religion noch Moral, weder Treu noch Glauben, weder Pietät noch Frömmigkeit, weder Gewissen noch Pflichtgefühl einen Platz fanden“ (S. 499 bei Parthey) (EBSTEIN[3518], S. 190 u. 191). Klumpfuß (WÜRTZ[2119], S. 15). Starke homosexuelle Bindung an Napoleon (BERGLER [2867], S. 357). „Passiv-femininer, unbewußt homosexueller, sehr narzistischer Neurotiker mit den für diesen Typus charakteristischen lauernd-hinterlistig-rachsüchtig-boshaft »zynischen« Attitüden, wobei hinter seiner zur Schau getragenen Aggression und Selbstsicherheit viel Kindheitsenttäuschung, -Erbitterung und Kastrationsangst verborgen war“ (BERGLER[2188], S. 34, Fußnote).

TASSO, TORQUATO (1544–1595)
Italienischer Dichter

Schon der Vater als Dichter berühmt. T. selbst frühreif (BRAUN[687], S. 73). Familie hochbegabt. Vater ruhelos und unstet (PELMAN[587], S. 219–220). Psychopath. Sehr reizbar, empfindlich, unstet, leidenschaftlich. Frühreif. Talentschaffen in rationalem Rahmen. Hauptwerke alle beendet, als mit 30 Jahren schleichend eine Schizophrenie (in Schüben) beginnt. Mit 43 Jahren gewisse Beruhigung, aber Schaffenskraft herabgesetzt oder zerstört. Halluzinationen und Verfolgungsideen (nach A. C. M.[3521], BOTTEX[3522], CABANÈS[3523] u. [3524], S. 241 bis 242, LOMBROSO[455], RONCORONI[512], REGNARD[526], S. 398–402, MÖBIUS[3307], S. 39 und PELMAN[587], S. 219–220). Depressiv (ROTHE[3229], S. 204). Vater depressiv (S. 38). Bei T. selbst „Lipomania“ (S. 40) (VERGA[3530]; s. a. CORRADI[3526], S. 331). 7 Jahre im Hospital St. Anna in Ferrara. Später nie mehr ganz gesund (PELMAN[587], S. 219–220). Homosexuell (MOLL[592], S. 63–64). Litt 30 Jahre lang mit

Intervallen an Gastro-Encephalitis [?] (Giacomazzi[3527]). Melancholisch. Furcht vor Gift. Psychotisch (Lombroso[455]). Mit 35 Jahren paranoide Form der Schizophrenie (Stanka[1933], S. 388). Verfolgungswahn. Krankheit verlief in Schüben mit freien Intervallen (Heinz[210], S. 33). T. stirbt in geistiger Umnachtung (Hauser[2201], Bd. 1, S. 408). Vergiftungsangst (S. 162). Tod in Psychose (S. 203) (Rothe[3229]). Verfolgungsideen und Skrupel, Tobsuchtsanfälle. 7 Jahre in Gewahrsam. Manisch-depressiv (?). Tod an interkurrentem Fieber (Braun[687], S. 73). Die Geisteszerrüttung vernichtet allmählich das Genie. Abnehmende Produktivität (Anthéaume et Dromard[574]).

Tegnér, Esaias (1782–1846)
Schwedischer Dichter

Ein Bruder geistesgestört (S. 6). T. selbst melancholisch. Nach einem Schlaganfall vorübergehend in einer Privatirrenanstalt (S. 20–21) (Peschier[3531]). Geistesgestört (Braun[687], S. 74). Manisch-depressiv (Gadelius[2044]). Nach 1840 fortschreitende Arteriosclerosis cerebri, die auch die Ursache der akuten Verwirrtheit war, die 1840 Behandlung in einer Irrenanstalt erforderlich machte. Später „organische" Euphorie und erotische Enthemmtheit (Sondén[3532], z. n. Jacobowsky[2288], S. 274).

Tesla, Nikola (1856–1953)
Physiker, in Kroatien geboren, lebte in Amerika

Gezwungen, im Labor Edisons für diesen zu arbeiten, der dann seine Ideen als eigene patentieren ließ [?] (Kotsovsky[194], S. 164–166).

Thoma, Hans (1839–1924)
Deutscher Maler

Zyklothym (Strohmayer[1999]).

Thompson, Francis (1859–1907)
Englischer Dichter

Ursprünglich zum Priester bestimmt, dann Medizinstudent, fristete jahrelang in London sein Leben als Streichholzverkäufer und Bettler, bis sich die Familie Meynell seiner annahm. Opiumsucht durch Kenntnis von Quinceys (s. d.) berühmtem Buch, welches ihm die Mutter vermittelte. Außerdem Tuberkulose (Moorman[693], S. 183 u. 186).

Thomson, James (1700–1748)
Englischer Dichter

Vater Paralyse. Mutter Melancholie (Mott[603], S. 231).

Thorwaldsen, Bertel (1768–1844)
Dänischer Bildhauer

Tod an Aneurysmenruptur (Riß der Aorta) (Braun[687], S. 84).

Tischbein
Deutsche Malerfamilie der Romantik

In drei Generationen finden sich unter 44 Personen 20 Maler und 6 Techniker oder Kunsthandwerker. Unter 29 männlichen Nachkommen sind 23 Künstler und künstlerisch hochbegabte Handwerker (90%). Daneben noch erhebliche musikalische Begabung (Link[3533]). Johann Friedrich August Tischbein (1750 bis 1812), klassizistischer Maler; daneben musikalisch, dichterisch begabt und gesellschaftlich sehr gewandt. Konstitutionell wohlbeleibter Pykniker. 1776

Beginn eines chronischen Gallenblasenleidens mit Gelbsucht. 1790 rechtsseitige Armlähmung infolge eines Schlaganfalles. 1791 Typhus. Bei der Sektion nach seinem Tode 1812 fand sich die Gallenblase mit Steinen prall gefüllt (***[3533a]).

TOLSTOI, GRAF ALEXEJ KONSTANTINOWITSCH (1817–1875)
Russischer Schriftsteller, Lyriker

Mit Leo T. entfernt verwandt. Nicht auffällig (SZIRMAY-PULSZKY[3534]).

TOLSTOI, GRAF LEO NIKOLAJEWITSCH (1828–1910)
Russischer Dichter

Großvater krankhaft abergläubisch, verschwenderisch, beschränkt und ein leidenschaftlicher Kartenspieler (SOMOGYI[149], S. 281). Vater T.s besaß physische und psychische Degenerationszeichen, litt an »Tics«, war mit Sprachfehlern behaftet, äußerst erregbar, skrupellos, egoistisch, beständig in jeder Richtung triebartig genußsüchtig. Spielernatur (S. 140). Epilepsie (S. 142) (LOMBROSO[546]). Homoerotische Impulse in der Kindheit bei sonst heterosexueller Einstellung (LORENZ[3538]). In jungen Jahren Suicidversuch. „Im Alter verfiel er in einen verwirrten religiösen Mystizismus" (SOMOGYI[143], S. 281). Hysterie (LENZ[646], S. 677). Entartet (NORDAU[495], Bd. 1, S. 257–303). Original. Neigung zu Selbstquälereien [Masochismus]. Außerordentliche Eigenliebe, gesteigertes Selbstgefühl. Hielt sich selbst für geistig nicht ganz gesund. Von Jugend auf Selbstmordversuchung. Großvater schwerer Psychopath, beschränkt, abergläubisch, leidenschaftlicher Spieler, lieh sinnlos Geld aus und unternahm hundert Dinge, die alle mit „ruine" endeten (OSSIP-LOURIÉ[1963]). T.s Lehren ganz persönlich. T. das Maß der Dinge, starr, eigensinnig, überheblich, intolerant, streitsüchtig, dabei indolent und schwächlich. Weltfremder Schwärmer. Asketisch (FREIMARK [3537]). Psychopath. Onanie. Auto-Sadismus. Grübelsucht. Zwangsneurose in der Pubertät. Krankhafte Schüchternheit. Scharfe Stimmungswechsel. Posieren, Geltungsbedürfnis. Disharmonie. Später Angstneurose, Thanatophobie. Zuletzt Melancholie (OSSIPOV[3543]). Narzißmus (OSSIPOV[3542], S. 61). „Anhaltendes Versagen im Männlich- und Erwachsen-Werden, das der unglücklichen Kombination von Mutter-Abhängigkeit und Vater-Enttäuschung zuzuschreiben ist, verbunden mit homosexuellen und masochistischen Komplikationen" (PICKFORD[3122], S. 165). Zwangsvorstellungen, Furcht vor dem Tode und Schuldgefühl (BRAIN [669]). Mitleidsloser Fanatiker, grausam und ruhmsüchtig (DOVSKI[1443], S. 47). „Seine Frau war weder eine Teufelin noch er ein Heiliger" (PORCHÉ[3544]). Epileptische familiäre Anlage mit epileptischer Degeneration (MARIANI[3540] u. [3541]). Epilepsie (a. BRIAN-CHANINOV[1947], SEGALIN[3545] und GOLDBLADT[1031], S. 68). Keine Epilepsie noch Affektepilepsie (BALABAN[3535], der Segalin kritisiert).

Erheblich bionegativer, depressiv-schizoider, zugleich geltungsbedürftiger und masochistischer Neurotiker.

TÓTH, ÁRPÁD (1886–1928)
Ungarischer Dichter

Scheint geistig gesund gewesen zu sein. Mit 42 Jahren Tod an Lungentuberkulose (SZIRMAY-PULSZKY[1521]).

TOULOUSE-LAUTREC, HENRI DE (1865–1901)
Französischer Maler

Verkrüppelte Beine infolge zweier Beinbrüche im vierzehnten und fünfzehnten Lebensjahr. „Zudem war er häßlich (Yvette Gilbert nannte ihn »petit monstre«), grotesk und in jeder Hinsicht zum Außenseiter verurteilt. Obwohl er gesellig lebte, nachts auf dem Montmartre beliebt war und als Künstler Erfolg hatte, litt er unsäglich unter seiner Deformation. Der Alkohol wurde dem Sensiblen zum Tröster, zum Helfer, er half ihm auch in den vorzeitigen Tod hinein" (KUSENBERG[2785]). „Mit dem Jahresende 1897 wird er dicker — Ascites? —, die Hautfarbe »ungesund«, die Hände beginnen zu zittern, er ist leicht erregbar und verbittert, oftmals verwirrt . . . Die Sprache wirkt verwaschen (S. 2592). Es treten immer neue Verfolgungswahne auf, der Alkoholismus beherrscht fortan den Maler". Alkoholhalluzinose. 1899 Anstaltsunterbringung für zwei Monate, kehrt dann nach Paris zurück, erholt sich aber nicht mehr (S. 2593) (MAHRINGER[3546]).

Vom Schicksal geschlagener, zum Alkoholismus neigender Bionegativer.

TOUR, MAURICE DE LA (1704–1788)
Französischer Maler

Zu Beginn des 80. Lebensjahres ausgesprochene Zeichen geistiger Störung, der ein Prodromalstadium von 10 bis 14 Jahren mit Nachlassen des künstlerischen Schaffens vorausging (RONOT[3547], ref. v. Braunmühl).

TRAKL, GEORG (1887–1914)
Österreichischer Dichter

Mönchische Einsamkeit. Inzestuöse Beziehungen (?); starke Triebhaftigkeit. Angstvorstellungen, die zur Einweisung in die psychiatrische Klinik in Krakau führten. Synästhesien, die an die des Meskalinrausches erinnern. Selbstmord durch Gift (RIESE[3548], ref. v. Storch; s. a. GOLDSCHMIT-JENTNER[206], S. 377 u. 378). Niedrige thalamische Erregbarkeitsschwelle und dementsprechend fein reagierende sensible Afferenzen (KLAGES[821], S. 561). Sehr eingehend ist die Studie von SPOERRI[3549]: „T. erscheint von athletisch-dysplastischem Körperbau mit viscösem Temperament, in dem sich bedächtig behutsame Motorik und explosive Kurzschlußreaktionen mischen. Seine polymorphe Süchtigkeit hat in der Sucht bei Mutter und zwei Geschwistern ihr Pendant. Das intime Verhältnis zu seiner Schwester wird aus seiner Kontaktarmut, seiner Hilfslosigkeit gegenüber der Wirklichkeit und seiner Aggressionshaltung gegen die Mutter abgeleitet, welch letztere auch stark in seine sonstige abnorme Sexualität hineinspielt ... Was seine Krankheit angeht, die im Garnisonshospital in Krakau mit einer suicidalen Cocainvergiftung endete — ob gewollt oder nicht, ist nicht völlig geklärt —, so glaubt Verf., aus Autismus, Gefühlsstörungen, Ambivalenz, Asssoziationsstörungen bei gleichzeitigem Fehlen von Sekundärsymptomen wie Wahnideen und Halluzinationen und in Anbetracht des Lebenslaufes eine Schizophrenia simplex annehmen zu sollen" (SPOERRI[3549], ref. v. Kranz).

Bionegative suicidale Persönlichkeit mit Inzestneigung.

TRENCK, FRIEDRICH VON DER (1727–1794)
Deutscher politischer Abenteurer

Dieser Liebhaber der Schwester Friedrichs des Großen war ein recht komplizierter, ganz ausgesprochener Psychopath (HOLZHAUSEN[3550]).

TSCHAIKOWSKY, PETER ILJITSCH (1840–1893)
Russischer Komponist

Großvater Epileptiker. T. selbst Epilepsie (?), Hysterie (?) (FEIS[589], S. 71 bis 72). Nervosität, Reizbarkeit und innere Spannungen bei T. seien auf eine 40 Jahre dauernde Augenüberanstrengung zurückzuführen, die durch die mit dem Altern verbundene spätere Presbyopie noch verschlimmert wurde, ist die Ansicht von GOULD[550] (Bd. 6, S. 121 u. 149–150 [Gould führt fast alle Krankheiten bedeutender Menschen auf irgendwelche Augenfehler zurück, K.]).

„Anscheinend heiratete er zu dem Zweck, um vor seinen Freunden (besonders vor M. von Meck) seine ununterdrückbaren homosexuellen Neigungen zu verbergen. Eine Persönlichkeit, die die Franzosen als »Fin de siècle« beschreiben würden, übersensitiv, leicht dekadent, unfähig einer Versuchung zu widerstehen, aber zu gleicher Zeit warmherzig, human und unwiderstehlich charmant" (LAKOND[3552], ref. v. Rubinstein). Homosexuell (MOLL[592], S. 63–64; a. WOLFURT[3554] und WACKERNAGEL[3553] der Wolfurt wie auch den sich allerdings erheblich auf biographische Quellen stützenden Lebensroman um T. „Symphonie pathétique" von Klaus Mann referiert). Nicht homosexuell (ZAGIBA[3555]). Tod an Cholera unter fürchterlichen Qualen (KOTSOVSKY[194], S. 268). Starke Bindung an die Mutter. Während seines ganzen Lebens ein Einzelgänger, der sich aus Frauen, sofern es sich nicht um geistige Gemeinsamkeit handelte, gar nichts machte. Eheschließung nur als Tarnung jener Neigung, welche ihn, seinen jüngeren Bruder Modest und den Neffen Bob immer wieder zusammenführte (S. 1080). Bald nach der Heirat begann T. zu trinken. Selbstmordversuch, indem er im Winter im Schutz der Dunkelheit bis zur Brust in die Moskwa stieg, um auf diese Weise eine tödliche Lungenentzündung zu bekommen, aber er wurde nicht krank. Kurze Zeit später »Flucht« nach Petersburg und Nervenzusammenbruch im Hotel. Daraufhin Reise nach Genf, wo er langsam sein inneres Gleichgewicht wiederfand (S. 1082). Geschieden wurde er von seiner Frau nie. Er sorgte für sie bis an sein Lebensende und traf sie auch gelegentlich. 1896 kam sie in eine Irrenanstalt, wo sie erst 1917 starb. T.s Krankengeschichte ist voll von unbestimmten „vegetativen" Beschwerden und gelegentlichen „Nervenzusammenbrüchen". Traten Krisen auf, legte er sich zu Bett und nahm Brom ein. Seine Gewitterfurcht erscheint als Teilsymptom seiner ungeheuren Lebensangst (S. 1083). Gegen 1893 konnte nichts mehr seine Depressionen beseitigen: oft weinte er schon am frühen Morgen und auch am Abend. Mit 50 Jahren war er ein Greis mit schneeweißem Bart und gebückter Haltung. Sein Testament faßte er bereits 1891 ab, wobei sich herausstellte, daß er praktisch immer von der Hand in den Mund lebte (S. 1084). Während einer Cholera-Epidemie innerhalb von 3 bis 4 Tagen an Cholera nach dem Genuß von ungekochtem Newa-Wasser gestorben. T. scheint mit Absicht das Schicksal herausgefordert zu haben (S. 1086) (KERNER[3551]).

Bionegativer, vorzeitig gealtert, mit Neigung zu schweren Depressionen und nicht fehlenden homosexuellen Tendenzen.

TSCHECHOW, ANTON PAWLOWITSCH (1860–1904)
Russischer Dichter

T. schon in seiner Jugend schwer krank. 1884 wurde nach Bluthusten eine Lungentuberkulose diagnostiziert (HOFFMANN[3556], S. 139). Tod an Tuberkulose (a. BRAUN[687]).

TURENNE, HENRI DE (1611–1675)
Französischer Feldherr

Stotterte und zog beim Sprechen die Schultern hoch (BONUCCI[458]).

TURGENJEW, IWAN SERGEJEWITSCH (1818–1883)
Russischer Dichter

Stand den Pseudologia-phantastica-Typen nahe. Zuletzt psychotisch (RADESTOCK[470], Anm. 54). Hysteriker (KOTSOVSKY[194], S. 306). Das Gehirn T.s wog 2012 g, d. h. um ein Drittel mehr als das mittlere Gewicht des menschlichen Hirns. T. war von sehr großer Gestalt, aber trotz dieses Umstandes scheint das Gehirn sehr groß gewesen zu sein; es ist größer als das Gehirn von Cuvier, das bis T. als das größte angesehen worden war (OSSIP-LOURIÉ[1963], S. 64).

UHLAND, LUDWIG (1787–1862)
Deutscher Dichter

Bei U. findet sich nach KRETSCHMER[128] eine recht häufige und typische Kurve der geistigen Entwicklung. Solche Menschen bringen in der Pubertäts- oder Nachpubertätszeit ein einziges Meisterwerk zustande, und dann, wenn man eben erst die reichste Blüte erwartet ist das Genie weg. „Bei U. geht der geistige Rückschritt der Nachpubertätszeit noch unmerklich und klanglos in Form einer gewissen autistischen Austrocknung vonstatten" (S. 134–135). Tod an chronischer rechtsseitiger Pleuritis. Dichterische Kraft versiegte in den letzten dreißig Lebensjahren (BRAUN[687], S. 93).

VAIHINGER, HANS (1852–1933)
Deutscher Philosoph

Einziger Sohn geisteskrank. Tochter starb durch Suicid (KOTSOVSKY[194], S. 175).

VAUVENARGUES, LUC CLAPIERS MARQUIS DE (1715–1747)
Französischer Dichter

Ursprünglich Offizier, mußte wegen Krankheit seinen Abschied nehmen, lebte in völliger Zurückgezogenheit. Pocken entstellten seine Gesichtszüge. Außerdem Tuberkulose (SAITSCHICK[1986], S. 115). Lungenkrank. Augenleidend. In Armut gestorben (GOLDSCHMIT-JENTNER[206], S. 96).

VEGA, LOPE DE (1562–1635)
Spanischer Dichter

Homosexuelle Neigungen und Eifersucht (GEERS[3557]). V.s Liebesleben stehe unter einem neurotischen Zwang (PFANDL[3558]). Phantastischer Abenteurer, „der häufig mit der gesellschaftlichen Ordnung in Konflikt geriet. Schon mit 15 Jahren machte er einen Krieg mit. Später wurde er wegen Beleidigung und Erpressung verbannt; seine Gattin entführte er. Nach ihrem Tode belangte man ihn gerichtlich, weil er mit einer anderen Frau im Konkubinat lebte. Im Duell verwundete er einen Edelmann lebensgefährlich. Plötzlich wird er, sein bisheriges Leben von sich schüttelnd, fanatischer Katholik und sogar Sekretär der Inquisition. Er kommt in den Geruch der Heiligkeit und genießt beim Volke die größte Verehrung. Im Alter von 73 Jahren reißt ihn das damalige grassierende Flagellantenfieber derartig mit, daß er sich blutig geisselte. Als er bald darauf wohl infolge der Kasteiungen starb, beging man sein Begräbnis mit mehrtägigen feierlichen Exequien und Gedächtnisfeiern auf den spanischen Bühnen" (BRAUN[687], S. 75).

VENEZUELANISCHE POLITIKER
(ALVARADO[3559] (O).)

VERDI, GIUSEPPE (1813–1901)
Italienischer Komponist

Schrieb mit 74 Jahren den „Othello" und mit 80 Jahren den „Falstaff" (BRAUN[687], S. 17). „Das Wort »Krankheit« wird bei V. eher klein geschrieben. Selbst ein so kluger Kopf wie W. Lange-Eichbaum streckte vor ihm die Waffen, und C. Lombroso, welcher dem Dogma huldigte, daß jedes schöpferisch tätige Individuum irgendwie krank sei, fühlte sich fast gedrängt, V. deswegen das »Genie« absprechen zu müssen. Und dennoch haben Krankheiten mannigfacher Art den Meister sein Leben lang begleitet, er litt von frühester Jugend an unter rezidivierenden Anginen, langfristigen Kopfwehattacken, nervösen Magenbeschwerden und an Rheuma" (S. 2122). Tod infolge einer Massenblutung im Bereich der Capsula interna mit rechtsseitiger Lähmung; vorher schon leichtere Schwächeanfälle infolge von cerebralen Durchblutungsstörungen (S. 2128) (KERNER[3560]).

VERGIL, PUBLIUS MARO (70 v. bis 19 n. Chr.)
Römischer Dichter

(VALMAGGI[3561] (O).)

VERLAINE, PAUL (1844–1896)
Französischer Lyriker

Diesem größten Dichter der Symbolisten gelingen manchmal Perlen von Stimmungsgedichten. Sonst Vagabund und Verbrecher. Zirkulärer (NORDAU[495], Bd. 1, S. 215–228). Schlechter Schüler. Seit dem 20. Jahr Alkoholiker. Krankhafter Dünkel. Ethisch defekt. Körperliche Stigmata (Henkelohren, hydrocephaler Schädel, starke Jochbögen) (LOMBROSO[546], S. 140). Folie (ANTHÉAUME ET DROMARD[574], S. 342). LANGE[1836] zählt V. unter den kriminellen Genialen auf. Nach ESCOUBÉ[3563] galt seine erste Liebe einer Dirne (S. 453). Homosexueller hyperthymer Psychopath mit besonderer Willenschwäche (LUNIATSCHEK[3564], ref. v. Balthasar). Trunksucht. Homosexualität. Bohémien zusammen mit Rimbaud (MOLL[592], S. 52–53; a. BRAUN[687], S. 77). Anfallsweise Dipsomaner. Tod an alkoholischer Zirrhose. Sein Leben lang litt er an alkoholischer Polyneuritis, die sensorielle Hyperästhesie zur Folge hatte. Die sexuelle Perversion sei eine gewisse moralische Anästhesie gewesen (CORDIER-DELAPORTERIE[3562], z. n. MARTINO[3565], S. 150). Wegen rheumatischer Ankylose des linken Knies lernte er, weil sich das Leiden verschlimmerte, im Laufe von 9 Jahren alle großen Pariser Krankenhäuser kennen, die ihn gerne aufnahmen. Man drückte ein Auge zu, wenn er zu spät zurückkehrte und unverläßlich war. Der Gang neben seinem Bett bevölkerte sich zu den Besuchszeiten mit Freunden von draußen. Bekleidet mit seinem langen Krankengewand schien er bei einem richtigen literarischen Zirkel zu präsidieren. Das Hospital war eine gute Herberge für den Dichter (S. 133). Tod an Pneumonie (S. 145) (MARTINO[3565]). „Er war so häßlich, daß die Frauen aufschrieen, wenn sie ihn sahen, als ob sie einem Pavian ins Gesicht sähen, der seine Lippen in Absinth tauchte" (DRINKWATER[1545], S. 784). Hitschmann als Referent kritisiert an der Dissertation TIGERMANNS[3566]: „Die Psychopathie V.s auf die allzu einfache Formel aufgebaut zu finden, sein überstarker Sexualtrieb neben seiner grotesken Häßlichkeit sei das Verhängnis seines Lebens und die Wurzel seines Schaffens geworden, befriedigt den Leser nicht. Eine Untersuchung der Frage, »mit welchen Mitteln V. die Verdrängung und Abreagierung seiner Sexualtriebe auf dem Umweg über das künstlerische Schaffen durchzuführen versuchte«, bleibt ein Torso, da nicht eine detaillierte Analyse auch seiner Ichstruktur durchgeführt ist" (Imago, S. 502).

Schwer bionegative Persönlichkeitsstruktur.

VESALIUS, ANDREAS (1514–1564)
Deutscher Anatom, Leibarzt Karls V. und Philipps II.

Verschlossen, schizoid, melancholisch (S. 235). Wir haben keine Erklärung dafür, warum er Madrid, wo er in angesehener Stellung als Arzt Philipps II. war, verließ, um nach Jerusalem zu pilgern, wobei er unterwegs in bitterer Not und verhungert auf einer kleinen Insel an der Küste Griechenlands zugrundeging. „Er war ein Gefangener seines nekrophilen und koprophilen Zwanges" (S. 236) (ZILBOORG[3567]).

VIERGE (DANIEL URRABIETA) (1851–1904)
Spanischer Maler

Weder Linkshänder noch Ambidexter. Mit 31 Jahren apoplektischer Insult, nach dem eine rechtsseitige Hemiplegie und motorische Aphasie dauernd zurückblieb. Zwei Jahre nach dem Insult malte er wieder nach intensivem Üben mit der linken Hand (BONVICINI[3568], ref. v. Sittig; s. a. JAKAB[1390], S. 143).

VILLEMAIN, ABEL FRANÇOIS (1790–1870)
Französischer Gelehrter

Vater und Brüder psychotisch. V. litt an Verfolgungswahn (die Jesuiten) (GRASSET[572], S. 147; ebenso auch SIMON[3570], S. 69 und HUGO[3569], S. 170).

VILLIERS DE l'ISLE-ADAM, PHILIPPE AUGUSTE MATTHIAS (1838–1889)
Französischer Dichter

Sein Vater war Phantast, euphorisch, urteilsschwach, größenwahnsinnig, von ziellosem Tätigkeitsdrang. Mutter ruhig und ausgeglichen. V. autistisch, schizoid, mißtrauisch, paranoid, einsam (TESTU[3571], ref. v. Riese).

VILLON, FRANÇOIS (1431–1463)
Französischer Dichter

Kriminell (LANGE[1836]). Dichter und Verbrecher zugleich. Kirchenraub. Mehrmals zum Tode verurteilt, schließlich begnadigt aud ausgewiesen (BRAUN[687], S. 78). SCHNEIDER[3572] meint, die Verwaisung V.s, besonders das Fehlen des Vaters, habe an seiner Entwicklung Schuld gehabt. Es werden Parallelen zwischen den sexuellen Anlagen von V., Jean-Jacques Rousseau, Verlaine, Baudelaire und Rimbaud gezogen (ref. v. Forel).

VÖRÖSMARTY, MICHAEL (1800–1855)
Ungarischer Dichter

Schizoider Psychopath und Alkoholiker. Nach seinem 49. Lebensjahr geistiger Verfall. Der mündlichen Überlieferung nach soll er an Paralyse erkrankt sein, jedoch hat SCHAFFER[3573] neuerdings nach sorgfältiger Erwägung des überlieferten Tatbestandes das Leiden als Dementia arteriosclerotica diagnostiziert (nach v. SZIRMAY-PULSZKY[1521], wonach die Diagnose Paralyse in ihrem Buche, v. SZIRMAY-PULSZKY[642], S. 36–47, nicht mehr bestehen bleibt).

VOLKMANN-LEANDER, RICHARD VON (1830–1889)
Deutscher Dichter, Chirurg

Lues. „Seine wissenschaftlichen und künstlerischen Leistungen haben nicht die Blüte erreicht, deren sein Geist fähig war" (SPRINGER[623], S. 168). Morphinist und Psychopath (HEINZ[210], S. 59).

VOLTA, ALESSANDRO GRAF (1745–1827)
Italienischer Physiker

Seelisch gefühllos (VOLTA[3574]).

VOLTAIRE, FRANÇOIS MARIE AROUET (1694–1778)
Französischer Dichter

„Neurasthénique et hypochondriaque". Dachte ständig an seine Gesundheit und »starb« sein ganzes Leben (ROGER[3577]; s. a. CABANÈS[534], S. 211 und GRASSET [572]). Große Reizbarkeit. Hypochondrisch. Sehr eitel. Ziemlich stark sexuell. Gefallsüchtig. Große innere Unruhe. Enorme Arbeitskraft. Im ganzen gutmütig, edelherzig; gegen Feinde rachsüchtig. Charakter nicht sauber, geringer als

Talent, rätselhaft (S. 129). Zart, schwache Gesundheit [Astheniker]. Heftig, ungeduldig, äußerst lebhaft (STRAUSS[3578]). Nicht homosexuell, sondern geschlechtlich normal (PRAETORIUS[3576], S. 574). Zu den kriminellen Genialen gehörig (LANGE[1836]). Alterstuberkulose mit 84 Jahren (MOORMAN[693], S. 145).

WAGNER, RICHARD (1813–1883)
Deutscher Opernkomponist

Familie weist neben nordischen und dinarischen auch ostische und leicht mittelländische Merkmale auf (dagegen keine ostbaltischen). Bei Richard W. selbst sind die helle Haut, die blauen Augen, die Länge des Schädels, der Goldton der Haare nordische Züge. Unnordisch sind die geringe Körpergröße, die stark gewölbte, ziemlich steile Stirn, die scharfe, etwas hängende Nase, das sehr stark vorspringende Kinn in Verbindung mit dem zurücktretenden Mund; dies sind Merkmale der dinarischen Rasse (RAUSCHENBERGER[3590], S. 164, dasselbe RAUSCHENBERGER[324], S. 149). Typologische Diagnose: „polargestaltungskräftig (also gestaltungskräftig auf gefühlsganzheitlicher Grundstruktur)“ (WELLEK [263], S. 270).

1. *Zur Herkunft:* W. identifizierte sich mit Geyer als seinem vermeintlichen Vater. Starke Liebe zur Mutter. Nur das gebundene Weib reizte ihn (Wesendonk, Bülow). In der Ehe unglücklich, daher „Holländer“ (GRAF[3582]). Zur Frage der etwas ungeklärten legitimen Herkunft W.s teilt STÜRENBURG[3595] mit: „Aus dem Nachlaß von Ferdinand Avenarius, dem hochverdienten Gründer des Kunstwarts und des Dürerbundes, werden jetzt Briefe seines Großvaters Ludwig Geyer an die Mutter Richard W.s, die dann Geyers Frau wurde, durch das Antiquariat V. A. Heck in Wien zum Verkauf angeboten. Diesen Briefen kommt eine besondere Bedeutung zu, denn sie sind ein Ausgangspunkt und auch jetzt noch die einzig sichere Unterlage zur Beurteilung der — ich will es nur gleich sagen, — ohne jeden stichhaltigen Grund aufgeworfenen Frage, ob Richard W. nicht nur durch die zweite Ehe seiner Mutter Geyers Stiefsohn gewesen sei“ (S. 687). Später versuchen HURN and ROOT[3584] weiteres Licht in dieses Dunkel zu bringen. Sie zitieren S. 17: „Ich bin der Sohn von Ludwig Geyer“. Diese Worte eröffneten nach Friedrich Nietzsche das Manuskript von »Mein Leben«, die privat gedruckte Autobiographie von W., von der nur 15 Abzüge gemacht wurden — es sind alle von ihnen verschwunden außer dem einen in der Burrell-Sammlung. In diesem ersten Satz verleugnet W. die Legitimität seiner Geburt. Als jedoch die offizielle Ausgabe seiner Biographie 1911, nahezu ein halbes Jahrhundert, nachdem sie geschrieben war, herausgegeben wurde, begann sie mit der Feststellung, daß Richard W. der Sohn von Friedrich Wagner sei.“ Für die Divergenz der beiden Fassungen suchen die beiden Autoren Hurn und Root Erklärungen zu geben und bemerken zur Frage der Herkunft W.s abschließend: „W. verfehlte niemals eine Gelegenheit, um für sich einen Vorteil zu gewinnen. Er war in mancher Weise außerordentlich praktisch. Er nahm den Namen W. an. So beweist die Tatsache, daß er Geyer als seinen Vater ansah, daß er immer von ihm als seinem Vater sprach, nichts. Er würde kaum eine andere Haltung haben können. Die Wahrscheinlichkeit, daß Geyer wirklich sein Vater war, wird in anderen Beweisen gefunden. Ludwig Geyer war Schauspieler, ein Freund von Friedrich W., der ihn in den Wagnerischen Haushalt einführte. Zu dieser Zeit, daran muß man sich erinnern, war Friedrich W. 41 Jahre alt, und Johanna, seine Frau, nur 29. Geyer betrat 1812 zum erstenmal das Haus. Richard W. wurde am 22. November 1813 geboren. Neun Monate später, zum ersten nach damaligen Gesetz erlaubten Zeitpunkt, heiratete Ludwig Geyer W.s Mutter und 6 Monate später, am 26. Februar 1915, wurde ein Kind geboren“ (S. 20–21).

2. *Zur Persönlichkeitsstruktur W.s:* „Wenn ich den leidenvollen Zustand, in dem ich jetzt normal bin, empfinde, kann ich nicht anders, als meine Nerven für ruiniert halten; wunderbarerweise tun mir aber diese Nerven — wenn es gilt und mir schöne, entsprechende Anregungen kommen — die wundervollsten Dienste; ich bin dann von einer Hellsichtigkeit, von einer Wohlempfindung des Erfahrens und Produzierens, wie ich es früher nie gekannt habe. Soll ich nun sagen, meine Nerven sind ruiniert? Ich kanns nicht. Ich sehe nur, daß der meiner Natur — wie sie sich nun einmal entwickelt hat — normale Zustand die Exaltation ist, während die gemeine Ruhe ihr anormaler Zustand ist. In der Tat fühle ich mich nur wohl, wenn ich »außer mir« bin: dann bin ich ganz bei mir. — Wenn Goethe anders war, so beneide ich ihn drum nicht" (Wagner an Roeckel 1854). „Keine Kur der Welt vermag da etwas, wo nur Eines helfen würde, nämlich, wenn ich ein Anderer wäre als der ich bin. Der eigentliche Grund meines Leidens liegt in der außerordentlichen Stellung zur Welt und zu meiner Umgebung, die mir nun einmal keine Freude mehr machen können: Alles ist für mich Marter und Pein — Ungenügenheit. Was haben mich wieder auf dieser Reise, in der wunderbaren Natur die Kanaillen von Menschen geärgert: immer muß ich mich mit Ekel von ihnen zurückziehen, und doch sehne ich mich nach Menschen!" (W., Brief 1852). „Während mein Körper den Anschein ziemlicher Rüstigkeit zeigt, befindet sich mein Nervensystem in einem bedenklichen Zustande von zunehmender Angegriffenheit — einer notwendigen Folge des rückhaltlosen Gewährenlassens meines leidenschaftlichen und hastigen Empfindungswesens, das mich nun einmal gerade zum künstlerischen Menschen in dem Maße gemacht hat, wie ich es bin" (W. 1852). — W. Führer einer krankhaften Bewegung. Krankhafte Selbstüberschätzung, Neid, Größenwahn (Reformator, Welterlöser). Ausschweifende Phantasie, Überschwenglichkeit. Verfolgungswahn (Judenpresse). Sein Geist veränderlich, unruhig, vielseitig. Krankhafte Sucht nach barocken Seltsamkeiten in der Sprache. Verstandestätigkeit nicht normal. Wahnideen. Moralische Alienation. Zügellosigkeit seiner Leidenschaften. Obwohl Meyerbeer ihn 1839 liebenswürdig unterstützt hatte, griff W. ihn heftig an; beschuldigte seinen Konkurrenten Meyerbeer des „Wahnsinns" (Oper und Drama, Bd. III., S. 365). W. nennt selbst die moderne Oper ein „Narrenhaus für allen Wahnsinn der Welt" (III, 276). Charakter inkonsequent, widerspruchsvoll, gegensätzlich. Moralisch minderwertig: Ehebruch (Bülow). Glorifiziert den Ehebruch (Tristan), die Blutschande (Walküre). Ist geisteskrank. Anhänger: epidemischer Wahnsinn (PUSCHMANN[3588]). HERMANN[3583] weist Puschmanns Irrtümer mit unerbittlicher Konsequenz und logischer Schärfe nach. Puschmann zitiert oft gänzlich falsch [Katathymie] (C. P. [Pringsheim][3580]). W.s Programm und Programmschriften unklar. Unzufriedenheit. Musikdrama der Zukunft das Heil der Menschheit. Anarchistische Verbitterung. Sehr starke Erotik; alles dreht sich ums Weib, unersättliche Sinnlichkeit in den Dramen. Mangel an Logik. Unoriginell in den Stoffen. Entartung [gute Darstellung der Ruhmesgründe] (NORDAU[495], Bd. 1, S. 304–378). Gegen Puschmann und Nordau. Verlangen nach Glanz und Ruhm, nach Verstandenwerden. Ganz subjektive Selbstdarstellung. Seine Musik als Ausdruck von Gefühlen. „Rienzi" Erfolg. „Holländer" und „Tannhäuser" fielen glatt durch. Spätere Werke: Sturm der Entrüstung. „W. wurde für »verrückt« erklärt. Die Redensart: Tannhäuser und Lohngrin sind recht schön, aber was dann kommt, ist verrückt, ist anfangs der vierziger Jahre geradezu sprichwörtlich gewesen" (HIRSCH[502], S. 311). „Ich bin anders organisiert, habe reizbare Nerven" (W.). Stimmungswechsel, lebt in Extremen. „Ich kann nur in den Extremen leben — größte Aktivität und Aufregung — und vollkommenste Ruhe." Oft melancholisch. Unaufhörliche Ebbe und Flut von Stimmungen. Sensitives Temperament. Glaube an sich aus großem

starkem Selbstbewußtsein. Derb und sensibel zugleich. Verlangen, sein mächtiges Innenleben abzuleiten, sich selbst zu vergessen. Verlangte vom Leben, was es nie gewähren kann. Die Kunst als Erlöserin von sich (SAITSCHICK[77]). W. flüchtete aus seinem unbefriedigenden Eheleben in die selige Zeit der Pubertätsphantasien zurück im „Lohengrin" (Ödipuskomplex, Rettungsphantasie, Erlösungsmotiv, Frageverbot usw.) (RANK[3589]). Litt an dem Komplex, einem anderen das Weib (die Mutter) fortzunehmen; dies spiegelt sich auch in seinen Dramen. „W., der wie jeder echte große Künstler tief am Leben und an sich litt" (S. 647). Kunst kein psychischer Luxus, sondern sie entspringt dem quälenden Zwang der psychischen Selbsterhaltung; diese aber nur möglich durch Phantasiekompensationen. W. an Liszt: „Ich begreife gar nicht, wie ein wahrhaft glücklicher Mensch auf den Gedanken kommen soll, »Kunst« zu machen". Kunst nur ein „Geständnis der Impotenz" (W.). „Sie ist . . . Wunsch" (RANK[1320], S. 639). W. weder körperlich noch seelisch deutsch. Fühlte „stark-kühl", eher wie Franzosen, Edda, alte Gotik. Hatte kein deutsches Rassentemperament (RUTZ[3594]). Hysterische Veranlagung (LENZ[646], S. 677; a. CABANÈS[1540], S. 374). Große geistige Frühreife. Überaus gesteigertes Selbstgefühl. Monoemotioneller Gigantismus (RONCORONI[3593]). Sexuelle Zwischenstufe (S. 104). Geistige Homosexualität des alten W. durch „Parsival" bewiesen (S. 270) (FUCHS[3581]). Ob W. homosexuell, fraglich (MOLL[592]. S. 64 f.; vgl. a. Ludwig II., s. d.) „Mad genius" (LEWIS[567], S. 8 bis 9). Zoophilomane; soll 13 Hunde gehabt haben, von denen er vielen Grabmäler errichtete (LOMBROSO[546], S. 145). Kurz vor seinem Tode epileptische Anfälle (NISBET[485], z. n. LOMBROSO[546], S. 145). Keine Epilepsie (GÉLINEAU[1704], S. 556). Augenüberanstrengung und als Folge davon Migräne (GOULD[550], Bd. 6, S. 209). Überaus starke Abhängigkeit vom Wetter (PERROD[3587]). Manisch-depressiv, paranoisch [?] (RECKER[3591]). Verfolgungsideen, Hypochondrie, Vorliebe für Drei-Zahl als Symbol (RONCORONI[3592]). Erotomanie (KAPP[3585], S. 262; a. CABANÈS[1540], S. 374). W. fordert eine Rassenseele, haßt französische und mediterrane Ideen. Selbst möglicherweise Jude, ist er ein fanatischer Antisemit (BENTLEY[1822], S. 166; a. CABANÈS[1540], S. 340). Perioden intensiver Arbeit, abgelöst durch Depressionen (CABANÈS[1540], S. 342). Exzentrisch, prunkliebend, verschwendungssüchtig (KERNER[2683], S. 1167). In der letzten Lebenszeit Atembeschwerden. Gesichtsrose beschleunigte den Todeseintritt (BRAUN[687], S. 85). Tod an Herzinfarkt (KERNER[2683], S. 1170).

Geltungsbedürftiger Bionegativer von hysteriformem Charakter. Bionegatives Leiden an sich selbst, Verlangen nach Selbstbetäubung und Gefühlsrausch in jeder Form. Fühlte sich nur wohl, wenn „außer sich", im ekstatischen Überschwang. Kunst für ihn ein Mittel, sich von sich selbst zu erlösen. Außerordentlich labile Stimmung, Maßlosigkeit der Gefühle, innere Unruhe, ungeheure Ichsucht. 1850 in Paris neurotisch: durch widerwärtigen Zwang „eine zehrende nervöse Krankheit" (W.). Gewann vor allem eine Gemeinde von Psychopathen und betäubungssüchtigen Hysterikern. Treffliches Beispiel, wie (immer großes Talent vorausgesetzt, wenn es auch allein nicht genügt) sich die bionegative Struktur, anfangs zwar als solche erkannt, dann langsam durchsetzt, sanktioniert wird und gerade als solche „genial" wirkt und numinos für viele wird.

WASHINGTON, GEORGE (1732–1799)
Präsident der USA

Während des ganzen Lebens hypochondrische Ängste und Perioden von Depression (S. 95). 1761 Fieber, Schmerzen, Schlafstörungen; wahrscheinlich Malaria (S. 109). Zuletzt Laryngitis, Heiserkeit, wobei mit Recht darauf hingewiesen wird, daß dieses keine zum Tode führende Krankheit ist (S. 118) (WILLIUS and KEYS[3596]).

Watteau, Jean Antoine (1664–1721)
Französischer Maler

Von mittlerem Wuchs und körperlich schwächlich. Starker Eigenwille, zügelloser Geist, tadellose Sitten. Schüchtern, schwer zugänglich, kühl, Fremden gegenüber schweigsam, Freunden ein treuer Freund, als Kritiker scharf und boshaft, stets mit sich unzufrieden, verzieh nicht leicht (so beschrieben vom Kunsthändler und Freund Gersaint) (S. 86). Tod an Tuberkulose (S. 84) (Goldschmit-Jentner[206]).

Weber, Carl-Maria von (1786–1826)
Deutscher Komponist

Nordisch-dinarisch-mediterrane Rassenzugehörigkeit (Rauschenberger[324], S. 120 ff.). Urgroßvater mütterlicherseits war Jäger (S. 60). 5 Kinder W.s alle musikbegabt. Die 3. Tochter Konstanze war Mozarts Frau (S. 61) (Bienenfeld [3597]). Mutter starb an Tuberkulose, stammte aus Bauern- und Handwerkerfamilie, selbst musikalisch begabt. Vater unstet, haltlos, legte sich selbst das „von“ des Adels zu. „Die aus einer Abstammung leichthin degenerativer, »genialischer« und lebensschwächlicher Prägung sich folgerichtig entwickelnde Persönlichkeit C. M. v. W.s gibt uns ein Bild schöpferischer musikalischer Begabung, deren Werkgestaltung an Tiefgründigkeit und Straffheit der Gliederung, an kulturellem Niveau und Kraft der Form hinter den Schöpfungen der größten Meister der Musik deutlich zurücksteht“ (Hoffmann, S. 682–685)). Trotz Kachexie bei Tuberkulose der Lungen und des Kehlkopfes noch erhebliche Leistungen infolge Steigerung des Lebensgefühls (Braun[687], S. 44–46; s. a. Ustvedt[1869]).

Weininger, Otto (1880–1903)
Österreichischer Schriftsteller und Philosoph

Entartet und hysterisch (Möbius[3598] [bei Besprechung des Buches „Geschlecht und Charakter“ von W.]). Hochbegabt, frühreif, hastig, nervös, ungemütlich. Gesteigertes Selbstgefühl. Ursprünglich sehr erotisch und sinnlich, zuletzt ganz asketisch. Dégénéré mit „starkem Beigeschmack von Hysterie“. Geistesstörung: Hysterie und exquisit manisch-depressiv [?] (Probst[3599]). Pessimist, Melancholiker, Suicid (Goldschmit-Jentner[206], S. 351 u. 354). „Ich habe an W. nicht die leiseste Spur einer abnormen Gefühlsrichtung wahrgenommen und ich hätte bei unserem vertrauten Umgang etwas davon merken müssen . . ., ich kann im Gegenteil bezeugen, daß W. so normal veranlagt war, als man es überhaupt von einem Genie erwarten kann“ (Swoboda[3601], S. 42 [in dieser Studie handelt es sich um den Versuch, W.s Ende aus psychologischen, in W.s Struktur gelegenen Gründen zu erklären, ohne daß dazu ausreichende Unterlagen gebracht würden. Der Verfasser bezieht sich vielmehr vorwiegend auf spekulative Vorgänge und Reflexionen, K.]). In der Kritik zur Arbeit Swobodas führt Stekel[3600] in Anlehnung an eine frühere Arbeit aus: „W. hat das Weib nur deshalb gehaßt, weil es ihm nicht vergönnt war, es zu lieben. Zum Don Juan muß ihm die physische Eignung gefehlt haben. Seine hypertrophische Liebe verwandelte sich in hypertrophischen Haß. Sein Buch »Geschlecht und Charakter« zeigt jene Unverläßlichkeit, wie sie die Jugend besitzt, die vorübergehenden Stimmungen den Wert einer vollendeten Lebensanschauung beimißt. An diesem Buche, führte ich aus, sei nun W. gestorben, weil er nicht imstande gewesen, nach den Prinzipien, die er aller Welt gepredigt, zu leben“ (Stekel[3600]). Syphilis (?) (Springer[623], S. 232).

Zuerst schizoider Bionegativer, dann typische Schizophrenie. Im Werk „Geschlecht und Charakter“ deckt das Talentvolle (der I. Teil, das viele Wissen) die kranken schizophrenen Bestandteile wie ein Schild zu.

WHITMAN, WALT (1813–1892)
Amerikanischer Dichter

Dégénéré. Erotisch exzentrisch. Landstreicher. Wüstling. Unfähig zur geschlossenen Form. Aufsehen durch schamlose Erotik (NORDAU[495], Bd. 1, S. 407). Megalomanie, Erotomanie, Halluzinationen, Wahnideen (LEWIS[567], S. 7). Homosexuell (BRAUN[687], S. 94, BERTZ[3602], PRAETORIUS[3606], DONALDSON[3604] und MOLL[592], S. 45, der sich S. 47–48 mit SCHLAF[3607], S. 303 auseinandersetzt, der seinerseits die Homosexualität W.s bestreitet). Im Jahre 1862 während des amerikanischen Bürgerkrieges an „Hospitalfieber" erkrankt. Im nächsten Jahr Schlaganfall, der zu dauerndem Siechtum führte (BRAUN[687], S. 94; s. a. DOVSKI [1443], S. 304). „W. hatte ein großes Teil mehr von einer Frau an sich als Männer normalerweise haben (bisexuell). Dieses Schisma der Natur war z. T. die Quelle seiner Größe, aber auch die Hauptquelle seines Versagens. . . . Es ist verantwortlich für seine Sentimentalität, seine Überschwenglichkeit, seine extreme Überbehauptung, seine Pseudo-Maskulinität und den Egoismus vieler seiner Gedichte . . . Weil er sich selbst fürchtete und sich niemals ganz verstand, weil er aller Wahrscheinlichkeit nach niemals in seinem Leben normales sexuelles Begehren fühlte, entwickelte sich sein Verlangen nach der leichten Kameradschaft mit einfachen Männern . . . Die kindliche Fixierung an die Mutter, die er niemals brach" (FAUSSET[3605]). CANBY[3603] kritisiert die Gefahren einer „W.-Legende, die sich bemüht, sein alltägliches Leben mit hypothetischen Reisen, unbewiesenen Liebhabern, illegitimen Kindern und dunklen Behauptungen von Lastern und Degenereszenzen zu würzen".

Schöner Beweis, wie gerade das (schwer) Bionegative als genial genommen wird und tatsächlich ästhetisch neuschöpferisch werden kann.

WILDE, OSCAR (1856–1900)
Englischer Dichter

Entartet (NORDAU[495], Bd. 2, S. 133–142). LANGE[1836] zählt W. zu den kriminellen Genialen (s. a. BRAUN[687], S. 86–87). Bedeutendes Talent. Zwei Jahre Zwangsarbeit (ohne Erleichterung). Weder männlich noch weiblich (PRAETORIUS [3614]). In „Dorian Gray" der Maler Hallward ein Homosexueller (GAULKE[3610]). Psychosexueller Hermaphrodit (MOLL[592], S. 41). W. war eigentlich bisexuell. Er war einige Jahre glücklich verheiratet und hatte zwei Söhne, bevor er in die Homosexualität seiner Studentenzeit zurückfiel. W. verachtete seinen Vater. Bestimmender Einfluß seines Lebens war die Mutter. Sein Verhalten im Prozeß wird als sublimierter Exhibitionismus und unbewußte Selbstdestruktion gedeutet (ALLEN[3608]). Darstellung der verschiedenen Prozesse gegen W., seine Verurteilung und seinen Verfall während der Haftzeit durch SERO[3615]. Narzißtische Homosexualität (KIERNAN[3089], S. 470). Mischung von Sadismus und Homosexualität (CORIAT[3609], S. 258 u. 259). Vorliebe für Tabak und Absinth. Homosexuell (Foerster im Vorwort zu WEISZ[3616], S. VI und XI, der selbst eine unsittliche Lebensführung W.s nicht für erwiesen hält, S. 36). PEARSON[3394] setzt sich mit den Biographien von W.s Freunden Sherard und Harris auseinander sowie mit der positiven Einstellung zu Harris Biographie (PEARSON[3394], S. 367–368). Tod an Gehirnentzündung, die durch Syphilis kompliziert war (PEARSON[3613], S. 381 [der, ein glühender Verehrer W.s, eine umfangreiche Sammlung von hunderten Anekdoten von und um W. zusammengetragen hat]). Syphilis (a. SPRINGER[623], S. 189). Tod an syphilitischer Hirnhautentzündung und nicht als Opfer der Justiz eines philiströsen Publikums (HAMILTON[3612], S. 324). Dagegen BRAUN[687]: Tod anscheinend an Urämie. Zuchthausstrafe hatte ihn gänzlich gebrochen (S. 86–87).

Sexuell abnorme, dabei luetisch infizierte, psychisch erheblich bionegative Persönlichkeit.

WILHELM II. (1859–1941)
Letzter deutscher Kaiser

Schauspieler. Inkohärent, inkonstant. Phobien (vor Ansteckung, vor Zug). Armverkürzung. Otitis. Epilepsie [?]. Dauernde Erregung, Impulsivität, puerile Eitelkeit. W. mit römischen Cäsaren zu vergleichen (CABANÈS[3618]). Periodisch geisteskrank [?] (TESDORPF[3630]). Apologie (KLEINSCHROD[3624]). Manisch-depressiv (LUTZ[3626], mit Angabe der Perioden). Kein periodisches Irresein (HOPPE[3622]). Keine pathologische, sondern psychologische Minderwertigkeit. Auf juveniler Stufe stehengeblieben, keine virile Reife (SCHAEFER[3629]). Geistig gesund (BRESLER[3617]). Guter Charakter. Wirkung des Milieus ungünstig (***[3632]). Zirkuläre Schwankungen, aber keine Psychose (HOPPE[3621]). Hochgezüchteter Entarteter (FRIEDLÄNDER[3619]). „Von Geburt an behaftet mit dem Makel eines verkrüppelten linken Armes, blieb innerhalb der kalten Potsdam-Berliner Hofatmosphäre ein großer Teil seiner Lebensenergien darauf gerichtet, diesen Makel zu kompensieren. Aber weder eine völlige, noch eine intellektuelle Kompensation ist dem Jugendlichen und auch nicht dem Mann gelungen (S. 99). Der nervenärztlich orientierte Hofarzt Professor Renvers z. B. stellte die Diagnose: »Pseudologia phantastica« (siehe Denkwürdigkeiten des Fürsten Bülow)" (S. 101) (MÜLLER-HEGEMANN[1632]). „In der Seele blieb er immer jung, immer unreif, schwankend zwischen Euphorie und Depression, auch als er den erfahrenen alten Herrn spielte. Seine Reden im Sommer 1918 konnten so unglaublich töricht sein wie ein Vierteljahrhundert früher . . . Da saß ein jugendlicher Mann in bunter Uniform, mit seltsamen Würdezeichen, die weißen Hände voll farbiger Ringe, Armbänder an den Handgelenken; zarte Haut; kleine weiße Zähne; ein rechter Prinz; auf den Eindruck bedacht, dauernd mit sich selber kämpfend, seine Natur bezwingend, um ihr Haltung, Kraft, Beherrschung abzugewinnen" (MANN[3627]). Mit QUIDDE[1808], der in „Caligula. Eine Studie über römischen Cäsarenwahnsinn" (s. d.) in Wirklichkeit W. II. treffen wollte, setzt sich KLEBS[3623] mit den Worten auseinander: „In dieser vorgeblich historischen Studie ist der Geschichte hehre Muse zur Magd im unwürdigen Dienste einer unwahren Parteischriftstellerei erniedrigt worden" (S. 312). Ähnlich HALLER[3620] über Quidde: „Berüchtigter Caligula. Scharfe, aber herzlich geschmacklose Satire auf W. II." (S. 124). Heute bemüht man sich, dem letzten deutschen Kaiser mehr Objektivität zukommen zu lassen, als es früher der Fall war. So sieht KRACKE[3625] in W. II. den „Spiegel des eigenen Volkscharakters". Er sieht den Mangel an Erfahrung, die unstete Lebensweise und nennt ihn schließlich „eine blinkende Schale, in welcher der Kern, schon im Ansatz, seelisch brüchig, nicht zur Reife gedieh" (KRAKKE[3625]). Weitere Quellen [die aber nicht viel taugen, K.]: ***[3631] über den Fetischismus W.s II., weil er die Hand seiner Frau liebte (S. 421), MÜLLER[3628] und HEINZ[210], der eine manisch-melancholische Artung bei W. II. annahm (S. 10).

Die Quellen wurden fast alle noch zu Lebzeiten W.s II. verfaßt, entbehren daher ausreichender Objektivität. Eine Pathographie oder eine umfassende Biographie, die die Persönlichkeitsstruktur, besonders auch in ihren pathologischen Zügen erfaßt und ihren Ursachen und Wirkungen nachgeht, wurde bisher noch nicht geschrieben [K.].

WILSON, WOODROW (1856–1924)
Präsident der USA

HALE[3633] zieht psychologische Folgerungen aus W.s Handhabung der Sprache und seiner Redeweise (Zählung der Adjektiva und ähnliches) und kommt zu dem Ergebnis: Vielredner, Flucht vor Tatsachen, Weitschweifigkeit (durch Ermüdung geschwächter Verstand), Phrasen, Vortäuschung von Wissenschaftlichkeit. Außerdem bei W. Snobismus, Eigensinn, Oberflächlichkeit, aber auch romantische Schwärmerei. W. unter Durchschnitt begabt, daher innerlich Insuffizienzgefühle mit Überkompensation nach außen (HALE[3633], ref. v. E. J.). „In seiner maßlosen Eitelkeit beging er gegen seine eigenen Mitarbeiter eine große Reihe unsachlicher und unlauterer Handlungen ... Allerlei erotische Absonderlichkeiten ... Schwelgen in einem Gottesgnadentum". Syphilis (?) (SPRINGER[623], S. 224). Paralyse (BRAUN[687], S. 48 ff.).

WINCKELMANN, JOHANN JOACHIM (1717–1768)
Deutscher Kunstkritiker

Homosexuell (VIERORDT[514], S. 97, FUCHS[3581], S. 45 ff. und MOLL[592], S. 59 ff.). W. wurde von einem Italiener, einem ungebildeten Koch namens Arcangeli, den er kurz vorher kennengelernt hatte, ermordet (MOLL[592], S. 60).

WOLF, HUGO (1860–1903)
Österreichischer Komponist

Nordisch-dinarisch-mediterranische Züge (RAUSCHENBERGER[3635], S. 148). Zyklothym (BRAIN[666], S. 19). Zirkuläre Psychose. Eminente Fruchtbarkeit in den manischen Phasen (BÖHMIG[1215], S. 712). Paralyse. Seit 1896 Veränderung. 1897 Anstalt. 1898 Remission. Oktober 1898 Selbstmordversuch. Freiwillig zurück in die Anstalt. Nach 4 Jahren Tod (VORBERG[1701]; s. a. BRUGG [1939], S. 355). Paralyse nach Lues, die er sich mit 17 Jahren zugezogen hatte (SPRINGER[623], S. 198). Selbstmordversuch führte zur Einweisung in die Anstalt 1898. Zunehmende Geistesverwirrung (BRAUN[687], S. 58). Paralyse (FEIS[589], S. 79, LEIBBRAND[1397], S. 147–148 und LEIBBRAND u. BALET[3634], S. 616). Paralyse mit Größenwahn. Erster Anfall kurzdauernd. Noch in der Anstalt instrumentierte er einige Lieder und schrieb für seine „Penthesilea" einen langsamen Satz zum dritten Teil (HOFMILLER[2932], S. 80). W. schuf seine großen Werke im vorparalytischen Stadium; die Paralyse wirkte dabei als schöpferisches Stimulans (RAUSCHENBERGER[324], S. 160).

Schöpferische Persönlichkeit, von der keine weiteren bionegativen Züge und Tatsachen bekannt sind als die Paralyse, die zugleich Stimulans und Befruchterin seines Talentes war wie auch seine frühe Zerstörerin.

WOOLMAN, JOHN (1720–1772)
Amerikanischer Schriftsteller

Zwangshafte Skrupelhaftigkeit half im Falle von W. zur Sklavenbefreiung (BRAIN[666], S. 20).

WRUBEL, MICHAEL ALEXANDROWITSCH (1856–1910)
Russischer Ikonenmaler

Nervös, reizbar. Zwangsvorstellungen und fixe Ideen. 1902 in Nervenklinik, die er anschließend bis zum Tode nur selten verließ (KOTSOVSKY[194], S. 250).

WUNDERKINDER
Vgl. hier auch Kapitel: Entwicklungsstufen, Talent und Lebensalter, s. S. 70 ff.

MUCHOW[3640] zitiert Théodor Agrippa d'Aubigné (1572–1667), der mit siebeneinhalb Jahren Französisch, Latein, Griechisch und Hebräisch beherrschte. Mit 9 Jahren übersetzte er Platons »Kriton« ins Französische. Mit 10 Jahren verteidigte er seinen hugenottischen Glauben gegen fanatische Soldaten des Königs. Mit 15 Jahren war er Fahnenjunker und tapferer Soldat (S. 13). Ein weiteres bekanntes Wunderkind ist Pepito Arriola, 1896 in Spanien geboren, der bereits mit 4 Jahren Melodien auf dem Klavier richtig nachspielen konnte (RICHET[3644]).

WASMUTH[260] nennt in seiner schon früher zitierten Arbeit die Wunderkinder Sidis, Witte, Heineken und Baratus. Sidis beherrschte — 8 Jahre alt - nach sechswöchigem Besuch der Hochschule den gesamten Stoff der Hochschulmathematik und begann mit der Abfassung eines Buches über Astronomie. Nach Abschluß des mathematischen Hochschulstudiums arbeitete er ein neues Logarithmensystem mit dem Numerus 12 aus (S. 6). Witte lebte Anfang des 19. Jahrhunderts. Er bestand mit 10 Jahren das Abiturientenexamen und studierte anschließend Sprachen, Mathematik, Geschichte und Philosophie, schließlich auch noch Jura. Er wurde später ein bedeutender Danteforscher und starb als Professor 1883 in Breslau (S. 8). Das Wunderkind Christian Heinrich Heineken, 1721 geboren, beschäftigte sich schon mit 15 Monaten mit Geschichte, konnte mit 3 Jahren fließend Lateinisch lesen und verstehen und starb mit 5 Jahren (S. 8). Am auffälligsten erscheint der Lebensablauf des Wunderkindes Baratus. Ebenfalls 1721 geboren, konnte Baratus mit 5 Jahren fließend drei Sprachen sprechen, las er mit 8 Jahren die Bibel im Urtext und studierte dann Jura und Mathematik. Mit 20 Jahren setzt eine völlige Vergreisung ein, und früh gealtert, stirbt er bald (S. 8–9). Wasmuth findet bei allen vier Wunderkindern übereinstimmend eine enorm und anormal frühe Reife bei einem späteren Leben ohne besondere wissenschaftliche Bedeutung, falls die so große Hoffnungen erweckenden Kinder nicht sogar — wie Heineken und Baratus — frühzeitig zugrunde gingen (S. 9). Über das Wunderkind Heineken berichtet auch BERKHAN[3638], indem er weitere Einzelheiten der frühreifen Leistungen dieses Kindes, das mit 5 Jahren starb, aufzählt. BERKHAN[3637] beschreibt noch ein weiteres Wunderkind, „das frühlesende Braunschweiger Kind" Otto Pöhler. Dieser Junge konnte mit $1^3/_4$ Jahren deutsch und lateinisch gedruckte, auch geschriebene Worte, sowie deutsche Zahlen lesen (S. 167). Mit 17 Jahren hatte er sich zu einem intelligenten Primaner (1910) entwickelt, der Geschichte studieren wollte (S. 171). Auch in diesem Fall sind keine besonderen Leistungen des späteren Lebens bekannt geworden. Von einem auf musikalischem Gebiet übernormal begabtem Kind, Georg Széll (geb. 1898) teilt HOESCH-ERNST[3639] mit, daß dieses schon mit 9 Monaten verständlich sprechen konnte. Mit 18 Monaten habe es etwa 40 Lieder in den drei Sprachen ungarisch, deutsch und französisch richtig sprechen und singen können. Falsche Töne auf dem Klavier riefen Tränen hervor. Mit 4 Jahren improvisierte George Széll auf dem Klavier, ohne überhaupt Noten zu kennen (S. 677–678). Széll ist heute Dirigent eines namhaften Orchesters. Ein weiteres ungarisches musikalisches Wunderkind Erwin Nyireghàzi (geb. 1903 in Budapest) wird von RÉVÉSZ[3641] mit dem jungen Mozart verglichen (S. 3). Kind musikalischer Eltern, konnte er schon im 2. Lebensjahr vorgesungene Melodien korrekt nachsingen, während in der Sprachentwicklung sogar eine Verzögerung festzustellen war. Mit 3 ½ Jahren komponierte er kleine Melodien mit Begleitung (S. 6 u. 7) (vgl. a. RÉVÉSZ[3642] u. [3643]). Auch hier sind keine hervorragenden produktiven Leistungen aus dem späteren Leben bekannt geworden. Unter dem Titel „Der Werdegang eines Wunderkindes" behandelt BAUMGARTEN[3636] die Entwicklung des Kapellmeisters Rio Gebhardt, dessen Phase als Wunderkind mit 16 Jahren abklang und in eine normale Weiterentwicklung zum Kapellmeister einmündete. Baumgarten verbindet die Untersuchungen dieses Falles sowie eines weiteren, in dem sie sich mit einem „Schachwunderkind" befaßt (BAUMGARTEN[3292]), mit der Prüfung der allgemeinen Intelligenz und des allgemeinen Gedächtnisses und kommt dabei zu der Feststellung, daß diese Leistungen mit der Leistung des besonderen Talentes durchaus nicht kongruent zu sein brauchen. Die Liste der Wunderkinder wird schließlich auch noch von GOLDSCHMIT-JENTNER[206] um drei weitere vermehrt: Die Spanierin Hildegard Fernendez Caballeira immatrikulierte mit 7 Jahren an der Universität Madrid und hielt mit 11 Jahren vor Gelehrten wissenschaftliche Vorträge. Andrew Nastello konnte im Alter von 2 Jahren alle ihm vorgesungenen Melodien nach Tagen noch, manchmal auch nach Monaten in richtiger Notenfolge nachsingen. Der 5jährige June Masters dirigierte ein Orchester völlig richtig nach der Partitur (S. 17).

Zimmermann, Johann Georg (1728–1795)
Leibarzt Friedrichs des Großen, Schriftsteller

In früheren Jahren Depressionen (S. 243). Später paranoide Züge. Nahrungsverweigerung. Schwere Melancholie (S. 260) (Kielholz[3645]). Mit 40 Jahren Hypochondrie (S. 21). Sektionsbefund Hodenbruch links und entzündliche Verwachsungen des Darmes (S. 45) (Wichmann[3646]).

Zinzendorf, Nikolaus Ludwig Graf v. (1700–1760)
Stifter der Herrnhuter Brüdergemeinde

Der religiöse Stil nimmt den Geschmack der Rokokozeit und ihrer Idyllschwärmerei an (Lehmann[3647], S. 292). Z. litt an einer schweren lebenslänglichen Angstneurose. Er war kein Psychopath, wie ihn Bleuler und Hitschmann genannt haben (Pfister[3651], S. 57–58). Auseinandersetzung mit dem religionspsychologischen Problem Z. bei Lehmann[3648] (S. 332) und Lehmann[3649] (S. 64 bis 65) als Antwort auf Pfister[3651], der in Z.s Frömmigkeit sexuelle Ursachen sieht (vgl. dazu auch Reichel[3652], der sich mit Pfister aus theologischer Sicht auseinandersetzt). In einer weiteren größeren Arbeit beschäftigt sich Pfister[3650] als Psychoanalytiker eingehend mit Z.s Gebeten und Reden: „Z. schildert mit aufdringlicher Beredsamkeit das »Seitenhöhlchen« (die Seitenwunde Christi am Kreuz durch den Speer des Soldaten) als weibliches Genitale, und zwar einerseits als Ort der maximalen Befriedigung des mit allen Merkzeichen der primären gleichgeschlechtlichen Sexualbetätigung ausgestatteten religiösen Eros oder der in die religiöse Sphäre gedrängten Homosexualität (S. 58). Der Schwestern- und Männerchor besingt nacheinander das »geheimnisvolle Glied« . . .: »Und geheimnisvolles Glied, das die ehelichen Salben Jesus halben heilig gibt und keusch empfängt im Gebet, in dem von dem Erzerbarmen selbst erfundenen Umarmen, wenn man Kirchen-Saamen sä't; sey gesegnet und gesalbt mit dem Blut, das unserm Manne dort entranne; fühle heiße Zärtlichkeit zu der Seit, die fürs Lamms Gemahlin offen, seit der Speer hineingetroffen, das Objekt der Eheleut«" (S. 59). Stoff zu heißen Phantasien und Vorwand zu häufigen Reden und Liedern bietet auch die Beschneidung Jesu (S. 66). Das Abendmahl wird „zur Umarmung des Mannes" (S. 76). Von jeher in Z. schlummernde sadistische, masochistische und homosexuell gerichtete Begierden, besonders während der Schwarmperiode 1741–1749 (S. 89). Dagegen betont Pfister, daß man hinter Z.s Gemeindepredigten der letzten Jahre gewiß nicht die Dämonen abnorm starker sadistischer und masochistischer, homosexueller und nekrophiler Begierden wittern würde (S. 99). „Des Grafen Nekrophilie dürfte auf die infantilen Affekte zurückgehen, welche die Vorstellung vom toten Vater und vom gestorbenen Heiland in der starken homosexuellen Komponente des Knaben auslösten" (S. 106). Und Pfister sieht die Ursache dieser religiösen Haltung und Lehren Z.s vor allem in einer verfehlten Erziehung, dann aber auch in seiner an bizarren religiösen Geschmacklosigkeiten überreichen Zeit (S. 118).

Schwer bionegative Persönlichkeitsstruktur.

Zola, Émile (1840–1902)
Französischer Schriftsteller

„Geruchssymphoniker" (Bernard[3653]). Psychopath und Zwangsneurotiker mit Zählzwang (Toulouse[3654,521,3655]). Lampenfieber, krankhafte Todesfurcht,

Zählmanie (Braun[687], S. 34–35). Pelman[587] bespricht den Versuch von Toulouse, ein lebendes Genie (Toulouse wählte den damals berühmten und populären Z.) einer wissenschaftlichen Analyse zu unterziehen. Es wird berichtet, daß Z. sich zu diesem Zweck Toulouse und 20 Hilfsarbeitern während eines vollen Jahres täglich zwei Stunden lang zur Verfügung stellte. Zu dieser Art der Untersuchung äußert Pelman: „Jedenfalls liegt in dieser Vivisektion ein großer Fehler der Methode. Das betreffende nicht anonyme Schlachtopfer wird seine geheimsten Mängel, körperliche wie geistige, schwerlich der Kritik des großen Publikums anheimgeben (S. 207). Die Ergebnisse der langen und mühevollen Untersuchung waren der Verwandtschaft von Genie und Geistesstörung nicht gerade günstig. Z. ist kein Genie im Sinne des Schöpferischen, Unbewußten. Er ist ein Charakter aus einem Guß, der Nutzen ist ihm alles. Toulouse hat trotz mancher Abnormitäten kaum je einen Normalen gesehen, der sich eines ähnlichen geistigen Gleichgewichtes erfreute. Es fehlt ihm die Phantasie, dagegen besteht er ganz und gar aus Gesundheit, Festigkeit und Gleichgewicht“ (S. 208).

Zwetajewa, Marina Ivanovna (1892 oder 1894–1941)
Russische Dichterin

Wird von Pasternak zitiert im Zusammenhang mit dem Selbstmord russischer Dichter. Z. lebte in der Emigration und machte sich Sorge und Kummer über die Trennung von dem in Rußland lebenden Sohn. Sie wählte den Selbstmord durch Erhängen (Kotsovsky[194], S. 229 u. 232).

2. TEIL

QUELLEN

Wenn zu einer Quelle zwei (oder mehrere) Literaturangaben angeführt sind, so hat immer die in eckiger Klammer stehende direkt vorgelegen, in allen anderen Fällen die in runder Klammer stehende.

I. VOM GENIE

1. Die historische Entwicklung des Begriffes Genie. Genie-Theorien.

1. Hollanda: [? Titel] (1548)
2. Vasari: Raffaelbiographie. (1550)
3. Scaliger: Poetices, I, c. 1. (Lyon, 1561)
4. Telesio: De rerum natura iuxta propria principia. (1565)
5. Huarte, Juan: Exámen de ingenios para las sciencias. (Baeza, 1575. Erste Ausgabe 1566) Deutsch: Johann Huarts Prüfung der Köpfe zu den Wissenschaften. Aus dem Spanischen übersetzt von G. E. Lessing. (1752) 2. Aufl. von J. J. Ebert. (Wittenberg und Zerbst, 1785)
6. Tasso: (Z. n. Shelley: Defense of Poetry) (1587)
7. Puttenham: The Arte of English Poesie. (1589)
8. Philip Sidney: Apologie for Poetrie. (1595)
9. Vauquelin de la Fresnaye: Art poétique. (1598)
10. Gracian, Balthasar: Agudeza y arte de ingenio. (Madrid, 1642)
11. Fontenelle, Bernhard le Bovier de (1657–1757): Oeuvres. (Bd. 8, S. 176 f)
12. Boileau, N.: L'art poétique. (1674. 7. Aufl.: Hachette, Paris, 1911)
13. Bouhours: La manière de bien penser dans les ouvrages de l'esprit. (1687)
14. Perrault, Ch.: Brief an Fontenelle über das Genie. (1688)
15. Leibniz (1646–1716): (z. n. Wolf[118])
16. Accolto, Benedetto: De praestantia virorum sui aevi. (Parma, 1692)
17. Pope, A.: Essay on Criticism. (1711)
18. Shaftesbury, A. (1671–1713): Characteristics of men, manners, opinions and times. (1711)
19. Addison, J.: On imagination. (Zschr. Spectator, 1711–1712)
20. Gottsched, J. C.: Zeitschrift „Vernünftige Tadlerinnen". (1717)
21. Dubos: Réflexions critiques sur la Poésie et sur la Peinture. (Paris, 1719)
22. Baumgarten, A. G.: Meditationes philosophicae de nonnulis ad poema pertinentibus. (Dissertation, Halle, 1735)
23. Baumgarten, A. G.: Metaphysica. (1739)
24. Bodmer: (z. n. Wolf[118]) (um 1745)
25. Batteux, Ch.: Les beaux arts réduits à un même principe. (1746)
26. Vauvenargues (1715–1747): Introduction à la connaissance de l'esprit humain. Kap. 15. Du génie. (1746)
27. La Mettrie, Julien Offroy de: L'homme machine. (1747)
28. Baumgarten, A. G.: Aesthetica. (1750)
29. Marmontel, J. F. (1723–1759): Oeuvres complètes. Bd. 6, S. 17 ff. u. Bd. 7.
30. Voltaire (1694–1778): (Z. n. Hirsch, S. 36)
31. Voltaire: Oeuvres. Artikel „Génie" im philosophischen Wörterbuch 30, S. 34, (Ed. Beuchot)
32. Diderot, D.: Encyclopédie. Artikel: Génie, Enthousiasme, Goût. Genie von Saint Lambert. (Seit 1751)
33. Rousseau, J. J. (1712–1778): Oeuvres complètes. Émile, Bd. 3 und Genieartikel im Musiklexikon R's.
34. Condillac, Étienne Bonnot de (1714–1780): Oeuvres complètes.

35. TRESCHO, S. F.: Betrachtungen über das Genie. (Wöchentl. Königsberger Frag- und Anzeigungsnachrichten, 1754)
36. SULZER, J. G.: Entwicklung des Begriffs vom Genie. (Berlin, 1757)
37. GERARD, A.: An essay on genius. (Verfaßt 1758. London, 1774)
38. HELVÉTIUS, C. A.: De l'esprit. (Durand, Paris, 1759) Deutsch: Diskurs über den Geist des Menschen. Von Forkert, Hrg. Gottsched. (Siegerts, Leipzig, 1760)
39. RESEWITZ: Über das Genie. (Nicolais Sammlung verm. Schr. z. Beförd. d. schw. W. u. d. freyen Künste. Berlin, 1759)
40. YOUNG, E.: Conjectures on original composition. (1759)
41. TRUBLET, ABBÉ (1697–1770): Essais sur divers sujets de littérature. Bd. 2 u. 3. (1762)
42. FLÖGEL, C. F.: Versuch über das Genie. (Breslau, 1762) Geschichte des menschlichen Verstandes. (1765)
43. BONNET, CHARLES (1720–1793): Analyse der Seelenkräfte. (Deutsch 1770)
44. D'HOLBACH, P. H. (1723–1789): Système de la nature. S. 123. (1770)
45. SULZER, J. G.: Allgemeine Theorie der schönen Künste. (Leipzig, 1771)
46. LESSING, G. E. (1729–1781): (z. n. SOMMER, R.[69])
47. WIELAND (1733–1813): (in GRIMM'S DEUTSCHES WÖRTERBUCH[73])
48. ABEL, J. F.: Rede über das Genie. Werden große Geister geboren oder erzogen und welches sind die Merkmale derselbigen? (Rede vom 14. Dez. 1776) [Neudruck der Rede in der Turmhahn-Bücherei, 1955]
49. MERCIER, LOUIS SÉBASTIAN (1740–1814): Philosophische Abhandlungen. (Deutsch 1777)
50. ZIMMERMANN, J. G.: Von der Erfahrung in der Arzneykunst. S. 337. (Zürich, 1786)
51. KANT, J.: Kritik der Urteilskraft. § 46, § 49, S. 178. (Berlin-Libau, 1790)
52. KANT, J.: Anthropologie in pragmatischer Hinsicht. S. 159. (Nicolovius, Königsberg, 1798)
53. SCHOPENHAUER, A.: Die Welt als Wille und Vorstellung. I, § 36; II, Kap. 31. (Brockhaus, Leipzig, 1819)
54. WEISE, FERDINAND CHRISTOPH: Allgemeine Theorie des Genies. (Gutmann, Heidelberg, 1821)
55. WEISSE, CHRISTIAN HERMANN: System der Ästhetik als Wissenschaft von der Idee der Schönheit. § 75–79. (Hartmann, Leipzig, 1830)
56. HEGEL, G. W. F.: Werke, Bd. 10. Vorlesungen über die Ästhetik. 1. Abt., S. 360–384. (Duncker und Humblot, Berlin, 1835)
57. CARLYLE, TH.: On heroes, heroworship and the heroic in history. (London, 1841) Deutsch von Neuberg: Über Helden, Heldenverehrung und das Heldentümliche. (Decker, Berlin, 1. Aufl., 1853; 2. Aufl., 1893)
58. JEAN PAUL: Vorschule der Ästhetik. I, § 11–15. (1841) (Meiner, Leipzig, 1923)
59. VISCHER, FR. TH.: Aesthetik oder Wissenschaft des Schönen. (1. Aufl., 1846) [Meyer und Jessen, München, 1922. 2. Teil]
60. EMERSON, R. W.: Essays on representative men. (1849) Deutsch von O. Dähnert: Repräsentanten des Menschengeschlechts. (Reclam, Leipzig, Nr. 3464/3465)
61. SCHOPENHAUER, A.: Parerga und Paralipomena. II, Kap. 3. (1. Aufl., 1851) [Brockhaus, Leipzig, 1874]
62. SCHELLING, F. VON: Philosophie der Kunst. Werke V, 1. Abt., S. 353–736. (I. G. Cotta, Stuttgart und Augsburg, 1859)
63. FECHNER, TH.: Vorschule der Ästhetik. II, S. 156 ff. (Leipzig, 1867)
64. TÜRCK, H.: Der geniale Mensch. (Dümmler, Berlin, 1877; 7. Aufl., 1910)
65. MEYER, J. B.: Genie und Talent. (Zschr. Völkerpsychol. u. Sprachwissenschaft, 11, 1878)
66. JOLY, H.: Psychologie des grands hommes. (Revue philosophique, 13, S. 361; 14, S. 37, 190, 465, 1882. Buchausgabe: Hachette, Paris, 1883)
67. SÉAILLES, G.: Essai sur le génie dans l'art. (Baillière, Paris, 1883) Deutsch von Marie Borst: Das künstlerische Genie. (SEEMANN, Leipzig, 1904)

68. Brentano, F.: Das Genie. Vortrag. (Duncker und Humblot, Leipzig, 1892)
69. Sommer, R.: Grundzüge einer Geschichte der deutschen Psychologie und Ästhetik von Wolff-Baumgarten bis Kant-Schiller. (Stahel, Würzburg, 1892)
70. Falck, P.: Das Gesetz der Genialität und dessen Entdecker Wilh. v. Lenz. (Verlag v. Sterns literar. Bulletin, Zürich, 1894)
71. Falckenberg, R.: Genie. (Encyklopäd. Handb. d. Pädagogik. Hrg. W. Rein. Bd. 2, S. 561. Beyer, Langensalza, 1896)
72. Joly, H.: La genèse des grands hommes. (Revue philos., Paris, 42, S. 481, 1896)
73. Grimm's Deutsches Wörterbuch (Hildebrandt, R.): Genie. IV, I, 2, S. 3396–3450. (Hirzel, Leipzig, 1897)
74. Chamberlain, H. St.: Die Grundlagen des 19. Jahrhunderts. (1898. 4. Aufl., Bruckmann, München, 1903)
75. Giuffrida-Ruggeri, V.: Evoluzione individuale ed evoluzione colletiva; una teoria biologica del genio. (Riv. sc. biol., Torino, I, S. 120, 1899)
76. Gystrow, E. (W. Hellpach): Die Soziologie des Genies. (Sozialistische Monatshefte, Berlin, 4, 1900)
77. Saitschick, R.: Genie und Charakter. (Hofmann, Berlin, 1900) [3. Aufl., Hofmann, Darmstadt und Leipzig, 1926]
78. Möbius, P. J.: Über das Studium der Talente. (Stachyologie, S. 103–114, Barth, Leipzig, 1901)
79. Schlapp, O.: Kants Lehre vom Genie und die Entstehung der Kritik der Urteilskraft. (1901)
80. Weininger, O.: Geschlecht und Charakter. II. Kap. IV., VIII. (Braumüller, Wien, 1903 und 17. Aufl., S. 142, 143, 1913)
81. Dahlke, P.: Das Buch vom Genie. (Altmann, Leipzig, 1905)
82. Isserlin, M.: Zur Psychologie des Genies. (Umschau, Frankfurt a. M., 9, S. 208, 1905)
83. Padovan, A.: Il genio. (Riv. d'Italia, Roma, 8, S. 117 u. 120, 1905)
84. Riley, W. I.: Theories of genius. (J. Phil., Psychol. and Sci. Meth., S. 345 ff., 1905)
85. Gillenvater, H. C.: The heads of great men. (Strand Mag., London u. New York, 31, S. 315, 1906)
86. Lewis, H. Edwin[567]
86. Ogden, R. M.: Genius. (Pop. Science Monthly, New York, 69, S. 352, 1906)
87. Rahmer, S.: Aus der Werkstatt des dramatischen Genies. (Reinhardt, München, 1906)
88. Gerhardt, K. A.: Das Wesen des Genies. (2. Aufl., Hellmann, Jauer-Leipzig, 1907)
89. Hansemann, D. v.: Über die Gehirne von Th. Mommsen (Historiker), R. W. Bunsen (Chemiker) und Ad. v. Menzel (Maler). (Bibl. med. Stuttgart, Abt. A, H. 5, 1907)
90. Lange, Konrad: Das Wesen der Kunst. Grundzüge einer illusionistischen Kunstlehre. S. 435 f. (2. Aufl., Berlin, 1907)
91. Paul, A.: Wie empfindet, denkt und handelt der geniale Mensch? (Nitschmann, Berlin, 1907)
92. Erber, O.: Das Genie. Beitrag zur Physiologie des Geistes. (Handelsdr. u. Verlag, Bamberg, 1908)
93. Fischer, E. L.: Der Großgeist, das höchste Menschenideal. Grundlinien zu einer Philosophie des Ganzgenies. (Berlin, 1908)
94. Klein, R.: Vom Wesen der künstlerischen Begabung. (Deutsche Kunst und Dekoration, 12, S. 288–297, 1908)
95. Nagel, O.: Evolution und Energie. (Annalen d. Naturphilosophie, Leipzig, 7, H. 3, S. 251–257, 1908)
96. Reibmayr, A.: Die Entwicklungsgeschichte des Talentes und Genies. (Lehmann, München, 1908)
97. Hauser, O.: Der physische Typus der Genies des Altertums. (Pol.-anthropol. Revue, 8, 1909)

98. Padovan, A.: Le origine del genio. (Hoepli, Mailand, 1909)
99. Wendel, G.: Über das Genie. Eine psychologische Studie. (Heitz, Straßburg, 1909)
100. E. G. (Hrsg. C. L. Poehlmann): Das Geheimnis des genialen Schaffens. (Leupoldt, Stuttgart, 1910)
101. Hauser, O.: Der Typus des Genies des 14.–17. Jahrhunderts. (Pol.-anthropol. Revue, 8, 1910)
102. Hauser, O.: Der Typus des englischen Genies des 19. Jahrhunderts. (Pol.-anthropol. Revue, 9, 1910)
103. Cahan, J.: Zur Kritik des Geniebegriffs. (Stud. z. Philos. u. ihrer Geschichte, Bd. 73. Scheitlin, Bern, 1911)
104. Hauser, O.: Der physische Typus der deutschen Tondichter. (Pol.-anthropol. Revue, 9, 1911)
105. Horst, E.: Zur Naturgeschichte des Genies. (Breitenbach, Humboldt-Bibl., 10, 1913)
106. Behn, S.: Über das religiöse Genie. (Arch. Religionspsychol., 1, S. 45, 1914)
107. Brischar, K. M.: Das Genie. Ein Versuch. (Spohr, Leipzig, 1914)
108. Hauser, O.: Genie und Rasse. (I. Altertum. Dresden, 1917. II. Italien. Duncker, Weimar, 1922)
109. Zilsel, E.: Die Geniereligion. Ein kritischer Versuch über das moderne Persönlichkeitsideal mit einer historischen Begründung. Bd. 1. Kritik des Geniebegriffs. (Braumüller, Wien, 1918)
110. Lucka, E.: Stufen der Genialität. (6.–7. Aufl., Schuster & Löffler, Berlin, 1919)
111. Hock, A.: Die methodische Entwicklung der Talente und des Genies. (Akad. Verlag, Leipzig, 1920)
112. Stern, W.: Die differentielle Psychologie in ihren methodischen Grundlagen. (Barth, Leipzig, 1921)
113. Rauschenberger, W.: Das Talent und das Genie. (Selbstverlag, Frankfurt a. M., 1922)
114. Rauschenberger, W.: Das philosophische Genie und seine Rassenabstammung. (Frankfurt a. M., 1922)
115. Rauschenberger, W.: Das griechische und das deutsche Talent und Genie. (Jacob, Mannheim, 1923)
116. Rauschenberger, W.: Das Genie und Talent des Herrschens. (Jacob, Mannheim, 1923)
117. Rauschenberger, W.: Das Genie und Talent der Tonkunst. (Jacob, Mannheim, 1923)
118. Wolf, Hermann: Versuch einer Geschichte des Geniebegriffs in der deutschen Ästhetik des 18. Jahrhunderts. Bd. 1. (Winter, Heidelberg, 1923)
119. Gruzenberg: Genius und Schöpfung. (Leningrad, 1924. Russisch) O
120. Meumann: Intelligenz und Wille. S. 191 ff. (4. Aufl., Leipzig, 1925)
121. Zilsel, E.: Die Entstehung des Geniebegriffs. Ein Beitrag zur Ideengeschichte der Antike und des Frühkapitalismus. (Mohr, Tübingen, 1926)
122. Lämmel, R.: Bricht sich das Genie Bahn? (Berl. ill. Ztg., Nr. 48, S. 612, 1927) O
123. Hahn, A.: Der Streit um das Genie. (Berl. ill. Ztg., Nr. 4, 1929) O
124. Plaut, P.: Die Psychologie der produktiven Persönlichkeit. (Enke, Stuttgart, 1929)
125. Lange-Eichbaum, W.: Kritik zu Plaut: Die Psychologie der produktiven Persönlichkeit. (Deutsche Literaturzeitung, H. 30, S. 1436, 1930)
126. Lange-Eichbaum, W.: Wesen des Genies. (Dtsch. Med. Wschr., Nr. 14 u. 15, 1930)
127. Second, J.: Le problème du génie. (Flammarion, Paris, 1930)
128. Kretschmer, E.: Geniale Menschen. (2. Aufl., Springer, Berlin, 1931)
129. Lange-Eichbaum, W.: Das Genieproblem. (Reinhardt, München, 1931; 2. Aufl., 1951)
130. Spiller, G.: The origin and nature of man. Appendix: The causes of greatness. (Williams and Norgate, London, 1931)

131. Weyl-Nissen, A.: Genies untereinander. (Berl. ill. Ztg., Nr. 16, S. 650, 1931) O
132. Boda, Istvan: Zur Psychologie des Genies. (Magy. psychol. Szemle, Bd. 5, S. 121–196, 251–254, 1932) [Zbl. ges. Neurol., 69, S. 447]
133. Thurnwald, R.: [Kritik zu Lange-Eichbaum] (Soziologus, Zschr. Völkerpsychol., 8. Jan. 1932)
134. Max Scheler: Zur Ethik und Erkenntnislehre; Vorbilder und Führer. (Berlin, 1933)
135. Pfeifer, R. A.: Genie und Talent in biologischer Hinsicht. (Schweiz. Arch. Psychiatr., 32, S. 92–94, 1933) [Zbl. ges. Neurol., 70, S. 603]
136. Ramón y Cajal, S.: Regeln und Ratschläge zur wissenschaftlichen Forschung. S. 30. (Deutsch von D. Miskolzy. Reinhardt, München, 1933)
137. Hofmann, W. A.: Schöpferische Kraft. (Forkel & Co., Stuttgart und Wien, 1935)
138. Hofmann, W. A.: Gründe genialer Leistungen. (Ratio-Verlag, München, 1935)
139. De Boda, Stefano: L'uomo di genio come problema psicologico. (Riv. psicol. norm. pat., Bologna, 32, S. 234–250, 1936)
140. Faris, Robert E. L.: Sociological factors in the development of talent and genius. (J. Educ. Sociolog., 9, S. 538–544, 1936)
141. Rauschenberger, W.: Die rassischen Grundlagen der deutschen Malerei. (Arch. Rassenbiol., 30, S. 304–312, 1936)
142. Rods: Génialité et criminalité. (Paris, 1936)
143. Somogyi, Josef: Begabung im Lichte der Eugenik. (Deuticke, Leipzig und Wien, 1936)
144. Hilkene, Ph.: Das Genie. (Volk und Heimat, 1. Jg., H. 4, 1938)
145. ***: Die große Weltstunde. Der dichte Wuchs der Genies um 1800. (Zeit im Querschnitt, Berlin, 1939) O
146. Buttersack: Was ist Genie? (Zschr. ärztl. Fortbild., 37, Nr. 12, 1940)
147. Carrol, H. A.: Genius in the making. (Mc Graw, New York 1940) O
148. Faris, Robert E. L.: Sociological causes of genius. (Amer. Sociol. Rev., 5, Nr. 5, S. 689–699, 1940)
149. Huch, R.: Talent und Genie. (Die Literatur, 43, H. 3, S. 119–121, 1940)
150. Mewald, J.: Deutung des Genies in Hellas. (Wiener Studien. Zschr. f. klassische Philologie. 58. Bd. Wien, 1940)
151. Wetzel, F.: Das Wesen des Genialen. (Natur und Kultur, 37, H. 6, S. 145–146, 1940)
152. Winkler, B.: Vom Wesen des Genies. (Neues Deutschland, 3. Jg., Berlin, 1938 und Aktuelle Zeitung f. Fortschritt, Kultur u. kosmobiol. Forschung, Nr. 12, Dresden, 1940) O
153. Matura, O.: Das deutsche Genie. Neue grundlegende Forschungsergebnisse über Zahl, Vorkommen und Artenreichtum genialer Menschen im völkischen Staat. (Österreichischer Landesverlag, Wien, 1941)
154. Gesell, A. L.: Genius, giftedness and growth. (New York Academy of medicine, S. 100–140, 1942) O
155. Krbek, F. von: Über das Wesen des Genialen. (Wir und die Welt, 4, H. 1, S. 30–33, 1942)
156. Rausch, J.: Das Genie als philosophisches Problem. (Zschr. f. deutsche Kulturphilosophie. Neue Folge des Logos. Bd. 8, S. 30–38, Tübingen, 1942)
157. Bliven, Bruce: Gestalter der Zukunft. Die fesselndsten Laboratoriumserrungenschaften von heute. (Titel des amerik. Originals· "The man who make the future".) (Steinberg, Zürich, 1943)
158. Arcand, A.: Génie et folie. (Union méd., Canada, 72, S. 52–58, 1943)
159. Sommer, Hubert: „Génie". Beiträge zu einer Bedeutungsgeschichte des Wortes. (Dissertation, Marburg, 1943)
160. Cysarz, H.: Vom Genie. (Die neue Rundschau, 54. Jg. der Freien Bühne, 2. H., S. 89, 1943)
161. Cysarz, H.: Das Schöpferische. Die natürlich geschichtliche Schaffensordnung der Dinge. (Niemeyer, Halle, 1943)
162. Cysarz, H.: Vom menschlichen Genie und seinen Wertwandlungen. (Berlin-Rom-Tokio, H. 2, S. 17, 1943)

163. HOFMANN, W. A.: Gründe genialer Leistungen. Erfolgreiche, wie sie planten, wie sie arbeiteten, wie sie geniale Leistungen vollbrachten. (H. R. Hugi, Bern, 1943)
164. SERGENT, E. M.: La formation intellectuelle et morale des élites. (Paris, 1943) O
165. THOMPSON, D.: On the idea of genius. (Ladies Home Journal, Bd. 61, Nr. 6, 1944) O
166. GOLDSCHMIT-JENTNER, R. K.: Die Begegnung mit dem Genius. Darstellungen und Betrachtungen. (Wegner, Hamburg, 1946)
167. FODOR, N.: Renaissance of the hero. (Rev. psicoanál., B. Aires, 4, S. 492 bis 506, 1947) O
168. SCHOLZ, H.: Zur Erhellung der Kunst und des Genies. (Habel, Berlin, 1947)
169. SHANNON, I. R.: Traits of research workers. (J. educ. Res., 41, S. 513–521, 1947)
170. BRAIN, R. W.: Some reflections on genius. (Lancet, London, S. 661–665, 1948; The Eugen. Rev., Bd. XL, Nr. 1, S. 12–20, 1948)
171. GRUHLE, H. W.: Verstehende Psychologie. (Thieme, Stuttgart, 1948)
172. MEYERSON, IGNACE: Les fonctions psychologiques et les oeuvres. (Vrin, Paris, 1948)
173. SCHEFFEL, K.: Lebensbild des Talents. (Nauck & Co., Berlin, 1948)
174. BAHLE, J.: Hans Pfitzner und der geniale Mensch. Eine psychologische Kulturkritik. (Weller, Konstanz, 1949)
175. RAGLAN, LORD: The hero; a study in tradition, myth and drama. (British Book Centre, New York, 1949) O
176. WÜRZBACH, F.: Grundtypen der Menschen. Der „große Kopf" und der „Günstling der Natur". (Verlag Bamberger Reiter, 1949)
177. NAHM, MILTON C.: Genius and the aesthetic relation of the arts. Read at the annual meeting of the American Society for Aesthetics, Oct. 22, 1949. (J. Aesthetics, Bd. 9, Nr. 1, S. 1–12, 1950)
178. GUILFORD, J. P.: Creativity. (Amer. Psychologist, 5, Nr. 9, S. 444–454, 1950)
WELLEK, A.[2117]
179. WELLEK, A.: Die Polarität im Aufbau des Charakters. (A. Francke A. G., Bern, 1950)
180. FECHTER, PAUL: Kleines Wörterbuch für literarische Gespräche. (Bertelsmann Verlag, 1950)
181. LOEWENBERG, R. D.: Wilhelm Lange-Eichbaum and "The problem of genius". (Amer. J. Psychiatr., Bd. 106, 12, S. 927–928, 1950)
182. HESSE, HERMANN: Das junge Genie. Brief an einen 18jährigen. S. 12. (1950)
183. BETZENDAHL, W.: Die Grenze des Normalen im sozialen Leben. (Fortschr. Med., 69, Nr. 13/14, S. 157–159, 1951)
184. HEYER, G. R.: Vom Genie. Kapitel 39 von „Menschen in Not", Bd. II, S. 273–279. (Hippokrates Verlag, Marquardt & Cie., Stuttgart, 1951)
185. FECHTER, PAUL: Kleines Wörterbuch für Kunstgepräche. (Bertelsmann Verlag, 1951)
186. RÉVÉSZ, G.: Talent und Genie. Grundzüge einer Begabungspsychologie. (Leo Lehnen, München, 1952)
187. RÉVÉSZ, G.: Talent en genie. (De Gide, Amsterdam. Bd. 116, 1, S. 139–143, 1953; auch Leyden, 1952)
188. LAUTERBORN, ANTON: Beiträge zur Geschichte des französischen Geniebegriffs im 18. Jahrhundert. (Habilitationsschrift des Autors, Trier, 1952)
189. HAUSER, ARNOLD: Sozialgeschichte der Kunst und Literatur. Bd. 1. (C. H. Beck'sche Verlagsbuchhandlung, München, 1953)
190. WELLEK, A.: Das Genieproblem. (Rundfunk Vortrag im Vortragskreis die „Aula" im Süd-Westdeutschen Rundfunk am 24. 4. 1955)
191. JONES, E.: The nature of genius. (British med. J., Bd. 2, S. 257–262, 1956)
192. SACHERL, KARL: Psychologischer und soziologischer Geniebegriff. (Historische Entwicklung) (Studium generale, 10. Jg., H. 1, Springer Verlag, 1957)

193. BOORSTIN, DANIEL J.: The Genius of American Politics. (The University of Chicago Press, 1958)
194. KOTSOVSKY, DIMU: Tragödie des Genius. Genialität, Altern, Tod. (München, 1959)

2. BIOLOGISCHE VORAUSSETZUNGEN

a) Körperliche Substrate

195. AHRENS, W.: Kritische Bemerkungen zu P. J. Möbius: Über die Anlage zur Mathematik. (Zbl. Nervenhk., S. 45, 275, 1901)
ANTONINI, G.[532]
196. ARMATTOE, R. E. G.: Geniuses lives not brief. (Science News Letters, Bd. 54, S. 12, Juli 1948)
197. BECKER, W. H.: Über die Lebensalter der Eltern bei der Geburt eines Genialen und den Wert der Erstgeburt. (Zschr. Neurol., Berlin, 148, S. 808–813, 1933; Allg. Zschr. Psychiatr., 102, S. 150, 1934) [Zbl. ges. Neurol., 74, S. 547]
198. BIEDENKAPP, G.: Neueres zur Naturgeschichte der genialen Menschen. (Natur, Leipzig, I, S. 160, 170 u. 171, 1910)
199. BOUMANN, K. H.: Das Genie als biologisches Problem. O
200. BOWERMAN, W. G.: Marks of genius. (Science Digest, Bd. 22, Dez. 1947)
201. BOWERMAN, W. G.: On thousand heavy weights; review of studies in genius. (Times, Bd. 50, S. 65, 1947) O
202. BURT, C.: Intelligence and fertility. (London, 1946) O
203. BUSEMANN, A.: Über lyrische Produktivität und Lebensablauf. (Zschr. angew. Psychol., Leipzig, 26, S. 177–201, 1925)
204. BUTTKUS, R.: Physiognomik. Ein neuer Weg zur Menschenkenntnis. (Reinhardt, München–Basel, 1956)
205. COX, CATH.: The early mental traits of three hundred geniuses. (In: Genetic studies of genius. Von Terman. Bd. II. Stanford. Univ. Press, 1926)
206. GOLDSCHMIT-JENTNER, R. K.: Genius der Jugend. Gestalten und Werke der Vollendeten. (Kurt Desch, Wien-München–Basel, 1960)
GRUHLE, H. W.[171], S. 331–332
207. HAGEN, H. v.: Das Problem der Linkshändigkeit. (Hess. Ärzteblatt, H. 4, S. 210–213, 1961)
208. HANSEMANN, D. v.: Über das Gehirn von Hermann v. Helmholtz. (Zschr. Psychol., Leipzig, 20, 1899)
HANSEMANN, D. v.[89]
209. HEIDLER, J. B. and LEHMAN, H. C.: Chronological age and productivity; various types of literature. (Eng. J., College Edition, 155, S. 294–304, 1937) O
210. HEINZ, WERNER: Tagebuch eines alten Irrenarztes. (Wellersberg, Lindenthal bei Leipzig, 1928)
HELLPACH, W. [789]
211. HERRE, PAUL: Schöpferisches Alter. Geschichtliche Spätaltersleistungen in Überschau und Deutung. (2. Aufl., Hase & Koehler, Leipzig, 1943)
HOCK, A.[111]
212. JANSON, PH.: Über die Rothaarigkeit. (Med. Monatsspiegel, Merck, S. 200–202, 1958)
JASPERS, K.[807], S. 173
213. JOST: Wie arbeitet das Talent? (1903) [z. n. KOTSOVSKY[194]]
214. JUDA, ADELE: Über die Stellung in der Geburtenreihe bei höchstbegabten Persönlichkeiten. (Arch. f. Rassenbiol., Bd. 37, S. 187–191, 1943)
215. KASSEL, C.: Genius and stature. (Pop. Science Monthly, New York, 77, S. 579–581, 1910)
216. KASSEL, C.: Physiognomy and genius. (Pop. Science Monthly, New York, 78, S. 158–163, 1911)
217. KASSEL, C.: Genius and haircolor. (Pop. Science Monthly, New York, 81, S. 284–290, 1912)

218. Kotsovsky, Dimu: Genialität und Lebensdauer. (Zschr. Ästhetik, 37 S. 83–86, 1943)
Kotsovsky, Dimu[194]
Kretschmer, E.[128]
Kretschmer, E.[609]
219. Lange, Fritz: Die Sprache des menschlichen Antlitzes. (4. Aufl., Lehmann, München, 1952)
220. Langner, Eva: Form- und Farbbeachtung und psychophysische Konstitution bei zeitgenössischen Dichtern. (Zschr. f. menschl. Vererbungs- u. Konstitutionslehre, Bd. 20, S. 93–147, 1937)
221. Laughlin, Rose A.: Famous premature babies. (Hygieia, the Health Magazine of the Amer. Med. Ass., S. 203–206, 1939)
222. Lehman, H. C.: The creative years in science and literature. (Sci. Mon., 43 S. 151–162, 1936)
223. Lehman, H. C.: The creative years: "best books". (Sci. Mon., 45, S. 65–75, 1937)
224. Lehman, H. C.: The creative years: medicine, surgery and certain related fields. (Sci. Mon., 52, S. 450–461, 1941)
225. Lehman, H. C.: The optimum years for leadership. (Sci. Mon., 54, S. 162 bis 175, 1942)
226. Lehman, H. C.: The creative years: oil paintings, etchings and architectural works. (Psychol. Rev., 49, S. 19–42, 1942)
227. Lehman, H. C.: Age of starting versus total creative output. (J. Appl. Psychol., 30, S. 460–480, 1946)
228. Lehman, H. C. and Gamertsfelder, W. S.: Man's creative years in philosophy. (Psychol. Rev., 49, S. 319–343, 1942)
229. Lehman, H. C. and Ingerham, W. D.: Man's creative years in music. (Sci. Mon., 48, S. 431–443, 1939)
230. Lindheim, A. v.: Saluti senectutis. (Deuticke, Leipzig-Wien, 1909)
Magri, F.[647]
231. Mandolini, H.: Temperament, Konstitution und künstlerisches Genie. (Rev. criminol., B. Aires, 21, S. 34–40, 1934) [Zbl. ges. Neurol., 74, S. 169]
232. Mc Curdy, Harold G.: The Childhood Pattern of Genius. (J. of the Elisha Mitchell Scientific Society, 73, Nr. 2, nov. 1957)
233. Mette: The deeper psychological Bases of the tragical, apollonical and dionysical. (Dion Publications, 1934)
234. Möbius, P. J.: Über Kunst und Künstler. (Barth, Leipzig, 1901)
235. Möbius, P. J.: Über die Anlage zur Mathematik. (Barth, Leipzig, 1900) (Zbl. Nervenhk., S. 45, 1901)
236. Möbius, P. J.: Franz Josef Gall. (Barth, Leipzig, 1905)
237. Möbius, P. J.: Über den Schädel eines Mathematikers. (Barth, Leipzig, 1905)
238. Mojsisovics, E. von: Die Gesichtsbildung des Genies. Ein Beitrag zur Entwicklungsgeschichte des Menschen. (Lincke, Dresden, 1908)
239. Monakow: Die Lokalisation im Großhirn. S. 879 f. (Bergmann, Wiesbaden, 1909)
240. Nelson, H.: The creative years. (Amer. J. Psychol., 40, S. 303–311, 1928)
Ossip-Lourié[1963]
Ostwald, W.[1302]
241. Pannenborg, H. u. W.: Die Psychologie des Musikers. (Zschr. Psychol., Leipzig, 73, 1915)
242. Pannenborg, H. u. W.: Die Psychologie des Zeichners und Malers. (Zschr. angew. Psychol., Leipzig, 12, 1917)
243. Pannenborg, H. u. W.: Die Psychologie der Künstler. Vergleichung des Malers und Komponisten. (Zschr. angew. Psychol., Leipzig, 13, 1918)
Patzig, B.[654]
244. Pfeifer, A.: Die Lokalisation innerhalb der corticalen Hörsphäre des Menschen. (Mschr. Psychiatr., 50, 1921)
245. Popper, J.: Über den Zusammenhang zwischen Genie und Körpergröße. (Pol.-anthropol. Revue, 6, S. 485, 1907)

246. Reibmayr, A.: Zur somatischen Charakteristik des Talentes und Genies. (Pol.-anthropol. Revue, 6, S. 697, 1908)
247. Re., K. H.: Linkshändigkeit. (Ärztl. Praxis vom 1. Juni 1963)
248. Retzius, G.: Das Gehirn des Astrologen Hugo Gylden. (Stockholm, 1899)
249. Retzius, G.: Das Gehirn der Mathematikerin Sonja Kowalewsky. (Stockholm und Jena, 1900)
250. Retzius, G.: Das Gehirn des Physikers und Pädagogen Per Adam Siljeström. (Stockholm und Jena, 1902)
251. Révész, Géza: Über das frühzeitige Auftreten der Begabung. (Zschr. angew. Psychol., Leipzig, 15, 1919)
Révész, Géza[3641]
252. Révész, Géza: L'âge et le talent. (Miscellanea psychologica Albert Michotte, S. 382–390, Louvain, Paris, 1947)
253. Révész, Géza: Das alternde Talent. (Universitas, 1952)
Ribot, Th[328]
Ribot, Th.[1327]
254. Robinovitch, L. G.: The genesis of genius. (J. ment. pathol., New York, 7, S. 228–248, 1906/07)
255. Schlange, H.: Linkshänder. (Der Landarzt, Nr. 4, S. 147, 1963)
Schulte, J. F. v.[345]
256. Somogyi, Istvan: Beiträge zur Hirnlokalisation der musikalischen Fähigkeiten. (Orv. hétil., Budapest, II, S. 777–782, 1930) [Zbl. ges. Neurol., 58, S. 295]
Somogyi, I.[143], S. 260–261
257. Terman, L. M. and Oden, M. H.: The gifted group at MID-Life (Thirty-five Years follow-up of the superior child). (In: Genetic studies of genius. Bd. V. Stanford Univ. Press, 1959)
Thayer, W.[542]
258. Theopold, W.: Johann Kaspar Lavater und die Physiognomik. (Hess. Ärzteblatt, 12, S. 630–648, 1962)
259. Venzmer, G.: Die Wirkstoffe des Lebendigen usw. (Union, Deutscher Verlag, 7. Ts.) [Ref. in: Medizin heute für die Praxis morgen, H. 1, S. 53–54, 1952]
260. Wasmuth, E.: Zur Züchtung des Wunderkindes. (Annalen d. Natur-Philos., 10, S. 5–20, 1910)
261. Wechniakoff, Th.: Physiologie des Genies. (1875) O
262. Weinberg, R.: Gehirnform und Geistesentwicklung. (Pol.-anthrop. Revue, 3, S. 686–698, 1905)
263. Wellek, A.: Typologie der Musikbegabung im deutschen Volke. Grundlegung einer psychologischen Theorie der Musik und Musikgeschichte. (Arbeiten zur Entwicklungspsychologie, Nr. 20. Hg. F. Krueger. Beck, München, 1939)
264. Weygandt: Referat zu: Möbius, P. J., „Über die Anlage zur Mathematik". (Zbl. Nervenhk., S. 45, 1901)

Anhang: Weibliche Geniale

Albrecht, O.[708]
Arréat, L.[487], S. 73–74
265. Beecham, Sir Thomas: Die Frauen in der Musik. (Neue Zeitung vom 10. Nov. 1947)
Brain, R. W.[170]
Castle, C. S.[373]
Dovski, Lee van[1443], S. 341
Feis, O.[589], S. 15, 20
266. Flössner, Franz: Warum gibt es keine Komponistin? (Wiesbad. Kurier vom 15. Jan. 1949)
267. Fromme-Bechen, Annemarie: Von der Wasserkönigin bis zum Tachometer. Weibliche Erfinder sind selten. (Sonntagsblatt, Nr. 7, S. 28 vom 17. Febr. 1963)
Fuchs, H.[3581], S. 55
Gehlen, A.[773], S. 122

268. GIESEKING, WALTER: Warum gibt es keine Komponistin? (Wiesbad. Kurier vom 15. Jan. 1949)
269. GOETZ, WOLFGANG: Das Genie und die Familie. (Sonntagsblatt, Nr. 51, S. 8 vom 23. Dez. 1963)
GRUHLE, H. W.[171], S. 187
270. HARTLAUB, GENO: Die Frau als Künstlerin. (Sonntagsblatt, Nr. 19, S. 13 vom 13. Mai 1962)
271. HEYMANS, G.: Über einige psychische Korrelationen. (Zschr. angew. Psychol., Leipzig, 1, S. 313, 1908)
HOCK, A.[111], S. 32
272. I. C., DR.: Intelligence et génie. (Le Concours méd., Jg. 72, Nr. 18, S. 1443 bis 1444, 1950)
273. KÄHLER, ELSE: Die Frau in den paulinischen Briefen. (Gotthelf-Verlag Zürich-Frankfurt, 1960)
KOCH, H. und MJÖEN, F.[302], S. 132–133
KOTSOVSKY, DIMU[194], S. 40
KRETSCHMER, E.[128], S. 129
274. KURTH, J.: Die Frau als Künstlerin. (Eckard, 1926)
MILLER, R.[311], S. 212–214
275. MÖBIUS, P. J.: Über den physiologischen Schwachsinn des Weibes. (Stachyologie, S. 139–164. Barth, Leipzig, 1901)
MÖBIUS, P. J.[315], S. 122
MÖBIUS, P. J.[235]
MOJSISOVICS, E. VON[238], S. 32
276. MÜNSTER, L.: Weibliche Ärzte im mittelalterlichen Italien. (Ciba Symposion, Bd. 10, H. 3, S. 136–140, 1962)
OSTWALD, W.[1302], S. 52
REIBMAYR, A.[96]
RÉVÉSZ, G.[186], S. 286
277. RUTT, URSULA: Die Frau zwischen Zorn und Tradition. (Bulletin des „Fränkischen Kreises", Nr. 53, Aug. 1963)
SCHEFFEL, K.[173], S. 143
SCHOPENHAUER, A.[53], Auflage 1859, Teil 2, S. 447
SCHOPENHAUER, A.[61], Auflage 1862, Teil 2, S. 655
SOMOGYI, J.[143], S. 296–299
STERN, W.[112], 3. Aufl., S. 453–458
278. VESCOVI, GERHARD: Die Arztfrau. (Hessisches Ärzteblatt, H. 3, S. 158–164, 1964)
279. WEBER, HILDEGARD: Können Frauen komponieren? (III. Internat. Komponistinnenwettbewerb in Mannheim) (Frankf. Allg. Zt., S. 16 vom 5. Okt. 1961)
WEININGER, O.[80], S. 142, 413
280. WILLMS, JOST: Schöpferische Arztfrauen. (Med. Mon.-Spiegel [Merck], H. 10, S. 217–222 u. H. 11, S. 241–243, 1958)

b) Genie und Vererbung

281. BRAMWELL, B. S.: Galton's „Hereditary Genius" and the three following generations since 1869. (Eugen. Rev., London, 39, Nr. 4, S. 146–153, 1948)
282. BRASCH, G.: Die Erblichkeit der musikalischen Begabung. (Eugenik, Berlin, Bd. 1, H. 7, S. 145, 1931)
283. BRIMHALL, D. R.: Family resemblances among American men of science. (Amer. Naturalist, Bd. 56, 1922 und Bd. 57, 1923) [Ref. in: Die Erblichkeit der geistigen Eigenschaften. Menschliche Erblehre. Von F. Lenz. Bd. 1, S. 671–672. Lehmann, München, 1936]
284. CANDOLLE, A. DE: Histoire des sciences et des savants depuis deux siècles etc. (1. Aufl., Georg, Genève-Bâle, 1873)
285. COOK, O. J.: Heredity related to memory and instinct. (Monist, 18, S. 363–387, 1908)
ELLIS, H.[555] (z. n. MÉGROZ[310])

286. Ernest, G.: Genie und Vererbung in der Musik. (Med. Welt, 4, Nr. 38, S. 1379–1382, 1930)
Feis, O.[589]
Fischer-Planer, E.[571]
287. Galton, F.: Hereditary, talent and character. (Macmillans Magazine, 1865)
Galton, F.[459]
288. Galton, F.: Life history album. (Macmillan, London, 1884) O
289. Galton, F.: Record of family faculties. (Macmillan, London, 1884) O
290. Galton, F.: Hereditary genius; an inquiry into the laws and consequences. (2. Aufl., Nachdruck, Horiz. Press, 1952)
291. Gottschaldt, K.: Erbpsychologie der Elementarfunktionen der Begabung. (In: Handbuch der Erbbiologie des Menschen. Hg. G. Just. Bd. 5, Teil I. Springer, Berlin, 1939)
292. Haecker, V. und Ziehen, Th.: Über die Erblichkeit der musikalischen Begabung. (Zschr. Psychol., Leipzig, 88, 89, 90, 1922)
293. Haecker, V. und Ziehen, Th.: Zur Vererbung und Entwicklung der musikalischen Begabung. (Barth, Leipzig, 1923)
294. Haecker, V. und Ziehen, Th.: Beitrag zu der Lehre von der Vererbung und Analyse der zeichnerischen und mathematischen Begabung, insbesondere mit Bezug auf die Korrelation zur musikalischen Begabung. (Zschr. Psychol., Leipzig, 120, 1930; 121, S. 1–103, 1931)
295. Hartnacke, W.: Vererbte Genialität. (Das Reich, Berlin, 1941) O
Herzberg, A.[622]
296. Hoffmann, H. F.: Erbpsychologie der Höchstbegabungen. (In: Handbuch der Erbbiologie des Menschen. Hg. G. Just. Bd. 5, Teil I. Springer, Berlin, 1939)
I. C., Dr.[272], S. 1444
Jaspers, K.[807], S. 298
297. Juda, Adele: Über das Vorkommen von gleichen und ähnlichen Begabungsanlagen in den Familien von hochbegabten Künstlern und etwaige Korrelationen zu anderen hervorstehenden Begabungen. (Allg. Zschr. Psychiatr., 116, S. 1–20, 1940)
298. Kloos, G.: Begabung und Vererbung. Die Persönlichkeit im Lichte der Erblehre. (Hg. H. Schottky. Teubner, Leipzig, 1935) [Viel Literatur]
299. Kloos, G.: Die Vererbung hoher Begabungen. (Fortschr. Erbpath., 1938)
300. Kloos, G.: Die Erbpsychologie hoher Begabungen. (Fortschr. Erbpath., Jg. 4, S. 260, 1940)
301. Koch, H. und Mjöen, F.: Die Erblichkeit der Musikalität I. (Zschr. Psychol., Leipzig, 99, S. 16, 1926)
302. Koch, H. und Mjöen, F.: Die Erblichkeit der Musikalität II. (Zschr. Psychol., Leipzig, 121, S. 104–136, 1931)
303. Koch, H. und Mjöen, F.: Zur vergleichenden Psychologie der Allgemeinbegabung und der Musikalität. (Zschr. Psychol., Leipzig, 128, S. 241–257, 1933)
304. Kothe, J.: Die preußische Generalität des Weltkrieges. (Volk und Rasse, 13, S. 99 f., 1938)
Kretschmer, E.[128], S. 65–66
305. Kroh, O.: Erbpsychologie der Berufsneigung und Berufseignung. (In: Handbuch der Erbbiologie des Menschen. Hg. G. Just. Bd. 5, Teil I. Springer, Berlin, 1939)
306. Kurella, H.: Die Intellektuellen und die Gesellschaft. (Bergmann, Wiesbaden, 1913. Grenzfr. Nervenleb., H. 88)
Lenz, F.[646]
Link, M.[3533]
307. Martell, P.: Vererbung des Genies. (Zschr. ärztl. Fortbild., 34, S. 89–91, 1937) [Zbl. ges. Neurol., 84, S. 701]
308. Martinak, E.: Vererbung geistiger Eigenschaften. (Reins Encykl. Hdb. d. Pädag., 1. Aufl., 7, S. 380–386, 1899)
309. Maudsley, H.: Heredity variation and genius. (Med. Leg. J., New York, 27, S. 117, 1909/10) O

310. Mégroz, R. M.: The problem of genius. (The Bookman, 72, S. 238–239, 1927)
311. Miller, R.: Über musikalische Begabung und ihre Beziehungen zu sonstigen Anlagen. (Zschr. Psychol., Leipzig, 97, S. 191–214, 1925)
312. Mjöen, J. Alfred: Zur Erbanalyse der musikalischen Begabung. (Hereditas, Lund, Bd. 7, H. 1, 1925)
313. Mjöen, J. Alfred: Die Vererbung der musikalischen Begabung. (Metzner, Berlin, 1934)
314. Möbius, Martin Richard: Ist Genie erblich? (Der Türmer, Deutsche Monatshefte, S. 278, 1941)
315. Möbius, P. J.: Über die Vererbung künstlerischer Talente. (Stachyologie, S. 115–124. Barth, Leipzig, 1901)
316. Nölle: Väter und Söhne. (Schriftliche Mitteilung, 1963)
317. Oeter, F.: Wer studiert heute in der Bundesrepublik? (Evang. Monatshefte z. Gesellschaftspolitik, H. 7, 1959)
318. Oeter, F.: Droht ein Begabungsschwund der europäischen Bevölkerung? (Ärztl. Mitteilungen, Nr. 34, S. 1189–1192, 1959)
319. Peters, W.: Über Vererbung psychischer Fähigkeiten. (Fortschr. Psychol., 3, S. 185, 1915)
320. Popenoe, P.: Wird dein Sohn ein Genie sein? (Deutsch von F.Tietze. Eugenik, Berlin, Bd. 1, H. 4, S. 106, 1931)
321. Quentin, E.: Familiengenies. (Rasse, Mschr. d. Nordischen Bewegung, 1940) O
322. Rabe, E.: Ist Genie erblich? (Der Türmer, S. 447–452, 1941)
323. Rath, H. W.: Regina, die schwäbische Geistesmutter. Die gemeinsame Abstammung Hölderlins, Uhlands, Schellings, Mörikes und anderer bekannter Schwaben. (Schulz, Ludwigsburg, 1927)
324. Rauschenberger, W.: Erb- und Rassenpsychologie schöpferischer Persönlichkeiten. (Fischer, Jena, 1942)
325. Reibmayr, A.: Zur Naturgeschichte der talentierten und genialen Familien. (Pol.-anthropol. Rev., 2, Nr. 8, 1904)
326. Reibmayr, A.: Das Aussterben der talentierten und genialen Familien im Mannesstamme. (Pol.-anthropol. Rev., 4, Nr. 12, S. 675–696, 1906)
327. Reinöhl, Fr.: Die Vererbung der Intelligenz. (Arch. Rassenbiol., 29, S. 26–42, 1935)
328. Ribot, Th.: De l'hérédité psychologique. (Paris, 1871/72; 5. Aufl., 1893) Deutsch von H. Kurella: Die Vererbung. (Wigandt, Leipzig, 1895)
329. Rittershaus, E.: Die Vererbung musikalischer Eigenschaften. (Arch. Rassenbiol., 29, S. 132–152, 1935)
330. Saeltzer, R. M.: Theorien und Forschungen über die Erblichkeit der Talente. (Pol.-anthrop. Rev., 3, H. 7, S. 423–427, 1904)
331. Schuster, E. and Ethel M. Elderton: The inheritance of ability. (Eugen. Laborat. Mem., London, 1907)
Somogyi, J.[143]
332. Swoboda, H.: Das Genie und das überpersönliche geistige Wachstum der Familien. (Universitas, Jg. 8, H. 4, S. 359–364, 1953)
333. Terman, Lewis M.: Genetic studies of genius. (Stanford University Press, 1926)
334. Voss: Beitrag zur Kenntnis der musikalischen Vererbung. (Vogel, Leipzig, 1925) O
335. Wilser, L.: Die Vererbung geistiger Eigenschaften. (Festschrift zur Feier des fünfzigjährigen Jubiläums der Anstalt Illenau. S. 163–186. Winters Universitätsbuchhandlung, Heidelberg, 1892)
336. Winter, Ludwig: Der Begabungsschwund in Europa. (Verlag Hohe Warte, Pähl/Obb., 1959)
337. Woods, F. A.: American men of science and the question of heredity. Science, 30 S. 205–210, 1909)

Anhang: Das evangelische Pfarrhaus

338. ANGERMANN, AUG.: Was für Männer gab das evangelische Pfarrhaus dem deutschen Volke? (2. Aufl., Lichtweg Verlag, Essen, 1939)
CYSARZ, H.[160]
339. GALTON, F.: English men of science, their nature and nurture. (Macmillan and Co., London, 1874)
340. GEMÜND, W.: Begabung und Genie im Lichte erbbiologischer Forschungen. (Velhagen & Klasings Monatshefte, 57, H. 12, S. 661–664, 1943)
341. HARTNACKE, W. und WOHLFAHRT, E.: Geist und Torheit auf Primanerbänken, S. 148 ff. (1934)
342. KASSEL, CH.: Heredity and genius. (Scient. Amer., Suppl., 155, New York, 1913; reprinted from South Atlantic Quarterly, April 1924)
KRETSCHMER, E.[128]
KROH, O.[305]
343. MACLEAN: Where we get our best men? (London, 1900)
344. MINDER, ROBERT: Kultur und Literatur in Deutschland und Frankreich. Fünf Essays. (Insel-Bücherei Nr. 771, Frankfurt/M., 1962)
RAUSCHENBERGER, W.[324], S. 142
345. SCHULTE, J. F. v.: Lebenserinnerungen. Herkunft und Alter von deutschen Gelehrten aller Art. Bd. 3. (3. Aufl., Emil Roth, Gießen, 1909)
346. SZIRMAY-PULSZKY, HENRIETTE v.: Zur gesellschaftlichen Herkunft der Hochtalente in Ungarn. (Schriftliche Mitteilung, 1963)
347. THOMAS, KLAUS: Handbuch der Selbstmordverhütung. (Enke, Stuttgart, 1964)
348. ***: Sollen die Pfarrer eine Kaste bilden? (Aus der Statistik der E. K. i. D. von 1934 und 1950)

c) Genie und Rasse

349. BAUR, C. F.: Geniographische Karte Deutschlands oder Deutschlands geistige Größen nach ihren Geburtsorten zusammengestellt. (Rieger, Stuttgart, 1867) [z. n. GIESE[776], S. 222]
350. BIEDENKAPP, G.: Stamm und Genie. (Tägliche Rundschau, Berlin, Jg. 28, S. 854 u. 857, 1908)
BIEDENKAPP, G.[198], S. 161
BRASCH, G.[282]
351. BRAUN, O.: Grundriß einer Philosophie des Schaffens als Kulturphilosophie. (Göschen, Leipzig, 1912)
352. COOLEY, C. H.: Genius, fame and the comparison of races. (Ann. Amer. Acad. of Pol. and Soc. Sci., Bd. IX, Nr. 3, S. 317–358, 1897)
353. EICHENAUER: Musik und Rasse. (Lehmann, München, 1932)
GRUHLE, H. W.[171]
354. GÜNTHER, H.: Rassenkunde des deutschen Volkes. (16. Aufl., Lehmann, München, 1933)
HAUSER, O.[97]
HAUSER, O.[101]
HAUSER, O.[102]
HAUSER, O.[104]
HAUSER, O.[108]
355. HELLPACH, W.: Deutsche Physiognomik. (1942)
356. HOFMANN, W. A.: Rassische Grundlagen genialer Leistungen. (Zeitgeschichte, Österreichische Monatsblätter, Jg. 5, H. 12. Alpenländischer Volksverlag, Linz, 1938)
357. JUDA, ADELE: Über die geographisch-stammesmäßige Herkunft von 294 Höchstbegabten des deutschen Sprachgebietes. (Zschr. menschl. Vererb.-Konstit.-Lehre, Bd. 29, 325–337, 1949/50)
358. KEITER, F.: Rasse und Kultur. Bd. 3, S. 413. (1940)
KLOOS, G.[298]
KLOOS, G.[299], S. 278
KLOOS, G.[300]

KLOOS, G.[822]
KRETSCHMER, E.[128], S. 70, 71, 100–106
359. KROEBER, A. L.: The clustering and nature of genius. (In: Anthropology, Kap. 139, S. 336–340. Harcourt, Brace and Comp., New York, 1948)
LENZ, F.[646]
360. LOMBROSO, C.: Influenza della libertà e della razza sul genio, (Arch. psichiatr., Torino, 25, S. 538–545, 1904)
361. NEARING, S.: The geographical distribution of American genius. (Pop. Science Monthly, New York, 85, S. 189, 1914)
362. OHFF, H.: Der Olymp – statistisch erfaßt. (Das ganze Deutschland, Jg. 4, Nr. 39, Stuttgart, 1952)
RAUSCHENBERGER, W.[114]
RAUSCHENBERGER, W.[115]
RAUSCHENBERGER, W.[141]
363. RAUSCHENBERGER, W.: Das philosophische Genie und seine Abstammung. (Homo. Internat. Zschr. f. d. vergl. Biol. d. Menschen. Organ d. Deutschen Gesellschaft f. Anthropol., Göttingen, Bd. 4, H. 1, S. 1–8, 1953)
364. RECHE, O.: Der Begriff „Rasse". (Volk und Rasse, Jg. 8, S. 217, 1933)
REIBMAYR, A.[96]
RITTERSHAUS, E.[329]
365. SALLER, K.: Die Rassenlehre des Nationalsozialismus in Wissenschaft und Propaganda. (Progress-Verlag, Darmstadt, 1961)
SCHEFFEL, K.[173], S. 211–212
366. SCHLÜTER-HERMKES, MARIA: Erziehung zur Ehrfurcht. (Schwann, Düsseldorf, 1949)
SOMOGYI, J.[143]
367. SPRINGER, B.: Black blood in white vains. (Excerpt from: "Racial mixture as a basic principle of life". Verlag der Neuen Generation, o. J.)
368. SZIRMAY-PULSZKY, HENRIETTE V.: Zur geographischen Verteilung der Berühmten in Ungarn. (Schriftliche Mitteilung, 1963)
WELLEK, A.[263]
369. WOLTMANN, L.: Die Herkunft der neueren Dichter Italiens. Pol.-anthropol. Rev., 4, S. 89, 1905)
370. WOLTMANN, L.: Die Germanen und die Renaissance in Italien. (Thüring. Verlagsanstalt, Leipzig, 1904/05)
371. WOLTMANN, L.: Die Germanen in Frankreich. (Diederichs, Jena, 1906)

II. DER RUHM

372. ALBERT, O. K.: Die Vergeßlichkeit des Fortschritts. Bemerkungen über den Ruhm. (Das XX. Jahrhundert, Jg. 4, H. 8, S. 379, 1942)
373. CASTLE, C. S.: A statistical study of eminent women. [Ref. in: Zschr. angew. Psychol., Leipzig, 9, S. 164, 1914]
374. CATTELL, J. M.: A statistical study of eminent men. (Pop. Science Monthly, 62, S. 359–375, 1903)
375. CHOISY, M.: Le héro surmoi français. (Psyché, Paris, 5, 40, S. 89–145, 1950)
376. EGER, R.: Genie ohne Erfolg. Schicksale großer Erfinder. (Benziger Verlag, Einsiedel-Zürich-Köln, 1957)
377. GEIGER, TH.: Führer und Genie. (Kölner VJH, 6, 1927)
378. GÖHRING, H.: Erfinderschicksale. (Münch. Illustr. Presse, Nr. 34, S. 1001, 1937)
379. GÖTTING, FRANZ: Bibliothek und Zeitgeist. (Vortrag anläßl. des 150. Jubiläums der Nassauischen [jetzt Hessischen] Landesbibliothek am 12.10.1963)
380. GOLDSCHMIT, R. K.: Der kluge Zeitgenosse. Aus dem Irrgarten der deutschen Kritik. (Nils Kampmann, 1930)
381. GOLDSCHMIT-JENTNER, R. K.: Vollender und Verwandler. Versuche über das Genie und seine Schicksale. (Fischer Bücherei, 1957)
GOLDSCHMIT-JENTNER, R. K.[206], S. 82

382. GUNDOLF, F.: Dichter und Helden. (2. Aufl., Weiß, Heidelberg, 1923)
383. HART, HENRY H.: The unhappiness of genius. (J. Nerv. Ment. Dis., 80, S. 410–429 u. 557–573, 1934) [Zbl. ges. Neurol., 77, S. 13]
384. HERZFLED, F.: Das verkannte Genie. (Das Musikleben, Jg. 6, H. 9, S. 303–306, 1953)
385. HIRSCH, JULIAN: Die Genesis des Ruhmes. (Barth, Leipzig, 1914)
386. HOLZAPFEL, R. M.: Panideal. (Diederichs, Jena, 1923)
387. KASSNER, R.: Betrachtungen über den Ruhm, die Nachahmung und das Glück. (Schriften der Corona. Hg. Oldenbourg. München-Berlin-Zürich, 1934)
388. KLOOS, G.: Das Genie — Problem im Lichte moderner Forschung. (Eugenik, Berlin, Jg. 2, H. 4–5, 1932)
389. KROEBER, A.: Configuration of Culture Growth. (Berkeley, 1944)
KRETSCHMER, E.[128], S. 4
390. LENNIG, W.: Gibt es noch verkannte Genies? (Sonntagsblatt, S. 22 vom 14. Jan. 1960)
391. LESSING, TH.: Geschichte als Sinngebung des Sinnlosen. Kap. über den Ruhm, S. 267–269. (Rütten & Loening, Hamburg, 1962)
392. LOMBROSO, PAOLA: Sul problema della felicità. (Bocca, Turin, 1899)
393. LUDWIG, EMIL: Genie und Charakter. (Rowohlt, Berlin, 1924)
394. MERTON, R. K.: Singletons and Multiples in Scientific Discovery. (Proceedings of the American Philosophical Society, 1961)
395. MÜHLMANN, W. E.: Soziologie des Geniemythos. (Kölner Zschr. f. Soziologie u. Sozialpsychologie, Jg. 9, H. 1, S. 118–124, 1957)
396. MUSCHG, W.: **Alfred Döblin und sein** Werk. (Ciba-Symposion, Bd. 5, H. 6, S. 207–208, 1958)
397. OGBURN, W. F. and THOMAS, D. S.: Are inventions inevitable? (Political Science Quarterly, 1922)
398. OSTWALD, W.: Große Männer. (Akad. Verlag, Leipzig, 1911)
399. OXENIUS, H. G.: Soll es der Funk allen recht machen? (Radius, H. 3, S. 29–34, 1963)
400. PETRARCA: De remediis utriusque fortunae. II, 25. (Rotterdam, 1649)
401. PIERIO, VALERIANO: De infelicitate literatorum. (1620)
402. PÜLLMANN, A.: Gottfried Benn — Phänotyp dieser Stunde. (Ärztl. Praxis, 12, Nr. XII, S. 659–664, 1960)
403. RUDOLPH, W.: Die amerikanische „Cultural Anthropology“ und das Wertproblem. (Duncker & Humblot, Berlin, 1959)
404. SCHLOCKER, GEORGES: Der Kunsthandel wird feuilletonreif. (Magnum, 71, S. 23–24, Okt. 1963)
405. STEIGER, R.: Vom Begriffe des Genies zwischen Ruhm und Irrsinn. (Klüter Blätter, S. 17–21, 1959)
406. STEINKOPF, G.: Untersuchungen zur Geschichte des Ruhmes bei den Griechen. (Dissertation, Halle, 1937)
407. WEIGAND, KURT: Katastrophe und Genie in den Strukturen der Geschichte. (Schulte-Bulmcke, Frankfurt/M., 1954)
408. WILAMOWITZ-MÖLLENDORFF: Homerische Untersuchungen. S. 381. (Berlin, 1884)
409. WOODS, F. A.: Bibliography of Historiometry. Quantitative studies in the science of history. (Science, Nov. 19, 1909)
410. WOODS, F. A.: Historiometry as an exact science. (Science, N. S., 33, S. 568–574, 1911)

III. „GENIE UND IRRSINN“

411. EURIPIDES (480–406 v. Chr.): (z. n. SCHILLING[453])
412. SOKRATES (470–399 v. Chr.): (z. n. SCHILLING[453])
413. DEMOKRIT (etwa 460–370 v. Chr.): (bei Cicero, de divinatione, I,37–38; bei Horaz, ars poetica – ep. 2. 3. 295)

414. Platon (427–347 v. Chr.): Leges IV. 719 c. Phaidros 245 a. 249d. 256a Symposion. Timaios. Ion. Apologie. (Siehe: Arnold Ruge, Platonische Ästhetik, S. 100. Halle, 1882. Ed. Müller, Gesch. d. Theor. d. Kunst b. d. Alten I, S. 43. Breslau, 1834. Vischer, Ästhetik II, S. 346, 1847)
415. Aristoteles (384–322 v. Chr.): De pronost. 1. Problemata Sect. XXX, 1. (In: Seneca, de tranquillitate animi, c. 17. Cicero, Quaest. Tusc. disp. I, 33)
416. Cicero (106–43 v. Chr.): De divinatione I, 37–38. Quaest. Tusc. I, 33.
417. Horaz (65–8 v. Chr.): Od. III, 4. Ars poetica — ep. 2. 3. 295
418. Seneca (4. v. Chr.-65 n. Chr.): De tranquillitate animi, c. 17.
419. Aulus Gellius (–163 n. Chr.): Noctes Atticae, XVIII, 7, S. 380.
420. Shakespeare (1564–1616): Sommernachtstraum, V, Sz. 1.
421. Dryden (1631–1700)
422. Campanella (1568–1639): (z. n. Lombroso[547], S. 23)
423. Gazzoni, F.: Hospitale dei folli incurabili. (Übersetzt v. Longoal 1620)
424. Pascal (1623–1662): (z. n. Moreau[448], S. 488)
425. Platter, Felix: Observationes in hom. affect. (Lib. 10, S. 305, 1641)
426. Boerhaave (1668-1738): (z. n. Moreau[448], S. 468)
427. Quadrio, F. S.: Storia e ragione d'ogni poesia. I. (Bologna, 1739)
428. Diderot, D.: Dictionnaire Encyclopédique. (1751)
429. Bettinelli: Dell'entusiasmo nelle belle arti. (Mailand, 1769)
430. Muratori, L. A.: Trattato della perfetto poesia italiana. (Die Einbildungskraft des Menschen. Hg. Richerz, Leipzig, 1785)
Zimmermann, J. G.[50], S. 682 f.
431. Schiller, Fr. von (1759–1805): (z. n. Dilthey[477], S. 7)
432. Belli, G. G. (1791–1863): (z. n. Lombroso[547], S. 23)
433. Lamartine (1790–1869)
434. Tegnér, E. (1782–1846): (z. n. Binder[489])
435. Marquise de Créquy: (z. n. Moreau[448])
Schopenhauer, A.[53], I, § 36, II, Kap. 31 u. 32.
436. Stuart, T. M.: An Essay on Genius and its Diseases. (The London Medical and Physical Journal, London, 42, S. 265, 1819. Dasselbe: An inaugural essay on genius and its diseases. New York, 1819)
437. Hécart: Stultitiana. (Petite bibliographie des fous de Valenciennes par un homme en démence. 1823)
438. Forgues: [Titel?] (Revue de Paris, 1826) [Z. n. Dilthey[477]]
439. Renaudin: (z. n. Dilthey[477])
440. Blumröder, G.: Nachträgliches über Humor, Narrheit, Genie und Schurkerei. (Mag. f. phil., med. u. gerichtl. Seelenkunde, Würzburg, H. 7, S. 98, 1831)
441. Reveillé-Parise, J.-H.: Considérations médicophilosophiques sur ce mot d'Aristote „Que la plupart des hommes célèbres sont atteints de mélanquolie". (Mémoires de l'Académie royale de médicine, Paris, 3, S. 271, 1833)
442. Reveillé-Parise, J.-H.: Psychologie et hygiène des hommes livrés aux travaux de l'esprit. (1834)
443. ***: Review of the insanity of men of genius. (J. Psychol. Med., London, 2, S. 262, 1849) O
444. Droste: Singularitäten einiger großer Männer. (Allg. Zschr. Psychiatr., 9, S. 76, 1852)
445. ***: Bizarreries et manies de quelques hommes célèbres. (Rev. de thérap. méd.-chir., Paris, 3, S. 334, 1855) O
446. Droste: Psychische Abnormitäten großer Männer. (Corresp. Bl. d. deutsch. Gesellsch. f. Psychiatrie, 2, S. 65; 3, S. 10. Neuwied, 1855/56)
447. Noack, L.: Dichterwahnsinn und wahnsinnige Dichter. Eine erfahrungspsychologische Skizze. (Psyche, 2, S. 247, 1859)
448. Moreau (de Tours), J.: La psychologie morbide dans ses rapports avec la philosophie de l'histoire ou l'influence des névropathies sur le dynamisme intellectuel. (Masson, Paris, 1859) [Ann. méd.-psychol., Paris, S. 151, 1860. Schmidt's Jb. ges. Med., 103, S. 268, 1859]
449. De Saint-Germain, Bertrand: La psychologie morbide dans ses rapports

avec la philosophie de l'histoire. (La Rev. Méd., Bd. 1. Baillière, Paris, 1860)
450. Delepierre, O.: Histoire littéraire des fous. (Trübner, London, 1860) [J. Ment. Sc., London, 6, S. 398]
451. Flourens, P.: De la raison, du génie et de la folie. (Garnier, Patis, 1861)
452. Reason: Genius and madness. (The medical Critic and psychological Journal, 1, S. 132, London, 1861)
453. Schilling, J. A.: Psychiatrische Briefe. (Schlosser, Augsburg, 1863)
454. Lombroso, Cesare
Übersicht der Hauptwerke und ihrer deutschen Übersetzungen:

1863	Genio e follia. (Antrittsvorlesung) 1. Aufl., Pavia, 1864. 2. Aufl., Mailand, 1873 3. Aufl., Mailand, 1877 4. Aufl., Turin, 1882	Courth: Genie und Irrsinn. (Reclam, Leipzig, 1887. Neudruck, 1920)
1887	L'uomo di genio	Fraenkel: Der geniale Mensch. (Hamburg, 1890)
1894	Genio e degenerazione. I.	Kurella: Entartung und Genie. (Wigandt, Leipzig, 1894)
1898	Genio e degenerazione. II. (Umgearbeitet 1907)	
1902	Nuovi studii sul genio.	Jentsch: Neue Studien über Genialität. (Schmidt's Jb. ges. Med., 1907)
1902	Sull'origine e natura del genio.	Jentsch: Über die Entstehungsweise und Eigenart des Genies. (Schmidt's Jb. ges. Med., 1907 u. Zbl. Nervenhk., 1909)
1904	Influenza della libertà e della razza sul genio. (Arch. psichiatr., Torino)	
1907	Genio e degenerazione. III. (Neubearbeitung der Ausgabe von 1898)	Jentsch: Studien über Genie und Entartung. (Reclam, Leipzig, 1910)
1913	Genio e degenerazione. (Arch. antrop. crim., Torino)	

455. Lombroso, Cesare: Genio e follia. Prelizione ai corsi di antropologia e clinica psichiatrica presso la R. Università di Pavia. (1863). (Gazzetta Medica Italiana Lombardia, 1864; 2. Aufl., Brigola, Mailand, 1873; 3. Aufl., Mailand, 1877; 4. Aufl., Turin, 1882) Deutsch von Courth: Genie und Irrsinn. (Reclam, Leipzig, 1877; unverändert 1920)
456. Carrara: (z. n. Lombroso[546], S. 24)
457. Griesinger: (z. n. Arndt[469])
458. Bonucci, F.: Il genio e la pazzia. (Arch. ital. mal. nerv. ment., 2, S. 5–8 u. 235, 1865; Ann. méd.-psychol., Paris, S. 136, 1866)
459. Galton, F.: Hereditary Genius. (Macmillan, London, 1869. New edition with an American preface, New York, 1871) Deutsch von Neurath: Genie und Vererbung. (Klinkhardt, Leipzig, 1910; auch Zschr. angew. Psychol., Leipzig, 3)
460. Wynter, A.: The borderland of insanity and other allied papers. (London, 1875) O
461. Grissom, E.: The borderland of insanity with exemples selected among the illustrious insane. (Virginia Med. Monthly, 3, S. 579, 661, 1876) O
462. Mingazzini: (z. n. Lombroso[591])
463. Bovio: (z. n. Lombroso[546], S. 22)
464. Tamburini: (z. n. Lombroso[546], S. 22)
465. Hagen, F. W.: Über die Verwandtschaft des Genies mit dem Irrsinn. (Allg. Zschr. Psychiatr., 33, S. 640, 1877)

466. ***: Mad poets. (J. Psychol. Med., London, 4, S. 177, 1878; 5, S. 30, 1879) O
467. Mantegazza, P.: Del nervosismo dei grandi uomini. (1881)
468. Mastriani: Sul genio e la follia. (Neapel, 1881) O
469. Arndt, R.: Psychiatrie. S. 296. (Urban, Wien, 1883)
Joly, H.[66]
470. Radestock, P.: Genie und Wahnsinn. (Trewendt, Breslau, 1884)
471. Tebaldi: Raison et folie. (1884) O
472. Fuaioli, P.: Il genio e la follia. (Siena, 1885) O
473. Pisani-Dossi: I mattoidi e il monumento a Vittorio Emanuele. (1885) O
474. Pisani-Dossi: Les mattoides dans l'art. (1885) O
475. Sully, J.: Genius and insanity. (Pop. Science Monthly, 28, S. 447, 1885) O
476. Tarnowski u. Tschukinova: Übersetzung von Lombrosos „Genio e follia“ mit eigenen Beiträgen aus der russischen Literatur. (Petersburg 1885) O
477. Dilthey, W.: Dichterische Einbildungskraft und Wahnsinn. (Berlin, 1886)
478. Kiernan, J. G.: Genius not a neurosis. (Neurol. Rev., Chicago, 1, S. 212, 1886; Med. Rec., 32, S. 724, 1887)
479. Stevenson, W. G.: Genius and mental disease. (Pop. Science Monthly, 30, S. 663, 1886/87) O
480. Lombroso, Cesare: L'uomo di genio. (1887) Ins Französische übersetzt von Colonna d'Istria: L'homme de génie. (Finerola, 1889) Deutsch von Fraenkel: Der geniale Mensch. (Hamburg, 1890)
481. Colonna d'Istria, F.: Le génie et les métamorphoses de la folie. (Rev. philos., Paris, 27, S. 385, 1889)
482. Huxley: (J. Ment. Sc., London, 38, S. 609)
483. Magalhaes: [? Über Genie und Irrsinn] (Portugal, etwa 1890) O
484. Stephan, B. H.: De psychopathische Natuur van het genie. (Tijdspiegel, 1890) O
485. Nisbet, J. F.: The insanity of genius. (Ward and Downey, London, 1891) [J. Ment. Sc., London, 37, S. 585 ff., 1891]
486. Panizza, O.: Genie und Wahnsinn. Vortrag. (Poeßl, München, 1891) O
487. Arréat, L.: Psychologie du peintre. (Alcan, Paris, 1892)
488. Bianchi, A. G.: La patologia del genio e gli scienziati italiani. Inchiesta a proposito del caso di Guy de Maupassant. (Kantorowicz, Mailand, 1892)
489. Binder, O.: Das I. und II. Kapitel aus Lombrosos Buch „Der geniale Mensch“. (Med. Korresp.-Bl. Württemberg. Ärztl. Ld.-Ver., 1892)
490. Fioretti, G.: Intorno alla cosiddetta patologia del genio. (Scuola positiva, Neapel, 2, S. 289, 1892)
491. Kiernan, J. G.: Is genius a neurosis? (Alienist, St. Louis, 13, S. 119, 1892) [J. Ment. Sc., London, 38, S. 609]
492. Kirchhoff, Th.: Lehrbuch der Psychiatrie. S. 50. (Deuticke, Leipzig, 1892)
493. Mac Donald, A.: Genius and insanity. (J. Ment. Sc., London, 38, S. 186, 1892)
494. Morselli, E.: Genio e neurosi. (1892)
495. Nordau, M.: Entartung. (Duncker, Berlin, 1892. Z. n. 2. Aufl., 1893)
496. Pilgrim, C. W.: Genius and suicide. (Pop. Science Monthly, 42, S. 361, 1892/93) O
497. Binder, O.: Die Dichtkunst bei Geisteskranken in ihren Beziehungen zu der Frage „Genie und Irrsinn“. (Med. Korresp.-Bl. Württemberg. Ärztl. Ld.-Ver., 43, S. 217, 225, 233, 241, 249, 1893)
498. Cabanès, A.: Les infirmités du génie. (Annal. de psychiatr., Paris, 3, S. 1, 1893) O
499. Mac Donald, A.: Insanity and genius. (Boston, 1892; Arena, 1893)
500. Sergi, G.: Se vi sono donne di genio. (Atti Soc. romana antrop., 1, S. 167, 1893/94) O
501. Binder, O.: Das letzte Kapitel des Lombrososchen Buches „Der geniale Mensch“, nebst den Ergebnissen eigener Untersuchungen. (Med. Korresp.-Bl. Württemberg. Ärztl. Ld.-Ver., 44, S. 41, 49, 65, 83, 91, 97, 1894)

502. Hirsch, William: Genie und Entartung. (Coblentz, Berlin-Leipzig, 1894)
503 Lombroso, Cesare: Genio e degenerazione. I. (1894) Deutsch von Kurella: Entartung und Genie. (Wigandt, Leipzig, 1894)
504. Weir, J.: Genius and degeneration. (Med. Rec., 46, S. 131, 1894)
505. San Born: Insanity and vanity of Genius. (vor 1895) O
506. Arndt, R.: Artung und Entartung. (Biologische Studien II. Abel, Greifswald, 1895)
507. Auerbach, A.: Über Lombrosos Auffassung des Genies. (Dtsch. Med.-Ztg., 16, S. 383, 1895)
508. Babcock, W. L.: On the morbid heredity and predisposition to insanity of the man of genius. (New York, 1895)
509. Flechsig, S.: Die Grenzen geistiger Gesundheit und Krankheit. (Veit, Leipzig, 1896)
510. Del Greco, F.: La questione del genio. (Manicomio, Nocera, 12, S. 295, 1896 und Manicomio, Nocera, 16, S. 1, 33, 1900) [Allg. Zschr. Psychiatr., 58, S. 1]
511. Laurent, E.: La poésie décadente devant la science psychiatrique. (Indépend. méd., Montréal, 2, 1896; 3, 1897)
512. Roncoroni: Genio e pazzia in Torquato Tasso. (Turin, 1896)
513. Schüle, H.: Klinische Psychiatrie. (Ziemssens Handbuch, Bd. 16, 1896)
514. Vierordt, H.: Medizinisches aus der Geschichte. S. 86–87. (Laupp, Tübingen, 1896)
515. Zini, Z.: Neutralité du génie. A propos d'un livre de M. Lombroso. (Arch. psichiatr., Torino, 17, S. 117, 1896)
516. Thomas, F. S.: Insanity and genius. (Clinic, Omaha, 9, S. 99, 1896/97) O
517. Laurent, E.: La poésie décadente devant la science psychiatrique. (Maloine, Paris, 1897)
518. Marandon de Montyel, E.: La parenté du génie avec la névropathie et la méthode d'investigation du Dr. Toulouse. (France méd., 44, S. 257, 1897)
519. Myers, F. W. H.: [? Titel] (Journ. of Psychical Researches, 1897)
520. Nordau, M.: Psychophysiologie du génie et du talent. (Übers. v. Dietrich. Alcan, Paris, 1897) [Lombroso[591], S. 212]
521. Toulouse, E.: Enquête médico — psychologique sur les rapports de la supériorité avec la névropathie. (Ann. méd.-psychol., Paris, 5, S. 304, 425; 6, S. 119, 1897)
522. B. J.: Genialität, psychische Labilität und Verbrechen. Vortrag. (Tobolsk, 1898) [Allg. Zschr. Psychiatr., 56, S. 688, 1899]
523. Lombroso, Cesare: Genio e degenerazione. II. (Sandrom, Palermo, 1898. Umgearbeitet 1907) O
524. Martin, P. H.: Névrose et poésie. Études. (1898)
525. Quintavalla, E.: I presunti rapporti del genio con la pazzia. (Corriere san., Milano, 9, S. 343, 1898) O
526. Regnard, A.: Génie et folie; réfutation d'un paradoxe. (Ann. méd.-psychol., Paris, 56–57, 7, S. 10, 177, 353,; 8, S. 5, 204; 9, S. 22, 379, 1898/99)
527. Zuccarelli, A.: Gli uomine di genio e la loro biografia clinica. (Gazz. artist., 1898) O
528. Bersano, A.: Pazzia, genio e delinquenza negli scritti platonici. (Löscher, Turin, 1899) O
529. Mantegazza, P.: Il genio secondo il Lombroso e secondo il Bovio. (Arch. antrop. etnol., Firenze, 29, S. 99, 1899)
530. Morselli: (1899) [z. n. Lombroso[546], S. 23]
531. Sergi, G.: The man of genius. (The Monist, Chicago, 10, S. 85, 1899/1900) [Arch. psichiatr., Torino, 21, S. 138, 1900]
532. Antonini, G.: I precursori di Lombroso. (Bocca, Turin, 1900; Arch. psichiatr., Torino, 21, S. 117, 1900)
533. Bersano, A.: Per la storia della teoria sui rapporti fra genio e pazzia. (Arch. psichiatr., Torino, 21, S. 478, 1900)
534. Cabanès, A.: La supériorité intellectuelle et la névrose. (Chron. méd., 7, S. 211–212, 1900)

535. Forel, A.: Ein wichtiges Verhältnis des Genies zur Geistesstörung. (Zschr. Hypnot., Leipzig, 10, S. 6, 1900)
536. Forel, A.: Über Talent und Genie. (Zschr. Hypnot., Leipzig, 10, S. 159, 1900)
537. Grasset, J.: La supériorité intellectuelle et la névrose. (Montpellier, 1900) [Arch. psichiatr., Torino, 21, S. 653, 1900]
538. Del Greco, F.: La famiglia Palizzi ed il genio. (Riv. moderna di Cultura, 1900) O
539. Marpillero, G.: Francesco Saverio Quadrio e l'uomo di genio. (Pavia, 1900) O
540. Rapisardi, M.: La psicosi del genio. (Dalla Palingenesi, 1900) [Arch. psichiatr., Torino, 21, S. 657, 1900]
541. Roncoroni: (1900) [Z. n. Lombroso[546]]
542. Thayer, W.: Longevita dei genii. (Forum, 1900) [Ref. in: Arch. psichiatr., Torino, 21, S. 314, 1900]
543. Del Greco, F.: Invenzione e personalità. (Manicomio, Nocera, 1902) O
544. Hellpach, W.: Die Grenzwissenschaften der Psychologie. Kap. 42. Genie und Entartung. (Dürr, Leipzig, 1902)
545. Lombroso, Cesare: Puberty and Genius. (Alienist, St. Louis, 23, S. 257 bis 265, 1902)
546. Lombroso, Cesare: Nuovi studii sul genio. (Sandrom, Palermo, 1902) Deutsch von Jentsch: Neue Studien über Genialität. (Schmidt's Jb. ges. Med., 293, S. 22, 117, 1907)
547. Lombroso, Cesare: Sull'origine e natura del genio. (Sandrom, Palermo, 1902) Deutsch von Jentsch: Über die Entstehungsweise und Eigenart des Genies. (Schmidt's Jb. ges. Med., 294, S. 125, 225, 1907; 297, S. 20, 132, 1908) [Zbl. Nervenhk., S. 177, 1909]
548. Wallace, A. R.: Genius and the struggle for existence. (Nature, London, 67, S. 296, 1902/03)
549. Bruns, M.: Genie, Dandism und Verbrechertum. (Arch. Krimin.-Anthrop., Leipzig, 12, S. 322, 1903)
550. Gould, G. M.: Biographic clinics. 6 Bände. (Blakiston, Philadelphia, 1903–1909)
551. Ingegnieros, J.: La psicopatologia en el arte; agitadores y multitudes en hacia la justicia. (Arch, psiquiatr. criminol., B.-Aires, 2, S. 27, 1903) O
552. Loewenfeld, L.: Über die geniale Geistestätigkeit mit besonderer Berücksichtigung des Genies für bildende Kunst. (Bergmann, Wiesbaden, 1903. Grenzfr. Nervenleb., H. 21)
553. Neustätter, O.: Genie — Irsinn? (Münch. Neueste Nachrichten, Nr. 24, 1903) O
554. Allara, V.: Sulla questione del genio. (Arch. systemat. Philos., Berlin, 10, S. 160, 1904)
555. Ellis, H.: A Study of British Genius. (Hurst, London, 1904)
556. Fratini, G.: Sul significato della macrocefalia frontale nell'uomo di genio. (D. Del Blanco, Udine, 1904) O
557. Gélineau: Penseurs et savants. Leurs maladies. Leur hygiène. Préface de Cabanès. (1904) O
558. González-Blanco, E.: El individualismo de Nietzsche y la teoria sociologica del genio. (España mod., Madrid, 16, S. 1, 1904) O
559. Hamburger, J.: Genie und Entartung. (Ärztl. Rundschau, München, 14, S. 205, 1904)
560. Spratling, W. P.: Genius and epilepsy, and the effect of epilepsy on the mind. (J. Alumni Ass. Coll. Physicians, Baltimore, 7, S. 40, 1904/05) O
561. Bjerre, P.: Der geniale Wahnsinn. (Naumann, Leipzig, 1905)
562. Del Greco, F.: Subiettivismo e disequilibri nella ideazione geniale. (Riv. di filos., 1905) O
563. Rabaud, E.: Le génie et les théories de M. Lombroso. (Revue des Idées, 2, Nr. 21, 1905)
564. Rabaud, E.: La folie et le génie. (Rev. de l'École d'anthrop. de Paris, 15, S. 105, 1905)

565. Angioletta, G.: Genio e criminalità. (Manicomio, Nocera, 22, S. 1, 1906) O
566. Del Greco, F.: Dei rapporti fra genio e follia. (Manicomio, Nocera, 1906) O
567. Lewis, H. Edwin: Genius and Degeneration. (Alienist, St. Louis, 27, S. 1–13, 1906)
568. Pedigo, L. G.: Pathological aspects of genius. (Virginia Med. Semi-Monthly, Richmond, 11, S. 541, 1906/07) O
569. Pelletier, M.: La prétendue dégénérescence des hommes de génie. (Méd. mod., Paris, 17, S. 25, 1906) O
570. Adler, A.: Studie über Minderwertigkeit der Organe. (Urban & Schwarzenberg, Berlin und Wien, 1907)
571. Fischer-Planer, E.: Vererbung psychischer Fähigkeiten. (Arch. syst. Philos., 13, S. 63–96, 1907)
572. Grasset, J.: Demifous et demiresponsables. (Alcan, Paris, 1907)
573. Rank, O.: Der Künstler. (Heller & Co., Wien und Leipzig, 1907) [4. Aufl., Internat. psychoanal. Verlag, Leipzig-Wien-Zürich, 1925]
574. Anthéaume, A. et Dromard, G.: Poésie et folie. (Doin, Paris, 1908)
575. Fortin: La vision chez les peintres. Étude psychopathologique. (Union méd. nord-est, Reims, 1908) O
576. Del Greco, F.: La psicologia del genio e i grandi mistici. (Riv. psicol. appl. Bologna, 4, S. 472–489, 1908)
Reibmayr, A.[96], I, S. 306
577. Stadelmann, H.: Die Stellung der Psychopathologie zur Kunst. (Piper & Co., München, 1908)
578. Voivenel, P.: Littérature et folie. Étude anatomo-pathologique du génie littéraire. Préface du Rémond. (Alcan, Paris, 1908) [Revue neurol., Paris, S. 1212, 1908]
579. Aschaffenburg, G.: Die konstitutionelle Neurasthenie. S. 782. (In H. Curschmann, Lehrb. d. Nervenkrankh. Springer, Berlin, 1909)
580. Birnbaum, C.: Über psychopathische Persönlichkeiten. (Bergmann, Wiesbaden, 1909. Grenzfr. Nervenleb., H. 64).
581. Blaschke, J.: Geisteskranke Tonkünstler. (Neue Musikzeitung, 30, S. 474, 1909)
582. Claveri, M. M.: Estudios de psiquiatria; el genio y las neurosis. (Protoc. med.-for., Teruel, 11, S. 113, 1909) O
583. Jentsch, E.: Cesare Lombroso. (Zbl. Nervenhk., S. 948, 1909; auch Reichsmedizinalanzeiger vom 7. Jan. 1910)
584. Kiernan, J. G.: Is genius a sport, a neurosis or a child potentiality developed? (Alienist, St. Louis, 30, S. 169, 1909)
585. Kraepelin, E.: Psychiatrie. Bd. I, S. 429, 537. (Barth, Leipzig, 1909)
586. Lange-Eichbaum, W.: Hölderlin. Kap. VI. Wert und Wirkung des Psychisch-Abnormen. S. 201–212. (Enke, Stuttgart, 1909)
587. Pelman, C.: Psychische Grenzzustände. (Cohen, Bonn, 1909; Neudruck 1920)
588. Stekel, W.: Dichtung und Neurose. (Bergmann, Wiesbaden, 1909. Grenzfr. Nervenleb., H. 65)
589. Feis, O.: Studien über die Genealogie und Psychologie der Musiker. (Bergmann, Wiesbaden, 1910. Grenzfr. Nervenleb., H. 71)
590. Gota, A.: Psico-patologia del genio. (Rev. med. cir. pract., Madrid, 89, S. 129 ff., 169 ff., 1910)
591. Lombroso, Cesare: Genio e degenerazione. III. (Neubearbeitung der Ausgabe von 1898) Deutsch von Jentsch: Studien über Genie und Entartung. (Reclams Univ.-Bibl., Nr. 5218–5220, Leipzig, 1910)
592. Moll, A.: Berühmte Homosexuelle. (Bergmann, Wiesbaden, 1910. Grenzfr. Nervenleb., H. 75)
593. Sadger, J.: Belastung und Entartung. Ein Beitrag zur Lehre vom kranken Genie. (Demme, Leipzig, 1910)
594. Hinrichsen, O.: Zur Psychologie und Psychopathologie des Dichters. (Bergmann, Wiesbaden, 1911. Grenzfr. Nervenleb., H. 80)
595. Kurella, H.: Cesare Lombroso. (Bergmann, Wiesbaden, 1911. Grenzfr. Nervenleb., H. 73)

596. Marro, A.: Sulla natura del genio. (Ann. freniatr., Torino, 21, S. 361, 1911) O
597. Vlavianos, M.: Génie et folie. (Revue grecque de psychiatrie et de neurologie, S. 110, 1911) [Rev. neurol., Paris, 23, S. 55, 1912]
598. Williams, T. A.: Intellectual precocity. Comparison between John Stuart Mill and the son of Dr. Boris Sidis. (The pedagogical Seminary, Worcester, 18, S. 85–104, 1911)
599. Voivenel, P.: Du rôle de la maladie dans l'inspiration littéraire. (Mercure de France, 16. Juli 1911) [Rev. neurol., Paris, 1, S. 518, 1912]
600. Givens, A. J.: The nature of genius. (Clinique, Chicago, 33, S. 641, 1912) O
601. Rémond et Voivenel, P.: Le génie littéraire. (Alcan, Paris, 1912)
602. Lombroso, Gina: Genio e degenerazione. (Arch. antrop. crim., S. 641, 1913)
603. Mott, F. W.: The Neuropathic Inheritance. (J. Ment. Sc., London, 59, Nr. 245, S. 222–263, 1913)
604. Stekel, W.: Zur Psychologie des Erfinders. (Zbl. Psychoanal., 3, S. 535 bis 537, 1913)
605. Birnbaum, K.: Psychopathologische Dokumente. (Springer, Berlin, 1920)
606. Mendelssohn, A.: Gott, Welt und Kunst. (Insel-Verlag, 1919)
607. Bleuler, E.: Lehrbuch der Psychiatrie. S. 127–129, 165–166. (Springer, Berlin, 1920)
608. Utitz, E.: Grundlegung der allgemeinen Kunstwissenschaft. (Enke, Stuttgart, 1. Bd., 1914; 2. Bd., 1920)
609. Kretschmer, E.: Körperbau und Charakter. Kap. 13. Die Genialen. (Springer, Berlin, 1921; 3. Aufl., 1923)
610. Clark, L. P.: A psycho-historical study of the epileptic personality in the genius. (Psychoanal. rev., 9, S. 367, 1922) [Zbl. ges. Neurol., 31, S. 390]
611. Hinrichsen, O.: Bemerkungen zu Birnbaum: Psychopathologische Dokumente. (Allg. Zschr. Psychiatr., 78, S. 257, 1922) [Imago, 9, S. 507]
612. Terman, Lewis L.: A new approach to the study of genius. (1922) [Zbl. ges. Neurol., 31, S. 7]
613. Hildebrandt, K.: Norm und Entartung des Menschen. S. 191. Genie und Entartung. (Sibyllenverlag, Dresden, 1923)
614. Holzhausen, P.: Dichter und Psychopathen. (Kölnische Zeitung vom 13. Juni 1923) O
615. Birnbaum, K.: Grundzüge der Kulturpsychopathologie. (Bergmann, München, 1924. Grenzfr. Nervenleb., H. 116)
616. Schilder, P.: Medizinische Psychologie. S. 281. (Springer, Berlin, 1924)
617. Magyary-Kossa, J.: Adatok a magyar géniusz biologia jához. (Deutsch: Beiträge zur Biologie des ungarischen Genies) (Zeitschrift Athenäum, Budapest, 1925)
618. Mandolini, H.: Psychopathologie der Kunstschöpfung. (Rev. criminol., B.-Aires, Jg. 12, S. 146, 1925) [Zbl. ges. Neurol., 42, S. 108]
619. Segalin, G. W.: Klinisches Archiv für Genialität und Begabung. Europathologie. (Russisch. H. 1–4, 1925) [Arch. Rassenbiol., 19, S. 102, 1927]
620. Utitz, E : Kunst und Geisteskrankheit (Dtsch. Med. Wschr., Jg. 51, Nr. 1, S. 36–38, 1925)
621. Utitz, E.: Der Künstler. (Enke, Stuttgart, 1925)
622. Herzberg, A.: Zur Psychologie der Philosophie und der Philosophen. (Meiner, Leipzig, 1926)
623. Springer, B.: Die genialen Syphilitiker. (Vermehrte 2.–4. Aufl. Verlag der Neuen Generation, Berlin-Nikolassee, 1926)
624. Blach, M.: Märtyrer der Philosophie. (Berl. ill. Ztg., Nr. 20, S. 805, 1927) O
625. Herzberg, A.: Das Sexualleben der großen Philosophen. (Verhandl. d. I. internat. Kongresses f. Sexualforschung, Berlin, 1926. 3. Bd.: Psychologie, Pädagogik, Ethik, Aesthetik, Religion. S. 68–73. A. Marcus & E. Weber, Berlin und Köln, 1928)
626. Hinrichsen, O.: Wert — Erleben und „Genie — Irrsinn". (Zschr. Neurol., Berlin, Bd. 115, S. 735–767, 1928)
627. Hinrichsen, O.: Genie und Irrsinn. (Baseler Nachrichten, Sonntagsblatt, Jg. 22, Nr. 27, 1928) O

628. HINRICHSEN, O.: Genie, Irrsinn und Psychiatrie. (Praxis, Nr. 42, 43, 44, 45, 46, 48, 50, 51, 1928 und Nr. 2, 1929) [Zbl. ges. Neurol., 52, S. 688]
629. LANGE-EICHBAUM, W.: Genie, Irrsinn und Ruhm. (Reinhardt, München, 1928)
630. LANGE-EICHBAUM, W.: Das Problem „Genie und Irrsinn". (Zbl. ges. Neurol. 49, S. 1–6, 105–115, 193–216, 1928)
631. SCHULHOF, F.: Genie und Irrsinn. Eine Erwiderung an Prof. Dr. Ernst Kretschmer (Marburg). (Zschr. Neurol., 120, S. 754–773, 1929) [Zbl. ges. Neurol., 55, S. 570]
632. SCHAFFER, KÁROLY: Zum Problem Psychopathie und Genie. (Arch. Psychiatr., 1930) O
633. FROIS-WITTMANN, J.: Moderne Kunst und Lustprinzip. Versuch einer psychoanalytischen Rechtfertigung von Expressionismus und Surrealismus. (Psychoanal. Bewegung, Jg. 2, H. 3, S. 211–247, 1930)
634. SZIRMAY-PULSZKY, H. v.: „Genie, Irrsinn und Ruhm" in ungarischer Ergänzung. (Zschr. Neurol., 126, S. 425–452, 1930) [Zbl. ges. Neurol., 58 S. 295]
635. WHITE, R. K.: Note on the psychopathology of genius. (J. Soc. Psychol., Worcester, Mass., I, S. 311–315, 1930) [Zbl. ges. Neurol., 58, S. 667]
636. WITTY, P. A. and H. C. LEHMAN: Nervous instability and genius: Some conflicting opinions. (J. Abnorm. Psychol., 24, S. 486–497, 1930) [Zbl. ges. Neurol., 58, S. 25]
KRETSCHMER, E.[128], S. 13–14, 16, 21, 27–29
637. LANGE-EICHBAUM, W.: Zum Problem „Psychopathie und Genie". (Arch. Psychiatr., 95, S. 335, 1931)
638. HOESCH-ERNST, L.: Versuch einer Deutung der prozentualen Häufigkeit der Verbindung von Genialität und psychopathischer Erscheinung. (10. internat. Psychol. Kongr., Kopenhagen, Sitz. v. 21.–28. August 1932) [Zbl. ges. Neurol., 69, S. 449]
639. WITTY, P. and H. C. LEHMAN: Nervous instability and genius: Military and political leaders. (J. Soc. Psychol., Worcester, Mass., 3, S. 212–233, 1932) [Zbl. ges. Neurol., 67, S. 112]
640. ROBERT, H.: Über Lues und Höchstleistungen in ätiologischer Beziehung. (Der Familienarzt, Leipzig, Jg. 7, Nr. 9, 1934)
641. SZIRMAY-PULSZKY, H. v.: Einige statistische Daten zur Geniefrage. (Magy. psychol. Szemle, 7, Nr. 1/2, S. 100–107 u. dtsch. Zusammenfassung Nr. 3/4, S. 117–118, 1934) [Zbl. ges. Neurol., 77, S. 626]
642. SZIRMAY-PULSZKY, H. v.: Genie und Irrsinn im ungarischen Geistesleben. (Reinhardt, München, 1935)
DE BODA, STEFANO[139], Abschnitt VI. Genie und Psychopathie.
643. HINRICHSEN, O.: Genie, Irrsinn und Ruhm und Genie und Irrsinn im ungarischen Geistesleben. (Schweiz. med. Wschr., 66, S. 551, 1936) [Zbl. ges. Neurol., 83, S. 108]
644. KRAUS, G.: Die hervorragenden Holländer. (Psychiatr. neurol. bl., Amsterdam, 40, S. 885–904, 1936) [Zbl. ges. Neurol., 84, S. 616]
645. LAIGNEL-LAVASTINE: La psychose périodique dans l'histoire, la littérature et l'art. (Sem. hôp., Paris, S. 314, 1936) O
646. LENZ, F.: Die Erblichkeit der geistigen Eigenschaften. (In: Menschliche Erblehre. Von Baur, Fischer, Lenz. Abschnitt 5. 4. Aufl., Lehmann, München, 1936)
647. MAGRI, F.: Patologia e genialità. (Rass. stud. psichiatr., Siena, 25, S. 955, 1936) [Zbl. ges. Neurol., 85, S. 603]
648. MILES, CATH. C. and L. S. WOLFE: Childhood, physical and mental health records of historical geniuses. (Psychol. Monogr., 47, Nr. 2, S. 390–400, 1936) [Zbl. ges. Neurol., 83, S. 671]
SOMOGYI, J.[143], S. 283–284
649. BERNARDI, R.: ILLIMITE tra pazzia e genio. (Cervello, Napoli, 16, S. 1–3, 1937) [Zbl. ges. Neurol., 85, S. 219]
650. MEINERTZ, J.: Genie, Irrsinn und Ruhm. Zu dem gleichnamigen Werk von Lange-Eichbaum. (Zbl. Psychotherap., 10, S. 45–49, 1938)

651. Del Pozzo, C. U.: Lombroso und die Kunst. (Rev. psiquiatr., B.-Aires, 3, S. 537–550, 1938) [Zbl. ges. Neurol., 93, S. 454] O
652. Hinrichsen, O.: Hochbegabung, Erfolg und psychische Krankheit. (Psychiatr.-neurol. Wschr., Halle, 41, S. 225–229, 239–242, 1939) [Zbl. ges. Neurol., 94, S. 373]
653. Conrad, K.: Der Erbkreis der Epilepsie. (In: Handbuch d. Erbbiologie des Menschen. Hg. G. Just. Bd. 5, 1. Teil. Springer, Berlin, 1939)
654. Patzig, B.: Erbbiologie und Erbpathologie des Gehirns. (In: Handbuch d. Erbbiologie des Menschen. Hg. G. Just. Bd. 5, 1. Teil. Springer, Berlin, 1939)
655. Rüdin, E.: Demographisch-genealogische Studien an deutschen genialen Höchstbegabten. (Arch. Rassenbiol., 35, S. 122–135, 1941)
656. Steffens, Ch.: Genie und Irrsinn. (Volk und Rasse, 17, S. 76–77. Lehmann, München-Berlin, 1942)
657. Bergler, E.: On a clinical approach to the psychoanalysis of writers. (Psychoanal. Rev., XXXI, S. 40–70, 1944)
658. Podolsky, E.: Epileptic brain and its influence on history. (Med. Rec., 158, S. 293–294, 1945) O
659. Podolsky, E.: The genius and his brain. (Med. Rec., 159, S. 162–163, 1946) O
660. Bergler, E.: Psychoanalysis of writers and of literary productivity. (Psychoanal. Soc. Sc., London, I, S. 247–296, 1947)
661. Bowerman, W. G.: Studies in Genius. (Philosophical Library, New York, 1947)
662. Gutheil, E. A.: Occupational neurosis in musician. (Amer. J. Psychotherap., 1, S. 448–467, 1947) O
663. Teixeira, N.: Genius and insanity; contribution to study „superior degenerates“. (Publ. méd., S. Paulo, 18, S. 49–69, 1947) O
664. Arnheim, R., Auden, W. H., Shapiro, K., Stauffer, D. A.: Poets at work. (Harcourt, Brace & Co., New York, 1948) [Amer. J. Psychiatr., 105, Nr. 2, 1948]
665. Bergler, E.: Further contributions to the psychoanalysis of writers. (Psychoanal. Rev., XXXV, S. 33–50, 1948)
666. Brain, W. R.: Some reflections on genius. (Eugen. Rev., London, 40, S. 12–20, 1948)
Gruhle, H. W.[171], S. 330
667. Bergler, E.: A new misconception in literary criticism. (Amer. Imago, S. 275–279, 1949)
668. Bodewig, E.: Formen des Denkens. Eine Analyse der schöpferischen Tätigkeit. (Psyche, 2, S. 429–441, 1949)
669. Brain, R. W.: Authors and psychopaths. (British Med. J., 2, S. 1427, 1949) [Ref. in: J. Amer. Med. Ass., 144, S. 692, 1950 u. Zbl. ges. Neurol., Bd. 113, H. 3/4, S. 300–301, 1951]
670. Juda, A.: The relationship between highest mental capacity and psychic abnormalities. (Amer. J. Psychiatr., 106, S. 296–307, 1949)
671. Morgenstern, M.: Occupational neurosis in writers. (Amer. J. Psychotherap., 1, S. 468–478, 1949) O
672. Vertue, H. St. H.: Morbid significance of modern verse. (Guy's Hosp. Gaz., London, 63, S. 277–281, 290–294, 1949)
673. Bergler, E.: The writer and psychoanalysis. (Doubleday, Garden City, New York, 1950) O
674. Juda, A.: Genius and psychosis. (J. Amer. Med. Ass., Chicago, Bd. 144, Nr. 8, S. 692, 1950)
675. Brain, R. W.: Genius and psychosis. (Editorials and Comments, J. Amer. Med. Ass., S. 692, 1950)
676. Cleckley, H.: The mask of sanity. An attempt to clarify some issues about the so-called psychopathic personality. (Mosby Comp., St. Louis, 1950)
677. Schneider, D. E.: The Psychoanalyst and the Artist. (Farrar, Strauss & Co., New York, 1950) [Ref. in: J. Aesthetics, 9, S. 152–153, 1950]
678. Schüssler, H.: Genie und Irrsinn — Geniale Menschen. Aus dem Philo-

sophisch-Pädagogischen Wörterbuch. (Die Pädagogische Provinz, 4, H. 7, 1950)
679. BINDER, HANS: Das Problem des genialen Menschen. (Olten, 1952)
680. JUDA, A.: Höchstbegabung. (Urban & Schwarzenberg, München-Berlin-Wien, 1953)
681. TENNENT, TH.: Reflections on Genius. (J. Ment. Sc., London, Bd. 99, Nr. 414, S. 1–7, 1953)
682. KOTSOVSKY, DIMU: Zur Psychopathologie des Genies. (Ärztl. Praxis, Jg. 7, Nr. 24, S. 20, 1955)
683. STOURZH-ANDERLE, HELENE: Sexuelle Konstitution, Psychopathie, Kriminalität, Genie. (Wiener Beiträge zur Sexualforschung, Bd. 1, Wien, 1955)
684. VENZMER, G.: Genius und Wahn. („Du und die Welt", Jg. 8, S. 18, Febr. 1957)
KOTSOVSKY, DIMU[194], S. 340
685. HILSBECHER, W.: Genie, Irrsinn und Ruhm. (Besprechung der vorigen Auflage) (Frankfurter Hefte, H. 3, März 1959)
685a. SZIRMAY-PULSZKY, HENRIETTE V.: Erweiterte vergleichende Übersicht der verschiedenen Zusammenstellungen von Bionegativen unter Berühmten. (Schriftliche Mitteilung, 1963)

Anhang: Genie und körperliche Krankheiten

686. ARANA-SOTO, S.: Tuberculous geniuses. (Bol. Asoc. méd., Puerto Rico, 34, S. 257–260, 1942) O
687. BRAUN, A.: Krankheit und Tod im Schicksal bedeutender Menschen. (Enke, Stuttgart, 1940)
687a. BUHAC, I.: Über die Erkrankung und den Tod des Herodes. (Dtsch. Med. Wschr., 8. 2. 1963, S. 287–288)
CABANÈS, A.[1848]
688. CHIDESTAR, F. E.: Genius and disease. (Med. Rev., 158, S. 25–27, 1945) O
689. DUBITSCHER, F.: Schwerbeschädigte Künstler schaffen. (Materia Med. Nordmark, XIV, S. 703–717, 1962)
690. EBSTEIN, E.: Tuberkulose als Schicksal. (Enke, Stuttgart, 1931)
691. JACOBSON, A. C.: Possible clues to the nature of the genius. (New York Med. J., 105, Nr. 4, S. 152–153, 1917)
692. JACOBSON, A. C.: Genius — some revaluations. (New York, 1926)
692a. KOOPMAN, J.: Aan welke ziekte stierf konnig Herodes de Groote? (Bijdr. Gesch. Geneesk., S. 330–332, 1930)
692b. MEYSHAN, J.: The disease of Herodes. (Harefuah., Jg. 53, S. 155, 1957)
693. MOORMAN, L. J.: Tuberculosis and Genius. (The University of Chicago Press, Chicago, Illinois, 1940)
694. MOORMAN, L. J.: Further observations on manpower and disease. (J. Oklahama Med. Ass., 39, S. 14–15, 1946) O
695. PANCONCELLI-CALCIA, G.: Der Wert von Pathographien über Stotterer. (Münch. med. Wschr., Jg. 101, Nr. 6, S. 248–250, 1959)
696. PUDER, S.: Tuberculosis among geniuses. (Orv. lapja, Budapest, 3, S. 878 bis 900, 1949) O
697. RIEBER, R.: Wenn El Greco eine Brille getragen hätte. (Wiesbad. Tagbl., Nr. 85, 1960)
698. SZIRMAY-PULSZKY, HENRIETTE V.: Über körperliche Krankheiten bei Genialen. (Schriftl. Mitteilung, 1963)
698a. TSCHECHOW, A. P.: An welcher Krankheit ist Herodes gestorben? (Therap. Berichte Bayer, Jg. 27, H. 12, S. 372–374, 1955)
USTVEDT, H. J.[1869]
699. VOTH, A.: Das Schielen als persönlichkeitsprägender Faktor. (Cesra, 1/2, S. 25–29, 1960; auch Med. Mon.-Spiegel [Merck], 3 und 7, 1955)
700. WILLMS, JOST: Balladen und Romanzen um den Typhus. (Med. Mon.-Spiegel [Merck], H. 6, S. 121–126, 1956)
701. WILLMS, JOST: Schicksalbestimmende Appendicitis. (Med. Mon.-Spiegel [Merck], H. 2, S. 25–31, 1958)

702. WILLMS, JOST: Berühmte Leberkranke. (Med. Mon.-Spiegel [Merck], H. 6, S. 111–128; H. 7, S. 145–148, 1959)
703. WILLMS, JOST: Akuter Gelenkrheumatismus bei berühmten Persönlichkeiten. (Med. Mon.-Spiegel [Merck], H. 10, S. 217–221; H. 11, S. 241–243, 1960)
704. WILLMS, JOST: Was Furunkel und Karbunkel bei Berühmten anrichteten. (Hess. Ärzteblatt, Nr. 9, S. 532–538, 1964)
704a. WILLMS, J.: König Herodes der Große (73–4 v. Chr.), Läusesucht oder Zuckerkrankheit? (Der Diabetiker, Jg. 15, H. 8, S. 288–289, 1965)
704b. WILLMS, J.: Jean Paul Marat (1744–1793), Arzt und Revolutionär. (Der Diabetiker, Jg. 16, H. 2, S. 49, 1966)
704c. WILLMS, J.: Paul Cézanne (1839–1906), der Ahnherr der modernen Malerei. (Der Diabetiker, Jg. 16, Heft 3, S. 92–93, März 1966)
704d. ***: Historical diagnosis. Herodes the Great. (St. Barth's Hosp. Journal, Jg. 63, S. 260, 1951)

IV. PSYCHOLOGIE, PSYCHOPATHOLOGIE (PSYCHIATRIE) UND NACHBARGEBIETE

705. ADLER, A.: Praxis und Theorie der Individualpsychologie. (Bergmann, Wiesbaden, 1920)
706. ADLER, A.: Über den nervösen Charakter. (3. Aufl., Bergmann, Wiesbaden, 1922)
707. AEPPLI, ERNST: Aus dem Vorwort zum Katalog der Ausstellung Genie und Handschrift, Helmhaus, Zürich, Mai–Juli 1952. S. 10. (Artemis-Verlag, Zürich)
708. ALBRECHT, O.: Psychopathia sexualis des Weibes. (Halban Seitz. B. P. W., V, 1927; Seitz-Amreich. B. P. W., VI, 1950)
709. ALLERS, R.: Zur Frage nach einer Psychopathologie der Weltanschauungen. (Zschr. Neurol., Berlin, 100, S. 323–331, 1926) [Zbl. ges. Neurol., 44, S. 437]
710. ALLPORT, G. W.: Persönlichkeit. (Hg. H. v. Bracken. Klett, Stuttgart, 1949)
711. ALVERDES: Tiersoziologie. (Forschungen zur Völkerpsychologie u. Soziologie. Hg. R. Thurnwald. Bd. 1. Hirschfeld, Leipzig, 1925)
712. AMMANN, R.: Die Handschrift der Künstler. (Huber, Bern, 1956)
713. ANSCHÜTZ, GEORG: Das Farbe-Ton-Problem im psychischen Gesamtbereich. Sonderphänomene komplexer optischer Synästhesien („Sichtgebilde"). (Halle a. d. S., 1929)
714. BAGEHOT, W.: The English constitution. S. 8. (London, 1872)
715. BASCHWITZ, K.: Der Massenwahn. (3. Aufl., C. H. Beck'sche Verlagsbuchhandlung, München, 1932)
716. BAUDOUIN, CH.: Psychanalyse de l'art. (Alcan, 1929)
717. BENN, GOTTFRIED: Doppelleben. S. 52. (Wiesbaden, 1950)
718. BERENDES, J.: Musik und Medizin. Abschnitt Synästhesie. (Ciba-Symposion, Bd. 9, Nr. 100, 1961)
719. BERINGER, K.: Experimentelle Psychosen durch Mescalin. (Zschr. Neurol., Berlin, 84, 1923)
720. BERKHAN, O.: Über talentierte Schwachsinnige. (Zschr. Erforsch. jugendl. Schwachsinn, Jena, 5, S. 25, 1912)
721. BERLIT, B.: Erblichkeitsuntersuchungen bei Psychopathen. (Zschr. Neurol., 134, S. 382–398, 1931)
722. BERTALANFFY, LUDWIG VON: Neue Wege biologisch-medizinischen Denkens. (Festvortrag anläßlich des 25. Fortbildungskurses für Ärzte in Regensburg, 1960)
723. BERZE, J.: Die primäre Insuffizienz der psychischen Aktivität. (Deuticke, Wien, 1914)
724. BETZENDAHL, W.: Der menschliche Charakter in Wertung und Forschung. (1956)
725. BINSWANGER, L.: Einführung in die Probleme der allgemeinen Psychologie. (Springer, Berlin, 1922)

726. BIRNBAUM, K.: Zur Nomenklatur der psychopathischen Grenzzustände. (Psychiatr.-neurol. Wschr., Halle, 13, S. 229, 1911) [Zschr. Neurol., Berlin, 10, S. 1146–1147, 1912]
727. BISCHOFF: Sucht und Rauschbedürfnis. (Panorama, XI, S. 10–11, 1963)
728. BLEULER, E.: Bewußtsein und Assoziation. (J. Psychol., Leipzig, 6, S. 126, 1905)
729. BLEULER, E.: Autistisches Denken. (Jb. psychoanal. psychotherap. Forsch., 4, 1912)
730. BLEULER, E.: Das Unbewußte. (J. Psychol., Leipzig, 20, E. H., S. 89, 1913)
731. BLEULER, E.: Das autistisch-undisziplinierte Denken in der Medizin und seine Überwindung. (Springer, Berlin, 1919)
732. BLEULER, E.: Naturgeschichte der Seele und ihres Bewußtwerdens. (Springer, Berlin, 1921)
733. BLEULER, E.: Zur Kritik des Unbewußten. (Zschr. Neurol., Berlin. 53, 1920)
734. BLEULER, E.: Über unbewußtes psychisches Geschehen. (Zschr. Neurol., Berlin, 64, 1921)
735. BLEULER, E.: Über Schizophrenie. (Zschr. Neurol., Berlin, 78, S. 325, 1922)
736. BLEULER, E.: Affektivität, Suggestibilität, Paranoia. (2. Aufl., Marhold, Halle, 1926)
737. BORN, W.: The dream and art. (Ciba-Sympos., Bd. 10, S. 940–951, 1948)
738. BUMKE, O.: Über nervöse Entartung. (Springer, Berlin, 1912)
739. BUMKE, O.: Über unbewußtes psychisches Geschehen. (Zschr. Neurol., Berlin, 56, 1920; 66, 1921)
740. BUMKE, O.: Das Unterbewußtsein. Eine Kritik. (Springer, Berlin, 1922)
741. BUMKE, O.: Psychopathische Anlagen, Zustände, Einstellungen und Entwicklungen. (Handb. d. inneren Medizin. Hg. G. v. Bergmann u. R. Staehelin. 3. Aufl., Bd. 5, S. 1563–1677. Springer, Berlin, 1939)
742. BYCHOWSKY, G.: Metaphysik und Schizophrenie. (Karger, Berlin, 1923)
743. CHADWICK, N. KERSHAW: Poetry and Prophecy. (Cambridge, Univ. Press, 1942)
744. CLAVIÈRE, J.: L'audition colorée. (Ann. sc. psych., Paris, 9, S. 237–251, 1899)
745. COCHENHAUSEN, F. VON: Der Genius des Feldherrn. (Sanssouci Verlag, Potsdam–Berlin, 1937)
746. CURTIUS, E. R.: Europäische Literatur und lateinisches Mittelalter. (1. Aufl., Bern, 1948)
747. DALMA, JUAN: Las dispsicobiosis. (Acta psiquiatr. Argent., 9, S. 153 ff., 1963)
748. DALY, C. D.: The mother complex in literature. (Sámiksa, Calcutta, S. 157–159, 1947)
749. DESSOIR, M.: Das Doppelich. (2. Aufl., Günther, Leipzig, 1896)
750. DÜHRSSEN, A.: Psychopathie und Neurose. (Psyche, 2, S. 380–400, 1949)
751. DUHAMEL, G.: Frankreichs Schriftsteller – Ärzte. (Ciba-Sympos., Wehr/Baden, Bd. 4, H. 4, S. 106–109, 1956)
752. ELIASBERG, W. und FEUCHTWANGER, E.: Zur psychologischen und psychopathologischen Untersuchung und Theorie des erworbenen Schwachsinns. (Zschr. Neurol., Berlin, 75, 1922)
753. ESSED, W. F. R.: Over den Oorsprong der Syphilis. (Dissertation, Amsterdam, 1933)
754. EYRICH, M.: Zur Klinik und Psychopathologie der pyknischen Schizophrenen. (Zschr. Neurol., Berlin, 97, 1925)
755. FINK, E.: Vom Wesen des Enthusiasmus. (Verlag Hans v. Chamier, Freiburg, 1947)
756. FISCHER, S.: Die Intelligenz und ihre Prüfung bei leichten Schwachsinnsformen. (Zschr. Neurol., Berlin, 97, 1925).
757. FOREL, A.: Der Hypnotismus oder die Suggestion und die Psychotherapie. (7. umgearb. Aufl., Enke, Stuttgart, 1918)

758. FORSTER, E. M.: Two Cheers for Democracy. S. 117–118. (New York, 1951; Edward Arnold and Co., London, 1952)
759. FRANK, JOSEF: Geschwisterpaare. (Heimeran, München, 1957)
760. FREUD, S.: Zur Psychopathologie des Alltagslebens. (Karger, Berlin, 1907; 8. Aufl., Internat. psychoanal. Verl., Wien, 1922)
761. FREUD, S.: Gegensinn der Urworte. (Jb. psychoanal. psychotherap. Forsch., 2, 1910)
762. FREUD, S.: Das Unheimliche. (Imago, 5, 1919)
763. FREUD, S.: Totem und Tabu. (2. Aufl., Internat. psychoanal. Verl., Wien, 1920)
764. FREUD, S.: Die Traumdeutung. (6. Aufl., Internat. psychoanal. Verl., Wien, 1921)
765. FREYER, H.: Theorie des objektiven Geistes. Eine Einleitung in die Kulturphilosophie. S. 88 ff. (2. Aufl., Leipzig–Berlin, 1928)
766. GAUPP, R.: Zur Psychologie des Massenmords. Hauptlehrer Wagner von Degerloch. (Springer, Berlin, 1914)
767. GAUPP, R.: Der Fall Wagner. Eine Katamnese, zugleich ein Beitrag zur Lehre von der Paranoia. (Zschr. Neurol., Berlin, 60, 1920)
768. GAUPP, R.: Paranoia. (Klin. Wschr., 3, Nr. 27, 1924)
769. GAUPP, R.: Krankheit und Tod des paranoischen Massenmörders Hauptlehrer Wagner. Eine Epikrise. (Zschr. Neurol., Berlin, 163, S. 48–82, 1938) [Zbl. ges. Neurol., 92, S. 65]
770. GAUPP, R.: Zur Psychologie des Kindes. (5. Aufl., Teubner, Leipzig, 1925)
771. GEBSATTEL, V.: Die Person und die Grenzen des tiefenpsychologischen Verfahrens. (Studium generale, S. 277, 281 ff., 1950)
772. GEHLEN, A.: Konkrete Vernunft. S. 121. (Festschrift für E. Rothacker, Bonn, 1958)
773. GEHLEN, A.: Zeit-Bilder. (Athenäum-Verlag, Frankfurt a. M., 1960)
774. GEIGER, M.: Bemerkungen zur Psychologie der Gefühlselemente und Gefühlsverbindungen. (Arch. Psychol., Leipzig, 4, S. 233, 1905)
775. GIESE, F.: Kinderpsychologie. (Reinhardt, München, 1922)
776. GIESE, F.: Die öffentliche Persönlichkeit. Statistische Untersuchungen an geistigen Führern der Gegenwart. (Zschr. angew. Psychol., Leipzig, Beiheft 44, 1928)
777. GROOS, K.: Die Spiele der Tiere. (Fischer, Jena, 1896)
778. GROOS, K.: Die Spiele der Menschen. (Fischer, Jena, 1899)
779. GROOS, K.: Das Spiel. (Fischer, Jena, 1922)
780. GRUBER, GEORG B.: Über den Wandel des Krankheitsbegriffes. (Med. Klinik, Jg. 53, Nr. 44, S. 1889–1892, 1938)
781. GRUHLE, H. W.: Psychologie des Abnormen. (Reinhardt, München, 1922)
782. GRUHLE, H. W.: Der Psychopathiebegriff. (Allg. Zschr. Psychiatr., 114, S. 233–236, 1940)
783. GÜNTHER, HERBERT: Künstlerische Doppelbegabungen. (Heimeran, München, 1960)
784. GUTSCH, W.: Beitrag zur Paranoiafrage. (Zschr. Neurol., Berlin, 38, 1918)
785. HARLACHER, R.: Arztkinder in der Schule. (Ärztl. Mitteil., Nr. 42, S. 1524 bis 1526, 1959)
786. HEISS, R.: Über psychische Farbwirkungen. (Studium generale, Jg. 13, H. 7, S. 379–391, 1960)
787. HELLER, R.: Charakter und Naturforschung. (Annalen d. Naturphilosophie, 7, S. 278–296, 1908)
788. HELLPACH, W.: Die geopsychischen Erscheinungen: Wetter, Klima und Landschaft in ihrem Einfluß auf das Seelenleben. (Engelmann, Leipzig, 1911)
789. HELLPACH, W.: Sozialpsychologie. (Enke, Stuttgart, 1946)
790. HENDERSON, D. K.: Psychopathic states. (Chapman & Hall, London, 1939)
791. HENNIG, R.: Beiträge zur Psychologie des Doppelichs. (Zschr. Psychol., Leipzig, 49, 1908)
792. HENZE, A.: Die Handschriften der deutschen Dichter und Dichterinnen. (Schlicke, Leipzig, 1855)

793. HERTSLET, W. L.: Der Treppenwitz der Weltgeschichte. Geschichtliche Irrtümer, Entstellungen und Erfindungen. (8. Aufl., Haude, Berlin, 1912)
794. HINRICHSEN, O.: Psychopathie und — Psychopathie. (Zschr. Neurol., Berlin, 150, S. 202–208, 1934) [Zbl. ges. Neurol., 73, S. 359]
795. HOCHE, A.: Über die Grenzen geistiger Gesundheit. (Marhold, Halle, 1903)
796. HOFFMANN, H.: Vererbung und Seelenleben. (Springer, Berlin, 1922)
797. HOFFMANN, H.: Über Temperamentsvererbung. (Bergmann, München, 1923. Grenzfr. Nervenleb., H. 115)
798. HOFFMANN, H.: Das Problem des Charakteraufbaus. (Springer, Berlin, 1926)
799. HOFFMANN, H.: Das sog. Gesetz der progressiven Entartung. (Zschr. Neurol., Berlin, 101, 1926)
800. HOLZSCHUHER, L. VON: Praktische Psychologie. Die Primitivperson im Menschen. (Heering, Seebruck am Chiemsee, 1949)
801. HORSTMANN, W.: Zur Psychologie konträrer Strebungen. (Zschr. Neurol., Berlin, 25, 1914)
802. JAENSCH, E. R.: Grundformen menschlichen Seins. (Elsner, Berlin, 1929)
803. JAENSCH, W.: Grundzüge einer Physiologie und Klinik der psychophysischen Persönlichkeit. (Springer, Berlin, 1926)
804. JAHN, D.: Die körperlichen Grundlagen der psychasthenischen Konstitution. (Nervenarzt, Berlin, 7, S. 225, 1934)
805. JASPERS, K.: Über leibhaftige Bewußtheiten. (Zschr. Pathopsychol., Leipzig, 2, 1914)
806. JASPERS, K.: Psychologie der Weltanschauungen. (2. Aufl., Springer, Berlin, 1922)
807. JASPERS, K.: Allgemeine Psychopathologie. (3. Aufl., Springer, Berlin, 1923)
808. JASPERS, K.: Die Idee der Universität. (Springer, Berlin, 1923)
809. JENTSCH, E.: Zur Psychologie des Unheimlichen. (Psychiatr.-neurol. Wschr., Halle, Nr. 22–23, 1906)
810. JUNG, C. G.: Über die Psychologie der Dementia praecox. (Marhold, Halle, 1907)
811. JUNG, C. G.: Die Psychologie der unbewußten Prozesse. (Rascher, Zürich, 1917)
812. JUNG, C. G.: Psychologische Typen. (Rascher, Zürich, 1921) [Zbl. ges. Neurol., 26, S. 169]
813. KAHN, E.: Die psychopathischen Persönlichkeiten. (In: Handbuch der Geisteskrankheiten. Hg. O. Bumke. Bd. 5, spez. Teil I, S. 227. Springer, Berlin, 1928)
814. KEMMERICH, M.: Kultur — Kuriosa. I, S. 249. (Langen, München, 1910)
815. KEMPER, W.: Der Traum und seine Be-deutung. (Rowohlt, 1958)
816. KIRCHHOFF, TH.: Geschichte der Psychiatrie. (Deuticke, Leipzig–Wien, 1912)
817. KLAGES, L.: Vom Traumbewußtsein. (Zschr. Pathopsychol., Leipzig, 3, 1919)
818. KLAGES, L.: Ausdrucksbewegung und Gestaltungskraft. Grundlegung der Wissenschaft vom Ausdruck. (2. Aufl., Barth, Leipzig, 1921)
819. KLAGES, L.: Prinzipien der Charakterologie. (3. Aufl., Barth, Leipzig, 1921)
820. KLAGES, L.: Bemerkungen zur sogenannten Psychopathie. (Nervenarzt, Berlin, Jg. I, H. 4, S. 201–206, 1928)
821. KLAGES, W.: Die Thalmussymptomatik in ihrer Bedeutung für das Körperschema. (Fortschr. d. Med., Nr. 14, S. 557–562, 1963)
822. KLOOS, G.: Psychiatrische Erblehre und Rassenhygiene. (Münch. med. Wschr., Nr. 1, S. 35; Nr. 2, S. 68, 1936)
823. KNAUER, A.: Psychologische Untersuchungen über den Meskalinrausch. (Zschr. Neurol., Berlin, 4, S. 37–39, 1911)
824. KNECHT, SIEGRID: Mexikanische Rauschpilzzeremonie. (Frankf. Allg. Zt. vom 24. 12. 1963)
825. KOCH, J. L. A.: Abnorme Charaktere. (Bergmann, Wiesbaden, 1900. Grenzfr. Nervenleb., H. 5)

826. KÖHLER, W.: Intelligenzprüfungen an Menschenaffen. (2. Aufl., Springer, Berlin, 1921)
827. KÖHLER, W.: Zur Psychologie der Schimpansen. (Psychol. Forsch., 1, 1922)
828. KREIBIG, J. K.: Intellektuelle Funktionen. S. 64 f. (Wien und Leipzig, 1909)
829. KRETSCHMER, E.: Zur Kritik des Unbewußten. (Zschr. Neurol., Berlin, 46, 1919)
830. KRETSCHMER, E.: Medizinische Psychologie. S. 67, 159–162. (2. Aufl., Thieme, Leipzig, 1922)
831. KRETSCHMER, E.: Psychopathie nach inneren und äußeren Maßstäben. (Mschr. Kriminalpsychol., 27, S. 339–341, 1936) [Zbl. ges. Neurol., 82, S. 387]
832. KRONFELD, A.: Das Wesen der psychiatrischen Erkenntnis. (Springer, Berlin, 1920)
833. KRONFELD, A.: Zur Phänomenologie und theoretischen Psychologie der individuellen Kultur. (Mschr. Psychiatr., 54, S. 245, 1923)
834. KRONFELD, A.: Psychotherapie. S. 101. (Springer, Berlin, 1924)
835. KRUEGER, F.: Der strukturelle Grund des Fühlens und Wollens. S. 188. (Ber. 15. Kongr. Dtsch. Ges. Psychol., Jena, 1937)
836. KRUEGER, F. und SPEARMAN, C.: Die Korrelation zwischen verschiedenen geistigen Leistungsfähigkeiten. (Zschr. Psychol., Leipzig, 44, 1906)
837. KUPFER, E. VON: Klima und Dichtung. Ein Beitrag zur Psychophysik. (Reinhardt, München, 1907. Grenzfragen der Literatur und Medizin, Hrg. Rahmer, H. 4)
838. KURTH, W.: Der Arzt, sein Typ und sein Charakter. (Zschr. angew. Psychol., Leipzig, 57, H. 3 u. 4, S. 129–215, 1939)
839. KURTH, W.: Leitfaden der Neurologie und Psychiatrie. S. 172 ff. (Thieme, Stuttgart, 1949)
840. KURTH, W.: Intelligenz und Charakter. (Günther, Stuttgart, 1949)
841. KURTH, W.: Neurose als Abbild des Seelischen in ethnologischer Sicht. Eine strukturanalytische vergleichende Studie. (Beiträge zur Gesellungs- und Völkerwissenschaft, S. 199–208. Gebr. Mann, Berlin, 1950)
842. KURTH, W.: Das Traumbuch des Artemidoros im Lichte der Freudschen Traumlehre. (Psyche, Jg. 4, H. 10, S. 488–512, 1951)
843. KURTH, W.: Psychotherapie, ein Leitfaden. S. 96. (E. Reinhardt, München–Basel, 1960)
844. LANGE, J.: Das zirkuläre Irresein. (In: Handbuch der Erbbiologie des Menschen. Hg. G. Just. Bd. 5, Teil 2. Springer, Berlin, 1939)
845. LANGE-EICHBAUM, W.: Urtümliches Erleben und Denken. (Beiträge zur Gesellungs- und Völkerwissenschaft, S. 227–233. Gebr. Mann, Berlin, 1950)
846. LECHNER-KNECHT, S.: Ausflug ins magische Pilzreich. Erlebnis und Deutung indianisch-mexikanischer Pilzzeremonien. (Die Waage, Jg. 3, H. 3, S. 129–137, 1963)
847. LEHMANN, A.: Die Hauptgesetze des menschlichen Gefühlslebens. (2. Aufl., Reisland, Leipzig, 1914)
848. LEIBBRAND, WERNER und WETTLEY, ANNEMARIE: Der Wahnsinn. Geschichte der abendländischen Psychopathologie. (Karl Alber, Freiburg–München, 1961)
849. LERSCH, PH.: Der Aufbau des Charakters. (3. Aufl., Barth, Leipzig, 1948)
850. LÉVY-BRUHL, L.: Das Denken der Naturvölker. (Deutsch hrg. von W. Jerusalem, Braumüller, Wien–Leipzig, 1921)
851. LIPPS, TH.: Das Selbstbewußtsein; Empfindung und Gefühl. (Bergmann, Wiesbaden, 1901. Grenzfr. Nervenleb., H. 9)
852. LIPPS, TH.: Leitfaden der Psychologie. (Engelmann, Leipzig, 1903)
853. LIPPS, TH.: Vom Fühlen, Wollen und Denken. (2. Aufl., Barth, Leipzig, 1907)
854. LIPSCHÜTZ, A.: Innere Sekretion und Persönlichkeit. (Jb. Charakterologie, II–III, Berlin, 1926)
855. LOEWENFELD, L.: Bewußtsein und psychisches Geschehen. Die Phäno-

mene des Unterbewußtseins usw. (Bergmann, Wiesbaden, 1913. Grenzfr. Nervenleb., H. 89)
856. LOMER, G.: Über den Klatsch. (Psychiatr.-neurol. Wschr., Halle, 15, S. 171, 1913/14)
857. LORENZ, K.: Vortrag, gehalten auf dem 2. Kongreß d. Ges.-Verb. Deutscher Nervenärzte in Wiesbaden 1963. (Ber. 2. Kongr. Ges.-Verb. Dtsch. Nervenärzte, Wiesbaden 1963)
858. LUFFT, H.: Das Ermüdungsproblem beim Feldherrn. (Arch. Psychol. Leipzig, 103, S. 276–298, 1939) [Zbl. ges. Neurol., 95, S. 188]
859. LUNGWITZ, H.: Das Wesen der Neurose. (Cesra, 1, 2, 3, S. 27–30, 1962)
860. LUNGWITZ, H.: Neurose — eine Krankheit? („Puls", Hauszeitschrift der Firma Winthrop, Frankfurt a. M., 1963)
861. LUXENBURGER, H.: Die Schizophrenie und ihr Erbkreis. (In: Handbuch der Erbbiologie des Menschen. Hg. von G. Just. Bd. 5, Teil 2. Springer, Berlin, 1939)
862. MACH: Erkenntnis und Irrtum. (2. Aufl., Leipzig, 1906)
863. MAEDER, A.: Die Symbolik in den Legenden, Märchen, Gebräuchen und Träumen. (Psychiatr.-neurol. Wschr., Halle, 10, 1908)
864. MAIER, H.: Psychologie des emotionalen Denkens. S. 131 f. (Tübingen, 1908)
865. MANN, KLAUS: Der Wendepunkt. Ein Lebensbericht. (Fischer-Bücherei, 1963)
866. MAUZ, F.: Über Schizophrene mit pyknischem Körperbau. (Zschr. Neurol., Berlin, 86, 1923)
867. MAUZ, F.: Grundsätzliches zum Psychopathiebegriff. (Allg. Zschr. Psychiatr., 113, S. 86–97) [Zbl. ges. Neurol., 96, S. 185]
868. MAYER-GROSS, W.: Bemerkungen zur psychiatrischen Charakterkunde. (Zschr. Neurol., Berlin, 89, 1924)
869. MAYER-GROSS, W. und H. STEIN: Über einige Abänderungen der Sinnestätigkeit im Meskalinrausch. (Zschr. Neurol., Berlin, 101, 1926)
870. MEGGENDORFER, F.: Über die hereditäre Disposition zur Dementia senilis. (Zschr. Neurol., Berlin, 101, 1926)
871. METZGER, W.: Die Grundlagen der Erziehung zu schöpferischer Freiheit. S. 46. (Frankfurt/M., 1949)
872. MEYER, J. B.: Das Wesen der Einbildungskraft. (Zschr. Völkerpsychol. u. Sprachwissenschaft, 10, S. 26, 1878)
873. MIKOREY, M.: Phantome und Doppelgänger. (München, 1952)
874. MINKOWSKA, F.: Charakterologische Probleme im Lichte psychiatrischer und genealogischer Hereditätsforschung (mit besonderer Berücksichtigung der Epileptoidie). (Zschr. Neurol., Berlin, 82, 1923)
875. MÖBIUS, P. J.: Über Entartung. (Bergmann, Wiesbaden, 1900. Grenzfr. Nervenleb., H. 3)
876. MÖBIUS, P. J.: Die Hoffnungslosigkeit aller Psychologie. (Marhold, Halle, 1907)
877. MORGENTHALER, W.: Gibt es eine psychopathische Höherwertigkeit? (Zschr. Neurol., Berlin, 38, 1919)
878. MÜHLMANN, W.: Methodik der Völkerkunde. (Enke, Stuttgart, 1938)
879. MÜHLMANN, W.: Chiliasmus, Nativismus, Nationalismus (das soziologische Fazit). Soziologie und moderne Gesellschaft. (Verhandl. d. 14. Deutschen Soziologentages in Berlin 1959, hrg. von Dr. Alex. Busch, S. 228–242. Enke, Stuttgart, 1959)
880. MÜLLER-FREIENFELS, R.: Zur Psychologie der Erregungs- und Rauschzustände. (Zschr. Psychol., Leipzig, 57, S. 161–194, 1910)
881. MÜLLER-FREIENFELS, R.: Persönlichkeit und Weltanschauung. (Teubner, Leipzig, 1. Aufl., 1919; 2. Aufl., 1923)
882. MÜLLER-FREIENFELS, R.: Philosophie der Individualität. (Meiner, Leipzig, 1921)
883. MÜLLER-FREIENFELS, R.: Irrationalismus. (Meiner, Leipzig, 1922)
884. MÜLLER-SUUR, H.: Die Ganzheitsfrage in der Psychopathologie. (Studium generale, IV, 5, S. 280–288, 1951)

885. NELKEN, J.: Die Psychopathie als Problem des sozialen Wertes. (Warsz czas. lek., 13, S. 368 u. franz. Zusammenfassung S. 420, 1936) [Zbl. ges. Neurol., 83, S .94]
886. OPPENHEIM, H.: Gibt es auch eine psychopathische Höherwertigkeit? (Zschr. Neurol., Berlin, 1917)
887. PANSE, F.: Erbpathologie der Psychopathien. (In: Handbuch der Erbbiologie des Menschen. Hg. von G. Just, Bd. 5, Teil 2, Springer, Berlin, 1939)
888. PFAHLER, G.: System der Typenlehre. (Barth, Leipzig, 1936)
889. PLACZEK: Freundschaft und Sexualität. (Zschr. Sex. Wiss., 2, S. 265–283, 1915)
890. PLECHANOW, G. W.: Über die Rolle der Persönlichkeit in der Geschichte. S. 36. (Neuer Weg, Berlin, 1945)
891. PÖTZL, O.: Experimentell erregte Traumbilder. (Zschr. Neurol., Berlin, 37, 1917)
892. POINCARÉ, H.: La valeur de la science. (1905)
893. POPHAL, R.: Der Krankheitsbegriff in der Körpermedizin und Psychiatrie. (Abhandl. 30, Karger, Berlin, 1925)
894. PREUSS, K. TH.: Die geistige Kultur der Naturvölker. (Teubner, Leipzig, 1914)
895. RANSCHBURG, P.: Talent und Schwachsinn. (Ung. Zschr. Psychol., Jg. VI, Nr. 3–4, 1933)
896. RAUTMANN, R.: Untersuchungen über die Norm. (Fischer, Jena, 1921)
897. REKO, VICTOR A.: Magische Gifte. (Enke, Stuttgart, 1938)
898. RÉVÉSZ, G.: Prüfung der Musikalität. (Zschr. Psychol., Leipzig, 85, 1920)
899. RIEDEL, H.: Zur empirischen Erbprognose der Psychopathie. (Zschr. Neurol., Berlin, 159, S. 597, 1937)
900. RIEDEL, H.: Psychasthenische Persönlichkeiten. (Med. Klinik, II, S. 925, 1938) [Zbl. ges. Neurol., 91, S. 491)
901. RIEFFERT, J. B.: Methoden und Grundbegriffe der Charakterologie. XIII. (Psychol. Kongr. 1934)
902. RIESE, W.: The Conception of Disease, its History, its Versions and its Nature. (New York, 1953)
903. RITTERSHAUS, E.: Irrsinn und Presse. (Fischer, Jena, 1913)
904. ROFFENSTEIN, G.: Zum Problem des Unbewußten. (Zschr. Neurol., Berlin 80, 1922)
905. ROFFENSTEIN, G.: Das Problem des Unbewußten. (Püttmann, Stuttgart, 1923)
906. RÜDIN, EDITH: Ein Beitrag zur Frage der Zwangskrankheit, insbesondere ihrer hereditären Beziehungen. (Arch. Psychol. u. Zschr. Neurol., Bd. 191, S. 14–54, 1953)
907. RUSKIN: Of many Things. Chap. XVII, § 19 in: Modern painters. Vol. III, S. 309. (Pop. Ed., Allen, London, 1906)
908. SANCTIS, SANTE DE: Psychologie des Traumes. (Handb. d. vergl. Psychol. von Kafka. Reinhardt, München, 1922)
909. SCHELER, M.: Über Ressentiment und moralisches Werturteil. (Zschr. Pathopsychol., Leipzig, 1, S. 268, 1912)
910. SCHELER, M.: Zur Phänomenologie und Theorie der Sympathiegefühle usw. (Niemeyer, Halle, 1913)
911. SCHELER, M.: Die positivistische Geschichtsphilosophie des Wissens und die Aufgaben einer Soziologie der Erkenntnis. (Kölner VJH f. Sozialwissenschaft, 1, 1921)
912. SCHELER, M.: Wesen und Formen der Sympathie. (Cohen, Bonn, 1923)
913. SCHILDER, P.: Wahn und Erkenntnis. (Springer, Berlin, 1918)
914. SCHIMMELPENNING, G. W.: Psychiatrische Diagnostik — historische Entwicklung und heutiger Stand. (Med. Klinik, Nr. 12, S. 647–653, 1963)
915. SCHNEIDER, K.: Psychopathie und Psychose. (Nervenarzt, Berlin, 6, S. 337–344, 1933)
916. SCHNEIDER, K.: Über Psychopathen und ihre kriminalbiologische Bedeutung. (Mschr. Kriminalbiol., München, 29, S. 353–367, 1938) [Zbl. ges. Neurol., 91, S. 160]

917. Schneider, K.: Die psychopathischen Persönlichkeiten. (4. veränd. Aufl., Deuticke, Wien, 1941) [Zbl. ges. Neurol., 97, S. 181]
918. Schönfeldt, M.: Über das inducierte Irresein (folie communiquée). (Arch. Psychiatr., 26, S. 202, 1894)
919. Schröder, P.: Psychopathen und abnorme Charaktere. (Münch. med. Wschr., 80, S. 1007, 1933)
920. Schröder, P.: Charakter-Erb-Lehre. (Nervenarzt, Berlin, 8, S. 169–174, 1935) [Zbl. ges. Neurol., 77, S. 325]
921. Schüssler, H.: Das unmusikalische Kind. Ein Beitrag zur Psychologie der Begabung. (Zschr. angew. Psychol., Leipzig, 11, S. 136–167, 1916)
922. Schultz, J. H.: Organstörungen und Perversionen im Liebesleben. (Reinhardt, München-Basel, 1952)
923. Schultz-Hencke, H.: Bemerkungen zum Problem der Psychopathie. Nach einem Vortrag vor Psychotherapeuten im April 1944 in Berlin. (Sonderdruck aus Psychol. Rdschau, Basel, Bd. 1–3, S. 148–155, 1950)
924. Schulz, B.: Psychologische Wanderungen auf Seitenwegen. (Fischer, Jena, 1913)
925. Schwarz, Georg: Gedenkstein für Dr. Owlglaß. (Ciba-Symposion, Bd. 11, H. 2, S. 98, 1963)
926. Sesemann, H.: Der Kerl- (Mutter-)Typus und der Schalk- (Hetären-)Typus. (1938; 2. Aufl., Böhlau, Weimar, 1948)
927. Sibbern: Psychologie. S. 380. (3. Aufl., Kopenhagen, 1856)
928. Simoneit, M.: Zufall und Schicksal im soldatischen Handeln. (Bernhard u. Graefe, Berlin, 1937)
929. Sommer, R.: Individualpsychologie und Psychiatrie. (Bericht über den Kongreß f. experiment. Psychologie in Würzburg vom 18. bis 21. April 1906, S. 136–142. Barth, Leipzig, 1907)
930. Spearman, C.: „General-Intelligence". Objectiv, Determin. and Measure. Psychol., 15, 1904)
931. Spearman, C.: The Abilities of Man. (Macmillan, New York, 1927)
932. Spearman, C. and Jones L. Wynn: Human Ability, a continuation of „The Abilities of Man". (Macmillan and Co., London, 1950)
933. Specht, G.: Die Mystik im Irrsinn. (Bergmann, Wiesbaden, 1891)
934. Spengler, O.: Der Untergang des Abendlandes. (47. Aufl., Beck, München, 1923)
935. Spranger, E.: Die Magie der Seele. (Mohr, Tübingen, 1947)
936. Spranger, E.: Gedanken zur Daseinsgestaltung. (Piper, München, 1962)
937. Stern, W.: Die menschliche Persönlichkeit. (Barth, Leipzig, 1918)
938. Störring, G.: Psychologie des menschlichen Gefühlslebens. (Cohen, Bonn, 1916)
939. Storch, A.: Das archaisch-primitive Erleben und Denken der Schizophrenen. (Springer, Berlin, 1922)
940. Stratenschulte, W.: Die meisten Ärzte waren schlechte Schüler. (Hess. Ärztebl., Nr. 11, S. 503–514, 1959)
941. Straube, H.: Gedanken zur Farbsymbolik in afrikanischen Eingeborenen-Kulturen. (Studium generale, Jg. 13, H. 7, S. 392–418, 1960)
942. Szondi, L.: Experimentelle Triebdiagnostik. (1947)
943. Szondi, L.: Triebpathologie. (Bd. 2, Huber, Bern, 1952)
944. Thurnwald, R.: Psychologie des primitiven Menschen. (Reinhardt, München, 1922)
945. Thurnwald, R.: Im Bismarckarchipel und auf den Salomoninseln. (Zschr. Ethnolog., XLII)
946. Thurnwald, R.: Primitive Kultur. (Reallexikon der Vorgeschichte, Bd. 10, 1927/28)
947. Thurnwald, R.: Primitives Denken. (In: Die menschliche Gesellschaft, Bd. 1, 1931)
948. Thurnwald, R.: Der Kulturhintergrund primitiven Denkens. (Zschr. Psychol., Leipzig, 147, 1940)
949. Thurnwald, R.: Aufbau und Sinn der Völkerwissenschaft. (Abhandlung d. dtsch. Akad. d. Wissenschaften zu Berlin, 1948)

950. TOLZIEN, G.: Das Genie sucht seinen Weg. (Kulturwarte, Jg. IV, Nr. 1, S. 8–10, 1958)
951. TOYNBEE, ARNOLD: Studie zur Weltgeschichte. Wachstum, Zerfall und Zivilisationen. S. 226. (Europa-Verlag, Zürich–Wien, 1948)
952. VARENDONCK, J.: Über das vorbewußt phantasierende Denken (Internat. psychoanal. Verlag, Wien, 1922)
953. VERNON, M. D.: Visual perception. ("Learning and Understanding", Quart J. Exper. Psychol., 13. Cambridge Univ. Press, 1951)
954. VIERKANDT, A.: Führende Individuen bei den Naturvölkern. (Zschr. Sozialwissenschaft, 11, 1908)
955. VIERKANDT, A.: Gesellschaftslehre. (Enke, Stuttgart, 1923)
956. VOLKELT, H.: Über die Vorstellungen der Tiere. (Engelmann, Leipzig, 1914)
957. WASER, MARIA (Miss Paget): Künstlerische Handschrift. (Rascher's Jahrbuch, Zürich, 1, 1910)
958. WECHSLER, D.: Cognitive, conative and non-intellective intelligence. (Amer. Psychologist, 5, S. 78–83, 1950)
959. WECHSLER, D.: The range of human capacities. (2. Aufl., Williams and Wilkins Comp., Baltimore, 1952)
960. WEIDEL, K.: Das Grauen. (Zschr. Rel.-Psychol., 6, S. 90, 129, 1913)
961. WEIZSÄCKER, V. VON: Der kranke Mensch. Eine Einführung in die medizinische Anthropologie. (Koehler, Stuttgart, 1951)
962. WELLEK, A.: Das Doppelempfinden im 18. Jahrhundert. (Deutsche Vjschr. f. Lit.-Wissenschaft u. Geistesgeschichte, 14, 1936)
963. WELLEK, A.: Das Leib-Seele-Problem und die Ganzheit der Person. (Referat gehalten im Psychol. Institut d. Univ. Mainz am 5. Febr. 1958)
964. WENZL, A.: Theorie der Begabung. (Meiner, Leipzig, 1934) [Zbl. ges. Neurol., 74, S. 161]
965. WERTHEIMER, M.: Über das Denken der Naturvölker. (Zschr. Psychol., Leipzig, 1911)
966. WERTHEIMER, M.: Drei Abhandlungen zur Gestalttheorie. (Erlangen, 1925)
967. WEXBERG, E.: Zur Psychopathologie der Weltanschauung. (Zschr. Neurol., Berlin, 96, S. 295–311, 1925) [Zbl. ges. Neurol., 42, S. 48]
968. WINTERSTEIN, ALFRED V.: Psychoanalytische Anmerkungen zur Geschichte der Philosophie. (Imago, Bd. 2, S. 175–237, 1913)
969. WINTERSTEIN, ALFRED V.: Beiträge zum Problem des Humors. (Psychoanal. Bewegung, Jg. IV, S. 513–525, 1932)
970. WUNDT, W.: Grundriß der Psychologie. (9. Aufl., Engelmann, Leipzig, 1909)
971. ZIEHEN, TH.: Die Psychologie großer Heerführer. (Barth, Leipzig, 1916)
972. ZURUKZOGLU, S.: Biologische Probleme der Rassenhygiene und die Kulturvölker. (Bergmann, München, 1925. Grenzfr. Nervenleb., H. 123)

Anhang: Spezielle Religionspsychologie und -psychopathologie, insbesondere psychische Epidemien

973. ACHELIS, TH.: Die Ekstase in ihrer kulturellen Bedeutung. (Kulturprobleme der Gegenwart. Hg. Leo Berg. Bd. 1. Johannes Räde, Berlin, 1902)
974. AICH, TH.: Massenmensch und Massenwahn. (Bayerische Union, München, 1947)
975. ANDERSON, C. M.: Saints, sinners and psychiatry. (Lippincott, Philadelphia, 1950)
976. ANDREE, R.: Ethnographische Parallelen und Vergleiche. S. 62–80. (Maier, Stuttgart, 1878)
977. AUHOFER, H.: Aberglaube und Hexenwahn heute. (Freiburg i. Brsg., 1960)
978. BÄLZ, E. v.: Über Besessenheit und verwandte Zustände. (Wiener med. Wschr., 57, Nr. 18–22, 1907)
979. BAETKE, W.: Das Heilige im Germanischen. (Mohr, Tübingen, 1942)

980. Barnheim, F.: Erotik und Hexenwahn. (3. Aufl., 1963)
981. Bavink, B.: Ergebnisse und Probleme der Naturwissenschaft. S. 600 ff. (3. Aufl., Hirzel, Leipzig, 1924; 9. Aufl., Hirzel, Zürich, 1948)
982. Bechterew, W. v.: Die Bedeutung der Suggestion im sozialen Leben. (Bergmann, Wiesbaden, 1905. Grenzfr. Nervenleb., H. 29)
983. Beck, B.: Massenpsychologie. (Aus d. Kongreßbericht des Berufsverbandes deutscher Psychologen. Nölke, Hamburg, 1948)
984. Beck, P.: Die Ekstase. Ein Beitrag zur Psychologie und Völkerkunde. (Haacke, Bad Sachsa, 1906)
985. Behrendt, R.: Das Problem Führer und Masse und die Psychoanalyse. (Psychoanal. Bewegung, 1. Jg., H. 2, S. 134–153, 1929)
986. Beth, K.: Psychopathologie und Religionspsychologie. (Verhandl. 1. internat. Tag. angew. Psychopath., S. 21–29, 1931) [Zbl. ges. Neurol., 60, S. 62]
987. Beth, K.: Psychopathologie und Religionspsychologie. (Arch. Psychol., Leipzig, 80, S. 89–119, 1931) [Zbl. ges. Neurol., 61, S. 70]
988. Binet-Sanglé, Ch.: Les lois psychologiques de l'hiérogénie. (Rev. hypnot., Paris, 1898, 1899, 1900)
989. Binet-Sanglé, Ch.: Physio-psychologie des religieuses. (Revue de psychiatrie, 1901. J. neurol., Bruxelles, 1903) O
Birnbaum, K.[605]
990. Blachowski, St.: Über künstliche Ekstasen und Visionen. (Rocz. psychjatr., Warszawa, H. 34/35, S. 143–159 und franz. Zusammenfassung S. 255, 1938) [Zbl. ges. Neurol., 93, S. 523]
991. Bonhoeffer, K.: Inwieweit sind politische, soziale und kulturelle Zustände einer psychopathologischen Betrachtung zugänglich? (Klin. Wschr., 2, Nr. 13, 1923)
992. Boven, W.: Religiosité et épilepsie. (Schweiz. Arch. Psychiatr., 4, S. 153 bis 169, 1919)
993. Brenier de Montmorand: Les états mystiques. (Rev. philos., 60, S. 1–23, 1905)
994. Brennecke, H.: Zur Frage der Psychologie und Psychopathologie der Revolution und der Revolutionäre. (Beihefte zur Zschr. Kinderforsch., H. 163. Beyer, Langensalza, 1922)
995. Buber, M.: Ekstatische Konfessionen. (Diederichs, Jena, 1909)
996. Buchner, E.: Die Zungenredner. (Zschr. Rel.-Psychol., 5, S. 204–208, 1912)
997. Buchner, E.: Von den übersinnlichen Dingen. (Meiner, Leipzig, 1924)
998. Burger, M.: Die phylogenetischen Grundlagen der Massenneurosen. (Ärztl. Wschr., 4, Nr. 21/22, 1949)
999. Bychowski, Gustav: Dictators and disciples, from Caesar to Stalin. (Internat. Univers. Press, New York, 1948) [Ref. in: Psyche, 3, S. 209–211, 1949]
1000. Calmeil, L. F.: De la folie. Considerée sous le point de vue pathologique, philosophique, historique et judiciaire. Depuis la renaissance des sciences en Europe jusqu'au 19. siècle. Description des grandes épidémies de délire. (Baillière, Paris, 1845) Deutsch von Leubuscher: Der Wahnsinn in den vier letzten Jahrhunderten. (Schwetschke und Sohn, Halle, 1848)
1001. Carus, G.: Über Geistesepidemien der Menschheit. (Goedsche, Leipzig und Meißen, 1852)
1002. C. L. (Cesare Lombroso): Premonizione nei genii. (Arch. psichiatr., Torino, 21, S. 207, 1900)
1003. Craemer, O.: Zur Psychopathologie der religiösen Wahnbildung. (Arch. Psychiatr., S. 275, 1914)
1004. Delacroix, H.: Études d'histoire et de psychologie du mysticisme. Les grands mystiques chrétiens. (Alcan, Paris, 1908)
1005. Dessoir, M.: Vom Jenseits der Seele. (Enke, Stuttgart, 1918)
1006. Diefenbach, J.: Der Hexenwahn vor und nach der Glaubensspaltung in Deutschland. (Kirchheim, Mainz, 1886)
1007. Dodel, W.: Über einen Fall von paranoider Geistesstörung infolge von Beschäftigung mit Spiritismus. (Dissertation, Tübingen, 1924)
1008. Du Prel C.:, Studien auf dem Gebiet der Geheimwissenschaften. S. 92. Die Mystik im Irrsinn.

1009. DURKHEIM: Les formes élémentaires de la vie religieuse — le totemisme (Alcan, Paris, 1912) [Vierkandt, Gesellschaftslehre, S. 13]
1010. EINSTEIN, N.: Der Erfolg. Ein Beitrag zur Frage der Vergesellschaftung. (Rütten & Loening, Frankfurt/M., 1919)
1011. ELIADE, MIRCEA: Schamanismus und archaische Ekstasetechnik. (Rascher, Zürich–Stuttgart, 1957)
1012. EMMINGHAUS, H.: Allgemeine Psychopathologie zur Einführung in das Studium der Geistesstörungen. (Vogel, Leipzig, 1878)
1013. ERISMANN, TH.: Massenpsychose und Individuum. (Verhandl. d. 1. internat. Tag. angew. Psychopath., S. 42–68, 1931) [Zbl. ges. Neurol., 60, S. 298]
1014. ESSER, A.: Geheimnisvolle Kräfte. Utopien der Menschen. (Staufen-Verlag, Köln und Krefeld, 1949)
1015. FAMILLER, IG.: Das Heiligenleben in der modernen Psychopathographie. Eine psychologische Abwehrstudie. (Pustet, Regensburg und Rom, 1915)
1016. FEDERN, P.: Zur Psychologie der Revolution: die vaterlose Gesellschaft. (Leipzig–Wien, 1919)
1017. FEIGEL, F. K.: Das Heilige. (Haarlem, 1929)
1018. FISCHER, A.: Psychologie der Gesellschaft. (Reinhardt, München, 1922)
1019. FLAMMARION, C.: Les forces naturelles inconnues. (Flammarion, Paris, 1907)
1020. FLECK, U.: Über die Religiosität der Epileptiker. (Arch. Psychiatr., S. 122, 1935)
1021. FLOURNOY, TH.: Des Indes à la Planète Mars. Étude sur un cas de Somnambulisme avec Glossolalie. (4. éd., Atar, Genève) Deutsch: Die Seherin von Genf. (Meiner, Leipzig, 1903)
FLOURNOY, TH,[2428]
1022. FREIMARK, H.: Das sexuelle Moment in der religiösen Ekstase. (Zschr. Rel.-Psychol., 2, S. 248–258, 1908)
1023. FREIMARK, H.: Die Revolution als psychische Massenerscheinung. Historisch-psychologische Studie. (Bergmann, München und Wiesbaden, 1920. Grenzfr. Nervenleb., H. 107)
1024. FREUD, S.: Massenpsychologie und Ich-Analyse. (Internat. psychoanal. Verl., Leipzig–Wien–Zürich, 1921)
1025. FRIEDMANN, M.: Über Wahnideen im Völkerleben. (Bergmann, Wiesbaden, 1901. Grenzfr. Nervenleb., H. 6/7)
1026. GARRIGUES, A.: La sorcellerie et les médicins aux XVI et XVII siècles. (J. Prat. 65, S. 186 u. 206, 1951)
1027. GAUPP, R.: Wahn und Irrtum im Leben der Völker. Rede des Rektors am Geburtstag des Königs 1916. (Mohr, Tübingen, 1916)
1028. GEIGER, M.: Christian science in Amerika. (Zschr. Rel.-Psychol., 4, 1911)
1029. GELMA, E.: Pages de psychiatrie de l'histoire: la psychopathie mélancholique du père Surin, exorciste dans l'affaire des diables de Loudun. (Cahiers psychiatr., H. 6, S. 133–181, 1951) Deutsch: Mitteilungen über Psychiatrie der Geschichte: die depressive Psychopathie des P. Surin, Exorzist in der Teufelsaffaire von Loudun. [Zbl. ges. Neurol., Bd. 119, H. 1–2, S. 414, 1952]
1030. GENIKA, E. A.: Eine Lokalepidemie hysterischer Krämpfe, genannt „Besessenheit" im Podolskischen Kreis des Gouvernements Moskau. (Neurol. Wjestnik., Bd. VI, H. 4, 1898) [Allg. Zschr. Psychiatr., 56, S. 686, 1899]
1031. GOLDBLADT, H.: Über das religiöse Wesen der Epileptiker. (Zschr. Neurol., Berlin, 116, S. 44–70, 1928)
1032. GOLDSTEIN, K.: Die Halluzination, ihre Entstehung, ihre Ursache und ihre Realität. (Bergmann, Wiesbaden, 1912)
1033. GOWEN, B. S.: Some aspects of pestilences and other epidemics. (Amer. J. Psychol., 18, S. 1–60, 1907) [Bibliographie von 113 Nummern]
1034. GUDDEN, H.: Über Massensuggestion und psychische Massenepidemien. (Gmelin, München, 1908)
1035. HAEBERLEIN, L.: Das religiöse Kultsymbol der Antike und aus ihm sich

ergebende Folgerungen für die Psychotherapie. (Bericht über den 4. allg. Kongr. f. Psychotherapie, Leipzig, 1929)
1036. HAISCH, E.: Der Hexenwahn. (Ciba-Zeitschr., Bd. 9, Nr. 101, S. 3346 bis 3380, 1963)
1037. HANSEN, J.: Zauberwahn, Inquisition und Hexenprozeß im Mittelalter und die Entstehung der großen Hexenverfolgung. (Oldenbourg, München und Leipzig, 1900)
1038. HAUER, J. W.: Die Religionen. I. (Kohlhammer, Stuttgart, 1923)
1039. HECKER, J. F. C.: Die Tanzwuth, eine Volkskrankheit im Mittelalter. (Berlin, 1832)
1040. HECKER, J. F. C.: Die großen Volkskrankheiten des Mittelalters. Hg. August Hirsch. (Enslin, Berlin, 1865)
1041. HECQUET, P.: Le naturalisme des convulsions dans les maladies de l'épidémie convulsionnaire. (Solothurn, 1733)
1042. HEILER, F.: Das Gebet. (3. Aufl., Reinhardt, München, 1921)
1043. HEITZ, J.: Les démoniaques et les malades dans l'art byzantin. (Nouv. iconogr. Salpêtrière, Paris, 14, S. 84–96, 161–168, 1901)
1044. HELLPACH, W.: Sozialpathologie als Wissenschaft. (Arch. Sozialwissenschaft u. Sozialpolitik, Tübingen, Bd. 21, H. 2, S 275–307, 1905)
1045 HELLPACH, W : Die geistigen Epidemien. (Die Gesellschaft. Hg. M. Buber. Bd. XI. Rütten & Loening, Frankfurt/M., 1906)
1046. HELLPACH, W.: Zur „Formenkunde" der Beziehungen zwischen Religiosität und Abnormität. (Zschr. Rel.-Psychol., 1, S. 97–110, 1908)
1047. HELLPACH, W.: Religiöse Wahnbildung bei thyreogener Erregung. Eine psychopathologische Analyse. (Zschr. Rel.-Psychol., 1, S. 360–382, 1908)
HELLPACH, W.[789]
1048. HELLWIG, A.: Zur Psychologie des Okkultismus. (Münch. med. Wschr., 71, S. 859, 1924)
1049. HELLWIG, A.: Okkultismus und Wissenschaft. (Enke, Stuttgart, 1926)
1050. HENNING, H.: Untersuchungen an einigen okkultistischen Medien (Zschr. Psychol., Leipzig, 94, S. 278, 1924)
1051. HIRSCH, AUG.: Handbuch der historisch geographischen Pathologie. (Enke, Stuttgart, 1886)
1052. HIRSCH, W.: Religion und Zivilisation vom Standpunkte des Psychiaters. (Bonsels, München, 1910)
1053. HOFFMANN, H.: Der Hexen- und Besessenenglaube des 15. und 16. Jahrhunderts im Spiegel des Psychiaters. (Greifswald, 1935)
1054. HOLZHAUSEN, P.: Die Studentenorden des 18. Jahrhunderts. Eine kulturgeschichtliche und kulturpsychopathologische Studie (Kölnische Zeitung vom 1. April 1926)
1055. HOOK, S.: The hero in history: a study in limitation and possibility. (Ref. v. Jacques Barzun in „The Nation", Sept. 1943)
1056. HOPP, M.: Über Hellsehen. (Karger, Berlin, 1918)
1057. HOPPE, A.: Religionspsychopathologie. (Med. Welt, Jg. 2, Nr. 50, S. 1852 bis 1854, 1928)
1058. HORKEL, W.: Botschaft von drüben. Übersinnliche Erfahrungen aus jüngster Zeit. (Neubau Verlag, München, 1949)
1059. HORSTMANN, W.: Fanatismus — Aberglaube — Wahnvorstellung. (Zschr. Neurol., Berlin, 1, 1910)
JACOBI, W.[3085]
1060. JAMES, W.: Die religiöse Erfahrung in ihrer Mannigfaltigkeit. (Deutsch von Wobbermin. Hinrichs, Leipzig, 1907) [Zschr. Rel.-Psychol., 2, S. 220]
1061. JANSEN: Die psychische Epidemie in Hessen. (Zschr. Rel.-Psychol., 1, S. 321–337, 1908)
JASPERS, K.[807]
1062. JOLLY, F.: Über Irrtum und Irrsinn. Rede. (Hirschwald, Berlin, 1893)
1063. JOLY, H.: Psychologie des saints. Deutsch von G. Pletl: Psychologie der Heiligen. (Regensburg, 1904)
1064. KAHN, E.: Psychopathie und Revolution. (Münch. med. Wschr., 66, S. 968, 1919)

1065. KALB, E.: Kirchen und Sekten der Gegenwart. (Evang. Ges., Stuttgart, 1905)
1066. KEMNITZ, M. VON und GULAT-WELLENBURG, W. VON: Moderne Mediumforschung. (Lehmann, München, 1914)
1067. KEMPER, J.: Hexenwahn und Hexenprozesse in Deutschland. (Regensburg, 1908)
1068. KIRCHHOFF: Beziehungen des Dämonen- und Hexenwesens zur deutschen Irrenpflege. (Allg. Zschr. Psychiatr., 44, S. 329–399, 1888)
1069. KÖNIG, B. E.: Ausgeburten des Menschenwahns im Spiegel der Hexenprozesse und der Autodafés. (Berlin, 1940)
1070. KOCH, W.: Über die Russisch-Rumänische Kastratensekte der Skopzen. (In: Veröffentlichungen aus der Kriegs- und Konstitutionspathologie. 2. Bd. Fischer, Jena, 1921)
1071. KRÄMER, W.: Kurtrierische Hexenprozesse im 16. und 17. Jahrhundert, vornehmlich an der unteren Mosel. (München, 1959)
KRAEPELIN, E.[585]
KRETSCHMER, E.[128]
1072. KRUSE, J.: Hexen unter uns? (Hamburg, 1951)
1073. KURTH, W.: Über die Entstehungsursachen von Sektierertum und Konventikelbildung. (Zschr. Neurol., Berlin, 176, H. 3, 1943)
1074. KURTH, W.: Über psychische Epidemien. (Psychiatr.-neurol. Wschr., Halle, 16, Nr. 35–36, 1944)
1075. LADAME, P. L.: Religionspsychologische Fragen. (Zschr. Rel.-Psychol., Berlin, 176, H. 3, 1943)
1076. LÄNGIN, G.: Religion und Hexenprozeß. (Wigand, Leipzig, 1888)
1077. LANGEN, DIETRICH: Archaische Ekstase und asiatische Meditation mit ihren Beziehungen zum Abendland. (Hippokrates-Verlag, Stuttgart, 1963)
1078. LE BON, G.: Psychologie des foules. (Alcan, Paris, 1900)
1079. LECHAT, F.: Névrose et religiosité. (Rev. frç. psychanal., 14, S. 90–105, 1950)
1080. LECLÈRE, A.: La psychophysiologie des états mystiques. (Année psychol., Paris, 17, S. 97–144, 1911)
1081. LEHMANN, A.: Aberglaube und Zauberei. (2. Aufl., Enke, Stuttgart, 1908)
LEIBBRAND, KURT und WETTLEY, ANNEMARIE[848]
1082. LEIBBRAND, W.: Annäherung kulturhistorischer Irrtümer und erklärungswahnhafter Vorstellungen. (Allg. Zschr. Psychiatr., 102, S. 331–340, 1934)
1083. LEUBA, J. H.: Die Psychologie der religiösen Mystik. (Bergmann, München, 1927. Grenzfr. Nervenleb., H. 128–130)
1084. LEUBUSCHER, R.: Der Wahnsinn in den vier letzten Jahrhunderten. (Halle, 1848)
1085. LEWIN, BRUNO: Der Zar, ein ägyptischer Tanz zur Austreibung böser Geister bei Geisteskrankheiten, und seine Beziehungen zu Heiltanzzeremonien anderer Völker und der Tanzwut des Mittelalters. (Confin. psychiatr., 1, S. 177–200, 1958)
1086. LOEWENFELD, L.: Somnambulismus und Spiritismus. (Bergmann, Wiesbaden, 1900)
1087. LÖWENSTEIN, R.: Zur Psychoanalyse der schwarzen Messen. (Imago, 9, S. 73–82, 1923)
1088. LOMBARD, E.: De la glossolalie chez les premiers chrétiens. (Thèse, Lausanne, 1910)
1089. LOMER, G.: Das sexuelle Moment im Leben der Heiligen. (Die neue Generation, 9, H. 12, 1913)
1090. MARIE, A.: Der Mystizismus in seinen Beziehungen zur Geistesstörung. (Deutsch von G. Lomer. Barth, Leipzig, 1913)
1091. MARX, K. F. M.: Über die Verdienste der Ärzte um das Verschwinden der dämonischen Krankheiten. (Abhandl. d. Königl. Ges. d. Wissenschaften, Göttingen, 1859)

1092. Mayer, A.: Erdmutter und Hexe. Eine Untersuchung zur Vorgeschichte der Hexenprozesse. (Historische Forschungen und Quellen, 12, München, 1936)
1093. Mayer-Gross, W.: Zur Phänomenologie abnormer Glücksgefühle. (Zschr. Pathopsychol., Leipzig, 2, 1914)
1094. McDougall: Aufbaukräfte der Seele. (Thieme, Stuttgart, 1947)
1095. Meier-Lemgo, K.: Hexenwahn und Hexeninquisition. (Hess. Ärztebl., H. 5, S. 169–173, 1958)
1096. Meiners, C.: Geschichte einer merkwürdigen Teufels-Besitzung in Franken zwischen den Jahren 1740 und 1750. (In: Götingisches Magazin. Hg. von C. Meinerts und L. T. Spittler. Bd. 2, S. 1 und 594, Hannover, 1787–1788)
1097. Merzbacher, F.: Die Hexenprozesse in Franken. (Schriftenreihe z. bayer. Landesgesch., München, Bd. 56, 1957)
1098. Meyer, A. F.: Materialisationen und Telepathie. (Bergmann, München, 1922. Grenzfr. Nervenleb., H. 113)
1099. Meyer, E.: Ursprung und Geschichte der Mormonen. Mit Exkursen über die Anfänge des Islams und des Christentums. (Niemeyer, 1912)
1100. Meyer, L.: Die Beziehung der Geisteskranken zu den Besessenen und Hexen. (Westermann's Jahrbuch der Illustr. dtsch. Monatshefte, 10, S. 262, 1861)
1101. Michaelis, E.: Geisterreich und Geistesmacht. Der Heilungs- und Dämonenkampf J. Chr. Blumhardts. (Paul Haupt, Bern, o. J.) [Zbl. ges. Neurol., 111, S. 277]
1102. Mörchen, F.: Psychologie der Heiligkeit. (Zschr. Rel.-Psychol., 1, 393, 1908)
1103. Montmorand: Les états mystiques. (Rev. philos., 30, S. 1–23, 1905)
1104. Mosiman, E.: Das Zungenreden, geschichtlich und psychologisch untersucht. (Mohr, Tübingen, 1911)
1105. Müller-Freienfels, R.: Psychologie der Religion. (Göschen, Leipzig, 1920)
1106. Nachmansohn, M.: Zur Erklärung der durch Inspiration entstandenen Bewußtseinserlebnisse. (Arch. Psychol., Leipzig, 36, S. 255–280, 1917)
1107. Nina-Rodrigues: Épidémie de folie religieuse au Brésil. (Ann. méd.-psychol., Paris, 56, S. 371–392, 1898)
1108. Nina-Rodrigues: La folie des foules. (Ann. méd.-psychol., Paris, 59, S. 19–32, 189–199, 370–381, 1901)
1109. Nyirö, J. und Petrovich, F.: Die psychische Epidemie zu Lajosmizse in Ungarn. (Zschr. Neurol., Berlin, 114, S. 38–49, 1928)
1110. Oesterreich, T. K.: Die religiöse Erfahrung als philosophisches Problem. (Reuther, Berlin, 1915)
1111. Oesterreich, T. K.: Der Besessenheitszustand, seine Natur und seine religions- und völkerpsychologische Bedeutung. (Deutsche Psychologie. 1. Bd., S. 1–19, 123–143, 214–232, 441–451, 481–550, 1916–1918; 2. Bd., S. 159–173, 207–223, 1919)
1112. Oesterreich, T. K.: Einführung in die Religionspsychologie als Grundlage für Religionsphilosophie und Religionsgeschichte. (Mittler, Berlin, 1917)
1113. Oesterreich, T. K.: Die Besessenheit. (Wendt und Klauwell, Langensalza, 1921)
1114. Oesterreich, T. K.: Der Okkultismus im modernen Weltbild. (Sibyllenverlag, Dresden, 1921)
1115. Oesterreich, T. K.: Grundbegriffe der Parapsychologie. (Baum, Pfullingen, 1921)
1116. Oesterreich, T. K.: Die philosophische Bedeutung der mediumistischen Phänomene. (Kohlhammer Stuttgart, 1924)
1117. Ortega y Gasset, J.: Der Aufstand der Massen. (Deutsch von Helene Weyl. Deutsche Verlags-Anstalt, Stuttgart und Berlin, 1929)
1118. Otto, R.: Das Gefühl des Überweltlichen. S. 56. (Z. n. Baetke[979])
1119. Otto, R.: Aufsätze das Numinose betreffend. (Perthes, Stuttgart, 1923)

1120. Otto, R.: Das Heilige (das Irrationale in der Idee des Göttlichen). (13. Aufl., Perthes, Stuttgart, 1925)
1121. Paulus, N.: Hexenwahn und Hexenprozeß, vornehmlich im 16. Jahrhundert. (Freiburg, 1910)
Pelman, C.[587], S. 273 ff.
1122. Petersdorff, E. v.: Daemoniologie. 2 Bände. (München, 1956–1957)
1123. Peukert, W. E.: Geheimkulte. (1951)
1124. Peukert, W. E.: Hexensalben. (Med. Mon.-Spiegel [Merck], 9. S. 169, 1960)
1125. Pfister, O.: Die psychologische Enträtselung der religiösen Glossolalie und der automatischen Kryptographie. (Jb. psychoanal. psychotherap. Forsch., 3, S. 427, 1912)
1126. Pfülf, O.: Die neue amerikanische Gnosis „Christian Science". (Stimmen aus Maria Laach, Katholische Blätter, 69. Bd., S. 64–82, 174–197. Herder, Freiburg, 1905)
1127. Rademacher, A.: Das Seelenleben der Heiligen. (Katholische Lebenswerte, 4. Bd. Bonifacius-Druckerei, Paderborn, 1920)
1128. Rasmussen, E.: Der Bahaismus. (Zschr. Rel.-Psychol., 1, S. 382–389, 1908)
Reck-Malleczewen, Fr.[3104]
1129. Regnard, P.: Sorcellerie, magnétisme, morphinisme, délire des grandeurs. Les maladies épidémiques de l'esprit. (Plon, Nourrit et Cie., Paris, 1887)
1130. Reichmann, F.: Zur Soziologie der Neurosen. (Zschr. Neurol., Berlin, 89, 1924)
1131. Reik, Th.: Probleme der Religionspsychologie. (Internat. psychoanal. Verlag, Wien, 1919)
1132. Reik, Th.: Der eigene und der fremde Gott. (Imago, Bd. 3. Internat. psychoanal. Verlag, Wien, 1923)
1133. Reiwald, P.: Vom Geist der Massen. (Pan-Verlag, Zürich, 1948)
1134. Revers, W. J.: Persönlichkeit und Vermassung. (Schöning, Würzburg, 1947)
1135. Rhamm (Amtsrichter): Hexenglaube und Hexenprozesse. (Wolfenbüttel, 1882)
1136. Rhine, I. B.: Neuland der Seele. (Übersetzt von H. Driesch. Stuttgart, 1938)
1137. Richter, E.: Der nacherlebte Hexensabbat. (Forschungsfragen unserer Zeit, 97, 1960)
1138. Riezler, S.: Geschichte der Hexenprozesse in Bayern. (Stuttgart, 1896)
1139. Rilly, F. de: Le procès d'Urbain-Grandier. Une ténébreuse affaire de sorcellerie. (Aesculape, Jg. 26, Nr. 2, S. 32–35, 1936)
Rittershaus, E.[903]
1140. Robbins, R. H.: The Encyclopedia of Witchcraft and Demonology. (New York and London, 1959)
1141. Rohde, E.: Psyche. Seelencult und Unsterblichkeitsglaube der Griechen. (Mohr, Freiburg/Brsg. und Leipzig, 1894)
1142. Roscher, W. H.: Ephialtes. Eine pathologisch-mythologische Abhandlung über die Alpträume und Alpdämonen des klassischen Altertums. (Abhandl. d. philos.-histor. Klasse d. Kgl. Sächsischen Gesellschaft der Wissenschaften, Bd. 20, Nr. 2. Teubner, Leipzig, 1900) [Ref. in Archiv für Religionswissenschaft von V. v. Weizsäcker]
1143. Rossi, P.: Mistici e settari. (1900)
1144. Rossi, P.: Les suggesteurs et la foule. (Aus dem Italienischen übersetzt von Prof. Cundari. Michalon, Paris, 1907)
1145. Runze, G.: Psychologie der Religion. (Reinhardt, München, 1922)
1146. Rust, H.: Das Zungenreden. Eine Studie zur kritischen Religionspsychologie. (Bergmann, Wiesbaden, 1924. Grenzfr. Nervenleb., H. 118)
1147. Schäfer, H. und H. H. Wendte: Hexenmacht und Hexenjagd. (Hamburg, 1955)
1148. Schilder, P.: Religionspsychologische Probleme in psychiatrischer Beleuchtung. (Religionspsychologie, S. 15–26, 1926) [Zbl. ges. Neurol., 45, S. 736]

1149. Schjelderup, K.: Askese und Sadomasochismus. (Psychoanal. Bewegung, 1, S. 163–166, 1929)
1150. Schneider, K.: Zur Einführung in die Religionspsychopathologie. (Mohr, Tübingen, 1928) [Zbl. ges. Neurol., 50, S. 468]
1151. Schou, H. J.: Religion und krankhaftes Seelenleben. Einzig berechtigte Übersetzung aus dem Dänischen von D. Enoch. (Friedrich Bahn, Schwerin, 1925) [Zbl. ges. Neurol., 42, S. 47]
1152. Schrenck-Notzing, A. von: Materialisations-Phänomene. (Reinhardt, München, 1914)
1153. Schröder, Th.: Der sexuelle Anteil an der Theologie der Mormonen. (Imago, 3, S. 197–204, 1914)
1154. Schumacher, J.: Die Krankheitsdarstellungen der Volksepidemien in der deutschen Kunst vom früheren Mittelalter bis einschließlich XVI. Jahrhundert. (Dissertation, Bonn, 1937)
1155. Schumacher, J.: Die seelischen Volkskrankheiten im deutschen Mittelalter und ihre Darstellungen in der bildenden Kunst. (Berlin, 1937)
1156. Simmel, G.: Soziologie, S. 556 f. Exkurs über Sozialpsychologie. (Duncker & Humblot, Leipzig, 1908)
1157. Simmel, G.: Grundfragen der Soziologie. (Göschen, Berlin-Leipzig, 1917)
1158. Snell, O.: Hexenprozesse und Geistesstörung. Psychiatrische Untersuchungen. (Lehmann, München, 1891)
1159. Snell, O.: Über die Formen von Geistesstörungen, welche Hexenprozesse veranlaßt haben. (Allg. Zschr. Psychiatr., 50, S. 534–545, 1894)
1160. Soldan-Heppe: Geschichte der Hexenprozesse. (Antäus-Verlag, Lübeck–Leipzig, 1938)
Somogyi, J.[143]
1161. Spee, F. v.: Cautio criminalis oder Rechtliches Bedenken wegen der Hexenprozesse. Deutsch ediert von F. J. Ritter. (Weimar, 1939)
1162. Spielmann, K. H.: Die Hexenprozesse in Kurhessen. (2. Aufl., Marburg, 1932)
1163. Sprenger, J. und Institoris, H.: Der Hexenhammer. (Deutsch von J. W. R. Schmidt, Berlin, 1906)
1164. Steingiesser, F.: Das Geschlechtsleben der Heiligen. (Walther, Berlin, 1902)
1165. Stoll, O.: Suggestion und Hypnotismus in der Völkerpsychologie. (2. Aufl., Veit, Leipzig, 1904)
1166. Tarde, G.: Les lois de l'imitation. (2. Aufl., Paris, 1895)
1167. Theopold: Zur Geschichte der Massenpsychosen. (Hess. Ärzteblatt, H. 5, S. 167–169, 1958)
1168. Tischner, R.: Über Telepathie und Hellsehen. (Bergmann, München, 1920. Grenzfr. Nervenleb., H. 106)
1169. Tischner, R.: Einführung in den Okkultismus und Spiritismus. (Bergmann, München, 1921. Grenzfr. Nervenleb., H. 109)
1170. Tramer, M.: Kinder im Hexenglauben und Hexenprozeß des Mittelalters. (Zschr. Kinderpsychol., 11, H. 5 u. 6, 1945)
1171. Treichlinger, W. M.: Okkulte Erlebnisse berühmter Männer und Frauen. (Hatje, Stuttgart und Verkauf, Wien, 1950)
1172. Veit, O.: Die Flucht vor der Freiheit. (Frankfurt/Main, 1947)
1173. Veit, O.: Offenbarung des Menschen im Kollektiv. (Zschr. f. Politik, S. 18 ff., 1955)
1174. Vierkandt, A.: Die Anfänge der Religion und Zauberei. (Globus, Bd. 17, Nr. 2. Vieweg & Sohn, Braunschweig, 1907)
1175. Vierkandt, A.: Das Heilige in den primitiven Religionen. (Die Dioskuren, Bd. 1, S. 285–325, 1922)
1176. Walther, G.: Der Okkultismus im Dritten Reich. (Neue Wissenschaft, H. 2, S. 34–41, 1950/51)
1177. Wedekind, A.: Beiträge zur Kasuistik der psychischen Infektionen. (J. Psychol., Leipzig, 22 und 23, 1917)
1178. Weidel, K.: Zur Psychologie der Ekstase. (Zschr. Rel.-Psychol., 2, S. 190–211, 1908)

1179. WEINDLER, F.: Das große Kulturbild der seelischen Volkskrankheiten im deutschen Mittelalter. (Psychiatr.-neurol. Wschr., Halle, 41, Nr. 38, S. 425–430, 1939)
1180. WEITBRECHT, H. J.: Beiträge zur Religionspsychopathologie. Insbesondere zur Psychopathologie der Bekehrung. (Scherer, Heidelberg, 1948)
1181. WERNER, H.: Ursprünge der Metapher. (Engelmann, Leipzig, 1919)
1182. WEYGANDT, W.: Beitrag zur Lehre von den psychischen Epidemien. (Marhold, Halle, 1905)
1183. WEYGANDT, W.: Der Okkultismus, seine Grundlagen und Gefahren. (Zschr. Neurol., Berlin, 166, S. 453–496. 1939) [Zbl. ges. Neurol., 95, S. 430]
1184. WIRSZUBSKI, A.: Die Massenpsychosen in der Geschichte der Juden. (Now. psychjatr., 7, S. 12–22 und franz. Zusammenfassung S. 22–23, 1930) [Zbl. ges. Neurol., 57, S. 230]
1185. WITRY, TH.: Moderner Pseudomessianismus. (Zschr. Rel.-Psychol., 2, S. 411–416, 1908)
1186. WITRY, TH.: Historisch-Pathologisches über die Pseudomessiasse der Vergangenheit und Gegenwart. (Verhandl. d. Ges. deutscher Naturforscher u. Ärzte. 80. Versamml. zu Cöln vom 20.–26. Sept. 1908. S. 131. Vogel, Leipzig, 1908)
1187. WÖLFING: Zum Verständnis des Hexenwahns. (Jahresvers. d. württemberg. Nerven- u. Irrenärzte, Tübingen, 20. März 1921) [Zschr. Neurol., Berlin, 25, S. 300, 1921]
1188. WOLLENBERG, R.: Über psychische Infektionen. (Arch. Psychiatr., 20, S. 62, 1889)
1189. ZAHN, H. W.: Sekten und Sektierer im 18. Jahrhundert. Eine psychiatrische Studie. (Zschr. Rel.-Psychol., 4, S. 58–63, 1910)
1190. ZUCKER, K.: Psychologie des Aberglaubens. (Scherer, Heidelberg, 1948)
1191. ZWETSLOOT, H.: Friedrich v. Spee und die Hexenprozesse. Die Stellung und Bedeutung der Cautio criminalis in der Geschichte der Hexenverfolgungen. (Trier, 1954)
1192. ***: Hysteria in connexion with religious revivals. (Journal of psychological medicine and mental pathology, London, 13, S. 24–45, 1860)
1193. ***: Von den Duchoborzen. (Hamburger Nachrichten vom 6. Nov. 1907) [Zschr. Rel.-Psychol., 1, S. 392, 1908]
1194. ***: „Zungenreden in Schlesien“. (Kieler Neueste Nachrichten vom 7. Nov. 1907) [Zschr. Rel.-Psychol., 1, S. 392, 1908]
1195. ***: „Zungenreden“ in Kolorado. S. 320. Das „Zungenreden“ in Zürich. S. 439–440. „Zungenreden“ in England. S. 440. (Zschr. Rel.-Psychol., 1, 1908)

V. KÜNSTLERISCHES SCHAFFEN UND WERK

1196. ALEXANDER, F.: Le psychoanalyste devant l'art contemporain. (L'encéphale: J. de neurol., de psych., et de méd. psychosomatique, S. 26–45, 1955)
1197. ALPAGO-NOVELLO, L.: A proposito di genio e follia. (Arch. psichiatr., Torino, 21, S. 351, 1900)
1198. ARMSTRONG, E. A.: Shakespeare's imagination. A study of the psychology of association and inspiration. (Lindsay Drummond Limited, London, 1946)
ARNHEIM, R., W. H. AUDEN, K. SHAPIRO, D. A. STAUFFER[664]
ARRÉAT, L.[487]
1199. ARRÉAT, L.: Mémoire et imagination. Peintres, musiciens, poètes et orateurs. (Alcan, Paris, 1896)
1200. BAHLE, J.: Die Gestaltübertragung im vokalen Schaffen zeitgenössischer Komponisten. Vortrag auf dem XIII. Kongr. d. Deutschen Gesellsch. f. Psychol., Leipzig, 1933. (Arch. Psychol., Leipzig, 91, S. 444–451, 1934)
1201. BAHLE, J.: Einfall und Inspiration im künstlerischen Schaffen. (Arch. Psychol., Leipzig, 90, S. 495–503, 1934) [Zbl. ges. Neurol., 73, S. 558]

1202. Bahle, J.: Zur Psychologie des musikalischen Einfalls und der Inspiration im musikalischen Schaffen. (Acta Psychologica. Ed. Révész. Papers read to the X. Internat. Congr. Psychol. at Copenhagen. Bd. I, Nr. 1, S. 7–29. Nijhoff, The Hague, 1935)
1203. Bahle, J.: Der musikalische Schaffensprozeß. (Hirzel, Leipzig, 1936) [Zbl. ges. Neurol., 81, S. 436]
1204. Bahle, J.: Gefühl und Wille im musikalischen Schaffen. (XV. Kongr. d. Deutschen Gesellsch. f Psychol , Jena, 1936. Verhandl., S. 194–196, 1937) [Zbl. ges. Neurol., 86, S. 224]
1205. Bahle, J.: Arbeitstypus und Inspirationstypus im Schaffen des Komponisten. (Zschr. Psychol., Leipzig, 142, S. 313–322, 1938) [Zbl. ges. Neurol., 89, S. 624]
1206. Bahle, J.: Eingebung und Tat im musikalischen Schaffen. Ein Beitrag zur Psychologie der Entwicklungs-Schaffensgesetze schöpferischer Menschen. (Hirzel, Leipzig, 1939) [Zbl. ges. Neurol., 97, S. 156]
Bahle, J.[174], S. 26, S. 30 ff., S. 53
1207. Bahle, J.: Schöpferisches Menschentum und seelische Gesundheit. Eine psychologische Kritik der Genie-Irrsinn-Lehre. (Psychol. Beiträg., I, S. 29–39, 1953) [Zbl. ges. Neurol., 127/128, H. 6, S. 406, 1954]
1208. Bahovec, A.: Die Veränderungen in den Dichterhandschriften und ihre Gesetzmäßigkeiten. (Dissertation, Graz, 1944)
1209. Barolin, J. C.: Inspiration und Genialität. (Braumüller, Wien und Leipzig, 1927)
Baudouin, C.[716]
1210. Baumgarten, F.: Supranormales Zeichnen eines Kindes. (Zschr. Kinderpsychiatr., 2, S. 182, 1936) [Zbl. ges. Neurol., 97, S. 156]
1211. Behaghel, O.: Bewußtes und Unbewußtes im dichterischen Schaffen. (Münchow, Gießen, 1906)
1212. Behn, Siegrid: Der schöpferische Mensch. (Stud. Generale, Jg. 10, H. 1, S. 1–9, 1957)
Benda, Clemens E.[2917], S. 1017
Bergler, E.[657]
Bergler, E.[660], S. 248
Bergler, E.[665]
Bergler, E.[667]
1213. Bernfeld, S.: Vom dichterischen Schaffen der Jugend. (Quellenschriften zur seelischen Entwicklung. Internat. psychoanal. Verlag, Leipzig–Wien–Zürich, 1924)
Berze, J.[723]
1214. Binet, A.: La mystère de la peinture. (Année psychol., Paris, 15, S. 300 bis 315, 1909)
Bodewig, E.[618]
1215. Böhmig, W.: Der schaffende Künstler und sein Werk. (Arch. Psychiatr., 71, S. 709–735, 1924)
1216. Born, W.: Unconscious processes in artistic creation. (J. Clinic. Psychopath., Monticello, N. Y., 7, S. 253–272, 1945)
Born, W.[737]
Brain, R. W.[170], S. 662 (Lancet); S. 14–15 (Eugen. Rev.)
Braun, O.[351]
1217. Brill: Poetry as an oral outlet. (Psychoanal. Rev., XVIII, Nr. 4, 1931)
1218. Bunta, E.: Keys to genius. (Science Digest, Bd. 21, S. 75, 1947)
1219. Cary, Joyce: Art and Reality. (Cambridge Univers. Press, 1958)
1220. Chabaneix, A.-P.: Essai sur le subconscient dans les oeuvres de l'esprit et chez leurs auteurs. (Thèse, Bordeaux, 1897)
1221. Christensen, E. O.: Unconscious motivations in gothic art. (J. Clinic. Psychopath., Monticello, N. Y., 6, S. 581–599, 1945)
1222. Conrad, K.: Der zweite Sündenfall. Psychiatrische Betrachtungen zur modernen Kunst. (Ann. Saraviensis, I, S. 3–20, 1953) [Zbl. ges. Neurol., 126, S. 293]

1223. COPLAND, AARON: Music and Imagination. (Harvard Univers. Press, Cambridge, 1952)
DALY, C. D.[748]
1224. DAURIAC, L.: Psychologie du musicien. (Rev. philos., 18, S. 449–470, 595–617, 1893)
1225. DELACROIX: Psychologie de l'art. Essay sur l'activité artistique. (1927)
1226. DILTHEY, W.: Über die Einbildungskraft der Dichter. (Zschr. Völkerpsychol. u. Sprachwissenschaft, Bd. 10. Dümmler, Berlin, 1878)
1227. DUNCKER, K.: Zur Psychologie des produktiven Denkens. (Springer, Berlin, 1935) [Zbl. ges. Neurol., 76, S. 435]
1228. EHRENZWEIG, A.: Unconscious Form — Creation in Art. (Brit. J. Med. Psychol., Bd. XXI, 3, S. 185–214, 1948; Bd. XII, T. 3 u. 4, S. 88–109, 1949)
1229. EWALD, G.: Abstrakte Malerei. Gedanken eines Psychiaters. (Psychol. Rundschau, 1, S. 133–140, 1950) [Zbl. ges. Neurol., 120, S. 416]
1230. FEHR, H.: Enquête sur la méthode de travail des mathématiciens. (L'enseignement mathématique, 8, S. 43, 1906)
1231. FIEDLER, C.: Der Ursprung der künstlerischen Tätigkeit. (Hirzel, Leipzig, 1887)
1232. FLOURNOY, H.: Poésie et souvenir d'enfance. (Rev. frç. psych-anal., 13, S. 342–350, 1949)
1233. FRANKL, W.: Kunst und Geisteskrankheit. (Universitas, Jg. 13, H. 3, 1958)
1234. FREUD, S.: Der Dichter und das Phantasieren. (Neue Revue, 1, 2. Märzheft 1908)
1235. FREUD, S.: Psychopathic characters on the stage. (Psychoanal. Quart., Albany, 11, S. 459–464, 1942)
1236. FROIS-WITTMANN, J.: Considérations psycho-analytiques sur l'art moderne. (Rev. frç. psychanal., 1924)
FROIS-WITTMANN, J.[633]
1237. GEBSER, J.: Über das Wesen des Dichterischen. (Schweiz. Zschr. Psychol., 3, S. 216–231, 1944)
1238. GIESE, F.: Das freie literarische Schaffen bei Kindern und Jugendlichen. (Barth, Leipzig, 1914)
1239. GILBERT, CATH. E.: The Neo-Catholic Theory of the Artist's Creative Process. (J. Philosophy, 38, Nr. 25, S. 682–683, 1941)
1240. GILLES et VINCHON: Les visions du délire de rêve dans l'art japonais. (France méd., 1921) O
GOTTSCHALDT, K.[291], S. 494 u. 495
1241. GRAF, M.: How the master composers composed. (Étude, 66, S. 584–638, 1948)
1242. GRAMMONT, M.: Comment Victor Hugo compose un poème. L'intuition. (J. psychol. norm. path., Paris, 33, S. 545–568, 1936) [Zbl. ges. Neurol., 85, S. 218]
1243. DEL GRECO, F.: Sulla psicologia delle invenzione. (Riv. di Filosofia, 1900) O
GRUHLE, H. W.[171], S. 23, S. 113, S. 133, S. 331
GUILFORD, J. P.[178], S. 444 u. 445
1244. HAPPICH, C.: Bildbewußtsein und schöpferische Situation. (Dtsch. Med. Wschr., 1, S. 168, 1939) [Zbl. ges. Neurol., 93, S. 453]
1245. HARDING, ROSAMOND E. M.: An Anatomy of Inspiration. With an Appendix on „The Birth of a Poem", by Robert B. M. Nichols. (Heffar, Cambridge, 1942)
1246. HARDING, ROSAMOND E. M.: Towards a law of creative thought. (Kegan Paul, Trench, Trubner & Co., London, 1936)
1247. T'HART, W. A.: Over een mogelijk heuristische Betekenis van het literaire Kunstwerk voor de Methodiek der Psychologie. (Ned. tschr. psychol., Nieuwe Reeks, Deel, IV, S. 57–69, 1949)
1248. HAUFFE, F.: Ein Vergleich des geistigen Schaffens zwischen Schiller und Goethe. (Der praktische Schulmann, S. 684–726, 1908)
1249. HEID, J. A.: Schillers Arbeitsweise. (Dissertation, Gießen, 1908)
HEINZ, W.[210], S. 45

1250. Hellpach, W.: Das Pathologische in der modernen Kunst. (Heidelberg, 1911)
Hellpach, W.[544], S. 498
Hellpach, W.[789], S. 158
1251. Helmholtz, H. von: Vorträge und Reden. Band I, S. 15/16. (Braunschweig, 1896)
Henderson, D. K.[790], S. 120
1252. Hennig, R.: Selbstzeugnisse großer Männer über die Art ihres geistigen Schaffens. (Die Umschau, 14, S. 743–746, 1910)
1253. Hennig, R.: Das Wesen der Inspiration. (Barth, Leipzig, 1912)
1254. Heyde, Joh. Erich: Das Schöpferische, eine begriffliche Untersuchung. (Stud. Generale, Jg. 10, H. 1, S. 9–29, 1957)
Hinrichsen, O.[594], S. 46–48
1255. Hinrichsen, O.: Sexualität und Dichtung. (Bergmann, Wiesbaden, 1912. Grenzfr. Nervenleb., H. 85)
1256. Hinrichsen, O.: Psychopathie und Dichtung. (Psychiatr.-neurol. Wschr., Halle, S. 516–518, 530–532, 1931) [Zbl. ges. Neurol., 63, S. 127]
1257. Hinrichsen, O.: Produktion und Neurose. (Zschr. Neurol., 142, S. 712 bis 719, 1932) [Zbl. ges. Neurol., 67, S. 298]
1258. Hinrichsen, O.: Nachtrag zu „Pathologische und produktive Enthemmung". (Psychiatr.-neurol. Wschr., Halle, S. 377–382, 1933) [Zbl. ges. Neurol., 83, S. 294]
1259. Hinrichsen, O.: Über den Schaffensprozeß. (Psychiatr.-neurol. Wschr., Halle, S. 350–352, 1936) [Zbl. ges. Neurol., 83, S. 294]
1260. Hinrichsen, O.: Bemerkungen zur schöpferischen Macht des Unbewußten. (Psychiatr.-neurol. Wschr., Halle, 41, S. 28–32, 1939) [Zbl. ges. Neurol., 96, S. 146]
1261. Hinrichsen, O.: Die Psychasthenie des Produktiven mit einigen Einwänden dagegen. (Schweiz. med. Wschr., S. 630–634, 1939) [Zbl. ges. Neurol., 95, S. 188]
Hock, A.[111], S. 52, 103
1262. Hoffmann, Erich: Gedanken und Erfahrungen eines Arztes über Intuition und Genie. (Med. Welt, Jg. 18, Nr. 23/24, S. 320–322, 1944)
Hofmann, W. A.[163], S. 103
1263. Honkavaara, Sylvi: On the psychology of artistic enjoyment. (Suomalaisen Tiedeakatemian Toimituksia. Ann. Scientiarum Fennicae, Helsinki, Tom. 66, 1, 1949)
1264. Hutchinson, E. D.: The period of frustration in creative endeavour. (Psychiatry, Bd. 3, Nr. 3) [Ref. in: Psychoanal. Rev., 30, S. 465, 1943]
1265. Jäger, Otto: Ärzte als bildende Künstler. (Med. Mon.-Spiegel [Merck], Nr. 1, S. 2–9, 1963)
1266. Jasmand, B.: Ärzte als Maler und Bildhauer. (Med. Mon.-Spiegel [Merck], H. 7, S. 145–148, 1958)
Jaspers, K.[807], S. 107–110, S. 163–169
Jost[213]
1267. Kainz, Fr.: Das Steigerungsphänomen als künstlerisches Gestaltungsprinzip. (Barth, Leipzig, 1924)
1268. Kankeleit, O.: [Titel?] [Zbl. ges. Neurol., 69, S. 171]
1269. Kankeleit, O.: Das Unbewußte als Keimstätte des Schöpferischen. (Reinhardt, München-Basel, 1959)
1270. Katz, M.: Die Schilderung des musikalischen Eindrucks bei Schumann, Hoffmann und Tieck. (Zschr. angew. Psychol., Leipzig, 5, S. 1–53, 1911)
1271. Keyserling, Graf Hermann: Über Intuition. (Psyche, Bd. II, H. 1, 1948/49)
1272. K.-F., A.: Selbstgefühl und Selbstverneinung im Genie. (Das Reich der Landfrau, Nr. 25, S. 207, 1956)
1273. Kielholz, A.: Kinderkunst. (Zschr. Kinderpsychiatr., 16, S. 1–17, 1949) [Zbl. ges. Neurol., 109, S. 53]
Klein, R.[94]

1274. KNIPPING, H. W.: Heilkunst und Kunstwerk. (Schattauer-Verlag, Stuttgart, 1963)
KOTSOVSKY, D.[194], S. 332
1275. KREIBIG, J. K.: Beiträge zur Psychologie des Kunstschaffens. (Zschr. Ästhetik, 4, Beitrag XI, S. 532–559, 1909)
1276. KROH, O.: Eidetiker unter deutschen Dichtern. (Zschr. Psychol., Leipzig, 85, 1920)
1277. KUBIE, LAWRENCE S.: Neurotic Distorsion of the Creative Process. (Porter Lectures, Ser. 22, University of Kansas Press, 1958)
1278. KURTH, J.: Die Geschichte des japanischen Holzschnitts. Bd. 3, S. 196 ff. (Hirsemann, Leipzig, 1929)
1279. LALO, CH.: L'analyse esthétique d'une oeuvre d'art. Essai sur les structures et la suprastructure de la poésie. (J. psychol. norm. path., Paris, 39, S. 257–282, 1946)
1280. LEE, HARRY B.: On the esthetic states of the mind. (Psychiatry, 10, S. 281–306, 1947)
1281. LEE, HARRY B.: The creative imagination. (Psychoanal. Quart., Albany, 18, Nr. 3, S. 351–360, 1949)
1282. LEVEY, H. B.: A theory concerning free creation in the inventive arts. (Psychiatry, Bd. 3, Nr. 2) [Ref. in: Psychoanal. Rev., 30, Nr. 4, S. 463, 1943]
1283. LÉVY-VALENSY, J.: L'inspiration poétique et la psychopathologie. (L'Hyg. ment., Paris, Jg. XXX, Nr. 2, S. 21–42, 1935)
1284. LEWIN, R.: Das Psychopathische der Kunst. (Pan, S. 246 ff., 1911) O
1285. LEWIS, C. D.: The poetic image. (London, 1947) O
LEWIS, H. EDWIN[567], S. 3, S. 67
1286. LEYSER, H.: Die Kunst in der heutigen Zeit. (Frankf. Allg. Ztg., Nr. 12 vom 14. Jan. 1961)
1287. LÖWENFELD, V.: The nature of creative activity. (Harcourt Brace, New York, 1939) O
MAGYARY-KOSSA, J.[617], S. 150
MAIER, H.[864]
1288. MARITAIN, JACQUES: Creative Intuition in Art and Poetry. (Bollingen Series XXXV, 1, Pantheon Books, 1953)
1289. MCKELLAR, PETER: Imagination and Thinking; a psychological Analysis. (Cohen and West, London, 1957)
1290. MEINECKE, G.: Herkunftsbeziehungen des Schöpferischen? Grundfragen einer Psychologie des produktiven Denkens. (Dissertation, Bonn, 1939) [Zbl. ges. Neurol., 95, S. 186–188]
1291. MENTRÉ, F.: Les lois de la production intellectuelle. (Rev. philos., Paris, 88, S. 447 ff., 1919)
1292. MIKOREY, M.: Aus den „Ickinger Sonntagsgesprächen". (Berichtet von Fr. Deich in der Neuen Zeitung vom 29. 8. 1950)
MÜLLER, AUG.[1631], S. 66
1293. MÜLLER, M.: Arta decadenta, arta patologica. (Rev. psicol., Madrid, II S. 117–132, 1948)
1294. MÜLLER-FREIENFELS, R.: Zur Analyse der schöpferischen Phantasie. (Vierteljahresschrift für wissenschaftliche Philosophie und Soziologie, Leipzig, 33, Neue Folge VIII, S. 312–360, 1909)
1295. MÜLLER-FREIENFELS, R.: Das Denken und die Phantasie. (Barth, Leipzig, 1916)
1296. MÜLLER-FREIENFELS, R.: Poetik auf psychologischer Grundlage. (2. Aufl., Teubner, Leipzig, 1922)
1297. MÜLLER-FREIENFELS, R.: Psychologie der Künste. (Reinhardt, München, 1922)
1298. MÜLLER-FREIENFELS, R.: Psychologie der Kunst. (Bd. I, 2. Aufl., 1922; Bd. II, 2. Aufl., Teubner, Leipzig, 1923; Bd. III [identisch mit der vorhergehenden Nummer], Reinhardt, München, 1938)
1299. MÜLLER-FREIENFELS, R.: Psychologie des Kunstschaffens. (2. Aufl., Teubner, Leipzig, 1923)

1300. MÜLLER-FREIENFELS, R.: Psychologie und Soziologie der modernen Kunst. (Marhold, Halle, 1926) [Ref. in: Imago, 14, H. 4, S. 532, 1928]
NACHMANSOHN, M.[1106], S. 2
1301. NAHM, MILTON CH.: The Artist as Creator. (John Hopkins Press, Baltimore, 1956)
1301a. NAVRATIL, LEO: Schizophrenie und Kunst. Ein Beitrag zur Psychologie des Gestaltens. (Deutscher Taschenbuch Verlag, München, 1965)
1301b. NAVRATIL, L.: Schizophrenie und Sprache. Zur Psychologie der Dichtung. (Deutscher Taschenbuch-Verlag, München, 1966)
OSTWALD, W.[398]
1302. OSTWALD, W.: Erfinder und Entdecker. (Die Gesellschaft, Bd. 24, Rütten und Loening, Frankfurt a. M., 1908)
PANNENBORG, H. u. W.[241]
PANNENBORG, H. u. W.[242]
PANNENBORG, H. u. W.[243]
1303. PANNENBORG, W.: Beitrag zur Psychologie des Bildhauers. (Zschr. angew. Psychol., Leipzig, 16, 1920)
1304. PANNENBORG, W.: Beitrag zur Psychologie der tragischen Dramatiker. ('s Gravenhage, 1939)
1305. PATRICK, CATH.: Creative thought in poets. (Arch. Psychol., New York, 178, S. 72, 1935)
1306. PATRICK, CATH.: Creative Thought in artists. (J. Psychol., 4, S. 35–73, 1937)
1307. PATRICK, CATH.: Whole and part relationship in creative thought. (Amer. J. Psychol., 54, S. 128–131, 1941)
1308. PAULHAN, F.: L'invention. (Rev. philos., 23, Nr. 3, S. 225–258, 1898)
1309. PEDIGO, LOUISE: Creative writing and the Rorschach test. (Dissertation, Stanford University Bull., 24, ser. 8, Nr. 35, 1949) O
PELMAN, C.[587]
1310. PFISTER, O.: Die Entstehung der künstlerischen Inspiration. (Imago, 2, H. 5, S. 481–512, 1913)
1311. PIÉRON, H.: La supériorité intellectuelle et le génie. (Rev. du Mois, Bd. XI, S. 123, 1911)
1312. PLACZEK, S.: Erotik und Schaffen. (Marcus & Weber, Berlin–Köln, 1934) [Zbl. ges. Neurol., 72, S. 494]
1313. PLATT, W. and R. A. BAKER: The Relation of the scientific Hunch to Research. (J. of Chemic. Eduation, Bd. VIII, S. 1969–2002, 1931)
1314. PLATZHOFF-LEJEUNE, E.: Werk und Persönlichkeit. (Bruns, Minden, 1903)
PLAUT, P.[124], S. 60, S. 143–144, S. 151–154, S. 257
PLESCH, J.[3159], S. 11
1315. PÖGGELER, O.: Schopenhauer und das Wesen der Kunst. (Zschr. f. philos. Forsch., XIV, 3, S. 353–389, 1960)
1316. PÖGGELER, O.: Dichtungstheorie und Toposforschung. (Jb. f. Ästhetik u. allg. Kunstwissenschaft, Bd. V, S. 89–201. Kölner Univers. Verlag, 1960)
POINCARÉ, H.[892]
1317. POPP, H.: Beitrag zur Geschichte der neueren Künstler-Ästhetik. (Bielefeld's Hofbuchhandlung, Liebermann und Cie., 1900)
1318. PORTNOY, J.: A psychological theory of artistic creation. (Amer. Psychologist, 4, S. 266, 1949)
RANK, O.[573]
1319. RANK, O.: Der Doppelgänger. (Imago, 3, 1914)
1320. RANK, O.: Das Inzestmotiv in Dichtung und Sage. Grundzüge einer Psychologie des dichterischen Schaffens. (Deuticke, Leipzig, 1912)
1321. RATH, G.: Arthur Schnitzler, der Arzt als Dichter. (Ciba-Symposion, Bd. 6, H. 5, S. 215–218, 1959)
1322. REES, HELEN E.: A psychology of artistic creation as evidenced in autobiographical statements of artists. (Teachers College, New York, 1942)
1323. REGNAULT, F.: Des associations d'idées dans le génie. (Méd. mod., Paris, 8, S. 255–257, 1897)
1324. REUTER, HERMANN: Die psychotrope Wirkung des Kunstwerkes. (Med. Mon.-Spiegel [Merck], H. 12, S. 201–207, 1961)

1325. Reutersvärd, O.: The „violettomania" of the impressionists. (J. Aesthetics, 9, Nr. 2, S. 106–110, 1950)
1326. Révész, G.: Die Psychologie der schöpferischen Arbeit. (Universitas, 4, H. 10, S. 1179–1186, 1949)
Révész, G.[186], S. 145, S. 160, S. 164, S. 190
Révész, G.[187] (holländisch)
1327. Ribot, Th.: L'imagination créatrice. Deutsch von W. Mecklenburg: Die Schöpferkraft der Phantasie. (Strauß, Bonn, 1902)
1328. Rittelmeyer, F.: „Der Mensch und sein Genius". (Die Christengemeinschaft, Jg. 27, H. 1, S. 11–15, 1955)
1329. Roe, Anne: Artists and their work. (J. Personality, Durham, 15, S. 1–40, 1946/47)
1330. Roe, Anne: The personality of artists. (Educ. psychol. Measurements, 6, S. 401–410, 1946) O
1331. Roe, Anne: Alcohol and creative work. (Quart. J. Alcohol, 6, S. 415–467, 1946)
1332. Roemer-Hoffmann, H. E.: Ärzte — Maler stellen aus. (Ärztl. Mitteilungen, Nr. 43, S. 2234–2237, 1963)
1333. Romein, Jan: Ewigkeitswerte. Über das Veralten und Nichtveralten geistiger Werte in Zusammenhang mit der Struktur des Genialen. (Aus dem Niederländischen übersetzt von J. Landré. Die Sammlung, Jg. 10, S. 144–154, 1955)
1334. Rothe, W.: Das kranke Kunsterlebnis. Über Freiheit und Funktion zeitgenössischer Malerei. (Sonntagsblatt, Nr. 37 vom 15. Sept. 1963)
1335. Sachs, H.: Kunst und Persönlichkeit. (Imago, 15, S. 1–14, 1929)
1336. Sachs, H.: The creative unconscious: studies in the psychoanalysis of art. (Sci-Art Publishers, Cambridge, Mass., 1942) [Ref. in Internat. J. Psycho-Anal., London, 25, S. 93, 1944]
1337. Saitschick, Robert: Kunstschöpfer und Kunstschaffen. (Edel, Marburg, 1957)
1338. Schering, W.: Genie ist Arbeit. (Lebenserfolg, Bad Homburg v. d. H., Nr. 10, S. 184–185, 1942)
1339. Schilder, P. and E. L. Levine: Abstract art as expression of human problems. (J. Nerv. Ment. Dis., 95, S. 1–10, 1942)
1340. Schmidt-Henrich, Eva: Zur Psychologie des Surrealismus. (Wien. Arch. Psychol., 3, S. 1–13, 1953) [Zbl. ges. Neurol., 127/128, S. 143, 1954]
Schüssler, H.[921]
Séailles, G.[67], S. 7
1341. Ségalen, V.: Les synesthésies de l'école symboliste. (Mercure de France, 4, 1902)
1342. Selz, O.: Die Gesetze der produktiven Tätigkeit. (Arch. Psychol., Leipzig, 27, S. 367–380, 1913)
1343. Selz, O.: Zur Psychologie des produktiven Denkens und des Irrtums. (Cohen, Bonn, 1922)
1344. Selz, O.: Der schöpferische Mensch. (Zschr. pädag. Psychol., 32, S. 229 bis 241, 1931)
Shannon, I. R.[169]
1345. Da Silva, A. and Sousa: Algunos aspectos psicoanaliticos da visão e da deformação estética hos olhos dos artistas. (Bol. Soc. oftalm., B. Aires, 5, S. 301–303, 1946/47)
1346. Smiles: Leben und Arbeit. Charakterzüge von Fleiß, Arbeit und Genie. (Deutsch von Neugebauer, 1881)
Somogyi, J.[143], S. 260–261, S. 307–308
1347. Souriau: Théorie de l'invention. (Zit. n. Plaut[124])
1348. Spearman, C.: Creative mind. (Appleton-Century, New York, 1931) O
1349. Stekel, W.: Die Träume der Dichter. (Bergmann, Wiesbaden, 1912)
1350. Sterba, R.: Approximation of the problem of musical process. (Rev. psicoanál., B. Aires, 4, S. 293–300, 1946) O
1351. Strawinsky, I.: Der schöpferische Akt in der Musik. (Universitas, 6, H. 10, S. 1087–1092, 1952)

1352. Székely, L.: Zur Psychologie des geistigen Schaffens. (Schweiz. Zschr. Psychol., 4, S. 110–124, 332–347, 1945)
1353. Taine, H.: Philosophie der Kunst. (Deutsch von E. Hardt. Diederichs, Leipzig, 1902)
1354. Terman, Lewis M.: Psychological Approaches to the Biography of Genius. (London, 1947. Ref. in: Lancet, London, II, S. 878–879, 1947) [Zbl. ges. Neurol., 107, S. 147]
Utitz, E.[620]
Utitz, E.[621]
Varendonck, J.[952]
1355. Vleuten, C. F. von: Dichterische Arbeit und Alkohol. (Das literarische Echo, 9, S. 81, 1906)
1356. Waldemar, Ch.: Die Blitze der Eingebung. Vom Schaffen des Genies. (Die weiße Fahne, Jg. 29, S. 345–348, 1956)
1357. Wallisch, Friedrich: Arthur Schnitzler — Arzt und Dichter. (Ärztl. Praxis, Nr. XIII, S. 2198, 1961)
1358. Weidlé, Wladimir: Die Sterblichkeit der Musen. Betrachtungen über Dichtung und Kunst in unserer Zeit. (Ins Deutsche übertragen von Karl August Horst. Deutsche Verlags-Anstalt, Stuttgart, 1959)
1359. Weigel, Hans: Der Dichter als Arzt, gezeigt am Beispiel Arthur Schnitzlers. (Ciba-Symposion, S. 283–286, 1961)
Wellek, A.[190]
1360. Westheim, P.: Vom unbewußt schaffenden Künstler. (Deutsche Kunst und Dekoration, 24, S. 118–119, 1909)
1361. Whiting, Charles S.: Creative Thinking. (Chapman and Hall, London, 1958)
1362. Winkler, W.: Psychologie der modernen Kunst. (Alma Mater Verlag, Tübingen, 1949)
1363. Winter, Ilselore: Psychologische Aspekte einer Theorie des Schöpferischen. (Stud. Generale, Jg. 10, H. 1, S. 37–44, 1957)
1364. Wormhoudt, A.: The unconscious identification words-milk. (Amer. Imago, 6, S. 57–68, 1949)
1365. Wyss, D.: Der Surrealismus. Eine Einführung und Deutung surrealistischer Literatur und Malerei. (Schneider, Heidelberg, 1950) [Zbl. ges. Neurol., 113, S. 301]
1366. Zeldendrust, E. L. K.: L'art et la folie. Etude ontologique et anthropologique. (Évolut. psychiatr., Paris, S 73–86, 1951) [Zbl ges Neurol , 118, S 422]
1367. ***: Ärzte als bildende Künstler (Ciba-Symposion, S 83–89, 1959)

Anhang: Schöpferische Produktionen Geisteskranker, besonders Bildnereien und Dichtungen

Anthéaume, A et G Dromard[574]
1368. Arnold, O. H.: Über schöpferische Leistungen im Beginn schizophrener Psychosen (Wiener Zschr. Nervenhk., 1953)
1369. Audry: La folie dans l'art. (Lyon méd., S 631, 1926) O
1370. Azizi, Piruz: La puissance créatrice de la maladie (Thèse, Paris, 1935) O
1371. Bader, A : Bilder von Irren — Spiegel der menschlichen Seele (Ciba Symposion, Bd 6, H 4, S. 152–155, 1958)
1372. Becker, P. E.: Das Zeichnen Schizophrener. (Zschr. Neurol., Berlin, Bd. 149, S. 433–489, 1934)
1373. Behr, A.: Über die schriftstellerische Tätigkeit im Verlauf der Paranoia. (Leipzig, 1905)
Binder, O.[497]
1374. Bleuler, E.: Dementia praecox oder Gruppe der Schizophrenien. (Deuticke, Leipzig–Wien, 1911)
1375. Bobon, J. und G. Maccagnani: Contribution à l'étude de la communication non-verbale en psychopathologie; le „Langage" de l'expression plastique. (Vortrag gehalten in Catania 1960) [z. n. Rennert[1410]]

1376. Boettcher, D.: Bildnereien schizophrener Patienten. (Imago [Roche], Nr. 6, S. 29–32, 1964)
1377. Bürger-Prinz, H.: Über die künstlerischen Arbeiten Schizophrener. (In: Handbuch der Geisteskrankheiten von O. Bumke, Teil V, Bd. IX, S. 668. Springer, Berlin, 1932)
1378. Delanglade, F.: L'art et la folie. (Visages du monde, S. 228, 15. oct. 1935) O
1379. Delgrado: Les dessins des psychopathes. (Lima, 1922) O
1380. Duca, L.: L'art et les fous. (Le monde illustré, 30. mars 1946) O
1381. Eliasberg, W.: Ausdruck oder Bewegung im künstlerischen Schaffen? (Zschr. Kinderpsychiatr., 2, S. 83–86, 1935) [Zbl. ges. Neurol., 78, S. 319]
1382. Ferdière, G.: Le dessinateur schizophrène (Présentation d'un créateur). (Évolut. psychiatr., Paris, S. 215–230) [Zbl. ges. Neurol., 118, S. 423]
1383. Ferre: Les criminels de l'art et la littérature. (Alcan, Paris, 1897) O
1384. Fey, H. M.: Réflexions sur l'art et les aliénés. (Esculape, 1912) O
1385. Fichte, Hubert: Der Briefträger und sein Palast. (Magnum, 51, S. 56–57, Dez. 1963)
1386. Fischer, M.: Der Unsinn des Prinzen Pallagonia. (Allg. Zschr. Psychiatr., 78, S. 356, 1922)
1387. Gaupp, R.: Die dramatische Dichtung eines Paranoikers über den Wahn. (Zschr. Neurol., Berlin, 69, 1921)
1388. Gaupp, R.: Vom dichterischen Schaffen eines Geisteskranken. (Jb. Charakterologie, 2–3, 1926)
1389. Hassmann, O. und H. Zingerle: Untersuchungen bildlicher Darstellungen und sprachlicher Äußerungen bei Dementia praecox. (J. Psychol., Leipzig, 20, 1913)
1390. Jakab, Irene: Zeichnungen und Gemälde der Geisteskranken. Ihre psychiatrische und künstlerische Analyse. (Verlag d. Ungar. Akademie d. Wissenschaften, Budapest, 1956)
Jaspers, K.[807], S. 189, 191
1391. Keraval, P.: De l'art chez les aliénés. (Inform. aliénist., Paris, S. 29–31, 25. Jan. 1909)
1392. Kloos, G.: Synaesthesien bei psychisch Abnormen. (Dissertation, Hamburg, 1931)
Kraepelin, E.[585], I, S. 427
1393. Kreyenberg, G.: Das Junkerhaus zu Lemgo. (Zschr. Neurol., Berlin, Bd. 114, S. 152–172, 1928)
1394. Kris, E.: Bemerkungen zur Bildnerei der Geisteskranken. (Imago, 22, S. 339–370. 1936) [Zbl. ges. Neurol., 83, S. 54]
1395. Kürbitz, W.: Die Zeichnungen geisteskranker Personen usw. (Zschr. Neurol., Berlin, 13, 1912)
Kurth, W.[1073]
1396. Leibbrand, W.: Musik und Psychiatrie. (Med. Welt, Jg. 2, Nr. 50, S. 1876–1877, 1928)
1397. Leibbrand, W.: Musik und Psychopathologie. (Psychol. u. Med., Stuttgart, Bd. 3, H. 2, S. 143–148, 1928/29)
1398. Lemke, R. und Rennert, H.: Psychiatrische Themen in Malerei und Graphik. (Verlag G. Fischer, Jena, 1959)
1399. Lombroso, Cesare: Sull'arte nei pazzi. (Arch. psichiatr., Torino, I, 1880)
1400. Malraux, André: Psychologie der Kunst. Das imaginäre Museum. S. 115 u. 116. (Woldemar Klein, Baden-Baden, 1947)
1401. Mohr, F.: Über Zeichnungen von Geisteskranken und ihre diagnostische Verwertbarkeit. (J. Psychol., Leipzig, 8, 1906)
1402. Morgenthaler, W.: Übergänge zwischen Zeichnen und Schreiben bei Geisteskranken. (Schweiz. Arch. Psychiatr., 3, 1918)
1403. Morgenthaler, W.: Über Zeichnungen von Gesichtshalluzinationen. (Zschr. Neurol., Berlin, 45, 1919)
1404. Morgenthaler, W.: Ein Geisteskranker als Künstler. (Bircher, Bern, 1921)
Navratil, Leo[1301a]

1405. PFEIFER, R. A.: Der Geisteskranke und sein Werk. (Kröner, Leipzig, 1923)
1406. PRINZHORN, H.: Das bildnerische Schaffen der Geisteskranken. (Zschr. Neurol., Berlin, 52, 1919)
1407. PRINZHORN, H.: Bildnerei der Geisteskranken. (Springer, Berlin, 1922)
1408. REITMAN, F.: Dynamics of Creative Activity. (J. Ment. Sc., London, 44, Nr. 395, S. 314–320, 1948)
1409. RÉJA, M.: L'art chez les fous. (Société du Mercure de France, Paris, 1907)
1410. RENNERT, H.: Die Merkmale schizophrener Bildnerei. (Fischer, Jena, 1962)
1411. RENTSCH, P.: Musik und Geistesstörung. (Allg. Zschr. Psychiatr., 85, S. 35–69, 1926)
1412. ROCHOWANSKI, L. W.: Psychopathische Künstler. (Otto Clauss, Leipzig-Wien, 1923)
1413. ROGUES DE FURSAC: Les écrits et les dessins dans les maladies nerveuses et mentales. (Paris, 1905)
1414. RORSCHACH, H.: Analytische Bemerkungen über das Gemälde eines Schizophrenen. (Zbl. Psychoanal. 3, 1913)
1415. RORSCHACH, H.: Analyse einer schizophrenen Zeichnung. (Zbl. Psychoanal., 4, 1913)
1416. SAPAS, E.: Zeichnerische Reproduktionen einfacher Figuren durch Geisteskranke. (Schweiz Arch. Psychiatr., 1918)
SCHILDER, P.[616]
1417. SCHNEIDER, K.: Verse einer Schizophrenen. (Zschr. Neurol., Berlin, 48, 1919)
1418. SCHNEIDER, K.: Entartete Kunst und Irrenkunst. (Arch. Psychiatr., 110, S. 135–164, 1939) [Zbl. ges. Neurol., 95, S. 669]
1419. SERKO, A.: Über einen eigenartigen Fall von Geistesstörung. (Zschr. Neurol., Berlin, 44, 1919)
1420. SIKORSKI, J.: Die russische psychopathische Literatur usw. (Arch. Psychiatr., 38, 1904)
1421. SIMON, P. M.: L'imagination dans la folie. Étude sur les dessins, plans, descriptions et costumes des aliénés. (Ann. méd.-psychol., Paris, 34, S. 358–390, 1876)
1422. SIMON, P. M.: Les écrits et les dessins des aliénés. (Paris, 1888)
1423. STERTZ, G.: Beitrag zu dem Verhältnis von Kunstschaffen und Geisteskrankheiten. (Dtsch. Zschr. Nervenhk., Bd. 100, S. 40, 1927) [Ref. in: Nervenarzt, Berlin, Jg. 1, S. 248, 1928]
1424. TRAMER, M.: Technisches Schaffen Geisteskranker. (Oldenbourg, München, 1926)
UTITZ, E.[621]
1425. VIGEN, H.: Le talent poétique chez les dégénérés. (Thèse Bordeaux, 1904)
1426. VINCHON, J.: L'art et la folie. (Stock, Paris, 1924)
1427. VINCHON, J.: Essai d'analyse des tendances de l'art chez les fous. (L'amour de l'art, S. 246–248, 1926) O
1428. VINCHON, J.: L'art dément. (Ésculape, 1927) O
1429. VOLMAT, R.: L'art psychopathologique. (Presse Univ. de France, Paris, 1956)
1430. WEYGANDT, W.: Zur Frage der pathologischen Kunst. (Zschr. Neurol., Berlin, 94, 1924)
1431. WEYGANDT, W.: Die pathologische Plastik des Fürsten Palagonia. (Zschr. Neurol., Berlin, 101, 1926)
1432. WEYGANDT, W.: Zur pathologischen Kunst. (Jahresvers. d. Deutsch. Vereins f. Psychiatrie in Kissingen, Sitz. v. 24.–25. April 1928) [Zbl. ges. Neurol , 50, S. 319]
1433. WULFF, M.: Zur Arbeit von E. KRIS: „Bemerkungen zur Bildnerei der Geisteskranken". (Imago, 22, S. 471–475, 1936) [Zbl. ges. Neurol., 86, S. 299]

VI. ÜBER PATHOGRAPHIEN ALLGEMEIN

1434. Baade, W.: Psychographische Darstellungen übernormal begabter Individuen. (Zschr. angew. Psychol., Leipzig, 1, S. 274, 1908)
1435. Baade, Lipmann, Stern: Fragment eines psychographischen Schemas. (Zschr. angew. Psychol., Leipzig, 3, S. 191, 1910)
1436. Baisch, H.: Wahrsinn oder Wahnsinn des Genius? Sinn und Grenzen der pathographischen und psychographischen Methodik in der Anthropologie des Genius. (Zschr. angew. Psychol., Leipzig, Beiheft 85, 1939) [Zbl. ges. Neurol., 96, S. 344]
1437. Bergler, E.: Die Biographik macht der Psychoanalyse Konzessionen. (Psychoanal. Bewegung, Jg. 5, H. 6, S. 501, 1933)
1438. Betzendahl, W.: Über Geisteskrankheiten bei historischen Persönlichkeiten. (Klin. Wschr., 1, S. 237–244, 1937) [Zbl. ges. Neurol., 85, S. 219]
1439. Bilharz: Pathographie und kritisches Denken. (Psychiatr.-neurol. Wschr., Halle, S. 401, 1908/09)
1440. Birnbaum, K.: Die methodologischen Prinzipe für pathographische Studien. (10. internat. Psychol. Kongreß, Kopenhagen. Sitzung v. 21. bis 28. Aug. 1932) [Zbl. ges. Neurol., 70, S. 653]
1441. Birnbaum, K.: Methodologische Prinzipe der Pathographie. (Zschr. Neurol., Berlin, 143, S. 69–83, 1932) [Zbl. ges. Neurol., 67, S. 351]
1442. Birnbaum, K.: Die psychoanalytische Methode für die Pathographie unentbehrlich. Aus dem Referat über „Methodologische Prinzipien der Pathographie". (Psychoanal. Bewegung, Jg. 5, H. 1, S. 84–86, 1933)
1443. Dovski, Lee van: Genie und Eros. S. 326–327. (Delphi-Verlag, Olten-Bern, 1947)
1444. Fuchs, W.: Erlebnis und Individualität. Ein Beitrag zur Psychographie und Hereditätsforschung. (Zschr. angew. Psychol., Leipzig, 6, S. 263–274, 1912)
1445. Gaupp, R.: Möbius. (Biograph. Jb., Bd. 13, S. 377. Reimer, Berlin, 1910)
1446. Geller, W.: Wert der Pathographien. (Ärztl. Praxis, Nr. XIII, 40, 1961)
1447. Geyer, H.: Dichter des Wahnsinns. (Göttingen–Frankfurt–Berlin, 1955)
1448. Glagau, H.: Die moderne Selbstbiographie als historische Quelle. (Elwert, Marburg, 1903)
Gruhle, H. W.[171]
1449. Heidenhain, A.: Über Pathographie. (Dtsch. med. Wschr., II, S. 1869 bis 1871 u. 1915–1918, 1929) [Zbl. ges. Neurol., 57, S. 256]
1450. Hellpach, W.: Die pathographische Methode. (Med. Klinik, Nr. 53–54, 1905)
1451. Hellpach, W.: Über die Anwendung psychopathologischer Erkenntnisse auf gesellschaftliche und geschichtliche Erscheinungen. (Ann. d. Naturphilos., Leipzig, Bd. 5, H. 3, S. 321–348, 1906)
1452. Hellpach, W.: Die Pathographie und ihr Meister (Möbius). (1907)
Hildebrandt, K.[613], S. 194
1453. Hitschmann, E.: Pathographie und Psychoanalyse. (Verh. I. internat. Tag. f. angew. Psychopathol. in Wien v. 5.–7. Juni 1930, S. 68–77, 1931)
Hoffmann, H.[798]
Jaspers, K.[807], S. 345, 1. Aufl., S. 309
1454. Jentsch, E.: Zum Andenken an Paul Julius Möbius. (Marhold, Halle, 1907)
1455. Kehrer, F. und S. Fischer: Modell einer klinisch-experimentellen Pathographie. (Zschr. Neurol., Berlin, 85, 1923)
Kirchhoff, Th.[816], S. 47
1456. Kloos, G.: Zur psychiatrischen Kritik schöpferischer Leistungen. (Zschr. Neurol., Berlin, 137, S. 362–372, 1931)
1457. Kraepelin, E.: Paul Julius Möbius. (Zbl. Nervenhk., 1907)
1458. Kris, E.: Zur Psychologie älterer Biographik. (Imago, 21, S. 320–351, 1935)

1459. Lange, V.: Lange-Eichbaum, W.: Genie, Irrsinn und Ruhm. (Anthropologischer Anzeiger, Jg. 22, H. 2, 1956)
Lange-Eichbaum, W.[586], Vorwort, S. VII. (Über Pathographie)
1460. Lange-Eichbaum, W.: Genie und Pathographie. (Zschr. Neurol., Berlin, 127, S. 684–696, 1930) [Zbl. ges. Neurol., 60, S. 123]
1461. Lewin, L.: Friedrich Hebbel. Beitrag zu einem Psychogramm. (Hebbel-Forschungen, 6. Behr, Berlin, 1913) [Zschr. angew. Psychol., Leipzig, 7, S. 447, 1913]
1462. Ley, A.: Les méthodes de pathographie historique et biographique. (J. belge neurol. psychiatr., 34, S. 438–444, 1934) [Zbl. ges. Neurol., 74, S. 564]
1463. Mac Donald, A.: A Plan for the Study of Man. (Government Printing Office, Washington, 1902)
1464. Margis, P.: Das Problem und die Methoden der Psychographie mit einer Individualanalyse von E. T. A. Hoffmann. (Dissertation, Breslau, 1911)
1465. Margis, P.: Das Problem und die Methoden der Psychographie. (Zschr. angew. Psychol., Leipzig, 5, S. 409, 1911)
1466. Margis, P.: Arbeiten zur Psychographie. (Zschr. angew. Psychol., Leipzig, 9, S. 149–162, 1914)
Margis, P.[2316]
1467. Margulies, M.: Psychopathologie und Phänomenologie im Dienste der Erforschung schöpferischer Persönlichkeiten. (Ned. tschr. psychol., 7, S. 135–166, 1939) [Zbl. ges. Neurol., 95, S. 711]
Mayer-Gross, W.[868]
1468. Möbius, P. J.: Psychiatrie und Literaturgeschichte. (Stachyologie, S. 51–56. Barth, Leipzig. 1901)
Möbius, P. J.[3307], S. 39. Mit einem Anhang: Kritische Bemerkungen über Pathographie. (Marhold, Halle, 1907)
1469. Pöggeler, O.: Wilhelm Lange-Eichbaum: „Genie, Irrsinn und Ruhm". (Philosoph.-literar. Anzeiger, Bd. XIV, H. 2, S. 72–78, 1961)
Pöggeler, O.[1315], S. 381
1470. Raimann, E.: Zur Psychoanalyse. (2. Aufl., Urban & Schwarzenberg, Wien–Berlin, 1925)
1471. Reinhardt: Praktische Psychometrie. (Altmann, Leipzig, 1914) O
1472. Sadger, J.: Von der Pathographie zur Psychographie. (Imago, 1, S. 158 bis 175, 1912)
Schilder, P.[616], S. 280
1473. Schneider, K.: Der Dichter und der Psychopathologe. (Rheinland-Verlag, Köln, 1932)
Somogyi, J.[143], S. 279–280
1474. Spoerri, Th.: Über Anthropographie. (Mschr. Psychiatr., 124, S. 384 bis 405, 1952) [Zbl. ges. Neurol., 126, S. 294]
1475. Steinitzer, H.: Menschenkenntnis. (Kultur-Breviere, 3, Gustav Lammers, München)
1476. Stern, E.: Patho-psychographische Untersuchungen. (Arch. Psychiatr., 61, S. 326–384, 1919)
1477. Stern, W.: Über Aufgabe und Anlage der Psychographie. (Zschr. angew. Psychol., Leipzig, 3, S. 166, 1909)
Stern, W.[112], S. 90, 324–325, 343 [enthält Bibliographie]
1478. Storfer: Beitrag zur Bibliographie der psychoanalytischen Biographie. (Psychoanal. Bewegung, 2, S. 385–393, 1930)
1479. Thorndike, E. L.: Traits of Personality and their Intercorrelations as shown in Biographies. (J. Educat. Psychol., 41, S. 193–216, 1950)
1480. Verbeek, E.: Die Bedeutung der Pathographie für die heutige Psychiatrie. (Fol. psychiatr. nederl., 60, S. 33–49, 1957) [Zbl. ges. Neurol., 142–143, S. 157]
1481. Wigert, V.: Les principes méthodologiques des études pathographiques. (Hyg. ment., Paris, 28, S. 173–184, 1933) [Zbl. ges. Neurol., 70, S. 652]
1482. Wolff, G.: Psychiatrie und Dichtkunst. (Bergmann, Wiesbaden, 1903/04. Grenzfr. Nervenleb., Bd. 4, H. 22, S. 1–20)
1483. ***: Über Psychographie. (Zschr. angew. Psychol., Leipzig, 3, S. 163, 1909)

VII. EINZEL-QUELLEN FÜR DIE BERÜHMTEN

Ady

1484. Gulias, P.: Der Genius in Debrcen. (Ady-Gesellschaft, Debrcen, 1941) O
1485. Lange-Eichbaum, W.: Über Ady. (Zschr. Neurol., Berlin, S. 442–443, 1930)
1486. Nyirö, J.: Hárem Ady-költemény pszichiatrai megirlágitásban. (Drei Gedichte Adys in psychiatrischer Beleuchtung. (Magy. psychol. szemle, Jg. 2, Nr. 1–2, 1929) O
1487. Révész, G.: Ady tragédiaja. (Die Tragödie Adys). (Az Athenaeum Irodalmi és Nyomdai Részvénytársulat Kiadása, Budapest, 1926)
Somogyi, J.[143], S. 283
Springer, B.[623], S. 208 ff.
Szirmay-Pulszky, H. v.[642], S. 78–97 [Literaturangaben]

Agnesi

1488. Amati, A.: Di don Pietro Agnesi e delle sue figlie Maria Gaetana, Maria Theresa e Paolina (Über Peter Agnesi und seine Töchter Maria Gaetana, Maria Therese und Pauline). (Rendiconti, Reale Istituto Lombardo di scienze e lettere, Serie II, vol. XXXI, S. 1380–1394, Milano, 1898)
1489. Anzoletta, L.: Maria Gaetana Agnesi. (L. F. Cogliati, Milano, 1900)
Lombroso, C.[527]
Möbius, P. J.[235], S. 81–82

Aimard

1490. Ferrio, C.: Un caso presulmibilmente storio de suicidio per acrofobia. (Note psichiatr. Pesaro, vol. 17, Jg. 58, Nr. 3, 1929) O

d'Alembert

1491. Wechniakoff, Th.: Savants, penseurs et artistes. Biologie et pathologie comparées publié par R. Petrucci. (Bibliothèque de philos. contemp., Alcan, Paris, 1899)

Alexander der Grosse

1492. Bosc, L.: Les signes de dégénérescence chez les hommes illustres de Plutarque. (Thèse, Toulouse, 1899)
1493. Boven, W.: Alexander der Große. (Imago, 8, 1922)
1494. Cabanès, A.: Comment est mort Alexandre la Grand ? (Les indiscrétions de l'histoire, Bd. 3, S. 146, Michel, Paris, 1908)
Hauser, O.[108]
1495. Kanngiesser, F.: Über die Todesursache Alexanders des Großen und der römischen Kaiser Claudius, Trajan und Hadrian. (Petersb. Med. Wschr., 51, S. 584–585, 1911)
1495a. Kerner, Dieter: Der Tod Alexanders des Großen. (Hess. Ärzteblatt, H. 8, S. 556–560, 1965)
1496. Littré, E.: La mort d'Alexandre le Grand. (Aesculape, Paris, Nr. 9, S. 222–228, 1927)
Radestock, P.[470], Anm. 49
Somogyi, J.[143], S. 283
1497. Ujfalvy, C. v.: Le type physique d'Alexandre le Grand. (Paris, 1902)

Alfieri

1498. Antonini, G. e L. Cognetti de Martiis: Vittorio Alfieri. (Fratelli Bocca, Torino, 1898)

Almquist

Braun, A.[687], S. 78

Amenhotep IV.

1499. Abraham, K.: Amenhotep IV. (Echnaton). (Imago, 1, S. 334–360, 1912) [Ref. in Zbl. Psychoanal., 3, S. 553, 1913]

1500. Kekulé von Stradonitz, St.: Der Ketzerkönig Ekhinaton von Ägypten und sein Nachfolger Tut-ankh-Amon im Lichte der Vererbungslehre. (Zschr. Neurol., Berlin, 94, 1924)
1501. Pfister, O.: Echnaton. (Wissen und Leben. Schweizerische Halbmonatszeitschrift, 14. Bd., S. 105–115 u. Forts. S. 158–166, 1914)

Amiel

Birnbaum, K.[605], S. 161
1502. Carcan: La maladie d'Amiel. O
1503. Maranon, G.: Amiel; une étude sur la timidité. Traduit de l'espagnol par Louis Parrot. (2. éd., Gallimard, Paris, 1938) [Zbl. ges. Neurol., 90, S. 682]
1504. Scherer, Edmondo: Prefazione ai Fragments d'un Journal intime. (Fischbicher, Paris, 1922)

Ampère

Heinz, Werner[210], S. 39
Lenz, F.[646], S. 675
Lombroso, C.[455]

Andersen

Braun, A.[687], S. 43
1505. Bomans, Godfried: Wer war Andersen? (Sonntagsblatt, Nr. 51, S. 7, vom 22. 12. 1963)
1506. Hansen, A.: H. C. Andersen, Beweis seiner Homosexualität. (Jb. sex. Zwischenst., 3, S. 203, 1901)
1507. Helweg, H.: H. C. Andersen. Eine psychiatrische Studie. (Haterup Kopenhagen, 1927) [Rev. in Nervenarzt, Berlin, 1, Heft 7, S. 451, 1928]
1508. Helweg, H.: Andersen und die Behauptung seiner Homosexualität. (Zschr. Neurol., Berlin, 118, S. 777–788, 1929) [Zbl. ges. Neurol., 53, S. 641]
Moll, A.[592], S. 51

Andrejew

Kotsovsky, D.[194], S. 211, 306

Anzengruber

Braun, A.[687], S. 97–98
Willms, J.[704], S. 598

Arany

1509. Boda, István: Arany János „különös természete" és az arany-balladák megrendült, lelkü hösel (Die eigentümliche Naturanlage des Johann Arany und die seelischen Katastrophen in Aranys Balladen.) (Egyetemes Philologiai Közlöny, Bd. 51, S. 89–104, 1927)
1510. Doczi, E.: Arnany János neuraszténiája (Die Neurasthenie des Johann Arany). (Budapest, 1929) O
1511. Jancsó, B.: Arany János lelki betegeiról (Über die Geisteskranken in Aranys Werken). (Figyelö, Budapest, 1885) O
Szirmay-Pulszky, H. v.[642], S. 52 ff.

Aretino

Braun, A.[687], S. 30

Argentinische Berühmte

1512. Meija, R.: Las neurosis de los hombres célebres de la historia argentinia. (Buenos Aires, 1878) O

Aristoteles

1513. Allendy, R.: Treason complex. (Social Sciences Publishers, New York, 1949)

Artzibaschew

Braun, A.[687], S. 44. Die Tuberkulose

Auburtin

1513a. Kiaulehn, Walther: Vorwort zu „Von der Seite gesehen“ von Victor Auburtin. (Rowohlt Taschenbuch Verlag, Hamburg, Nr. 244)

Augustinus

1514. Achelis, W.: Die Deutung Augustins. (Kampmann & Schnabel, Prien am Chiemsee, 1921) [Imago, 9, S. 134–138, 1925]
1515. Dezwarte et Jannin: Les grands inquiets. (Ann. méd -psychol., Paris, 74, Nr 2, S 196–220, 1918)
Greco, F. del[576]
Herzberg, A.[622], S 191–192
Herzberg, A.[625], S. 72
1516. Legewie, B.: Augustinus. Eine Psychographie. (Marcus, Bonn, 1925)
Moll, A.[592], S. 23
1517. Weidel, K.: Augustins Konfessionen. (Zschr. Rel.-Psychol., 4, S. 42–58 u. 86–100, 1910)
1518. ***: David und der heilige Augustin. Zwei Bisexuelle. (Jb. sex. Zwischenstufen, 2, S. 288–294, 1900)

Avvakum

1519. Szirmay-Pulszky, Henriette v.: Petrowitsch Avvakum (1610–1681). (Schriftl. Mitteil. auf Grund eig. spez. Studien u. Quelle: Bonkaló, Sandor: Geschichte der russischen Literatur [ung.], Verlag Athenäum, Budapest, 1924)

Babits

1520. Szirmay-Pulszky, Henriette v.: Michael Babits (1883–1941). (Schriftl. Mitteil. auf Grund spez. Stud. u. Quelle: Keresztúry, Deszö: Babits Mihály Válogatott Müwei [Babits Ausgewählte Werke, Einleitung], Budapest, 1959)
1521. Szirmay-Pulszky, Henriette v.: Sammelpathographische Zusammenstellung über die berühmtesten Ungarn. (Schriftl. Mitteil., 1943)

Bach, Johann Sebastian

Braun, A.[687], S. 18
Fuchs, H.[3581], S. 56
Kotsovsky, D.[194], S. 273
1522. Lämmerhirt, H.: Bachs Mutter und ihre Sippe. (Bach-Jahrbuch, Jg. 22, S. 101. Breitkopf & Härtel, Leipzig, 1925)
Lenz, F.[646], S. 68
1523. Paumgartner, B.: J. S. Bachs Schöpferkraft und Persönlichkeit. (Universitas, 6, S. 969–972, 1951)
Révész, G.[3641], S. 10

Bach, Friedemann

1524. Blume, Friedrich: In der Rezension zur Dissertation von Falck (Frankf. Allg. Zt. vom 19. 11. 1960)
Braun, A.[687], S. 77 ff.
1525. Falck, Martin: Wilhelm Friedemann Bach. Dissertation. („Studien zur Musikwissenschaft“, Bd. 1, Leipzig, 1913, Neudruck)
1526. Wagner, Klaus: In der Rezension zur Dissertation von Falck (Frankf. Allg. Zt. vom 19. 11. 1960)

Bacon

Herzberg, A.[622], S. 70

Baker-Eddy

1526a. Beasley, N.: Mary Baker-Eddy, A Biography (Duell, Slonan and Peace, New York, 1963)
Geiger, M.[1028], S. 238–239, 242–243
1526b. Siepen, H., Schriftl. Mitteil. betr. Mary B.-E. als Sekretär des Christian-Science-Komitee für Veröffentlichungen für die BRD (hier erwähnt Brisbane, Orcutt u. Dr. West)

Balzac

1527. Billy, A.: Vie de Balzac. (Flammarion, Paris, 1944)
1528. Boehm, Felix: Bemerkungen zu Balzacs Liebesleben. (Almanach für das Jahr 1928. Internat. Psychoanal. Verlag, Wien, S. 154–163)
Braun, A.[687], S. 83
1529. Cabanès, A.: Balzac. (Chron. méd., Nr. 20, 1899)
Gould, G. M.[550], vol. IV, S. 89–116
1530. Pichon-Rivière, A. de: Balzac, an oral character. (Rev. psicoanál., B. Aires, 4, S. 705–717, 1947) O
1531. Raviart, G.: Le génie de Balzac du point de vue psychiatrique. Génie et folie. (Das Genie Balzacs, psychiatrisch gesehen. Genie und Irrsinn.) (Ann. méd. psychol., 112, S. 481–503, 1954) [Zbl. ges. Neurol., Bd. 131–132, Heft 3/4, S. 301, 1955]

Béla Bartók

1532. Szirmay-Pulszky, Henriette v.: Béla Bartók (1881–1943). (Schriftl. Mitteil. auf Grund eig. spez. Studien u. Quellen: Székely, J.: Bartók tenár ur, [d. h. „Herr Professor Bartok“], Pesc, 1957 und Fasset, Agatha: Béla Bartóks American Years, Boston, 1958)

Bashkirtseff

1533. Bashkirtseff, Marie: The journal of a young artist, 1860–1884. (New York, 1919) O
1534. Blind, M.: A study of Marie Bashkirtseff. (London, 1892) O
1535. Christensen, E. O.: Infantile sources of artistic interests in the neurosis of Marie Bashkirtseff. (Psychoanal. Rev., XXX, S. 277–312, 1943)
1536. Hermann-Cziner, Alice: Die Grundlagen der zeichnerischen Begabung bei Marie Bashkirtseff. (Imago, 10, S. 434–438, 1924)
Moorman, L. J.[693], S. 74

Baudelaire

1537. Alayouanine: The aphasie and artistic realisation. (Brain, London, 71, S. 229–241, 1948)
Anthéaume, A. et G. Dromard[574], S. 320
1538. Aubegger, G.: Der Spleen bei Charles Baudelaire. (Dissertation, Zürich, 1937)
Birnbaum, K.[605]
Bonaparte, Marie[3022], 2. Bd., S. 835
1539. Bonvicini, G.: Die Aphasie des Dichters Baudelaire. Ein Beitrag zur Beziehung der zerebralen Sprachstörungen zur Süchtigkeit. (Wien. med. Wschr., I, S. 347–350, 1932) [Zbl. ges. Neurol., 65, S. 829]
Braun, A.[687], S. 63–64
1540. Cabanès, A.: Grands neuropathes, malades immortels. (Albin Michel, Paris, 1930)
1541. Cabanès, A.: Le sadisme chez Baudelaire. (Chron. méd., 9, S. 725–735, 1902)
1542. Castelbou, P.-V.-A.: Baudelaire malade. (Thèse, Bordeaux, 1929)
1543. Caubet, L.-A.-J.: La névrose de Baudelaire. (Université Bordeaux, 1930)
Clavière, J.[744]
Dovski, Lee[1443] [Bibliographie]

1544. DRACOULIDES: Profil psychoanalytique de Charles Baudelaire. (Psyché, Jg. 8, Nr. 75, S. 460–484, 1953)
1545. DRINKWATER, J.: The outline of literature. (Georges Newnes, London, 1933)
1546. DU CAMP, M.: Souvenirs littéraires. (Hachette, Paris, 1892)
1547. FLOTTES, P.: Baudelaire, l'homme et le poète. (Perrin & Co., Paris, 1922)
GRASSET, J.[572], S. 153
1548. JAQUEMONT, R. et D. H. BERNARD: De l'état mental de Baudelaire. (Thèse, Bordeaux, 1922) O
1549. LAFORGUE, R.: Ein Traum Baudelaires. (Psychoanal. Bewegung, 2, S. 91, 216, 222, 394–400, 1930)
1550. LAFORGUE, R.: L'échec de Baudelaire. (Denoel et Steele, Paris, 1931)
1551. LAFORGUE, R.: Devant la barrière de la névrose. Étude psychoanalytique sur la névrose de Charles Baudelaire. (Rev. frç. psychanal., 4, S. 276–406, 1931) [Zbl. ges. Neurol., 63, S. 97]
1552. LAFORGUE, R.: Der gefesselte Baudelaire. (Internat. Psychoanal. Verlag, Wien, 1953)
MARTIN, P. H.[524], S. 145 ff.
1553. MASSIN, J.: Baudelaire devant la douleur. (Sequana, Paris, 1944)
1554. MICHAUT: Comment est mort Baudelaire? (Chron. méd., 9, S. 186–190, 1902)
1555. MICHAUT: Un dernier mot sur la maladie de Baudelaire. (Chron. méd., S. 27, 1903)
NORDAU, M.[495], Bd. 2, S. 81–95
1556. POMMIER, J.: Dans les chemins de Baudelaire. (Corti, Paris, 1945)
1557. PORCHÉ, F.: Baudelaire. (Rowohlt, Berlin, 1930)
1558. PORCHÉ, F.: Baudelaire, histoire d'une âme. (Flammarion, Paris, 1945)
1559. RANK, O.: Zu Baudelaires Inzestkomplex. (Zbl. Psychoanal., 1, S. 275, 1911)
1560. ROYER-DUPOUY: Charles Baudelaire, toximane et opiomane. (Ann. méd.-psychol., 11, S. 353, Paris, 1910) [Zbl. Psychoanal., 1, S. 53, 1911]
SAALER, B.[2961], S. 295
1561. SARTRE, J.-P.: Baudelaire. (Gallimard, Paris, 1947)
1562. SCOURAS, PH.: Essai médico-psychologique sur Charles Baudelaire. (Thèse, Lyon, 1929)
1563. SCOURAS, PH.: Über den Einfluß der Syphilis auf Leben und Werke von Baudelaire. (Psiquiatr. y. Criminol., 1, S. 441–444, 1936) [Zbl. ges. Neurol., 86, S. 299]
SECOND, H.[127], S. 81, 108
1564. SOUPAULT, PH.: Baudelaire. („Maitres des littératures", 8. Les Éditions Rieder, Paris, 1931)
1565. STEKEL, W.: Zur Psychologie der Inzestliebe. (Baudelaires) (Zbl. Psychoanal., 1, S. 72, 1911)
STEKEL, W.[1349], S. 184
1566. STOCKER, A.: Les hommes qui racontent leur âme. (Baudelaire) (St. Maurice, 1943) O

BEARDSLEY

BRAUN, A.[687], S. 44. Die Tuberkulose

BECCARIA

1567. LOMBROSO, PAOLA: Le psicosi di Beccaria. (Arch. psichiatr., Torino, 18, S. 233, 1897)

BEDDOES

1568. JOHNSON, H. K.: Thomas Lovell Beddoes; psychiatric study. (Psychiatr. Quart., 17, S. 446–469, 1943) O
1569. SZIRMAY-PULSZKY, HENRIETTE V.: Thomas Lovell Beddoes (1803–1849). (Schriftl. Mitteil. auf Grund eig. spez. Studien u. Quelle: XXX: Beitrag in Encykl. Britann., 1929)

Beethoven

Adler, A.[570]

1570. Baratoux et Natier, M.: A propos de la surdité de Beethoven. (Chron. méd., 12, S. 492–496, 1905)
1571. Bienenfeld, Elsa: Ertaubte Tondichter. (Wien. med. Wschr., Nr. 39, 1933) [Psychoanal. Bewegung, 5, S. 542, 1933]
1572. Bodros, P.: la surdité et la maladie de Beethoven. (Presse méd., Paris, S. 949–950, 1938)
1573. Böhme, P.: Die Krankheiten Ludwig van Beethovens aus der Sicht des Otologen. (Mat. Med. Nordmark, 5. Sonderheft, 1962)
1574. Bonnier, P.: La surdité de Beethoven. (Chron. méd., 12, S. 521–522, 1905)

Braun, A.[687], S. 38 u. 39

1575. Byron, May: Beethoven: a study in personality. (The Bookman, LXXI, S. 334–338, 1927)
1576. Fauchois, P.: La vie d'amour de Beethoven. (Flammarion, Paris, 1928)
1577. Formiggini, A. F.: La sordità di Beethoven. (Considerazioni di un otologo, Roma, 1921)
1578. Forster, W.: Über Beethovens Leiden. (Hess. Ärztebl., Heft v. 1. I. 1962, S. 16–21)
1579. Forster, W.: „Beethovens Krankheiten und ihre Beurteilung". (Überarbeitete Dissertation, 1950. Breitkopf und Härtel, 68 S., 1956)
1580. Frimmel, Th. v.: Beethoven-Forschung. (Heft 3, 1912)
1581. Frimmel, Th. v.: Beethoven-Handbuch. (Breitkopf und Härtel, Bd. 1, 1926)
1582. Frimmel, Th. v.: Beethoven-Studien. 2 Bände. (München u. Leipzig, 1905/06)

Fuchs, H.[3581], S. 56

1583. Garnault, P.: La surdité de Beethoven. (Chron. méd., 12, S. 522–524, 1905)
1584. Göllerich, A.: Beethoven. (2. Aufl., Bard-Marquardt, Berlin, S. 51, o. J.)

Grasset, J.[572], S. 181

1585. Hevesy, A. de: Beethoven. Vie intime. (Éditions Émile-Paul Frères, 1927)
1586. Irabarne: Un sourd célèbre. (Gaz. méd., 84, Suppl. III, Paris, 1913)
1587. Jacobsohn, L.: Ludwig van Beethovens Gehörleiden. (Dtsch. med. Wschr., 36, S. 1282, 1910)
1588. Kerner, Dieter: Krankheiten großer Musiker. (Friedr. Karl-Schattauer-Verl., Stuttgart, 1963)
1589. Klages, L.: Die Handschrift Beethovens. (Universitas, 4, S. 291–296, 1949)
1590. Klotz-Forest: La surdité de Beethoven. (Chron. méd., 12, S. 321–331, 1905)
1591. Klotz-Forest: La dernière maladie et la mort de Beethoven. (Chron. méd., 13, S. 209–218, 241–249, 1906)
1592. Loos, A.: Die kranken Ohren Beethovens. (Stimmen, Monatsblätter f. Musik, I, Heft 7, 1948)
1593. Mercklin, A.: Über das Mißtrauen und den sog. Verfolgungswahn der Schwerhörigen. (Allg. Zschr. Psychiatr., 74, S. 420, 1918)
1594. Michaux, L. ,C. Kouperik et R. Labet: Des perceptions musicales pathologiques. Rôle du lobe temporal. (Über pathologische musikalische Wahrnehmungen. Die Bedeutung des Temporallappens.) (Semaine Hôp., 9–17, 1959) [Ref. Zbl. ges. Neurol., Bd. 146, Heft 2, S. 151, 1958]
1595. Müller, E.: Johann und sein großer Sohn Ludwig van Beethoven. (Psychiatr.-neurol. Wschr., 41, S. 323–326 u. 334–335, Halle, 1939)
1596. Neumann, H.: Beethovens Gehörleiden. (Wien. med. Wschr., Nr. 31, 1927)
1597. Newman, E.: The unconscious Beethoven: an essay in musical psychology. (z. n. Ould, H.[1599])
1598. Niemack-Charles, J.: Herzschlag und Rhythmus. Ein Versuch, dem

Verständnis von Beethovens Werken durch das Studium seiner Ohren- und Herzkrankheit näher zu kommen. (Die Musik, Jg. 7, Bd. 27, 1907/18)

1599. Ould, H.: Beethoven — conscious and unconscious. (The Bookman, LXXII, S. 35–36, 1927)

Radestock, P.[470], S. 56, Anmerkung 17

1600. Rauschenberger, W.: Rassenmerkmale Beethovens und seiner nächsten Verwandten. (Volk und Rasse, Jg. 9, Heft 7, S. 194–203, 1934)

Rauschenberger, W.[324], S. 90 ff.

Révész, G.[3641], S. 10–11

Robert, H.[640]

1601. Rogers, J. F.: The physical Beethoven. (Pop. Science Monthly, 84, 1914) O

1602. Schweisheimer, W.: Beethovens Leiden. Ihr Einfluß auf sein Leben und Schaffen. (1922) [Müller, E.[1595]]

1603. Schweisheimer, W.: Taubheit — tragisches Musikerschicksal. („Die Pille", XII, 1960)

Springer, B.[623], S. 99 ff.

Springer, B.[367]

1604. Turner, W. J.: Beethoven: the search for reality. (z. n. Ould, H.[1599])

1605. Vieille, F.: État mental de Beethoven. (Thèse, Lyon, 1905)

1606. Wavruch: Ärztlicher Rückblick auf L. van Beethovens letzte Lebensepoche. (Wiener Zeitschrift, 30. April 1842) O

Würtz, H.[2119], S. 17

1607. ***: La myopie de Beethoven. (La Quinzaine musicale) [Chron. méd., 9, S. 197, 1902]

1608. ***: Beethovens Ahnentafel. (Schweizer Musiker Revue, Nr. 2, S. 4, Zürich, 1941) O

Behan Brendan

1609. ***: Ein Komet verglühte. (Wiesbadener Tagbl. 23. 3. 1964)

Belgioioso

1610. Barbiera, R.: La prinzipessa Belgioioso i suoi amici e nemici — il suo tempo. (Fratelli Treves, Milano, 1902) [Lombroso, C.[591], S. 146]

1611. Luzio, A.: Il romanzo delle principessa. (Arch. psichiatr., 23, S. 627–629, Torino, 1902)

Benn

1612. Hamburger, Michael: Gottfried Benn. (Ciba-Symposion, Bd. 10, Heft 5/6, S. 248–251, 1962)

1613. Willms, Jost: Gottfried Benn — Arzt und Dichter. (1886–1956) (Med. Mon.-Spiegel., Heft 8, S. 169–172, 1957)

Berg

1614. Kerner, Dieter: Alban Berg's Ende. (1885–1935) (Hess. Ärztebl., S. 610–614, 12. XII. 1960)

Berlioz

1615. Feis, O.: Hector Berlioz. Eine pathographische Studie. (Bergmann, Wiesbaden, 1911. Grenzfr. Nervenleb., Heft 81)

1616. Goehler, G.: Hector Berlioz. (Die Zukunft, Jg. 13, S. 395 u. 433, 1905)

Gould, G. M.[550], vol. IV, S. 241–263

1617. ***: La névropathie de Berlioz et la „critique technogénique". (Chron. méd., 13, S. 312, 1906)

Bernoulli

1618. Behr-Pinnow, C. v.: Die mathematische Begabung in der Familie Bernoulli. (Arch. Rassenbiol., 27, S. 395–412, 1933)

Hoffmann, H. F.[296], S. 681

Lenz, F.[646], S. 667

BERTHELOT

1619. Toulouse, E.: Notes biologiques sur M. Berthelot. (Rev. psychiatr. psychol. expér., Paris, S. 368, 1901)

BERZELIUS

1620. Ebstein, W.: Die Gicht des Chemikers Jacob Berzelius. (Enke, Stuttgart, 1904)
Kotsovsky, D.[194], S. 151

BISMARCK

1621. ***: Graf Bismarck und sein Wahnsinn. Berlin, 4. Juni 1866. (Allg. Wien. med. Ztg., 11, 11. Juni 1866)
1622. Biese, A.: Der geniale Mensch in Bismarck. (Konservative Montasschrift für Politik, Literatur und Kunst, 67, S. 31–42 und 121–130, 1909)
1623. Blocher, E.: Der Alkoholismus Bismarcks. (Internat. Wschr. Erforsch. Alkoholism., Basel, 19, S. 323–331, 1909)
Braun, A.[687], S. 16
1624. Busse, H.: Graphol. Charakterbilder. I. Bismarcks Charakter. Eine graphologische Studie. (List, Leipzig, 1896) O
1625. Eyck, E.: Bismarck. Leben und Werk. In 3 Bänden. (Eugen Rentsch, Erlenbach-Zürich, 1941–1944)
1626. Groos, K.: Bismarck im eigenen Urteil. (Cotta, Stuttgart, 1920)
1627. Grunwald, C. de: Bismarck. (Albin Michel, Paris, 1949) O
Hoffmann, H. F.[296], S. 688
1628. Klein-Hattingen, O.: Bismarck und seine Welt. Grundlegung einer psychologischen Biographie. 2 Bände. (Dümmler, Berlin, 1903/1904)
Kretschmer, E.[128], S. 134, 154–155
1629. Lomer, G.: Bismarck im Lichte der Naturwissenschaft. (Marhold, Halle, 1907)
1630. Ludwig, E.: Bismarck. Ein psychologischer Versuch. (Fischer, Berlin, 1912)
Margis, P.[1466], S. 160
1631. Müller, Aug.: Bismarck, Nietzsche, Scheffel, Mörike. Der Einfluß nervöser Zustände auf ihr Leben und Schaffen. (Marcus & Weber, Bonn, 1921)
1632. Müller-Hegemann, D.: Von der Psychologie des deutschen Faschisten. (Greifen-Verlag, Rudolstadt, 1955)
Reibmayr, A.[96], II, S. 47–48
1633. Sachs, H.: Ein Traum Bismarcks. (Internat. Zschr. Psychoanal., 1, S. 80–83, 1913)
1634. Saitschick, R.: Zur Charakteristik Bismarcks. (Föderalistische Hefte, Jg. 2, Heft 8, S. 585–593, 1949)
1635. Schweninger, R.: Die Krankheit Bismarcks. (Heilkunde, Wien, 3, S. 462–466, 1898/99)
1636. Sesemann: Handschriften – und was sie verraten. Ein Graphologe über Napoleon, Bismarck, Hitler, Himmler . . . (Die Welt, Hamburg, Oktober 1948)
Somogyi, J.[143], S. 282

BIZET

Braun, A.[687], S. 98–99

BLAKE

Arréat, L.[487], S. 69
1637. Benoit, F.: Master of art. Blake, the visionary. (Ann. Psych. Sc., London, 7, 1908. Ann. sc. psych., Paris, 18, 1908) O
1638. Bronowski, J.: A man without a mask. (3. ed., Secker & Warburg, London, 1947)
1639. Gybal, A.: William Blake, poète et peintre de l'irréel. (Psyché, Paris, 2, S. 612–614, 1947)

1640. IRELAND, WILLIAM W.: Through the ivory gate. (Bell & Bradfute, Edinburgh, 1889)
LOMBROSO, C.[591], Blake, S. 152
1641. NORMAN, H. J.: William Blake. (J. Ment. Sc., London, 61, S. 198, 1915)
1642. VLEUTEN, F. VAN: Visionäre Mystik und visionäre Kunst. (Die Nation, 24, S. 363, 1907)
1643. WITCUTT, W. P.: Blake, a psychological study. (Hollis & Carter, London, 1946)

BLAVATZKY

1644. FREIMARK, H.: Helena Petrowna Blavatzky, ein weiblicher Ahasver. (Jb. sex. Zwischenst., 8, S. 525–565, 1906)
MOLL, A.[592], S. 74–75

BLECHEN

1645. ***: Brockhaus-Lexikon.

BLOY

1646. GELMA, E.: Pages de psychiatrie de l'histoire. La schizophrénie d'Anne-Marie Roulé, „la Véronique" de Léon Bloy. (Die Schizophrenie der Annemarie Roulé, der „Veronika" Léon Bloys.) (Cahiers psychiatr., 8, S. 167 bis 208, 1952) [Zbl. ges. Neurol., Bd. 121–122, H. 3/4, S. 262, 1953]

BLÜCHER

1647. BIESKE, C. L.: Der Feldmarschall Fürst Gebhard Leberecht Blücher von Wahlstatt. (E. S. Mittler & Sohn, Berlin, 1862)
1648. HABERKANT, H.: Ein Tagebuch Bieskes über den Krankheitszustand des Feldmarschalls Blücher und dessen erste Karlsbader Kur im Jahre 1816. (Allg. Zschr. Psychiatr., 80, S. 322, 1924)
1649. HABERKANT, H.: Blüchers Hypochondrie. (Forschungen zur brandenburg. u. preuß. Geschichte, Jg. 39, S. 110–117, 1926) [Zbl. ges. Neurol., 46, S. 901]
HEINZ, WERNER[210], S. 11
1650. KREUSER, FR.: Über Geistesstörungen im höheren Lebensalter. (Allg. Zschr. Psychiatr., 71, 1914)
LENZ, F.[646], S. 672
1651. MAYER, K. E.: Blücher in kranken Tagen. (Allg. Zschr. Psychiatr., 74, S. 323–362, 1918)
1652. WITZEL, WILHELM: Die Rolle der Nase bei der Charakterbeurteilung. (Unveröffentlichtes Manuskript, 1963)

BÖCKLIN

LOEWENFELD, L.[552]

BÖHME

1653. KIELHOLZ, A.: Jakob Boehme. Ein pathographischer Beitrag zur Psychologie der Mystik. (Schr. z. angew. Seelenk., Heft 17. Deuticke, Leipzig, 1919)
1654. MOSES, J.: Pathological aspects of religions. (Monograph. Suppl., American Journal of Religious Psychology and Education, 1906)

BOERHAVE

RADESTOCK, P.[470], Anmerkung 40

BOLIVAR

1655. LLINAS, PABLO A.: La personalidad psiquica del libertador Simon Bolivar. (Rev. méd. Colombia, 8, S. 33–43 u. 45–46, 1946)
1656. URIBE QUALLA, GUILLERMO: Simon Bolivar y su personalidad genial. (Rev. méd., Colombia, 8, S. 11–25, 1946)

BOLTZMANN

1657. BRODA, ENGELBERT: Ludwig Boltzmann. Mensch, Physiker, Philosoph. (Deuticke, Wien, 1955)

1658. Jäger, Gustav: Der Physiker Ludwig Boltzmann. (Nachruf) (Monatshefte für Mathem. u. Physik, XVIII. Jg., S. 3–7, Wien, 1907)
1659. Lenard, Philipp: Große Naturforscher. (Lehmann, München, S. 293–298, 1929)

Bolyai, Wolfgang (Vater)

1660. Schaffer, K.: Über den Geisteszustand der beiden ungarischen Mathematiker Bolyai Vater und Sohn. Zugleich ein Beitrag zur biologischen Bestimmung der Hochbegabung. (Psychiatr.-neurol. Wschr., Halle, 38, S. 489–498, 1936)
Szirmay-Pulszky, H. v.[642], S. 440 ff.

Bolyai, Johann (Sohn)

1661. Hellpach, W.: Geniekunde. (Verlag der geistigen Arbeit, De Gruyter, Berlin, 1927)
1662. Hermann, Imre: Bolyai János, egy gondolat születésének lelektans. (J. Bolyai, die Entstehung eines Gedankens.) (Anonymus, Heft 4, Budapest, 1945)
1663. Hermann, Imre: Psychologische Studien. (1961)
Möbius, P. J.[235], 2. Aufl., 1907
1664. Schaffer, K.: Über die Nervenwelt von Johan Bolyai. (Orv. hétil., Budapest, S. 911–914 u. 938–941, 1936) [Zbl. ges. Neurol., 83, S. 670]
Schaffer, K.[1660]
Somogyi, J.[143], S. 283
1665. Szirmay-Pulszky, Henriette v.: Bolyai János életének és munkásságának lélektani értelmegése. (Die psychologische Deutung von Johan Bolyais Leben und Werk.) (Magy.-psychol. Szemle, 5, Nr. 1–4, 1932)
Szirmay-Pulszky, H. v.[642], S. 138 ff.
Szirmay-Pulszky, H. v.[1521]

Boswell

Brain, R. W.[666], S. 19
Brain, R. W.[669]

Brahms

1666. Abell, Arthur M.: Talks with great Composers. (Philosophical Library, New York, 1955)
1667. Hitschmann, E.: Johannes Brahms und die Frauen. (Psychoanal. Bewegung, 5, S. 97–129, 1933)
1668. Hitschmann, E.: Johannes Brahms and Women. (Johannes Brahms und die Frauen.) (Amer. Imag, 6, S. 69–96, 1949) [Zbl. ges. Neurol., Bd. 117 bis 118, Heft 5–6, S. 424, 1952]
Révész, G.[3641], S. 11

Brentano

Braun, A.[687], S. 85–86
Hinrichsen, O.[594], S. 19

Brontë, Charlotte

1669. Friedlaender, Kate: Charlotte Brontë: A study of a masochistic character. (Internat. J. Psycho-anal. London, XXIV, S. 45–53, 1943)

Brougham

1670. Szirmay-Pulszky, Henriette v.: Henry Peter Brougham (1778–1868). (Schriftl. Mitteil. auf Grund eig. spez. Studien u. Quelle: ***: Beitrag in Encykl. Britann., 1929)

Bruckner

Braun, A.[687], S. 19
1671. Kinast, E.: Imanuel Kant, Anton Bruckner. Das Psychogramm des Philosophen und des Künstlers. (Dtsch. Psychol., Bd. 4, S. 305–374, 1926) [Zbl. ges. Neuol., 46, S. 900]
1672. Rauschenberger, W.: Mündliche Mitteilung.

GIORDANO BRUNO

HERZBERG, A.[622], S. 155
LOMBROSO, C.[503], S. 188–192
1673. RIEHL, A.: Führende Denker und Forscher. (Quelle & Meyer, Leipzig, 1922)

BUDDHA

BINET-SANGLÉ, CH.[2401], 2. Bd., S. 175–186
1674. MENG, HEINRICH: War Buddha schizophren? (Psyche, Heft 6, S. 374–377, 1962)
1675. STOCKER, ARNOLD: La mélancolie de Bouddha. Essai de psychologie patholique. (Bulletin de la Société Française d'Histoire de la Médicine, XVI, S. 345, 1922)

BÜCHNER

1676. EBNER, FRITZ: Friede den Hütten! Zu Georg Büchners 150. Geburtstag. (Med. Mon.-Spiegel [Merck], Heft 6, S. 123–129, 1963)
1677. KERNER, DIETER: In memoriam Georg Büchner. (Dtsch. med. Journal, Jg. 14, Heft 20, S. 655–661, 1963)
1678. MOOS, W.: Büchners Lenz. (Schweiz. Arch. Neurol., 42, S. 97–114, 1938) [Zbl. ges. Neurol., 92, S. 308]
1679. WHITE, JOHN S.: Georg Buechner or the suffering through the father. (Amer. Imago, vol. 9, No. 3–4, S. 364–427, 1952)

BÜRGER

BRAUN, A.[687], S. 44. Die Tuberkulose

BUNYAN

1680. SZIRMAY-PULSZKY, HENRIETTE V.: John Bunyan (1628–1688). (Schriftl. Mitteil. auf Grund eig. spez. Studien u. Quellen: MACAULAY: Beitrag in Encykl. Britann., 1929; EVANS, IVOR: A short History of English Literature, Pelican-Books, S. 134, 1948)

BURNS

HEINZ, WERNER[210], S. 62
1681. SZIRMAY-PULSZKY, HENRIETTE V.: Robert Burns (1759–1796). (Schriftl. Mitteil. auf Grund eig. spez. Studien u. Quelle: LAING, FREDERICK: A History of English Literature, W. Collins Sons & Co., London–Glasgow, o. J.)

WILHELM BUSCH

1682. CORNIOLEY, H.: Sexualsymbolik in der „Frommen Helene" von Wilhelm Busch. (Psychoanal. Bewegung, 1, S. 154–160, 1929)
1683. EHRLICH, JOSEF: Wilhelm Busch, der Pessimist. Sein Verhältnis zu Arthur Schopenhauer. (Francke-Verl., Bern–München, 1962)
KEHRER, F. A.[2806], S. 75–76
1684. STEPHAN, KARL: Medizinisches bei Wilhelm Busch. (Med. Mon.-Spiegel [Merck], Heft 8, S. 169–175, 1959)

BYRON

BRAUN, A.[687], S. 97
1685. BRYDGES, E.: Letters on the character and poetical genius of Lord Byron. (1824) O
CABANÈS, A.[1540], S. 231
1686. CERRO, E. DEL: Lord Giorgio Byron a Missolunghi. (1907) [LOMBROSO, C.[591] S. 77] O
1687. DRINKWATER, J.: The pilgrim of eternity. Byron — a conflict. (Hodder and Stoughton, London, 1925)
EBSTEIN, E.[3518], S. 190
1688. HOLZHAUSEN, P.: Lord Byron als Dichter, Mensch und Psychopath. (Kölnische Zeitung, 5. April 1924 f.) O
1689. HUGHES, CH. H.: A neuropsychologist's plea for Byron. (Alienist, St. Louis, 23, S. 349–351, 1902)

1690. Jeaffreson, J. C.: The real Lord Byron. 3 Bände. (B. Tauchnitz, Leipzig, 1883)
1691. Knott, J.: The last illness of Byron; a study in the borderland of genius and madness, of cosmical inspiration and pathological psychology. (St. Paul Med. J., 14, S. 1–43, 1912)
1692. Labonne, H.: De quoi mourut le grand poète Lord Byron? (Gaz. méd., Paris, 5, S. 13–14, 1905)
1693. Lange, H.: Der dämonische Byron. (Dissertation, Kassel, 1935)
1694. Langley-Moore, Doris: The late Lord Byron. (J. B. Lippin Comp., Philadelphia, 1962) [zit. n. „Spiegel", Nr. 7, S. 71–75, 1962]
Lenz, F.[646], S. 675
1695. Lévy-Valensi, J.: L'inspiration poétique et la psychopathologie. (Hyg. ment., Paris, 30, S. 21–42, 1935) [Zbl. ges. Neurol., 77, S. 10]
Lombroso, C.[591], Byron O
1696. Lovelace, Lord: Astarte — a fragment of truth concerning George Gordon Byron, sixth Lord Byron. (London, 1905)
1697. Mingazzini, Giovanni: Sullo stato mentale di Lord Byron. (Riv. sperimant. di Freniatria e di Medic. legale, Bd. XXI, S. 89–102, 1885)
Mott, F. W.[603], S. 230
Rank, O.[1302], S. 135, 546
1698. Rau, H.: Das Liebesleben Byrons. (Die neue Heilkunst, 13, Nr. 23, 1901) [Jb. sex. Zwischenst., 4]
1699. Sanchez-Herrero, A.: Un melancólico celebre. (Rev. ibero-amer. cienc. méd., 26, S. 340, 1911) O
1700. Schücking, L. L.: „Das Byron Geheimnis". (Nord und Süd, Sept. 1911) [Internat. Zschr. Psychoanal., 2, S. 147, 1912]
Vierordt, H.[514], S. 96
Vigen, H.[1425], S. 56 ff., 62, 64–65
1701. Vorberg, G.: Zusammenbruch. III. (Verl. d. ärztl. Rundschau, Otto Gmelin, München, 1923)
1702. Vorberg, G.: Jean Jacques Rousseau, Lord Byron, Karl Stauffer. (Verl. d. ärztl. Rundschau, Otto Gmelin, München, 1923)
Würtz, H.[2119], S. 27

Julius Cäsar

1703. Cabanès, A.: Les épileptiques de génie. (Chron. méd., 4, S. 245 u. 509, 1897)
Conrad, K.[653], S. 1002–1003
1704. Gélineau: Les épileptiques célèbres. (Chron. méd., 7, S. 545–557, 1900)
1705. Gundolf, Fr.: Caesar. Geschichte seines Ruhmes. (Georg Bondi, Berlin, 1924)
Heinz, Werner[210], S. 35
Heyer, G. R.[184], S. 278
Ireland, William W.[2811], S. 565–566
1706. Ireland, William W.: The blot upon the brain. Studies in history and psychology. (Bell & Bradfute, Edinburgh, 1885)
1707. Kanngiesser, Fr.: Die Pathographie der Julisch-Claudischen Dynastie. (Arch. Psychiatr., 53, S. 83–101, 1914)
Knauer[3410], S. 27
Sachs, H.[1810], S. 13
Schaefer, H.[2484], S. 13
Vierordt, H.[514], S. 96
Witty, P. A. und H. C. Lehman[636]

Cäsaren und Fürsten

1708. Arndt, R.: Die Neurasthenie, ihr Wesen, ihre Bedeutung und Behandlung vom anat.-physiol. Standpunkte. (Wien und Leipzig, 1885) [Vierordt[514], S. 87] [Merowinger, Karolinger, Capetinger, Bourbonen]
1709. Beaujeu, M.: Psychologie des premiers Césars. (Masson, Paris, 1893)
Betzendahl, W.[1438]

1710. Bianco, Peter dal: Kaiser Claudius. Versuch einer pathographischen Analyse. (Wien. klin. Wschr., S. 597–601, 1947) [Zbl. ges. Neurol., 107, S. 155]
1711. Bird, Fr.: Zur Geschichte der Psychiatrie. (Allg. Zschr. Psychiatr., 7, S. 45–62 und 218–233, 1850) [Graf von Holland, Bischof Rudolf von Speier, Kaiser Rudolf II., Herzog Albert II. von Preußen, Herzogin Anna Maria von Württemberg, Wilhelm der Reiche und sein Sohn Herzog Johann Wilhelm von Cleve, Philipp II. von Spanien, Kaiser Karl V., Stammtafel der Habsburger]
1712. Brachet, Aug.: Pathologie mentale des rois de France (852–1483). (Hachette, Paris, 1903)
1713. Breisky, A.: Die Natur des Nero. (Geschl. u. Ges., IX, I, 1914) O
1713a. Buhač, J.: Über die Erkrankung und den Tod des Herodes. (Dtsch. med. Wschr., S. 287 ff., 1963)
Cabanès, A.[1703] [König von Etrurien]
1714. Cabanès, A.: Un péché de jeunesse de Louis XIV. (Le cabinet secret de l'histoire, 1. série, S. 1–13. Charles, Paris, 1897)
1715. Cabanès, A.: La fistule d'un grand roi. (Le cabinet secret de l'histoire, 1. série, S. 17–25. Charles, Paris, 1897) [Louis XIV.]
1716. Cabanès, A.: Les maladies de Louis XV. (Le cabinet secret de l'histoire, 1. série, S. 29–60. Charles, Paris, 1897)
1717. Cabanès, A.: Louis XIII mérita-t-il d'être appelé „le Chaste"? (Le cabinet secret de l'histoire, 4. série, S. 73–99. Maloine, Paris, 1900)
1718. Cabanès, A.: La zoophilie de la reine Victoria. (Chron. méd., 8, S. 137 bis 138, 1901)
1719. Cabanès, A.: Un maniaque couronné: le sultan Abdul-Hamid II. (Chron. méd., 8, S. 193–196, 1901)
1720. Cabanès, A.: Les phobies du sultan Abdul-Hamid II. (Chron. méd., 13, S. 810–813, 1906)
1721. Cabanès, A.: La maladie de Napoleon III. (Les indiscrétions de l'histoire, 2, S. 194. Michel, Paris, etwa 1908)
1722. Cabanès, A.: Don Carlos était-il fou? (Les indiscrétions de l'histoire, 5, S. 125. Librairie mondiale, Paris, 1908)
1723. Cabanès, A.: Charles Quint devant la psychologie morbide. (Les indiscrétions de l'histoire, 5. série, S. 85. Librairie mondiale, Paris, 1908)
1724. Cabanès, A.: Louis XI jugé par l'histoire. (Les indiscrétions de l'histoire, 6. série, S. 1. Michel, Paris)
1725. Champigny: Les césars. (Paris, 1841)
1726. Dantas, Julio: A neurastenia do rei D. Duarte. (Arch. med. leg., Lisboa, 3, S. 13–18, 1931)
1727. Delmas, L.: La vie pathologique du Grand Roi. (Chron. méd., 9, S. 405 bis 415, 517–522, 581–587, 790–797, 1902) [Louis XIV.]
1728. Dietrich: Don Carlos, Prinz von Spanien. (Allg. Zschr. Psychiatr., 13, S. 426, 1856)
Droste[476], S. 65 [Carl XI.]
1729. Dück, Joh.: Ein fürstlicher Transvestit vor 600 Jahren. (Zschr. Sex. Wiss., 15, S. 41–46, 1928) [Herzog Albrecht III. „mit dem Zopf", aus dem Hause Habsburg]
1730. Dupré: La folie de Charles VI. (Revue scientifique, Jan. 1911)
1731. Fischer, Max: Hämophilie und Blutsverwandtschaft. (Zschr. f. Konstitutionslehre, 1932) [Betr. den letzten Zarewitsch Romanow]
1732. Flügel, J. C.: Charakter und Eheleben Heinrichs VIII. (Imago, 7, S. 424–452, 1921)
1733. Foly: Elisabeth d'Autriche. Étude historique et psychiatrique. (Hyg. ment., Paris, 29, S. 73–98, 1934) [Zbl. ges. Neurol., 73, S. 365]
Freimark, H.[1023] [Peter I. von Rußland]
Fuchs, H.[3581] [Prinz Heinrich von Preußen]
1734. Galippre, V.: L'hérédité des stigmates de dégénérescence et les familles souveraines. (Revue des Idées, 2, S. 494–513, 1905) [Habsburger]
Gélineau[1704] [Karl V., Peter der Große, Zar Paul I., Ajax, Herkules, Saul, Macbeth]

1735. GINDELY, A.: Rudolf II und seine Zeit. (Prag, 1863)
1736. GRANT DUFF, I. F.: Die Beziehung Elisabeth — Essex. Eine psychoanalytische Betrachtung. (Psychoanal. Bewegung, 3, S. 457–474, 1931)
1737. GUILLON, P.: La mort de Louis XIII. (Chron. méd., 4, S. 545–560, 1897)
1738. HAUSER, O.: Der physische Typus und die Herkunft der römischen Kaiser. (Pol.-anthropol. Rev., 10, S. 225–239, 1911) [Augustus, Tiberius, Claudius]
1739. HEDENBERG, SVEN: Kejsar Tiberius. Ett människöde fran antiken i psykiatrisk belysning. (Stockholm, 1956) [zit. n. JACOBOWSKY[2288]]
1740. HEDENBERG, SVEN: Die Krankheit des Kaisers Tiberius. (Arch. Psychiatr., 92, S. 279–303, 1930) [Zbl. ges. Neurol., 60, S. 125]
HEINZ, WERNER[210] [Karl V., Peter der Große]
1741. HENTIG, H. v.: Über den Cäsarenwahnsinn. Die Krankheit des Kaisers Tiberius. (Bergmann, München, 1924. Grenzfr. Nervenleb., H. 119)
1742. HOLZHAUSEN, P.: Zar Paul I. Eine psychopathische Studie. (Vossische Zeitung vom 24. März 1901)
1743. HOLZHAUSEN, P.: Kotzebue und Zar Paul I. (Deutsche Allgemeine Zeitung vom 30. Mai 1925)
1744. HOLZHAUSEN, P.: Die welfische Erbmasse. (Kölnische Zeitung Nr. 353, Mai 1925 f.)
1745. HOLZHAUSEN, P.: Das Hausgespenst im Schlosse der Romanows. (Kölnische Zeitung vom 22. Oktober 1927 f.)
1746. IRELAND, W. W.: The history of hereditary neuroses of the royal of Spain. (J. Ment. Sc., London, 25, S. 184, 1879)
IRELAND, W. W.[1706] [Über die römischen Kaiser Augustus, Drusus, Julia Tiberius, Caligula, Claudius, Messalina, Agrippina, Nero, Marcus Aurelius, Commodus, Heliogabalus S. 84–105; über Iwan den Schrecklichen und die Romanows S. 125–146; über das spanische Königshaus S. 147–159]
1747. IRELAND, W. W.: Herrschermacht und Geisteskrankheit. (Lutz, Stuttgart, 1887)
1448. JONES, E.: The case of Louis Bonaparte, King of Holland. [Ref. in Imago, 3, S. 303–304, 1914]
1749. KANNGIESSER, FR.: Über die Todesursachen Alexanders des Großen und der römischen Kaiser Claudius, Trajan und Hadrian. (Petersb. med. Wschr., 51, 1911)
1750. KANNGIESSER, FR.: Zur Pathographie des römischen Kaisers Avitus Varius Heliogabal. (Österr. Ärzte-Ztg., 8, 1912)
1751. KANNGIESSER, FR.: Zur Pathographie des römischen Kaisers Commodus. (Wien. med. Wschr., 20, 1912)
KANNGIESSER, FR.[1707] [Julius Cäsar (s. d.), Augustus, Livia, Tiberius, Drusus, Claudius, Messalina, Britannicus, Caligula (s. d.)]
1752. KAUFMANN, M.: Das Sexualleben des Kaisers Nero. (Spohr, Leipzig, 1907)
1753. KEKULÉ VON STRADONITZ, ST.: Über die Untersuchung von Vererbungsfragen und die Degeneration der spanischen Habsburger. (Arch. Psychiatr., 35, 1902)
1754. KIEFER, O.: Hadrian und Antinous. (Jb. sex. Zwischenst., 8, S. 565–583, 1906)
1755. KLEINWÄCHTER, L.: Heinrich VIII. von England und seine Familie im Spiegel der Medizin. (Wien. med. Presse, 32, Nr. 1 u. 2, 1891)
1756. KOWALEWSKI, P. J.: Wahnsinnige als Herrscher und Führer der Völker. Psychiatrische Studie aus der Geschichte. (Gmelin, München, 1910) [Peter III. von Rußland, Paul I. von Rußland, Nebukadnezar, Saul, Ludwig II. von Bayern (s. d.)]
1757. LAIGNEL-LAVASTINE et P. MERSEY: L'amour de la mort chez les Habsbourg. (Nouv. iconogr. Salpêtrière, Paris, 26, S. 146, 1913) [Zbl. ges. Neurol., 8, S. 768]
1757a. LEUSS, HANS: Gekrönte Sanguiniker. (Berlin, 1906) [Friedrich Wilhelm IV.]

1758. LISSNER, IVAR: Die Cäsaren — Macht und Wahn. (Walter-Verlag, Olten und Freiburg i. Brsg., 1956)
1759. LOEWENTHAL, JOHN: Zur Familiengeschichte des Hauses Bourbon. (Zschr. Sex. Wiss., 16, S. 235–242, 1929)
1760. LUXENBURGER, H.: Ziele und Wege einer erbbiologisch-pragmatischen Geschichtsbetrachtung. (Zschr. Neurol., Berlin, 116, S. 327–347, 1928)
1761. MACKENZIE, MORELL SIR: The fatal illness of Frederic the Noble. (London, 1888)
1762. MICHAEL, KURT: Abschied, Briefe und Aufzeichnungen von Kronprinz Rudolf von Österreich. (Verl. Oprecht, Zürich und New-York, 1944)
MOLL, A.[592] [Christine von Schweden (s. d.), Katharina II. von Rußland, Marie Antoinette, Tiberius, Caligula (s. d.), Galba, Otho, Domitian, Nerva, Nero (s. d.), Trajan, Hadrian, Heliogabal]
1763. MÜLLER, E.: Die Regenten des Julisch-Claudischen Kaiserhauses in historischer, genealogischer und psychiatrischer Beleuchtung. (Allg. Zschr. Psychiatr., 70, 1913)
1764. MÜLLER, E.: Die Kaiser Domitian, Commodus, Caracalla und Elagabal, ein Beitrag zur Frage des Cäsarenwahnsinns. (Allg. Zschr. Psychiatr., 71, 1914)
1765. MÜLLER, E.: Cäsarenportraits. (Marcus & Weber, Bonn, 1914) [u. a. Caracalla, Elagabal, Domitian, Commodus]
1766. MÜLLER, E.: Cäsarenportraits. Teil III. Beiträge zur Physiognomie und Pathographie der römischen Kaiserhäuser nach ihren Münzen und anderen antiken Denkmälern. (Gruyter, Berlin, 1927) [Zbl. ges. Neurol., 50, S. 112]
1767. MÜLLER, E.: Krankheitsursachen und Rassezugehörigkeit der römischen Kaiser. (Psychiatr.-neurol. Wschr., Halle, 32, S. 73–74, 1930)
1768. MÜLLER, E.: Kaiser Vitellius, eine psychologische Studie. (Allg. Zschr. Psychiatr., 96, S. 153–156, 1932) [Zbl. ges. Neurol., 63, S. 97]
1769. MÜLLER, E.: Bildnisse und Persönlichkeiten der Hohenstaufen. (Allg. Zschr. Psychiatr., 101, S. 180–194, 1934)
1770. MÜLLER, E.: Psychiatrisches an den russischen Zaren Iwan IV., Peter III. und Paul I. (Allg. Zschr. Psychiatr., 102, S. 241–245, 1934)
1771. MÜLLER, E.: Der deutsche König Wenzel, eine geschichtliche und psychiatrische Studie. (Psychiatr.-neurol. Wschr., Halle, Nr. 15–17, 1934) [Zbl. ges. Neurol., 71, S. 294]
1772. MÜLLER, E.: Psychiatrische Betrachtungen über zwei Eingekerkerte: Don Carlos und Kaspar Hauser. (Psychiatr.-neurol. Wschr., Halle, Nr. 11 und 12, 1935)
1773. MÜLLER, E.: Psychiatrische Betrachtungen über Papst Alexander VI., Lucrezia und Caesare Borgia. (Psychiatr.-neurol. Wschr., Halle, 38, S. 67–69 u. 79–81, 1936)
1774. MÜLLER, E.: Noch einmal Caligula und Domitian. (Allg. Zschr. Psychiatr., 108, S. 343, 1938) [Zbl. ges. Neurol., 92, S. 308]
1775. MÜLLER, E.: War die syrische Königin Zenobia genial? (Psychiatr.-neurol., Wschr., Halle, 40, S. 373–375, 1938)
1776. MÜLLER, E. Psychiatrisches an Iwan dem Schrecklichen und an Alexis, dem Sohn Peters des Großen. (Psychiatr.-Neurol. Wschr. Halle, 40, S. 201–203, 1938)
1777. MÜLLER, E.: Nochmals Cäsarenportraits. (Psychiatr.-neurol. Wschr., Halle 41, S. 443–445, 1939) [Caracalla, Elagabal]
1778. MUTZ, W.: Der Charakter Richards III. in der Darstellung des Chronisten Holinshed und des Dramatikers Shakespeare, mit einem Beitrag zu seiner Charakterpsyche. (Dissertation, Berlin, 1936)
PELMAN, C.[587], S. 92
1779. PRAETORIUS, NUMA: Das Liebesleben Ludwig XIII. von Frankreich. (Abh. Sex. Forsch., Bd. 2, H. 6, Marcus & Weber, Breslau, 1919/20)
1780. PRAETORIUS, NUMA: Die Homosexualität des Prinzen Heinrich von Preußen, des Bruders Friedrichs des Großen. (Zschr. Sex. Wiss., 15, S. 465–476, 1929)

1781. RAY: Der Wahnsinn Georgs des Dritten. (Allg. Zschr. Psychiatr., 18, S. 407, 1861)
REIBMAYR, A.[2480], S. 283 [Herodes]
1782. RENDA, A.: Il destino delle dinastie; l'eredità morbosa nella storia. (Bocca, Turin, 1904)
1783. REUMONT, A. VON: Aus König Friedrich Wilhelms IV. gesunden und kranken Tagen. (Duncker & Humblot, Leipzig, 1885)
1784. ROBINSON, CH.: Was king Edward the second a degenerate? (Amer. J. Insan., 66, S. 445, 1910)
1785. RÖMER, L. S. A. M. VON: Heinrich der Dritte, König von Frankreich und Polen. (Jb. sex. Zwischenst., 4, 1902)
1786. ROTHE, A. v.: Johann Wasilewitsch IV., genannt der Grausame. Eine psychiatrische Studie. (Separatabdruck aus Jb. Psychiatr. Neurol., 13. Bd., Leipzig und Wien, 1893)
1787. SCHEFFLER, L. VON: Elagabal. (Jb. sex. Zwischenst., 3, S. 231, 1901)
1788. SCHLAGINTWEIT: Napoleon III. (München, 1949)
1789. SPENGLER, L.: Die Geisteskrankheit des Herzogs Philipp von Mecklenburg. (2. Aufl., Neuwied, 1863)
SPRINGER, B.[623] [Augustus, Ludwig XII. von Frankreich, Philipp II von Spanien, Ludwig XIV. und Ludwig XV., August II. von Sachsen, Friedrich Wilhelm IV. von Preußen]
1790. STADELMANN, H.: Die Seele des Königs Richard von England. (Psychiatr.-neurol. Wschr., Halle, 40, S. 100–105, 1938)
1791. STROHMAYER, W.: Die Vererbung des Habsburger Familientypus. Eine erbphysiognomische Betrachtung auf genealogischer Grundlage. (Nova Acta Leopoldina, Halle a. d. Saale, 1937) [Arch. Rassenbiol., 34, S. 388 bis 389]
1792. TREUE, WILHELM: Mit den Augen ihrer Leibärzte. (1955) [Karl V.]
1793. VENCOVSKY, EUGEN: The mental illness of Rudolph II. (Psychiatr. Klin., Pilsen. Ceskoslow. Psychiatr., 54, S. 102–107 mit engl. Zus.-fass., 1958, tschechisch) [Zbl. ges. Neurol., Bd. 150, S. 275]
1794. VENZMER, GERHARD: Kaiser Karl V. als Patient. („Du und die Welt", VIII, S. 28–29, 1956)
VENZMER, GERHARD[3448] [Karl V., Napoleon III., Friedrich III. von Preußen und der letzte Zarewitsch Romanow]
1795. VENZMER, GERHARD: Eine „Neue Welt" — eine neue Krankheit! („Du und die Welt", III, S. 30–31, 1956) [Heinrich VIII.]
1796. VENZMER, GERHARD: Der Stein, über den Frankreich stolperte. („Du und die Welt", VI, S. 30–31, 1956) [Napoleon III.]
VIERORDT, H.[514], S. 98 ff. [besonders Don Carlos]
1797. WALSEM, G. C. VAN: Über die Psychose Wilhelms V., Grafen von Holland. (De Navorscher, 60, S. 357, 1911)
1798. WIEDEMEISTER: Geisteskrankheiten der julisch-claudischen Imperatoren. (Hannover, 1875)
1799. WIGAND, R.: Die Todeskrankheit des Herodes Agrippa I. (Deutsch. Ärztebl., Nr. 18, S. 1028–1031, 1965)
1800. WIGERT, V.: Erik XIV. Hans sinnessjukdom. Historik-psykiatrisk studie. (Stockholm, 1920) [z. n. JACOBOWSKY[2288]]
1801. WOLF, J.: Blut und Rasse des Hauses Habsburg–Lothringen. Probleme der Physiognomiengeschichte und Vererbungslehre. (Amalthea-Verlag, Zürich–Leipzig–Wien, 1940) [Arch. Rassenbiol., 34, S. 306–310, 1940]
1802. WOODS, F. A.: Mental and moral Heredity in Royalty. A statistical study in history and psychology. (Holt & Co., New York, 1906)
1803. ZIMMERMANN, RICH.: Die Geisteskrankheit König Heinrichs VI. von England. (Allg. Zschr. Psychiatr., 101, S. 92–95, 1934) [Zbl. ges. Neurol., 71, S. 408]
1804. ZWEIG, ST.: Das eheliche Mißgeschick Marie Antoinettes. (Psychoanal. Bewegung, 4, S. 100–112, 1932)
1805. ***: Die Krankheitsgeschichte König Heinrichs des Achten. („Spectrum", Bd. 6, H. 1, S. 16–18)

1806. ***: The Pathography of the Julius-Claudius-Dynasty. (Urol. Cutan. Rev., St. Louis, 19, S. 292–294, 1915)

Walter Calé

Springer, B.[623], S. 232

Caligula

1807. Deri, Max: Caligula. (Psychoanal. Bewegung, 2, S. 400–407, 1930)
Ireland, W. W.[1706], S. 41–42
Moll, A.[592], S. 20
Müller, E.[1767], S. 73
Müller, E.[1774]
Pelman, C.[587], S. 94
1808. Quidde, L.: Caligula. Eine Studie über römischen Cäsarenwahnsinn. (Friedrich, Leipzig, 1894) [9. Aufl., Separatabdruck aus „Gesellschaft"]
1809. Sachs, H.: Caligulas Geliebte. (Psychoanal. Bewegung, 2, S. 248–254, 1930)
1810. Sachs, H.: Bubi. Die Lebensgeschichte des Caligula. (Julius Bard, Berlin, 1930)

Calvin

1811. Cabanès, A.: La „maladie secrète" de Calvin. (Les indiscrétions de l'histoire, 3. série, S. 163. Albin Michel, Paris, 1908)
1812. Gautier, L.: Les maladies de Calvin d'après le professeur Doumergue. (Rev. méd. Suisse rom., 25, S. 494–502, 1905)
1813. Grossmann, Eberhard: Beitrag zur psychologischen Analyse der Persönlichkeit Johann Calvins. (Confin. psychiatr., I, S. 17–30, 1958)
1814. Lang, August: Das häusliche Leben Johannes Calvins. (Beilage zur Allgemeinen Zeitung 1893, Nr. 137, 138, 139, 171)
Moll, A.[592], S. 24–25

Camõens

Braun, A.[687], S. 95–96

Caravaggio

1815. Szirmay-Pulszky, Henriette v.: Caravaggio, Michelangelo di (1569 bis 1602). (Schriftl. Mitteilung auf Grund eigener Studien)

Cardano

1816. Behr und Teubner: De superstitione Hieronymi Cardani in rebus naturalibus. (Lipsiae 1725)
1817. Burr, C. W.: Jerome Cardan as seen by an alienist. (Univ. Penn. Lect, 4, S. 255, Philadelphia, 1917) O
1818. Koelbing, H. M.: Arzttypen des 16. Jahrhunderts. Ein Beitrag zur Renaissance der Medizin. (Ciba-Symposion, Bd. 11, Heft 3, S. 133–142, 1963)
1819. Lélut, L.-F.: Cardan et son esprit familier. O
1820. Lombroso, C.: Sulla pazzia di Cardano. (Gazz. med. lombarda, 6, S. 341 bis 343, 1855)
Lombroso, C.[455], S. 121
Lombroso, C.[546]
Norman, H.[3490], S. 288
1821. Rivari, E.: La mente di Girolamo Cardano. (Zanichelli, Bologna, 1906) [Anm. méd. psychol., Paris, 66, T. 8, S. 500, 1908]

Carlyle

1822. Bentley, Eric Russel: A century of Hero-Worship. (Lippincott, Philadelphia and New York, 1944)
1823. Halliday, James, L.: Mr. Carlyle my patient. A psychosomatic biography. (William Heinemann, London, 1949)
1824. Larkin, H.: Carlyle and the open secret of his life. (Kegan Paul, 1886)
1825. Wilson, D. A.: The truth about Carlyle. (Alston Rivers, London, 1913)

Caruso

1826. Kerner, Dieter: Carusos Tod. (Materia Therapeutica Dr. Kutiak, 9. Jg., Folge 3, S. 80–89, 1963)
Kotsovsky, D.[194], S. 271

Casanova

1827. Betzendahl, Walter: Der menschliche Charakter in Wertung und Forschung. (Ferdinand Schöningh, Paderborn, 1956)
Braun, A.[687], S. 41

Castlereagh

Binder, O.[489]
Binder, O.[497]
Binder, O.[501]
1828. Szirmay-Pulszky, Henriette v.: Castlereagh, Marquess of Londonderry (1769–1822). (Schriftl. Mitteil. auf Grund eig. spez. Studien u. Quelle: ***: Beitrag in Encykl. Britann., 1929)

Cavendish

1829. P.: Betr. Cavendish — wir vermerken hierzu. (Med. Welt, Nr. 9, S. 514, 1960)

Celius

Braun, A.[687], S. 48

Cellini

Braun, A.[687], S. 48 ff.
1830. Cabanès, A.: Les hallucinations des personnages célèbres. (Chron. méd., 7, S. 472–474, 1900)
1831. Cabanès, A.: Les maladies de Benvenuto Cellini. (Chron. méd., 7, S. 718, 1900)
1832. Castiglioni, A.: Benvenuto Cellini malade. (Aesculape, Nr. X, S. 241 bis 248, Paris, 1956)
1833. Courbon, P.: Étude psychiatrique sur Benvenuto Cellini. (Thèse, Lyon, 1906)
1834. Courbon, P.: Le déséquilibré mental chez Benvenuto Cellini. (France méd., 53, S. 465–470, 1906)
Heinz, Werner[210], S. 26
1835. Hermann, Imre: Benvenuto Cellinis dichterische Periode. (Imago, 10, S. 418–423, 1924)
1836. Lange, J.: Kriminologische Untersuchungen an Genialen. (Mschr. Kriminalpsychol., 27, S. 16–25, 1936) [Zbl. ges. Neurol., 80, S. 519]
1837. Meyers, A W : The medical experiences of Benvenuto Cellini (Wisconsin Med. J., 9, S. 18, 60, 1910/11) O
Moll, A.[592], S. 58
1838. Power, D. A.: The medical experiences of Benvenuto Cellini. (Quart. Med. J., Yorkshire, 6, S. 199, 1897/98) O
1839. Price, G. E.: A sixteenth century paranoiac; his story and his autobiography. (Benvenuto Cellini) (N. Y. Med. J., 99, S. 727–731, 1914)
1840. Querenghi, F.: La psiche di Benvenuto Cellini. (Med. nuova, Roma, 10, Nr. 7–8, 1919) O
1841. Roncoroni, L.: Benvenuto Cellini. Contributo allo studio delle parafrenia. (Arch. psichiatr., Torino, 26, S. 271–297, 1905)
1842. Rosenbloom, J.: Statements of medical interest from the life of Benvenuto Cellini. (Ann. Med. Hist., N. Y., 2, S. 348, 1919) O
Springer, B.[623], S. 79
1843. Treves, M.: De la criminalité des passionels géniaux. (Compt. rend. Cong. internat. d'anthrop. crim., 1906, Turin, S. 646–651, 1908)
1844. Varenne, G.: Les trois „visions“ de Benvenuto Cellini. (Arch. internat. neurol., Paris, 35, II, S. 11–25, 1913)

Celtes

Braun, A.[687], S. 48

Cervantes

Braun, A.[687], S. 23

1845. Gutierez-Noriega, C.: Contribution of Cervantes. (Rev. neuro-psiquiatr., Lima, 7, S. 149–190, 1944) O

Cézanne

Reuter, H.[1324], S. 206

Rieber, R.[697]

Scheffel, A.[173], S. 281

Chamfort

Braun, A.[687], S. 54

Chamisso

Braun, A.[687], S. 44, Die Tuberkulose

Chateaubriand

Cabanès, A.[1540], S. 155, 199

1846. Masoin, E.: Étude médicale sur Chateaubriand. (Bull. Acad. méd. Belgique, 22, S. 24–41, 1908)

Chatterton

1847. Engel, Ed.: Ein dichtender Wunderknabe. (Sonntagsbeilage Nr. 47 zur Vossischen Zeitung Nr. 549, S. 369–372, Berlin, 1908)

Goldschmit-Jentner, R. K.[206], S. 112

Chopin

Braun, A.[687], S. 44 ff. Die Tuberkulose

1848. Cabanès, A.: Les phtisiques célèbres. La maladie de Chopin d'après des documents inédits. (Chron. méd., S. 673, 1899)

1849. Ernest, G.: Friedrich Chopin. Genie und Krankheit. (Med. Welt, 4, S. 723–726, 1930)

1850. Ganche, E.: Souffrances de Frédéric Chopin. (Paris, 1935)

1851. Kerner, Dieter: Frédéric Chopins Leiden. (Hess. Ärzteblatt, H. 1, S. 31–35, 1960)

1852. Liszt, F.: Chopins Persönlichkeit. (Neue Musikzeitschrift, 3, S. 257–261, 1949)

1853. Michel, A.: Chopin et le sein maternel. (Psyché, Paris, 5, S. 491–496, 1950)

Moorman, L. J.[693]

1854. Myers, J. A.: Fighters of Fate. (Williams and Wilkins Co., Baltimore, 1927)

Révész, G.[3641], S. 12–13

1855. Schweisheimer, W.: Der kranke Chopin. (Ärztl. Praxis, Nr. XII, H. 12, S. 694, 1960)

1866. Severi, L.: Federico Chopin e il suo male (Lav. Ist. anat. istol. pat., Univ. Perugia, 6, S. 93–111, 1948) [Zbl. ges. Neurol., 107, S. 460]

1867. Szplilczynski, Stanislaus: War Frédéric Chopin Allergiker? (Ciba-Symposion, Bd. 9, H. 6, S. 283–289, 1961)

1868. Tutenberg, F.: Chopin und die Frauen. (Neue Musikzschr. 3, S. 262–264, 1949)

1869. Ustvedt, H. J.: Tuberkuløse genier. (Norsk Magasin for Laegevidenskapen. Utgitt av det Norske Medicinske Selskab, Oslo, 103, S. 2259 bis 2266. Nord. med., 15, 1942)

Christine von Schweden

1870. Cabanès, A.: Le cas de la reine Christine de Suède. (Chron. méd., 12, S. 637–638, 1905)

1871. Cabanès, A.: Une hystérique couronnée. La reine Christine de Suède. (Les indiscrétions de l'histoire, 3. série, S. 191. Albin Michel, Paris, 1908)

1872. Essen-Möller, E.: Drottning Christina. En människostudie ur läkaresynpunkt. (Lund, 1937) [z. n. Jacobowsky[2288]]

1873. Hoechstetter, Sophie: Christine, Königin von Schweden in ihrer Jugend. (Jb. sex. Zwischenst., 9, S. 168–197, 1908)
Kretschmer, E.[128], 9, S. 129–130
Moll, A.[592], S. 66 f.

Clare

Brain, R. W.[666], S. 19
Tennent, Th.[681], S. 5

Clémenceau

1874. Lacombe, P.: The enigma of Clemenceau. (Psychoanal. Rev., XXXIII, S. 165–176, 1946)

Clive

1875. Szirmay-Pulszky, Henriette v.: Lord Robert Clive (1725–1775). (Schriftl. Mitteil. auf Grund eig. spez. Studien u. Quelle: Macaulay: Critical and historical Essays. Verlag J. M. Dent and E. P. Dutton, London–New York, 1926–1927)

Coleridge

1876. Bliss, H. and D. Th. Bliss: Coleridge's „Kubla Khan". (Amer. Imago, 6, S. 261–273, 1949)
1877. Dupouy, R.: Coleridge, opiumisme et psychose périodique. (J. psychol. norm. pathol., Paris, 7, S. 226, 1910) [Zbl. ges. Neurol., 2, S. 150]
Heinz, Werner[210], S. 3
1878. Wagner, Lydia E.: Coleridge's use of laudanum and opium as connected with his interest in contemporary investigations concerning stimulation and sensation. (Psychoanal. Rev., XXV, S. 309–324, 1938) [Zbl. ges. Neurol., 91, S. 492]

Collins

1879. Szirmay-Pulszky, Henriette v.: William Collins (1721–1759). (Schriftl. Mitteil. auf Grund eig. spez. Studien u. Quelle: Gosse, Sir Edmund: Beitrag in Enzykl. Britann., o. J.)

Columbus

1880. Fastenrath, Juan: Christoph Columbus. (Dresden, 1895)
1881. Goff, Charles: [Titel ?] (Univ. Yale, 1960)
1882. Goldschmit-Jentner, Rudolf K.: Nebenbuhler des Weltruhms. (Die Neue Zeitung Nr. 58 vom 9. März 1951)
1883. Helmolt, Hans F.: Weltgeschichte. Band I, S. 352: Columbus. (Bibliograph. Institut, Leipzig 1899)
1884. Hennig, R.: Columbus und seine Tat. Eine kritische Studie über die Vorgeschichte der Fahrt von 1492. (Abhandl. u. Vorträge, hg. v. d. Bremer Wissenschaftl. Gesellschaft, Bd. 13, H. 4. Arthur Geist, Bremen, 1940)
1885. Hennig, R.: Aufhellung von Unklarheiten in Columbus' Jugend. (Forschungen und Fortschritte, 24, S. 59–60, 1948)
1886. Hennig, R.: Columbus und seine Zeit. (Universitas, 6, S. 1329–1334, 1951)
Hertslet, W. L.[793], 8. Aufl., S. 425–426
Kretschmer, E.[128], S. 4–5
1887. Lombroso, C.: La pazzia ed il genio in Christoforo Colombo. (Arch. psichiatr. Torino, 21, S. 29, 1900) [Deutsch: Schmidts Jb. ges. Med., 293, S. 25, 1907]
Lombroso, C.[591], S. 188
1888. Morison, Samuel Eliot: Admiral of the Ocean Sea. (Atlantic-Little, Brown, 2 Bände) [Ref. in „Time", 2. März 1942]
1889. Müller, E.: War Columbus ein Genie oder war er wahnsinnig? (Psychiatr.-neurol. Wschr., Halle, 38, S. 606–610, 1936)
Radestock, P.[470], Anmerkung 101

Regnard, A.[526], S. 359
Reibmayr, A.[96], I, S. 439, II, S. 11, 374
1890. Ruge, Sophus: Columbus. (2. Aufl., Hofmann, Berlin, 1902)
1891. Salvador de Madariaga: Christoph Columbus. (Verdeutscht erschienen in der Deutschen Verlagsanstalt Stuttgart) [Nach einer Sendung von Rias Berlin am 16. Dezember 1951]
Somogyi, J.[143], S. 274
1892. Vincent, Esther H.: Discovery pains. (Surgery, St. Louis, 85, S. 117 bis 120, 1947) [Zbl. ges. Neurol., 107, S. 155]
1893. Winter, H.: Columbus in neuem Lichte. (Forschungen und Fortschritte, 17, S. 325–326, 1941)
1894. Woltmann, L.: Christoph Columbus. (Pol.-anthropol. Rev., 3, S. 601–602, 1905)
Zürcher, J.[2389], S. 53

Comte

1895. Cabanès, A.: A quelle maladie a succombé Auguste Comte ? (Chron. méd., 9, S. 190, 1902)
Cabanès, A.[1540], S. 178
Dezwarte et Jannin, M.[1515], Auguste Comte, S. 1—18
1896. Dumas, G.: La folie (l'état mental) d'Auguste Comte. (Revue philosophique, 1898) [Lombroso, C.[591], S. 139 und Pelman[587]]
1897. Dumas, G.: Psychologie de deux messies positivistes. Saint Simon et Auguste Comte. (Alcan, Paris, 1905)
Grasset, J.[572]
1898. Harrison: The positive philosophy of Comte. Introduction, S. XI. (London 1896)
Herzberg, A.[622], S. 171–172
1899. Hillemand, C. et Cabanès, A.: La folie d'Auguste Comte. (Chron. méd., 4, S. 36–48, 1897)
Lombroso, C.[455]
Lombroso, C.[546], S. 147
1900. Moliněry: Les grands névropathes et la médicine dans l'histoire de la littérature. (Paris, méd., Nr. 45, 1935) [Zbl. ges. Neurol., 79, S. 218]
Norman, Hubert J.[3490], S. 288
Pelman, C.[587], S. 221
Rabaud, E.[564], S. 108, 110
Regnard, A.[526]
1901. Renda: L'invenzione geniale. Un esempio: Augusto Comte. (Turin, 1890) O

Condorcet

1902. Cabanès, A.: Condorcet est-il mort de faim ? (Les indiscrétions de l'histoire, 5, S. 325. Librairie mondiale, Paris, 1908)
1903. Herrero, A.: Condorcet. (Arch. españ. neurol., 1, S. 391, 1910; Rev. neurol., Paris, 22, II, S. 120, 1911) [Zbl. ges. Neurol., 2, S. 1073]

Confucius

1904. Greel, H. G.: Confucius. The man and the myth. (The John Day Comp., New York, 1949) O

Conradi

Springer, B.[623], S. 231

Coppée

1905. Binet, A. et Passy: Études psychologiques sur les auteurs dramatiques. (Année psychol., Paris, 1, S. 60–118, 1895)

Corinth

Kotsovsky, D.[194], S. 25

Corneille

1906. Bouquet, F.: Points obscurs et nouveaux de la vie de Pierre Corneille. (Hachette, Paris, 1888)
1907. Cabanès: Les maladies et la mort de Pierre Corneille. (Chron. méd., 13, S. 249–253, 1906)
1908. Fontenelle: Vie de Corneille. O

Cornelius

Würtz, H.[2119], S. 28

Courbet

Hirsch, W.[502], S. 151
Springer, B.[623], S. 230

Cowper

Brain, R. W.[666], S. 19
Kiernan, J. G.[478], S. 727
Möbius, P. J.[3307], S. 39
Mott, F. W.[603], S. 231
Nisbet, J. F.[485]
Tennent, Th.[681], S. 5

Cromwell

Freimark, H.[1023], S. 94
Radestock, P.[470], Anmerkung 34
Witty, P. A. and H. C. Lehman[639]

Csontváry

1909. Pertorini, Rezsö (Rudolf): Daten zur Pathographie des Malers Kosztka (Theodor) Czontváry. (Pszichologiai Tanulmányck (Psychologische Studien), Bd. IV, Akademischer Verlag, Budapest, 1962)
1910. Szirmay-Pulszky, Henriette v.: Kosztka (Theodor) Czontváry (1853 bis 1919). (Schriftl. Mitteil. auf Grund eig. spez. Studien u. Quelle: Szirmay-Pulszky, H. v.: Genie und Irrsinn im ungarischen Geistesleben, Verlag Reinhardt, München, 1935)

Curel

1911. Binet, A.: W. François de Curel. (Année psychol., Paris, 1, S. 119–173, 1895)
1912. Richter, Kurt: François de Curel. Ein Beitrag zur französischen Literatur um die Jahrhundertwende. (Dissertation, Leipzig, 1934)

Cuvier

1913. Cabanès, A.: La précocité du génie. — Quelques anecdotes sur Cuvier. (Chron. méd., S. 246–247, 1909)

Dach

Braun, A.[687], S. 44 f. Die Tuberkulose

Dante

1914. Chiara, B.: Dante e la psichiatria. (Arch. psichiatr., Torino, S. 455–462, 1894)
1915. Farder, D.: Dante. (Nouvelle Revue, 1893)
Heinz, Werner[210], S. 35
1916. Lombroso, C.: Neurose bei Dante und Michelangelo. (Die Zukunft, 5, S. 553–558. O. Häring, Berlin, 1893)
Lombroso, C.[503], S. 13
1917. Sperber, Alice: Von Dantes unbewußtem Seelenleben. (Imago, 3, S. 205–249, 1914)
1918. Welcker, H.: On the skull of Dante. (Anthropol. Rev., London, 5, S. 56–69 und S. 247, 1867)

1919. WITTELS, F.: Le grand amour. (Psychoanal. Bewegung, 1, S. 235–246, 1929)
1920. WOLBERG, LEWIS R.: The divine comedy of Dante. (Psychoanal. Rev., XXX, S. 33–46, 1943)
1921. ***: Dante: a psychological study. (J. Psych. Med., 12, S. 413–428, London, 1859)

DANTON

1922. BARRÉ, O.: Essai psycho-pathologique sur Danton. (Thèse, Paris, 1931)
1923. STEINDAMM, H. und ACKERMANN, E.: Die Handschrift der Revolutionäre. (Frankf. Allg. Zt., Nr. 294 vom 19. 12. 1959)

DARWIN

1924. GRECO, F. DEL: La ps. del genio in Carlo Darwin. (Atti Soc. romana antrop., 1900)
1925. GRECO, F. DEL: Note dégénérative in Carlo Darwin. (Arch. psichiatr., Torino, XXI, S. 93–96, 1900)
1926. HAHN, L.: La neurasthenie de Charles Darwin. (Chron. méd., 8, S. 441 bis 443, 1901)
1927. HERMANN, IMRE: Charles Darwin. (Imago, 13, S. 57–82, 1927)
LENZ, F.[646], S. 669, 678
1928. OWEN, ALAN HUET: War Darwin normal? („Puls", Jg. 6, Nr. 1, S. 6 und Nr. 2, S. 6, 1965)
1929. WICHLER, GERHARDT: Charles Darwin (1809–1882) (Pergamon Press Oxford, London, New York, Paris, 1961)

DAUDET

SPRINGER, E.[623], S. 177
BINET, A. et PASSY[1905], S. 86–97

DAVY

1930. OSTWALD, W.: Humphry Davy. (Annalen d. Natur-Philos., 6, S. 257–294, Leipzig 1907)
OSTWALD, W.[398]

DEBUSSY

KERNER, D.[1588], S. 163–174

DEHMEL

1931. BIRNBAUM, K.: Über die Bedeutung von Dehmels Traumzuständen für die Psychopathologie des dichterischen Schaffens. (Vossische Zeitung, Nr. 369, 1923) O
CONRAD, K.[653], S. 1002–1003
HENNIG, R.[1253], S. 148

DELACROIX

ARRÉAT, L.[487], S. 251
1932. COURTHION, PIERRE: La vie de Delacroix. (Gallimard, Paris 1928)
1933. STANKA, H.: Torquato Tasso, Eugène Delacroix, Johann Wolfgang von Goethe, psychiatric study. (J. Nerv. Ment. Dis., 98, S. 387–389, 1943) O

DEMOSTHENES

ADLER, A.[570]

DESCARTES

HERZBERG, A.[622], S. 155
HERZBERG, A.[625], S. 69
1934. WISDOM, J. O.: Three dreams of Descartes. (Internat. J. Psycho-Anal., London, 28, S. 11–18, 1947) O

DEVRIENT

HEINZ, WERNER[210], S. 84

Dickens

1935. Baily, F. E.: Six Victorian Novelists. (London, 1947)
Brain, R. W.[666]
Brain, R. W.[669], S. 19
1936. Evans, Ifor: Dickens had driven himself to death. A short history of English literature. (Pelican Books, 1940)
Heinz, Werner[210], S. 35
1937. Pope-Hennessy, Dame una: Charles Dickens. (Howell, Soskin) [Ref. in „Time", 15. April 1946]

Diderot

Grasset, J.[572], S. 164

Dieffenbach

1938. Insabato, Luigi: Un grande pittore dimenticato a Capri. (Note estetiche e psicopatologiche) [Riv. di patologia nervosa e mentale, vol. LXXV, Firenze, Siena, S. 271–288, 1954]

Diesel

1939. Brugg, Elmar: Spießbürger gegen Genie. (Die Tragik des schöpferischen Menschen) (Gyr-Verl., Baden/Schweiz, 1952)

Diogenes

1940. Sanchez-Herrero, A.: Un Excéntrico. (Arch. españ., neurol., 1, S. 227, 1910) [Zbl. ges. Neurol., 2, S. 151]

Donizetti

1941. Antonini, G.: Donizetti. Studio neuro-patologico. (Arch. psichiatr., Torino, 21, S. 595–600, 1900)
1942. Bienenfeld, E.: Donizettis Paralyse. Schöpfertum im Irrsinn. (Vossische Zeitung Nr 280 vom 30. November 1929)
1943. Bonvicini, G.: Die Paralyse Gaetano Donizettis. (Moritz Perles, Wien und Leipzig, 1927) [Wien. med. Wschr., 77, S. 1265, 1443, 1505, 1927]
Braun, A.[687], S. 49
1944. Cabanès, A.: 8. avril 1848. — Mort de Donizetti. (Chron méd., 4, S. 343–344, 1897)
1945. Cabanès, A.: La maladie mentale de Donizetti. (Chron. méd., 13, S. 153-154, 1906)
Feis, O.[589], S. 69
Rossi, P.[1144], S. 63

Donne

Brain, R. W.[669]
Brain, R. W.[675], S. 692

Dostojewsky

1946. Atkin, I.: Smerdyakov: a review of an amoral epileptic. (J. Ment. Sc., London, 75, S. 263–266, 1929) [Zbl. ges. Neurol., 54, S. 412]
Birnbaum, K.[605], S. 277
Brain, R. W.[669]
Braun, A.[687], S. 46–47
1947. Brian-Chaninov, N.: Zwei geniale russische Epileptiker: Dostojewsky und Tolstoi. (Psiquiatr. y Criminol., 1, S. 210–214, 1936) [Zbl. ges. Neurol., 84, S. 372]
Conrad, K.[653], S. 1002–1003
Dovski, Lee van[1443], S. 97
1948. Ebstein, E.: Dostojewskijs Krankheit und seine Ärzte. (Med. Welt, 2, S. 1623–1625, 1928)
1949. Freud, S.: Dostojewski und die Vatertötung. (Gesammelte Werke, 14. Bd., S. 399–418. Imago Publishing C., London, 1948)

1950. FÜLÖP-MILLER, R.: Dostojewskys heilige Krankheit. (Wissen und Leben, H. 19–20, Zürich, 1924)
1951. FÜLÖP (HG): Lebenserinnerungen der Gattin Dostojewskys. (Piper, München 1925)
1952. FÜLÖP (HG): Tagebuch der Gattin Dostojewskys. (Piper, München, 1925)
GÉLINEAU[1704]
GOLDBLADT, H.[1031], S. 68
GRASSET, J.[572], S. 142 f.
HEINZ, WERNER[210], S. 35
1953. HESS, E.: Dostojewski über seine epileptischen Anfälle. (Allg. Zschr. Psychiatr., 55, S. 117, 1898)
1954. KANZER, MARK: Dostoyevsky's matricidal impulses. (Psychoanal. Rev., XXXV, S. 115–125, 1948)
1955. KANZER, M.: Dostoyevsky's „Peasant Marey". (Amer. Imago, 4, S. 3–13) O
1956. KOBYLINSKY, M.: Die Krankheit Dostojewskis. (Vrač. delo, Charkov, Nr. 7, S. 505, 1927) [GOLDBLADT[1031]]
KOTSOVSKY, D.[194], S. 306
1957. KRONER, FRIEDRICH: Europäische Dämonie. (Wedding-Verl., Berlin, 1948)
LENZ, F.[646], S. 677
1958. LOYGUE, G.: Un homme de génie. Th. M. Dostojewsky. Étude médico-psychologique. (Thèse, Lyon, 1904) [GRASSET[572], S. 142]
MANDOLINI, H.[618]
1959. MEER, J.: Grundlagen einer psychopathologischen Beurteilung der Persönlichkeit und der Typen Dostojewskijs. (Psychol. u. Med., Stuttgart, 4, S. 110–199, 1930) [Zbl. ges. Neurol., 60, S. 124]
1960. NEUFELD, J.: Dostojewski. Skizze zu einer Psychoanalyse. (Internat. psychoanalyt. Verlag, Wien, 1923
1961. NIGG, W.: Religiöse Denker. Kierkegaard, Dostojewski, Nietzsche, van Gogh. (Paul Haupt, Bern–Leipzig, 1942)
1962. OSSIPOV, N.: Pathologisches bei Dostojewsky. (Rev. neurol., Paris, 28, S. 332–341) [Zbl. ges. Neurol., 63, S. 97]
1963. OSSIP-LOURIÉ: La psychologie des romanciers russes du XIXe siècle. (Alcan, Paris, 1905)
1964. PAULY, R.: L'épilepsie de Dostojewsky: réalité de l'épilepsie; épilepsie et travail intellectuel; épilepsie et mysticisme. (Journal méd., Bordeaux, 125, S. 337–345, 1948) O
1965. POLITZER, H.: Dostojewski und die Fallsucht der modernen Welt. (Ciba Symposion, Bd. 11, H. 3, S. 106–114, 1963)
RANK, O.[1319]
1966. REIK, TH.: Freuds Studie über Dostojewski. (Imago, 15, S. 232–242, 1929)
SCHILDER, P.[616], S. 283
1967. SCHMIDT, PIERRE: Quelques aspects des états crépusculaires épileptiques dans la vie et l'oeuvre de Dostoievski. (Einige Gesichtspunkte der epileptischen Dämmerzustände im Leben und Werk von Dostojewski.) (Encéphale, Paris, 40, S. 312–340, 1951) [Zbl. ges. Neurol., Bd. 112–122, H. 3/4, S. 262, 1953]
1968. SEGALOFF, T.: Die Krankheit Dostojewskis. (Reinhardt, München, 1907. Grenzfragen der Literatur und Medizin, H. 5) [Zbl. Nervenhk., S. 235, 1908]
1969. SLONIM, MARC: Three loves of Dostoyevsky. (Rinehart and Comp., New York, 1956)
SPRINGER, B.[623], S. 231
1970. SQUIRES, PAUL C.: Fyodor Dostoevsky. A psychopathographical sketch. (Psychoanal., Rev., XXIV, S. 365–388, 1937) [Zbl. ges. Neurol., 89, S. 217]
1971. VAICHÈRE, J. P. J.: Dostoiewsky au regard de la médicine. (Thèse, Bordeaux, 1930)
VINCHON, J.[1426], S. 138

1972. VOGÜÉ, E. M. DE: Dostoievsky. (Revue des deux mondes, 15. Januar 1885)
WEITBRECHT, H. J.[1180], S. 61–62
1973. YARMOLINSKY, A.: Dostoevsky: His Life and Art. (New York, 1959)

CONAN DOYLE

1974. RATH, G.: Arthur Conan Doyle. (1859–1930) (Ciba-Symposium, Bd. 6, H. 4, S. 163–165, 1959)

DROSTE-HÜLSHOFF

DOVSKI, LEE VAN[1443]
KRETSCHMER, E.[128], S. 129
1975. LAVATER-SLOMAN, MARY: Einsamkeit. Das Leben der Annette von Droste-Hülshoff. (Artemis-Verl., Zürich-Stuttgart, 1950)

DÜRER

BRAUN, A.[687], S. 96
1976. WINTERSTEIN, A.: Dürers „Melancholie" im Lichte der Psychoanalyse. (Imago, 15, S. 145–199, 1929)

DUMAS

BINET, A. et PASSY[1905], S. 81
GRASSET, J.[572]
SPRINGER, B.[367]
1977. ***: Une maladie mystérieuse d'Alexandre Dumas fils. (Chron. méd., S. 392, 1906) O

DUQUESNOY

1978. EEKHOUD, G.: Un illustre uraniste du XVII.e siècle Jérome Duquesnoy. (Jb. sex. Zwischenst., 2, S. 277, 1900)
MOLL, A.[592], S. 59

ELEONORA DUSE

KOTSOVSKY, D.[194], S. 268
USTVEDT, H. J.[1869]

ECKERMANN

1979. HITSCHMANN, E.: Johann Peter Eckermann. (Psychoanal. Bewegung, 5, S. 392–415, 1933)
1980. HITSCHMANN, E.: Die Bindung Eckermanns an Goethe. Demonstriert an zwei Träumen Eckermanns. (Psychoanal. Bewegung, 5, S. 520–526, 1933)

ELIOT

GOULD, G. M.[550] O

ELSHEIMER

GOLDSCHMIT-JENTNER, R. K.[206], S. 68

EMERSON

1981. MOORMAN, LEWIS, J.: Tuberculosis and genius: Ralph Waldo Emerson. (Bull. Hist. Med. Baltimore, vol. 18, S. 361–370, 1945)

EMINESCU

1982. SZIRMAY-PULSZKY, HENRIETTE V.: Michail Eminescu (1850–1889) (Schriftl. Mitteil. auf Grund eig. spez. Studien u. Quellen: CHRISTEA, ELIAS: Eminescu, Leben und Werke [ung.], 1895; SCÖCS, GÉZA: Eminescu [ung.], 1895)

EMPEDOKLES

GÉLINEAU[1704]

ERASMUS VON ROTTERDAM

BRAUN, A.[687], S. 51–52

1983. Cole, H. N.: Erasmus and his diseases. (J. Amer. Med. Ass., 148, S. 529 bis 531, 1952)
Essed, W. F. R.[753]
1984. Noury, P.: La santé d'Erasme. (Chron. méd., 43, S. 165–171, 1936)
1985. Pfister, C. R.: Zur Krankheit des Erasmus. (Schweiz. med. Wschr., XVII. Jg. Nr. 35, S. 846, 1936)
1986. Saitschick, R.: Denker und Dichter. (Rascher, Zürich, 1949)
1987. Schenk, V. W. D.: Erasmus Karakter en Ziekten. (Ned. tschr. geneesk. 91, S. 702–708, 1947)
1988. Schubert, Ed. und Karl Sudhoff: Paracelsus Forschungen. (2. Heft, S. 99 ff. Frankfurt a. Main, 1889)
Vierordt, H.[514], S. 57
1989. Werthemann, A.: Grabstätte, Schädel und Gebeine des Erasmus von Rotterdam. (Verh. d. Naturf. Gesellsch., Basel, Bd. XL, S. 313, 1928/29; auch Med. Mon.-Spiegel [Merck], 2, S. 27–33, 1965)

Till Eulenspiegel

1990. Kerner, Dieter: Till Eulenspiegel. (Mat. Medica Nordmark, IV, S. 142–148, 1957)
1991. Kerner, Dieter: Till Eulenspiegel — eine psychosomatische Studie. Arzneitherapie, 1. Jg., 3. Heft, S. 47–48, 1962)

Euripides

Müller-Freienfels, R.[881], 1. Aufl., S. 111

Fadjejew

Kotsovsky, D.[194], S. 229
1992. Szirmay-Pulszky, Henriette v.: Alexander Alexandrowitsch Fadjejew (1901–1956). (Schriftl. Mitteil. auf Grund eig. spez. Studien u. Quellen: Tjimofejew: Geschichte der sowjetrussischen Literatur (in ungarischer Übersetzung), 1952; Proff. J. W. Streltschuk, J. W. Geraschtschenko und A. M. Markow: Bulletin über den Tod in der ungarischen Zeitung Szabad Nép vom 15. 5. 1956)

Faraday

1993. Jentsch, E.: Faradays Gedächtnisschwäche. (Die Naturwissenschaften, Heft 47–48, 1915) [Allg. Zschr. Psychiatr., 73, S. 132]
1994. Jentsch, E.: Faradays Misogynie. (Zschr. Sex.-Wiss., 2, S. 200–203, 1915)
Ostwald, W.[398] O

Fechner

Birnbaum, K.[605], S. 97, 266, 315
Grasset, J.[572]
1995. Hermann, Imre: Gustav Theodor Fechner. Eine psychoanalytische Studie über individuelle Bedingtheiten wissenschaftlicher Ideen. (Internat. psychoanalyt. Verlag, Wien, 1926; auch: Imago, 11, 1925)
Herzberg, A.[622], S. 172, 198 f.
1996. Möbius, P. J.: G. Th. Fechners Krankheitsgeschichte. (Neurologische Beiträge, H. 2, S. 18–34, 1894)

Anselm Feuerbach

1997. Eulenberg, H.: Die Familie Feuerbach. (Engelhorn, Stuttgart 1924)
Heinz, Werner[210], S. 57
Kloos, G.[300], S. 269
Kretschmer, E.[609], 22. Aufl., S. 368
Lenz, F.[646], S. 675
1998. Spoerri, Th.: Genie und Krankheit. Eine psychopathologische Untersuchung der Familie Feuerbach. Mit einem Vorwort von E. Kretschmer. (Karger, Basel–New York, 1952) [Zbl. ges. Neurol., 118, S. 422]

1999. Strohmayer, W.: Hans Thoma und Anselm Feuerbach. Ein Beitrag zu der Lehre Kretschmers von den Temperamenten. (Zschr. Neurol., Berlin, 76, S. 417–425, 1922) [Zbl. ges. Neurol., 30, S. 55]

Karl Wilhelm Feuerbach

2000. Cantor, M.: Karl Wilhelm Feuerbach. (Winter, Heidelberg, 1910)

Fichte

Braun, A.[687], S. 94

Firenzuolo

Braun, A.[687], S. 48

Flaubert

2001. Allain, Ed.: Le mal de Flaubert. (Thèse, Paris, 1928)
2002. Bertrand, Louis: Flaubert à Paris ou le mort vivant. (Paris, 1921) O
2003. Bertrand, Louis: Gustave Flaubert. (Ollendorff, Paris, neue Aufl., o. J.)
2004. Binet-Sanglé, Ch.: L'épilepsie de Gustave Flaubert. (Chron. méd., 7, S. 641–650, 1900)
2005. Binet-Sanglé, Ch.: L'épilepsie de Gustave Flaubert. (Chron. méd., 8, S. 62–63, 1901)
Birnbaum, K.[605], S. 274
Brain, R. W.[669]
2006. Brault, J.-F.-R.: Considérations médicales sur la sensibilité de Flaubert. (Thèse, Bordeaux, 1932)
Braun, A.[687], S. 24
Cabanès, A.[1703]
2007. Cabanès, A.: L'épilepsie chez les hommes de génie. (Chron. méd., 8, S. 31–32, 1901)
2008. Cabanès, A.: La névrose de Flaubert. — Flaubert et la médicine. (Chron. méd., 12, S. 209, 1905)
2009. Colling, A.: Gustave Flaubert. L'homme et son oeuvre. (Arthème Fayard, Paris, 1941)
Conrad, K.[653], S. 1002
2010. Descharnes, R.: Flaubert, sa vie, son caractère et ses idées avant 1857. (A. Ferroud, Paris, 1909)
Du Camp, M.[1546], 1. Teil, S. 161–ff.
2011. Du Camp, M.: La maladie de Flaubert. (Chron. méd., 3, S. 584–587, 1896)
2012. Dumesnil, R.: Flaubert, son hérédité, son milieu, sa méthode. (Paris, 1905)
2013. Dumesnil, R.: Gustave Flaubert, L'homme et l'oeuvre. (Brouwer & Cie., Paris, 1921)
2014. Fortin: Le subconscient chez Flaubert. (Chron. méd., S. 28, 1901)
Gélineau[1704]
2015. Gélineau: L'épilepsie de Flaubert et les épileptiques célèbres. (Chron. méd., 7, S. 670–672, 1900)
Gould, G. M.[550], Vol. IV, S. 155–205
Grasset, J.[572], S. 150
Heinz, Werner[210], S. 64
2016. Jourdan, L : Essai sur la névrose de Gustave Flaubert (Thèse, Montpellier, 1932) O
2017. Lücke, Th.: Die Spaltungen Flauberts. (Aufbau, 5. Jg., Heft 3, 1949)
Mandolini, H.[618]
2018. Michaut: Un livre à écrire sur Gustave Flaubert. (Chron. méd., 7, S. 771 bis 776, 1900)
2019. Niel, A.-G.-A.: La „maladie des nerfs" de Gustave Flaubert. (Thèse, Lille, 1922) O
2020. Pommier, J.: Flaubert et la naissance de l'acteur. (J. psychol. norm. pathol., Paris, 40, S. 185–194, 1947)

2021. Pommier, J.: Sensations et images chez Flaubert. Essai de critique psychophysiologique. (J. de Psychol. 42, S. 276–294, 1949) [Zbl. ges. Neurol., Bd. 119, H. 1–2, S. 415, 1952]
2022. Regnault, F.: Les observations d'épilepsie sur les hommes de génie et notamment sur Gustave Flaubert, ont été jusqu'à présant mal prises. (Rev. hypnot., Paris, 15, S. 270, 1900)
2023. Regnault, F.: La maladie de Flaubert. (Chron. méd., 12, S. 350, 1905)
2024. Reik, Th.: Flaubert's Jugendregungen. (Halbmonatsschrift Pan, 2. Jg., Nr. 3, 1911) [Zbl. Psychoanal. 2, S. 356, 1912]
2025. Reik, Th.: Der liebende Flaubert. (Halbmonatsschrift Pan, 2. Jg., Nr. 4, 1911) [Zbl. Psychoanal. 2, S. 356, 1912]
2026. Reik, Th.: Flaubert und seine Versuchung des heiligen Antonius. (J. C. G. Bruns, Minden/Westf., 1912)
2027. Reik, Th.: Zwei Träume Flaubert's (Zbl. Psychoanal., 3, S. 222–224, 1913)
Vinchon, J.[1426], S. 136 f.

Fontane

Braun, A.[687], S. 28

Henry Ford

2028. Sward, Keith: The legend of Henry Ford. (Rinehart and Comp., New York) [Ref. von William Harlan Hale in New York Herald Tribune, Weekly Book Review, 13. VI. 1948]

Fourier

Birnbaum, K.[605], S. 59

Freud

2029. Dalma, Giovanni: Freud e la Psicoanalisi. (Nevrasse, Bd. VI, S. 5, 1956)
2030. Jones, Ernest: Das Leben und Werk von Sigmund Freud. 3 Bände. (Verlag Hans Huber, Bern und Stuttgart, 1960–1962) [zit. n. „Spiegel" vom 16. XII. 1959]

Friedrich der Grosse

2031. Artelt, W.: Ärzte um Friedrich den Großen. (Ciba-Zschr., 72, Wehr/Baden, Bd. 6, S. 2384–2392, 1955)
Braun, A.[687], S. 84
Cochenhausen, F. von[745], S. 69 ff. Hohenfriedeberg 1745 (H. Wendt)
Ebstein, W.[1620], S. 53
Fuchs, H.[3581], S. 29
2032. Hagen, Heinrich v. u. Theopold, W.: Die letzte Krankheit Friedrichs des Großen. (Hess. Ärztebl., IV, S. 186–192, 1960)
Heinz, Werner[210]
Hoffmann, H. F.[296], S. 690
Kretschmer, E.[128], S. 38, 162 f.
Lenz, F.[646], S. 676
2033. Mamlock, G. L.: Friedrich des Großen Beziehungen zur Medizin. (Duncker, Berlin, 1902)
2034. Mueller-Graaf, C. H.: Friedrich der Große — ein Verbrecher? (Stuttgarter Rundschau, Heft 8, S. 23, 1949)
2035. Oppeln-Bronikowski, Fr. von: Eros als Schicksal bei Friedrich dem Großen und bei Stendhal. Ein sexualpsychologischer Vergleich. (Psychoanal. Bewegung, 2, S. 314–325, 1930)
2036. Polacsek, R.: Die Gicht Friedrichs des Großen. („Documenta Geigy", 7. 9. 1961)
Praetorius, N.[1780], S. 466
Praetorius, N.[3576], S. 573–574
2037. Selle, Chr. G.: Krankheitsgeschichte des Höchstseligen Königs von Preußen Friedrich's des Zweyten Majestät. (Mylius, Berlin 1786)
2038. Sommer, R.: Friedrich der Große vom Standpunkt der Vererbungslehre. (Klin. psych. nerv. Krkh., Halle, 10, 1917)

2039. Volz, G. B.: Friedrich der Große und seine sittlichen Ankläger. (Forsch. z. Brandenb. und Preuß. Geschichte, 51, I.)
2040. Vorberg, G.: Der Klatsch über das Geschlechtsleben Friedrich II. (Abh. Sex.forsch., 3, H. 6, Marcus, Bonn, 1921)
Witty, P. A. and H. C. Lehman[636]
2041. Zimmermann, Ritter von: Über Friedrich den Großen und meine Unterredung mit ihm kurz vor seinem Tode. (Weidmann, Leipzig, 1788)
2042. Zimmermann, Ritter von: Fragmente über Friedrich den Großen zur Geschichte seines Lebens, seiner Regierung und seines Charakters. (3 Bände. Weidmann, Leipzig, 1790)

Friedrich Wilhelm IV.

2042a. Goeman, Geert H.: Die Krankheit Friedrich Wilhelms IV. Eine pathographische Skizze. (Vorgetragen am 22. Juni 1965 im Seminar für Geistesgeschichte [Prof. Dr. H. J. Schoeps] der Universität Erlangen-Nürnberg)
Leuss, Hans[1757a], S. 176 ff.
2042b. Lewalter, Ernst: Friedrich Wilhelm IV. (Berlin, 1938)
Reumont, A. von [1783]

Fröding

2043. Frey, Torsten: Gustaf Frödings psykiska sjukdon. (Wärmland Förr Och Nu, S. 183–237, 1960)
2044. Gadelius, B.: Skapande fantasi och sjuka skalder. (Stockholm, 1927) [z. n. Jacobowsky[2288]]
2045. Svensson, Frey: Gustaf Frödings diktning. Bidrag till dess psykologi. (Stockholm, 1916) [z. n. Jacobowsky[2288]]

Galilei

2046. Goldbeck, E.: Der Mensch und sein Weltbild im Wandel vom Altertum zur Neuzeit. (Quelle & Meyer, Leipzig, 1925)
Riehl, A.[1673], S. 171 ff.

Galois

2047. Szirmay-Pulszky, Henriette v.: Évariste Galois (1811–1832). (Schriftl. Mitteil. auf Grund eig. spez. Studien u. Quelle: Imfeld, Leopold: Whom the Gods love [in ung. Übers.], Verlag „Gebildetes Volk", Budapest, 1955)

Galsworthy

Braun, A.[687], S. 99

Galton

Lenz, F.[646], S. 668 f.
2048. Slater, Elliot: Galton's Heritage. (The Eugenics Review, 52, 2, S. 91 bis 103, 1960)

Gandhi

2049. Fabricant, Noah, D.: 13 Famous Patients. (Chilton Company, Philadelphia, 1960)
Hitschmann, E.[2520], S. 208 f.

Garschin

2050. Birstein, J.: M. W. Garschin's Traum. Eine neuropsychologische Studie zur Frage des Selbstmordes. (Zbl. Psychoanal. 4, S. 432–442, 1914)
Braun, A.[687], S. 71
Ossip-Lourié[1963]
Kotsovsky, D.[194], S. 229

Gaudi

2051. Bückmann, I.: Antoni Gaudi. Ein pathographischer Versuch, zugleich ein Beitrag zur Genese des Genieruhms. (Zschr. Neurol., Berlin, 139, S. 133 bis 157, 1932) [Zbl. ges. Neurol. 65, S. 829]

Gauguin

2052. Dorsenne, J.: La vie sentimentale de Paul Gauguin. (L'artisan du Livre, Paris, 1927)
Dovski, Lee van[1443], S. 313
2053. Morselli, G. E.: Arte e schizofrenia nel pensiore di Karl Jaspers. (Arch. psicol. neurol. psichiatr., Fasc. 2, Milano, S. 107–187, 1954)
Scheffel, K.[173], S. 282
2054. Segalen, V.: Gauguins Briefe. (Verlag Kiepenheuer, o. J. Einleitung) [Springer, B.[623]]
Springer, B.[623], S. 195

Gauss

2055. Worbs, E.: C. F. Gauß. (Verl. Kohlhammer u. Amelang, Leipzig, 1935)

George

Bentley, E. R.[1822], S. 215

Géricault

Arréat, L.[487], S. 251

Gershwin

2056. Fabricant, Noah D.: 13 Famous Patients. (Chilton Company, Philadelphia, 1960)

Gleim

Braun, A.[687], S. 19
Moll, A.[592], S. 11, 12, 16

Gluck

Feis, O.[589], S. 49
Fuchs, H.[3581], S. 56

Goebbels

S. u. Nat.-soz. deutsche Parteiführer.

Göransson

2057. Hedenberg, S.: Åke Göransson. A prominent Painter of Gothenburg. (Papers dedicated to Martin Odin. Act. Med. Scand. Suppl. 246, S. 71–79. 1950)

van der Goes

2058. Dupré, E. et Devaux: La mélancholie du peintre Hugo van der Goes. (Congr. d'Alién. et Neurol. de France. Encéphale, Paris, 5, II, S. 167, 1910) [Zbl. ges. Neurol., 3, S. 946]

Goethe

Angermann, Aug.[338], S. 10
2059. Bauer, K.: Goethes Kopf und Gestalt. (Sonderheft der „Stunden mit Goethe". Mittler & Sohn, Berlin, 1908)
Brain, R. W.[666], S. 19
Brill, A.[1217], S. 374
2060. Brion, Marcel: Goethe, Génie et Destinée. (Albin Michel, Paris, 1950)
2061. Cabanès, A.: Dégénérescence de la famille de Goethe. (Chron. méd., 13, S. 83, 1906)
Dovski, Lee van[1443], 1. Bd., S. 285, 313
Ebstein, W.[1620], S. 56
2062. Estapé, J. M.: Einführung in eine Psychopathologie Goethes. Das Liebesleben Goethes. (Rev. méd. lat.-amer., B. Aires, 18, S. 674–684, 1933) [Zbl. ges. Neurol., 69, S. 249]
2063. Fraenkel, B.: Des jungen Goethe schwere Krankheit, Tuberkulose, keine Syphilis. (Zschr. Tbk., Leipzig, 15, H. 4, 1910) [Zbl. Psychoanal., 1, S. 357, 1911]

2064. Freud, S.: Eine Kindheitserinnerung aus „Dichtung und Wahrheit". (Imago, 5, S. 49, 1917)
2065. Freund, W. A.: Zu „Don Sassafras" (Erich Schmidt) und „Über das Pathologische bei Goethe" (P. J. Möbius). (Münch. med. Wschr., 45, S. 1532, 1898)
Fuchs, H.[3581], S. 32 ff.
2066. Gerber: Nochmals „Goethes Leipziger Krankheit". (Berliner klin. Wschr., 47, S. 1482, 1910)
Goldschmit-Jentner, R. K.[206], S. 10
2067. Grünthal, E.: Über Goethes Krankheiten und die Periodizität seines Schaffens. (Wschr. Psychiatr., 125, S. 431–454, 1953) [Zbl. ges. Neurol., Bd. 127–128, H. 6, S. 405, 1954]
2068. Häussler, Adrienne: Die Totgeburt und die lebensunfähigen Kinder der Christiane Vulpius. (Med. Mon. Schr., 2, S. 21–22, 1948)
2069. Hagen, Heinrich v.: Goethe und die Medizin. (Hess. Ärzteblatt, 12, S. 527–530, 1958)
2070. Hahn, L.: La psycho-pathologie de Goethe. (Chron. méd., 11, S. 321–325 u. 358–363, 1904)
2071. Hansen, A.: Goethes Leipziger Krankheit und Don Sassafras. (Hoffmann, Leipzig, 1899)
2072. Hansen, A.: Goethes Krankheit und „Don Sassafras". (Wörner, Leipzig, 1911)
Hauffe, F.[1248]
2073. Hauser, O.: Der physische Typus Goethes. Nachtrag zu dem gleichbetitelten Aufsatz Dr. Ludwig Woltmanns im Jahrgang 5 der Politisch-anthropologischen Revue. (Pol.-anthropol. Rev., 10, S. 35–39, 1911/12)
Heinz, Werner[210], S. 50 f.
2074. Hellpach, Willy: Universelle Psychologie eines Genius — Goethe. (Verl. Anton Hamann, Meisenheim/Glan, 1952)
2075. Hermann, Imre: Die Regression zum zeichnerischen Ausdruck bei Goethe. (Imago, 10, 1924)
Heyer, G. R.[184], S. 278
2076. Hirth, G.: Er — pathologisch? Ein Beitrag zur Feier von Goethes 150. Geburtstag. (Hirth, München, 1899)
2077. Hitschmann, E.: Psychoanalytisches zur Persönlichkeit Goethes. Internat. psychoanalyt. Verlag, Wien, 1932)
2078. Holzmann, M.: Aus dem Lager der Goethe-Gegner. (Behr, Berlin, 1904)
2079. Jacobi, W.: Das Zwangsmäßige im dichterischen Schaffen Goethes. (Dissertation, Jena. Langensalza, 1913)
2080. Jacobi, W.: Über die Beziehung des dichterischen Schaffens zu hysterischen Dämmerzuständen, erläutert an der Art Goethescher Produktivität. (Arch. Psychiatr., 64, 1922) [Zbl. ges. Neurol., 27, S. 553]
2081. Kiefer, K.: Goethe-Ahnen. (Der deutsche Herold, Zschr. f. Wappen-, Siegel- und Familienkunde, Nr. 8, Berlin, 1908)
2082. Kirstein, A.: War Goethe syphilitisch? (Allg. med. Zentralbl., Nr. 99, 1898)
2083. Kleine, H. O.: Der Untergang der Goethe-Sippe im Lichte der modernen Blutmerkmal-Forschung. Zugleich ein Beitrag zur Neuordnung der Pathogenese extrapyramidaler Störungen. (Enke, Stuttgart, 1954)
2084. Knetsch, C.: Goethes Ahnen. (Klinkhardt & Biermann, Leipzig, 1908)
Kretschmer, E.[128], S. 122 f.
2085. Kühn, Richard: Goethe, eine medizinische Biographie. (Enke, Stuttgart, 1949)
2086. Kühn, Richard: Goethe in gesunden und kranken Tagen. (P. Plachner Verl., Bad Neuenahr, 1957)
2087. Kühn, Richard: Goethes Konstitution und Krankheiten. (Ärztl. Praxis im Bild, S. 88–90, 1960)
Lenz, F.[646], S. 675 ff.
Lombroso, C.[546], S. 138
2088. Menninger-Lerchenthal, E.: Eine Halluzination Goethes. (Zschr. Neurol., Berlin, 140, S. 486–495, 1932) [Zbl. ges. Neurol., 66, S. 647]

2089. Möbius, P. J.: Goethe. (Barth, Leipzig, 1898. 2. Aufl., 1903)
2090. Möbius, P. J.: Psychiatrische Goethestudien. (Das Leben, 2, H. 4, 1899) O
2091. Möbius, P. J.: Goethe und W. A. Freund. (Stachyologie, S. 89–96. Barth, Leipzig, 1901)
2092. Möbius, P. J.: Goethe und die Geschlechter. (Marhold, Halle, 1903)
Möbius, P. J.[3307], S. 39
2093. Moog, W.: Das Verhältnis von Natur und Ich in Goethes Lyrik. (Dissertation, Gießen, 1909)
Moorman, L. D.[693]
2094. Oberhoffer, M.: Goethes Krankengeschichte (Goethes Krankheiten nach seinen eigenen Aufzeichnungen und nach Äußerungen seiner Zeitgenossen). (Schmorl und v. Seefeld Nachf., Hannover, 1949)
2095. Ostenfeld, Ib.: Visuelle Naturen. Psychiatrische Studie über Chr. Sarauw: Goethes Augen. (Bibl. Laeg., 131, S. 173–194, 1939) [Zbl. ges. Neurol., 94, S. 377]
Rank, O.[1320], S. 501
2096. Rauschenberger, W.: Goethes Charakter und Abstammung. (Die Sonne, 1926) O
2097. Rauschenberger, W.: Goethe's Rassezugehörigkeit. (Natur und Museum, 62. Jg., H. 8, 1932)
2098. Rauschenberger, W.: Rassenmerkmale Goethes und seiner nächsten Verwandten. (Volk und Rasse, 8, S. 1–8, 1933)
2099. Rauschenberger, W.: Goethes Abstammung und Rassenmerkmale. (Robert Noske, Leipzig, 1934)
2100. Rauschenberger, W.: Mediterrane Züge in Goethes Persönlichkeit. (Arch. Rassenbiol., 35, S. 231–245, 1941)
Rauschenberger, W.[324], S. 28 ff.
2101. Reik, Th.: Warum verließ Goethe Friederike? Eine psychoanalytische Monographie. (Imago, 15, S. 400–537, 1929)
2102. Sadger, J.: War Goethe eine pathologische Erscheinung? (Deutsche Revue, April 1899)
2103. Sadger, J.: Über das Pathologische bei Goethe. (Die Umschau, 2, Nr. 31, 1899)
2104. Sadger, J.: War Goethe homosexuell? (N. med. Presse, Berlin, Nr. 17, 5. Sept. 1900) O
Saitschick, R.[77], 3. Aufl., S. 76 ff.
2105. Sarasin, Ph.: Goethes Mignon. Eine psychoanalytische Studie. (Imago, 15, S. 349–399, 1929)
2106. Sarauw, Chr.: Goethes Augen. (Kopenhagen, 1919) [Ostenfeld[2095]]
2107. Scharpff: Geniales Trinkertum und Goethes „Ergo bibamus". Bemerkungen zum Genie-, Psychopathie- und Alkoholproblem. (Dtsch. med. Wschr., II, S. 1228–1230 u. 1265–1267, 1938) [Zbl. ges. Neurol., 92, S. 65]
2108. Schelenz, H.: Nochmals Goethes Krankheit. (Berliner klin. Wschr., 156, S. 259. Dazu A. Hansen. S. 1067, 1919)
2109. Sommer, R.: Zur Genealogie Goethes. (Zbl. Nervenhk., S. 955, 1907)
2110. Sommer, R.: Goethes Wetzlarer Verwandtschaft. (Barth, Leipzig 1908) [Zbl. Nervenhk., S. 955, 1907 u. Zschr. angew. Psychol., Leipzig, 3, S. 306]
2111. Sommer, R.: Goethe im Lichte der Vererbungslehre. (Barth, Leipzig, 1908) [Zschr. angew. Psychol., Leipzig, 3, S. 306]
Somogyi, J.[143], S. 281 f.
Springer, B.[623], S. 110 f.
2112. Springer, B.: Der Schlüssel zu Goethes Liebesleben. (z. n. Springer[623])
Stanka, H.[1933] O
2113. Theilhaber, F.: Goethe, Sexus und Eros. (z. n. Rauschenberger[324])
Ustvedt, H. J.[1869]
2114. Veil, W. H.: Goethe als Patient. (Fischer, Jena, 1939)
2115. Veil, W. H.: Goethes Todeskrankheit. (Hess. Ärztebl., H. 12, S. 530–532, 1958)
2116. Vogel, Carl: Die letzte Krankheit Goethe's usw. nebst einer Nach-

schrift von G. W. Hufeland. (Journal d. pract. Heilkunde, hgg. von Hufeland, 1833. Neudruck durch E. Merck, Darmstadt, und mit einem Vorwort versehen von Dr. F. Ebner, 1961)
2117. WELLEK, A.: Goethe und die Psychologie. (Schweiz. Zschr. Psychol., 9, S. 1–24, 1950)
WELLEK, A.[190]
2118. WOLTMANN, L.: Der physische Typus Goethes. (Pol.-anthrop. Rev. Bd. 5) [HAUSER[2073]]
2119. WÜRTZ, H.: Goethes Wesen und Umwelt im Spiegel der Krüppelpsychologie. (Voß, Leipzig, 1932)

VAN GOGH

2120. AIGRISSE, G.: L'évolution du symbole chez Van Gogh. (Essai de psychanalyse) (Psyché, 9. Jg., Nr. 87, S. 310–318, 1954)
2121. BARISON, F.: Le maniérisme schizofrénique. (L'Évolution psychiatrique, 1953)
2122. BEER, J.: Essai sur les rapports de l'art et de la folie chez Vincent van Gogh. (Médecin Alsace Lorr., 40, S. 322, 345, 369, 1935) O
2123. DE BEUCKEN, J.: Un portrait de Vincent van Gogh. (Hermes-Verl., 1938)
BIRNBAUM, K.[605], S. 275
2124. BIRNBAUM, K.: Von der Geistigkeit der Geisteskranken. (Zschr. Neurol., Berlin, 77, 1922)
BLEULER, E.[1374], S. 145
BRAUN, A.[687], S. 68 f.
2125. COCHRANE, A.: Van Gogh's madness. (Art. Digest, 10, 15. April 1936)
2126. COGNIAT, R.: Van Gogh. La peinture au temps des impressionistes. (Hyperion, Paris, S. 146, 1953)
2127. COQUIOT, G.: Vincent van Gogh. (Ollendorf, Paris, 1923)
CONRAD, K.[653], S. 1002–1003
2128. DELANGLADE, FR.: L'aliénation créatrice chez van Gogh. (Quadrige, S. 48–51, 1946) O
2129. DELAY, JEAN, DESCLAUX, PIERRE et DIGO, RENÉ: Étude psychiatrique des peintures et dessins d'un schizophrène. (Sem. hôp., Paris, 23, S. 1369 bis 1376, 1947)
2130. DOITEAU, V. et E. LEROY: La folie de van Gogh. (Collection „Sous le signe de Saturne". Éditions „Aesculape", Paris, 1928)
2131. DOITEAU, V. et E. LEROY: Vincent van Goghs Leidensweg. (Urban, Freiburg, 1930)
2132. DOITEAU, V. et E. Leroy: Vincent van Gogh et le drame de l'oreille coupée. (Aesculape, Paris, S. 169–192, 1936)
DOVSKI, LEE VAN[1443], S. 287, 303 f.
2133. EVENSEN, H.: Die Geisteskrankheit Vincent van Goghs. (Allg. Zschr. Psychiatr., 84, 1926) [Zbl. ges. Neurol., 44, S. 245]
2134. GASTAUT, HENRI: La maladie de Vincent van Gogh envisagée à la lumière des conceptions nouvelles sur l'épilepsie psychomotrice. (Temporallappen-Epilepsie) (Ann. méd.-psychol., 114, 196, 156. Abgedruckt in: Therap. Ber. Bayer, 35. Jg., V., S. 164–173, 1961)
2135. GAUGUIN, P.: Vincent van Goghs Wahnsinn und Ende. (Genius, Zschr. f. werdende und alte Kunst, S. 46 ff., 1919)
GOLDBLADT, H.[1031], S. 67 f.
2136. HEDENBERG, S.: Van Gogh. Om hans sjukdom och konst. (Sv. Läkartidn, 1938)
2137. HOFFMANN, A.: Vincent van Gogh. Eine charakterologische Studie mit besonderer Berücksichtigung der Wandlung seiner Persönlichkeit. (Dissertation, Leipzig, 1944) [Sehr reichhaltiges Literaturverzeichnis]
2138. JASPERS, K.: Strindberg und van Gogh. Versuch einer pathographischen Analyse unter vergleichender Heranziehung von Swedenborg und Hölderlin. (Arbeiten zur angewandten Psychiatrie, Bd. V. Ernst Bircher, Bern, 1922)
2139. JOHNSON, HELEN E.: No madman. (Art. Digest, 8, 11, 1934) O

2140. KLEIST: Episodische Dämmerzustände. (Zbl. ges. Neurol., 33, S. 83; 42, S. 614)
2141. KRAUS, G.: Vincent van Gogh en de psychiatrie. (Psychiatr. neurol. bl., Amsterdam, Nr. 5, S. 985–1034, 1941) [Viel Literatur]
2142. LAFORGUE: Hölle im Hirn. (1931) O
2143. LEROY, E.: Le séjour de Vincent van Gogh à l'asile de Saint-Rémy-de-Provence. (Aesculape, Paris, S. 137–143 u. 180–186, 1926)
2144. LEROY, E.: La provence et van Gogh. (Revue des Pays d'Oc., Juni 1932) O
2145. MEERLO, A. M.: De diagnostische strijd over Vincent VAN Gogh. (Psychiatr. neurol. bl., Amsterdam, Jg. 35, S. 508–509, 1931)
2146. MINKOWSKA, F.: Van Gogh. Les relations entre sa vie, sa maladie, son oeuvre. (Évolut. psychiatr., Paris, tome 3, fasc. I, S. 55, 1933) O
2147. MINKOWSKI, E.: La réalité et les irréels (L'Évolution Psychiatrique, 1950)
2148. MORSELLI, G. E.: Esiste un attivita psicopatologica originale? (Arch. psicol., neurol. e psichiatr., 1948)
2149. MÜLLER, WOLFGANG K.: Die Erkrankung des Vincent van Gogh unter neueren psychiatrischen Gesichtspunkten. (Materia Medica Nordmark, H. XII, S. 409–421, 1959)
2150. NAVRATIL, L.: Woran litt Vincent? Zur Beurteilung der Krankheit van Gogh's auf Grund seines Werkes. (Ciba-Symposion, Bd. 7, H. 5, S. 210 bis 216, 1959)
NIGG, W.[1961], S. 373 ff.
2151. PERRY, ISABELLA H.: Vincent van Gogh's illness. A case record. (Bull. Hist. Med., Baltimore, 21, S. 146–172, 1947) [Reichhaltiges Literaturverzeichnis]
2152. PIÉRARD, L.: Das tragische Schicksal des Vincent van Gogh. (Paris, 1924, Brüssel, 1939. Aus dem Französischen übertragen, Büchergilde Gutenberg, Zürich, 1948)
PRINZHORN, H.[1407]
2153. PRINZHORN, H.: Genius and Madness. (Parnassus, I. S. 13–20 und 44, 1930)
REUTER, H.[1324], S. 202
2154. RIESE, W.: Über den „Stilwandel" bei Vincent van Gogh. (Zschr. Neurol., Berlin 981, 1925)
2155. RIESE, W.: Vincent van Gogh in der Krankheit. (Bergmann, München, 1926. Grenzfr. Nervenleb., H. 125)
2156. RIESE, W.: Vincent van Gogh in der Irrenanstalt. (Krankheit und Kunstwerk). (Med. Welt, 1, S. 1381, 1927)
2157. RIESE, W.: Persönlichkeitsentwicklung und künstlerische Gestaltung. Gedanken und Betrachtungen nach einer van-Gogh-Ausstellung. (Psychol. u. Med., Stuttgart, 3, S. 64–69, 1928/29)
2158. RIESE, W.: Die Krankheit des Vincent van Gogh, ihre Bedeutung im Leben und Schaffen des Künstlers. (Ciba-Symposion, Bd. VI, H. 5, S. 198–205, 1958)
2159. ROI, G.: Analisi dell'assurdo schizofr. nei rapporti col surreale nell' arte. (Arch. psicol., neurol. e psichiatr., f. V., 1953)
2160. ROSE, M. und MANNHEIM, M. J.: Vincent van Gogh im Spiegel seiner Handschrift. (Karger, Basel, 1938)
2161. Thanatos macht Geschichte. (Med. Klin., Jg. 51, S. 32–34, 1956)
SCHEFFEL, K.[173], S. 282
SCHILDER, P.[616], S. 283
2162. SCHINDELER, E.: Van Gogh's „Insanity". (Museum of modern art bulletin, 3, 1935) O
2163. SCHNIER, J.: The blazing sun. A psychoanalytical approach to van Gogh. (Amer. Imago, 7, S. 143–162, 1950) [Zbl. ges. Neurol., 118, S. 424]
2164. SHIKIBA, R.: Vincent van Gogh, his life and psychosis. 2 Bände. (Tokyo, 1932) O
SPRINGER, B.[623], S. 232
STERTZ, G.[1423]
2165. THURLER, J.: A propos de Vincent van Gogh. (Thèse, Genève, 1927)

VINCHON, J.[1426], S. 143
VORBERG, G.[1701], II
2166. WACHSMUTH, ROLF: Über die Krankheit Vincent van Goghs. (Hess. Ärztebl., Nr. 6, II, S. 280–285, 1959)
2167. WACHSMUTH, ROLF: Persönlichkeit und Krankheit Vincent van Goghs. (Die Therapie des Monats, 8. Jg., H. 3, S. 96–101, 1958)
2168. WESTERMAN-HOLSTIJN, A. J.: Die psychologische Entwicklung Vincent van Goghs. (Imago, 10, 1924)
2169. WESTERMAN-HOLSTIJN, A. J.: The psychological development of Vincent van Gogh. (Amer. Imago, 8, S. 239–273, 1951) [Zbl. ges. Neurol., Bd. 123–124, H. 1–2, S. 154, 1953]
WINKLER, W.[1362], S. 161
2170. ZIEGLER, E.: Vincent van Gogh und seine Ärzte. (Schweiz. med. Wschr., 91, S. 929, 1961)

GOGOL

BRAUN, A.[687], S. 70
2171. GESEMANN, G.: Grundlagen einer Charakterologie Gogols. (Jahrbuch der Charakterologie, Hg. Utitz, 1, Berlin, 1924)
2172. KAUS, O.: Der Fall Gogol. (Reinhardt, München, 1912)
KOTSOVSKY, D.[194], S. 222, 306
OSSIP-LOURIÉ[1963], S. 25 ff.
2173. SCHLOEZER, B. DE: Gogol. (Plon, Paris, 1932) [Ref. in: Psychoanal. Bewegung, 5, S. 201, 1933]
2174. WITSOTZKY, S.: Schicksal und Tod von Gogol. (Russian Life, Nr. 2847, 1957) [zit. n. KOTSOVSKY[194], S. 222]

GOLDSMITH

2175. SZIRMAY-PULSZKY, HENRIETTE V.: Oliver Goldsmith (1728–1774). (Schriftl. Mitteil. auf Grund eig. spez. Studien u. Quellen: MACAULAY: Beitrag in Encykl. Britann.; BOSWELL, JAMES: The life of Samuel Johnson, Everyman's Library, Bd. I, o. J.; ***: The poetical Works of Oliver Goldsmith, Verlag George Routledge & Co., London–New York, 1855)

GONCOURT

BINET, A. et PASSY[1905]
CABANÈS, A.[1830]
CABANÈS, A.[1540]
2176. GÉLINEAU: Une victime de la neurasthénie: Jules de Goncourt. (Chron. méd., S. 625–631, 1901)
2177. GONCOURT, EDMOND DE: La dernière maladie de Jules de Goncourt. (Chron. méd., 3, S. 464–471, 1896)
GRASSET, J.[572]
2178. MICHAUT: Une prétendue victime de la neurasthénie. Edmond de Goncourt. (Chron. méd., S. 698, 1901) O
MOLINÉRY[1900]

GONTSCHAROW

KOTSOVSKY, D.[194], S. 306

GORDON

2179. SZIRMAY-PULSZKY, HENRIETTE V.: Charles George Gordon (1833–1885). (Schriftl. Mitteil. auf Grund eig. spez. Studien u. Quelle: STRACHEY, LYTTON: The End of General Gordon aus „Eminent Victorians," London, 1918)

GORKI

2180. GALANT, J. S.: Delirium febrile Gorkii. Über die Geisteskrankheit, an der Maxim Gorki in den Jahren 1880–1890 gelitten hat. (Allg. Zschr. Psychiatr., 85, H. 3/4, S. 216–226, 1926)
2181. GALANT, J. S.: Zur Psychopathologie des Traumlebens Maxim Gorkis. Über zwei Träume Maxim Gorkis, ihre Deutung durch Leo Nikolaje-

witsch Tolstoi und ihre richtige Psychoanalyse. (Allg. ärztl. Zschr. Psychotherap., Leipzig, 1, S. 528–536, 1928)
OSSIP-LOURIÉ[1963], S. 406 f.

2182. RÜHLE, JÜRGEN: Maxim Gorki und die Krankheit. (Ciba-Symposion, Bd. 11, H. 5/6, S. 224–230, 1964)

JEREMIAS GOTTHELF (A. BITZIUS)

2183. BEHR-PINNOW, C. v.: Die Vererbung bei den Dichtern A. Bitzius, C. F. Meyer und G. Keller. (Archiv der Julius-Klaus-Stiftung, Bd. X, H. 4, Zürich, 1935) [Arch. Rassenbiol., 30, S. 169, 1936]
BRAUN, A.[687], S. 82

GOUNOD

2184. HARASZTI, EMILE: Die Musik in Geschichte und Gegenwart: Charles François Gounod (1818–1893). (Bärenreiter Verlag, Kassel, 1956)

GOYA

2185. SCHARF, JOACHIM-HERMANN: Goyas Stellung zur Medizin — ein Versuch. (Rudolf-Zanick-Festschrift) (Nova Acta Leopoldina, N. F., Bd. 27, Nr. 167, S. 225–287, 1963)

2186. SZIRMAY-PULSZKY, HENRIETTE V.: Der Maler Francisco de Goya (1746 bis 1828). (Schriftl. Mitteil. auf Grund eig. spez. Studien u. Quelle: BRIEGER-WASSERVOGEL, L.: Francisco de Goya, Verlag Marquardt & Co., Berlin)

GRABBE

2187. BERGLER, E.: Zur Problematik des „oralen" Pessimisten. Demonstriert an Christian Dietrich Grabbe. (Imago, 20, S. 330–376, 1934)

2188. BERGLER, E.: Talleyrand, Napoleon, Stendhal, Grabbe. Psychoanalytisch-biographische Essays. (Internat. psychoanalyt. Verlag, Wien, 1953) [Literaturangaben]
BIRNBAUM, K.[605], S. 181
BRAUN, A.[687], S. 64 f.

2189. DIMPFL, E.: Christian Dietrich Grabbe. Eine Pathographie. (Dissertation, München, 1947) [Literaturverzeichnis]

2190. EBSTEIN, E.: Chr. Grabbes Krankheit. Eine medizinisch-literarische Studie. (Reinhardt, München, 1906. Grenzfragen der Literatur und Medizin, H. 3)

2191. EBSTEIN, E.: Beitrag zur Krankengeschichte Grabbes. (Zeitschrift für Bücherfreunde, S. 486, März 1906)
GOLDSCHMIT-JENTNER, R. K.[206], S. 232–234
HEINZ, WERNER[210], S. 3
HILDEBRANDT, K.[613], S. 194

2192. HILLEKAMPS, C. H.: Grabbes Briefe als biographische Quelle. (Dissertation, Münster, 1929)

2193. MARGULIES, M.: Medizinische und psychologische Bemerkungen zum Grabbe-Problem. In Anlehnung an Paul Friedrichs „Gedanken um Grabbe". (Ned. tschr. psychol., 6, S. 255–286, 1938) [Zbl. ges. Neurol., 92, S. 307]

2194. NIETEN, O.: Chr. D. Grabbe, sein Leben und seine Werke. (Rauchfuß, Dortmund, 1908)

2195. PIEPER, C. A.: Beiträge zum Studium Grabbes. (München, 1898)

2196. SCHNEIDER, F. J.: Christian Dietrich Grabbe, Persönlichkeit und Werk. (Beck, München, 1934)

2197. SCHÖTTLER, W.: Die innere Motivierung in Grabbes Dramen. (Junker u. Dünnhaupt, Berlin, 1932)
SPRINGER, B.[623], S. 117 ff.

2198. WUKADINOWIC, S.: Grabbes Lebensbild. In „Grabbes Werke". (Hg. Franz u. Zaunert. Ausg. d. Bibliograph. Instit.) O

2199. ZIEGLER, K.: Grabbes Leben und Charakter. (Hamburg, 1855)

Urs Graf

2200. Schmitz, Hermann: Die deutsche Malerei (Oberdeutschland im XV./XVI. Jahrhundert). (Athenaion, Berlin, 1920)

Greco

2201. Hauser, Arnold: Sozialgeschichte der Kunst und Literatur. (C. H. Beck'sche Verlagsbuchhandlung, München, 1953)
2202. Pestel, M.: Essai d'une psychologie du Greco. (Presse médicale, Paris, Bd. 61, Nr. 46–83, S. 1777–1780, 1953)
Rieber, R.[697]
Springer, B.[623], S. 228

Grieg

2203. Bienenfeld, Elsa: Edvard Grieg nud seine Vorfahren. (Arch. Rassenbiol., 28, S. 409–413, 1934)
Ustvedt, H. J.[1869]

Grillparzer

Braun, A.[687], S. 19
2204. Decurtius, Florin: Grillparzer in psychopathologischer Beleuchtung. (Zschr. Neurol., Berlin, 148, S. 620–654, 1933) [Zbl. ges. Neurol., 71, S. 296]
2205. Decurtius, Florin: Beiträge zur Kenntnis der Persönlichkeit Franz Grillparzers. (Allg. Zschr. Psychiatr., 102, S. 313–330, 1934)
2206. Eulenberg, Herbert: Schöpferischer Genius. (Lebensbilder europäischer Dichter, Maler und Musiker) (Bertelsmann Lesering, S. 136, 1959)
2207. Hinrichsen, O.: Vortrag. (Jahresbericht des Basler Irrenhilfsvereins, März 1908) [Zbl. Nervenhk., S. 780, 1908]
Hinrichsen, O.[594], S. 8, 12
Hinrichsen, O.[1255], S. 5 ff.
Lenz, F.[646], S. 675
2208. Michael, Kurt: Abschied. Briefe und Aufzeichnungen von Epikur bis in unsere Tage. (Verlag Oprecht, Zürich–New York, 1944)
Moll, A.[592], S. 7 f.
Rank, O.[1320], S. 466
2209. Rau, H.: Friedrich Grillparzer und sein Liebesleben. (Barsdorf, Berlin, 1904)
Stekel, W.[588]

Grimm

2210. Ahnentafeln berühmter Deutscher, herausgegeben von der Zentralstelle für Deutsche Personen- und Familiengeschichte, Leipzig. [Ref. in Arch. Rassenbiol., 27, S. 86, 1933]
Kehrer, F. A.[2806], S. 75–76

Grünewald

Kretschmer, E.[609], 22. Aufl., S. 368

Günther

Braun, A.[687], S. 76–77
Goldschmit-Jentner, R. K.[206], S. 88–89
Heinz, Werner[210], S. 5

Guerrazzi

2211. Mandolfo, R.: Per le relazioni fra genialitá e degenerazione. (Francesco Domenico Guerrazzi) (Arch. psichiatr., Torino, 21, S. 373–408, 1900)

Gutzkow

Möbius, P. J.[3307], S. 39
Springer, B.[623], S. 230
2212. Vleuten, F. van: Die Leidensjahre Karl Gutzkow's (Das Literarische Echo, 8, 1906) [Zbl. Nervenhk., S. 664, 1906]

Händel

Braun, A.[687], S. 30 f.
Gélineau[1704], S. 553
Heinz, Werner[210], S. 35
Révész, G.[3641], S. 10

Häusser

2213. Reiss, E.: Über formale Persönlichkeitswandlungen als Folge veränderter Milieubedingungen. (Zschr. Neurol., Berlin, 70, 1921)

Haller

Braun, A.[687], S. 74
Lombroso, C.[455]
Regnard, A.[526], S. 369–370

Hamsun

2214. Hedenberg, S.: About historical-psychiatrical investigations. (Report on the 11. congr. of Scand. Psychiatrists, Oslo, 1955)
2215. Hitschmann, E.: Ein Gespenst aus der Kindheit Knut Hamsuns. (Internat. psychoanalyt. Verlag, Wien, 1926) [Psychoanal. Bewegung, 1, S. 324, 1929]
2216. Hitschmann, E.: Von, um und über Hamsun. (Imago, 14, S. 358–363, 1928)
2217. Hitschmann, E.: Knut Hamsun und die Psychoanalyse. (Psychoanal. Bewegung, 1, S. 318–324, 1929)
2218. Landquist, John: Knut Hamsun, sein Leben und sein Werk. (Fischer, Tübingen, 1927)

Hansjakob

2219. Kanngiesser, Fr.: Ein Beitrag zur Krankengeschichte des Heinrich Hansjakob. (Arch. Psychiatr., 76, S. 299–301, 1925) [Zbl. ges. Neurol., 43, S. 473]

Haringer

2220. Flinker, R.: Jakob Haringer. Eine psychopathologische Untersuchung über die Lyrik. (Arch. Psychiatr., 107, S. 347–399, 1937) [Zbl. ges. Neurol., 89, S. 147]

Eduard von Hartmann

2221. Rauschenberger, W.: Eduard von Hartmann. Zu seinem Geburtstag vor 100 Jahren (23. Februar 1842). (29. Jahrb. d. Schopenhauer Gesellschaft. Winter, Heidelberg, 1942)

Hawthorne

2222. Oberndorf, C. P.: The psychoanalytical insight of Nathaniel Hawthorne. (Psychoanal. Rev., XXIX, S. 373–385, 1942)

Haydn

Braun, A.[687], S. 17

Lafcadio Hearn

Gould, G. M.[550], Vol. IV, S. 209–237

Hebbel

Braun, A.[687], S. 99–100
2223. Lenzberg, K.: Dichter und Neurose. Dargestellt am Leben Friedrich Hebbels. (Internat. Zschr. Individualpsychol., Wien, 5, S. 263–272, 1927) [Zbl. ges. Neurol., 49, S. 874]
Lewin, L.[1461]
2224. Sadger, J.: Über das Unbewußte und die Träume bei Hebbel. (Imago, 2, 1913)

2225. Sadger, J.: Freudsche Mechanismen bei Hebbel. (Internat. Zschr. Psychoanal., 1, S. 165–168, 1913)
2226. Sadger, J.: Friedrich Hebbel. Ein psychoanalytischer Versuch. (Schr. z. angew. Seelenkunde, 18. Deuticke, Wien, 1920)
Stekel, W.[1349], S. 195 ff.

Hegedüs

2227. Szirmay-Pulszky, Henriette v.: Der ungarische Staatsmann und Schriftsteller Roland Hegedüs (1872–1943). (Schriftl. Mitteil. auf Grund eig. spez. Studien am Orte)

Hegel

Herzberg, A.[622], S. 165–166
Regnard, A.[526], S. 362

Heine

Birnbaum, K.[605], S. 67
Braun, A.[687], S. 66
2228. Della-Rocca, Marie Princesse: Souvenirs de la vie intime de Henri Heine, recueillis par sa nièce. (Lévy, Paris, 1881)
2229. Klein-Hattingen, O.: Das Liebesleben Hölderlins, Lenaus, Heines. (Dümmler, Berlin, 1901)
2230. Kohut, A.: Berühmte israelitische Männer und Frauen in der Kulturgeschichte der Menschheit. 1. Bd., S. 420. (Payne, Leipzig, 1900)
2231. Marcuse, Max: [? Titel] (Zschr. Sex. Wiss., S. 132, 1923) [Springer[623]]
2232. Mauthner, L.: Vorträge aus dem Gesamtgebiete der Augenheilkunde. 2. Bd. (Bergmann, Wiesbaden, 1881)
2233. Möbius, P. J.: Das Liebesleben Hölderlins, Lenaus und Heines. (Die Zeit, 28. Bd., Nr. 362, Wien, 1901)
2234. Rahmer, S.: Heinrich Heines Krankheit und Leidensgeschichte. (Reimer, Berlin, 1901)
Robert, H.[640]
2235. Scheuer, O. J.: Heinrich Heine als Student. (z. n. Springer[623])
Springer, B.[623], S. 137, 140

Helmholtz

Conrad, K.[653], S. 1002–1003
2236. Hansemann, D. v.: Über das Gehirn von Hermann v. Helmholtz. (Zschr. Psychol. u. Physiol. d. Sinnesorgane, 20. Bd., S. 1–12, Leipzig, 1899)
Hansemann, D. v.[89]
Heinz, Werner[210], S. 62
Kotsovsky, D.[194], S. 149
Ostwald, W.[1302], S. 50
Ostwald, W.[398]

Heraklit

Müller-Freienfels, R.[881]
2237. Zeller: Philosophie der Griechen. (1920)

Herbart

Herzberg, A.[622], S. 168

Herschel

Heinz, Werner[210], S. 35

Hervieu

2238. Binet, A.: La création littéraire. Portrait psychologique de M. Paul Hervieu. (Année psychol., Paris, 1, 1904) [Zschr. angew. Psychol., Leipzig, 5, S. 428]

Heseltine

2239. Coleman, Stanley M.: The dual personality of Philip Heseltine (J. Ment., Sc., London, 95, S. 456–466, 1949)

Heym

Goldschmit-Jentner, R. K.[206], S. 387–389

Hill

2240. Volmat, R.: Der Fall des schwedischen Malers Carl Fredrik Hill. (1849 bis 1911) (Ciba-Symposion, Bd. 8, H. 5/6, S. 211–216, 1960)

Hitler

2241. Abrahamsen, S.: Men, mind and power. (Columbia University Press, New York, 1945) [Amer. J. Psychiatr., 105, S. 11, 1949]
2242. Bayler, W. D.: Caesars in goose step. (Harpers monthly Magazine, S. 32–66, 1940) O
2243. Besgen, Achim: Totenkopf und Treue. (Verl. Robert Mölich, Hamburg, 1952)
2244. Bloch, E.: My patient Hitler. (Collier's March 15, 1941) O
2245. Boldt, Gerhard: Die letzten Tage. (Rowohlt, Hamburg, 1947)
2246. Braumühl, A. von: War Hitler krank? (Stimmen der Zeit, Mai 1954)
2247. Brehm, Bruno: Der Trommler. (Verl. Styria, Graz, 1960)
2248. Bullock, Alan: Hitler — A Study in Tyranny. (Odhams Press, London, 1952)
2249. Bumke, O.: Was war Hitler? Das Märchen von der Unzurechnungsfähigkeit. — Eine psychiatrische Diagnose. (Rheinischer Merkur, Nr. 40, 3. Okt. 1952)
2250. Burckhardt, Carl J.: Meine Danziger Mission. (Frankf. Allg. Zt. v. 23. XII. 1959)
2251. Carr, A. H. Z.: Men of power. (Viking, S. 237–265, 1940) O
2252. Cartier, R. and Crankshaw, E.: Evil genius; review of „Les secrets de la guerre dévoilés par Nuremberg". (National Review, 129, S. 250–255, 1947)
2253. Collin, R.: Hitlerism as a sex problem. (The Spectator, Nr. 5, S. 77, 19. Januar 1934)
2254. Dalma, Giovanni: Un pazzo al timone del mondo. Referto psichiatrico su Hitler. (Cosmopolita, Nr. 3, 19. VIII. 1944)
2255. Domarus, Max: Hitler, Reden und Proklamationen 1932–1945. Kommentiert von einem deutschen Zeitgenossen. I. Bd.: Triumph (1932–1938). (Würzburg, im Selbstverlag)
2256. Fabricant, Noah D.: Hatte Adolf Hitler die Parkinson'sche Krankheit? (Welt am Sonntag, Nr. 50, S. 18, 1960)

Fabricant, Noah D.[2049]

2257. Fischer, L.: „Great challenge", Stalin and Hitler: a reinterpretation. (Duell, S. 22–36. Sloan and Pearce, New York, 1946) O
2258. Forel, O.: Psychiatrie und Politik. (Vortrag ref. in Euromed, H. 22, S. 1032, 1963)
2259. Gisevius, Bernd: Adolf Hitler. Versuch einer Deutung. (Rütten & Loening, München, 1963)
2260. Görlitz, W. und Herbert A. Quint: Adolf Hitler. — Eine Biographie. (Steingräben-Verlag, Stuttgart, 1952)
2261. Grau, R.: Gehört er ins Pantheon der Weltgeschichte? Versuch einer kritischen psychologischen Analyse Adolf Hitlers. (Metopen-Verlag, Wiesbaden, 1947)
2262. Guderian, Heinz: Erinnerungen eines Soldaten. (Vowinkel Verl., 1951)
2263. Heiden, K.: Hitler, a biography. (Constable, London, 1936) [Vernon[2285]]
2264. Hellpach, Willy: Der deutsche Charakter. (Athenäum-Verl., Bonn, 1954)

Hitschmann, E.[2520], S. 208–209

Holzschuher, L. von[800], S. 516–520

2265. Hofmann, Hans Hubert: Der Hitlerputsch, Krisenjahre deutscher Geschichte 1920–1924. (Nymphenburger Verlagsbuchhandlung, München, 1961)
2266. Hopkins, P.: Criminal and pathological traits in dictators. (J. Crimin. Psychopath., Woodbourne, 4, S. 243–251, 1942) O

2267. Imbert, G.: Les crimes d'Hitler. Le procès d'Hitler et du nazisme. (Les Éditions de Paris, 1945)
2268. Jetzinger, Franz: Hitlers Jugend. (Europa-Verl., Wien, 1956)
2269. Kelley, Douglas M.: 22 cells in Nuremberg. (Greenberg, New York, 1947) [Amer. J. Psychiatr., 105, Nr. 2, 1948]
2270. Krueger, K.: Inside Hitler. (Avalon Press, New York, 1941) O
2271. Kurth, Gertrud M.: Jew and Adolf Hitler. (Psychoanal. Quart., Albany, 16, S. 11–32, 1947)
2272. Kurth, Gertrud M.: The Complex behind Hitler's Anti-Semitism. (Commentary, Bd. V, S. 77–82, 1948)
Lange-Eichbaum, W.[2940], S. 82–84
Loewenberg, R. D.[2942], S. 7
2273. Manstein, Erich v.: Verlorene Siege. (Athenäum-Verl., Bonn, 1955)
2274. Medicus: A psychiatrist looks at Hitler. (New Republic, 26. April 1939) O
2275. Mitscherlich, Al. und Mielke, A.: Das Diktat der Menschenverachtung. (Lambert Schneider, Heidelberg, 1947)
2276. Morgenthaler, W.: Über Hitler und Mussolini. Zur Psychologie des Zeitgeschehens. (Schweiz. Zschr. Psychol., 4, S. 137–148, 1945)
Müller-Hegemann, D.[1632]
2277. Priestley, J. B.: You cannot sign a pact with Hitler. Psychological study of Hitler and of Nazi-Germany. (Vital Speeches, vol., 7, S. 766, 1941) O
2278. Quattlebaum, Ch. A.: The education of Adolf Hitler. (School and Society, 57, S. 242–243, 1943)
Reck-Malleczewen, Fr.[3104], S. XX–XXI
2279. Recktenwald, Johann: Woran hat Adolf Hitler gelitten? Eine neuropsychiatrische Deutung. (E. Reinhardt, München–Basel, 1963)
2280. Saussure, K. de: Psychopathology of Adolf Hitler. (Free World, vol. 3, S. 30–35, 1942) O
2281. Schnittkind, H. T. and Schnittkind, D. A.: Living biographies of famous rulers (Hitler, Mussolini). (Garden City Pub. Co., S. 299–310, 1940)
2282. Schramm-Percy, Ernst: Adolf Hitler, Anatomie eines Diktators. („Spiegel", Nr. 5–9 vom Jan. u. Febr. 1964)
Seesemann[1636]
2283. Strasser, O.: Hitler and I. (Houghton Mifflin, Boston, 1940) [Vernon[2285]]
2284. Taylor, A. J. P.: The Origins of the Second World War. (Hamish Hamilton, London, 1961) [Ref. in „Spiegel", Nr. 48, 1961]
2285. Vernon, H. D.: Hitler, the man — notes for a case history. (J. Abnorm. Psychol., 37, S. 295–308. Cambridge, Mass., 1942)
2286. Weinrich, M.: Hitlers professors. The part of scholarship in Germany's crimes against the Jewish people. (Yiddish Scientific Inst., New York, 1946) O
2287. ***: Hitler, psychologisch gesehen. (Unibo Pressedienst, Nr. 21, S. 4, Hamburg, 1947) O

Högstedt

2288. Jacobowsky, Bernhard: Some Notes about Swedish Psychopathographies. (Acta societat. medicorum Upsaliensis, vol. LXIV, Nos. 3–4, S. 270–289, 1959)

Hölderlin

Bleuler, E.[1374], S. 10–17
Braun, A.[687], S. 67–68
2289. Beisner, F. (Hg.): Friedrich Hölderlins „Werke". (Kohlhammer-Cotta, Stuttgart, 1951)
2290. Dilthey, W.: Das Erlebnis und die Dichtung. (Teubner, Leipzig, 1906)
Dovski, Lee van[1443], S. 330 f.
Gesemann, G.[2171], S. 87
2291. Groethuysen, B.: La folie de Hölderlin. (1925)
Hassmann, O. und Zingerle, H.[1389], S. 28–29
2292. Hellingrath, N. von: Hölderlins Wahnsinn. Rede.
Heyer, G. R.[184], S. 278

Hinrichsen, O.[594], S. 12
2293. Jacobi, W.: Über die Bedeutung des psychischen Traumas für die Entstehung der Schizophrenie. (Allg. Zschr. Psychiatr., 79, 1923)
Jaspers, K.[2138], S. 86
2294. Jung, C. G.: Wandlungen und Symbole der Libido. Beiträge zur Entwicklungsgeschichte des Denkens. (Jahrbuch für psychoanalytische und psychotherap. Forsch., 4, Bd., S. 162–164, 1912)
Klein-Hattingen, O.[2229], S. 89
2295. Klieneberger, O.: Zur Beurteilung der Einwirkungen des Krieges auf die Dementia praecox. (Arch. Psychiatr., 70, 1924)
Kretschmer, E.[609], 4. Aufl., S. 144
Kretschmer, E.[128], S. 170
Lange-Eichbaum, W.[586]
Lenz, F.[646], S. 675
2296. Michel, W.: Das Leben Friedrich Hölderlins. S. 454 ff. (Bremen, 1940)
Möbius, P. J.[2233], S. 153
Möbius, P. J.[3307], S. 39
Morgenthaler, W.[1404], S. 38
Noack, L.[447], S. 252
2297. Seebass, Fr.: Hölderlin. (Das Reich, 3, S. 598, 1919)
Somogyi, J.[148], S. 281
2298. Treichler, R.: Die seelische Erkrankung Friedrich Hölderlins in ihren Beziehungen zu seinem dichterischen Schaffen. (Dissertation, Tübingen, 1936) [Zschr. Neurol., Berlin, 155, S. 40] [Reichhaltiges Literaturverzeichnis]
2299. Trummler, E.: Der kranke Hölderlin. (Recht, München, 1921)
2300. Vleuten, F. van: Die Geistesstörung Friedrich Hölderlins. (Die Nation, 23, S. 633–636, 1906)
2301. Waiblinger, W.: Der kranke Hölderlin. (Hg. P. Friedrich. Xenien-Verlag, Leipzig, 1913) (Org. 1830)
2302. Wells, F. L.: Hölderlin: greatest of „schizophrenics". (Jb. Abnorm. Psychol., 41, S. 199–206, 1946) [Viele Literaturhinweise]
2303. Wetzel: Über Schizophrenie. (Zschr. Neurol., Berlin, 78, 1922)

Hölty

Braun, A.[687], S. 44–46
Goldschmit-Jentner, R. K.[206], S. 104

E. T. A. Hoffmann

2304. Ahnentafeln berühmter Deutscher. Bearbeitet von E. Grigoleit. (Zentralstelle für deutsche Personen- und Familiengeschichte, S. 192–200, Leipzig, 1943)
2305. Barine, A.: Essais de littérature pathologique. I. Le vin. — Hoffmann. (Revue des deux mondes, S. 311–348, 1895) [Pelman[587]]
2306. Barine, A.: Névrosés. Hoffmann, Quincey, Poe, de Nerval. (Hachette et Cie., Paris, S. 3–58, 1898)
Braun, A.[687], S. 66–67
Cabanès, A.[1830]
2307. Demerliac, M.: Étude médico — psychologique sur Hoffmann. (Thèse, Lyon, 1908)
2308. Eyrich, Hedwig: E. T. A. Hoffmann: Jugend und Entwicklungszeit. (Zschr. Neurol., Berlin, 127, S. 498–524, 1930) [Zbl. ges. Neurol., 60, S. 124]
2309. Eyrich, Hedwig: E. T. A. Hoffmanns Bamberger Tagebuch 1808–1813. Durchbruch des Schöpferischen. (Arch. Psychiatr. u. Zschr. Neurol., 181, S. 453–462, 1949) [Zbl. ges. Neurol., 107, S. 460]
2310. Fischer, O.: E. T. A. Hoffmanns Doppelempfindungen. (Archiv für das Studium der neueren Sprachen und Literaturen. Der neuen Serie 23. Band, S. 1–22. Westermann, Braunschweig, 1909)
Heinz, Werner[210], S. 4
Hildebrandt K.[613], S. 194

2311. Kiernan, J. G.: An ataxic paranoiac of genius. A study of E. T. A. Hoffmann. (Alienist, St. Louis, 17, S. 295–310, 1896)
2312 Klinke, O.: E. T. A. Hoffmanns Leben und Werke. Vom Standpunkt eines Irrenarztes. (Sattler, Braunschweig, 1903)
2313. Klinke, O.: Zur Würdigung E. T. A. Hoffmanns. (Mschr. Psychiatr., 17, Ergänz. H., S. 144, 1905)
Kroh, O.[1276]
2314. Kuenemann, G.: E. T. A. Hoffmann. Étude médico-psychologique. (Thèse, Paris, 1911)
2315. Margis, P.: Die Synästhesien bei E. T. A. Hoffmann. (Zschr. Ästhet., 5, 1910)
2316. Margis, P.: E. T. A. Hoffmann. Eine psychographische Individualanalyse. (Zschr. angew. Psychol., Leipzig, Beiheft 4. Barth, 1911)
Pelman, C.[587], S. 228
Rank, O.[1319], S. 124
2317. Schaeffer, C.: Die Bedeutung des Musikalischen und Akustischen in E. T. A. Hoffmanns literarischem Schaffen. (Beiträge zur deutschen Literaturwissenschaft, Nr. 14. Elwert, Marburg, 1909)
Scheffel, K.[173], S. 51
Springer, B.[623], S. 94 ff.

Holbein d. J.

Braun, A.[687], S. 95
Rieber, R.[697]

von Holtei

Moll, A.[592], S. 63–64

Hugo

2318. Cabanès, A.: Victor Hugo devant la maladie et la mort. (Chron. méd., 9, S. 130–146, 1902)
2319. Cabanès, A.: La mégalomanie de V. Hugo. (Chron. méd., 9, S. 157–164, 1902)
2320. Cabanès, A.: Victor Hugo et le merveilleux. (Chron. méd., 9, S. 176–180, 1902)
Cabanès, A.[1540], S. 235
Molinéry[1900]

Huizinga

2321. Köster, Kurt: Der Historiker Johan Huizinga (1872–1945). Einleitung zu Huizingas „Geschichte und Kultur, gesammelte Aufsätze“. (Verl. Alfred Kröner, Stuttgart, 1954)

Hume

Herzberg, A.[622], S. 159, 193
Herzberg, A.[625], S. 72

Humperdinck

Bienenfeld, E.[2203]

Hutten

Braun, A.[687], S. 50–51
Springer, B.[623], S. 72, 76
2322. Strauss, D. Fr.: Ulrich von Hutten. S. 253 ff. (2. Aufl., Leipzig, 1861) O
2323. Venzmer, G.: Ulrich von Huttens Franzosenkrankheit und das Guajak-Holz. (Cesra-Säule, 1/2, S. 41–43, 1964)
Vierordt, H.[514], S. 80

Huysmans

2324. Baudouin, Ch.: La sublimation des images chez Huysmans, lors de sa conversion. (Psyché, Paris, 5, S. 378–385, 1950)
2325. Benassis: J.-K. Huysmans. (Revue thérapeutique des Alcaloides, Janvier–février 1929) O

2326. Coquiot, G.: Le vrai J.-K. Huysmans. (Bosse, Paris, 1912)
2327. Delannoy: Huysmans. (1899) O
2328. Du Bourg: Huysmans intime. (1908) O
2329. Gelma, E.: La psychiatrie de l'histoire. A propos d'une psychoanalyse de J.-K. Huysmans. (Cahiers psychiatr., S. 162–183, 1949) [Zbl. ges. Neurol., 118, S. 424]
2330. Lavallée, G.: Essai sur la psychologie morbide de Huysmans. (Figot Frères, Paris, 1917)
Martin, P. H.[524], S. 145 ff.
2331. Rolland, P.-A.-H.: Le mysticisme de J.-K. Huysmans. Étude psychopathologique sur le mysticisme de J.-K. Huysmans. (Thèse, Paris, 1930) [Literaturhinweise]
2332. Vroncourt, R.: Huysmans et l'âme des foules de Lourdes. O

Iffland

Vierordt, H.[514], S. 96

Jacobsen

Braun, A.[687], S. 44–46. Die Tuberkulose
Ustvedt, H. J.[1869]

Jaschwili

Kotsovsky, D.[194], S. 229

Jaworow

2333. Szirmay-Pulszky, Henriette v.: Peju Jaworow (1880–1915). (Schriftl. Mitteil. auf Grund eig. spez. Studien u. Quelle: Beitrag in Pesti Naplo vom 26. 2. 1938)

Jean Paul

Braun, A.[687], S. 11
2334. Minder, Robert: Die Verlassenheit eines Genies. (Frankf. Allg. Zt. vom 16. 3. 1963)
Rank, O.[1319], S. 124–125

Jeanne d'Arc

2335. Acta apostolicae sedis. S. 145, 220, 226. (1920)
Ballet, G.[3467], S. 170
Bertand de Saint-Germain, G.[449]
2336. Biottet: Les grands inspirés devant la Science, Jeanne d'Arc. (Flammarion, Paris, 1907)
Birnbaum, K.[605], S. 13
Bleuler, E.[728], S. 126
2337. Böhm, H.: Jeanne d'Arc. (Die Literatur, 43, S. 334–337, 1941)
2338. Bourbon-Lignière: Étude sur Jeanne d'Arc. (Paris, 1875)
2339. Brierre de Boismont, A.: Des hallucinations ou histoire raisonnée. (Baillière, Paris, 1852)
2340. Brierre de Boismont, A.: De l'hallucination historique, ou étude médico-psychologique sur les voix et les révélations de Jeanne d'Arc. (Baillière, Paris, 1861)
2341. Brugsch, Th. und K. H. Lewy: Die Biologie der Person. (Band II, 1931) [Oesterreich[2374], S. 24]
2342. Butti, Adele: Giovanna d'Arco. Studi. (Balestra, Triest, 1896)
Cabanès, A.[1830]
Calmeil, L.-F.[1000], Band 1, S. 128; Leubuscher, S. 23 ff.
2343. Caze, P.: [Titel?] (1805)
2344. Caze, P.: La vérité sur Jeanne d'Arc. (Librairie Rosa, Paris et Londres, 1819)
2345. Denis, Léon: Jeanne d'Arc médium. (Paris, 1926) [Oesterreich[2374]]
2346. Duhr, B. (S. J.): Jeanne d'Arc im Urtheile der neueren Geschichtschreibung. (Stimmen aus Maria Laach, 35, S. 147–164 u. 224–240, 1888) [Literaturangaben]

2347. DUMAS, G.: Vie de Jeanne d'Arc. (In A. France. Calmann-Lévy, Paris, 1908)
2348. DUMAZ, J.: Psychologie de Jeanne d'Arc. (Ann. méd.-psychol., Paris, 57, S. 353, 1904)
FLOURENS, P.[451]
2349. FRANCE, ANATOLE: Vie de Jeanne d'Arc. (Calmann-Lévy, Paris, 1908)
2350. GÖRRES, GUIDO: Die Jungfrau von Orleans. Nach den Prozeßakten und gleichzeitigen Chroniken. Mit einem Vorwort von J. Görres. (Pustet, Regensburg, 1834)
2351. GRIMOD, JEAN: Ist Jeanne d'Arc verbrannt worden? (Paris, o. J.) [Ref. von H. von Ranke in: Die Neue Zeitung vom 20. Dezember 1953]
2352. GUÉRIN, ANDRÉ und PALMER-WHITE, JACK: Johanna sagt euch ewig Lebewohl. Das Ende einer Legende. (Cotta-Verlag, Stuttgart, 1963)
GUTSCH, W.[784], S. 286
2353. HAGEN, F. W.: Die Jungfrau von Orleans. (Studien auf dem Gebiete der ärztlichen Seelenkunde. Vortrag, Erlangen, 1870)
2354. HASE, K.: Neue Propheten. (Leipzig, 1851) [OESTERREICH[2374]]
2355. HECKER, J. F.: Über Visionen. S. 4, 24. (Berlin, 1848)
HENDERSON, D. K.[790], S. 116 f.
2356. HILLIGER, B.: Jeanne d'Arc, das Geheimnis ihrer Sendung. (2. Aufl., Leipzig, 1940) [OESTERREICH[2374]]
2357. HIRSCH, W.: Betrachtungen über die Jungfrau von Orleans vom Standpunkte der Irrenheilkunde. (Coblentz, Berlin, 1895)
2358. HOPPE: Halluzinationen usw. (Berlin, 1884)
2359. IRELAND, W. W.: On the Character and Hallucinations of Joan of Arc. (J. Ment. Sc., London, 28, S. 483; 29, S. 18, 1883)
IRELAND, W. W.[1706], S. 82 f.
2360. JACKSON, J. W.: Joan of Arc and Ecstatic. (London, 1856)
2361. JACKSON, J. W.: Joan of Arc. (London, 1870)
2362. JACOBY, JEAN: Le secret de Jeanne d'Arc. (Mercure de France, Paris, 1900)
2363. JACOBY, JEAN: La noblesse et les armes de Jeanne d'Arc. (s. a. Jacoby Vater) (Mercure de France, Paris, 1932)
2364. JACOBY, JEAN: Scènes de la vie de Jeanne d'Arc. (Mercure de France, Paris, 1944)
JASPERS, K.[807], S. 102, 220
KRAEPELIN, E.[585], Bd. 3, S. 995–1002
2365. KRAFT-EBING, R. VON: Lehrbuch der Psychiatrie. S. 109. (7. Aufl., Enke, Stuttgart, 1903)
2366. LANÉRY D'ARC, P.: Le livre d'or de Jeanne d'Arc. Bibliographie. (Techener, Paris, 1894) [Insbesondere Nr. 699–739]
2367. LANGLET DU FRESNOY, ABBÉ: Histoire de Jeanne d'Arc, dite la Pucelle d'Orléans. (Amsterdam, par la Compagnie, MDCLXXV)
2368. LE FRANÇAIS: [? Titel] (Delegrave, Paris, 1883)
LÉLUT, L.-F.[3411]
2369. LENGLET, E.: Le supranormal chez Jeanne d'Arc. (Revue métaphysique, 1927) [OESTERREICH[2374]]
2370. L. M.: Le génie de Jeanne d'Arc. Essai d'analyse. (Baudoin, Paris, 1892)
2371. MARIOTTI, M.: Personality of Jeanne d'Arc, french heroine. (Minerva med., I, S. 378–396, 1947) O
MAUZ, F.[866], S. 113
2372. MONCHY, LE RIQUE DE: Étude historique et physiologique. Jeanne d'Arc. (Boehm, Montpellier, 1868)
MOREAU (DE TOURS), J.[448], S. 534
2373. NIGG, W.: Große Heilige. S. 90 ff. und Bibliographie S. 432–433. (3. Aufl., Artemis-Verlag, Zürich, 1949)
2374. OESTERREICH, TH.: Jeanne d'Arc im Lichte der modernen Forschung. (Universitas, 3, S. 19–26, 1948) [Literaturhinweise]
2375. OSIANDER, B.: Entwicklungskrankheiten in den Blütenjahren des weiblichen Geschlechts. S. 37 u. 38. (Osiander, Tübingen, 1820)
PELMAN, C.[587], S. 232. Die Jungfrau von Orleans

2376. PRIBILLA, M.: Die „Stimmen" der Jungfrau von Orleans. (Stimmen der Zeit, 57. Jg., 112. Bd., S. 361–376, 1927)
2377. PRUTZ, H.: Zur Geschichte der Jungfrau von Orleans. Der Loire-Feldzug 1429. (Sitz.-Ber. d. Bayerischen Akad. d. Wissenschaften. Philos.-philol. u. hist. Klasse, 3. Abhandl., 1920)
2378. RAVAILHÉ: De l'inspiration de Jeanne d'Arc. (Paris, 1853)
REGNARD, A.[526], S. 183 f.
2379. ROSIÈRES, R.: La légende de Jeanne d'Arc. (Baillière, Paris, 1877)
2380. SCHOEN, B.: Die Jungfrau von Orleans. (Hartleben, Leipzig, 1859)
2381. SHAW, BERNARD: Die heilige Johanna. Dramatische Chronik. Vorwort. (Deutsch: S. Fischer, Berlin, 1914)
2382. SULLY: Die Illusionen, eine psychologische Untersuchung. (Leipzig, 1884)
2383. THOMASSIN, CH.: Die echte und die falsche Jungfrau von Orleans. (Braun, Leipzig, 1893)
2384. VERGNAUD-ROMAGNESI: Examen philosophique et impartial des apparitions et de la mission divine de Jeanne d'Arc. (Herlusion, Orléans, 1861)
VIERORDT, H.[514], S 84–85
2385. VOIGT, K : Über Dementia praecox im Kindesalter. (Zschr. Neurol., Berlin, 48, 1919)
2386. WALLON, H.: Jeanne d'Arc. 2 Bände. (Hachette, Paris, 1860)
WEIDEL, K.[1178], S. 211
2387. WHITE, JACK PAUL und GUÉRIN, ANDRÉ: Operation Shepherdess (Operation Schäferin). (Heinemann, London, 1961)
2388. WÖLFING, JULIE: Die Jungfrau von Orleans, Jeanne d'Arc. Eine geschichtlich-psychiatrische Studie. (Dissertation, Tübingen, 1922)
2389. ZÜRCHER, JOS.: Jeanne d'Arc. (Dissertation, Leipzig, 1894/95)
2390. ***: Der Prozeß Jeanne d'Arc. Akten und Protokolle aus den Jahren 1431–1456. (Deutsch. Tasch.-Buch-Verl., 1963)

JESSENIN

KOTSOVSKY, D.[194], S. 229
2391. SZIRMAY-PULSKY, HENRIETTE V.: Der russische Lyriker Sergej Alexandrowitsch Jessenin (1895–1925). (Schriftl. Mitteil. auf Grund eig. spez. Studien u. Quellen: TJIMOFEJEW: Geschichte der sowjetrussischen Literatur [ung.], 1952; DUNCAN, ISADORA: Memoiren mit Nachwort von René Fülöp-Miller; VADNAI, TIBOR: Jessenin, eine Studie, Magyar Nemzet, 1940)

JESUS

2392. ALAND, A.: [? Titel] (Interview in „Weg und Wahrheit" vom 17. 5. 1959)
2393. ALLEGRO, JOHN M.: Die Botschaft vom Toten Meer. Das Geheimnis der Schriftrollen. (Fischer-Bücherei, Bd. 183, Frankfurt a. M., 1957). [Q]
2394. AUFHAUSER, J. B.: Antike Jesuszeugnisse. (2. Aufl., 1925)
2395. BARBET, PIERRE: Die Passion Jesu Christi in der Sicht des Chirurgen. (Ins Deutsche übertragen von Josef Herold, München. Badenia Verlag, Karlsruhe, 1953)
2396. BARDTKE, HANS: Die Handschriftenfunde am Toten Meer. (Evangelische Hauptbibelgesellschaft zu Berlin, 1953) [Q]
2397. BARTH, F.: Die Hauptprobleme des Lebens Jesu. Eine geschichtliche Untersuchung. (5. Aufl., Bertelsmann, Gütersloh, 1918)
2398. BAUMANN, J.: Die Gemütsart Jesu. (Kröner, Leipzig, 1908)
BECK, P.[984], S. 252 ff.
2399. BERGUER, G.: Quelques traits de la vie de Jésus au point de vue psychologique et psychoanalytique. (Atar, Genève et Paris, 1920) [Imago, 6, S. 291]
2400. BINET-SANGLÉ, CH.: Les cures miraculeuses de Jésus. (Revue blache, 1902) O
2401. BINET-SANGLÉ, CH.: La folie de Jésus. (Maloine, Paris, I, 1908; II, 1910; III, 1912) [Rev. neurol., Paris, S. 420, 1909]
2402. BLINZLER, J.: Geschichtlichkeit und Legalität des jüdischen Prozesses gegen Jesus. (Stimmen der Zeit, 147. Bd., 76. Jg., S 345–357, 1950/51)

2403. Bornkamm, Günther: Jesus von Nazareth. (Urban-Bücher, Nr. 19. Kohlhammer, Stuttgart, 1956)
2404. Bousset, W.: Jesus. (Mohr, Tübingen, 1907)
2405. Brant, Walter: Wer war Jesus Christus? Verändern die Schriftrollenfunde vom Toten Meer unser Christusbild? (Union-Verlag, Stuttgart, 1957) [Q]
2406. Braun, Herbert: Der Sinn neutestamentlicher Christologie. (Zschr. Theol. u. Kirche, 54, S. 341–377, 1957)
2407. Braun, Herbert: Spätjüdisch-häretischer und frühchristlicher Radikalismus (Jesus von Nazareth und die essenische Qumransekte). 2 Bände. (Mohr, Tübingen, 1957) [Q]
2408. Buddenberg, Siegfried: An der Neuzeit hängengeblieben. Zur theologischen Kontroverse zwischen Gerhard Ebeling und Walter Künneth. („Christ und Welt", 194, 1963)
2409. Bultmann, Rudolf: Glauben und Verstehen. (Band 1, S. 202 ff., 1933)
2410. Bultmann, Rudolf: Urchristentum im Rahmen der antiken Religionen. (Artemis Verlag, Zürich, 1950)
2411. Burchard, Christoph: Bibliographie zu den Handschriften vom Toten Meer. (Beihefte zur Zeitschrift für die Alttestamentliche Wissenschaft 76. Verlag Alfred Töpelmann, Berlin, 1957) [Q]
2412. Burrows, Millar: Die Schriftrollen vom Toten Meer. (Verlag C. H. Beck, München, 1957) [Q]
2413. Casper, J.: Der Mensch Jesus von Nazareth. Eine Darstellung des Lebens Jesu. (2. veränd. Aufl., Beck, Wien, 1948) O
2414. Cullmann, Oscar (Sorbonne): Vortrag am Union Theological Seminary, New York. (1959)
2415. Daniélou, Jean: Les manuscrits de la Mer Morte et les origines du Christianisme. (Éditions de l'Orante, Paris, 1957) [Q]
2416. Darroch, Jane: An interpretation of the personality of Jesus. (Brit. J. Med. Psychol., 21, S. 75–79, 1948)
2417. Davies, Powell A.: Der Fund von Qumran. Die Schriftenrollen vom Toten Meer und die Bibel. (Brockhaus, Wiesbaden, 1957) [Q]
2418. Dibelius, M.: Jesus. (2. Aufl., Walter de Gruyter & Co., Berlin, 1949)
2419. Diem, Hermann: Der irdische Jesus und der Christus des Glaubens. (Sammlung gemeinverständlicher Vorträge, 215, 1957)
2420. Dietrich, Ernst Ludwig: Das religiös-emphatische Ich-Wort bei den jüdischen Apokalyptikern, Weisheitslehren und Rabbinern. (Zeitschr. f. Religions- und Geistesgeschichte, 4. Jg., H. 4, S. 293 ff., 1952)
2421. Dilthey, Wilhelm: Die Entstehung der Hermeneutik. (Ges. Schriften, Bd. V, S. 317, 1900)
2422. Dulk, A.: Der Irrgang des Lebens Jesu. (Dietz, Stuttgart, 1884/85)
2423. Dupont-Sommer, A.: Le livre des Hymnes découvert près de la Mer Morte (erschienen in Semitica VII). (Librairie d'Amérique et d'Orient, Adrien-Maisonneuve, Paris, 1957) [Q]
2424. Durant, Will: Caesar und Christus. Die Geschichte der Zivilisation. 3. Band. (Francke, Bern, 1949)
2425. Ebeling, Gerhard: Das Wesen des christlichen Glaubens. (J. C. B. Mohr — Paul Siebeck, Tübingen, 1959)
2426. Ebeling, Gerhard: Wort und Glaube. Gesammelte Aufsätze. (J. C. B. Mohr — Paul Siebeck, Tübingen, 1960)
2427. Elliger, Karl: Studien zum Habakuk-Kommentar vom Toten Meer. (Beiträge zur historischen Theologie, 15. J. C. B. Mohr — Paul Siebeck, Tübingen, 1953) [Q]
2428. Flournoy, Th.: Le génie religieux. (Foyer solidariste, Saint-Blaise, 1911)
2429. Fritsch, Charles T.: The Qumran Community, its History and Scrolls. (The Macmillan Company, New York, 1956) [Q]
2430. Fromm, Erich: Die Entwicklung des Christusdogmas. Eine psychoanalytische Studie zur sozialpsychologischen Funktion der Religion. (Imago, 16, S. 305–373, 1930)

2431. Fuchs, Ernst: Zur Frage nach dem historischen Jesus. Gesammelte Aufsätze II. (J. C. B. Mohr — Paul Siebeck, Tübingen, S. 117–156, 1960)
2432. Gaster, Theodor H.: The Scriptures of the Dead Sea Sect in English Translation. (Verl. Secker & Wartburg, London, 1957) [Q]
2433. Goldin, Hyman E.: The case of the Nazarene reopened. (New York, 1948) O
2434. Grant, Robert M. and Freedman, David N.: Geheime Worte Jesu — das Thomasevangelium. Aus dem Amerikanischen übersetzt von S. George und mit einem Beitrag von J. B. Bauer. (Verl. Scheffler, Frankfurt, 1961)
2435. Gritschneder, Otto: Der Prozeß Jesu. Betrachtungen eines Juristen zum Leidensweg Jesu. (Wiesbadener Kurier v. 18. IV. 1962)
2436. Guardini, Romano: Die menschliche Wirklichkeit des Herrn. Beiträge zu einer Psychologie Jesu. (Werkbund-Verlag, Würzburg, 1958)
2437. Haenchen, Ernst: Die Botschaft des Thomasevangeliums. (Verl. Alfred Töpelmann, Berlin, 1962)
2438. Hall, G. St.: Jesus, the Christ in the Light of Psychology. (Appleton and Comp., New York–London, 1923) [Literaturhinweise]
2439. Hartmann, Eduard V.: Das Christentum des Neuen Testamentes. (Sachsa, 1905)
2440. Hase: Geschichte Jesu. (12. Aufl., 1891)
2441. Hase, K.: Das Leben Jesu. (5. verbesserte Aufl., Breitkopf und Härtel, Leipzig, 1865) [Reichhaltiges Literaturverzeichnis]
2442. Hess, W.: Jesus von Nazareth in seiner geschichtlichen Lebensentwicklung. (Mohr, Tübingen, 1906)
Hirsch, W.[1052], S. 99, 128
2443. Hitchcock, A. W.: The psychology of Jesus. (Pilgrim Press, Boston, 1908) O
2444. Holtzmann, O.: War Jesus Ekstatiker? (Mohr, Tübingen, 1903)
2445. Holtzmann, H. J.: Das messianische Bewußtsein Jesu. Ein Beitrag zur Leben-Jesu-Forschung. (Mohr, Tübingen, 1907)
2446. Jeremias, Alfred: Aufsatz. (Frankf. Allg. Zt. vom 14. 1. 1958) [Q]
2447. Jeremias, Joachim: Unbekannte Jesusworte. (Bertelsmann, Gütersloh, 1951)
2448. Kähler, Martin: Der sogenannte historische Jesus und der geschichtliche, biblische Christus. (E. Wolf, München, 1956)
2449. Käsemann, Ernst: Die Freiheit des Evangeliums und die Ordnung der Gesellschaft. (Kap.: Probleme neutestamentlicher Arbeit in Deutschland, S. 151, 1952)
2450. Käsemann, Ernst: Die Bedeutung des historischen Jesus für den Glauben. (Zeitschr. Theol. u. Kirche, 51, S. 125–153, 1954)
2451. Käsemann, Ernst: Exegetische Versuche und Besinnungen. Gesammelte Aufsätze. (Vandenhoeck & Ruprecht, Göttingen, 1960)
2452. Kerner, Dieter: Der Tod Jesu. (Mat. Med. Nordmark, XI., 3, S. 69–78, 1959)
2453. Kerner, Dieter: La Muerte de Jesus. (Folia Clinica Internacional, Tom. IX, Nr. 3, S. 87–88, Barcelona, 1959)
2454. Kneib, Ph.: Moderne Leben-Jesu-Forschung unter dem Einfluß der Psychiatrie. (Kirchheim, Mainz, 1908) [Zschr. Rel.-Psychol., 4, S. 213 bis 216, 1910]
2455. Kraft, Heinrich: Gott war in Christus. (Sonntagsblatt, Nr. 51, S. 15, vom 22. 12. 1963)
2456. Kraus, O.: Albert Schweitzer. (Jahrbuch der Charakterologie, 2–3, Berlin, 1926)
2457. Kummel, Walter G.: Wurde die Kirche in Qumran geboren? (Sonntagsblatt vom 27. 9. 1964) [Q]
2458. Löwenich, Prof. W. V.: Aufgaben des Protestantismus im 20. Jahrhundert (Rundfunkvortrag vom 12. 1. 1963)
2459. Loos, H. van der: Jesus Messias-Koning. Heeft Jesus van Nazaret politieke bedoelingen nagestreefd? (Van Gorcum's Theologische Bibliotheek, Deel XIV, 1942) O

2460. De Loosten (G. Lomer): Jesus Christus vom Standpunkt des Psychiaters. (Handelsdruckerei Bamberg 1905) [Allg. Zschr. Psychiatr., 63, S. 102]
2461. Maier, Johann: Die Texte vom Toten Meer. Erste deutsche Gesamtübertragung. Bd. I: Übersetzung; Bd. II: Anmerkungen. (E. Reinhardt, München–Basel, 1961) [mit vollständiger Literatur] [Q]
2462. Marsh, L. G.: Jesus Christ, founder of modern psychiatry. (Rev. mex. psiquiatr ,11, S. 13–16, 1944) O
2463. Marxsen, Willi: Anfangsprobleme der Christologie. (Gütersloher Verlagshaus Gerd Mohn, 1960)
2464. Meyer, Ed.: Ursprünge und Anfänge des Christentums. In 3 Bänden. (Cotta, Stuttgart und Berlin, 1921–1923)
2465. Michon, Abbé: Vie de Jésus. (Dentu, Paris, 1866)
2466. Milk, J. T.: Dix ans de découvertes dans le désert de Juda. (Les Éditions du Cerf, Paris, 1957) [Q]
2467. Mörchen, F.: Zur psychiatrischen Betrachtung des überlieferten Christusbildes. (Monatsschrift f. d. kirchl. Praxis, 6, 1906)
2468. Molin, Georg: Die Söhne des Lichtes. (Verl. Herold, Wien–München, 1954) [Q]
2469. Molin, Georg: Lob Gottes aus der Wüste. Lieder und Gebete aus den Handschriften vom Toten Meer. (Verl. Adler, Freiburg–München, 1957) [Q]
2470. Naumann, J.: Die verschiedenen Auffassungen Jesu in der evangelischen Kirche. (Zschr. Rel.-Psychol., 3, S. 241, 295, 1910)
2471. Neumann, Arno: Jesus, wie er geschichtlich war. (Waetzel, Freiburg i. Brsg. und Leipzig, 1904)
2472. Ninck, J.: Jesus als Charakter. (Hinrichs, Leipzig, 1906)
2473. Nippold, Fr.: Die psychiatrische Seite der Heiltätigkeit Jesu. (Wyß, Bern, 1889)
2474. Noack, L.: Der Stifter des Christentums. Eine historisch-psychologische Analyse. (Psyche, 2. Wigand, Leipzig, 1859)
2475. Olmstead, A. T.: Jesus in the Light of History. (Charles Scribner's Sons, New York, 1942) [Bibliographie, S. 291]
2476. Otto, R.: Leben und Wirken Jesu nach historisch-kritischer Auffassung. (3. Aufl., Vandenhoeck & Ruprecht, Göttingen, 1902)
2477. Plange, Th. J.: Christus — ein Inder? Versuch einer Entstehungsgeschichte des Christentums unter Benutzung der indischen Studien Louis Jacolliots. (Schmidt, Stuttgart, 1907)
2478. Ploeg, Jan van der: La règle de la guerre. („Vetus Testamentum", V, Nr. 4, S. 373–420. Verlag E. J. Brill, Leiden, 1955) [Q]
Rank, O.[1320], S. 130
2479. Rasmussen, E.: Jesus. Eine vergleichend psychopathologische Studie. (Deutsch von A. Rothenburg, Leipzig, 1905)
2480. Reibmayr, A.: Die Züchtung des religiösen Talentes und Genies im israelitisch-jüdischen Volke. (Pol.-anthropol. Rev., 10, S. 169–192, 240–260, 281–301, 1911)
Reik, Th.[1132], S. 128
2481. Renan, E.: Vie de Jésus. (13. édit., Calmann-Lévy, Paris, 1947)
2482. Rengsdorf, Karl Heinrich: Hirbet Qumran und die Bibliothek vom Toten Meer. (Kohlhammer, Stuttgart, 1960) [Q]
2483. Robinson, James A.: Kergyma, Verkündigung und historischer Jesus. (Zwingli Verlag, Zürich–Stuttgart, 1960)
2484. Schaefer, H.: Jesus in psychiatrischer Beleuchtung. Eine Kontroverse. (Hofmann, Berlin, 1910)
2485. Schenkel, D.: Das Charakterbild Jesu. Ein biblischer Versuch. (Kreidel, Wiesbaden, 1864)
2486. Schlatter, A.: Die Geschichte des Christus. (2. Aufl., Calwer Vereinsbuchhandlung, Stuttgart, 1923)
2487. Schmiedel, O.: Die Hauptprobleme der Leben-Jesu-Forschung. O
2488. Schmittlein, Raymond: Umstände und Ursache von Jesu Tod. (Matthias-Grünewald-Verlag, Mainz, 1951)

2489. Schneider, Johannes: Die Frage nach dem historischen Jesus in der neutestamentlichen Forschung der Gegenwart. (Evang. Verlagsanstalt, Berlin, 1959)
2490. Schweitzer, A.: Das Messianitäts- und Leidensgeheimnis. Eine Skizze des Lebens Jesu. (Mohr, Tübingen, 1901)
2491. Schweitzer, A.: Von Reimarus zu Wrede. Eine Geschichte der Leben-Jesu-Forschung. (Mohr, Tübingen, 1906)
2492. Schweitzer, A.: Geschichte der Leben-Jesu-Forschung. (Mohr, Tübingen, 1913)
2493. Schweitzer, A.: Die psychiatrische Beurteilung Jesu. Darstellung und Kritik der von medizinischer Seite veröffentlichten Pathographien über Jesus. (Dissertation, Straßburg, 1913; 2. Aufl., Mohr, Tübingen, 1933)
2494. Schweitzer, A.: The Psychiatric Study of Jesus. Translated by Charles R. Joy, with a foreword by Winfred Overholser. (The Beacon Press, Boston, 1948) [Ref. by Charles D. Yohe in: Amer. J. Psychiatr., 105, Nr. 11, 1949]
2495. Shaw, B.: Über die Aussichten des Christentums. (Die neue Rundschau, 36, H. 5–9, Berlin, 1925)
2496. Soury, J.: Jésus et les évangiles. (Charpentier, Paris, 1878)
Spengler, O.[934], II, S. 256 f.
2497. Stauffer, Ethelbert: Jesus, Gestalt und Geschichte. (Francke-Verl., Bern, 1957)
2498. Stendhal, Krister: The Scrolls and the New Testament. (Harper and Brothers, New York, 1957) [Q]
2499. Strauss, David Friedrich: Das Leben Jesu. (1835)
2500. Tödt, Heinz Eduard: Der Menschensohn in der synoptischen Überlieferung. (Gütersloher Verlagshaus Gerd Mohn, 1959)
2501. Vorbrodt, G.: Zur Religionspsychologie der Persönlichkeit Jesu. (Theologische Studien und Kritiken, 83, S. 1–10. Perthes, Gotha, 1910)
2502. Weidel, K.: Jesu Persönlichkeit. (Marhold, Halle, 1908)
2503. Weiss, B.: Leben Jesu. (Hertz, Berlin, 1884)
2504. Weiss, Johannes: Predigt Jesu vom Reich Gottes. (Vandenhoeck & Rupprecht, Göttingen, 1892)
2505. Werner, H.: Die psychische Gesundheit Jesu. (Biblische Zeit- und Streitfragen. Runge, Lichterfelde–Berlin, 1908)
2506. Werner, H.: Der historische Jesus der liberalen Theologie — ein Geisteskranker. (Neue Kirchliche Zeitschrift, 22, S. 347, 1911)
2507. Wernle-Basel, P.: Die Quellen des Lebens Jesu. (2. Aufl., Mohr, Tübingen, 1906)
2508. Wilson, Edmond: Die Schriftrollen vom Toten Meer. (Winkler-Verlag, München, 1956) [Q]
2509. Zahrnt, Heinz: Es begann mit Jesus von Nazareth — zur Frage nach dem historischen Jesus. (Kreuz-Verl., Stuttgart, 1960)
2510. Zahrnt, Heinz: „Offener Brief" an Probst D. Asmussen. (Sonntagsblatt vom 17. XI. 1963)
2511. Ziegler, Th.: David Friedrich Strauß. Band 2, S. 608–612. (Trübner, Straßburg, 1908)

Johanna von Castilien

2512. Bird, Fr.: Geschichte der Seelenstörung Johanna's von Kastilien. (Allg. Zschr. Psychiatr., 5, S. 151–162, 1948)
2513. Cuylits: La mère de Charles-Quint, Jeanne de Castille, dite la Folle, fût-elle réellement aliénée? (Bull. Soc. méd. ment. Belg., S. 219, 1912) [Zbl. ges. Neurol., 6, S. 107]
2514. Mersey: La Thanatophilie dans la Famille des Habsbourg. (Rev. de psychiatrie, Nr. 12, 1912) [Zbl. Psychoanal., 3, S. 627–628, 1913]
2515. Pfandl, Ludwig: Johanna die Wahnsinnige. (Freiburg, 1930)
2516. Prawdin, Michael: Donna Juana. (Eugen Diederichs, Düsseldorf, 1953)
2517. Winning, A. V.: Johanna die Wahnsinnige von Castilien. (Aus: Historisches Jahrbuch, 5. Folge, Jg. 4, S. 171–212. Brockhaus, Leipzig, 1874)

Samuel Johnson

2518. Bergler, Edmund: Samuel Johnson's „Life of the poet Richard Savage" — a paradigma for a type. (Amer. Imago, 4, S. 42–63, 1947)
Brain, R. W.[669]
2519. Craig, W. H.: Dr. Johnson and the fair sex. (1895) O
2520. Hitschmann, E.: Samuel Johnson's character, a psychoanalytic interpretation. (Psychoanal. Rev. XXXII, S. 207–218, 1945)
2521. Krutch, J. W.: Samuel Johnson. (Ref. in ‚Time', 20. November 1944)
2522. Rogers, B. M. H.: Medical aspect of Boswells „Life of Johnson", with some account of the medical men mentioned in that book. (Alienist, St. Louis, 32, S. 277, 1911) [Zbl. ges. Neurol., 3, S. 947]

Mauritius Jókai

Szirmay-Pulszky, H. v.[642], S. 68–69
Ustvedt, H. J.[1869]

Josephsson

2523. Chronholm, B.: Ernst Josephson psykisky sjukdom i Erik Blombergs tolkning. (Ord och Bild. Särtryck, o. J.)
2524. Chronholm, B.: Schizofrena konstnärer. Nytt och Nyttigt. (Hässle, Nr. 3, 1958) [z. n. Jacobowsky[2288]]
2525. Forster, E.: Über Josephsons Bilder während der Krankheit. (Zeitschrift für bildende Kunst, S. 175, 1910) [Zbl. ges. Neurol., 3, S. 97]
Jaspers, K.[2138], S. 126
Prinzhorn, H.[1407], S. 341
2526. Wåhlin, K.: Ernst Josephson. (Stockholm, 1911) O

James Joyce

2527. Flesch-Brunningen, Hans: James Joyce und die Medizin. (Ciba-Symposion, X, H. 4, S. 196–199, 1961)

Attila József

Szirmay-Pulszky, H. v.[1521]

Julius Juhász

Szirmay-Pulszky, H. v.[1521]

Junker

2528. Meier, Karl: Das Junkerhaus zu Lemgo. (Hess. Ärztebl., X, S. 456–460, 1959)
Bürger-Prinz, H.[1377]
Kreyenberg, G.[1393]
Rennert, H.[1410]

Kafka

2529. Kaiser, H.: Franz Kafkas Inferno. Eine psychologische Deutung seiner Strafphantasie. (Imago, 17, S. 41–113, 1931)
Klages, W.[821], S. 561
2530. Kuhr, Alexander: Neurotische Aspekte bei Heidegger und Kafka. (Zschr. für psycho-somatische Medizin, Jg. 1, H. 3, S. 217–227, Göttingen, 1954/55)
2531. Mounier, G.-F.-H.: Étude psychopathologique sur l'écrivain Franz Kafka. (Thèse de Médicine, Nr. 185, Bordeaux, 1947/48)
2532. Politzer, Heinz: Franz Kafka und die Krankheit. (Ciba-Symposion, VI, S. 90–93, 1959)

Georg Kaiser

Braun, A.[687], S. 78–79

Kambyses

2533. Lombroso, C.: Criminalità e genio con epilepsia in Cambise. (Arch. psichiatr., Torino, 21, S. 557, 1900)
Lombroso, C. [546], S. 144

Kandinsky

Winkler, W.[1362]

Kant

2534. Broad, C. D.: Immanuel Kant and psychical research. (Proc. Soc. Psych. Res., 49, S. 79–104, 1950) [Zbl. ges. Neurol. Bd. 119, H. 1–2, 1952]
Herzberg, A.[622], S. 196
Herzberg, A.[625], S. 69, 72
2535. Holzhausen, P.: Kants Alterskrankheit. (Deutsche Allgemeine Zeitung, Nr. 27, April 1924)
2536. Kanngiesser, Fr.: Zur Pathographie des Immanuel Kant. (Arch. Psychiatr., 60, S. 219–222, 1919)
Kinast, E.[1671]
2537. Kupffer, K. und Bessel-Hagen, F.: Immanuel Kants Schädel. (Nachdruck einer von W. G. Kelch im Jahre 1804 herausgegebenen Schrift zum Schädel Kants, als Beitrag zu Galls Hirn- und Schädellehre) (Gräfe und Unzer, Königsberg i. P., 1924)
Lenz, F.[646], S. 676
Maltzahn, H.[3483], S. 47–48
2538. Rauschenberger, W.: Immanuel Kants Abstammung und Rassenmerkmale. (Die Sonne, 13, S. 450–463, Leipzig, 1936)
2539. Rauschenberger, W.: Immanuel Kants Rassenmerkmale. (Ostdeutsche Monatshefte, 19, S. 246–252. Pustet, Salzburg–Leipzig, 1938)
Rauschenberger, W.[324], S. 174
Somogyi, J.[143], S. 283
2540. Wasianski, E. A. Ch.: Immanuel Kant in seinen letzten Lebensjahren. (Nicolovius, Königsberg, 1804)
2541. Woltmann, L.: Der physische Typus Immanuel Kants. (Pol.-anthropol. Rev., 3, S. 419–423, 1904)
Würtz, H.[2119], S. 29
2542. ***: Transzendentale Diät. Immanuel Kants Zerebralsklerose. (Euromed, H. 29, S. 1098–1100, 15. XII. 1964)

Friedrich Karinthy

Szirmay-Pulszky, H. v.[1521]

Keats

2543. Flesch-Brunningen, H.: John Keats — Arzt und Patient. (1795–1821) (Ciba-Sympos., Bd. 10, H. 1, S. 33–37, 1962)
Goldschmit-Jentner, R. K.[206], S. 200
Kotsovsky, D.[194], S. 184
Moorman, L. J.[693], S. XVIII
2544. Pitfield, Robert L.: John Keats: The Reactions of a Genius to Tuberculosis and other Adversities. (Annals of Medical History, Bd. II, Paul B. Hoeber Inc., New York, 1930)

Gottfried Keller

Behr-Pinnow, C. V.[2183]
Birnbaum, K.[605], S. 283
Braun, A.[687], S. 89
2545. Hitschmann, E.: Über Träume Gottfried Kellers. (Internat. Zschr. Psychoanal., 2, S. 41–42, 1914)
2546. Hitschmann, E.: Gottfried Keller. Psychoanalytische Behauptungen und Bemerkungen über sein Wesen und sein Werk. (Imago, 4, S. 223–247 u. 274–316, 1916)

2547. Hitschmann, E.: Gottfried Keller. Psychoanalyse des Dichters, seiner Gestalten und Motive. (Internat. psychoanalyt. Verlag, Wien, 1919)
Hoffmann, H. F.[296], S. 689
Kretschmer, E.[609], 22. Aufl., S. 358 ff.
2548. Wille, L.: Ärztliches Gutachten betreffend den Geisteszustand des Altstaatsschreibers Dr. philos. G. Keller von Zürich wegen zweifelhafter Testierfähigkeit. (Vjschr. gerichtl. Med., Berlin, S. 67, Jg. 1893)

Helen Keller

2549. Stern, W.: Helen Keller. Persönliche Eindrücke. (Zschr. angew. Psychol., Leipzig, 3, S. 321–333, 1910)
2550. Stern, W.: Helen Keller. (Ziehen-Zieglersche Sammlung, 8, H. 2)

Kepler

Braun, A.[687], S. 90
2551. Caspar, Max: Johannes Kepler. (Kohlhammer, Stuttgart, 1948)

Justinus Kerner

2552. Kerner, Dieter: Der Arzt-Dichter Justinus Kerner. (Münch. Med. Wschr., 104. Jg., NZ 8, S. 369–374, 1962)
2553. Meyer-Rotermund, K.: Schriftl. Mitteilung; zit. Kerner, Bilderbuch meiner Knabenzeit, Erinnerungen aus den Jahren 1786–1804, 1849 in Braunschweig im Druck erschienen.
2554. Rath, Gernot: Justinus Kerner, Arzt und Dichter. (Ciba-Symposion, Bd. 10, H. 2, S. 86–89, 1961)
2555. ***: Bei Justinus Kerner in Weinsberg. (Der deutsche Arzt, 12. Jg., Nr. 2, S. 85–88, 1962)

Graf Eduard Keyserling

Springer, B.[623], S. 231

Kierkegaard

2556. Björkhem, J.: Sören Kierkegaard i psykologisk belysning. (Upsala, 1942) [z. n. Jacobowsky[2288]]
2557. Brandenstein: Kierkegaard. (Ungarisch) (Franklin, Budapest, 1934)
2558. Castilla del Piño, C.: El concepto de „gravedad" en Kierkegaard. (Actas luso-espan. neurol. psiquiatr., Vol. 9, S. 33–37, Madrid, 1950)
2559. Esser, P. H.: Kierkegaards Ontwikkeling en Uitgroei als Psychologisch Probleem. (Ned. tschr. psychol., 4, S. 150–166, 1936)
2560. Haecker, Th.: Der Buckel Kierkegaards. (Thomas-Verlag, Zürich, 1947)
2561. Jaspers, K.: Kierkegaard. Leben und Werk. (Universitas, 6, S. 1057 bis 1070, 1951)
2562. Lowrie, Walter: Das Leben Sören Kierkegaards. (Eugen Diederichs Verl., Düsseldorf–Köln, 1955)
2563. Lowtzky, F.: Sören Kierkegaard. Das subjektive Erlebnis und die religiöse Offenbarung. Eine psychoanalytische Studie einer Fast-Selbstanalyse. (Internat. psychoanalyt. Verlag, Wien, 1935) [Imago, 22, S. 242–244, 1936]
2564. Magnussen, Rikard: Sören Kierkegaard, set udafra (Sören Kierkegaard, von außen gesehen). [Haecker[2560]]
2565. Magnussen, Rikard: Det saerlige Kors (Das besondere Kreuz). [Haecker[2560]]
2566. Neumann, Joh.: Kierkegaards „Pfahl im Fleisch". (Internat. Zschr. Individualpsychol., Wien, 18, S. 7–14, 1949)
2567. Neumann, Joh.: Kierkegaards Liebeskonflikt. (Psyche, 2, S. 327–371, 1949)
2568. Neumann, Joh.: Sören Kierkegaards Individuationsprozeß nach seinen Tagebüchern. (Zschr. Psychother., 2, S. 152–168, 1952) [Zbl. ges. Neurol., Bd. 121–122, H. 3/4, S. 261, 1953]

2569. PASCHE, F.: Kierkegaard et la psychopathologie. (Évolut. psychiatr., Paris, S. 61–69, 1949) [Zbl. ges. Neurol., 118, S. 424]
2570. SCHÖNINGH, F. J.: Der Buckel Kierkegaards. (Hochland, 40, S. 384–386, 1947/48)
SOMOGYI, J.[143], S. 153

KLEIST

2571. BANNIZA VON BAZAN, H.: Unbekannte Ahnen Heinrich von Kleist's. (Archiv für Sippenforschung, 5, S. 81–85, 1944)
BRAUN, A.[687], S. 33–34
2572. FINGER, R.: Heinrich von Kleists Geheimnis. (Puttkammer & Mühlbrecht, Berlin, 1913)
2573. GHYSBRECHT, PAUL F.: Le suicide du poète Heinrich von Kleist: essay d'analyse. (Ann. méd. lég., 33, S. 283–293) [Zbl. ges. Neurol., Bd. 129–130, H. 6–8, S. 404, 1954]
GOLDSCHMIT-JENTNER, R. K.[166], S. 192–194
HEINZ, WERNER[210], S. 58
HINRICHSEN, O.[594], S. 12
2574. JONES, E.: Das Problem des „Gemeinsamen Sterbens", namentlich mit Bezug auf den Selbstmord Heinrich von Kleists. (Zbl. Psychoanal., 1, S. 563–567, 1911)
2575. KAISER, H.: Kleists „Prinz von Homburg". (Imago, 16, S. 119–137, 1930)
2576. KRAFFT-EBING, R. VON: Psychopathia sexualis. (8. Aufl., Enke, Stuttgart, 1893)
LENZ, F.[646], S. 675
2577. LINTZEL, M.: Liebe und Tod bei Heinrich von Kleist. (Ber. Verh. Sächs. Akad. d. Wiss., phil.-hist. Kl., Bd. 97, H. 8. Akademie Verlag, Berlin, 1950) [Zbl. ges. Neurol., 120, S. 415]
2578. RAHMER, S.: Das Kleist-Problem auf Grund neuer Forschungen zur Charakteristik und Biographie Heinrich von Kleists. (Reimer, Berlin, 1903)
2579. RAHMER, S.: Heinrich von Kleist als Mensch und Dichter. (Reimer, Berlin, 1909)
2580. RIESE, W.: Über den Tod Heinrichs von Kleist. Eine Untersuchung auf Grund der Briefe und des Aktenmaterials, zugleich ein Beitrag zur Psychopathologie des Doppelselbstmordes. (Allg. Zschr. Psychiatr., 96, S. 270 bis 312, 1932)
SADGER, J.[593]
2581. SADGER, J.: Heinrich von Kleist. Eine pathographisch-psychologische Studie. (Bergmann, Wiesbaden, 1910. Grenzfr. Nervenleb., H. 70) [Jb. psychoanal. psychother. Forsch., 2, S. 683]
2582. SCHMIDT, ERICH: Heinrich v. Kleist. (Österreich. Rundschau, Wien, 1883)
SPRINGER, B.[623], S. 229
2583. WITTELS, F.: Heinrich von Kleist — Prussian Junker and Creative Genius. A Study in Bisexuality. (Amer. Imago, Bd. 11, Nr. 1, S. 11–31, 1954)

KLOPSTOCK

BRAUN, A.[687], S. 19
2584. HOLZHAUSEN, P.: Abnormes bei Klopstock. (Kölnische Zeitung vom 25. Juni 1924 f.)

ADOLF VON KNIGGE

2585. EBSTEIN, E.: Einige Bemerkungen zu den Krankheitszuständen des Freiherrn Adolf von Knigge. (Psychiatr.-neurol. Wschr., Halle, 32, S. 52–53, 1930)

KÖNIGSMÖRDER

2586. CABANÈS, A.: 1. août 1589. — Mort de Henri III. (Chron. méd., 4, S. 596 bis 597, 1897)

2587. Endtz, A.: Die Hinrichtung des Damiens. Aus dem holländischen Manuskript übersetzt von W. Jutting. Eine psychoanalytische Betrachtung. (Psychoanal. Bewegung, 2, S. 347–360, 1930)
2588. Gendreau, J.: La vie tourmentée de Jean-François Ravaillac. Étude psycho-pathologique historique. (Thèse, Paris, 1928)
Ireland, W. W.[1640], Charles J. Guiteau, S. 160
Pelman, C.[587], S. 74
2589. Pigot, D.: Louvel. Étude de psycho-pathologie historique. (Thèse, Paris, 1928)
2590. Régis, E.: Les régicides dans l'histoire et dans le présent. (Storck, Lyon, 1890)
2591. Régis, E.: Le régicide Caserio. (Arch. anthrop. crim., S. 59–71, 1895) [Année psychol., Paris, 2, S. 890–891, 1895]

Theodor Körner

Rank, O.[1320], S. 631

Kopernikus

2592. Fernau, Joachim: Abschied vom Genie. (Die Genie des Deutschen und die Welt von morgen.) (Gerhard Stalling Verlag, Oldenburg/Old.–Hamburg, 1935)

Kossuth

Szirmay-Pulszky, H. v.[642], S. 32 ff.

Kosztolányi

Szirmay-Pulszky, H. v.[1521]

Kotzebue

Springer, B.[623], S. 229

Sophie Kowalewsky

Möbius, P. J.[235], S. 88–90

Krupp

Lenz, F.[646], S. 668

Kubin

2593. Bachler, K.: Alfred Kubin und die Flucht ins Traumreich. Ein Beitrag zur Deutung des künstlerischen Schaffens. (Psychoanal. Bewegung, 5, S. 53–69, 1933)
2594. Müller, K.: Alfred Kubin in psychiatrischer Sicht. (Mat. med. Nordmark, 1. Sonderheft, 1961)
2595. Winkler, W.: Das Oneiroid. Zur Psychose Alfred Kubins. (Arch. Psychiatr. u. Zschr. Neurol., 181, S. 136–167, 1948) [Zbl. ges. Neurol., 113, S. 303]
Winkler, W.[1362]

Lafontaine

Cabanès, A.[1540], S. 31
Molinéry[1900]

Lamb

Weir, J.[504], S. 132

Lamennais

Cabanès, A.[1540], S. 133
Molinéry[1900]

Julius Langbehn

2596. Bürger-Prinz, H.: Bemerkungen über Julius Langbehn. (In: Handbuch der Geisteskrankheiten, Spez. Teil V, Band IX, S. 683. Springer, Berlin, 1932)

2597. Bürger-Prinz, H. und A. Segelke: Julius Langbehn der Rembrandtdeutsche. Eine pathopsychologische Studie. (Barth, Leipzig, 1940)

Lassalle

Braun, A.[687], S. 48 ff. Die Syphilis
2598. Britschgi-Schimmer, Ina: Lassalles letzte Tage. (Axel Junker, o. J.) O
2599. Kohn, E.: Lassalle, der Führer. (Internat. Psychoanalyt. Verl., Leipzig–Wien–Zürich, 1926)
Springer, E.[623], S. 157, 164

Lavater

2600. Lavater-Sloman, Mary: Genie des Herzens. Die Lebensgeschichte Johann Caspar Lavaters. (Morgarten-Verlag, Zürich, 1941)

Lawrence

Bentley, E. R.[1822], S. 248
Henderson, D. K.[790], S. 116
2601. Liddell Hart, Basil Henry: Oberst Lawrence. Der Kreuzfahrer des 20. Jahrhunderts. (Lawrence in Arabia and after) (Deutsch von Theodor Lücke. 8. Aufl., Schlegel, Berlin, 1936)
2602. Nutting, Anthony: Lawrence of Arabia, the Man and the Motive. (Holis & Carter, London, 1961)

Lazzaretti

Lombroso, C.[455], S. 278
Lombroso, C.[1399]
2603. Rasmussen, E.: Ein Christus aus unseren Tagen. (Zeitler, Leipzig, 1906)

Leibniz

Bonucci, F.[458], S. 5
Herzberg, A.[622], S. 85–86
Luxenburger, H.[1760], S. 344 f.

Walter Leistikow

Springer, B.[623], S. 201 f.

Lenau

2604. Ahnentafeln berühmter Deutscher. (Zentralstelle für deutsche Personen- und Familiengeschichte, Leipzig, 1943) O
Anthéaume, A. et Dromard, G.[574], S. 428
2605. Barthel: Biographische Skizze Nikolaus Lenaus. O
2606. Blödau, K. Aug. von: Lebensbild. (In Lenaus Werken. Deutsches Verlagshaus Bong & Co.) O
Braun, A.[687], S. 60 ff.
2607. Frankl, L. A.: Zur Biographie Nikolaus Lenau's. (A. Hartleben, Wien–Pest–Leipzig, 1885)
2608. Häckel, E.: Lenaus mütterliche Ahnen. (Buch der deutschen Forschungen in Ungarn, Bd. 5, S. 256–264, Budapest, 1940)
Heinz, Werner[210], S. 49
Hinrichsen, O.[594], S. 12
2609. Hoche, A.: Die Geisteskrankheiten in der Dichtung. O
2610. Jentsch, E.: Ein unveröffentlichter Brief Sophies von Loewenthal an den geisteskranken Nikolaus Lenau. (Zschr. Sex. Wiss., 3, S. 10–20, 1916)
2611. Kerner, Theobald: Justinus Kerners Briefwechsel mit seinen Freunden. (Deutsche Verl. Anst., Stuttgart–Leipzig, 1897)
Klein-Hattingen, O.[2229], S. 180 f.
2612. Leibbrand, W.: Bauernfeld besucht den geisteskranken Lenau. (Psychiatr.-neurol., Wschr., Halle, S. 504–506, 1935) [Zbl. ges. Neurol., 79, S. 218]

Lombroso, C.[455]
2613. Meckel, H.: Lenau. (Allg. Zschr. Psychiatr., 7, S. 614–622, 1850)
Möbius, P. J.[2233]
Noack, L.[447], S. 260
2614. Rahmer, S.: Nikolaus Lenau als Mensch und Dichter. Ein Beitrag zur Sexualpathologie. (Curtius, Berlin, 1911)
2615. Rosenstock, G.: Lenaus Krankheit. (Dissertation, Jena, 1944) [Literaturverzeichnis]
2616. Roustan, L.: Lenau et son temps. (Cerf., Paris, 1899) [Ref. von E. Castle in: Euphorion, 6, S. 785–797, 1899]
2617. Sadger, J.: Aus dem Liebesleben Nikolaus Lenaus. (Schriften z. angew. Seelenkunde, H. 6. Deuticke, Wien, 1909)
2618. Sadger, J.: Nikolaus Lenau. Ein pathologisches Lebensbild. (Neue freie Presse, Nr. 25 u. 26, Wien, 1895)
2619. Schneider, R.: Der Katarakt. Das Schicksal Nikolaus Lenaus. (Werkbund-Verlag, Würzburg, 1940)
2620. Schurz, Anton, X.: Lenau's Leben. (Cotta, Stuttgart, 1855)
Somogyi, J.[143], S. 281
Springer, B.[623], S. 125 ff.
2621. Vleuten, F. van: Nikolaus Lenaus Geisteskrankheit und seine Kunst. (Die Kultur, 1, S. 145–158, 1902)
Vorberg, G.[1701]
2622. Weiler: (In Roustan: Lenau et son temps) [Ref. von E. Castle in: Euphorion, 6, S. 785–797, 1899]
2623. Wentscher, Dora: Nikolaus Lenaus Melancholie. (Literarische Revue, 3, S. 506–508. Weismann, München, 1948)

Lenin

Braun, A.[687], S. 48 f. Die Syphilis
2624. Laski, H. J.: Foreign affairs. (Lenin und Mussolini) (Harper, S. 43–56, 1947) O
2625. Lebert, Norbert: Das Herz schlägt im Gehirn. („Weltbild", Nr. 8 u. 9, 1961)
2626. Mingazzini, G.: Die Cytoarchitektonik der Hirnhemisphären Lenins. (Psychiatr.-neurol. Wschr., Halle, S. 451–453, 1928) [Zbl. ges. Neurol., 32, S. 544]
Robert, H.[640]
Springer, B.[623], S. 216 ff.
2627. Stehle, Hansjakob: Der Mann, der Rußland verwandelte. Blick auf Lenin nach 40 Jahren. (Frankf. Allg. Zt. vom 7. XI. 1957)
2628. Wiedenfeldt, K.: Lenin und sein Werk. O

Lenz

Bleuler, E.[1374], S. 132, 239
Braun, A.[687], S. 68
Hinrichsen, O.[594], S. 19
2629. Mayer, Wilhelm: Zum Problem des Dichters Lenz. (Arch. Psychiatr., 62, 1921)
Möbius, P. J.[2098], 3. Aufl., 1909, Bd. 1, S. 115
Möbius, P. J.[3307], S. 39
Moos, W.[1678]
Springer, B.[623], S. 228
2630. Weichbrodt, R.: Der Dichter Lenz. Eine Pathographie. (Arch. Psychiatr., 62, 1920/21)

Leonardo da Vinci

Arréat, L.[487], S. 248
2631. Berkefeld, Wolfgang: Da Vinci und Co., technische Geräte aller Art. (Sonntagsblatt, vom 29. IX. 1963)
2632. Bonvicini, G.: Die Dokumente der Linkshändigkeit des Leonardo da

Vinci. (Wien. med. Wschr., I, S. 286–287, 341–343, 365–367, 426–427, 454–455, 505–507, 533–535, 1937) [Zbl. ges. Neurol., 87, S. 232]
Braun, A.[687], S. 29 f.
2633. Brion, Marcel: Léonard de Vinci, Génie et Destiné. (Albin Michel, Paris, 1953)
2634. Cabanès, A.: Comment écrivait Léonard de Vinci (Chron. méd., 16, S. 382–383, 1909)
2635. Carpenter, Ed.: Das Mittelgeschlecht. S. 114. (München, 1907) [Moll[592]]
2636. Christensen, Erwin O.: Freud on Leonardo da Vinci. (Psychoanal. Rev., XXXI, S. 153–164, 1944) [Literaturverzeichnis]
2637. Clark, Kenneth: Leonardo da Vinci. An account of his development as an artist. S. 153 ff. (New York, 1939) O
2638. Dalma, Giovanni: Leonardo precursore della psicofisiologia e psicologia dinamica moderna. (Fac. di Med., Univ. Tucumán) (Nevrasse, Torino, 6, S. 231–253, 1956) [Viel Literatur]
2639. Dalma, Giovanni: Tendenze tanatiche in Leonardo, saggio su di un aspetto della sua personalità. (Estratto da Nevrasse, Bd. 50, Sonderdruck, S. 39 ff., 1960)
2640. Evlachov, Al.: Léonard de Vinci n'était-il un épileptoide? (Arch. gen. neurol., 18, S. 343–357. Napoli, 1937) [Zbl. ges. Neurol., 89, S. 217]
2641. Freud, S.: Eine Kindheitserinnerung des Leonardo da Vinci. (Schr. z. angew. Seelenkunde, H. 7. Deuticke, Wien und Leipzig, 1910) [Internat. Zschr. Psychoanal., 1, S. 54–55, 1911]
2642. Frey, L.: Der Eros und die Kunst. S. 142. (Leipzig, o. J.) O
2643. Harnik, J.: Ägyptologisches zu Leonardos Geierphantasie. (Internat. Zschr. Psychoanal., S. 362, 1920) [Christensen[2636]]
Lombroso, C.[546], S. 22–23
Moll, A.[592], S. 57 f.
2644. Reitler, R.: Eine anatomisch-künstlerische Fehlleistung Leonardos da Vinci. (Internat. Zschr. Psychoanal., 4, S. 205, 1916/17)
2645. Schultze, H.: Noch einmal: Leonardo da Vinci nach dem Roman von Mereschkowski. (Zbl. Psychoanal., 3, S. 631–632, 1913)
2646. Seidlitz, Waldemar von: Leonardo da Vinci. (Bard, Berlin, 1909)
2647. Vallentin, Antonina: Leonardo da Vinci, Maler, Erfinder, Philosoph. (Paul List, München, 1951)
Vierordt, H.[514], S. 72
Waser, M.[957], S. 184
Wechniakoff, Th.[1491], S. 50
2648. Wittels, F.: Mona Lisa und weibliche Schönheit, Eine Studie über Bisexualität. (Imago, 20, S. 316–329, 1934)

Leopardi

2649. Bellazza, Paolo: Della forma superlativa presso il Leopardi. (Giornale storico della letteratura italiana, XXXIII, S. 73–105) [Lombroso[546], S. 148]
Braun, A.[687], S. 44 f. Die Tuberkulose
Lombroso, C.[546], S. 148
Lombroso, C.[591], S. 47
2650. Magri, F.: Giacomo Leopardi e la questione psico-antropologica. (Osp. Psichiatr. Prov., Lucca. Rass. stud. psichiatr., Siena, 28, S. 662–674, 1939) [Zbl. ges. Neurol., 97, S. 183]
2651. Patrizi, L.: Saggio psico-antropologico su Giacomo Leopardi e sua famiglia. (Bocca, Turin, 1885) [Lombroso[503], S. 36]
2652. Patrizi, L.: Nell'estetica e nella scienza. Conferenze e Polemiche. (1899)
2653. Puglisi, Pico, M.: Giacomo Leopardi. (2. ed., Reber, Palermo, 1899) [Arch. psichiatr., Torino, S. 147, 1900]
Satschick, R.[1986], S. 178 ff.
2654. Saponaro, M.: Leopardi. (Garzanti, 1941)
2655. Sergi: Leopardi al lume della scienza. (Mailand, 1899) O
Springer, B.[623], S. 229

Lermontow

Braun, A.[687], S. 44–46. Die Tuberkulose
Kotsovsky, D.[194], S. 191
2656. Szirmay-Pulszky, Henriette v.: Lermontow, Michail Jurjewitsch. (1814–1841). (Schriftl. Mitteil. auf Grund spez. Stud. u. Quelle: Bonkaló, Alex: Geschichte der russischen Literatur, Budapest, 1935)

Lessing

Braun, A.[687], S. 89–90
2657. Ebstein, E.: Beitrag zu Gotthold Ephraim Lessings Krankengeschichte. (Med. Welt, 3, S. 107–111, 1929)
Luxenburger, H.[1760], S. 344 f.
Saitschick, R.[77], S. 59, 70

Leuthold

Braun, A.[687], S. 49
Springer, B.[623], S. 231
Vorberg, G.[1701]
2658. Weichbrodt, R.: Heinrich Leuthold. Eine Pathographie. (Arch. Psychiatr., 72, 1924)

Johann von Leyden (Bockelsohn)

Freimark, H.[1023], S. 94
Reck-Malleczewen, Fr.[3104]

Lichtenberg

Braun, A.[687], S. 90
2659. Loewenberg, Richard D.: Lichtenberg als Psychologe. (Zschr. Neurol., Berlin, 128, S. 269–280, 1930) [Zbl. ges. Neurol., 60, S. 124]
2660. Navratil, Leo: Georg Christoph Lichtenberg. Ein pathographischer Beitrag zur Frage der Konstitution und Persönlichkeit des letzten Kindes. (Mat. Med. Nordmark, XI, 1, S. 3–6, 1959)
2661. Winterstein, Alfred: G. Ch. Lichtenberg und die Psychoanalyse. (Zbl. Psychoanal., Jg. III, S. 212–222, 1913)
2662. Witzel, Alexander: Lichtenbergiana für Mediziner. (Hess. Ärzteblatt, Nr. 2, S. 75–77 u. Nr. 5, S. 266–268, 1963)
Würtz, H.[2119], S. 29

Justus Liebig

Ostwald, W.[1302], S. 48, 52, 89
Willms, Jost[704], S. 594

Liliencron

Braun, A.[687], S. 77, 91

Lincoln

Basso, Hamilton[3189]
2663. Clark, L. Pierce: Unconscious motives underlying the personalities of great statesmen and their relation to epochmaking events. (I. A psychologic study of Abraham Lincoln) (Psychoanal., Rev. VIII, S. 1–21, 1921) [Zbl. ges. Neurol., 25, S. 289, 1921]
Witty, P. A. and H. C. Lehman[636]

Hermann Lingg

Heinz, Werner[210], S. 5
2664. Jentsch, E.: Über Hermann Linggs Krankheit. (Arch. Psychiatr., 57, 1917)

Friedrich List

Michael, Kurt[2208]

Liszt

2665. Janina, Olga de: Indiscrétions sur Liszt. O

2666. Jentsch, E.: Die Lokalisation der musikalischen Anlagen im Schädel. (Zschr. Neurol., Berlin, 48, S. 263–293, 1919)
2667. Pourtalès, Guy de: Franz Liszt, Roman des Lebens. (Deutsch von Hermann Fauler. Urban-Verlag, Freiburg i. Brsg., 1925)
2668. Quéro, R.: Franz Liszt. Étude psychopathologique. (Thèse, Bordeaux, 1932)
2669. Ramann, Lina: Franz Liszt als Künstler und Mensch. 2 Bände O
2669a. Szirmay-Pulszky, Henriette v.: Franz Liszt (1811–1886). (Schriftl. Mitteil. auf Grund eig. spez. Studien und eines Briefes von Liszt an Baron Anton Augusz vom 7. IV. 1873)

Ljesskow

Braun, A.[687], S. 84

Karl Loewe

Braun, A.[687], S. 26

Claude Lorrain

2670. Jentsch, E.: Die Schreckneurose Claude Lorrains. (Psychiatr.-neurol. Wschr., Halle, 17, S. 227, 1915) [Zbl. ges. Neurol., 12, S. 511 u. Allg. Zschr. Psychiatr., 73, S. 132]

Ignatius von Loyola

2671. Boehmer, Heinrich: Ignatius von Loyola. (Verl. Koehler & Amelung, 1941)
2672. Lomer, Georg: Ignatius von Loyola. Vom Erotiker zum Heiligen. Eine pathographische Geschichtsstudie. (Barth, Leipzig, 1913) [Zbl. Psychoanal., 3, S. 459–460, 1913]

Ludwig II. von Bayern

2673. Böhm, G. von: Ludwig II., König von Bayern. (Engelmann, Berlin, 1922) [Zbl. ges. Neurol., 32, S. 328]
2674. Carl, F.: Der Charakter Ludwigs II. von Bayern. (L. Staackmann, Leipzig, 1886)
2675. Graser, R.: Die letzten Tage König Ludwig's von Bayern. (Stuttgart, 1886) O
2676. Grashey: Bernhard von Gudden. Nekrolog. (Arch. Psychiatr., 17, S. 903, 1886)
2677. Grein, Ed. (Hg.): Tagebücher Ludwigs II. (Rupert Quaderer, 1925)
2678. Grein, Ed. (Hg.): Tagebuchaufzeichnungen von Ludwig II., König von Bayern. (Liechtenstein, 1925)
2679. Hausner, M. H.: Ludwig II. von Bayern. Berichte der letzten Augenzeugen. (Gedenkschrift zum 75. Todestag, München, 1961)
2680. Hohlfeld, Joh.: Ahnentafeln des Kronprinzen Rudolf von Österreich und der Könige Ludwig II. und Otto I. von Bayern. (Ahnentafeln berühmter Deutscher — Zentralstelle für deutsche Personen- und Familiengeschichte — Leipzig, S. 125–136, 1943)
2681. Ireland, W. W.: The insanity of King Louis II. of Bavaria. (J. Ment. Sc., London, 32, S. 332, 1886)
Ireland, W. W.[1747], S. 107
Ireland, W. W.[1640], S. 147
2682. Jones, E.: Der Gottmensch-Komplex. Der Glaube, Gott zu sein, und die daraus folgenden Charaktermerkmale. (Internat. Zschr. Psychoanal., 1, S. 313–329, 1913)
2683. Kerner, Dieter: Richard Wagners Tod in Venedig. (Abdruck aus einem Buch in Vorbereitung: Krankheiten großer Musiker, ersch. in Friedrich-Karl-Schattauer-Verlag, Stuttgart) (Ärztl. Mitteil., Nr. 20, S. 1165–1170, 1963)
Kowalewskij, P. J.[1756], S. 135 ff.
Kretschmer, E.[128], S. 162–163

2684. Landauer, K.: Die Gemeinschaft mit sich selber. Über narzistische Charaktere, Neurosen und Psychosen. (Psychoanal. Bewegung, 2, S. 260–272, 1930)

2685. Liertz, Rhaban: Seelenkundliches zum Charakterbilde König Ludwig II. von Bayern, zugleich ein Beitrag zur krankhaften Entartung des Ichtriebes in Narzismus. (Allg. Zschr. Psychiatr., 82, S. 56–80, 1925) [Zbl. ges. Neurol., 41, S. 507]

Moll, A.[592], S. 34

2686. Morin, G.: König Ludwig II. von Bayern, sein Leben, Wirken und Tod. (G. Franz, München, 1886)

2687. Müller, Carl: Die letzten Tage König Ludwig II. von Bayern. (Fischer, Berlin, 1888)

2688. Mundy, J. v.: Zur Königs-Katastrophe in Bayern. (Beilage zu Nr. 25 u. 26 d. Wien. med. Wschr., S. 910–914, 1886) [erschienen 4 Tage nach dem Tode Ludwigs II.]

Pelman, C.[587], S. 111

2689. Rehm, E.: König Ludwig II. und Prof. v. Gudden. (Psychiatr.-neurol. Wschr., Halle, 38, S. 568–571, 1936)

2690. Richter, W.: Ludwig II., König von Bayern. (Rentsch, Erlenbach-Zürich und Leipzig, 1939)

Robert, H.[640]

2691. Strohmayer, W.: Psychiatrisch-genealogische Untersuchung der Abstammung König Ludwigs II. und Otto I. von Bayern. (Bergmann, Wiesbaden, 1912. Grenzfr. Nervenleb., H. 83)

Vinchon, J.[1426], S. 181 ff.

Otto Ludwig

2692. Ayrer: Krankheitsbericht. (Dresdener Journal, Nr. 77, 1865) [Abgedruckt bei Jentsch[2693], S. 15]

Braun, A.[687], S. 75–76

Hinrichsen, O.[594], S. 12

2693. Jentsch, E.: Das Pathologische bei Otto Ludwig, (Bergmann, Wiesbaden, 1913. Grenzfr. Nervenleb., H. 90)

2694. Sadger, J.: Das Krankheitsrätsel eines Dichters. (Wiener Fremdenblatt, Nr. 306, 1894)

Lukrez

2695. Stampini, E.: Il suicidio di Lucrezio. (Rivista di storia antica e science affini, Messina, 1896) [Lombroso[591], S. 148]

Luther

2696. Alanen, Yrjö J. E.: Das Gewissen bei Luther. (Ann. Acad. sc. Fenn., B, XXIX, 2, Helsinki, 1934)

2697. Augustin, C. F. B.: Über Luthers Körperkonstitution, Krankheiten und Tod. (Neues Hannoversches Magazin, 99.–102. Stück, S. 1566–1622 in Fortsetzungen, 1797)

Baumann, J.[2398], Anhang I. Luthers „Gemütskrankheit" nach Hausrath

2698. Berkhan: Die nervösen Beschwerden des Dr. Martin Luther. (Arch. Psychiatr., 11, S. 798, 1881)

Braun, A.[687], S. 18

2699. Cabanès, A.: Comment est mort Luther? (Les indiscrétions de l'histoire, 6. série, S. 37. Michel, Paris)

2700. Ebstein, W.: Dr. Martin Luthers Krankheiten und deren Einfluß auf seinen körperlichen und geistigen Zustand. (Enke, Stuttgart, 1908)

2701. Emrich, Otto: Kindheit und Jugend des Reformators Dr. Martin Luther. (Deutsche Evang. Intern. Bücherei, Nassau/Lahn, 1917) O

2702. Erikson, Erik H.: Der junge Luther. Eine psychoanalytische und historische Studie. (Aus dem Engl. v. Johanna Schiche. Szcesny-Verlag, München, 1964)

Eulenberg, Herbert[2206], S. 17

2703. FLÜGEL, HEINZ: Zweifel, Schwermut, Genialität. 3 Aufsätze. (Eckart Verl., Witten und Berlin, 1952)
FREIMARK, H.[1023], S. 94
2704. GERDTELL, L. v.: Die Revolutionierung der Kirchen. S. 13 f., 218 f. (Diesseitsverlag Schöneiche, 1922)
2705. GRISAR, H.: Ein Grundproblem aus Luthers Seelenleben. Vortrag. (Liter. Beilage d. Köln. Volkszeitung, Nr. 40, 41, 5. Okt. 1905) [Allg. Zschr. Psychiatr., 63, S. 102. Der Tag, 18. 1. 1912, Hellpach]
2706. GRISAR, H.: Luther. 3 Bände. (Herder, Freiburg i. Brsg., 1911–1912) [Besonders: Bd. I, S. 463, Bd. II, S. 260, 455, 669; Bd. III, S. 187, 201, 596–712, 849–952; Nachträge, S. 10, 1925]
2707. GRISAR, H.: Martin Luthers Leben und sein Werk. (Herder, Freiburg i. Brsg., 1926)
2708. GROSSMANN, EBERHARD: Beitrag zur psychologischen Analyse der Persönlichkeit Dr. Martin Luthers. (Psychiatr. u. Nervenklin., Berlin) (Mschr. Psychiatr., 132, S. 274–290, 1956) [Zbl. ges. Neurol., Bd. 142–143, S. 158, 1957/58]
2709. GROSSMANN, EBERHARD: Beiträge zur psychologischen Analyse der Reformatoren Luther und Calvin. (Confinia Psychiatrica, Vol. 1, Nr. 1. Karger, Basel–New York, 1958) [Zbl. ges. Neurol., 148, 1958/59]
2710. HAUSRATH, A.: Luthers Bekehrung. (Neue Heidelberger Jahrbücher, 6, S. 163, 1896)
2711. HAUSRATH, A.: Luthers Leben. (Grote, Berlin, 1904/05) [Band I, S. 31–41, 475–476; Band II, S. 184, 436–440]
2712. HAUSRATH, A.: Luthers Leben. (Grote, Berlin, Bd. I, 1913; Bd. II, 1914)
IRELAND, W. W.[2811], S. 571 f.
IRELAND, W. W.[1706], S. 49
2713. KANKELEIT, OTTO: Das Wandlungserlebnis als psychologisches und religiöses Problem. (Wege zum Menschen, Mschr. f. Seelsorge, Psychother. u. Erziehung, X., Verl. Vandenhoeck & Ruprecht, Göttingen, 1955)
2714. KAWERAU, G.: Etwas vom kranken Luther. (Deutsch-evang. Blätter, 29, S. 303, Halle, 1904)
2715. KERZ, F. VON: Über den Geist und die Folgen der Reformation. (1810)
KIRCHHOFF, TH.[1068], S. 375 f.
2716. KÖSTLIN, J.: Martin Luther, sein Leben und seine Schriften. 2 Bände. (Elberfeld, 1875)
2717. KRETSCHMER, E.: Der sensitive Beziehungswahn. S. 140. (Springer, Berlin, 1918)
KRETSCHMER, E.[609]
KRETSCHMER, E.[128], S. 162
2718. KÜCHENMEISTER, FR.: Dr. Martin Luthers Krankengeschichte. Mit erläuternden Bemerkungen aus seinem Leben, Lebensweise, Schicksalen, Kämpfen und Wirken. (Wigand, Leipzig, 1881)
2719. LAURENT, E.: La mort de Luther. (Chron. méd., 7, S. 98–103, 1900)
LENZ, F.[646], S. 675
2720. LOHSE, BERNHARD: Luther auf der Psycho-Couch. (Sonntagsblatt, 1. 11. 1964)
2721. MÖBIUS, P. J.: Besprechung von GRISAR[2705]. (Schmidt's Jb. ges. Med., 288. Bd., S. 264, 1905)
MÖBIUS, P. J.[3307], S. 39
2722. MÖNKEMÖLLER, O.: Kritik: H. Grisar. Über Luther und Luthers psychische Konstitution. (Psychiatr.-neurol. Wschr., Halle, 16, S. 239, 256, 284, 1914)
MÜLLER-FREIENFELS, R.[881], S. 213 f.
2723. PRECHT, M.: Seitenstück zur Weisheit Dr. Martin Luthers. (Seidel, Sulzbach, 2. Aufl., 1817) Antwort auf das Sendschreiben usw. (Seidel, Sulzbach, 1817)
RABE, E.[322], S. 450 ff.
REGNARD, A.[526], S. 25, 407
2724. REITER, PAUL J.: Martin Luthers Umwelt, Charakter und Psychose,

sowie die Bedeutung dieser Faktoren für seine Entwicklung und Lehre. Eine historisch-psychiatrische Studie. (Levin & Munksgaard, Kopenhagen, 1937) [Zbl. ges. Neurol., 87, S. 229]

2725. Reiter, Paul J.: Martin Luthers Umwelt, Charakter und Psychose. II. Luthers Persönlichkeit, Seelenleben und Krankheiten. (Munksgaard, Kopenhagen, 1941)

2726. Rivari, Enrico: La mente e il carattere di Lutero. (Considerazioni psicologiche, con pref. di Raffaele Brugia. Bologna, Libreria Beltrami, 1914)

2727. Schoen, B.: Dr. Martin Luther aus dem Standpunkt der Psychiatrie beurteilt. (Wien, 1873; 2. Aufl., 1874)

2728. Smith, Preserved: Luther's early development in the light of psychoanalysis. (Amer. J. Psychol., July 1913) [Internat. Zschr. Psychoanal., 2, S. 89–90, 1914]

Vierordt, H.[514], S. 56

2729. Werner, M.: Psychologisches zum Klostererlebnis Martin Luthers. (Schweiz. Zschr. Psychol., 7, S. 1–18, 1948)

2730. Woltmann, L.: Der physische Typus Martin Luthers. (Pol.-anthropol. Rev., 3, S. 683–686, 1905)

Imre Madách

Szirmay-Pulszky, H. v.[642], S. 59 ff.

Gustav Mahler

Kerner, Dieter[1614], S. 610

2731. Kerner, Dieter: Gustav Mahler's Ende. (Cesra, 5/6, S. 183–187, 1961)

2732. Reik, Th.: Sigmund Freud and Gustav Mahler. (Rev. psicoanál., B. Aires, 1, S. 315–318, 1944) O

Majakowsky

2733. Szirmay-Pulszky, Henriette v.: Der Dichter der russischen Revolution, Wladimir Wladimirowitsch Majakowsky (1893–1930). (Schriftl. Mitteil. auf Grund eig. spez. Studien u. Quelle: Tjimofejew: Geschichte der sowjetrussischen Literatur (in ungarischer Übersetzung), 1952)

Makart

Springer, B.[623], S. 167

2734. Weygandt, W.: [? Titel] (Berliner Tageblatt vom 13. Mai 1921) O

Malebranche

2735. Cabanès, A.: Superstitions de grands hommes. (Chron. méd., 4, S. 748-752, 1897)

Herzberg, A.[622], S. 54, 73–74

Malibran

Gélineau[1704], S. 557

Mallarmé

2736. Kucera, O.: Stéphane Mallarmé. (Rev. psicoanál., B. Aires, 7/2, S. 249 bis 294, 1949) [Ref. in: Neurology and Psychiatry, Section VIII of Excerpta Medica, vol. IV, Nr. 7, 1951]

Mancini

Morselli, G. E.[2053], S. 185

2737. Sciuta, M.: La malattia mentale di A. Mancini. (Osped. Psychiatr., Fasc. 3, 1947)

Manet

Springer, B.[623], S. 166

Thomas Mann

2738. Politzer, Heinz: Der Durchbruch. Thomas Mann und die Krankheit. (Ciba-Symposion, Bd. 9, H. 1, S. 36–43, 1961)

Mansfield

2739. Flesch-Bruningen, H.: Katherine Mansfield. (Ciba-Symposion, Bd. 11, H. 3, S. 129–133, 1963)
Moorman, L. J.[693], S. 114

Manzoni

2740. Bellezza, P.: Genio e follia di Alessandro Manzoni. (L. F. Cogliati, Milano, 1898)
2741. Bertani: La paura nei „Promessi Sposi". (Iris, 4, 41, 42) [Arch. psichiatr., Torino, 21, S. 315, 1900]
2742. Carrara, E.: La paura dei Manzoni. (Iris, 4, 48) [Arch. psichiatr., Torino, 21, S. 315, 1900]
2743. Graf: Su Leopardi, Fosco, lo e Manzoni. (1858) O
Lombroso, C.[546], S. 127 ff.

Marat

2744. Cabanès, A.: Quelle était la maladie de Marat? (Le cabinet secret de l'histoire, 1. série, S. 133–138. Charles, Paris, 1897)
2745. Mamlock, G.: Zur Psychographie von Marat. (Zschr. Psychotherap., Stuttgart, 8, S. 200, 1922) [Zbl. ges. Neurol., 32, S. 199]

Mark Twain

Bowerman, W. G.[661], S. 182
Braun, A.[687], S. 61, Anm. 10

Marlowe

Braun, A.[687], S. 87

Mathematiker

Faris, Robert E. L.[140], S. 543 [Frank D. Mitchell]
Möbius, P. J.[235], S. 43 [Poisson]
2746. Szirmay-Pulszky, Henriette v.: Niels Hendrik Abel (1802–1829). (Schriftl. Mitteil. auf Grund eig. spez. Studien)
2747. Szirmay-Pulszky, Henriette v.: Auguste Louis Cauchy (1789–1857). (Schriftl. Mitteil. auf Grund eig. spez. Studien)

Maupassant

Bianchi, A. G.[488]
2748. Brisson: L'enfance et la jeunesse de Maupassant. (Le Temps, 7. XII. 1897) O
Braun, A.[687], S. 54–58
2749. Cabanès, A.: G. de Maupassant chez le Docteur Blanche. (Chron. méd., 4, S. 682–686, 1897)
Cabanès, A.[1830]
2750. François (Tassart) (Kammerdiener): Souvenirs sur Guy de Maupassant. 1883–1893. (Plon-Nourrit & Cie., Paris, 1911)
2751. Gabel, Joseph: Génie et folie chez Guy de Maupassant. (Thèse, Paris, 1940)
2752. Gistucci, L.: Le pessimisme de Maupassant. (Publication de l'office social, 1909) O
2753. Hollier, R.: La peur et les états qui s'y rattachent dans l'oeuvre de Maupassant. (Thèse, Lyon, 1912)
2754. Lacassagne, A.: A propos de Maupassant. (Arch. anthropol. crim., 25, S. 104, 1910) [Zbl. ges. Neurol., 1, S. 627]
2755. Lacassagne, Z.: La folie de Maupassant. (Thèse, Toulouse, 1907)
2756. Ladame, Ch.: Guy de Maupassant. Étude de psychologie pathologique. (Édition de la revue romande, Lausanne, S. 25) O

2757. Lagriffe, L.: Guy de Maupassant. Étude de psychologie pathologique. (Ann. méd.-psychol., Paris, 66, S. 203, 353, 1908; 67, S. 9, 177, 1909)
2758. Lagriffe, L.: La peur dans l'oeuvre de Maupassant. (Arch. anthrop. crim., 28, S. 188, 1913) [Zbl. ges. Neurol., 7, S. 762]
2759. Landolt, A.: A propos de Maupassant. (Arch. anthrop. crim., 25, S. 389, 1910) [Zbl. ges. Neurol., 1, S. 627]
2760. Lange-Eichbaum, W.: Die Psychose Maupassants. Ein kritischer Versuch. (Barth, Leipzig, 1909) [Zbl. Nervenhk., S. 739, 1909; Allg. Zschr. Psychiatr., 67, S. 85 und Rev. neurol., Paris, 1, S. 49, 1911]
2761. Lombard, A.: Guy de Maupassant. (Chron. méd., 15, S. 33–40, 1908)
2762. Lumbroso, Albert: Souvenirs sur Maupassant. Sa dernière maladie, sa mort. (Bocca, Rom, 1895) [Mit psychiatrischen Fußnoten von Morselli]
2763. Maynial, E.: La vie et l'oeuvre de Guy de Maupassant. (Mercure de France, Paris, S. 215, 1907)
2764. Michaut: La maladie de Maupassant. (Chron. méd., Jg. 5, S. 730–734, 1898)
2765. Pillet, M.: Le mal de Maupassant. (Thèse, Lyon, 1911) [Rev. Neurol., Paris, 23, I, S. 522, 1912]
2766. Dr. R. . . .: Une consultation médicale de Guy de Maupassant. (Rev. méd., Normandie, IV, S. 517–519, 1903) O
Rank, O.[1319], S. 126
2767. Regnault, F.: La maladie de Guy de Maupassant. (Rev. mod. méd., Paris, 22, Nr. 5, S. 133, 1924) O
2768. Reik, Th.: Aus dem Leben Maupassants. (Imago, 2, S. 519–521,1913)
2769. Rémond et Voivenel: La folie de Maupassant. (Progr. méd., Paris, 37, S. 270, 1908) [Rev. neurol., Paris, S. 1268, 1908]
2770. Sabouraud: Lettre. (Rev. mod. méd., Paris, 1924) O
Springer, B.[623], S. 170, 176
2771. Stekel, W.: Sadismus und Masochismus. (Urban & Schwarzenberg, Berlin—Wien, 1925)
2772. Terrier, Jean: Le génie et la maladie chez Guy de Maupassant. (Thèse, Paris, 1927) [Bibliographie, S. 51–54]
2773. Thomas,L.: La maladie et la mort de Maupassant. (Mercure de France, Paris, S. 336–354, 1905)
2774. Vorberg, G.: Guy de Maupassants Krankheit. (Bergmann, Wiesbaden, 1908. Grenzfr. Nervenleb., H. 60) [Zbl. Nervenhk., S. 582, 1909]
Vorberg, G. [1701]

Robert Mayer

Brain, R. W. [666], S. 19
Braun, A.: [687], S. 71
Brugg, Elmar [1939], S. 246
2775. Gaupp, R.: Robert Mayers seelische Erkrankung. (Münch. med. Wschr., II, S. 1869–1872 und 1899–1902, 1933) [Zbl. ges. Neurol., 71, S. 295]
2776. Glatzel, F.: Julius Robert Mayers Gemütsleiden und Fincks Roman „Der göttliche Ruf". (Psychiatr.–neurol. Wschr., Halle, 35, S. 24–26, 1933)
2777. Jentsch, E.: Julius Robert Mayer. Seine Krankheitsgeschichte und die Geschichte seiner Entdeckung. (Springer, Berlin 1914)
Kretschmer, E. [128], S. 146 ff.
2778. Lenz, Bruno: Tragik eines Genies. Der Arzt und Naturforscher Julius Robert Mayer. (Dtsch. Ärztebl., Nr. 50, S. 2709–2712, 1964)
Lenz, F. [646], S. 675
2779. Ostwald, W.: Julius Robert Mayer. Psychographische Studien II. (Annalen f. Natur–Philos., 7, S. 459–498, 1908)
Ostwald, W. [1302], S. 40–41
Somogyi, J. [143], S. 280–281
Springer, B. [623], S. 231
2780. Timerding, H.: Robert Mayer und die Entdeckung des Energiegesetzes. (Schrift. z. angew. Seelenkunde, H. 20, Deuticke, Wien 1925)

MEILHAC

BINET, A. et PASSY [1905], S. 105

MEISSONIER

KUSENBERG, K. [2785]

MENDEL

BRAUN, A. [687], S. 87
BRUGG, ELMAR [1939], S. 277

MOSES MENDELSSOHN

BIRNBAUM, K. [605], S. 269 ff.
2781. EBSTEIN, E.: Moses Mendelssohn als Buckliger und Stotterer. (Zschr. Krüppelfürs., 13, S. 189–190, 1920)
2782. EBSTEIN, E.: Moses Mendelssohns Nervenkrankheit. (Psychiatr.-neurol. Wschr., Halle 31, S. 471–473, 1929)
2783. EULENBERG, HERBERT: Zu Moses Mendelssohns 200 jährigem Geburtstag. (Neue Freie Presse, 4. IX. 1929)
2784. KAYSERLING: Mendelssohn. (Leipzig, 1862)
WÜRTZ, H. [2119], S. 14

FELIX MENDELSSOHN-BARTHOLDY

BRAUN, A. [687], S. 82
RÉVÉSZ, G. [3641], S. 11
SCHWEISHEIMER, W. [1608]

MENZEL

HANSEMANN, D. v. [89]
HEINZ, WERNER [210], S. 62
2785. KUSENBERG, K.: Drei Zwerge und die Kunst. (Neue Zeitung vom 10. Dezember 1952)
WEYGANDT, W. [1430]

JOHANN HEINRICH MERCK

WÜRTZ, H. [2119], S. 12

THÉROIGNE DE MÉRICOURT

2786. CABANÈS, A.: La folie de Théroigne de Méricourt. (Chron. méd., 4, S. 641–647, 1897)

CHARLES MÉRYONS

2787. PANSE, F.: Persönlichkeit, Werk und Psychose Charles Méryons'. (Arch. Psychiatr. u. Zschr. Neurol., 187, S. 205, 1951)

FRANZ XAVER MESSERSCHMIDT

JAKAB, IRENE [1390], S. 143, 152
2788. KRIS, E.: Ein geisteskranker Bildhauer. Die Charakterköpfe des Franz Xaver Messerschmidt. (Imago, 19, S. 384–411) [Zbl. ges. Neurol., 80, S. 653]

C. F. MEYER

BEHR-PINNOW, C. v. [2183]
2789. BODMER, M.: Conrad Ferdinand Meyer. Herkommen und Umwelt. (Dietsch & Cie., Olten, 1944)
BRAUN, A. [687], S. 70
2790. BRESSLER, HANS-GÜNTHER: Gedichte aus C. F. Meyers Spätkrankheit. (Mschr. Psychiatr., 125, S. 320–328, 1953) [Zbl. ges. Neurol., Bd. 1/2, S. 140, 1954]
2791. DAHME, LENA F.: Women in the life and art of Conrad Ferdinand Meyer. (Columbia University Press, New York, 1936)
2792. HELLPACH, W.: Zur pathographischen Diagnose von C. F. Meyer. (Zbl. Nervenhk., 20, S. 426, 1909)

2793. Hess, E.: Über Conrad Ferdinand Meyer. (Allg. Zschr. Psychiatr., 58, S. 1164, 1901)
Hoffmann, H. F. [296], S. 689
Hinrichsen, O. [594], S. 12
2794. Lange-Eichbaum, W.: Conrad Ferdinand Meyer. Eine pathographische Skizze. (Zbl. Nervenhk., 20, S. 209, 1909)
Lenz, F. [646], S. 675
Möbius, P. J. [3307], S. 39
2795. Sadger, J.: Conrad Ferdinand Meyer. Eine pathographisch-psychologische Studie. (Bergmann, Wiesbaden. 1908, Grenzfr. Nervenleb., H. 59)

Michelangelo

Eulenberg, Herbert [2206], S. 10
2796. Freud, S.: Der Moses des Michelangelo. (Gesammelte Werke, Bd. 10, S. 172–201. Imago Publishing Co. LTD, London, 1949)
Fuchs, H. [3581]
Kretschmer, E. [609], 22. Aufl., S. 380
Loewenfeld, L. [552], S. 86
2797. Lombroso, C.: Anomalie psichiche in Michelangelo e Vergilio. (Arch. psichiatr., Torino, 11, S. 331–333, 1890)
Lombroso, C. [1916]
Lombroso, C. [503]
Mandolini, H.: [618]
Moll, A. [592], S. 54 ff.
2798. Praetorius, N.: Michelangelos Urningtum. (Jb. sex. Zwischenst., 2, S. 254, 1900)
2799. Vidoni, Guiseppe: Michelangelo nel perioso di Savonarola. (Rivista sperimentale di freniatria, XLVII, f. 2, 1923)
Vierordt, H. [514], S. 96
Waser, M. [957], S. 182
2800. ***: Der Moses des Michelangelo. (Imago, 3, S. 15–36, 1914)

Mill

Herzberg, A.[622], S. 172, 199
Herzberg, A.[625], S. 70
2801. Levi, A. W.: „The mental crisis“ of John Stuart Mill. (Psychoanal. Rev., XXXII, S. 86–101, 1945)

Milton

2802. Greenwood, Alice: John Milton. (Internat. Zschr. Individualpsychol., Wien, 8, S. 401–416, 1930) [Zbl. ges. Neurol., 58, S. 744]

Gottfried Mind (Katzenraffael)

Gruhle, H. W.[171], S. 331
Heinz, Werner[210], S. 19

Mirabeau

Braun, A.[687], S. 53–54
2803. Cabanès, A.: Mirabeau est-il mort empoisonné? (Chron. méd., 16, S. 343–345, 1909)

Modigliani

Goldschmit-Jentner, R. K.[206], S. 362
2804. ***: Modigliani, Haschisch und Brandy. (Der Spiegel vom 21. V. 1958)

Mörike

2805. Friedmann, H.: Eduard Mörike. (Zbl. Psychoanal., 1, S. 468, 1911)
Hinrrichsen, O.[594], S. 12
2806. Kehrer, Ferdinand Adalbert: Vom seelischen Altern. (Aschendorfsche Verlagsbuchhandlung, Münster/Westf., 1952)
Müller, Aug.[1631], S. 88 ff.

2807. SIEVERS, ING.: Die vitalen Tonusschwankungen Eduard Mörikes. (Dissertation, Marburg, 1945)

MOHAMMED

ARNDT, R.[1708]
2808. BEAUX, J.-J.: Mahomet considéré comme aliéné. [Rap. de Renauldin] (Bull. Acad. méd., Paris, 7, S. 762, 1841/42) O
BINET-SANGLÉ, CH.[2401], Bd. 2, S. 404–416
2809. BINSWANGER, L.: Die Epilepsie. S. 314. (Wien, 1899)
BIRNBAUM, K.[605], S. 272
CABANÈS, A.[1703]
CONRAD, K.[653], S. 1002
FREIMARK, H.[1023], S. 94
GÉLINEAU[1704], S. 547
GOLDBLADT, H.[1031], S. 67
HEINZ, WERNER[210], S. 35
HELLPACH, W.[1045], S. 81, 98
HIRSCH, W.[1052], S. 160–161
2810. HOWDEN: The religious sentiments in epilepsia. (J. Ment. Sc., London, 1873)
2811. IRELAND, W. W.: The hallucinations of Mahomet and others. (J. Ment. Sc., London, 20, S. 561–572, 1875)
IRELAND, W. W.[1706], S. 33, 37, 43–44
KRETSCHMER, E.[128], S. 173
LENZ, F.[646], S. 677
2812. LIEPMANN: Epileptische Geistesstörungen. (Deutsche Klinik, 6, Abt. 2, Geisteskrankheiten, S. 545, 1906)
MEYER, ED.[1099], S. 4
2813. MOHARREM BEY, M. L.: War Mohammed Epileptiker? (Psychiatr.-neurol. Wschr., Halle, 4, S. 132, 353, 367, 1902)
2814. MUIR, W.: Life of Mahomet. (London, 1858)
PELMAN, C.[587], S. 262–263
RASMUSSEN, E.[2479], S. 86
REGNARD, A.[526], S. 22
2815. RONDEAU DU NOYER: Mahomet. Étude médico-psychologique. (Thèse, Paris, 1865) O
2816. SPRENGER, A.: Das Leben und die Werke des Mohammed. I. S. 207 f. (Nicolai, Berlin, 1861)
VIERORDT, H.[514], S. 84
WEITBRECHT, H. J.[1180], S. 62–63

MOLIÈRE

CABANÈS, A.[1540], S. 117
2817. FAUCONNEAU-DUFRESNE: Les derniers moments de Molière. (Chron. méd., 4, S. 99–104, 1897)
GÉLINEAU[1704], S. 552
HEINZ, WERNER[210], S. 35
2818. HITSCHMANN, E.: Zur Psychoanalyse der Misantropen von Molière. (Imago, 14, S. 88–99, 1928)
2819. LARROUMET, G.: L'hypochondrie de Molière. (Chron. méd., 4, S. 108–110, 1897)
Lenz, F.[646], S. 677
MOORMAN, L. J.[693], S. 170
MOREAU (DE TOURS), J.[448], S. 555
USTVEDT, H. J.[1869]
2820. VIALARD, M.-J.: Essai médical sur Molière. (Thèse, Bordeaux, 1908)

MONTESQUIEU

BONUCCI, F.[458], S. 5–8

Thomas Moore

2821. Szirmay-Pulszky, Henriette v.: Thomas Moore (1779–1852). (Schriftl. Mitteil. auf Grund eig. spez. Studien u. Quellen: ***: Beitrag in Encykl.-Britann., 1929; ***: Beitrag in Cambridge History of English Literature, Vol. XII, Kap. V; Gwynn, Stephen: Thomas Moore in the series „English Men of Letters", o. J.)

Moricz

Szirmay-Pulszky, H. v.[1521]

De la Motte Fouqué

2822. Lorenz, E. F.: Die Kindheitserinnerungen des Barons de la Motte Fouqué. (Imago, 2, S. 513–519, 1913)

Mozart

2823. Barraud, J.: A quelle maladie a succombé Mozart? (Chron. méd., 12, S. 737–744, 1905)
Braun, A.[687], S. 87–88
2824. Brentano, Bernard v.: Überlegungen. Literarische Marginalien. (Frankf. Allg. Zt., Nr. 165 vom 20. VII. 1961)
2824a. Deutsch, Otto Erich: Die Legende von Mozarts Vergiftung. (Notizen, „Roche", 3, 1965)
Droste[446]
2825. Duda, G.: Gewiß – man hat mir Gift gegeben. Eine Untersuchung der Krankheiten Mozarts. (Verl. Franz von Bebenburg, Pähl/Obb., 1958) [Ärztl. Mitteil. vom 31. 1. 1959]
2826. Einstein, A.: Mozart. Sein Charakter und sein Werk. (Bermann-Fischer, Stockholm, 1947)
2827. Esman, Aaron H.: Mozart: a study in genius. (Psychoanal. Quart., Albany, 20, S. 603–612, 1951) [Zbl. ges. Neurol., 120, S. 415]
Fuchs, H.[3581], S. 56
Gélineau[1704], S. 553
2828. Gerber, P. H.: Mozarts Ohr. (Dtsch. med. Wschr., 24, S. 351, 1898)
2829. Greither, Aloys: Wolfgang Amadeus Mozart. Seine Leidensgeschichte. (Verl. Lambert Schneider, Heidelberg, 1956)
2830. Juhn, R.: Mozarts Leiden und Sterben. (Ciba-Symposion, Bd. 3, H. 6, S. 191–194, 1956)
2831. Kerner, Dieter: Mozarts Krankheit und Tod. (Ärztl. Mitteil. Folge 42, 20. Juni 1959)
2832. Kerner, Dieter: Mozart als Patient. (Aus dem Rö.- u. Strahlen-Institut d. Univ. Mainz, 1959; vgl. a. Schweiz. med. Wschr., 6, S. 1343, 1956) [Sehr viel Literatur]
2833. Kerner, Dieter: Wolfgang Amadeus Mozarts Krankheiten und Tod. (Hess. Ärzteblatt, H. 4. S. 183–187, 1959)
2834. Kerner, Dieter: Mozarts äußeres Ohr. (Zschr. f. Laryngologie, Rhinologie, Otologie, Jg. 40, H. 7, S. 475–478, 1961)
2835. Kerner, Dieter: Mozarts Todeskrankheit. (Veröffentlichungen des Internationalen Musiker-Brief-Archives, Berlin–Mainz, S. 21, 1961)
2836. Kerner, Dieter: Mozarts Todeskrankheit. (Arzneitherapie, Jg. 1, H. 1, S. 47–48, 1962; s. a. Med. Welt, Nr. 7 ,19. II. 1962)
2837. Kerner, Dieter: Mozarts Todeskrankheit. (Ärztl. Mitteil. Nr. 8, S. 446–450, 1963)
2838. Kerner, Dieter: Das Gift stand auf der Sondermarke. (Der Sammlerdienst, H. 18, S. 931–932, 1963)
2839. König-Arolsen: Woran starb Mozart? (Diskuss. Beitrag im Hess. Ärztebl., Jg. 20, Heft v. 5. Mai 1959)
Lenz, F.[646], S. 675
2840. Pfeiffer, K.: Mozart, das Urbild der Genialität. (29. Jahrbuch der Schopenhauer-Gesellschaft. Winter, Heidelberg, 1942)

2841. RAUSCHENBERGER, W.: Mozarts Abstammung und Ahnenerbe. (Arch. Rassenbiol., 36, S. 247–268, 1943)
2842. REINHARD, W.: Die Krankheiten Mozarts und Schumanns. (Med. Mon.-Spiegel [Merck], Jg. 10, H. 5, S. 320–322, 1956)
2843. REINHARD, W.: Die Krankheiten Mozarts und Schumanns im Lichte der heutigen Wissenschaft. („Die Lesestunde", Nr. 4 vom 4. April 1956)
RÉVÉSZ, G.[3641], S. 12
2844. SEDERHOLM, C. G.: Ist Mozart an Morbus Basedow gestorben? (Ciba-Symposion, Bd. 7, Heft 5, S. 224–228, 1959)
2845. SZAMETZ, RALPH: Hat Mozart eine Psychose durchgemacht? (Dissertation, Frankfurt, 1936) [Literatur-Verzeichnis]
WÜRTZ, H. [2119], S. 30
ZILSEL, E.[109], I. S. 15

JOHANN VON MÜLLER

2846. KARSCH, F.: Johann von Müller, der Geschichtsschreiber. (1752–1809) (Jb. sex. Zwischenst., 4, S. 349–357, 1902)

MULTATULI

DOVSKI, LEE VAN[1443], Bd. 1, S. 287

MUNCH

2847. HUGGLER, MAX: Die Überwindung der Lebensangst im Werk von Edvard Munch. (Confin. psychiatr., 1, S. 3–16, 1958)
2848. REUTER, HERMANN: Edvard Munch: Der Maler des modernen Seelenlebens. (Med. Mon. Spiegel [Merck], Nr. 1, S. 9–13, 1965)
2849. WEITBRECHT, H. J.: Der Mensch und die Künste. (Düsseldorf, 1962) [z. n. REUTER[2848], S. 12–13]
WINKLER, W.[1362], S. 160

MUNKÁCSY

2850. CABANÈS, A.: État désespéré de Munkácsy. (Chron. méd., 7, S. 15, 1900)
SZIRMAY-PULSZKY, H. v.[642], S. 116 f.
SZIRMAY-PULSZKY, H. v.[1521]

MUNTHE

2851. KERNER, DIETER: Axel Munthe auf Capri. (Als Manuskript vorliegend)

MUSSET

ANTHÉAUME, A. et DROMARD, G.[574], S. 288
2852. BLOCH, I.: Ist Alfred de Musset der Verfasser von „Gamiani"? (Zschr. Sex. Wiss., 2, S. 28–32, 57–62, 96–101, 141–144, 172–177, 1915)
2853. CABANÈS, A.: [?Titel] (Le cabinet secret, 2, S. 275. Charles, Paris, 1897)
2854. CABANÈS, A.: La dipsomanie d'Alfred de Musset. (Chron. méd., 13, S. 142–145, 1906)
CABANÈS, A.[1540], S. 204, 221
DU CAMP, M.[1546], 2. Teil, S. 245 ff. Lui et elle.
GRASSET, J.[572]
2855. LEFÉBURE, E.: Musset sensitif. (Ann. sc. psych., Paris, 9, S. 13–37 u. 80–109, 1899)
2856. LEFÉBURE, E.: Alfred de Musset sensitif. (Chron. méd. 13, S. 129–141, 1906)
2857. MAURRAS, CH.: Les amants de Venise. (Paris) [CABANÈS[2854], S. 142]
2858. MICHAUT: Une observation d'incompatibilité sexuelle. (Chron. méd., 11, S. 426–429, 1904)
MOLINÉRY[1900]
2859. ODINOT, R.: Étude médico-psychologique sur Alfred de Musset (Thése, Lyon, 1906)

2860. ***: La dernière maladie et la mort d'Alfred de Musset. Racontées par un témoin de sa vie. (Chron. méd., 4, S. 289–297, 1897)

Mussolini

Carr, A. H. Z.[2251] O
Laski, H. J.[2624] O
Morgenthaler, W.[2276], S. 142, 144 f.
Schnittkind, H. T. and Schnittkind, D. A.[2281] O
Springer, B.[623], S. 233–234

2861. Thomas, Ivor: Who Mussolini is. (Oxford Pamphlets on World Affairs, Nr. 59. Oxford University Press, 1942)
2862. Ullstein, E. M.: Revealed by their handwriting. (New York Times Magazine, S. 12, New York, Juni 1943) O

Mussorgsky

Braun, A.[687], S. 77

2863. Leyda, Jay and Bertensson, Sergei: The Musorgsky reader. A life of Modeste Petrovich Musorgsky in letters and documents. (Norton and Comp., New York) [Ref. in: New York Herald Tribune Weekly Book Review vom 7. Dezember 1947]

Napoleon

2864. Andrew, E.: [?Titel] (Journal de Chicago, 22. XII. 1895 und 4. IV. 1896)
2865. Antommarchi, F. (Leibarzt Napoleons): Les derniers moments de Napoléon. (Barrois l'Ainé, Paris, 1825) [zit. n. Bormann[2868]]
2866. Barral: La santé de Napoléon I. (Chron. méd., 7, S. 34, 104, 227, 322, 1900)
2867. Bergler, E.: Unbewußte Motive im Verhalten Napoleons zu Talleyrand. (Psychoanal. Bewegung, 5, S. 319–369, 1933)
Bergler, E.[2188], S. 64 ff.
Bleuler, E.[607]
2868. Bormann, Gerhard: Leserbrief zu Antommarchi[2865]. (Frankf. Allg. Zt. vom 4. 1. 1963)
2869. Bougon: Quelques manies de Napoléon I. (Chron. méd., 11, S. 490, 1904; 12, S. 524, 1905)
2870. Bratz: [?Titel] (Mschr. Psychiatr., 25, S. 45, 162, 1911)
2871. Bumke, O.: Lehrbuch der Geisteskrankheiten. S. 426, 462, 819. (Bergmann, München, 1924)
2872. Cabanès, A.: Les superstitions de Napoléon I. (Chron. méd. 3, S. 263, 334, 429, 487, 513, 1896)
Cabanès, A.[1703]
2873. Cabanès, A.: Les superstitions de Napoléon I. (Le Cabinet secret de l'histoire, 2. série, S. 215. Paris, 1897)
2874. Cabanès, A.: Napoléon était-il épileptique ? (Les indiscrétions de l'histoire, 3. série, S. 224. Michel, Paris, 1908)
2875. Cabanès, A.: Le régime alimentaire de Napoléon à Sainte-Hélène. (Les indiscrétions de l'histoire, 4. série, S. 195–211. La Librairie mondiale, Paris, 1908)
2876. Cabanès, A.: Napoléon était-il malade à Waterloo ? (Les indiscrétions de l'histoire, 6. série, S. 279. Michel, Paris, etwa 1911)
2877. Callamaud, E.: Les heures de défaillance de Napoléon. (Chron. méd., 11, S. 801–806, 1904)
Conrad, K.[653], S. 1002
2878. Dumstrey, F.: Der erste Napoleon. Ein psychologisches und pathologisches Problem. (Wigand, Leipzig, 1909)
2879. Forshufhud, Sten: Vem mördade Napoleon ? (Bonniers-Verlag, Stockholm, 1961) [Ref. im „Spiegel", Nr. 52, 1961]
2880. Forshufhud, Sten: Mord an Napoleon ? (Econ-Verlag, Düsseldorf, 1963)
Freimark, H.[1023], S. 94
Gélineau[1704], S. 554

2881. GODLEWSKI, GUY: Napoleons letzte Krankheit. (Ciba-Symposion, VIII, S. 94–99, 1957)
GRUHLE, H. W.[781], S. 131
2882. HABERKANT, J.: Napoleons Zustand im April 1814. (Türmer, 16, S. 52, 1914) [Zbl. ges. Neurol., 10, S. 538]
2883. HABERKANT, J.: Napoleon Bonaparte als affektepileptischer Psychopath und seine Tentamina suicidii. (Prag. med. Wschr., Nr. 38, S. 490, 1914)
HANSEMANN, D. v.[89], S. 14
HEINZ, WERNER[210], S. 35, 62
HEYER, G. R.[184], S. 278
HOFFMANN, H.[798], S. 97, 128
HOFFMANN, H. F.[296], S. 690
IRELAND, W. W.[1706], S. 42
2884. JEKELS, L.: Der Wendepunkt im Leben Napoleons I. (Imago, 3, S. 313 bis 381, 1914)
2885. KANNGIESSER, B.: War Napoleon Epileptiker? (Prag. med. Wschr., Nr. 27, 1912; Nr. 32, 1913)
KIERNAN, J. G.[478], S. 727
2886. KIRCHEISEN, FR. M.: War Napoleon Epileptiker? (Dtsch. med. Wschr., I, S. 1057–1058, 1930) [Zbl. ges. Neurol., 57, S. 516]
2887. KOLLATH, W.: Leserbrief. (Frankf. Allg. Zt. vom 28. XII. 1962)
KRENKEL[3006]
2888. LANG: Orrore della musica sul genio. (Dal music, gennaio, 1900) [Arch. psichiatr., Torino, 21, S. 145–146, 1900]
LENZ, F.[646], S. 676–677, 680
2889. LEYST, C.: Die historische Wirklichkeit von 1796 bis 1815; Enthüllung der Napoleon-Märchen. S. 192 (Sphinx-Verlag, Berlin) [Springer[623], S. 88]
LOMBROSO, C.[455], S. 7
2890. LOMBROSO, C.: Die Epilepsie Napoleons I. (Deutsche Revue, Jg. 23, Bd. 1, S. 60–73. Deutsche Verlagsanstalt, Stuttgart und Leipzig, 1898)
LOMBROSO, C.[591], S. 95
LUFFT, H.[858]
2891. MICHON, J. H.: Histoire de Napoléon I. d'après son écriture. (Dentu, Paris. 1879) O
MOREAU (de TOURS), J.[488], S. 558
2892. Noir, J.: L'épilepsie de Napoléon. (Progr. méd., Paris, S. 421–422, 1906)
2893. OPPENHEIM: [?Titel] (J. Psychol., Leipzig, 6, S. 247, 1905)
2894. OUY-VERNAZOBRES, CH.: Le Paludisme de Napoléon Ier. (Aesculape, Paris, S. 98–107, 1927)
2895. PROVENÇAL, A.: Della gamomania di Napoleon il Grande. (1883) O
RANK, O.[1320], S. 436
2896. RECKITT, J. D.: Genius and insanity. (Lancet, London, 1, S. 1730, 1911)
REGNARD, A.[526], T. 8, S. 18
ROSSI, R.[1144], S. 94
2897. SCHERR, J.: Blücher. Bd. 2, S. 423. (4. Aufl., Leipzig, 1887)
SCHNEIDER, K.[917], S. 86
SEELIGMÜLLER A.[3010], S. 64
SEESEMANN[1636]
SOMOGYI, J.[143], S. 271, 282–283
SPRINGER, B.[623], S. 13, 88 ff.
2898. STALLMANN: [?Titel] (Allg. Zschr. Psychiatr., 68, S. 799, 1911)
2899. TAINE, H.: Napoléon. (Le régime moderne, I, Paris, 1893) [Deutsch von L. Wolf. Hg. H. Landsberg, S. 39 f. 7. Aufl., Pan-Verlag, Berlin, 1912]
2900. THYRÉN, J.: Nägra ord om Napoleon. (Ord och Bild, 1915) (z. n. JACOBOWSKY[2288])
VENZMER, G.[259], S. 53–54
VIERORDT, H.[514], S. 49–50, 84
2901. VODOZ, J.: Napoleons Novelle: Le masque prophète. Ein Beitrag zur Psychologie Napoleons. (Psychologische Abhandlungen, I, S. 62, Wien, 1914)

WITTY, P. A. and H. C. LEHMAN[636]
WÜRTZ, H.[2119], S. 15
2902. ***: Souvenirs intimes sur Napoleon par un chirurgien de la marine anglaise. (Chron. méd., 4, S. 353, 417, 449, 513, 577, 757, 1897)

NATIONALSOZIALISTISCHE DEUTSCHE PARTEIFÜHRER, insbesondere J. GOEBBELS

2903. FRAENKEL, HEINRICH und MANVELL, ROGER: Goebbels. Eine Biographie. (Kiepenheuer und Witsch, Köln-Berlin, 1960) [Ref. in: Frankf. Allg. Zt. vom 13. XII. 1960]
2904. GILBERT, G. M.: Nürnberger Tagebuch. Gespräche mit den Angeklagten. (Verl. Fischer, Frankfurt, 1962) [In Amerika schon 1947 unter dem Titel „Nurenberg Diary“ erschienen]
2905. KESSEL, JOSEPH: Les mains du miracle. (Deutsch von Medizinalrat Kersten. Nymphenburger Verlagsanstalt, München, 1961)
2906. KREBS, ALBERT: Tendenzen und Gestalten der NSDAP. Erinnerungen an die Frühzeit der Partei. (Deutsche Verlagsanstalt Stuttgart, 1959)
MÜLLER-HEGEMANN, D.[1632], S. 75 ff.

NERO

BREISKY, A.[1713], O
IRELAND, W. W.[1706]
KANNGIESSER, FR.[1707], S. 95 ff.
KAUFMANN, M.[1752]
MOLL, A.[592], S. 21
MÜLLER, E.[1767], S. 73
PELMAN, C.[587], S. 98 ff.
WIEDEMEISTER[1799]

NERVAL

ANTHÉAUME, A. et DROMARD, G.[574], S. 410, 428
2907. BARBIER, G.: Étude médico-psychologique sur Gérard de Nerval. (Rey, Lyon, 1907)
BARINE, A.[2305], IV. La folie: Gérard de Nerval
BARINE, A.[2306], S. 265–362
2908. BAUDOUIN, CHARLES: Gérard de Nerval ou le nouvel Orphée. (Psyché, Paris, 2, S. 8–14, 1947)
2909. CABANÈS, A.: Gérard de Nerval. Essai de littérature pathologique. (1897)
2910. CABANÈS, A.: Quelques nouveaux cas d'autoscopie: Taine, Gérard de Nerval etc. (Chron. méd., 12, S. 298–301, 1905)
DU CAMP, M.[1546], 1. Teil, S. 307 ff. u. 2. Teil, S. 116 ff.
GRASSET, J.[537]
GRASSET, J.[572]
2911. HOCHDORF, M.: Die Seelengeschichte des Gérard de Nerval. (Sozialistische Monatshefte, S. 254–260, 1920)
2912. HOLZHAUSEN, P.: Gérard de Nerval. (Kölnische Zeitung vom 26. Juni 1926 f.)
2913. MARIE, A.: Gérard de Nerval. Le poète – l'homme. D'après des manuscripts et des documents inédits. (Hachette, Paris, 1914)
MÖBIUS, P. J.[3307], S. 39
PELMAN, C.[587], S. 218 f.

NEWTON

GÉLINEAU[1704], S. 552
GRASSET, J.[572], S. 175
KRETSCHMER, E.[609]
LENZ, F.[646], S. 675
LOMBROSO, C.[455]
MÖBIUS, P. J.[235], 2. Aufl., 1907, S. 146
NISBET, J. F.[485], S. 222 [z. n. MÖBIUS[235], S. 146]

Norman, H. J.[3490], S. 288
Regnard, A.[526], S. 366 ff.
Somogyi, J.[143], S. 281

Otto Nicolai

2914. Michelsen, F.: Die Krankheit und der Tod Otto Nicolais. (Münch. med. Wschr., 60, S. 1771, 1913)

Nietzsche

2915. Audrain, J.: L'hérédo-syphilis, facteur du génie. (Chron. méd., S. 754 bis 756, 1911) [s. a. Peyroux (D'Elbeuf)[2951]]
2916. Benda, E.: Nietzsches Krankheit. (Mschr. Psychiatr., 60, 1926)
2917. Benda, Clemens E.: Über die Krankheit Friedrich Nietzsches. (Erweiterter Vortrag, gehalten in der deutschen Rundfunkstunde, Boston, Mass., April 1964) (Med. Welt, Nr. 17, S. 951–959 u. Forts., Nr. 18, S. 1013–1018, 1965)
Bentley, E. R.[1822], S. 155
Bjerre, P. [561]
2918. Blunck, R.: Friedrich Nietzsche, Kindheit und Jugend. (E. Reinhardt, München–Basel, 1953)
Braun, A.[687], S. 49–50, 59–60
2919. Brusq, P.-F.-J.: Nietzsche, étude psychopathologique (Thèse, Bordeaux, 1933)
2920. Cohn, P.: Nietzsches Leiden. (Dtsch. med. Presse, 14, S. 151, 1910)
2921. Cohn, P.: Um Nietzsches Untergang. Beiträge zum Verständnis des Genies. Mit einem Anhang von Elisabeth Förster – Nietzsche: Die Zeit von Nietzsches Erkrankung bis zu seinem Tode. (Hannover, 1931)
2922. Deich, Fr.: Nietzsche und das Christentum. Zu der gleichnamigen Schrift von Karl Jaspers. (Neue Zeitung vom 21. 2. 1953)
2923. Durant, Will: Die großen Denker. (Orell Füssli, Zürich 1947)
2924. Ebstein, E.: Über das Pathologische bei Nietzsche nach Th. Ziegler, P. J. Möbius und A. Bilharz. (Janus, 10, S. 572–574, Harlem, 1905)
2925. Eifer: Nietzsche et son influence sur la guerre de 1914. (Rev. mod. méd. et chirurg., Jg. 25, Nr. 8, S. 228–231, Paris, 1927)
2926. Ellis, H.: Nietzsche in his affirmations. (London, 1898) O
2927. Genty: Nietzsche. (Aesculape, Paris, 1903) O
Goldschmit-Jentner, R. K.[166], S. 296
Gould, G. M.[550] O
2928. Groos, K.: Der Paradoxe Stil in Nietzsches Zarathustra. (Zschr. angew. Psychol., Leipzig, 7, S. 467, 1913)
2929. Hartwich, Alexander: Friedrich Nietzsche. (Ciba-Symposion, Bd. X, Heft 3, S. 149–155, 1962)
Herzberg, A.[622], S. 200
Heyer, G. R.[184], S. 278
2930. Hildebrandt, K.: Der Beginn von Nietzsches Geisteskrankheit. (Zschr. Neurol., Berlin, 89, 1924)
2931. Hildebrandt, K.: Gesundheit und Krankheit in Nietzsches Leben und Werk. (Karger, Berlin, 1926, Abh., H. 38)
2932. Hofmiller, J.: Nietzsche. (Süddeutsche Monatshefte, 29, S. 74–131, 1931)
2933. Holzhausen, P.: Friedrich Nietzsches Krankheit. (Kölnische Zeitung Nr. 754 vom 27. 11. 1927) O
2934. Ik, O.: Nietzsches Aufenthalt in Turin. (Hamburger Nachrichten vom 15. Februar 1932)
2935. Ireland, W. W.: Friedrich Nietzsche: a study in mental pathology. (J. Ment. Sc., 47, Nr. 196, S. 1–27, 1901)
2936. Jaspers, Karl: Nietzsche. Einführung in das Verständnis seines Philosophierens. (2. Aufl., De Gruyter & Co., Berlin, 1947)
2937. Jaspers, Karl: Nietzsche und das Christentum. (Piper & Co., München, 1952)
Jung, C. G.[811], S. 44

2938. Kesselring, Max: Nietzsche und sein Zarathustra in psychiatrischer Beleuchtung. (Aehren-Verlag, Affoltern am Albis, 1954)
Kroner, Friedrich[1957]
Lange-Eichbaum, W.[2760], S. 739
2939. Lange-Eichbaum, W.: Nietzsche als psychiatrisches Problem. (Dtsch. med. Wschr., II, S. 1537–1540, 1930) [Zbl. ges. Neurol., 60, S. 124]
2940. Lange-Eichbaum, W.: Nietzsche, Krankheit und Wirkung. (Leffenbauer, Hamburg, 1948)
Lenz, F.[646], S. 675–676
2941. Liebmann, K.: Nietzsches Erbmasse. (Das Reich, H. 13, S. 36, Berlin, 1941)
2942. Loewenberg, Richard D.: A new pathography on Nietzsche. A review of the book by Wilhelm Lange-Eichbaum. (J. Clin. Psychopath., Monticello, N. Y., April 1948)
Loewenberg, R. D.[181]
2943. Lopez-Ibor, J. J.: Nietzsche y sa psicologia. (Arbor, 52, S. 449–462, 1950) [Zbl. ges. Neurol., 113, S. 30]
2944. Marcuse, Ludwig: Nietzsche-Skandal. (Neue Zeitung vom 25. April und 5. Juni 1952)
2945. Mayer, A.: Übermensch und Paralytiker. (Die Wartburg, Nr. 29, 1909) O
2946. Mette, Alex: Zur Soziologie und Psychologie des Dionysischen. (Psychiatrie, 2, S. 182–190, 1950) [Zbl. ges. Neurol., 113, S. 303]
2947. Möbius, P. J.: Nietzsche. (Bergmann, Wiesbaden, 1902; 2. Aufl., Barth, Leipzig, 1904)
2948. Möbius, P. J.: Über das Pathologische bei Nietzsche. (Bergmann, Wiesbaden, 1902. Grenzfr. Nervenleb., H. 17)
2949. Moussa, Ahdmed Hamdy: La folie de Nietzsche. Son influence sur ses oeuvres. (Thèse, Paris, 1928) [Reichhaltiger Literaturnachweis]
2950. Moxon, C.: The development of libido in Friedrich Nietzsche. (Psychoanal. Rev., X, S. 170, 1923) [Zbl. ges. Neurol., 33, S. 380]
Müller, Aug.[1631], S. 54–55, 58–59, 67
Nigg, W.[1961], S. 283
Nordau, M.[495], II, S. 303–398
Pelman, C.[587], S. 222
2951. Peyroux (D·Elbeuf): Fréderic Nietzsche, paralytique général. (Chron. méd., S. 481–485, 1911) [s. a. Audrain[2915] in der Entgegnung zu Peyroux]
2952. Podach, Erich F.: Nietzsches Abschied von Basel 1889. (Med. Welt, 4, S. 383–386, 1930)
2953. Podach, Erich F.: Nietzsches Krankengeschichte. (Med. Welt, 4, S. 1452–1454, 1930)
2954. Podach, Erich F.: Nietzsches Zusammenbruch. Beiträge zu einer Biographie auf Grund unveröffentlichter Dokumente. (Kampmann, Heidelberg, 1930) [Zbl. ges. Neurol., 57, S. 514]
2955. Podach, Erich F.: Friedrich Nietzsches Werk des Zusammenbruchs. (Verl. Wolfgang Rothe, Heidelberg, 1961)
2956. Podach, Erich F.: Das Sorgenkind. Ein Brief der Mutter Nietzsches. (Deutsches Ärztebl., Nr. 16, S. 947–950, 1964)
2957. Podach, Erich F.: Die Krankheit Friedrich Nietzsches. (Deutsches Ärztebl., Nr. I, S. 43–48 u. Nr. 2, S. 99–104, 1964)
2958. Rauschenberger, W.: Rassenmerkmale Friedrich Nietzsches und seiner näheren Verwandten. (Die Sonne, 13, S. 57–67, 1936)
Rauschenberger, W.[324], S. 249, 263
2959. Regnault, F.: Paralysis générale et génie. (Avenir méd. illustré, Paris, S. 139, 1907)
2960. Regnault, F.: Le cas de Nietzsche. (Rev. mod. méd., Paris, S. 228, 1927) O
Robert, H.[640]
2961. Saaler, B.: Über die Krankheit Nietzsches. (Zschr. Sex. Wiss., 4, S. 289, 1917)
2962. Scheuer, O. F.: Friedrich Nietzsche als Student. (Bonn, 1923) [Hofmiller[2931]]

2963. SCHLECHTA, KARL: Der Fall Nietzsche. (Carl Hanser Verl., München, 1960)
SOMOGYI, J.[143], S. 281
SPRINGER, B.[623], S. 182–188
2964. STEINER, R.: Die Philosophie Friedrich Nietzsches als psychopathologisches Problem. (Wien. klin. Rundschau, Nr. 30, S. 598–600 u. Nr. 31, S. 618–621, 1900)
2965. STEINER, R.: Friedrich Nietzsches Persönlichkeit und die Psychopathologie. (Wien. klin. Rundschau, Nr. 37, S. 738–741, 1900)
2966. STEKEL, W.: Nietzsche und Wagner. Eine sexualpsychologische Studie zur Psychogenese des Freundschaftsgefühles und des Freundschaftsverrates. (Zschr. Sex. Wiss., 4, S. 22–29 u. 58–65, 1917)
2967. SYRIEIX DE VILLERS: La faillite du Surhomme et la psychologie de Nietzsche. (Paris, 1920) O
2968. UNGERN-STERNBERG, ISABELLE: Nietzsche im Spiegelbilde seiner Schrift. (Naumann, Leipzig, 1902)
2969. VIALLE, L.: Détresses de Nietzsche. (Alcan, Paris, 1932)
VORBERG, G.[1701]

FLORENCE NIGHTINGALE

2970. SZIRMAY-PULSZKY, HENRIETTE V.: Florence Nightingale (1820–1910). (Schriftl. Mitteil. auf Grund eig. spez. Studien u. Quelle: COOPER-WILLIS, IRENE: Florence Nightingale, a Biography, London, 1891)

NIJINSKI

KOTSOVSKY, D.[194], S. 261

NODIER

2971. BAUDIN: Charles Nodier, médecin et malade. (Chron. méd., S. 165, 1930)

NOPCSA

2972. SZIRMAY-PULSZKY, HENRIETTE V.: Baron Franz Nopcsa (1877–1935). (Schriftl. Mitteil. auf Grund eig. spez. Studien u. Quelle: TASZADI-KUBACSKA, A.: Franz Baron Nopcsa [deutsch], Verlag des Ungarischen Naturwissenschaftlichen Museums, Budapest, 1945)

NOVALIS

BRAUN, A.[687], S. 44–46. Die Tuberkulose
GOLDSCHMIT-JENTNER, R. K.[206], S. 136
MOORMAN, L. J.[693], S. XIII
2973. SPENLÉ, E.: Novalis, essai sur l'idéalisme romantique en Allemagne. (Hachette, Paris, 1904) [Rev. philos. de la France et de l'étranger, 30, S. 95–99, 1905]

O'NEILL

2974. MYERS, J. A.: Fighters of Fate. (Williams and Wilkins Co., Baltimore, 1927)
MOORMAN, L. J.[693], S. XIV

OVERBECK

SPRINGER, B.[623], S. 229

PAGANINI

FEIS, O.[589], S. 72
GÉLINEAU[1704], S. 555
2974a. KERNER, DIETER: Niccolo Paganini, der Teufels-Geiger. Zu seinem 125. Todestag am 27. Mai 1965. (Hess. Ärzteblatt, Nr. 5, S. 348–359, 1956)
KOTSOVSKY, D.[194], S. 277

Pailleron

Binet, A. et Passy[1905], S. 97–101

Panizza

2975. Leinert: Arzt und Kunst. (Riedel-Archiv, Nr. 6, S. 82–84; Nr. 7, S. 100–102, 1951)
2976. Lippert, F.: In memoriam Oskar Panizza. (Stobbe, München, 1926)

Paracelsus

2977. Aberle, K.: Grabdenkmal, Schädel und Abbildungen des Theophrastus Paracelsus. (Salzburg, 1893)
2978. Kerner, Dieter: Zur Todeskrankheit des Paracelsus. (Mat. Med. Nordmark, XI, Nr. 10, S. 315–322, 1960)
2979. Sticker, G.: Paracelsus. (Nova Acta Leopoldina, Halle/Saale, 1941)
2980. Strebel, J.: Nova Acta Paracelsica. (VI, 120, Einsiedeln, 1952)
2981. Sudhoff, K.: Paracelsus. (Leipzig, 1936)
2982. Vogt, A.: Paracelsus als Arzt und Philosoph. (Stuttgart, 1955)

Parkman

2983. Casamajor, L.: The illness of Francis Parkman. (Amer. J. Psychiatr., 107, S. 749–752, 1951) [Zbl. ges. Neurol., 118, S. 424]
2984. Farnham, Ch. H.: The life of Francis Parkman. (Little, Brown & Co., Boston, 1925)

Gould, G. M.[550] O

2985. Wade, M.:Francis Parkman, heroic historian. (New York, 1942) O

Parmenides

2986. Gomperz, H.: Psychologische Betrachtungen an griechischen Philosophen. S. 2–34. (Imago, 10, S. 1–92, 1924)

Parmigniano

Hauser, Arnold[2201], Bd, I. S. 408

Parnell

2987. Szirmay-Pulszky, Henriette v.: Charles Stewart Parnell (1846–1891). (Schriftl. Mitteil. auf Grund eig. spez. Studien u. Quellen: Thursfield, James Richard: Beitrag in Encykl. Britann. o. J.; O'Shea, Katharina: Charles Stewart Parnell, his Love Story and Political Life, Verlag Cassel & Co. Ltd., London–Toronto–Melbourne, 1914; Harris, Frank: Mein Leben, deutsch bei S. Fischer, Berlin, 1926)

Pascal

2988. Barrès, Maurice: [?Titel] (Le journal de l'Université des Annales, S. 664, vol. 2, 1909)
2989. Binet-Sanglé, Ch.: La maladie de Blaise Pascal (Ann. méd.-psychol., Paris, 57, T. 9, S. 177, 1899)

Binet-Sanglé, Ch.[988], S. 161–165, 225–229, 266–276, 289–298, 321–325, 353–364

Binet-Sanglé, Ch.[3129], S. 430

2990. Binet-Sanglé, Ch.: Histoire des suggestions religieuses dans la famille de Blaise Pascal. (Révue de l'hypnotisme, Bd. 11, S. 266–273, 302–311, 335–340, 362–368, 1897; Bd. 12, S. 266 ff., 302 ff., 335 ff., 362 ff., 1898; Bd. 13, S. 14–22, 83–87, 107–117, 182–187, 247–249, 277–280, 301–304, 340–346, 1899)

Braun, A.[687], S. 74–75

Cabanès, A.[1703]

Cabanès, A.[1540], S. 65, 66, 75, 87, 94, 99–100

2991. Cousin, M. V.: Jaqueline Pascal. (Didier, Paris, 1845)
Dezwarte et Jannin[1515], S. 337–353
Gélineau[1704], S. 553
2992. Hermann, J.: Zwei Überlieferungen aus Pascals Kinderjahren. (Imago, 11, 1925)
2993. Larguier des Bancels, J.: L'abîme de Pascal. (Arch. Psychol., Leipzig, 18, S. 135–140, 1921) [Zbl. ges. Neurol., 28, S. 440]
2994. Le Double, A.: Le crâne et le cerveau de Pascal. (Chron. méd., 8, S. 671 bis 672, 1901)
2995. Leggiardi-Laura, C.: Sul Pascal. (Arch. psichiatr., Torino, 21, S. 142–145, 1900)
2996. Lélut, L.-F.: L'amulette de Pascal, pour servir à l'histoire des hallucinations. (Paris, 1846)
Lenz, F.[646], S. 677
Lombrosco, C. [546], S. 138 ff. [Literaturangaben]
Möbius, P. J.[235], 2. Aufl., 1907, S. 146–147
Pelman, C.[587], S. 211
Regnard, A.[526], T. 9, S. 26–42
Saitschick, R.[1986], S. 83 ff.
2997. Spoerri, Theophil: Der verborgene Pascal. (Furche-Verlag, Hamburg, 1955)
2998. *** (Un Sorbonard): Quelle était la maladie de Pascal? (Chron. méd., 16, S. 392, 1909)

Paulus

Barth, F.[2397], S. 125
Binswanger, L.[2809], S. 314
2999. Brunner, E.: Der Apostel Paulus. (Universitas, 6, S. 13–20, 1951)
3000. Brunot, Amédée (S.C.J. de Bétharram): Le génie litteraire de Saint Paul. (Du Cerf, Paris, 1955)
3001. Bryant, Ernest J.: Genius and Epilepsy. Brief sketches of great men who had both. (The Old Depot Press, Concord Massachusetts, 1953)
Conrad, K.[653], S. 1002
3002. Dausch, P.: Jesus und Paulus. (Biblische Zeitfragen, 3. Folge, H. 1, Münster i. Westfalen, 1910)
Dulk, A.[2422], S. 224
Durant, W.[2424], Bd, 3, S. 658
Familler, Ig.[1015], S. 192–193
Freimark, H.[1023], S. 94
Gélineau[1704], S. 547
Goldbladt, H.[1031], S. 67
3003. Grimbert, Ch.: La maladie oculaire de Saint Paul et l'apparition du chemin de Damas. (Bull. de la Soc. France d'Hist. de la Méd., VII, 114, 1923)
Gruhle, H. W.[781], S. 131
3004. Gruhle, H. W.: Über die Fortschritte in der Erkenntnis der Epilepsie in den Jahren 1910–1920 und über das Wesen dieser Krankheit. (Zbl. ges. Neurol., 34, S. 45, 1923) [Goldbladt[1031]]
Heinz, Werner[210], S. 35
Hirsch, W.[1052], S. 185 ff.
James, W.[1060]
3005. Kanngiesser, F.: War Paulus Epileptiker? (Kritik zu Seeligmüller [3010]. Münch. med. Wschr., S. 1742, 1912)
3006. Krenkel: Beiträge zur Aufhellung der Geschichte und der Briefe des Apostels Paulus. (Schwetschke, Braunschweig, 1890)
Kretschmer, E.[128], S. 173
Lenz, F.[646], S. 677
3007. Moxon, C.: Epileptic traits in Paul of Tarsus. (Psychoanal. Rev. IX, S. 61, 1922) [Zbl. ges. Neurol., 29, S. 519]

3008. Pfister, O.: Die Entwicklung des Apostels Paulus. Eine religionsgeschichtliche und psychologische Skizze. (Imago, 6, S. 243, 1920)
Rasmussen, E.[2479], S. 79
Regnard, A.[526], S. 22
Reibmayr, A.[2480], S. 285 f.
3009. Schweitzer, A.: Geschichte der Paulinischen Forschung. (Mohr, Tübingen, 1933)
3010. Seeligmüller, A.: War Paulus Epileptiker? Erwägungen eines Nervenarztes. (Hinrich'sche Buchhandlung, Leipzig, 1910) [Literaturverzeichnis S. 78–81]
3011. Sjögren, H. W.: Psykiatri – Neuropsykiatri. (Sv. Läkartidn., 1956)
3012. Stern, Arthur: Zum Problem der Epilepsie des Paulus. (Psychiatr. et Neurol., Basel, 133, S. 276–284, 1957) [Zbl.ges. Neurol., Bd. 144, S. 260, 1958]
Weitbrecht, H. J.[1180], S. 62–63

Pergolese

Goldschmitt-Jentner, R. K.[206], S. 92

Petöfi

Szirmay-Pulszky, H. v.[642], S. 47 ff.

Petrarca

Cabanès, A.[1703]
3013. Cesareo: Gli amori del Petrarca. (Giornale Dantesco, Leo Olschki, Florenz–Venedig–Rom, Jg. VIII, S. 1–24, 1900)
3014. Finzi, G.: Petrarca. (Barbera, Florenz, 1900) [Arch. psichiatr., Torino, 21, S. 517–522, 1900]
Heinz, Werner[210], S. 35
Lombroso, C.[546], S. 123–124

Pfitzner

Bahle, J.[174], S. 54 f., 75, 109, 113
3015. Rauschenberger, W.: Ahnentafel des Komponisten Hans Pfitzner. (Ahnentafeln berühmter Deutscher, 5. Folge, Lieferung 3, S. 30–36, Leipzig, 1939)

Pitt

Kiernan, J. G.[478], S. 727
3016. Szirmay-Pulszky, Henriette v.: William Pitt, Earl of Chatham (1708 bis 1778). (Schriftl. Mitteil. auf Grund eig. spez. Studien u. Quellen: Eyck, Erich: Die Pitts und die Fox, Väter und Söhne, Verlag E. Rentsch, Zürich-Erlenbach, 1946; Macaulay: Critical and Historical Essays, Verlag J. M. Denz und E. P. Dutton, London–New York, 1926–1927; Rowse, L.: The Spirit of English History, Verlag British Council, London–New York–Toronto, 1943)

Platen

Braun, A.[687], S. 87
Eulenberg, Herbert[2702], S. 141
3017. Frey, L.: Aus dem Seelenleben des Grafen Platen. (Jb. sex. Zwischenst., 1, 1899 u. 6, 1904)
Fuchs, H.[3581], S. 45 ff.
Kiernan, J. G.[478], S. 727
3018. Lechler, K. G.: Aug. Graf v. Platen-Hallermünde. Eine psychopathologische Studie. (Dissertation, Tübingen, 1924)
Moll, A.[592], S. 49 f.
3019. Sadger, J.: August von Platen. Eine pathologische Studie. (Nord und Süd, Jg. 29, Bd. 115, H. 343 und 344, 1905)
Vierordt, H.[514], S. 96

Platon

Herzberg, A.[622], S. 153 f.
Herzberg, A.[625], S. 69

E. A. Poe

Anthéaume, A. et Dromard, G. [574], S. 369
3020. Barine, A.: Edgar Poe. (Revue des deux mondes, 152, S. 396, 552. Paris, 1897)
Barine, A.[2306], S. 159–264
Birnbaum, K.[605], S. 32, 153
3021. Bonaparte, Marie: La structure psychique d'Edgar Poe. (Hyg. ment., Paris, 28, S. 184–190 u. 193–201, 1933) [Zbl. ges. Neurol., 71, S. 296]
3022. Bonaparte, Marie: Edgar Poe. 2 Bände. (Denoël et Steele, Paris, 1933)
3023. Bonaparte, Marie: The life and works of Edgar Allan Poe. A psychoanalytic interpretation. (Imago Publishing Co., Ltd., London, 1949)
3024. Bond, F. D.: Poe as an evolutionist. (Pop. Science Monthly, 71, S. 267, New York, 1907) O
Braun, A. [687], S. 71
Brill, A.[1217], S. 374
3025. Carrère: Dégénérescence et dipsomanie d'Edgar Poe. (Toulouse, 1907)
Conrad, K.[653], S. 1002
3026. Delaunay: Alcooliques et névrosés; silhouettes d'écrivains; Edgar Poe. (J. méd., Paris, 15, S. 143, 154, 1903) O
Dovski, Lee van[1443], 1. Bd., S. 332–333 [Bibliographie]
3027. Ehrenstein, A.: Das Martyrium des Edgar Allan Poe. (Internat. Zschr. Individualpsychol., 8, S. 389–400, 1930) [Zbl. ges. Neurol., 58, S. 744]
3028. Gill, W. F.: The Life of Edgar Allan Poe. (London, 1878)
3029. Harrison, J. A.: Life and Letters of Edgar Allan Poe. 2 Bd. (Thomas Crowell & Co., New York, 1902 u. 1903)
Heinz, Werner[210], S. 3–4
Hildebrandt, K.[613], S. 194
3030. Joyce, Col. John: Life of E. A. Poe. (New York, 1901) O
3031. Krutch, J. W.: Edgar Allan Poe, a study in Genius. (Alfred A. Knopf, New York, 1926)
3032. Lauvrière, E.: Edgar Poe, sa vie et son oeuvre. Étude de psychologie pathologique. (Alcan, Paris, 1904)
3033. Lauvrière, E.: L'alcoolisme d'Edgar Poe. (Clairière, 4, Nr. 80, Brüssel, 1906)
3034. Lauvrière, E.: L'étrange vie et les étranges amours d'Edgar Poe. (Paris, 1934)
Lewis, H. E.[567], S. 5
Lombroso, C.[455]
Lombroso, C.[591], S. 127
3035. Mauclair, C.: Le Génie d'Edgar Poe. (Albin Michel, Paris, S. 117, 1925)
3036. Maudsley, H.: Edgar Allan Poe. (J. ment. sc., London, 6. S. 328, 1860) O
3037. Moran, J. J.: A défense of Edgar Allan Poe. (Washington, 1885) O
3038. Moran, J. J.: Procès-verbal de la mort d'Edgar Poe. (Chron. méd., 4, S. 719–723, 1897)
3039. Moreau, P.: Edgar Poe, Étude de psychologie morbide. (Ann. méd.-psychol., Paris, 52, S. 5–26, 1894)
Pelman, C.[587], S. 225, 227
3040. Petit, G.: Étude-médico-psychologique sur Edgar Poe. (Thèse, Lyon, 1959)
3041. Philips, M. E.: Poe, the man. 2 Bände. (Chicago, 1926) O
3042. Pollak, S.: Edgar Poe, un génie toxicomane. (Thése, Paris 1928) O
3043. Probst, F.: Edgar Allan Poe. (Reinhardt, München, 1908. Grenzfragen der Literatur und Medizin, H. 8)
Rank, O.[1319], S. 125 f.
3044. Robertson, John W.: Edgar A. Poe, a psychopathic study. (G. P. Putnam's Sons, New York–London, 1923)

3045. ROYER-DUPOUY: L'opiumisme d'Edgar Poe. (Ann. méd.-psychol., Paris, 69, S. 1, 1911) [Zbl. ges. Neurol., 3, S. 184]
3046. SACHS, H.: Edgar Poe. Bemerkungen zu Marie Bonapartes Biographie des Dichters. (Imago, 20, S. 485–492, 1934)
3047. SHEPHERD, H. E.: A study of Edgar A. Poe. (Old Maryland, Baltimore, 11, S. 131, 145, 161, 1906) O
3048. VLEUTEN, K. F. VAN: Edgar Allan Poe. (Die Zukunft, 44. Jg., S. 181, 1903)
3049. WEISS, S. T.: Home life of Poe. (New York, 1907) O
3050. WOODBERRY, G. E.: The Life of Edgar Allan Poe. 2. Bd. (Houghton Mifflin Comp., Boston–New York, 1909)
3051. ***: Of Edgar Allan Poe and his physicians, solaces and depairs. (Clin. Excerpts, N. Y., 13, Nr. 5, S. 3–11, 1939)

POINCARÉ

3052. TOULOUSE, E.: Enquête médico-psychologique sur la supériorité intellectuelle. II. Henri Poincaré. (Flammarion, Paris, 1910) O

PONTORMO

ARRÉAT, L.[487], S. 251, Fußnote
HAUSER, ARNOLD[2201], Bd. I, S. 408

PRÉVOST

BRAUN, A.[687], S. 26

PROPHETEN, HEILIGE, EKSTATIKER, MYSTIKER, VISIONÄRE, SEKTIERER

3053. ADELUNG, J. C.: Geschichte der menschlichen Narrheit. (Weygand, Leipzig, 1785–1789) [Hadrian Beverland, Bruno Fox, Johann Conrad Dippel, Jakob Böhme, Wilhelm, Dodd, u. a. m.]
3054. AIGNER, ED.: Die Stigmatisierte von Konnersreuth. (Allg. ärztl. Zschr. Psychotherap., Leipzig, 1, 337–344, 1928) [Therese Neumann]
3055. ALLWOHN, AD.: Die Ehe des Proheten Hosea in psychoanalytischer Beleuchtung. (Töpelmann, Gießen, 1926) [Imago, 14, S. 542–543, 1928]
3056. BÄNTSCH: Pathologische Züge in Israels Prophetentum. (Zschr. f. wissenschaftl. Theologie, 50, S. 76 ff.)
BALLET, G.[3467], S. 171 [Hl. Therese, Maria von Moerl, Louise Lateau]
3057. BAUMER, Ludwig: Das Buch Hiob. Versuch einer psychopathologischen Deutung.
3058. BESSMER, J. (S.J.): Stigmatisation und Krankheitserscheinung. (Stimmen aus Maria Laach, 69, S. 278–300, 1905)
3059. BINET-SANGLÉ, CH.: Le prophète Samuel. (Ann. méd.-psychol., Paris, 61, S. 204–212, 353–378, 1903; 62, S. 5–18, 177–187, 1904)
3060. BINET-SANGLÉ, CH.: Le prophète Elie. (Arch. anthrop. crim., 1904)
3061. BINET-SANGLÉ, CH.: Le prophète Elisée. (Arch anthrop. crim., 1905)
3062. BINET-SANGLÉ, CH.: Les prophètes juifs. Étude de physiologie morbide. (Des origines à Elie) (Dujarric, Paris, 1905)
BIRNBAUM, K.[605], S. 201
3063. BIRNBAUM, K.: Konnersreuth in ärztlicher Beleuchtung. (Dtsch. med. Wschr., 59, H. 8, S. 302)
3064. BJÖRKHEM, J.: Antoinette Bourignon (1616–1680). Till den svärmiska religiositetens historia och psykologi. (Stockholm 1940) (z.n. JACOBOWSKY [2288])
BRAIN, R. W.[666], S. 19 [George Fox]
CABANÈS, A.[1703] [Pius IX]
3065. CABANÈS, A.: Saint Job, Patron des avariés. (Les indiscrétions de l'histoire, 2, S. 3–16, Michel, Paris)
3066. CABANÈS, A.: L'hystérie de sainte Thérèse. (Chron. méd., 13, S. 729, 1906)
3067. CABANÈS, A.: La vierge d'Avila fut-elle hystérique? (Les indiscrétions de l'histoire, 4, S. 3–17. La Librairie mondiale, Paris, 1908)

3068. Clissold, Aug.: The prophetic spirit in its relation to wisdom and madness. (Longmans, Green and Co., London, 1870)

3069. Cotelle, T.: Saint François d'Assise. (Étude médicale, Paris, 1895)

Delacroix, H.[1004] [Hl. Therese, Madame Guyon, Suso]

3070. Delacroix, H.: Analyse du mysticisme de Mme Guyon. (Rev. de metaph. et moral., 15, 1907)

3071. Deutsch: Konnersreuth in ärztlicher Beleuchtung. (Bonifatius Druckerei, Paderborn, 1932)

3072. Dieckhoff: Der Prophet Ezechiel. (Zschr. Rel.-Psychol., 1, S. 193-206, 1908)

3073. Evans, W. N.: Notes on the Conversion of John Bunyan: a study in English Puritanism. (Internat. J. Psycho-Anal., London, 24, S. 176–185, 1943)

3074. Ewald: Die Stigmatisierte von Konnersreuth. (Lehmann, München, 1927)

Familler, Ig.[1015]

Flournoy, Th.[2428] [Mystiker]

Freimark, H.[1022] [Hieronymus, Katharina von Siena, Joseph von Copertino, Alphons von Liguori, Heinrich von Nördlingen und Margarethe Ebner]

3075. Friedländer: Das Konnersreuther Wunder? (Münch. med. Wschr., Feb. 1933)

3076. Garma, A.: Eine obszöne Gebärde der heiligen Teresa. (Psychoanal. Bewegung, 2. S, 339–347, 1930)

3077. Gerlich: Die Stigmatisierte von Konnersreuth. (Kösel & Pustet, München 1929)

Goldbladt, H.[1031]

3078. Grant Duff, I. F.: Die Geschichte der Phantasie einer Heiligen. (Imago, 16, S. 486–501, 1930) [Therese von Lisieux]

Greco, F. del[576] [Franz von Assisi]

3079. Greven, J.: Zur Frage nach den Wundmalen des hl. Franziskus von Assisi. (Theologie und Glaube, 2. Jg., S. 670–671, Paderborn, 1910)

3080. Gunkel, H.: Der Prophet Esra. (Mohr, Tübingen, 1900)

Hirsch, W.[1052] [Die Propheten Esaja, Jeremiah und Maleachi]

3081. Hoche, A. E.: Die Wunder der Therese Neumann von Konnersreuth. (Lehmann, München, 1933) [Zbl. ges. Neurol., 73, S. 292]

3082. Holzhausen, P.: Stigma, Stigmatisation und Stigmatisierte. (Kölnische Zeitung vom 4. 11. 1924)

3083. Huc, A.: Névrose et mysticisme. Sainte Thérèse relève-t-elle de la pathologie? (Rev. de philos., 21, S. 5–33, 128–155)

Ireland, W. W.[1706] [Katharina von Siena]

3084. Jacobi, W.: Die Stigmatisierten. Beiträge zur Psychologie der Mystik. (Bergmann, München, 1923. Grenzfr. Nervenleb., H. 114) [Heinrich von Nördlingen, Tauler, Suso, Margarete Ebner, Franz von Assisi]

3085. Jacobi, W.: Die Ekstase der alttestamentlichen Proheten. (Bergmann, München und Wiesbaden, 1920. Grenzfr. Nervenleb., H. 108) [Besonders Ezechiel] [Literaturhinweise]

Joly, H.[1063]

3086. Jaspers, K.: Der Prophet Ezechiel. Eine pathographische Studie. (Arbeiten z. Psychiatr., Neurol. u. Grenzgebieten, S. 77–85. Scherer, Heidelberg, 1947)

3087. Jaspers, K.: Vom Ursprung und Ziel der Geschichte. (München, 1950) [Hiob]

3088. Jung, C. G.: Hiob spricht mit Gott. (Zürich, 1955)

3089. Kiernan, J. G.: Mixoscopic Adolescent Survivals in Art, Literature and Pseudo-Ethics. (Alienist, St. Louis, 27, S. 461–473, 1906) [Skopzen]

3090. Klostermann: Ezechiel. (Theol. Studien u. Kritiken, S. 391, 1877)

Kretschmer, E.[128] [Häusser, Ebel, Frau de la Mothe-Guyon]

3091. Lachtin, M.: Die Besessenheit auf dem Lande in Rußland. (Zbl. Psychoanal., III, S. 273–292, 1913)

3092. Lechler: Das Rätsel von Konnersreuth im Lichte eines neuen Falles von Stigmatisation. (Buchhandlung d. evang. Ges., Elberfeld, 1933)

3093. Lhermitte, Jean: Echte und falsche Mystiker. (Verl. Räber & Cie., Luzern, 1953)
Lomer, Georg[2672] [Ignatius von Loyola]
3094. Lowitzky, F.: Bedeutung der Libidoschicksale für die Bildung religiöser Ideen. „Das dritte Testament" von Anna Nikolajewna Schmidt. (Imago, 13, S. 83–121, 1927)
3095. Masson, L.: Les stigmates de St. François d'Assise. (Aesculape, Paris, Nr. 9, S. 234–239)
3096. Middleton, W. C.: The psychopathology of George Fox, the founder of Quakerism. (Psychol. Rev., 38, S. 296–316, 1931) [Zbl. ges. Neurol., 62, S. 240]
3097. Mönkemöller: Anna Katharina Emmerich, die stigmatisierte Nonne von Dülmen. (Zschr. Rel.-Psychol., 1, S. 254–272, 299–319, 1908)
3098. Montmorand, B. de: Saint Vincent de Paul: essai de psychologie religieuse. (Rev. de philos., 14, S. 44–67, 1909)
3099. Nigg, W.: Große Heilige. (3. Aufl., Artemis Verlag, Zürich, 1949) [Franz von Assisi, Vianney, der Pfarrer von Ars, Therese von Lisieux]
Pelman, C.[587] [Stigmatisierte, S. 256 ff.; Franz von Assisi, S. 244]
3100. Pfister, O.: Hysterie und Mystik bei Margaretha Ebner. (Zbl. Psychoanal., 1, S. 468–485, 1911)
3101. Portigliotti, Guiseppe: S. Francesco d'Assisi e l'epidemie mistiche del Medio-Evo. (Remo Sandron, 1909)
3102. Portiquet: Note sur Marie Alacoque. (Chron. méd., 8, S. 109–110, 1901)
3103. Prinzhorn, H.: Leidensleistung, Heiligkeit, Lebenslehre. (Zschr. Menschenk., Kampen, 3, S. 299, 1928) [Nervenarzt, Berlin, 1, S. 367, 1928] [Therese von Konnersreuth]
3104. Reck-Malleczewen, Fr.: Bockelson. Geschichte eines Massenwahns. (Droemersche Verlagsanstalt, Wiesentheid, 1946)
Reibmayr, A.[2480] [Die Propheten]
3105. Rittershaus: Nochmals Konnersreuth. (Psychiatr.-neurol. Wschr., Halle, 35, S. 284–287, 1933)
3106. Roheim, G.: Saint Agatha and the Tuesday Woman. (Internat. J. Psychoanal., London, 27, S. 119–126, 1947)
3107. Rorschach, H.: Zwei schweizerische Sektenstifter. 1. Johannes Binggeli, 2. Anton Unternährer. (Imago, 13, S. 395–441, 1927) [Zbl. ges. Neurol., 50, S. 490)
3108. Roth, Gottfried: Tomaso d'Aquino nella recente e recentissima psichiatria. (Riv. di Filos. neo-scolastica, 49, Fasc. 5–6) (Thomas von Aquin in der jüngeren und jüngsten Psychiatrie. Milano: Cattol. d. Sacro Cuore, Fac. di Filosofia, S. 469–475, 1957) [Zbl. ges. Neurol., Bd. 148, S. 131, 1958/59]
3109. Rouby, L.: L'hystérie de Sainte Thérèse. (Alcan, Paris, 1902)
3110. Schamoni, W.: Das wahre Gesicht der Heiligen. (1. Aufl., 1938; neue vermehrte Auflage, Kösel, München, 1950)
Schjelderup, K.[1149]; [Marguerite Marie Alacoque, Maria Magdalena di Pazza, Katharina von Siena, Konrad von Marburg]
3111. Schleyer, Franz L.: Die Stigmatisation mit den Blutmalen. Biographische Auszüge und medizinische Analyse. (Schmorl & Seefeld, Hannover, 1948) [Zbl. ges. Neurol., 107, S. 458]
3112. Schütz, D.: Der Stigmatisierte Arthur O. Moock. (Neue Wissenschaft, Zschr. krit. Okkultismus, H. 2, Jg. 1950/51)
3113. Scott, R. B. Y.: The Relevance of the Prophets. (Macmillan, New York, 1951)
Springer, B.[623] [Hiob., Alexander VI., Julius II., Leo X.]
3114. Torrey, C. C.: The lives of the prophets. (Society of biblical Literature and Exegesis, Philadelphia, 1946)
3115. Urban, J.: Thérèse Neumann. Ce que j'ai vu à Konnersreuth. (Benedictus-Bote, Salzburg/Österr., Bd. XVII, I/II, 1947) [ref. in „Psyché", S. 169 bis 182, 1954]
3116. Vinchon, J.: Une mystique du Tyrol. Maria de Mörl. (J. psychol. norm.

pathol., Paris, Jg. 23, Nr. 8, S. 841–861, 1926) [Zbl. ges. Neurol., 46, S. 377]

3117. Wahl: L'état mental de Cathérine de Sienne. (Ann. méd.-psychol., Paris, 72, S. 257–277, 1914)

3118. Weisl, W. v.: Zwischen Religion und Krankheit. Das Problem der stigmatisierten Jungfrau Therese Neumann von Konnersreuth. (Religionspsychologie, H. 4, S. 1, 1928) [Nervenarzt, Berlin, 1, S. 368, 1928]

3119. Widengren, Geo: The great Vohu Manah and the apostle of God. Studies in Iranian and Manichaean religion. (Recueil de travaux publiés par l'université d'Uppsala, Bd. V, 1945)

3120. Zoepf, L.: Die Mystikerin Margaretha Ebner. (Beiträge zur Kulturgeschichte des Mittelalters und der Renaissance. Hg. Walter Goetz, Bd. 16. Teubner, Leipzig und Berlin, 1914)

Proust

3121. Maurois, A.: Proust: Portrait of a genius. (Harper and Brothers, New York, o. J.) [Ref. in: New York Herald Tribune, Book Review, 16. April 1950]

3122. Pickford, R. W.: Déjà-vu in Proust and Tolstoy. (Internat. J. Psycho-Anal., London, 25, S. 155–165, 1944)

3123. Usinger, Fritz: Marcel Proust und die Krankheit. (Med. Mon. Spiegel (Merck), 6, S. 123–129, 1964)

3124. Wijsenbeek, Caroline: Marcel Proust. (Amer. Imago, 2, Nr. 4) [Psychoanal. Rev. XXX, S. 227, 1943]

Puccini

Kotsovsky, D.[194], S. 268

Puschkin

Braun, A.[687], S. 33

Dovski, Lee van[1443], Neue Folge, S. 12, 26

3125. Kameneff, E.: Puschkin vom Standpunkte der Konstitutions- und Erblichkeitslehre. (Zschr. Psychol., Neurol. u. Psychiatrie, S. 182–202, 1924) [Zbl. ges. Neurol., 41, S. 332]

Saitschick, R.[1986], S. 249

Springer, B[367]

3126. Szirmay-Pulszky, H. v.: Alexander Sergejewitsch Puschkin (1799–1837). (Schriftl. Mitteil. auf Grund eig. spez. Studien, dabei sich stützend auf die Quelle: Bónkálo, Alex: Geschichte der russischen Literatur (ungar.), Budapest, 1935)

Quincey

Barine, A.[2305], II. l'opium: Thomas de Quincey

Barine, A.[2306], S. 61–156

3127. Gurrier, P.: Étude médico-psychologique sur Thomas Quincey. (Rey, Lyon, 1908) O

Pelman, C.[587], S. 224–225

Stekel, W.[1349], S. 236

3128. Vleuten, F. van: Thomas de Quincey. Ein Versuch über Opiumwirkung in der Kunst. (Die Kultur, 1, S. 1083, Köln, 1903)

Raabe

Braun, A.[687], S. 19

Rabelais

3129. Binet-Sanglé, Ch.: Histoire des suggestions religieuses de François Rabelais. (Ann. méd.-psychol., Paris, 58, S. 42–57 u. 368–384, 1900)

Racine

3130. Binet-Sanglé, Ch.: Association de la religiosité et du génie poétique. – L'hiérosyncrotème Racine. (Chron. méd., 12, S. 385–391 u. 417–430, 1905)

BRAUN, A.[687], S. 99

3131. JURY, P.: Une nuit de Racine. (Psyché, Paris, 2, S. 1480–1500, 1947)

RAFFAEL

3132. BRANCA, G.: [Wo? Wann?] O

SPILLER, G.[130], S. 335, 354

WASER, M.[957], S. 185 f.

3133. WOLTMANN, L.: Der physische Typus Raffaels. (Pol.-anthropol. Rev., 3, S. 171–176, 1904)

RAIMUND

BRAUN, A.[687], S. 34

HINRICHSEN, O.[594], S. 12

3134. LEIBBRAND, W.: Warum starb Ferdinand Raimund? (Psychiatr.- neurol. Wschr., Halle, 38, S. 650–652, 1936)

RANK, O.[1319], S. 130

3135. SADGER, J.: Raimund, eine pathologische Studie. (Die Waage, H. 23–25, 1898) O

SPRINGER, B.[623], S. 229

3136. ***: Raimund, eine Charakteristik. (Allg. Deutsche Biographie, Bd. XXVII, S. 736–754. Duncker & Humblot, Leipzig, 1888)

RASPUTIN

3137. AUFFENBERG-KOMAROW, M. v.: Rasputin, der heilige Teufel. (Deutsche Allgemeine Zeitung vom 1. Januar 1928) O

RAVEL

ALAYOUANINE, TH.[1537]

RECHENKÜNSTLER

3138. BETZENDAHL, W.: Der Unterschied zwischen frontaler und parietaler Dyscalculie. (Dtsch. Zschr. Nervenhk., Bd. 171, S. 339–343, 1954)

3139. BINET, A.: Notes complementaires sur M. Jacques Inaudi. (Rev. philos. de la France et de l'étranger, 18, S. 106–112, 1893)

BINET, A.[3295]

3140. BRYAN, W. L.: The case of Arthur Griffith, arithmetical prodigy. (IV. Cong. internat. de Psychol., Paris, 1900. Compte rendu, S. 178, Alcan, Paris, 1901)

BODA, I.[132]

3141. BUSCHAN, G.: Der Rechenkünstler Heinhaus. (Arch. Anthrop., Braunschweig, Band VIII, S. 148–154, 1909)

3142. CHARCOT, J.-M. et BINET, A.: Un calculateur du type visuel. (Rev. philos. de la France et de l'étranger, 18, S. 590–594, 1893)

3143. CHARCOT, J.-M. et DARBOUX, M.: Rapports de la Commission chargée de l'examen du calculateur Inaudi. (Comptes rendus hebdomadaires des séances de l'Académie des Sciences, 140, S. 1329–1338. Gauthiers – Villars et Fils, Paris, 1892)

3144. GUICCARDI, G. e FERRARI, G. C.: Il calculatore mentale „Zaneboni". Contributo alla psicologia delle memorie parziali. (Arch. ital. mal. nerv. ment., 34) [Riv. sper. freniatr., 23, S. 132–159, 407–437, 1897]

3145. GUTMANN, H.: Das Rechenwunder Dr. Rückle. (Berl. Ill. Zeitung, Nr. 1, S. 21, 1931)

HANSEMANN, D. v.[89], S. 18

3146. HUTHER, A.: Über das Problem einer psychologischen und pädagogischen Theorie der intellektuellen Begabung. (Arch. Psychol., Leipzig, 18, S. 193–233, 1910)

3147. JOTEYKO, I.: Présentation de M. Diamandi, calculateur du type visuel. (J. neurol., Bruxelles, 12, S. 445, 1907)

3148. KEMSIES, F. und A. GRÜNSPAN: Über Rechenkünstler. (Zschr. pädag. Psychol., 5, S. 193–207, 1903)

3149. Kroh, O.: Eine einzigartige Begabung und deren psychologische Analyse. (Dr. Rückle) (Vandenhoek, Göttingen, 1922)
Kroh, O.[305], S. 654–661
3150. Manouvrier, L.: Mémoire visuelle. Visualisation colorée. Calcul mental. Notes et étude sur Mlle. U. Diamandi. (Bulletins et mémoires de la société d'anthropologie de Paris, 9, S. 584–642, 1908)
3151. Mitchell, Frank D.: Mathematical prodigies. (Amer. J. Psychol., 18, S. 61–143, 1907) [Tom Fuller, Jedediah Buxton, Zerah Colburn, Henri Mondeux, Jacques Inaudi, Ugo Zaneboni, Pericles Diamandi, Johann Martin Zacharias Dase, George Parker Bidder, Truman Henry Safford, André Marie Ampère]
Möbius, P. J.[235], 2. Aufl., 1907. Über die Rechenkünstler
3152. Müller, G. E.: Bericht über Untersuchungen an einem ungewöhnlichen Gedächtnis. (Bericht über den 1. Kongr. f. exper. Psychol. in Gießen, 1904, S. 46–49, Barth, Leipzig, 1904)
3153. Popenoe, P.: Rechenkünstler und Vererbung. (Eugenik, Berlin, 1, S. 152, 1931)
3154. Rückle: Gedächtnis und Rechenkunst. (Zschr. pädag. Psychol., 10, S. 322–325, 1908)
3155. Scripture, E. W.: Arithmetical prodigies. (Amer. J. Psychol., 4, S. 1–59, 1891)
3156. Witzel, A.: Ein Fall von phänomenalem Rechentalent bei einem Imbezillen. (Arch. Psychiatr., 38, S. 122–155, 1904)

Reger

Braun, A.[687], S. 80–81
3157. Kerner, Dieter: Max Regers Krankheit und Tod. (Ärztl. Sammelblätter, H. I, S. 28–34. Hippokrates Verlag, Stuttgart, 1962)
3158. Schultz, I. H.: Schriftl. Mitteil. vom 10. 12. 1961 an den Verfasser.

Rembrandt

3159. Plesch, János: Rembrandt im Rembrandt. (Holbein-Verlag, Basel, 1952)

Guido Reni

3160. Magri: [Wo? Wann?] O

Renoir

Reuter, Hermann[1324], S. 204, 206
3161. ***: Der rheumatische Renoir (1841–1919) (Dokumenta Geigy, Juli 1956)

Rethel

Braun, A.[687], S. 49
Springer, B.[623], S. 229
Vorberg, G.[1701]

Rétif de la Bretonne

Cabanès, A.[1540], S. 78 ff.
3162. Louis: Un romancier fétichiste: Restif de la Bretonne. (Chron. méd., 11, S. 353–357, 1904)
Molinéry[1900]

Reuter

3163. Albrecht, P.: Fritz Reuters Krankheit. (Marhold, Halle, 1907)
Braun, A.[687], S. 76
3164. Brock, James: Die Krankheit Fritz Reuters. (Med. Welt, 4, S. 310–313, 1930)
Heinz, Werner[210], S. 3–4
3165. Lange-Eichbaum, W.: Fritz Reuters Krankheit. (Zbl. Nervenhk., 31, S. 237, 1908)
Springer, B.[623], S. 230

RICHELIEU

3166. BIENVENU: Une race de héros et de demi-fous, les Condés. (Méd. internat., Paris, 1923–1927) O
3167. CULLÈRE, A.: Les Richelieus et les Condés. (Arch. anthrop. crim., 15, S. 241–291, 1912)
GÉLINEAU[1704], S. 552
HEINZ, WERNER[210], S. 35
3168. MINOT, P.: Sur quelques cas de psychopathie dans la famille du Cardinal de Richelieu. (Thèse, Paris, 1927)
3169. ROGUES DE FURSAC, J.: La pathologie dans l'histoire. Psychologie et maladies d'Alphonse-Louis du Plessis de Richelieu. (Ann. méd.-psychol., Paris, 93, S. 537–545, 1935) [Zbl. ges. Neurol., 80, S. 203]

RILKE

3170. CARRASCO, P. T.: La angustia en Rilke. (Actas luso-españolas de Neurologia y Psiquiatria, Bd. XII, Nr. 1, S. 45–65, 1953)
3171. DEMETZ, PETER: René Rilkes Prager Jahre. (Eugen Diederichs, Düsseldorf, 1953)
KLAGES, W.[821], S. 561
3172. KRIPPENDORF, Ilse: Rainer Maria Rilke, Psyche und Werk. I. Die Persönlichkeit und ihre Wandlungen. (Zschr. Psychotherap., 2, S. 61–76, 1952) [Zbl. ges. Neurol., Bd. 121–122, H. 3/4, S. 261, 1953]
3173. KRIPPENDORF-KLAGES, L.: Rainer Maria Rilke, Psyche und Werk. (Zschr. Psychotherap. u. Med. Psychol., 2, S. 61, 110, 1952)
3174. LAIGNEL-LAVASTINE, M. et CH. BERLIOZ: L'obsession chez Rainer Maria Rilke. (Ann. méd.-psychol., Paris, 93, S. 729–744, 1935) [Zbl. ges. Neurol., 80, S. 512]
3175. MÜLLER, DAGOBERT: Über die Schilderung eines sog. Spring-Tics durch Rainer Maria Rilke. [Psychiatr.- u. Nervenklinik, Humboldt – Univ., Berlin] (Psychiatr., Neurol. u. med. Psychol., 10, S. 270–277, Leipzig, 1958) [Zbl. ges. Neurol., Bd. 150, S. 276, 1959]
3176. NICOLA, PIETRO DE: Sulla presunta psicopatia obsessiva e dissociativa del poeta R. M. Rilke. (Arch. Biol., Neurol. e Psichiatria, 9, S. 363–374, 1948)
3177. SIMENAUER, E.: Rainer Maria Rilke. Legende und Mythos. (Paul Haupt, Bern, 1953)

RIMBAUD

ANTHÉAUME, A. et DROMARD, G.[574], S. 359
3178. AUBIN, H.: Le cas Rimbaud. (L'évolution psychiatrique, Bd. II, S. 329 bis 347, 1955)
BRAUN, A.[687], S. 77
CLAVIÈRE, J.[744]
3179. DELATTRE, J.-L.: Le déséquilibré mental d'Arthur Rimbaud. (Librairie Le François, Paris, 1928)
3180. GARMA, A.: Attempted psychoanalysis of Arthur Rimbaud. (Rev. psiquiatr., B. Aires, 5, S. 167–200, 1940) O
LANGE, J.[1836]
MOLL, A.[592], S. 52 f.
SEGALEN, V.[1341]
3181. STARKIE, ENID: Arthur Rimbaud. (Norton and Comp., New York, o. J.)
WYSS, D.[1365]

ROBESPIERRE

3182. CABANÈS, A.: La vie intime de Robespierre chez les Duplay. (Le cabinet secret de l'histoire, 2, S. 195–213. Charles, Paris, 1897).
3183. FREIMARK, H.: Robespierre, eine historisch-psychologische Studie. (Bergmann, Wiesbaden, 1913, Grenzfr. Nervenleb., H. 91)
3184. HENTIG, H. v.: Robespierre. Studien zur Psychopathologie des Machttriebes. (Hoffmann, Stuttgart, 1924)

KIERNAN, J. G.[3089], S. 128
KRETSCHMER, E.[128], S. 163 ff.
KRETSCHMER, E.[609], 22. Aufl., S. 358, 368, 380
MARGIS, P.[1466], S. 154 f.

3185. STEINDAMM, HUGO und ACKERMANN, ELISABETH: Die Handschrift der Revolutionäre. (Frankf. Allg. Zt., Nr. 294 vom 19. 12. 1959)

ROLLINAT

3186. FRUGIER, R.: Étude médico-psychologique sur Maurice Rollinat ou contribution à l'étude des rapports du génie et de la névropathie. (Thèse, Paris, 1929)
3187. GODVELLE, F.: Essai sur la psychose de Rollinat. (1917) O

ROMAKO

3188. ***: Der Maler Anton Romako (1832–1889). (Allg. Lexikon der bildenden Künstler von der Antike bis zur Gegenwart. Begründet von U. Thieme u. F. Becker. Hrsg. v. H. Vollmer. Bd. 28. Seemann, Leipzig, 1934)

ROOSEVELT, F. D.

3189. BASSO, H.: The Roosevelt Legend. (In einer amerikanischen Illustrierten)
3190. ELIASBERG, W. G.: How long was Roosevelt ill before his death ? (Diseases of the nervous system, Bd. XIV, Nr. 11, S. 323–328, 1953)
FABRICANT, NOAH D.[2049]
3191. JOHNSON, G. W.: Roosevelt: Dictator or Democrat. (Ref. in: Time, 10. Nov. 1941)

ROSSETTI

NORDAU, M.[495], I, S. 157–170
3192. PISSARRO, LUCIEN: Rossetti. Masterpieces in Colour. (New York, 1908)

ROSSINI

3193. CABANÈS, A.: La neurasthénie de Rossini. (Chron. méd., 13, S. 225–226, 1906)
3194. FILIPPI: [?Titel] (1892) [Chron. méd., S. 225, 1906]
ROSSI, P.[1144], Éd. 1907, S. 62

ROSSO

HAUSER, ARNOLD[2201], Bd. I, S. 408

ROUSSEAU

3195. BERVILLE, S.-A.: Du prétendu suicide de J.-J. Rousseau. (Masson, Meulan, 1868)
BETZENDAHL, WALTER[1827], S. 330, 355
3196. BOUGEAULT, A.: Étude sur l'état mental de J.-J. Rousseau et sa mort à Ermenonville. (Plon, Paris, 1883)
BRAUN, A.[687], S. 26 ff.
3197. BRUNETIÈRE, FERD.: La folie de J.-J. Rousseau. (Études critiques sur l'histoire de la littérature française, 4, S. 325–355. Hachette, Paris, 1898)
3198. CABANÈS, A.: Jean-Jacques Rousseau, ses infirmités physiques et leur influence sur son caractère et sur son talent. (Le cabinet secret, 3, S. 1 bis 177. Charles, Paris, 1898)
3199. CABANÈS, A.: J.-J. Rousseau s'est-il suicidé ? (Les indiscrétions de l'histoire 6, S. 163. Michel, Paris)
3200. CABANÈS, A.: La dromomanie de J.-J. Rousseau. (Chron. méd., 16, S. 554, 1909)
3201. CABANÈS, A.: Le délire d'interprétation chez J.-J. Rousseau. (Chron. méd., 16, S. 711, 1909)
CABANÈS, A.[1540], Bd. 2, S. 70

3202. Chatelain,: La folie de J.-J. Rousseau. (Attinger Frères, Neuchâtel, 1890)
3203. Chereau, A.: La vérité sur la mort de J.-J. Rousseau. (Principaux Libraires, Paris, 1866)
3204. Christoffel, Hans: Trieb und Kultur. (Benno Schwabe, Basel, 1944)
3205. Colombani: J.-J. Rousseau: psychopathe urinaire. (Rev. de psychiatr., Bordeaux, 4, 1900) O
3206. Courtade, A.: La surdité de J.-J. Rousseau. (Chron. méd., 7, S. 90–96, 1900)
3207. Delasiauve: [?Titel] (Journal de médecine mentale, 1866) O
3208. Demole, V.: Analyse psychiatrique des Confessions de Jean-Jacques Rousseau. (Schweiz. Arch. Neurol., 2, S. 270–304, 1918)
3209. Demole, V.: Rôle du tempérament et des idées délirantes de Rousseau dans la genèse de ses principales théories. (Ann. méd-psychol., Paris, 80, S. 13, 1922) [Zbl. ges. Neurol., 20, S. 218]
3210. Donskerloot, N. B.: Psychiatrische Studie over J.-J. Rousseau. (Psychiatr. neurol. bl., Amsterdam, S. 103, 1883) [Ann. méd.-psychol., Paris, 45, T. 6, S. 482, 1887]
Drinkwater, J.[1545], S. 499
3211. Dubois d'Amiens, F.: Recherches sur le genre de la mort de J.-J. Rousseau. (Bull. Acad. méd., Paris, 31, S. 594–647, 1866)
3212. Dufour-Vernes, L.: Les ascendents de Rousseau. (1890) O
3213. Dufour-Vernes, L.: Rousseau et ses parents. (Genf, 1898) O
3214. Dugas, L.: Les grands timides. (Alcan, Paris, 1922)
3215. Duhring, E.: Die Größen der modernen Literatur. II, S. 57. (Leipzig, 1893) [Möbius[3234], S. 63]
3216. Elosu, S.: La maladie de Rousseau. (Fischbacher, Paris, 1929)
3217. Esquirol: [?Titel] (z. n. Starobinski[3250])
Fuchs, H.[3581], S. 54
Grasset, J.[572]
3218. Hawkes, J.: Jean-Jacques Rousseau. A psychological study. (J. Ment. Sc., London, 20, S. 60–74, 1874)
3219. Heidenhain, A.: J.-J. Rousseau. Persönlichkeit, Philosophie und Psychose. (Bergmann, München, 1924. Grenzfr. Nervenleb., H. 117)
Herzberg, A.[622], S. 68, 74, 118, 162, 193 f.
Herzberg, A.[625], S. 69 ff.
3220. Hildebrand, J.: J.-J. Rousseau vom Standpunkt der Psychiatrie. (Gärtner, Berlin, 1884. Auch Schulprogramm d. Gymnas. Cleve, Nr. 388, 1884)
Hildebrandt, K.[613], S. 194
3221. Janet, Pierre: [?Titel] (z. n. Starobinski[3250])
3222. Jansen, A.: Jean-Jacques Rousseau als Botaniker. (Reimer, Berlin, 1885)
3223. Joly, H.: La folie de J.-J. Rousseau. (Rév. philos., 30, S. 42–67, 1890)
3224. Jury, P.: La fessée de Jean-Jacques Rousseau. (Psyché, Paris, 2, S. 159 bis 182, 1947)
3225. Kligerman, Ch.: The character of Jean Jacques Rousseau. (Psychoanal. Quart., Albany, Bd. XX, Nr. 2, S. 237–252, 1951)
Kretschmer, E.[128], S. 188
3226. Lacassagne, A.: Les dernières années et la mort de Jean-Jacques Rousseau. (Arch. anthrop. crim., 28, S. 722, 1913) [Zbl. ges. Neurol., 8, S. 577] O
3227. Laforgue, R.: Étude sur Jean-Jacques Rousseau. (Rev. frç. psychanal., 1, S. 370–402, 1927)
3228. Laforgue, R.: Jean Jacques Rousseau. (Imago, 16, S. 145–172, 1930) [Zbl. ges. Neurol., 57, S. 516]
3229. Lange, J.: Über die Paranoia und die paranoische Veranlagung. S. 129. (Zschr. Neurol., Berlin, 94, 1925)
Lange, J.[1836]
Lenz, F.[646], S. 677
3230. Lenz, K. G.: Über Rousseaus Verbindung mit Weibern. (Unverkürzte Ausgabe des Originals von 1792. H. Barsdorf, Berlin, 1906)
Lombroso, C.[455]

LOMBROSO, C.[546], S. 146
MANDOLINI, H.[618]
3231. MAUGRAS: [?Titel] (Intermédiaire, S. 400, 1887) O
3232. MERCIER, L. A.: Explication de la maladie de J.-J. Rousseau et de l'influence qu'elle a eue sur son caractère et ses écrits. (Ann. de psychiatr. et d'hypnol., 4, S. 10, 49, 78, Paris, 1894) O
3233. MÖBIUS, P. J.: J.-J. Rouseau's Krankheitsgeschichte. (Vogel, Leipzig, 1889)
3234. MÖBIUS, P. J.: Über J.-J. Rousseaus Jugend. (Stachyologie, S. 57–88. Barth, Leipzig, 1901)
3235. MÖBIUS, P. J.: J.-J. Rousseau. (Barth, Leipzig, 1903)
MÖBIUS, P. J.[3307], S. 39
MOLINÉRY[1900]
3236. MOREL, B.: [?Titel] (z.n. STAROBINSKI[3250])
3237. MORIN, G. H.: Essai sur la vie et le caractère de J.-J. Rousseau. (Ledoyen, Paris, 1851)
PELMAN, C.[587], S. 220
3238. PINEL: [?Titel] (z.n. STAROBINSKI[3250])
3239. PONCHET, A. et LERICHE, R.: La maladie de J.-J. Rousseau, d'après des documents récents. (Bull. Acad. méd., Paris, 58, S. 607–617, 1907)
3240. RASPAIL, J.: Le mystère de la mort de J.-J. Rousseau. (Grande Revue, 10, S. 449–492, 1912)
3241. RÉGIS, E.: La surdité de Jean-Jacques Rousseau. (Chron. méd., 7, S. 5–6, 1900)
3242. RÉGIS, E.: Étude médicale sur J.-J. Rousseau. (Chron. méd., 7, S. 65–76, 132–140, 173–177, 194–206, 353–371, 391–399, 1900)
3243. RÉGIS, E.: J.-J. Rousseau et le vin. (J.méd., Bordeaux, 37, S. 624, 1907) O
3244. RÉGIS, E.: La phase de présénilité chez J.-J. Rousseau. (Encéphale, Paris, 2, S. 246–250, 1907)
3245. RÉGIS, E.: Le testament de J.-J. Rousseau de 1763. (Chron. méd., 14, S. 765–769, 1907)
REGNARD, A.[526], S. 385–398
3246. RITTER, E.: Les nouvelles recherches sur J.-J. Rousseau. (Revue des deux mondes, 1896)
3247. RITTER, E.: La famille et la jeunesse de J.-J. Rousseau. (Hachette, Paris, 1896)
3248. SÉRIEUX et CHAPGRAS: [?Titel] (z.n. STAROBINSKI[3250])
3249. SIBIRIL, G.-J.-M.: Histoire médicale de Jean-Jacques Rousseau. (Thèse, Bordeaux, 1899/1900)
SOMOGYI, J.[143], S. 280
3250. STAROBINSKI, JEAN: Rousseau und seine Krankheit. (Dokumenta Geigy, September 1960)
3251. STEKEL, W.: Psychosexueller Infantilismus. S. 490. (Urban, Wien, 1922)
3252. UNION MÉDICALE: Un mot sur la cause de la mort de J.-J. Rousseau; lettre au Dr. Chéreau. (1866) O
3253. UNION MÉDICALE: La vérité sur la mort de J.J-. Rousseau. (S. 17, 49, 65, 97, 209, 1886) O
3254. VICTOR-PAUCHET: La maladie de Rousseau. (Progr. méd., Paris, Nr. 25, S. 1061–1062, 1936)
VIERORDT, H.[514], S. 88 f.
3255. VORBERG, G.: Neue Betrachtungen über Jean Jacques Rousseaus Leiden mit besonderer Berücksichtigung seines 1907 gefundenen Testamentes. Sexualpsychologische Studie. (Zschr. Sex. Wiss., Jg. 8, S. 321–334, 1908)
3256. VORBERG, G.: Der Fall Jean-Jacques Rousseau. (Marcus, Bonn, 1921. Abh. Sexforch., 3, H. 6)
VORBERG,, G.[1702], S. 30 ff.
VORBERG, G.[1701]
3257. WEXBERG, L. E.: Rousseau und die Ethik. (Heilen und Bilden. Hg. Adler–Furtmüller, S. 187. Reinhardt, München, 1914)
WITTELS, F.[1919], S. 235, 239

Rubens

EBSTEIN, W.[1620], S. 50
EULENBERG, HERBERT[2206], S. 41

Ruskin

3258. ALLEN, CL.: The problem of John Ruskin: A psychological analysis. (Internat. J. Sexol., Bombay, 4, S. 7–14, 1950) [Zbl. ges. Neurol., 113, S. 302]
3259. BERGLER, E.: John Ruskin's marital secret and I. E. Millar's painting „The Order of Release". (Amer. Imago, 5, S. 182–201, 1948)
3260. NELSON, L. A.: Why John Ruskin never learned how to live. (Ment. hyg., 12, S. 673–705, 1928)
SAITSCHICK, R.[1986], S. 219 f.
3261. ***: (Le cri de Paris): L'envers de la gloire. (Chron. méd., 7, S. 113–114, 1900)

Sacher-Masoch

3262. EULENBURG, A.: Sacher-Masoch; der Mensch und der Schriftsteller. (Bergmann, Wiesbaden, 1902. Grenzfr. Nervenleb., H. 19) [Literaturangaben]

Marquis de Sade

3263. CABANÈS, A.: La prétendue folie du Marquis de Sade. (Le cabinet secret de l'histoire, 4, S. 259–313. Maloine, Paris, 1900)
3264. DÜHREN, EUG.: Der Marquis de Sade und seine Zeit. (8. Aufl., Barsdorf, Berlin, 1922)
3265. EULENBURG, A.: Leben und Werke des Marquis de Sade. Sein Charakter und Geisteszustand. (Bergmann, Wiesbaden, 1902. Grenzfr. Nervenleb., H. 19) [Literaturangaben]
3266. GEAR, NORMAN: Dämon Marquis de Sade. Biographie. (Mit einem Vorwort von Ludwig Marcuse. Aus dem Englischen übersetzt von Eva Bornemann. Paul List-Verlag, München, 1964)
3267. GINISTY, P.: Lettres inédites de la Marquise de Sade. (La grande Revue, 3, Nr. 1, S. 1–31, Paris, 1899)
3268. GORER, GEOFFREY: Marquis de Sade, Schicksale und Gedanken. (2. Aufl., Limes-Verlag, Wiesbaden, 1959)
3269. GUILLEMAIN, B.: Sade était masochiste? (Psyché, Jg. 8, Nr. 75, S. 486–497, 1953)
3270. JACOB, P. L.: La vérité sur les deux procès criminels du Marquis de Sade. (Revue de Paris, XXXVIII, S. 135–144, 1837)
3271. JANIN, J.: Le Marquis de Sade. (Revue de Paris, S. 321, 1834. Deutsch, Leipzig, 1835) O
3272. KLOSSOWSKI, O.: Élements d'une étude psychoanalytique sur le Marquis de Sade. (Rev. frç. psychanal., 6, S. 458–474, 1933) [Zbl. ges. Neurol., 71, S. 408]
3273. LÉLY, GILBERT: Vie du Marquis de Sade. 2 Bd. (Gallimard, 1953)
3274. Marciat: Le marquis de Sade et le sadisme. (In Lacassagne: Vacher, l'éventreur et les crimes sadiques. Lyon et Paris, 1899) O
3275. PRAZ, MARIO: Liebe, Tod und Teufel. (Aus dem Italienischen übertragen von Lisa Rüdiger. Verlag Carl Hanser, München, 1963)
3276. SCHINDLER, W.: Betrachtungen über den Sado-Masochismus und dessen Erscheinungsformen. (Zschr. Psychotherap., Jg. 14, H. 2, S. 62–74, 1964)
3277. ***: Le marquis de Sade. L'homme et ses écrits. (Gay, Bruxelles, 1866) O

Sainte Beuve

MOLINÉRY[1900]

Saint-Pierre

3278. LIBERT, L.: Saint-Pierre Dutaille, frère de Bernardin de Saint-Pierre. Étude médico-psychologique. (Ann. méd.-psychol., Paris, 69, S. 415, 1911) [Zschr. Neurol., Berlin, 4, S. 512, 1911]
MOLINÉRY[1900]

3279. Sainte-Beuve: La névropathie de Bernardin de Saint-Pierre. (Chron. méd., 11, S. 465–470, 1904)
3280. Saint-Pierre, B. de: Études de la nature. (Chron. méd., S. 470. Vgl. S. 465, 1904)

Saint-Simon

Dumas, G.[1897]

George Sand

3281. Cabanès, A.: Le cas de George Sand. (Chron. méd., 16, S. 191, 1909)
3282. Deutsch, H.: Ein Frauenschicksal. George Sand. (Imago, 14, S. 334–357, 1928)
Maurras, Ch.[2857]
Michaut[2858], S. 427 f.
3283. Michaut: La légende de la bonne Dame de Nohant. — Un Cas d'hystérie littéraire. (Chron. méd., 11, S. 487–489, 1904)
Michel, A.[1853], S. 493

Sardou

Binet, A. et Passy[1905], S. 60–75

Andrea del Sarto

Braun, A.[687], S. 95
3284. Chijs, A. van der: Infantilismus in der Malerei. (Internat. J. Psychoanal., London, 9, S. 463, 1923) O
3285. Christensen, E. O.: Basic determinants in the art of Adrea del Sarto: a reinterpretation. (Psychoanal. Rev., XXIX, S. 253–269, 1942) [Literaturhinweise]
3286. Ferenczi: The sons of tailors. (Internat. J. Psycho-Anal., London, 9, S. 67–68, 1923) O
3287. Jones, E.: Andrea del Sartos Kunst und der Einfluß seiner Gattin. (Imago, 2, S. 468–480, 1913)

Savonarola

Binet-Sanglé, Ch.[2401], Bd. 2, S. 419
Lombroso, C.[546], S. 142 f.
3288. Portigliotti, G,: Un grande monomane: Fra Girolamo Savonarola. (Arch. psichiatr., Torino, 23, S. 165–208, 1902)
3289. Vetrani: Genio e pazzia in Savonarola. (Bologna, 1899) O

Scarron

3290. Cabanès, A.: [?Titel] (Le cabinet secret de l'histoire, 3, S. 267, Charles, Paris, 1898)
3291. Seidler, Eduard: Scarron, Gedenkblatt für einen Krüppel. (Die Waage, Bd. 2, H. 3, S. 89–92, 1961)

Schach und Schachspieler

3292. Baumgarten, F.: Die Intelligenzprüfung eines Schachwunderkindes. (Prakt. Psychologie, 1, Leipzig, 1919)
3293. Becker, W. H.: Paul Morphy, seine einseitige Begabung und Krankheit. (Arch. Psychiatr., 64, 1921)
3294. Becker, W. H.: Über die Beziehungen der Schachspielkunst zur Psychiatrie. (Allg. Zschr. Psychiatr., 78, S. 273–275, 1922)
3295. Binet, A.: Psychologie des grands calculateurs et joueurs d'échecs. (Hachette, Paris, 1894)
3296. Cleveland, A. A.: The psychology of chess and of learning to play it. (Amer. J. Psychol., 18, S. 269–308, 1907)
3297. Davidson, Sal.: Die Psychoanalyse des Schachspiels. (Now. psychjatr., 10, S. 249–262, 1933) [Zbl. ges. Neurol., 71, S. 205]
3298. Euwe, M.: Caissas Weltreich. (Berlin, 1956)
3299. Hannak, J.: Der Michelangelo des Schachspiels (Wilhelm Steinitz). (Verlag Wiener Schachzeitung, 1936)

3300. HANNAK, J.: Emanuel Lasker. (Berlin, 1952)
HEINZ, WERNER[210], S. 40 ff.
3301. JONES, E.: Das Problem Paul Morphy. Ein Beitrag zur Psychoanalyse des Schachspiels. (Psychoanal. Bewegung, 3, S. 193–216, 1931)
3302. KERNER, DIETER: Schachspiele und Schachspieler. (Die Pille, 58, 1 u. 2)
LENZ, F. [646], S. 675
MÖBIUS, P. J.[235]
3303. MÜLLER-PAWELCZAK: Schachgenie Aljechin. (Berlin, 1953)
3304. PFISTER, O.: Ein Hamlet am Schachbrett. Ein Beitrag zur Psychologie des Schachspiels. (Psychoanal. Bewegung, 3, S. 217–222, 1931)
3305. ***: Schachwunderkinder Anthony Putnam und Sammy Reshevsky. (Wiesbadener Kurier vom 5. 1. 1962)

SCHEFFEL

BRAUN, A.[687], S. 69
3306. KIHN, B.: Der kranke Genius. (Vortrag, 1944) O
KRETSCHMER, E.[128], S. 134 f.
LENZ, F.[646], S. 675
3307. MÖBIUS, P. J.: Über Scheffels Krankheit. Mit einem Anhang: Kritische Bemerkungen über Pathographie. (Marhold, Halle, 1907)
MÜLLER, AUG.[1631], S. 77 f.
3308. SEIGE, K.: Scheffels Krankheit. (Dissertation, Jena ,1945) [Quellenverzeichnis]
SOMOGYI, J.[143], S. 283
SPRINGER, B. [623], S. 231

SCHELLING

HERZBERG, A.[622], S. 166 f.
3309. JASPERS, KARL: Schelling, Größe und Verhängnis. (Piper u. Co., München, 1955)
KIERNAN, J. G.[478], Med. Rec., S. 727

SCHILLER

3310. BAUER, K.: Physiognomisches über Schiller. (Stunden mit Goethe, 4. Bd., H. 1, S. 1–15)
3311. BERGER, KARL: Schiller. Sein Leben und seine Werke. 2 Bd. (Beck'sche Verlagsbuchhandlung, München, 1905)
BRAUN, A.[687], S. 44 f. Die Tuberkulose
3312. C. B.: Dr. med. Friedrich Schiller, Regimentsmedikus. (Ärztl. Praxis im Bild, S. 188–189, 12. XII. 1959)
3313. DÖRFLER, FR.: Krankheit und Tod Schillers. (Urania, Jena, 5, S. 167–171, 1955)
3314. DUDA, GÜNTHER und KERNER, DIETER: Schiller als Arzt und Kranker in seinem Briefwechsel mit der Familie von Humboldt. (Med. Mon. Spiegel (Merck), H. 10, S. 217–223, 1959) (Viel Literatur)
3314a. FRORIEP, A. v.: Eröffnungsansprache auf der 26. Versammlung der Anatomischen Gesellschaft in München 1912. (Anatomischer Anzeiger, Ergänzungsheft zum 41. Bd., S. 2–6, 1912)
GÉLINEAU[1704], S. 553
3315. GROOS, KARL und MARIE: Die optischen Qualitäten in der Lyrik Schillers. (Zschr. Ästhet., 4, S. 559–572, 1909)
3316. GROPP, HANS: „Kollege" Friedrich von Schiller. (Mat. Med. Nordmark, XI, Nr. 11, S. 357–362, 1959)
HAUFFE, F.[1248]
HEID, J. A.[1249]
3317. HOFFMANN, K. F.: Ewiger Patient: Friedrich Schiller. (Die Pille, XI, 1959)
3318. KERNER, DIETER: Die Krankheiten Schillers und Mozarts. (Med. Welt vom 17. 2. 1962)
3319. LUDWIG, A.: Schiller und die deutsche Nachwelt. (Weidmann, Berlin, 1909)

Moorman, L. J.[693], S. 51
Rank, O.[1320], S. 40, 150, 562
3320. Rath, G.: Friedrich Schiller. (Ciba-Symposion, Bd. 7, H. 6, S. 178–183, 1959)
3321. Rauschenberger, W.: Rassenmerkmale Schillers und seiner näheren Verwandten. (Volk und Rasse, 10, S. 259–266, 1935)
Rauschenberger, W.[324], S. 170
3322. Sachs, H.: Schillers Geisterseher. (Imago, 4, S. 69–95 u. 145–179, 1915)
3323. Schmitt, F.: Krankheit und Schaffen bei Friedrich von Schiller. (Allg. Zschr. Psychiatr., 105, S. 1–34, 1936) [Zbl. ges. Neurol., 84, S. 372]
3324. Schmitz, Karl Ludwig: Schillers zweite medizinische Dissertation (1780). (Ärztl. Mitteil., Nr. 1/3, S. 11–14, 1959)
3325. Teller, F.: Die Wechselbeziehungen von psychischem Konflikt und körperlichem Leiden bei Schiller. (Imago, 7, 1921)
3326. Theopold, W.: Schiller und die Medizin. (Hess. Ärztebl., Nr. 11, S. 504 bis 521, 1959)
3327. Ullrich, H.: Neue wissenschaftliche Untersuchungen über die Echtheit des Schillerschädels. (Urania, Jena, 25, S. 198–203, 1962) [Literaturangaben]
Ustvedt, H. J.[1869]
3328. Veil, Wolfgang H.: Schillers Krankheit. Eine Studie über das Krankheitsgeschehen in Schillers Leben und über den natürlichen Todesausgang. (Uta-Verlag, Naumburg/Saale, 1945)
3329. Vorwahl, Heinrich: Große Tuberkulöse. O
3329a. Welcker, H.: Schillers Schädel und Totenmaske nebst Mitteilungen über Schädel und Totenmaske Kants. (Braunschweig, 1883)
3330. Willms, Jost: Ein Baustein zur Natur der Todeskrankheit Schillers. (Cesra-Säule, S. 210–212, 1965)

Schlaf

3331. Meyer-Rotermund, K.: Schriftliche Mitteilung an den Verf. (1965)

Schönberg

3332. Kerner, Dieter: Arnold Schönberg. Eine Lebensgeschichte des großen Musikers, zugleich auch die Geschichte seines Krankseins. (Med. Mon. Spiegel [Merck], Heft 5, S. 97–103, 1959)

Schopenhauer

3333. Bloch, I.: Schopenhauers Krankheit im Jahre 1823. Vortrag. (Med. Klinik, Nr. 25 u. 26, 1906 u. Münch. med. Wschr., 53, S. 1373 u. 1944, 1906)
Braun, A.[687], S. 85
3334. Cabanès, A.: Le pessimisme de Schopenhauer aurait-il des origines suspectes? (Chron. méd., 13, S. 521, 1906)
3335. Cornet, P.: Schopenhauer a-t-il eu la syphilis? (Chron. méd., 13, S. 657 bis 659, 1906)
3336. Dietsch, H.: Schopenhauers Krankheiten. (Med. Mon. Spiegel [Merck], Heft 8/9, S. 150–154, 1961)
Durant, W.[2922], S. 326 f.
3337. Ebstein, W.: Arthur Schopenhauer. Seine wirklichen und vermeintlichen Krankheiten. (Enke, Stuttgart, 1907)
3338. Eichler, O.: Die Wurzeln des Frauenhasses bei Arthur Schopenhauer. Eine psychoanalytische Studie. (Marcus, Bonn, 1926)
Eulenberg, Herbert[2206], S. 132
3339. Friedländer, B.: Die Renaissance des Eros Uranos. (Berlin, 1904) [z.n. Hitschmann[3341]]
3340. Gwinner: Schopenhauers Leben. 3. Aufl., S. 249 f. [Taub[3463]]
Herzberg, A.[622], S. 119 f., 170 f.
3341. Hitschmann, E.: Schopenhauer. Versuch einer Psychoanalyse des Philosophen. (Imago, 2, S. 101–174, 1913) [Literaturangaben]

KIERNAN, J. G.[584]
3342. KOLLARITS, J.: Über positiven Schmerz und negative Lust bei Neurasthenie und bei Schopenhauer. (Zbl. ges. Neurol., 29, H. 3–4) [Internat. Zschr. Psychoanal., 3, S. 370–371, 1915]
LENZ, F.[646], S. 675
LOMBROSO, C.[546], S. 137
3343. MARSCHALL, H.: Die Großen im Kleinen. Sternstunden des Genies. (Schaffer-Verlag, Berlin, 1941)
3344. MEHLER: Schopenhauers Krankheit. (Die Umschau, Nr. 47, 1906)
3345. MÖBIUS, P. J.: Schopenhauer. (Barth, Leipzig, 1899; 2. Aufl., 1904; 3. Aufl., 1911)
MÖBIUS, P. J.[3307], S. 39
3346. PAULSEN, F.: Schopenhauer. (W. Hertz, Berlin, 1900)
3347. RAUSCHENBERGER, W.: Rassenmerkmale Schopenhauers und seiner näheren Verwandten. (Volk und Rasse, 8, S. 209–216, 1933)
3348. RAUSCHENBERGER, W.: Schopenhauers Abstammung und Ahnenerbe nach neuesten Forschungen. (Bergmann, Frankfurt, 1936)
RAUSCHENBERGER, W.[324], S. 223
3349. RICHERT, H.: Schopenhauer. Seine Persönlichkeit, seine Lehre, seine Bedeutung. (Leipzig, 1909) O
SAITSCHICK, R.[77], S. 253 ff.
3350. SEIDLITZ, C. v.: Dr. Arthur Schopenhauer vom medizinischen Standpunkt betrachtet. (Gläser, Dorpat, 1872)
Springer, B.[623], S. 146 ff.
3351. WISDOM, J. O.: The unconscious origin of Schopenhauer's philosophy. (Internat. J. Psycho-Anal., London, 26, S. 44–52, 1945)
3352. WOLF, J.: Die Krankheit Schopenhauers im Jahre 1823. (Münch. med. Wschr., 53, S. 1818 u. 1992, 1906)
WÜRTZ, H.[2119], S. 18

SCHUBART

BIRNBAUM, K.[605], S. 143, 175
BRAUN, A.[687], S. 91 f.
3353. THORN, E.: Genius in Fesseln. Ch. Fr. D. Schubarts Leben. (Verl. d. Schubart-Buchhandlung, Erwin Fluhrer, Geislingen/Steige, 1958)

SCHUBERT

FEIS, O.[589], S. 49–50
3354. HITSCHMANN, E.: Franz Schuberts Schmerz und Liebe. (Internat. Zschr. Psychoanal., 3, S. 287–292, 1915)
3355. HITSCHMANN, E.: Franz Schubert's grief and love. (Amer. Imago, 7, S. 67–75, 1950)
3356. HOFFMANN, E.: Die Bedeutung der Syphilis für unser Fach und darüber hinaus. (Arch f. Dermat. u Syphilis, 189, S. 285, 1949)
KERNER, DIETER[1588], S. 98 f.
RAUSCHENBERGER, W.[324], S. 110, 114
RÉVÉSZ, G.[3641], S. 12
3357. SCHWEISHEIMER, W.: Warum blieb die „Unvollendete Symphonie" unvollendet? Franz Schuberts früher Tod. (Ärztl. Praxis, XII, Nr. 3, S. 136, 1960)
SOMOGYI, J.[143], S. 283

SCHUMANN

3358. BIENENFELD, E.: Die Stammtafel der Familie Robert Schumanns. Ahnen und Nachkommen eines Genies. (Arch. Rassenbiol., 26, S. 57–59, 1932)
BLASCHKE, J.[581], S. 474
BRAUN, A.[687], S. 73 f.
3359. ERNEST, G.: Der kranke Schumann. (Med. Welt, 3. Nr. 31, S. 1128–1131, 1929)
FEIS, O.[589], S. 77 f.

3360. Gruhle, W.: Brief über Robert Schumanns Krankheit an P. J. Möbius. (Zbl. Nervenhk., S. 805, 1906)
Kerner, Dieter[1588]
3361. Kleinebreil, H.: Der kranke Schumann. (Dissertation, Jena, 1943)
3362. Leibbrand, W.: Der kranke Schumann. (Med. Welt, 3, Nr. 31, S. 1128 und Nr. 35, S. 1273, 1929)
Leibbrand, W. und Dr. phil. Balet[3634], S. 617
3363. Lindner, M.: Die Psychose Robert Schumanns und ihr Einfluß auf seine musikalische Komposition. (Schweiz. Arch. Neurol., 2, S. 83–129, 1959)
3364. Master, M.: La folie de Robert Schumann. (Thèse, Paris, 1928)
Michaux, L., Kouperik, C. et Labet, R.[1594]
3365. Möbius, P. J.: Über Robert Schumanns Krankheit. (Marhold, Halle, 1906)
Möbius, P. J.[3307], S. 30 f.
3366. Nussbaum, F.: Der Streit über Robert Schumanns Krankheit. (Dissertation, Köln, 1923) [Literaturverzeichnis]
3367. Pascal: Les maladies mentales de Robert Schumann. (J. psychol. norm. path. Paris, 5, S. 98, 1908)
3368. Rehberg, P. und W.: Robert Schumann. (Artemis-Verl., Zürich, 1954)
3369. Reimann, H.: Schumann-Biographie. (C. F. Peters, Leipzig, 1887)
Reinhard, W.[2842], S. 322
3370. Reissmann, A.: Robert Schumann, sein Leben und seine Werke. (I. Guttentag, Berlin, 1865)
3371. Richarz: Robert Schumann. (Kölnische Zeitung, 1873)
Robert, H.[640]
3372. Schaafhausen: Einige Reliquien berühmter Männer. Robert Schumanns Gehirn und Hörorgane. (Korresp. bl. Dtsch. Ges. Anthrop., 16, Nr. 10, S. 147-149, 1885)
3373. Schweisheimer, W.: War Robert Schumann geisteskrank? (Ärztl. Praxis, XI, Nr. 23, S. 840, 1959)
3374. Seidl, A.: Das Robert Schumann Problem. (Aus: Von Palestrina zu Wagner. S. 207–280. Schuster und Loeffler, Berlin-Leipzig, 1900)
3375. Spitta, Ph.: Ein Lebensbild Robert Schumanns. (In: Sammlung musikalischer Vorträge. 4. Reihe. Hrg. v. Paul Graf Waldersee. Breitkopf & Härtel, Leipzig, 1882)
Springer, B.[623], S. 143 ff.
3376. Sutermeister, Hans Martin: Das Rätsel um Robert Schumanns Krankheit. Ein Beitrag zum Genieproblem. (Sonderdruck aus Praxis, Jg. 48, Nr. 51, S. 1177–1185, 1959)
3377. Vorberg, G.: Über Robert Schumanns Krankheit. (Knoll's Mitteil., Ludwigshafen, März 1934)
3378. Wasielewski, W. J. v.: Robert Schumann. Eine Biographie. (3. Aufl., Strauß, Bonn, 1880)

Scott

3379. Szirmay-Pulszky, Henriette v.: Sir Walter Scott (1771–1832). (Schriftl. Mitteil. auf Grund eig. spez. Studien u. Quellen: Laing, Frederick A.: A History of English Literature, Verlag W. Collins, Sons & Co., London-Glasgow, o. J.; ***: Beitrag in Encykl. Britann.)

Segantini

3380. Abraham, K.: Giovanni Segantini. Ein psychoanalytischer Versuch. (Schriften z. angew. Seelenkunde, H. 11. Deuticke, Wien, 1925) [Imago, 10, S. 439, 1924]

Semmelweis

Brugg, Elmar[1939], S. 231
Heinz, Werner[210], S. 55
3381. Schaffer, Karl: Das Nervensystem von I. Semmelweis. (Zschr. Neurol., 169, S. 246–249, 1940) [Zbl. ges. Neurol., Bd. 97, H. 8, S. 500, 1940]
Szirmay-Pulszky, Henriette v.[1521]

Serembe

3382. Zuccarelli, A.: Poesia e paranoia del poeta calabrese Giuseppe Serembe. (Anomalo, Napoli, 6, S. 238, 1894/95)

Shakespeare

3383. Alexander, F.: Bemerkungen über Falstaff. (Alm. Psychoanal., Wien, S. 161–179, 1935)
3384. Baker, Sidney I.: Shakespeare and Sex. (Internat. J. Sexol., Bombay, 4, S. 35–39, 1950)
3385. Bliss, W.: The real Shakespeare. (The Mac Millan Comp., New York, 1949) O
Fuchs, H.[3581]
Heinz, Werner[210], S. 62
3386. Jekels, L.: Shakespeares „Macbeth". (Imago, 5, S. 170, 1917)
3387. Lüth, Paul: Der Arzt und das Shakespeare-Rätsel. (Deutsches Ärztebl., Nr. 17, S. 1020–1026, Nr. 18, S. 1078–1081, Nr. 25, S. 1825–1830, 1964)
Moll, A.[592], S. 39
3388. Pönitz, Karl: Shakespeare und die Psychiatrie. (Therapie der Gegenwart, Jg. 103, H. 12, S. 1463–1478, 1964)
Rank, O.[1320], S. 204
3389. Rank, O.: Das „Schauspiel" in „Hamlet". (Imago, 4, 1916)
3390. Sachs, H.: „Der Sturm". (Imago, 5, S. 203, 1919)
3391. Stephan, Karl: Shakespeare und die Medizin. (Med. Mon. Spiegel [Merck], 6, S. 130–134, 1964)
Vierordt, H.[514], S. 96
3392. Wollenberg, R.: Shakespeare. Persönliches aus Welt und Werk. Eine psychologische Studie. (Abh. z. Geschichte d. Med. u. d. Naturwissenschaft, H. 31. Ebering, Berlin, 1939) [Zbl. ges. Neurol., 97, S. 157]
3393. Ziino, G.: Fu W. Shakespeare un psicopata sessuale? Da uno studio medico-psicologico e giuridico, di prossima publicazione, sotto il titolo: Shakespeare e la scienza moderna. Cap. I, § 13. (Arch. delle psicopatie sessuali, Rom-Neapel, Nov. 1896)

Shaw

Bentley, E. R.[1822] O
3394. Pearson, H.: Bernhard Shaw. His life and personality. (1942. The Reprint Society, London, 1948)

Shelley

Brain, R. W.[666], S. 14
Cabanès, A.[1540]. S. 258
3395. Clutton-Brock: Shelley, the man and the poet. O
Heinz, Werner[210], S. 35
3396. Jeaffreson, J. C.: The real Shelley. (Hurst and Blackett, London, 1885)
Lombroso, C.[503]
3397. Moore, Th.: Percy Bysshe Shelley. (Psychol. Monogr., Bd. 31, Nr. 2, 1922) [Zbl. ges. Neurol., 32, S. 328]
Moorman, L. J.[693], S. 205
3398. Newman, Ivey White: Shelley. (2 Bände. Secker & Warburg, London, 1947)
Rank, O.[1320], S. 538
Ustvedt, H. J.[1869]

Sheridan

Braun, A.[687], S. 77
Kotsovsky, Dimu[194], S. 191

Siemens

Lenz, F.[646], S. 668
3399. Siemens, Hermann W.: Über das Erfindergeschlecht Siemens. (Arch. Rassenbiol., 12, S. 162–192, 1916/18)

SMART

BRAIN, R. W.[666], S. 19
BRAIN, R. W.[669]

SMETANA

BIENENFELD, E.[1571]
BRAUN, A.[687], S. 48. Die Syphilis
FEIS, O.[589], S. 78 f.
3400. FELDMANN, H.: Die Krankheit Friedrich Smetanas in otologischer Sicht auf Grund neuer Quellenstudien. (Mschr. f. Ohrenheilkunde u. Laryngo-Rhinologie, Jg. 98, H. 5, S. 209–226, 1964)
3401. HAŠKOVEC, LAD.: Die Krankheit Smetanas. (Rev. v. neurol. a. psychiatrii, Jg. 22, Nr. 7–8, S. 211–265, 1925) [Zbl. ges. Neurol., 42, S. 593]
3402. HEVEROCH, ANT.: Über die Krankheit Smetanas. (Čas. lek. česk., Jg. 64, Nr. 10, S. 370–378, 1925) [Zbl. ges. Neurol., 41, S. 332]
3403. KERNER, DIETER: Friedrich Smetana, ein tauber Musiker. (Als Manuskript vorliegend)
3404. LHOTSKY, J.: Psychiatrisches zur Krankheit und Todesursache Friedrich Smetanas. (Münch. med. Wschr., Jg. 101, S. 91, 1959)
SCHWEISHEIMER, W.[1603]

SMITH

MEYER, ED.[1099], S. 67

SODOMA

3405. KUPFFER, EL. v.: Giovan Antonio – il Sodoma, der Maler der Schönheit. (Jb. sex. Zwischenst., 9, S. 71–168, 1908)
MOLL, A.[592], S. 59
VIERORDT, H.[514], S. 96

NATHAN SÖDERBLOM

3406. BERGGRAV, EIVIND: Nathan Söderblom. Genie und Charakter. (Ökumenische Reihe, Bd. 4. Christlicher Zeitschriftenverlag, Berlin, 1947)

SOKRATES

CABANÈS, A.[1830]
3407. CABANÈS, A.: Quel fut le poison donné à Socrate? (Les indiscrétions de l'histoire, 3, S. 125. Michel, Paris, 1908)
3408. DESPINE, P.: Le somnambulisme de Socrate. (Rev. philos., 9, S. 323–326, 1880)
GÉLINEAU[1704], S. 546
GOMPERZ, H.[2986], S. 37 ff.
HERZBERG, A.[622], S. 153
HERZBERG, A.[625], S. 70, 72
3409. KIEFER, O.: Sokrates und die Homosexualität. (Jb. sex. Zwischenst., 9, S. 197, 1908)
KIERNAN, J. G.[478], Med. Rec., S. 727
3410. KNAUER: Die Vision im Lichte der Kulturgeschichte und der Dämon des Sokrates. Eine kulturgeschichtlich-psychiatrische Studie. (Friedrich, Leipzig, 1899)
3411. LÉLUT, L. F.: Le démon de Socrate. (Trinquart, Paris, 1836; 2. éd., 1855; réimpression [1899] avec ce faux titre, ou Lélut n'est pour rien: Le génie, la raison et la folie. Paris, Baillière, sans date. Nach Regnard, Ann. méd.-psychol., Paris, 1899)
MOLL, A.[592], S. 18 f.
RÉJA, M.[1409], S. 11
3412. RIBBING, S.: Über Sokrates' Daimonion. (Upsala Universitet Arsskrift, S. 1–41, 1870)
SPRINGER, B.[623], S. 61

SOLOWJEW

KOTSOVSKY, D.[194], S. 175 f., 306

SOUTHEY

3413. SZIRMAY-PULSZKY, HENRIETTE v.: Robert Southey (1774–1843). (Schriftl. Mitteil. auf Grund eig. spez. Studien u. Quellen: SAINTSBURY, GEORGE: Beitrag in Cambridge History of English Literature, herausgegeben von Sir A. W. Ward und A. M. Waller, Cambridge University Press, 1933; LAING, FREDERICK: A History of English Literature, Verlag W. Collins, Sons & Co., London-Glasgow, o. J., vermutl. 1895)

FRIEDRICH VON SPEE

BRAUN, A.[687], S. 94

SPENCER

HERZBERG, A.[622], S. 173, 199 f.
HERZBERG, A.[625], S. 72

SPENGLER

BENTLEY, E. R.[1822], S. 213
3414. MESSER, AUG.: Oswald Spengler als Philosoph. (Strecker und Schröder, Stuttgart, 1922)

SPINOZA

BRAUN, A.[687], S. 44 f. Die Tuberkulose
HERZBERG, A.[622], S. 54
HERZBERG, A.[625], S. 69, 72

SPITTELER

3415. AEPPLI, ERNST: Spittelers Imago, eine Analyse. (Dissertation, Zürich, 1921)
3416. SACHS, H.: Carl Spitteler. (Imago, 2, S. 73–77, 1913)

SPONTINI

BRAUN, A.[687], S. 49

STALIN

3417. FOREL, O.: Psychiatrie und Politik. (Vortrag, ref. in Euromed, H. 22, S. 1032, 1963)
3418. KENNAN, GEORGE F.: Russia and the West under Lenin and Stalin. (Verl. Little, Brown & Comp., Boston, 1960)
SEESEMANN[1636]

STAUFFER-BERN

3419. BINSWANGER, R.: Karl Stauffer-Bern, eine psychiatrische Studie. (Deutsche Revue, 1892)
BIRNBAUM, K.[605], S. 310
BRAUN, A.[687], S. 71
DOVSKI, LEE VAN[1443], S. 279
GOLDSCHMIT-JENTNER, R. K.[206], S. 311, 314
SPRINGER, B.[623], S. 231
VORBERG, G.[1701]
VORBERG, G.[1702], S. 77 ff.

STEINER

3420. TREHER, WOLFGANG: Die Paraphrenie Rudolf Steiners. Eine psychopathologische Untersuchung. (Als Manuskript vorliegend)

STENDHAL

3421. ARBELET, P.: La jeunesse de Stendhal. (Honoré Champion, Paris, 1919)
3422. BAUMGÄRTEL, K.: Die Jugend Stendhals. (Internat. Zschr. Individualpsychol., 18, S. 130–133, 1949) [Zbl. ges. Neurol., 118, S. 424]
BERGLER, E.[2188], S. 82 ff. [Literaturverzeichnis]
3423. BLEI, F.: Himmlische und irdische Liebe in Frauenschicksalen. S. 250. (Rowohlt, Berlin, 1928)
3424. BLEI, F.: Männer und Masken. S. 80. (Rowohlt, Berlin, 1930)

3425. Colomb, R.: Vorwort zu Armance von Stendhal (Henry Beyle). S. IX. (Calmann-Lévy, Paris, 1905)
3426. Cordier, A.: Comment a vécu Stendhal? Préface de Casimir Stryjenski. (Villerelle, Paris, 1900) O
3427. Delacroix, H.: La psychologie de Stendhal. (Alcan, Paris, 1918)
Dugas, L.[3214], S. 113–161
3428 Ebstein, E.: Henry Beyle de Stendhals Krankheiten und Ärzte. (Dtsch. Med. Wschr., 55, S. 1100, 1929)
3429. Green, F. C.: Stendhal. (University Press, Cambridge, 1939)
3430. Hazard, P.: La vie de Stendhal. (Gallimard, Paris, 1927)
Hoffmann, H. F.[296], S. 688 f.
3431. Martino, P.: Stendhal. (Société française d'imprimerie, Paris, 1914)
3432. Martino, P. Stendhal, Racine et Shakespeare. O
3433. Mélia, J.: La vie amoureuse de Stendhal. (Mercure de France, Paris, 1909)
Oppeln-Bronikowski, Fr. v.[2035], S. 314, 324–325
3434. Paulus, Jean: Les deux visages de Stendhal. (Miscellanea psychologica Albert Michotte, S. 429–439. Louvain, Paris, 1947)
3435. Ravel, Louis: Stendhal, curieux homme. (Avignon, 1941) O
3436. Schurig, A.: Einleitung zu F. v. Stendhal (Henry Beyle): Das Leben eines Sonderlings. (Insel-Verlag, Leipzig, 1926) [Viel Literatur]
3437. Seillière, E.: L'égotisme pathologique chez Stendhal. (Rev. des deux mondes, Jg. 76, S. 334–361 u. 635–679, Paris, 1906)
Würtz, H.[2119], S. 30

Stephan

3438. Ahnentafeln berühmter Deutscher. Hg. von der Zentralstelle für Deutsche Personen- und Familiengeschichte, Leipzig. (Ref. in: Arch. Rassenbiol., 27, S. 86–89, 1933)

Stephen

3439. Vinogradoff, N.: Leslie Stephen. A study of character. (Voprosy Phil., 16, S. 397, 1908) O

Sterne

Braun, A.[687], S. 44. Die Tuberkulose

Charlotte Stieglitz

3440. Brion, Marcel: Les Amantes. (Diotima, Marianna Alcoforado, Frédérique Brion, Charlotte Stieglitz, S. 297–377, Louise Labé) (Albin Michel, Paris, 1942)
3441. Leibbrand, W.: Der Selbstmord der Charlotte Stieglitz. (Dtsch. med. Wschr., II, S. 1929–1931, 1934) [Zbl. ges. Neurol., 76, S. 222]

Stifter

3442. Augustin, H.: Leiden und Tod Adalbert Stifters. (Panorama, 2, S. 15, 1962)
3443. Bahr, H.: Österreichischer Genius. (Grillparzer, Stifter, S. 17, Feuchtersleben) (Bellaria-Verlag, Wien, 1953)
Braun, A.[687], S. 34
3444. Hämmerle, Ludwig: Adalbert Stifter, eine pathographische Studie. (Dissertation, Tübingen, 1924)
3445. Mell, M.: Aufblick zum Genius. Drei festliche Reden. (Adalbert Stifter, S. 27–52) (Österreichische Verlagsanstalt, Innsbruck, 1956)
Michael, Kurt[2208]
3446. Winterstein, Alfred: Adalbert Stifter. Persönlichkeit und Werk. Eine tiefenpsychologische Studie. (Phönix-Verlag, Wien, 1946)

Stirner

Herzberg, A.[622], S. 173
Herzberg, A.[625], S. 72

Strachwitz

Braun, A.[687], S. 44 f. Die Tuberkulose

JOHANN STRAUSS

BRAUN, A.[687], S. 93

STRESEMANN

3447. HENRY, BERNHARD: Fines Germaniae. (Stuttgart, 1948)
3448. VENZMER, GERHARD: Krankheit macht Weltgeschichte. (Stuttgart, 1956)

STRINDBERG

3449. BACHLER, K.: August Strindberg. Eine psychoanalytische Studie. (Psychoanal. Bewegung, 2, S. 365–381, 1930)
3450. BECKER, WERNER: Strindbergs letzte Krankheit in seinen Werken. (Münch. med. Wschr., 78, S. 1880, 1931)
BRAUN, A.[687], S. 41
3451. COLEMAN, STANLEY M.: August Strindberg: The autobiographies. (Psychoanal. Rev. XXII, S. 248–273, 1936) [Zbl. ges. Neurol., 83, S. 671]
DOVSKI, LEE VAN[1443], 1. Band, S. 332
3452. ESSWEIN, H.: August Strindberg im Lichte seines Lebens und seiner Werke. (G. Müller, München-Leipzig, 1909)
3453. FRITSCHE, H.: August Strindbergs Erweckung durch Emanuel Swedenborg. (Swedenborg als Wegweiser in den Problemen des Daseins. Eine Schriftenreihe. Nr. 2, S. 31–51. Hummel, Leipzig, 1940)
3454. HEDENBERG, SVEN: Über Strindbergs psychische Krankheit. (Sv. Läkartidn, S. 905–911, 1955) [Zbl. ges. Neurol., Bd. 133–134, H. 1–2, S. 120]
HINRICHSEN, O.[1259], S. 351
HIRSCH, W.[502], S. 236–241
JASPERS, K.[2138], S. 54 f., 75 f.
KRETSCHMER, E.[128], S. 45–46
KRONER, FRIEDRICH[1957]
3455. LAGRIFFE, L.: La psychologie d'Auguste Strindberg. (J. psychol. norm. pathol., Paris, 9, S. 481, 1912)
LENZ, F.[646], S. 675
3456. MARCUSE, LUDWIG: Ehe – nicht zu zweit. Strindbergs okkultes Tagebuch. (Allg. Wzt. d. Juden in Deutschland, Nr. XIX 49, S. 35, 1965)
3457. RAHMER, S.: August Strindberg, eine pathologische Studie. (Reinhardt, München, 1907. Grenzfr. d. Literatur u. Medizin, H. 6)
SCHEFFEL, K.[173], S. 52
3458. SCHULHOF, H.: Zur Psychologie Strindbergs. (Internat. Zschr. Individualpsychol., 2, S. 20–24, 1923)
3459. SPRIGGE, ELLIS: The strange life of August Strindberg. (Macmillan, New York) [Ref. von R. Rhodes in: The Saturday Review vom 20. August 1949]
SPRINGER, B.[623], S. 231
3460. SQUIRES, PAUL C.: The Clairpsychism of Strindberg. (Psychoanal. Rev., XXIX, S. 50–70, 1942)
3461. STAUDACHER, WALTHER: Strindberg und die Medizin. (Ciba-Symposion, Bd. 10, Heft 2, S. 91–94, 1962)
3462. STORCH, A.: Strindberg im Lichte seiner Selbstbiographie. (Bergmann, Wiesbaden, 1921. Grenzfr. Nervenleb., H. 111. Ergänzung: A. Storch, Das archaisch primitive Erleben und Denken der Schizophrenen, S. 55, Berlin, 1922)
3463. TAUB, H.: Strindberg als Traumdichter. (Göteborgs Kungl. Vetenskapsoch Vittershefts-Samhälles Handlingar. Sjätte Följden, Ser. A, Band 2, Nr. 3, Göteborg, 1945)
3464. UPPVALL, A. J.: August Strindberg. A psychoanalytic study with special reference to the Oedipus Complex. (Badger, Boston, 1921) [Internat. Zschr. Psychoanal, Heft 1, S. 107, 1923]

TADE STYKA

3465. BINET, A.: La psychologie artistique de Tade Styka. (Année psychol., Paris, 15, S. 316–356, 1909)
BINET, A.[1214], S. 304

SUDERMANN

3466. LEUX, IRMG.: Hermann Sudermann (1857–1928). Eine individualanalytische und schaffenspsychologische Studie. (J .Psychol., Leipzig, 42, S. 231–413, 1931) [Zbl. ges. Neurol., 63, S. 128]

SUE

BRAUN[687], S. 49

SWEDENBORG

3467. BALLET, GILBERT: Swedenborg. Histoire d'un visionnaire au XVIIIme siècle. (Masson, Paris, 1899)
3468. BECK-BLOCK, M.: The new church in the new world. A study of Swedenborgianism in America. (Henry Holt & Comp., New York, 1932)
3469. BENZ, E.: Swedenborg in Deutschland. F. C. Oetingers und Immanuel Kants Auseinandersetzung mit der Person und Lehre Emanuel Swedenborgs. (Klostermann, Frankfurt a. M., 1947)
BINET-SANGLÉ, CH.[2401], Band 2, S. 433–442
3470. BYSE, CH.: Swédenborg. 5 Bände. (G. Bridel, Lausanne, 1911)
3471. GEYMÜLLER, H. DE: Swedenborg und die übersinnliche Welt. (Deutsche Verlagsanstalt, Stuttgart–Berlin, 1936)
3472. GOLDBERG, P.: Swedenborg und seine Anhänger; ein psychiatrisches Kapitel. (Wien. med. Halle, 2, S. 270, 1861) O
GOLDBLADT, H.[1031], S. 67
3473. GRUHLE, H. W.: Psychologische Forschung. (V., S. 318–320, 1924)
3474. GRUHLE, H. W.: Swedenborgs Träume. Ein Beitrag zur Phänomenologie seiner Mystik. (Psychol. Forschung, 5, S. 273, 1924)
3475. GRUHLE, H. W.: Die Persönlichkeit Swedenborgs. (1688–1772). Vortrag. (Zbl. ges. Neurol., 37, S. 393)
3476. HITSCHMANN, E.: Swedenborg's Paranoia. (Zbl. Psychoanal., 3, S. 32–35, 1913; auch: Amer. Imago, 6, S. 45–50, 1949) [Zbl. ges. Neurol., 111, S. 277]
3477. HOFFMANN, RICHARD ADOLF: Kant und Swedenborg. (Bergmann, Wiesbaden, 1909. Grenzfr. Nervenleb., H. 69)
HOWDEN[2810]
3478. HYDE, J.: Swedenborg, the man of the age. (London, 1859) O
IRELAND, W. W.[2811], S. 569
IRELAND, W. W.[1706], S. 47
IRELAND, W. W.[1640], S. 65, 122 f., 126 ff.
JASPERS, K.[2138], S. 75 f.
3479. KANT, IMMANUEL: Träume eines Geistersehers. Erläutert durch Träume der Metaphysik. 1766. (In Immanuel Kants Sämtliche Werke, 7. Teil, 1. Abt., Voss, Leipzig, 1838)
3480. KLEEN, E.: Swedenborg. En Lefnadsskildring. I–II. (Stockholm, 1917)
3481. LAGERBORG, ROLF: Zur Psychoanalyse des Geistersehers Swedenborg. (Verhandl. d. 1. internat. Kongr. f. Sexualforschung, 3. Band, S. 110–123. Marcus & Weber, Berlin und Köln, 1928)
3482. LAMM, M.: Swedenborg. Eine Studie über seine Entwicklung zum Mystiker und Geisterseher. (Meiner, Leipzig, 1922)
LEHMANN, A.[1081], 1. Aufl., S. 216
LOMBROSO, C.[546], S. 118 f.
3483. MALTZAHN, HARRO: Emanuel Swedenborg . . . „Der gewürdigte Seher unserer Zeiten" (Goethe). Sein Werk, sein Weg, sein Weltbild. (Hummel, Leipzig, 1939)
3484. MATTER, M.: Emanuel de Swedenborg. Sa vie, ses écrits et sa doctrine. (Didier, Paris, 1863)
3485. MAUDSLEY, H.: Emanuel Swedenborg. (J. Ment. Sc., London, S. 169, 417, 1869/70) [NORMAN[3490]]
3486. MITTNACHT, I. G. (HG.): Emanuel Swedenborgs Leben und Werke. Eine Sammlung authentischer Urkunden über Swedenborgs Persönlichkeit und ein Inbegriff seiner Theologie in wörtlichen Auszügen aus seinen Schriften. (Mittnacht, Frankfurt a. M., 1880)

3487. MOREL, B. A.: Swedenborg, sa vie, ses écrits, leur influence sur son siècle, au coup d'oeil sur le délire religieux. (Mélanges d'anthropol. pathol., S. 29–64, Rouen, 1859) O
3488. NEUBURGER, MAX: Swedenborg's Beziehungen zur Gehirnphysiologie. (Wiener med. Wschr., 44, 1901)
3489. NEUBURGER, MAX: Swedenborg's Stellung zur Lehre von der Vita propria. (Janus, VIII, 1903)
3490. NORMAN, HUBERT J.: Emanuel Swedenborg: A Study in Morbid Psychology. (J. Ment. Sc., London, 59, S. 286–305, 1913)
PELMAN, C.[587]
3491. SCHAEFER, MAJA: Die Psychose Swedenborgs. (Dissertation, München, 1950) [Literaturverzeichnis]
3492. SCHLIEPER, H.: Emanuel Swedenborgs System der Naturphilosophie, besonders in seinen Beziehungen zu Goethe-Herderschen Anschauungen. (Dissertation, Berlin, 1901)
3493. SEWALL, FR.: „A drama of creation": a study of Swedenborgs work entitled the worship and love of God. (Urbana, 1882) O
3494. SEWALL, FR.: Swedenborg and the „Sapientia Angelica". (Constable, London, 1910)
3495. TAFEL: Documents concerning Swedenborg. Band 1. [NORMAN[3490]]
3496. TROBRIDGE, G.: „Swedenborgian". (London, 1896) O
3497. TROBRIDGE, G.: Life of Emanuel Swedenborg. (Swedenborg Society, London, 1920)
3498. VISMARA, ANTONIO: Emanuele Swedenborg. (Cogliati, Milano, 1901)
3499. WHITE, W.: Emanuel Swedenborg, his life and writings. 2 Bände. (Simpkin, Marshall & Co., London, 1867)
3500. WILKINSON, J. J. G.: Emanuel Swedenborg, a biographical sketch. (London, 1886) O
3501. WINTERSTEIN, ALFRED VON: Swedenborgs religiöse Krise und sein Traumtagebuch. (Imago, 22, S. 292–338, 1936)
WÜRTZ, H.[2119], S. 31

SWIFT

BRAIN, R. W.[669], S. 692
BRAUN, A.[687], S. 74
BRILL, A.[1217], S. 374
3502. BUCKNILL: Dean Swift's Disease. (Brain, London, 4, S. 493–506, 1882)
3503. FERENCZI, S.: Gulliver's Phantasies. (Internat. J. Psycho-Anal., London, 9, S. 283–300)
GOULD, G. M.[550], Bd. 6, S. 31–80
3504. HEIDENHAIN, AD.: Beitrag zur Psychologie des Menschenhasses auf Grund pathographischer Untersuchungen über Jonathan Swift. (Zschr. Neurol., Berlin, 144, S. 189–197, 1933) [Zbl. ges. Neurol., 67, S. 352]
3505. HEIDENHAIN, AD.: Über den Menschenhaß. Eine pathographische Untersuchung über Jonathan Swift. (Enke, Stuttgart, 1934) [Zbl. ges. Neurol., 71, S. 294]
HEINZ, WERNER[210], S. 35
3506. JACOBSON, A. C.: Génie littéraire et psychose maniaque depressive avec considérations spéciales sur le prétendu cas de Dean Swift. (Med. Rec., S. 937, 1912) [Rev. neurol., Paris, 25, S. 554, 1913]
3507. KARPMAN, BEN: Neurotic traits of Jonathan Swift, as revealed by „Gulliver's Travels". (Psychoanal. Rev., XXIX, S. 26–45 u. 165–184, 1942)
LANGE, J.[1836]
LOMBROSO, C.[455]
3508. REID, E. CH.: Literary genius and manic-depressive insanity; with special reference to the alleged case of Jonathan Swift. (Med. Rec., 83, S. 245, 1913) [Zbl. ges. Neurol., 8, S. 216]
SPRINGER, B.[623], S. 228
3509. STRAUS, ERWIN: An obsession. (Nervous and mental disease monographs. New York, 1948) O

3510. Wilde, W. R.: The closing years of Dean Swift's life. (Hodges and Smith, Dublin, 1849)

Széchényi

3511. Jakab, Salgó: Politikai psychiatria. (Budapesti Szemle, S. 152–160, 1890)
3512. Schaffer, K.: Széchényi betegsegeröl (Über Szechenyis Krankheit). (Budapesti Szemle, 1892)
3513. Schaffer, K.: Gróf Széchényi István idegrendszere szakorvosi megvilágitásban. (Kiadja a Magyar Tudományos Akadémia, Budapest, 1923)
3514. Schaffer, K.: Széchényi istván idegrendszere (Das Nervensystem des Grafen Széchényi. (Orv. hétil., Budapest, Nr. 4, 1926) O
3515. Schaffer, K.: Gróf Széchény István lelki vilaga orvoslélektani szemponthól. (Magyar Szemle, 18, S. 297–310, 1933)
Somogyi, J.[143], S. 281
Szirmay-Pulszki, H. v.[642], S. 29 ff.

Talleyrand

Bergler, E.[2867], S. 357
Bergler, E.[2188], S. 34
3516. Blei, F.: Talleyrand. O
Bonucci, F.[458], S. 5
3517. Briefs, P. J.: Alles Übertriebene ist unbedeutend. (Krüppelführer, Köln, 13, S. 25, 1940) [Zbl. ges. Neurol., 97, S. 159]
3518. Ebstein, E.: Talleyrand mit dem Klumpfuß. (Zschr. Krüppelfürs., 13, S. 190–191, 1920)
3519. De Lacombe, B.: Talleyrand, évêque d'Autun. O
3520. De Lacombe, B.: la vie privée de Talleyrand. O
Würtz, H.[2119], S. 15

Tasso

3521. A. C. M.: Torquato Tasso. (J. Ment. Sc., London, 22, S. 389, 538, 1876/77)
Anthéaume, A. et Dromard, G.[574], S. 428
3522. Bottex, A.: Über die durch subjektive Zustände der Sinne begründeten Täuschungen des Bewußtseins. S. 18. (Deutsch von A. Droste. Rackhorst, Osnabrück, 1838)
Braun, A.[687], S. 73
3523. Cabanès, A.: [? Titel] (Chron. méd., S. 211, 1900)
3524. Cabanès, A.: Le Tasse était-il fou? (Les indiscrétions de l'histoire, S. 225–245. Michel, Paris, 1907)
3525. Cardona, F.: Studii nuovi del Tasso alienato. (Nuova, 23, 1873) O
3526. Corradi, A.: Le infirmità di Torquato Tasso. (Mem. r. Ist. Lomb. d. sc. e lett.,Cl. di lettr. e sc. matemat. e nat., 14, S. 301–373, 1901) [Viel Literatur]
3527. Giacomazzi, S.: Dialoghi sopra gli amore, la prigionia, la malattie e il genio di Torquato Tasso. (Brescia, S. 188–194, 1827)
Hauser, Arnold[2201], Bd. 1, S. 408
Heinz, Werner[210], S. 33
3528. Ireland, W. W.: Torquato Tasso; a psychological study. (Alienist, St. Louis, 12, S. 477, 1891) O
Lombroso, C.[455]
Möbius, P. J.[3307], S. 39
Moll, A.[592], S. 63–64
Pelman, C.[587], S. 219–220
Regnard, A.[526], S. 398–402
Roncoroni[512]
3529. Rothe, A.: Torquato Tasso. Eine psychiatrische Studie. (Allg. Zschr. Psychiatr., 35, S. 141, 1879)
Stanka, H.[1933], S. 387 f.
3530. Verga, A.: Sulla lipemania del Tasso, frammento d'un lavoro sulle allucinazione. (Giornale del R. Istituto Lombardo, Mailand, XI., S. 38 ff., 1845)

Tegnér

Braun, A.[687], S. 74
Gadelius, B.[2044]
3531. Peschier, Eug.: Esaias Tegnér. Sein Leben und Dichten. (Schauenburg, Lahr, 1862)
3532. Sondén, T.: Tegnérs psykiska ohälsa. (Lund, 1946) [z. n. Jacobowsky[2288], S. 274]

Tesla

Kotsovsky, D.[194], S. 164–166

Hans Thoma

Strohmayer, W.[1999]

Francis Thompson

Moorman, L. J.[693], S. 183, 186

James Thomson

Mott, F. W.[603], S. 231

Thorwaldsen

Braun, A.[687], S. 84

Tischbein

3533. Link, M.: Die Malerfamilie Tischbein. (Arch. Rassenbiol., 27, S. 185–186, 1933) [Zbl. ges. Neurol., 69, S. 249]
3533a. ***: Gallenleiden historischer Persönlichkeiten. (Firma Asche, Hamburg, 1961)

Tolstoi, Alexej Konstantinowitsch

3534. Szirmay-Pulszky, H. v.: Alexej Konstantinowitsch Tolstoi (1817–1875). (Schriftl. Mitteil. auf Grund eig. spez. Studien u. Quelle: Bonkalo, Alex.: Geschichte der russischen Literatur. Ungarisch. Budapest, 1935)

Tolstoi, Leo

3535. Balaban, N.: Über das Pathologische in der Persönlichkeit von Leo Tolstoi. (Sovet. psichonevrol., 9, Nr. 3, S. 108–111, 1933) [Zbl. ges. Neurol., 73, S. 365]
Brain, R. W.[669]
Brian-Chaninov, N.[1947]
Dovski, Lee van[1443], S. 47
3536. Evlachov, A. M.: Die konstitutionellen Besonderheiten in der Psyche Tolstois. (Referat in einer großen Tageszeitung vom 16. I. 1931) O
3537. Freimark, H.: Tolstoj als Charakter. (Bergmann, Wiesbaden, 1909. Grenzfr. Nervenleb., H. 66)
Goldbladt, H.[1031], S. 68
Lenz, F.[646], S. 677
Lombroso, C.[546], S. 140 ff.
3538. Lorenz, Emil F.: Leo N. Tolstoi. Kindheit. Autobiographische Novelle. (Reclam, Leipzig, 1912) [Imago, 2, S. 93–96, 1913]
3539. Mariani, C. E.: Tolstoi. (Arch. psichiatr., Torino, 1901) O
3540. Mariani, C. E.: Tolstoi, L. N. Studio psicologico. (Bocca, Turin, 1903)
3541. Mariani, C. E.: Appunti per uno studio sulla psicosi del genio in Tolstoi. (Arch. psichiatr. crim., Torino, 22, S. 260–265, 1908)
Nordau, M.[495], Band 1, S. 257–303
Ossip-Lourié[1963]
3542. Ossipov, N.: Tolstois Kindheitserinnerungen, ein Beitrag zu Freuds Libidotheorie. (Internat. psychoanal. Verlag, Leipzig–Wien–Zürich, 1925)
3543. Ossipov, N.: Über Leo Tolstois Seelenleiden. (Imago, 9, S. 495–498, 1923)
Pickford, R. W.[3122], S. 165
3544. Porché, François: Leo Tolstoi; die Wahrheit über sein Leben. (Deutsch von Hedda Eulenberg und Juliette Laserre. Droste-Verlag, Düsseldorf, 1954)

3545. Segalin, G.: Die Europathologie genialer Epileptiker. (Klinischewski Archiv genialjnosti i odarjennosti, 2, Lief. III, S. 154, 170)
Somogyi, J.[143], S. 281

Árpád Tóth

Szirmay-Pulszky, H. v.[1521]

Toulouse-Lautrec

Kusenberg, K.[2785]
3546. Mahringer, Wolfgang: Der das Bürgertum massakrierte. (Zum Centenaire von Henri Toulouse-Lautrec). (Deutsches Ärztebl., Nr. 48, S. 2590 bis 2594, 1964)

De la Tour

3547. Ronot, H.: La démence sénile de Maurice-Quentin de la Tour. (Véga, Paris, 1932) [Zbl. ges. Neurol., 70, S. 653]

Trakl

Goldschmit-Jentner, R. K.[206], S. 377 u. 378
Klages, W.[821], S. 561
3548. Riese, W.: Das Sinnesleben eines Dichters, Georg Trakl. (Püttmann, Stuttgart, 1928) (Zbl. ges. Neurol., 53, S. 641)
3549. Spoerri, Theod.: Georg Trakl. Strukturen in Persönlichkeit und Werk. Eine psychiatrisch-anthropographische Untersuchung. (Francke, Bern, 1954) [Zbl. ges. Neurol., Bd. 131–132, H. 3/4, S. 301]

Trenck

3550. Holzhausen, P.: Friedrich von der Trenck. (Kölnische Zeitung vom 24. Nov. 1925 f.)

Tschaikowsky

Feis, O.[589], S. 71 f.
Gould, G. M.[550], Bd. 6, S. 119–151
3551. Kerner, Dieter: Nie mit der Gegenwart zufrieden. Zum 125. Geburtstag von Peter Tschaikowsky. (Deutsch. Ärztebl., Nr. 19, S. 1080–1087, 1965)
Kotsovsky, D.[194], S. 268
3552. Lakond, Wlad.: The diaries of Tschaikowsky. (Norton and Comp., New York) [Ref. von A. Rubinstein in: New York Herald Tribune, Weekly Book Review vom 30. Dez. 1945]
Moll, A.[592], S. 63–64
3553. Wackernagel, P.: Wahrheit und Dichtung über Tschaikowsky. (Neue Zeitung vom 7. 6. 1953)
3554. Wolfurt, Kurt v.: Tschaikowsky. (Atlantis-Musikbücherei, Zürich, 1952)
3555. Zagiba, H.: Tschaikowsky. (Amalthea-Verlag, Wien, 1953)

Tschechow

Braun, A.[687], S. 44 f. Die Tuberkulose
3556. Hoffmann, Richard: Arzt und Dichter, Anton Tschechow. (1860–1904). (Ciba-Symposion, Bd. 8, H. 3, S. 138–141, 1960)

Turenne

Bonucci, F.[458]

Turgenjew

Kotsovsky, D.[194], S. 306
Ossip-Lourié[1963]
Radestock, P.[470], Anmerkung 54

Uhland

Braun, A.[687], S. 93
Kretschmer, E.[128], S. 134 f.

Vaihinger

Kotsovsky, D.[194], S. 175

VAUVENARGUES

GOLDSCHMIT-JENTNER, R. K.[206], S. 96
SAITSCHICK, R.[1986], S. 115

LOPE DE VEGA

BRAUN, A.[687], S. 75
3557. GEERS, G. J.: Lope de Vega. Sijn geest en sijn werk. (Vrije Bladen, VII, 8, 1935) [Imago, 22, S. 498, 1936]
3558. PFANDL, L.: Das Liebesleben des Lope de Vega. Versuch einer neuen Deutung. (Neophilologus, XX, 1935) [Imago, 22, S. 500, 1936]

VENEZUELANISCHE POLITIKER

3559. ALVARADO: [? Titel] (Arch. psichiatr., Torino, 15, S. 280) [LOMBROSO[503], S. 186 u. LOMBROSO[591], S. 155] O

VERDI

BRAUN, A.[687], S. 17
3560. KERNER, DIETER: Verdis Ende. (Ärztl. Mitteil., Nr. 41, S. 2120–2129, 1963)

VERGIL

3561. VALMAGGI, V.: La psicopatia sessuale di Virgilio. (Rivista di Fisiologia, H. 7, 1890) O

VERLAINE

ANTHÉAUME, A. et DROMARD, G.[574], S. 342
BRAUN, A.[687], S. 77
3562. CORDIER-DELAPORTERIE, URB.: Étude médico-psychologique sur Paul Verlaine, Alcoolisme et génie. (Thèse, Lyon, 1922) [MARTINO[3565]]
DRINKWATER, J.[1545], S. 784
3563. ESCOUBÉ, P.: Paul Verlaine et l'amour. (Mercure de France, XV, S. 451 bis 482, Okt. 1913)
LANGE, J.[1836]
LOMBROSO, C.[546], S. 140
3564. LUNIATSCHEK, V.: Pathographie des französischen Symbolisten Paul Verlaine. (Arch. Psychiatr., 108, S. 301–337, 1938) [Zbl. ges. Neurol., 91, S. 163]
3565. MARTINO, P.: Verlaine. (Boivin, Paris, 1924)
MOLL, A.[592], S. 52 f.
NORDAU, M.[495], Band 1, S. 215–228
3566. TIGERMANN, FELIX: Paul Verlaine. Zusammenhänge zwischen seinem Erleben und seinem Schaffen. (Dissertation, Marburg, 1934) [Imago, 22, S. 502, 1936]

VESALIUS

3567. ZILBOORG, G.: Andreas Vesalius. Psychologische Streiflichter. (Schweiz. med. Wschr., 80, S. 234–238, 1950)

VIERGE

3568. BONVICINI, G.: Die Aphasie des Malers Vierge. (Wien. med. Wschr., Jg. 76, Nr. 3, S. 88–91, 1926) [Zbl. ges. Neurol., 43, S. 724]
JAKAB, IRENE[1390], S. 143

VILLEMAIN

GRASSET, J.[572], S. 147
3569. HUGO, V.: Un cas de délire des persécutions. (Chron. méd., S. 170, 1902)
3570. SIMON, M.: Souvenirs littéraires d'un médecin. (Chron. méd., 4, S. 65–70, 1897)

VILLIERS DE L'ISLE-ADAM

3571. TESTU, CLAUDE: Essai psycho-pathologique sur Villiers d'Isle-Adam. (Jouve, Paris, 1931) [Zbl. ges. Neurol., 60, S. 359]

Villon

Braun, A.[687], S. 78
Lange, J.[1836],
3572. Schneider, Pierre, B.: Étude sur la criminalité de François Villon. (Payot, Lausanne, 1944) [Schweiz. Zschr. Psychol., S. 241–242, 1944]

Vörösmarty

3573. Schaffer, K.: Vörösmarty. Das seelische Gleichgewicht des Hochbegabten. (Magyar Szemle, 29. Bd., Nr. 1, 1937)
Szirmay-Pulszky, H. v.[642], S. 36–47
Szirmay-Pulszky, H. v. [1521]

Volkmann-Leander

Heinz, Werner[210], S. 59
Springer, B.[623], S. 168

Volta

3574. Volta, Zanino: Insensibilità affettiva di Volta. (Como e l'Esposizione Voltana, 1899) [Arch. psichiatr., Torino, 21, S. 148, 1900]

Voltaire

Cabanès, A.[534], S. 211
3575. Cabanès, A.: Comment se soignait Voltaire? (Les indiscrétions de l'histoire, 6, S. 115. Michel, Paris, etwa 1911)
Grasset, J.[572]
Lange, J.[1836]
Moorman, L. J.[693], S. 145
3576. Praetorius, N.: Voltaire und die Homosexualität. (Zschr. Sex. Wiss., 15, S. 571–579, 1929)
3577. Roger: Voltaire malade. Étude historique et médicale. (1883)
3578. Strauss, David Fr.: Voltaire. (Emil Strauß, Bonn, 1895)

Richard Wagner

Bentley, E. R.[1822], S. 166
Braun, A.[687], S. 85
3579. Cabanès, A.: [?Titel] (Chron. méd., S. 674, 1903) O
Cabanès, A.[1540], S. 340 ff., 365, 374
3580 C. P. (Pringsheim): Richard Wagner und der „Spezialist der Psychiatrie". Eine Beleuchtung der Puschmannschen Studie von C. P. (Schneider, Berlin, 1873)
3581. Fuchs, H.: Richard Wagner und die Homosexualität. Unter besonderer Berücksichtigung der sexuellen Anomalien seiner Gestalten. (Barsdorf, Berlin, 1903)
Gélineau[1704], S. 556
Gould, G. M.[550], Band 6, S. 209–232
3582. Graf, M.: Richard Wagner im Fliegenden Holländer. (Schr. z. angew. Seelenkunde, 9. Heller, Leipzig, 1911) [Zbl. Psychoanal., 1, S. 252]
3583. Hermann, Dr.: Richard Wagner. Streiflichter auf Dr. Puschmanns psychiatrische Studie. (München, 1873)
Hirsch, W.[502], S. 265–329. Richard Wagner und die Psychopathologie.
3584. Hurn, Ph. D. and Root, Wav. Lew.: The truth about Wagner. (Casell & Co., London, Toronto, Melbourne and Sydney, 1930)
3585. Kapp, J.: Richard Wagner und die Frauen. (Schuster & Loeffler, Berlin, 1919)
Kerner, Dieter[2683]
Lenz, F.[646], S. 677
Lewis, H. E.[567], S. 8 f.
Lombroso, C.[546], S. 145
Moll, A.[592], S. 64 f.

3586. Molonay, J. Ch. and Rocklein, L. A.: An insight into Richard Wagner and his works. A psychoanalytical fragment. (Amer. Imago, S. 202, 1948) O
Nibbet, J. F.[485] (z. n. Lombroso[546], S. 145)
Nordau, M.[495], Band 1, S. 304–378
3587. Perrod, Giovanni: La sensibilità meteorica in R. Wagner. (Rivista Musicale Italiana, S. 562–576, 1896)
3588. Puschmann, Th.: Richard Wagner. Eine psychiatrische Studie. (3. Aufl., Behr, Berlin, 1873)
3589. Rank, O.: Die Lohengrinsage. Ein Beitrag zu ihrer Motivgestaltung und Deutung. (Schr. z. angew. Seelenkunde, 13. Deuticke, Wien, 1911)
Rank, O.[1320], S. 639
3590. Rauschenberger, W.: Richard Wagners Abstammung und Rassenmerkmale. (Die Sonne, 14, S. 161–171, 1937)
Rauschenberger, W.[324], S.149
3591. Recker, E.: Ensayo psicoanalitico sobre la personalidad y la obra dramatica de Ricardo Wagner. (Rev. psicoanál., B. Aires, 6, S. 32–81, 1948)
3592. Roncoroni, L.: Richard Wagner. (Arch. psichiatr., Torino, 1895; a. Rivista moderna di cultura, 1898 u. 1900; a. Annali di freniatr., 1899)
3593. Roncoroni: La lotta per la vita e per l'arte. (Rivista moderna di cultura, 1, 1898)
3594. Rutz, O.: Richard Wagner als Rassenmensch. (Anthropos, 6, S. 831, 1913) [Zbl. ges. Neurol., 8, S. 578]
Saitschick, R.[77]
3595. Stürenburg, Dr.: Zu Richard Wagners Abkunft. (Allg. Musik-Zeitung, 51, S. 587–590, 1924)
Wellek, A.[263], S. 270

Washington

3596. Willius, F. A. and Keys, T. E.: The medical history of George Washington. (1732–1799) (Proc. Staff. Meet. Mayo Clinic, 17, S. 92–96, 107–112, 116–121, 1942)

Watteau

Goldschmit-Jentner, R. K.[206], S. 84 u. 86

Weber

3597. Bienenfeld, E.: Was C. M. v. Weber von seinen Vorfahren erbte. (Arch. Rassenbiol., 26, S. 60–62, 1932)
Braun, A.[687], S. 44 f. Die Tuberkulose
Hoffmann, H. F.[296], S. 682–685
Rauschenberger, W.[324], S. 120 ff.
Ustvedt, H. J.[1869]

Weininger

Goldschmit-Jentner, R. K.[206], S. 351, 354
3598. Möbius, P. J.: Geschlecht und Unbescheidenheit. (Marhold, Halle, 1904)
3599. Probst, F.: Der Fall Otto Weininger. (Bergmann, Wiesbaden, 1904. Grenzfr. Nervenleb., H. 31)
Springer, B.[623], S. 232
3600. Stekel, W.: Der Fall Otto Weininger. (Die Waage, Nr. 44, 45, 1904)
3601. Swoboda, H.: Otto Weiningers Tod. (Heller, Wien u. Leipzig, 1923)

Whitman

3602. Bertz, E.: Walt Withman. Ein Charakterbild. (Jb. sex. Zwischenst., 7, S. 154, 1905)
Braun, A.[687], S. 94
3603. Canby, H. S.: Walt Withman: An American. (Houghton Mifflin) [Autoref. in: The Saturday Review, 16. Oktober 1943]
3604. Donaldson, Th.: Walt Whitman, the man. (Francis P. Harper, New York 1896)
Dovski, Lee van[1443], S. 304

3605. Fausset, Hugh L'Anson: Walt Whitman. Poet of Democracy. (Yale) [Ref. in: Time, 15. Juni 1942]
Lewis, H. E.[567], S. 7
Moll, A.[592], S. 45 ff.
Nordau, M.[495], Band 1, S. 407
3606. Praetorius, N.: Der Streit um Walt Whitmans Homosexualität im „Mercure de France" und den „Archives d'anthropologie criminelle" vom Jahre 1913–1914. (Zschr. Sex. Wiss., 3, S. 326–340 u. 364–374, 1916)
3607. Schlaf, Johannes: Walt Whitman. Ein Leben. (Aus dem Englischen übertragen, Leipzig, 1907)

Wilde

3608. Allen, Clifford: Homosexuality and Oscar Wilde: a psychological study. (Homosexualität und Oscar Wilde, eine psychologische Studie.) (Internat. J. Sexol., Bombay, 2, S. 205–215) [Zbl. ges. Neurol., Bd. 119, S. 416]
Braun, A.[687], S. 86–87
3609. Coriat, I. H.: The sadism in Oscar Wilde's „Salome". (Psychoanal. Rev., I, S. 257–259, 1914)
3610. Gaulke, J.: Oskar Wildes „Dorian Gray". (Jb. sex. Zwischenst., 3, S. 275, 1901)
3611. Hagemann, Carl: Oscar Wilde. (Deutsche Verlagsanstalt, Stuttgart) O
3612. Hamilton, L.: Beiträge zu Oscar Wildes Biographie. (Zschr. Sex. Wiss., 4, S. 321–332, 1918)
Kiernan, J. G.[3089], S. 470
Lange, J.[1836]
Moll, A.[592], S. 41
Nordau, M.[495], Band 2, S. 133–142
3613. Pearson, Hesketh: Oscar Wilde. Sein Leben und Werk. (Scherz Verlag, Bern, 1947)
Pearson, H.[3394], S. 127, 367 f.
3614. Praetorius, N.: Oscar Wilde: (Jb. sex. Zwischenst., 3, S. 265, 1901)
3615. Sero, O.: Der Fall Wilde und das Problem der Homosexualität. (Max Spohr, Leipzig, 1896)
Springer, B.[623], S. 189, 193 f.
3616. Weisz, Ernst: Psychologische Streifzüge über Oscar Wilde. Vorwort von Foerster, Leipzig. (Xenien-Verlag, Leipzig, 1909)

Wilhelm II.

3617. Bresler, J.: Staatshäuptliche Seelenkunde. (Psychiatr.-neurol. Wschr., Halle, 21, S. 314, 1919–1920) [Zbl. ges. Neurol., 23, S. 85]
3618. Cabanès, A.: Folie d'empereur. (Michel, Paris, 1916)
3619. Friedländer, A.: Wilhelm II. Versuch einer psychologischen Analyse. (Marhold, Halle, 1919) [Allg. Zschr. Psychiatr., 77, S. 57]
3620. Haller, Johannes: Lebenserinnerungen. (Kohlhammer Verlag, 1960)
Heinz, Werner[210], S. 10
3621. Hoppe, A.: Die Krankheit Wilhelms II. (Psychiatr.-Neurol. Wschr., Halle, 21, S. 5, 1919–1920) [Zbl. ges. Neurol., 20, S. 53]
3622. Hoppe, A.: Noch einmal die Krankheit Wilhelms II. (Psychiatr.-neurol. Wschr., Halle, 21, S. 307, 1919–1920) [Zbl. ges. Neurol., 23, S. 85]
3623. Klebs, Elimar: Literaturbericht. (Hist. Zschr., Bd. 73, S. 308–312. Verlag Oldenbourg, München-Leipzig, 1894)
3624. Kleinschrod: Die Geisteskrankheit Wilhelms II? (Neuwohler, Wörrishofen, 1919) [Psychiatr.-neurol. Wschr., Halle, 21, S. 317]
3625. Kracke, Friedrich: Prinz und Kaiser. Wilhelm II. im Urteil seiner Zeit. (Verl. Günter Olzog, München, 1960)
3626. Lutz, H.: Wilhelm II. periodisch geisteskrank! Ein Charakterbild des wahren Kaisers. (Hillmann, Leipzig, 1919)
3627. Mann, Golo: Wilhelm II. (Aus Archiv der Weltgeschichte abgedruckt in der Frankf. Allg. Zt. vom 5. 9. 1964)

3628. Müller, E.: Kaiser Wilhelm II., eine historische und psychiatrische Studie, ein Beitrag zur Physiognomik der Hohenzollern. (Vogt, Gotha, 1927) [Zbl. ges. Neurol., 49, S. 320]

Müller-Hegemann, D.[1632], S. 99, 101

Quidde, L.[1808]

3629. Schaefer, H.: Ein psychiatrisches Urteil über Wilhelm II. (Psychiatr.-neurol. Wschr., Halle, 21, S. 201, 1919–1920) [Zbl. ges. Neurol., 20. S. 211]

3630. Tesdorpf, P.: Die Krankheit Wilhelms II. (Lehmann, München, 1919) [Allg. Zschr. Psychiatr., 77, S. 73; Zbl. ges. Neurol., 18, S. 399; Psychiatr.-neurol. Wschr., Halle, 21, S. 5]

3631. ***: Le fétichisme de Guillaume II. (Chron. méd., 9, S. 421, 1902)

3632. ***: Um den Kaiser. (Psychiatr.-neurol. Wschr., Halle, 21, S. 319, 1919–1920) [Zbl. ges. Neurol., 23, S. 85]

Woodrow Wilson

Braun, A.[687], S. 48 ff. Die Syphilis

3633. Hale, W. B.: The story of a style. A psychoanalytical study of Woodrow Wilson. (Huebsch, New York, 1920) [Imago, 9, S. 509–511, 1923]

Springer, B.[623], S. 222 ff.

Winckelmann

Fuchs, H.[3581], S. 45 ff.

Moll, A.[592], S. 59 f.

Vierordt, H.[514], S. 96 f. Homosexualität

Hugo Wolf

Böhmig, W.[1215], S. 712

Brain, R. W.[666], S. 19

Braun, A.[687], S. 58

Brugg, Elmar:[1939], S. 355

Feis, O.[589], S. 79

Hofmiller, J.[2932], S. 80

Leibbrand, W.[1397], S. 147–148

3634. Leibbrand, W. und Dr. Phil. Balet: Hugo Wolf und seine Geisteskrankheit. (Med. Welt, 4, S. 615–617, 1930)

3635. Rauschenberger, W.: Ahnentafel des Komponisten Hugo Wolf. (Ahnentafeln berühmter Deutscher, 5. Folge, Lief. 8, S. 147–151, Leipzig, 1940)

Rauschenberger, W.[324], S. 160

Springer, B.[623], S. 198 ff.

Vorberg, G.[1701]

John Woolman

Brain, R. W.[666], S. 20

Michael Wrubel

Kotsovsky, D.[194], S. 250

Wunderkinder

Baumgarten, F.[3292]

3636. Baumgarten, F.: Der Werdegang eines Wunderkindes (nebst einem Beitrag über die Beziehung des Gedächtnisses zur Begabung). (Zschr. angew. Psychol., Leipzig, 41, S. 473–498, 1932) [Zbl. ges. Neurol., 65, S. 348]

3637. Berkhan, O.: Otto Pöhler, das frühlesende Braunschweiger Kind. (Zschr. Kinderforsch., Berlin, 15, S. 166–171, 1910)

3638. Berkhan, O.: Das Wunderkind Christian Heinrich Heineken. (Zschr. Kinderforsch., Berlin, 15, S. 225–229, 1910)

Goldschmit-Jentner, R. K.[206], S. 16–17

3639. Hoesch-Ernst, Lucy: Das jugendliche Genie. Anthropologisch-psychologische Studie. (Rapports et comptes-rendus du VIme Congr. internat. de psychol., Nr. 17, S. 674–684, 1910) [Georg Széll]

3640. Muchow, H. H.: Flegeljahre. (Ravensburg, 1950)

3641. Révész, G.: Erwin Nyiregyházi. Psychologische Analyse eines musikalisch hervorragenden Kindes. (Veit, Leipzig, 1916)
3642. Révész, G.: Das frühzeitige Auftreten der Begabung und ihre Erkennung. (Barth, Leipzig, 1921)
3643. Révész, G.: Das musikalische Wunderkind. (Zschr. pädag. Psychol., 19, S. 29–34, 1918)
3644. Richet, Ch.: Note sur un cas remarquable de précocité musicale. (Compte-rendu du IV. Congr. internat. de psychol., S. 93–99. Alcan, Paris, 1901)
Wasmuth, Ewald[260]

J. G. Zimmermann

3645. Kielholz, A.: Johann Georg Zimmermann zum zweihundertsten Geburtstag. Ein pathographischer Versuch. (Imago, 15, S. 243–262, 1929)
3646. Wichmann, J. E.: Johann Georg Zimmermann's Krankheits-Geschichte. Ein biographisches Fragment. (Heiwing, Hannover, 1796)

Zinzendorf

3647. Lehmann, H.: Zinzendorfs Frömmigkeit und ihre Bedeutung. (Zschr. Rel.-Psychol., 4, S. 285–300, 1910)
3648. Lehmann, H.: Das religionspsychologische Problem Zinzendorf. (Zschr. Rel.-Psychol., 5, S. 327–336, 1912)
3649. Lehmann, H.: Eine offene Antwort auf die offene Frage Dr. Pfisters, zugleich eine Ehrenrettung Zinzendorfs gegen Pfisters Entwertung der Frömmigkeit Zinzendorfs. (Zschr. Rel.-Psychol, 5, S. 60–65, 1912)
3650. Pfister, O.: Die Frömmigkeit des Grafen Ludwig von Zinzendorf. Eine psychoanalytische Studie. (2. Aufl., Deuticke, Leipzig und Wien, 1925)
3651. Pfister, O.: Hat Zinzendorf die Frömmigkeit sexualisiert? Eine offene Frage an Herrn Lic. Lehmann, zugleich eine Verteidigung. (Zschr. Rel.-Psychol., 5, S. 56–60, 1912)
3652. Reichel, G.: Zinzendorfs Frömmigkeit im Licht der Psychoanalyse. (J. C. B. Mohr [Paul Siebeck], Tübingen, 1911)

Zola

3653. Bernard: Conférence sur les odeurs dans les romans de Zola. (Montpellier, 1899)
Braun, A.[687], S. 34 f.
Pelman, C.[587], S. . 204–208
3654. Toulouse, E.: Emile Zola. (Flammarion, Paris, 1896) [Lombroso[591], S. 110 u. Zschr. angew. Psychol., Leipzig, 1, S. 276]
Toulouse, E.[521], Introduction générale. Émile Zola
3655. Toulouse, E.: La névropathie de Zola. (Chron. méd., 9, S. 664–669, 1902)

Marina Zwetajewa

Kotsovsky, D.[194], S. 229, 232

AUTOREN

Um Titel und Bibliographie der Quellen zu finden, wird auf die hochgestellte Ziffer neben dem Autorennamen im Text bzw. den Pathographien hingewiesen. Nur bei den O-Quellen, die also im Text nicht erscheinen können, erfolgt ein Hinweis im Autorenregister.

SACHREGISTER

BERÜHMTE